U0925447

AO

AO Publishing

# 骨折治疗的AO原则

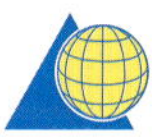


主　编　［瑞士］Thomas P. Rüedi

［英］William M. Murphy

主　审　戴尅戎　荣国威

主　译　王满宜　杨庆铭

曾炳芳　周肇平


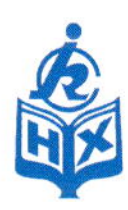


華夏出版社

HUAXIA PUBLISHING HOUSE

**图书在版编目(CIP)数据**

骨折治疗的 AO 原则/(瑞士)鲁迪(Thomas P. Rüedi),(英)墨菲(William M. Murphy)主编;
王满宜等译. –北京:华夏出版社,2003.3

ISBN 7 – 5080 – 2946 – 1

Ⅰ. 骨… Ⅱ. ①鲁… ②墨… ③王… Ⅲ. 骨折 – 治疗 Ⅳ. R683.05

中国版本图书馆 CIP 数据核字(2003)第 013130 号

**AO Principles of Fracture Management**



Clavadelerstrasse, CH – 7270 Davos Platz

with illustrations by Michael Renner and Kaspar Hiltbrand

Coordinating Editor

Gustave E. Fackelman

Illustration Editor

Yves Harder

**出版发行:** 华夏出版社

(北京市东直门外香河园北里 4 号 邮编:100028)

**印　　刷:** 北京中科印刷有限公司

**经　　销:** 新华书店

**开　　本:** 787×1092 1/16 开

**印　　张:** 55.75

**字　　数:** 1316 千字

**版　　次:** 2003 年 3 月北京第 1 版

2006 年 6 月北京第 4 次印刷

**印　　数:** 10647—13746 册

**定　　价:** 360.00 元

# 编 著 者

## 编者/著者

**鲁迪 (Thomas P. Rüedi)**
Prof. Dr. med., FACS
Kantonsspital
Chirurgisches Departement
CH-7000 Chur

**墨菲 (William M. Murphy), FRCSI**
Corbie Wood, 52 Copsem Lane
Oxshott, Leatherhead
GB-Surrey KT22 ONT

**科尔顿 (Chris L. Colton), FRCS, FRCSEd**
The Maltings, Tofts Farm
GB-Bradmore NG11 6PE

**费尔南德斯·德尔奥卡 (Alberto Fernandez Dell'Oca)**, MD
British Hospital, Orthopaedic
Dept., Av. Italia 2420
U-11600 Montevideo

**霍尔兹 (Ulrich Holz)**, Prof. Dr. med.
Katharinenhospital
Klinik für Unfall- und
Wiederherstellungschirurgie
Kriegsbergstrasse 60
D-70174 Stuttgart

**凯拉姆 (James F. Kellam)**, MD, FRCS, FACS
Carolinas Medical Center
Dept. of Orthopaedic Surgery
PO Box 32861
USA-Charlotte, NC 28232

**奥克斯纳 (Peter E. Ochsner)**, Prof. Dr. med.
Orthopädische Klinik
Kantonsspital Liestal
CH-4410 Liestal

## 著者

**阿朗索 (Jorge E. Alonso)**, MD
University of Alabama
at Birmingham
1813 6th Avenue South MEB 509
USA-Birmingham, AL 35233

巴比基恩 **(George M. Babikian)**, MD
Orthopaedic Association of
Portland Maine Medical Center
University of Vermont
33 Sewall Street, PO Box 1260
USA-Portland, ME 04104

巴特利特，III **(Craig S. Bartlett, III)**, MD
Department of Orthopaedics and
Rehabilitation, University of
Vermont McClure Musculoskeletal
Research Center
R.T. Stafford Hall, Room 426
USA-Burlington, VT 05405

鲍姆盖特尔 **(Fred Baumgaertel)**, PD Dr. med.
Gesundheitszentrum Evang. Stift
Sankt Martin GmbH
Johannes Müller Str. 7
D-56068 Koblenz

贝塞拉尔 **(Flip P. Besselaar)**, MD
Academisch Medisch Centrum
Universiteit van Amsterdam
Meibergdreef 9
NL-1105 Amsterdam AZ

布卢姆 **(Jochen Blum)**, PD Dr. med.
Johannes Gutenberg Universität
Klinik und Poliklinik für
Unfallchirurgie
Langenbeckstrasse 1
D-55131 Mainz

克莱斯 **(Lutz Claes)**, Prof. Dr. med.
Institut für Unfallchirurgische
Forschung und Biomechanik
Universität Ulm
Helmholtzstr. 14
D-89081 Ulm

克利福德 **(R. Paul Clifford)**, FRCS
Jersey General Hospital
Gloucester Street
GB-St Helier, Jersey, JE2 3Qs

德·博尔 **(Peter de Boer)**, FRCS
York District Hospital
Wigginton Road
GB-York YO3 7HE

伊斯特伍德 **(Deborah M. Eastwood)**, FRCS
Royal Free Hospital
Pond Street
GB-London NW3 2QG

恩德里齐 **(Donald P. Endrizzi)**, Dr. med.
Orthopaedic Association of Portland
Maine Medical Center University
of Vermont
33 Sewall Street, PO Box 1260
USA-Portland, ME 04104

费尔南德斯 **(Diego L. Fernandez)**, PD Dr. med.
Lindenhofspital Bern
Bremgartenstrasse 119
CH-3012 Bern

**弗里格 (Robert Frigg)**
Mathys Medical Ltd.
Güterstrasse 5, Postfach
CH-2544 Bettlach

**高蒂尔 (Emanuel Gautier)**, Dr. med.
Department of Orthopaedic Surgery
Kantonsspital
CH-1708 Fribourg

**吉尔 (Christoph W. Geel)**, MD, FACS
Orthopedic Trauma Service
Upstate Medical University
550 Harrison Center, Suite 100
USA-Syracuse, NY 13202

**戈里斯 (Rene J. A. Goris)**, Prof. Dr. med.
University Hospital Nijmegen
PO Box 98101
NL-6500 Nijmegen HB

**哈斯 (Norbert P. Haas)**, Prof. Dr. med.
Unfall- und Wiederherstellungschir-urgie,
Universität sklinikum
Charité, Humboldt Universität
Campus Virchow-Klinikum
Augustenburger Platz 1
D-13353 Berlin

**哈恩 (David M. Hahn)**, FRCS
University Hospital
The Queens Medical Centre
GB-Nottingham MG7 2UH

**赫赫利 (Markus Hehli)**, Dipl. Ing.
AO Development Institute
Clavadelerstrasse
CH-7270 Davos Platz

**海姆 (Dominik Heim)**, Dr. med.
Spital Frutigen, Chirurgische Abt.
CH-3714 Frutigen

**赫尔费特 (David L. Helfet)**, MD
Orthopaedic Trauma Service
Hospital for Special Surgery
535 East 70th Street
USA-New York, NY 10021

**霍夫曼 (Reinhard Hoffmann)**, PD Dr. med.
Städtische Kliniken Offenbach/Main
Klinik für Unfall- und Wiederherste-llungschirurgie
Starkenburgring 66
D-63069 Offenbach

**霍尔兹沃思 (Brian J. Holdsworth)**
BSc, MB, LRCP, FRCS
Nottingham University Hospital
Orthopaedic Department
The Queens Medical Centre
GB-Nottingham NG7 2UH

**赫茨奇 (Dankward Höntzsch)**, Prof. Dr. med.
BG-Unfallklinik Tübingen
Schnarrenbergstr. 95
D-72076 Tübingen

**享特 (James B. Hunter)**, BA, FRCSEd Orth
Queen´s Medical Centre
GB-Nottingham NG7 2UH

**享特 (Ann E. Hunter)**，FRCP, MRCPath
Department of Haematology
Leicestershire Royal Infirmary
GB-Leicester LE1 5WW

**雅各布 (Roland P. Jakob)**，Prof. Dr. med.
Hôpital Cantonal Fribourg
CH-1708 Fribourg

**约翰逊 (Eric E. Johnson)**，MD
University of California-Los Angeles, UCLA School of Medicine
Depart. of Orthopaedic Surgery
10833 Le Conte Ave, 76-134 CHS
USA-Los Angeles, CA 90095

**乔斯滕 (Christoph Josten)**，Prof. Dr. med.
Zentrum für Chirurgie, Unfallund Wiederherstellungschirurgie
Liebigstrasse 20a
D-04103 Leipzig

**丘辟特 (Jesse B. Jupiter)**，MD
Harvard Medical School
Massachusetts General Hospital
WAC 527, 15 Parkman Street
USA-Boston, MA 02114

**金泽尔 (Lothar Kinzl)**，Prof. Dr. med.
Abt. für Unfall-, Hand- und Wiederherstellungschirurgie
Universitätsklinikum Ulm
Steinhövelstrasse 9
D-89075 Ulm

**克雷特克 (Christian Krettek)**，MD, FRACS
Monash University Dept. of Surgery
The Alfred Hospital
Commercial Road
AUS-Melbourne, Victoria 3181

**勒 (Dieter Leu)**，Dr. med.
Im Wiesengrund 3
CH-4613 Rickenbach

**马蒂 (René K. Marti)**，Prof. Dr. med.
Academisch Medisch Centrum
Universiteit van Amsterdam
Meibergdreef 9
NL-1105 Amsterdam AZ

**马斯奎尔特 (Alain C. Masquelet)**，MD
Service de Chirugie Orthopédique
Hôpital Avicenne, Université Paris XIII
125, route de Stalingrad
F-93009 Bobigny Cedex

**马西斯 (Robert Mathys)**，jr., Dipl. Ing. ETH
Dr. h.c. Robert Mathys Stiftung
Bischmattstrasse 12, Postfach
CH-2544 Bettlach

**马特 (Peter Matter)**，Prof. Dr. med.
AO Foundation
Clavadelerstrasse
CH-7270 Davos Platz

**麦基 (Michael D. McKee)** , MD
St. Michael's Hospital
55 Queen Street East, Suite 800
CDN-Toronto, Ont. M5C 1R6

**穆赫 (Gert Muhr)** , Prof. Dr. med.
Berufsgen. Krankenanstalt
" Bergmannsheil Bochum"
Gilsingstr. 14
D-44789 Bochum

**米勒 (Urs Müller)** , Dr. med.
Orthopädische Klinik
Kantonsspital Liestal
CH-4410 Liestal

**内利施 (Michael Nerlich)** , Prof. Dr. med.
Klinikum der Universität
Abtl. Unfallchirurgie
Franz-Josef-Strauss-Allee 11
D-93042 Regensburg

**奥多德 (John O´ Dowd)** , FRCS Orth
Orthopaedic Department
Guy´ s and St Thomas´ s Hospitals
St Thomas Street
GB-London SE1 9RT

**佩伦 (Stephan M. Perren)** , Prof. Dr. med.
AO Zentrum
Clavadelerstrasse
CH-7270 Davos Platz

**波利曼 (Tim Pohlemann)** , Prof. Dr. med.
Unfallchirurgische Klinik der
Medizinischen Hochschule
Hannover
Carl-Neubergstrasse 1
D-30625 Hannover

**波勒 (Ortrun Pohler)** , Prof., PhD
STRATEC Medical
Eimattstrasse 3
CH-4436 Oberdorf

**昆特罗 (Jaime Quintero)** , MD
Depto. de Ortopedia y
Traumatologia
Hospital Clinica San Rafael
Carrera 8a. No. 17-45 Sur
CO-Santafe de Bogota

**赖马克斯 (Ernst L.F.B. Raaymakers)** , MD
Academisch Medisch Centrum
Universiteit van Amsterdam
Meibergdreef 9
NL-1105 Amsterdam AZ

**雷加佐尼 (Pietro Regazzoni)** , Prof. Dr. med.
Kantonsspital
Chirurgische Abteilung
Spitalstrasse 21
CH-4031 Basel

**罗门斯 (Pol M. Rommens)** , Prof. Dr. med.
Johannes Gutenberg Universität
Klinik und Poliklinik für
Unfallchirurgie
Langenbeckstrasse 1
D-55131 Mainz

**赖夫 (Christian Ryf)**，Dr. med.
Spital Davos
Promenade 4
CH-7270 Davos Platz

**沙茨克尔 (Joseph Schatzker)**，MD, B.Sc., FRCS (c)
Sunnybrook Health
Science Centre
2075 Bayview Avenue, Suite A315
CDN-Toronto, Ont. M4N 3M5

**萨默 (Christoph Sommer)**，Dr. med.
Kantonsspital
Chirurgisches Departement
CH-7000 Chur

**斯托弗 (Michael D. Stover)**，MD
Loyola University Medical Center
Department of Orthopaedic Surgery
2160 South 1st Avenue
USA-Maywood, IL 60153

**萨德坎普 (Norbert P. Südkamp)**，Prof. Dr. med.
Unfallchirurgie
Universität sklinikum Charité der
Humboldt Universität
Campus Virchow-Klinikum
Augustenburger Platz 1
D-13353 Berlin

**西萨科威茨 (Rudolf Szyszkowitz)**，Prof. Dr. med.
Landeskrankenhaus-
Universität sklinikum Graz,
Klinik für Unfallchirurgie
Auenbruggerplatz 7a
A-8036 Graz

**特皮克 (Slobodan Tepic)**，Dr. sci.
Rigistrasse 27b
CH-8006 Zürich

**特伦特茨 (Otmar L. Trentz)**，Prof. Dr. med.
Universität sspital
Departement Chirurgie
CH-8091 Zürich

**梵·莱恩 (Lijckle van der Laan)**，MD, PhD
Department of Surgery
Saint Elisabeth Hospital
PO Box 90151
NL-5000 LC Tilburg

**沃森 (J. Tracy Watson)**，MD
Division of Orthopaedic
Traumatology, Wayne State
University School of Medicine
4201 St. Antoine Street
University Health Center 7-C
Detroit Medical Center
USA-Detroit, MI 48201

**韦格尔 (Bernhard Weigel)**，Dr. med.
Klinikum der Universität
Abtl. Unfallchirurgie
Franz-Josef-Strauss-Allee 11
D-93042 Regensburg

**韦曼 (Andy Weymann)**，Dr. med.
AO International
Clavadelerstrasse
CH-7270 Davos Platz

**怀特 (Raymond R. White)** , MD
Orthopaedic Association of Portland
Maine Medical Center University of Vermont
33 Sewall Street, PO Box 1260
USA–Portland, ME 04104

**威特纳 (Bernd Wittner)** , Dr. med.
Katharinenhospital
Klinik für Unfall– und Wiederherstellungschirurgie
Kriegsbergstrasse 60
D–70174 Stuttgart

**沃洛克 (Peter Worlock)** , DM FRCS
Oxford Radcliffe Hospital
Trauma Unit, Critical Care Centre
Headley Way
GB–Oxford OX3 9DU

**齐默利 (Werner Zimmerli)** , Prof. Dr. med.
Medizinische Universitätsklinik
Kantonsspital
Rheinstrasse 26
CH–4410 Liestal

# 中文版译者

主　审：戴尅戎　荣国威

主　译：王满宜（北京）　杨庆铭（上海）

曾炳芳（上海）　周肇平（香港）

译　者（以姓氏笔画为序）

王亚梓（上海）　王　毅（上海）　王　蕾（上海）

吕多赛（香港）　吕维加（香港）　刘津浩（上海）

严梦宁（上海）　张永刚（北京）　罗从风（上海）

周　健（上海）　周新社（上海）　周　蔚（上海）

郝　平（上海）　姜春岩（北京）　胡　勇（香港）

贾庆卫（上海）　徐向阳（上海）　黄　强（北京）

梁　裕（上海）

# 前　言

在历史上，尤其是在医学史上，能够获得成功并且能够持久的革命的领导者屈指可数。AO的5位创始人正是领导这种革命的革命者，并且像真正的革命一样，他们不仅向医生而且也向广大的普通民众证明，他们的革命是基于科学的原则之上的。要达到这一目的就要对所有病例进行详尽的记载和收集，并根据这些累积起来的资料进行评价、分析和总结，从而使治疗方法得到不断的完善和发展，最终产生了这场了不起的AO革命的工作论著——《AO内固定手册》。

令人欣喜的是这场革命仍然持续至今，虽然先前的原则并未改变，但是治疗的方法在不断地发展，当然这也是大势所趋。这本书是AO组织的第5本重要论著，它已不仅仅是一本实用的手册，还精确阐述了作者在新千年中应用于骨折治疗中的AO理念和原则。这场革命的接力棒已传到了新的一代，这本书是由5位创始者的众多学生们共同完成的。这些先驱和他们的学生，以及接受他们治疗的来自全世界的患者，都得益于这场与他们息息相关的AO革命。

在新世纪来临之际，AO的这部著作也体现了革命性和高科技的成分，包括了一本大部头的印刷品和一张电子版本的CD-ROM光盘，内容包括手术技术、录像和一些批注和参考文献。据我个人所知，在外科尤其是骨折治疗领域，这种形式的著作还是第一次出现。这一勇敢而艰巨的任务由Thomas P. Rüedi和William M. Murphy发起，在Rainer Egle的指导下，与AO出版部和Thieme国际出版公司合作，共同完成了这本新千年的AO“圣经”，这的确是一个真正辉煌的成就。

在此，我谨以所有参与骨折治疗的骨科医生，特别是那些身处AO大家庭中的医生的名义，向所有参与这场早在40年前就已开始的革命的同志表达最衷心的感谢和祝贺，并希望这场革命继续繁荣和发展下去。

David L. Helfet, MD

2000年3月于纽约

# 《骨折治疗的AO原则》引言

第一本AO著作于1963年，即瑞士AO组织成立4年后出版。书的编者是该组织的创始人：Maurice E. Müller，Martin Allgöwer和Hans Willenegger。他们所提倡的是一套崭新的骨折治疗原则，即通过折块间加压而达到绝对的稳定性，从而实现坚强的固定，在那个时代是颇具革命性意义的。那本书全面地记载了4个月时间内（1961/1962）在Chur医院外科，应用内固定方法治疗的188例下肢骨折，并附以图解。当时Chur医院的骨科主任是Martin Allgöwer。他们的理论以其大量的临床经验作为坚实的后盾，他们证明只要科学地、正确地依据这个理论，就可以有效地对骨折进行治疗。

1969年出版了由相同作者参与编写的第一版《AO内固定手册》，书中详尽地描述了如何对具有适应证的骨折进行手术治疗。该书原为德文版，由于需求量很大，很快被翻译成英文、法文、意大利文和西班牙文出版发行。1977年和1992年又出版了修订版本，同样也被译成多种文字出版发行，包括汉文、日文和俄文。总而言之，在过去的35年内的发行量近110,000册。在瑞士AO组织建立40年后的今天，对于骨折的手术治疗以及骨折愈合概念的发展得到了世界范围的广泛认可，因此也应对出版物的形式作出相应的改变。

新版的《骨折治疗的AO原则》并不是一本普通的关于骨折固定的工具书，而且提出了根据最新原则治疗骨折的临床经验指导下综合性的治疗建议。这些内容是基于AO教育的现代概念，更加偏重于强调骨折愈合的病理生理学和生物学而不是机械力学方面的内容，当然机械力学仍很重要。为方便阅读，本书是参照最近的AO教程的结构来编排内容的。

这本书最新颖和最吸引人的地方除印刷版之外，还提供CD-ROM版本以及最终的DVD-ROM版本。本书的一些非传统的格式是为适应计算机屏幕的需要。CD-ROM版本中还附加了一些录像片段，如骨折的复位技术和技巧。另外，阅读时查找和参阅参考文献更加方便。

我们要感谢50多位来自世界各地的出色的医生和科学家们为这本书做出的贡献，感谢他们的辛勤工作、坚韧和耐心。本书是由Rainer Egle领导下的AO组织内部的出版部门负责制作出版，其中凝聚了各部门和工作组的协作努力，这在后面致谢一章中可见一斑。本书的构思源于两年半之前，书稿、附图以及各种更新的内容的准备时间远远超出了我们的估计，希望我们的读者会最终认为这么长时间的等待是值得的。

当然并不是书中所有的观点都会被读者所接受，其中可能还会存在一些错误，但这理应由我们这些编者而不是作者来负责。我们希望听到建设性的批评意见，希望能够在本书再版时，甚至之前，做进一步的改进。这不是来自编者的例行的陈词滥调，我们会对各方面的反馈意见做出正确的反应，因为我们会对 CD-ROM 版本和更先进的版本作定期的修订。这样不仅可以使我们及时更正错误，有机会定期更新观念、技术、内植物以及器械，并且还能减轻广大读者（也包括我们和以后的编者）因版本更新过于频繁而带来的负担。

所有参与编写本书的医生在接受 AO 培训和他们的日常工作中，都在不同程度上得益于早期版本《AO 内固定手册》。出于尊敬和感激，我们将本书献给那些发起和编写过 AO 系列丛书的先驱者们，他们中有些人已离我们而去。我们特别将本书献给两位无可匹敌的大师——Martin Allgöwer 和 Maurice E. Müller，希望他们能继续健康地活跃于 AO 的大家庭中。

主　编

Thomas P. Rüedi, MD, FACS

William M. Murphy, FRCSI

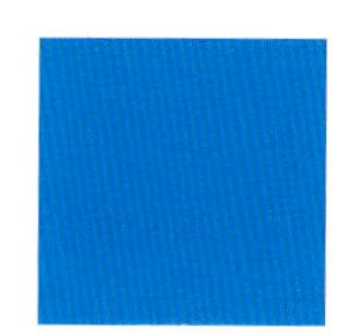

# 致 谢

我们已经对那些参与编写这本书的作者表示了衷心的感谢，我们还要感谢编委会中的各位同仁为准备文字、图表以及本书的出版所付出的巨大努力和各种形式的支持。

除了作者和编者，我们还要提到一些为本书的出版做出巨大贡献者，这里列出他们的名字以表谢意。

首先是在 Rainer Egle 领导下的 AO 出版部门。Doris Straub Piccirillo 和她的助手 Martina Späti 担负了编辑 50 多位作者的书稿的艰巨的甚至是不可完成的任务（而她们的回答是没有问题）。她们编辑并最终确定了校样中的每个细节，最后由 Daniel Erni 医生进行专业设计和编排。

本书的绘图者 Michael Renner 和他的小组，以及 Kaspar Hiltbrand 为本书绘制了高质量的图表，并在限期内出色地完成了任务。

在 Andreas Affentranger 医生领导下的 AO 多媒体制作部门负责 X 线片的扫描以及录像资料的制作，这些资料由 Urs Heim 医生精心挑选。Peter Matter 教授和 Andy Weymann 医生也为本书的编辑工作提供了宝贵的支持。

AO TK 以及专家组的成员校对了本书的第 3、4 章。

最后我们要衷心感谢 AO 基金会的管理层和 Wolfram Einars 医生对这项宏伟计划的支持，这项计划最初是由 Peter Matter 教授和 Rainer Egle 发起而转交给我们的。

最终定稿的校样由 Thieme Verlag 负责印刷、出版和发行。我们希望广大读者喜欢这本书，以此证明我们的努力是值得的。

William M. Murphy

Thomas P. Rüedi

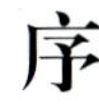

# 序

《骨折治疗的AO原则》一书在我国骨科界同仁的努力下翻译成中文与广大读者见面了，这是1958年AO组织成立以来的第五本重要论著。自1969年第一版《AO内固定手册》问世以来，在骨折治疗的医学史上，掀起了一场世界范围内的革命。在AO组织成立40多年后的今天，对于骨折愈合的新概念以及骨折手术治疗的发展在国际上得到了广泛的认可。同时，随着基础研究以及生物力学研究的不断深入发展，AO的原则以及AO的内植物也发生了相当大的变革，由单纯强调机械力学的坚强内固定向生物学内固定方面进行了转变。因此，本书不单纯是一本骨折内固定的工具书，其精髓在于是根据骨折治疗的最新原则进行临床实践的全面总结。它的基本点是遵照“AO”教育的现代概念，强调骨折愈合的病理生理学和生物学，而不是片面强调骨折固定的机械力学。相信广大读者一定能从本书中领略其精妙绝伦的理念。AO还出版了包括手术技术、图像和参考文献等在内的CD-ROM光盘，读者可向Thieme国际出版公司购买，中译本暂不提供。

值此机会向为引进本书付出辛勤劳动的译者们表示衷心的感谢，感谢他们为提高我国骨科创伤领域的治疗水平、更好地与国际接轨而做出的巨大努力。

邱贵兴

2002年8月20日

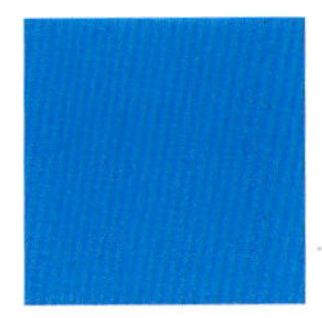

# 译 者 序

国际内固定研究学会 (AO, ASIF) 建立40多年来，形成了在骨折内固定治疗的基本理念和理论体系，以及内固定设计和手术技术等方面的系统知识，其影响遍及全球。AO学派及AO理论的可贵之处，不仅在其高度的科学性和实用性，而且在于这些知识的持续发展和不断充实。近十余年来，AO的骨折治疗理论出现了许多重要发展，并相应地研发出多种先进的内固定与临床技术。

《骨折治疗的AO原则》一书，集中反映了这些成果，全书文字极为简练、重点突出。

为了使华语读者能更方便地阅读和理解本书的内容，在AO基金会国际部的直接策划和主持下，完成了本书的翻译，并经王满宜、杨庆铭、曾炳芳、周肇平初校，戴尅戎、荣国威复校，还有劳周健对全书的译文做了统一校核，但错误之处仍然难免。希望本书能得到广大读者的指正和爱护，并对骨折治疗水平的提高有所贡献。

戴尅戎　荣国威

2002年5月

# 总 目 录

# 1 AO的原则及其基础

霍尔兹 (Ulrich Holz), 墨菲 (William M. Murphy)

## 1.1 AO 的理念及原则

沙茨克尔(Joseph Schatzker)

### 1 AO 的理念

自 1958 年由一些志同道合的学者组成的小组起，直到今日成为享誉世界的外科临床及科研组织，AO 的理念始终清晰未变。这便是为骨折及相关损伤患者设计、提供可使其早日恢复活动及功能的治疗方法。这一理念促成了 AO 小组的成立，并由之产生了大量的成果，今日仍为 AO 组织的原动力。

这一理念的施行在于建立一套合理及有效的处理骨及软组织损伤的方案，从而促进患者功能的快速复原。随着通过临床实践及基础研究对愈合修复过程的理解不断加深，此方案也得到不断的更新。

### 2 背景

在 20 世纪的前半叶，骨折的治疗集中于恢复骨的连接，而忽略了其他许多现在认为是治疗骨折所必须的部分。

骨折的治疗主要采取石膏或牵引固定。此法固然最终可导致骨愈合，但在此过程中，多数都会造成肢体的功能减退。而骨愈合的过程也常常由于长期固定而延长。AO 的理念通过以下的治疗概念得以充分表达：安全有效的切开复位，骨折内固定，辅以术后早期功能训练。

早在 AO 成立以前，已有许多先行者们提倡采用切开复位及固定术治疗骨折，他们创新的概念及技术的价值得到了部分权威的肯定及拥护。但是在整体上，他们的概念不是被忽略，就是因无法克服技术及生物学上存在的巨大障碍而失败。这些障碍包括：术后感染、缺乏对适用于临床应用之金属材料及植入后所产生之生物反应的知识、内固定器械的设计、对固定在骨折愈合过程中所起的作用缺乏了解。所有这些，经常成为那些怀疑论者的反驳依据。

因而，像 Lambottes 充满幻想的创新，Kuntscher 在髓内钉技术上的成就，Lucas Championniere 及同伴 Perkins 所提出的早期活动的概念 (Albeit on traction)，全都因为无法在一个方案中同时兼顾有效的骨折固定及早期受控制下的关节活动而黯然失色。

## 3 AO 的任务

人们所需要的——即 AO 所提供的是协同各方去找出障碍所在，对之进行深入的研究，进而着手解决这些困难。AO 所采取的方式为深入研究、了解相关的生物学反应，发展适用的工艺及技术，对试验结果及临床所见进行反复验证及互相反馈以改进设计，并通过讲学及出版物与大家分享我们的发现。这一巨大的挑战起因于一个非常简单的问题。在 1940 到 50 年代，包括瑞士国家及商业保险公司的人们置疑为什么某些骨折的愈合期间为 6~12 周，而患者却需要 6~12 月后才可以恢复工作。

Maurice Müller 在与 Robert Danis 的书信来往与谈话中得到灵感，进而和他的小组一起开始解答这些问题。Danis 概念的核心是，当使用加压固定器对骨干骨折进行绝对固定时，在骨折愈合过程中将不会有骨痂形成，此时可以对骨折的相邻关节及肌肉进行安全及无痛的训练。基于此概念，Müller 及 AO 小组决定在应用此原则的同时，进一步弄清此过程的形成机制。他们设立了包括改革手术、发展技术、基础研究及临床验证在内的完整方案。各个部分结合成为一个整体以达到减少骨折治疗合并症、改善效果的目的。他们继而又决定通过文章及讲学将信息传播开去。以上工作延续至今，有越来越多的专家小组加入，大家共同协作，为世界范围内各种不同环境下的骨折患者得到更好的治疗而努力。

## 4 AO 的原则

今日，任何有关 AO 概念的叙述——传统上称为 AO 原则，AO 的理念通过此原则而得以体现，依然遵从 1962 年以前发表的 AO 早期文献的表述。不管过去还是现在，最基本的一点是在患者自身的环境之下对骨折进行适当的治疗。这需要对骨折及其相关损伤的“个性”有正确的了解，而任何其他事情都要依照此“个性”而进行。

初期的治疗目的为解剖复位，重建稳定性，同时保存血液供应，使患者及患肢早期活动。这些当时被认为是构成一个良好内固定的基础。但随着对骨折愈合机制的理解，对软组织重要性的接受，及对骨与内固定器材相互作用的进一步了解，以上概念及相关技术不断得到修改。现在的原则不仅考虑内固定的优劣，更把骨折的处理作为一个整体进行全面考量。

有效应用 AO 概念的中心在于理解关节骨折与骨干骨折具有非常不同的生物学需求。与此相关所产生的共识是：手术干预的时间及方式必须取决于周围软组织的损伤程度及患者的生理需求。

## 5 进步与发展

AO有关解剖、固定、生物学及活动原则的基础地位至今未变，但在过去的 40 年中，其表述及解释则随着基础研究及临床观察的进展而逐渐更新变化。

以前，对于任何骨折均追求绝对的坚强内固定，而现在的共识是坚强内固定只适用于关节及其相关骨折 (见第 2.3 章)，而且只有在此操作不会进一步损伤血液供应及软组织的情况下才会施行 (见第 1.5 章和第 5.2 章)。在处理骨干骨折时，必须考虑长度、对线及旋转问题。固定时通常会选择髓内钉，而骨折会通过骨痂形成而愈合。如因临床状况选择使用接骨板固定时，则需要详细的计划及使用微创技术尽量避免对骨折断片及软组织的血供造成损害。

必须牢记单纯骨干骨折对于髓内钉及接骨板固定会产生不同的反应，当选择接骨板固定时，保持绝对稳定性是必须的。相对而言，多断片骨折均可使用夹板法固定。而前臂骨干由于既拥有长骨的形态，又具有静态关节的功能，对其骨折的处理则需要特别考虑 (见第 4.3.1 章)。关节骨折需要解剖复位及绝对稳定性以促进关节软骨的愈合及使早期活动成为可能，这对于最终恢复良好功能是必须的。

保护软组织的重要性，这最初在保存骨血供的原则中述及，必须贯穿于骨折治疗的各个阶段，从最初的计划到如何具体操作。正确的治疗策略及术前方案的制定，取决于对直接及间接复位机制的清晰理解 (第 3.1 章) 和对骨折分型及软组织损伤程度的正确判断。在此基础上，再进一步选择符合生物学及功能需要的内固定器材。

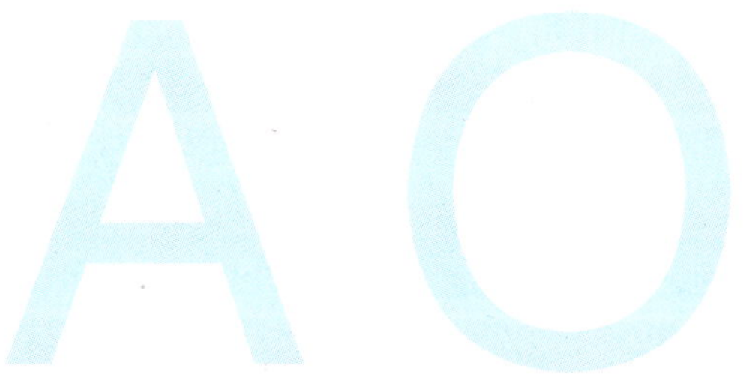

## 6 今日的理念及原则

AO的原则，在早期以简明甚至近乎条规的方式表达。这些原则已经逐渐转化为不仅针对内固定，而且适用于骨折治疗的全过程。建立于坚实的科学及技术的基础之上，且得到实验及临床研究的支持，骨折的处置现已经发展成为一个有完善组织体系的过程。

在诸如感染、关节损伤及多发创伤等复杂情况下，使用骨折固定的重要性及必须性已经得到肯定，并已应用于病人的治疗中。

在此列出我们认为适用于今日的AO原则：

**AO**原则

（1）通过骨折复位及固定重建解剖关系；

（2）按照骨折的“个性”及损伤的需要使用固定或夹板重建稳定性；

（3）使用细致操作及轻柔复位方法以保护软组织及骨的血供；

（4）全身及患部的早期和安全的活动训练。

这些原则依然体现了AO的治疗理念，同时可以非常简练地得以表达。但是对于它们背后所隐含的处理创伤时涉及的具体事项，则需要我们在这里以这本书的全部篇幅来加以叙述。

对于创伤时患者从身体到精神上所产生的反应及其处置的不断研究，使我们确信在下一次正式重申这些原则时，它们所依赖的知识将会得到进一步的充实，从而使那些使用及被使用这些原则的人们受益。

## 7 参考文献


[1] Lucas-Championnière J (1907) Les dangers de I´ immobilisation des membres -fragilité des os -altérnation de la nutrition de la membre-conclusions pratiques. *Rev Med Chur Pratique*; 78: 81-87.

[2] Müller ME, Allgöwer M, Willenegger H (1965) *Technique of Internal Fixation of Fractures*. Berlin Heidelberg New York: Springer-Verlag.

[3] Schatzker J (1998) M. E. Müller-on his 80th Birthday. *AO Dialogue*; 11 (1) : 7-12.


## 8 新进展

本章节的新进展和附加参考资料可从网上获得：

http://www.aopublishing.org/PFxM/11.htm

# 1.2 骨折治疗中的生物学和生物力学

佩伦(Stephan M.Perren)，克莱斯(Lutz Claes)

## 1 概述

本章将着重探讨骨折治疗中的生物学和生物力学基础方面的问题，即骨对外界因素介入时为什么和如何反应，由此来帮助我们选择正确的治疗手段处理骨折。本章内容作为相关基础原理的综述，主要是针对那些对此感兴趣的临床工作者，而不是为从事基础研究的科学家们提供精确的数据。我们对某些特定问题进行讨论时援引了相关的文献资料，若进行更深一步的研究，需要参阅更加深入的基础科学文献。由于这方面的研究仍存在很多未知和争论，我们将主要讨论现实性的内容而不做不切实际的赘述。

内固定的主要目的是使患肢的功能迅速并尽可能地得到完全的恢复，从而使患者尽快康复。尽管可靠的骨折愈合只是影响功能康复的一个因素，但对其力学、生物力学以及生物学特性的理解十分重要。出于对生物学或生物力学方面的考虑，通常需要在强度和刚度方面作一定程度上的牺牲。**对于内固定来讲，并不需要强度最大或刚度最高的内固定物**。内固定不能永久地代替折断的骨骼，而只能作为临时的支撑。

在特殊情况下，对力学方面的强调可能超过生物学方面的考虑。医生应根据自己的经验、现有条件以及患者的特定需要来决定采用何种治疗手段和技术。

选择内固定物材料时应考虑以下几方面的问题。根据需要，有些情况下采用强度较大的不锈钢材料可能比电化学惰性、生物相容性较好但更易变形、强度较低的钛金属材料更为适合。而另一些情况下更宜采用钛金属材料，特别是纯钛形式的材料。

## 2 骨的组织特性

骨作为一种支架结构，既支撑和保护了较柔软部分的组织，又使肢体具有运动和力学支撑功能。骨最重要的力学特性是它的刚度（应力下骨的变形很小）和强度（骨可承受很大应力）。在考虑骨折和其愈合过程时，应特别注意骨的脆性：**尽管骨的强度很大，但是轻度的变形即可令其折断**[1]。这意味着骨的性质更类似玻璃而不是橡胶，因此在骨折愈合过程中，若持续存在移位则无法达到骨折间隙的桥接。在骨折非稳定固定或弹性固定的情况下（见 4.2 章）会激发一系列的生物学活动，主要是形成软骨痂和硬骨痂来降低修复区域组织的活动度及变形。折块末端的吸收进一步减轻了组织的变形程度。这些过程都最终促进骨折达到生物学稳定，最后通过内部的再塑形重建原来的骨性结构。

## 3 骨折

骨折是单次或多次过载的结果。骨折的发生仅在零点几个毫秒，由于骨质断裂以及内爆样过程的作用，它导致软组织发生相当程度的破坏。骨折面的迅速分离产生空腔，从而导致软组织的严重损伤（录像 AO51010）。

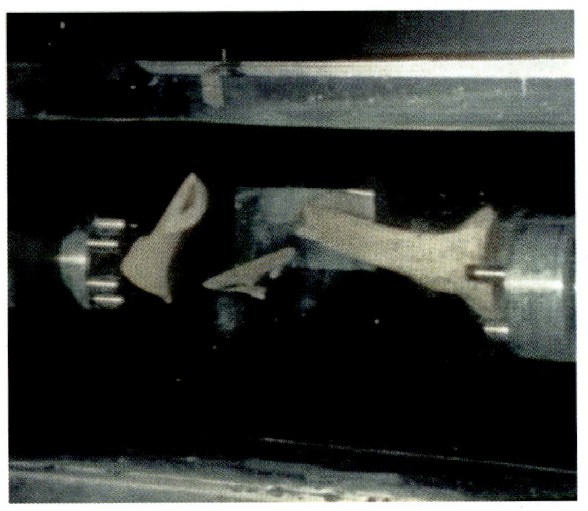

录像 AO51010

### 3.1 骨折的力学特性与化学特性

骨折的力学特性主要包括骨连续性的丧失，导致病理性的异常活动以及功能性支持作用的丧失，最终造成疼痛。手术切开固定可迅速重建骨的功能，因此可使患者重新获得无痛性的活动度，并可避免如疼痛性萎缩等严重影响功能恢复的后遗症（见 6.5 章）。

创伤性骨连续性的破坏可造成骨髓腔内外血管的断裂，由此释放出的化学物质可刺激诱发骨的愈合过程。新鲜骨折情况下这些化学物质的刺激作用非常有效，通常不需要任何辅助的促进手段。**手术的目的是引导和支持骨的愈合过程。**

### 3.2 骨折与血运

**尽管骨折的产生是一个纯粹的力学过程，但可触发诸如骨吸收和骨（痂）形成等重要的生物学反应。**这两个过程都依赖于血运的存在。下述因素都可能损伤骨折端的血运而影响手术治疗的结果：

- 创伤事故：骨折块移位后造成骨外膜和骨内膜血管的断裂以及骨膜的剥脱。同时因骨折时产生的内爆（implosion）作用进一步破坏了对修复过程至关重要的周围软组织。
- 转运：如果急救和转运过程中未对骨折进行制动，则会进一步加重原始的损伤。
- 手术入路：所有的手术入路都会导致额外的损伤。最近的研究表明结扎股骨干的穿动脉可影响到骨折端的血运[2]。
- 内固定物：不仅在应用内固定物时的牵拉和骨膜的剥离可导致骨折端血运的破坏，内固定物与骨之间的界面也会对血运产生很大的影响（图 1.2–1）[3]。
- 关节内压力的增高可影响干骺端部位的血运，尤其是对于年轻患者。

死骨只有通过去除和替换（爬行替代）的过程才能得到再生，这个过程较为漫长。

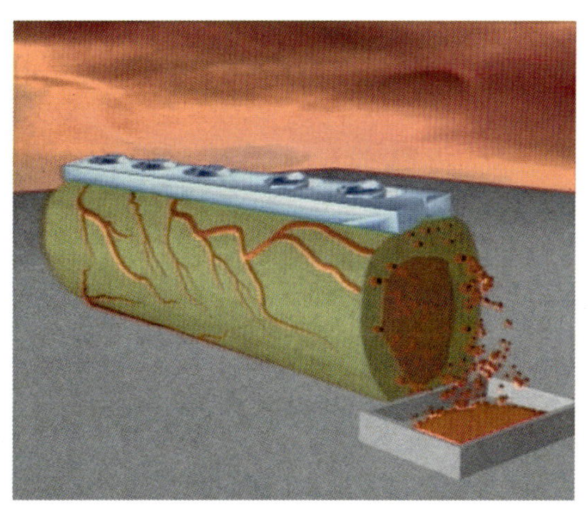

**图 1.2–1 内固定物与骨的接触对血运的影响**

接骨板下血运立即遭到破坏，这一区域将通过再塑形来去除死骨。坏死发生后 2~3 个月再塑形造成临时性骨质疏松，这种骨质疏松与哈佛系统骨单元的钻隧活动有关，并最终由新生骨充填。当存在感染时临时性的骨质疏松偶尔可导致死骨形成。

一般认为坏死组织（特别是骨组织）是导致感染和感染难以控制的高危因素（见 6.1 章）。研究表明，坏死的另一个作用引导骨的内生性（哈佛管）再塑形。这个过程可对坏死的骨细胞进行消除和替代，但由于再塑形过程中产生的暂时性骨质疏松现象可暂时性地削弱骨的强度。由于损伤和外界应力的共同作用通常会导致骨折块的坏死而形成死骨，因此骨的修复将是一个漫长的过程。

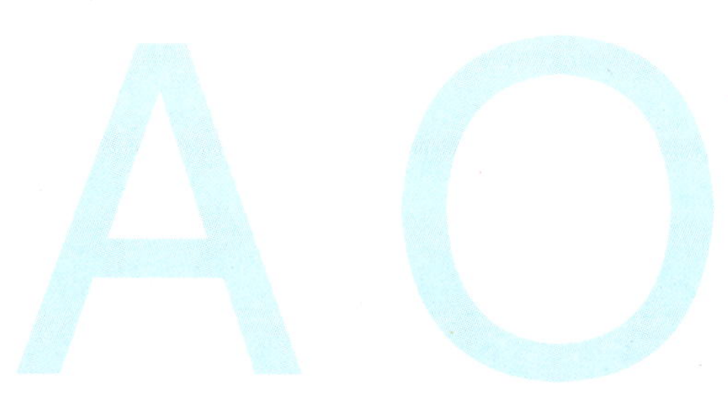

## 4 不同情况下生物力学与骨折愈合的相互关系

### 4.1 无手术固定情况下的骨折

#### 4.1.1 力学机制

**绝大多数情况下的骨折会导致完全性的不稳定。**当然也存在例外的情况，比如干骺端的嵌插骨折，骨膜完整的无移位骨折，外展嵌插型的股骨颈骨折以及青枝骨折等都较稳定。

**未经治疗的骨折**

如果不进行治疗，**机体会通过疼痛引发的周围肌肉收缩来固定活动的骨折块，**而最终导致短缩。同时骨折周围的血肿和肿胀可增加液压效应，亦可提供临时性的固定作用。

观察未经治疗的骨折愈合过程可帮助我们分析医疗介入的优缺点。令人惊奇的是尽管未进行治疗来稳定骨折端的活动骨折仍可达到坚固的愈合（图 1.2-2）。但这类病例会出现明显的对位畸形从而影响功能。

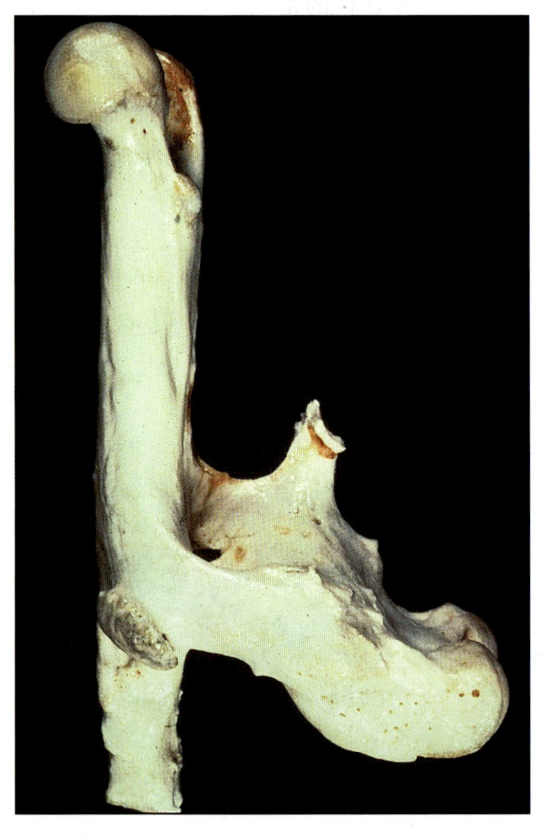

图 1.2-2　未经治疗的骨折的自行愈合，尽管愈合良好，但出现严重的对位畸形

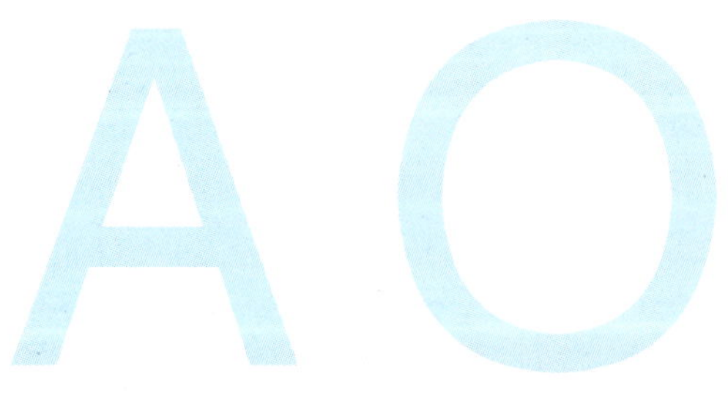

### 经保守治疗的骨折

与所有骨折的治疗一样，保守治疗首先应对骨折进行闭合复位而维持大体上的对位，之后的制动应维持复位并减少骨折端的活动度以利“愈合”。保守治疗时可通过以下方法来固定骨折。

### 牵引（图 1.2–3）

沿骨干长轴的牵引不仅可以纠正骨折块的对线，还可以通过“韧带整复作用”而提供一定的稳定性。

a)

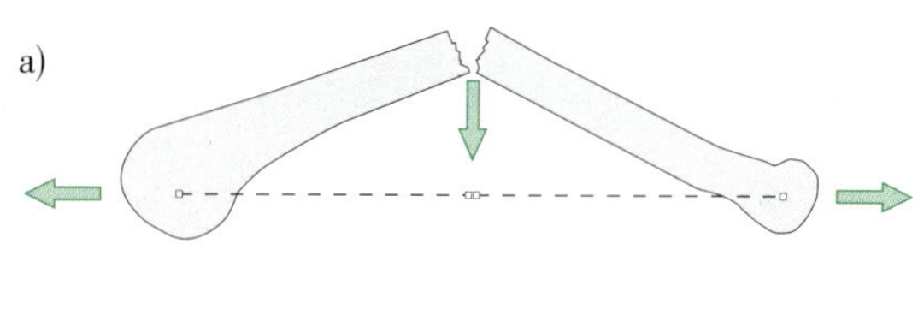

b)

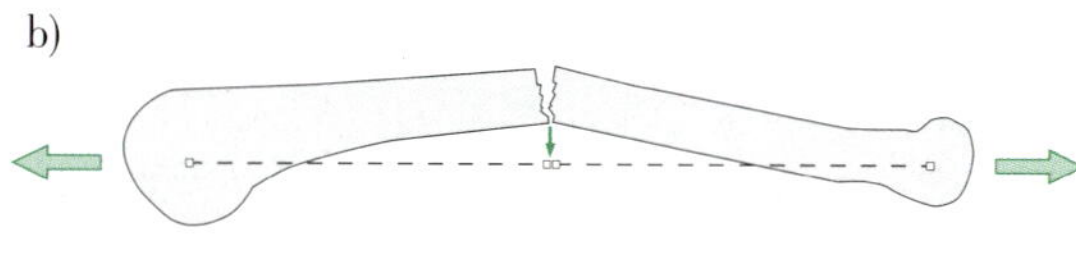

c)

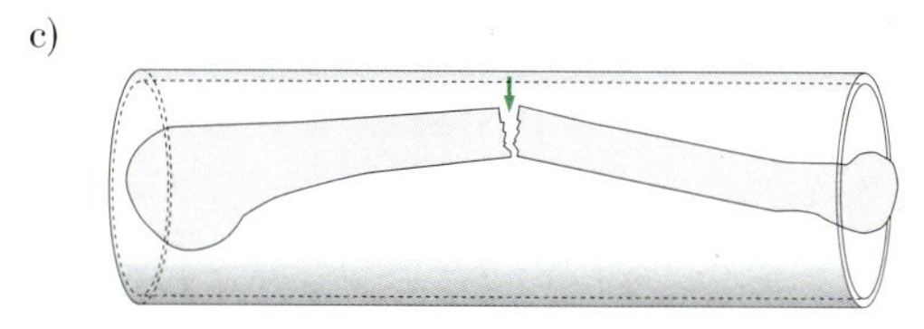

**图 1.2–3 通过牵引达到骨折的复位和固定**

a/b) 随着牵引复位垂直于骨干长轴的外力逐渐减低，从而减轻较大的活动性，但骨折端微动仍然存在。c) 应用石膏管型固定骨折。石膏管型起到夹板式作用，可以减小但不能完全消除骨折端的活动。石膏管型代表了一种十分坚强的夹板，但由于软组织的阻隔，其夹板作用不能有效地作用于骨折，因此仍然存在一定的活动度。

### 外夹板固定

应用木板、塑料或石膏制成的外用夹板可对相当一部分骨折进行固定。**夹板的空间构型是最重要的力学因素**。因此，环行外夹板由于其直径较大，是最坚硬而强壮的固定方式。外夹板的强度代表其空间构型的功能体现。由于外径较大，环行外夹板十分坚硬，但因与骨之间有软组织相隔降低了它的固定作用。外夹板固定（塑性管型）重建维持大致的解剖结构复位，并在相对活动度的情况下维持复位。对于骨干骨折，只要纠正骨折块的对位即可恢复肢体的正常功能，并促进骨折尽早愈合。然而对于关节内骨折来讲，骨折块的解剖复位至关重要，因为任何程度的关节面不平滑都可在局部产生过高的应变（见 3.1 章）。

## 4.2 弹性固定情况下的骨折

**经过弹性固定**（flexible fixation），**当应力作用于骨折端时骨折块之间会产生相互的移位**。典型的例子是应用髓内钉或桥接接骨板进行的“夹板式”固定，而不同于应用加压接骨板进行的非弹性的坚强固定。移位的程度随着应力的增加而不断增加，而随着夹板刚度的增加而降低。经弹性固定后而产生2 种行为方式：

- 弹性方式：应力所导致的夹板的形变可以恢复。应力去除后骨折块恢复至原先的位置。
- 塑性方式：应力所导致的夹板的形变不可恢复，骨折块维持于移位的状态。塑性形变发生于多次弹性形变之后。

### 4.2.1 力学机制

#### 弹性固定的力学机制

对于所需或可耐受的弹性活动度以及相对稳定性没有一个严格的定义。一般来讲，在功能性负重情况下可在折块间产生适当活动度的固定方法可被称为弹性固定。**因此，除了加压固定的方法之外任何固定方法皆可作为弹性固定。**如外固定架、内固定器以及髓内针等固定物，他们的强度各异，根据应用的方式以及应力的作用方式，可产生不同程度的弹性固定。但所有这些固定方式都允许在折块间产生活动，从而促进骨痂的形成或阻碍骨折的愈合。

#### 髓内针

扩髓后应用经典的非带锁髓内针（Küntscher 髓内针）进行固定，可较好地对抗与骨干长轴垂直的弯曲动量和剪切应力，但对抗扭转应力的作用较差，并且不能防止轴向的短缩移位（望远镜现象）。这种带槽髓内针的扭转刚度较低，并且无法通过与髓腔内壁的摩擦力控制骨折的旋转和轴向移位。因此，使用这种髓内针的适应证仅限于简单的横断骨折或短斜形骨折（即存在支撑作用的骨折，并可通过骨折端的相互锁定而自动对抗扭转应力）。另外，Küntscher 髓内针在弯曲时存在弹性，可促进骨痂的形成。

随着髓内针设计的不断发展，尤其是交锁概念的引入，使实心髓内针的发展成为可能，从而克服了非带锁髓内针的局限性。通过交锁，带锁髓内针可更好地对抗扭转应力和轴向负荷[4]。髓内针承受应力的能力取决于髓内针的直径、几何构型以及锁定钉的数量和空间分布情况。弯曲弹性取决于髓内针与髓腔内壁的契合程度和骨折区域的范围，以及髓内针本身的弹性度。由于髓内针置入的位置处于骨的力学中心，因此同时在额状面和矢状面上具有与骨相同的力学行为。这点与接骨板固定截然不同（见第 3.3.1 章）。

#### 外固定架

**外固定架的固定基于夹板固定的原理。**目前多将外固定架按单边方式应用。与髓内针相比，外固定架可被看作是偏心置放的夹板而显示出非对称性的力学特性。它在外固定针平面上的刚度大于与其垂直平面上的刚度。但环行外固定架例外，其在所有平面上表现出的力学特性较为一致，因此骨折块间的相对移位主要为轴向移位。

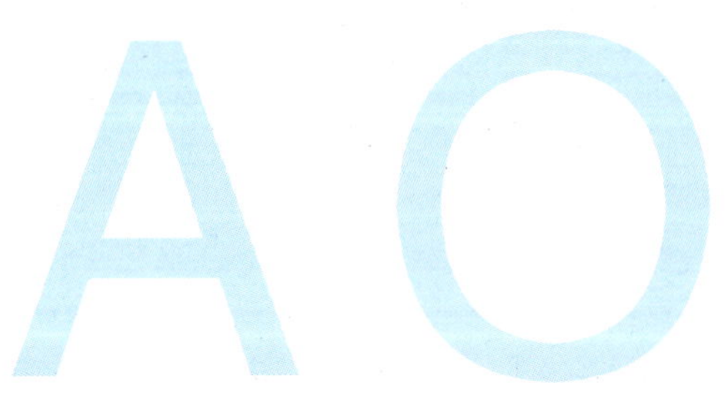

应用外固定架固定骨折后的强度取决于以下几方面的因素：

• 固定物的类型，如固定针和连接杆的直径。

• 外固定架的几何构型。

• 外固定架与骨之间不同的连接方式[5]（见第 3.3.3 章）。

影响外固定稳定性的最重要的因素包括：

• 连接杆的刚度。

• 连接杆与骨的距离。连接杆强度越大、与骨的距离越近则固定越坚强。

• 固定针的数量、间距和直径以及张力。

对于长骨骨折来讲，一般选用 2 枚适当直径的固定针分别固定主要骨折块即可达到弹性固定的目的。应用单边外固定架固定骨折后，应力下折块间的活动综合了轴向、弯曲和剪切移位。按传统方式如 AO 双管构型应用外固定架固定，若施加 200~400N (牛顿) 的应力可在折块间产生几毫米的微动，从而刺激骨痂的生长。**外固定架是唯一一种允许医生调控弹性度的固定方式。**

随着骨折愈合过程的发展，可以通过增加连接杆与骨的距离或减少连接杆的数量来调节施加于骨折端的应力。另外一些类型的外固定架可允许轴向的推拉活动而刺激骨折的愈合过程（见第 3.3.3 章）。

**内固定器，桥接接骨板**

应用接骨板跨越骨折的粉碎区域进行固定可达到弹性夹板固定。这种固定的强度取决于内固定器或接骨板的空间构型，以及与主骨折块间固定的质量（见第 3.3.2 章）。

### 4.2.2 不稳定情况下的骨愈合

**概述**

**在不稳定或弹性固定情况下，骨折通过骨痂的形成而连接骨折块达到愈合。**骨痂愈合的过程可被分为 4 个步骤：炎性期、软骨痂形成期、硬骨痂形成期和再塑形期，各个阶段可相互重叠。尽管不同的研究描述了不同的进展过程，但愈合的的阶梯过程基本相同[6]。

**炎性期**

骨折发生后随即进入炎性期，并一直持续至软骨或骨形成期的开始（骨折后 1~7 天）。最初是血肿的形成以及源自破裂血管炎性渗出。骨折块末端附近可见骨坏死的现象，周围软组织内的血管扩张并发生局部的充血。血肿内成血管基质和毛细血管的长入大大刺激了细胞的增生。炎性期所涉及的细胞类型包括核多态性中性粒细胞、巨噬细胞以及后期的成纤维细胞。血肿内形成了由纤维素、网硬蛋白纤维和胶原纤维共同构成的网络结构，骨折血肿逐步由肉芽组织替代。破骨细胞逐渐清除骨折块末端的坏死骨[6]。

**软骨痂形成期**

疼痛、肿胀消退后软骨痂逐渐形成，其大致与达到骨折块稳定不活动的时间相关，约骨折后 3 周左右。在此阶段后期，骨折的稳定性已足以防止短缩畸形发生，但仍不能控制成角畸形。软骨痂形成期的特点是血运重建、骨折骨痂内的毛细血管长入以及细胞水平的增加，血肿被纤维组织替代。新骨的形成由骨膜下开始，骨折骨痂中出现成软骨细胞[6, 7]。

**硬骨痂形成期**

骨折端被软骨痂连接起来之后即进入硬骨痂形成期，并持续直至新骨形成后达到骨折的牢固愈合（3~4 个月）。通过软骨内骨化和膜内成骨的方式，软骨痂转化为坚硬的钙化组织。

骨痂的形成，按时间顺序先由远离骨折端的部位开始，逐渐向骨折端方向进行发展（图 1.2–4）。两种不同形式的成骨同时发生：

- 软骨内成骨，主要发生于骨膜骨痂形成的晚期。
- 骨膜下或髓腔内的膜内成骨。

图 1.2–4

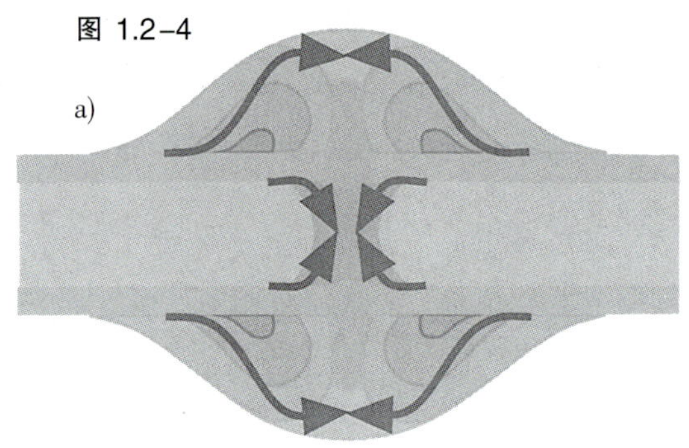


a) 新骨形成由原骨折端的骨膜下开始并逐渐向骨折端发展。楔形骨愈合通常发生于外周髓腔内，而皮质骨的愈合发生于骨痂桥接骨折之后。

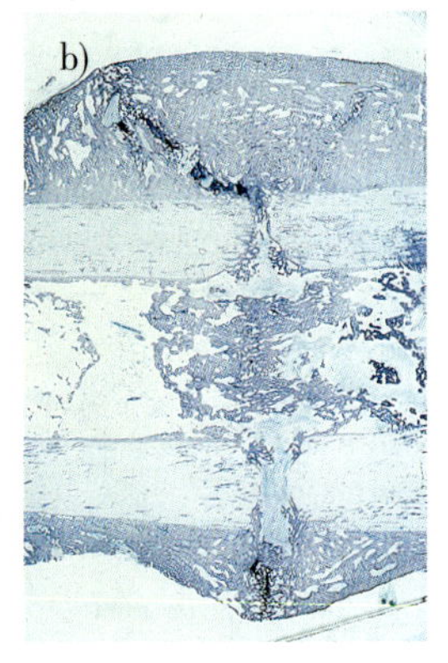


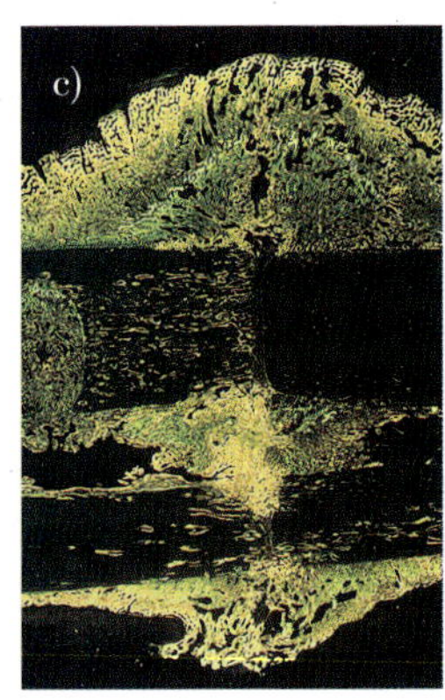


b) 羊胫骨截骨后外固定架固定后（术后 9 周）骨痂愈合的横断面组织切片。

c) 荧光标记法显示术后 9 周时新骨形成的过程（绿色代表 4 周时的染色，黄色代表 8 周时的染色）。

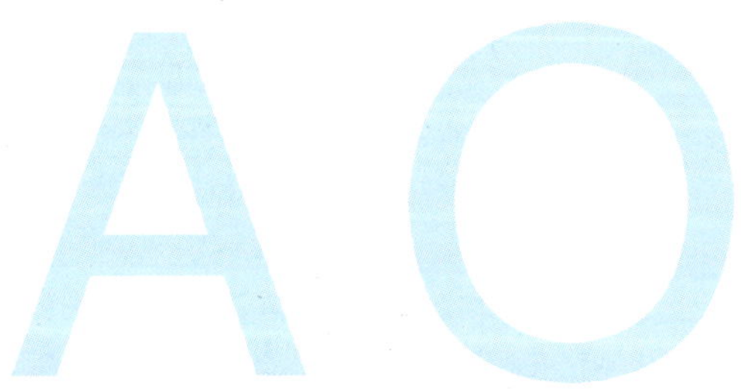

### 再塑形期

**骨折牢固愈合后即进入再塑形期，这个过程可持续数月甚至几年。**直到骨完全恢复原来的形态，包括髓腔的重建。编织骨逐渐被层板状骨替代。

### 骨痂愈合的生物力学

对骨折进行夹板式固定后，骨折端的活动度取决于外部负荷的大小、固定物的刚度以及骨折间桥接组织的刚度。

固定后最初阶段的折块间微动可增加骨痂的大小和强度，从而可缩短愈合的时间[8~10]。随着折块间活动度的减低，“坚强”的骨痂桥接逐渐形成（图 1.2-5）。对于发生骨折愈合区域内细胞和组织的分化来讲，局部组织应变和静水压较折块间微动更为重要。愈合的早期阶段主要是纤维组织，相对于后期钙化的骨痂组织，骨折在此阶段能耐受更大的形变或组织应变。**在判断骨折在何种临床情况下能够达到愈合或发生不愈合时，应考虑到应变的情况。**只有在局部的应变（即相对形变）低于新形成骨组织的应变时，才可能形成骨痂桥接骨折端[11]。即使对于最简单的骨折和折块间的微动，局部的组织应变在骨痂内以及在皮质骨间隙内的分布也是非同质性的[12]。此外桥接组织的结构（直接连接或“编织骨”）也是重要的影响因素。但只要局部的力学条件允许，细胞将按软骨内骨化和/或膜内成骨的方式产生新骨，从而使骨痂的刚度增加并降低局部组织的应变，最终达成骨性桥接。骨形成细胞如成骨细胞和软骨细胞分布于骨皮质表面或已形成的骨痂内，他们所经受的局部表面应变和静水压可能与骨表面间的应变不同[12, 13]。

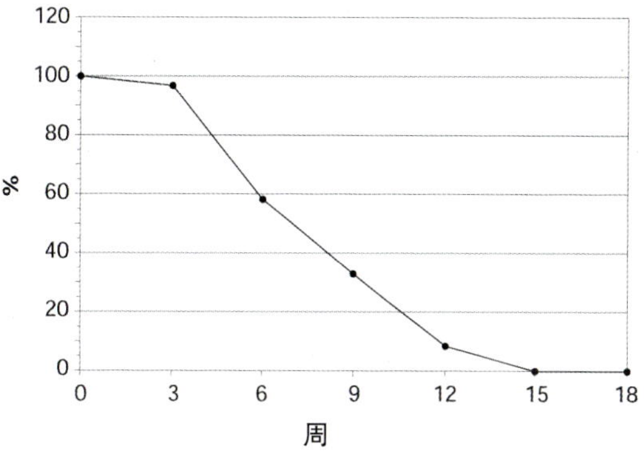


**图 1.2-5 通过监测人胫骨干骨折后显示的典型折块间活动的情况**

300N（牛顿）的轴向外力负荷的情况下（标准化至 100%），术后骨折端活动度随时间逐渐降低。13 周后骨痂愈合即可稳定骨折端。

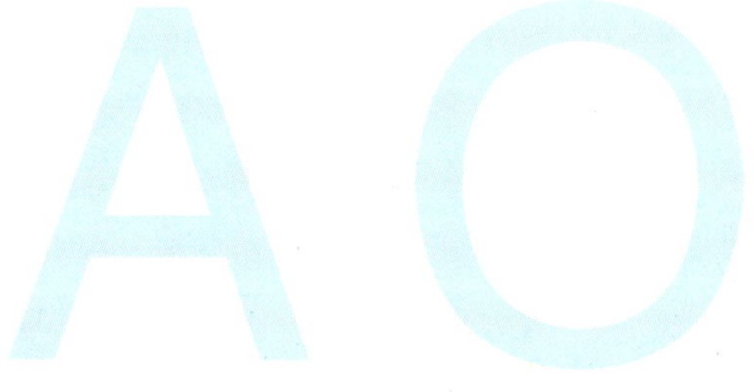

**粉碎性骨折可耐受更大的两主骨折块间的活动度，这是因为总体的活动度被多个骨折平面分担，从而降低了局部组织的应变或形变。**

目前存在临床经验和实验研究证明，弹性固定可刺激骨痂形成而加速骨折的愈合[10, 14]。应用髓内针、外固定架或桥接接骨板固定骨干骨折后可观察到这种现象。然而，折块间应变过大（不稳定）或骨折间隙过宽，虽然存在良好的骨痂形成潜力，也不能使骨痂有效地桥接骨折（增生性不愈合）[15]。

**当骨折间隙较大时，通过刺激骨痂形成而桥接骨折的能力是有限和不足的**[16]。在这种情况下通过“动力化”使骨折发生轴向短缩可消灭骨折间隙而促进骨性桥接。相反，如果因固定过分坚强或骨折间隙过宽（低应变），则使折块间微动（应力施加）过小而不能有效地刺激骨痂的形成[11]。

动力化可能是解决这个问题的方法。如果患者不能自己对患肢施加应力，外界辅助施加的应力可刺激骨痂的形成[17]。

### 骨痂愈合与血运

通过观察发现骨折或截骨后骨的总体血流立即下降，皮质骨血循环可降低近50%[18]。这种降低可归咎于创伤后骨膜内和髓内血管的生理性收缩[19]。但在骨折修复过程中，临近的骨内外动脉血供出现增生。2周后可观察到血运供应的峰值。在此后的愈合过程中骨痂内的血流再次逐渐降低。髓内血运系统破坏后正常的向心性血流可能出现临时性的倒置。对微血管造影研究[20, 21]表明，**大多数供应骨痂的血管源自周围的软组织（图1.2-6）**[20, 21]**，这就是不要过度剥离软组织的原因！**

早期的血管反应似乎对力学环境极为敏感。与坚强固定相比，经弹性固定后骨皮质和髓内的血管增生更为活跃。然而由于不稳定所造成的过大的组织应变可降低血液供应，特别是骨折间隙部位的血供[22]。

**骨折的内固定改变了骨折愈合的生物学，**因为手术操作影响了骨折血肿和周围软组织的血运供应。扩髓可降低骨内膜的血运，但如果仅作轻度扩髓，血运可迅速恢复。

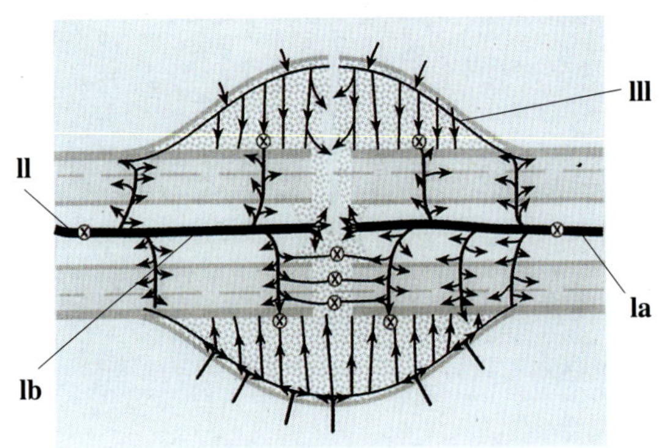


**图1.2-6 骨痂的血运**

上方：骨性桥接之前。下方：骨性桥接之后。Ia）滋养动脉升支，Ib）滋养动脉降支，II）干骺端动脉，III）骨膜内动脉（摘自Rhinelander）。

**扩髓的确会延迟骨皮质血流的恢复过程，**并且取决于扩髓的程度以及髓内针的直径 [23，24]。总体来讲，非扩髓髓内针对骨内膜血运灌注的影响较扩髓髓内针小。组织学研究表明经非扩髓髓内针固定后骨折愈合较快，且缺血区域减少。但是扩髓与否并不影响骨痂内的血运情况，因为骨痂内的血运主要来自周围的软组织 [25]。

**应用内固定器或外固定架**并尽可能减少骨折块的操作以及固定物与骨之间的接触**可最大程度地减少对血运的破坏** [26，27]。

### 4.3 手术固定达到绝对稳定情况下的骨折

#### 4.3.1 关于绝对稳定性

如果骨折被坚强的夹板式固定桥接，在功能性应力下骨折的活动度降低，这通常被称为坚强固定。尽管固定物的刚度可减少骨折端的活动度，但是只有折块间加压技术才能有效地消灭骨折端的活动度。

**绝对的稳定性在很大程度上消除了骨折端的应变，产生无可见骨痂生成的直接愈合。**直接愈合只是现有生物力学条件下的一种结果，而并不是目的。因创伤导致骨皮质缺血时需维持较长时间的稳定性，这时绝对稳定性可为愈合提供较好的条件和机会。对于并发症来讲，骨的生物学或血运的破坏远较一些力学因素（如固定的弹性度过大而造成应变较大）对骨折愈合的影响严重，并很可能导致延迟愈合或不愈合。对于**简单的增生性不愈合**仅需加强其力学稳定性即可，而与之相比，与血运破坏相关的并发症的治疗**需要更高的技巧和更加丰富的临床经验（见第 6.3 章）**。

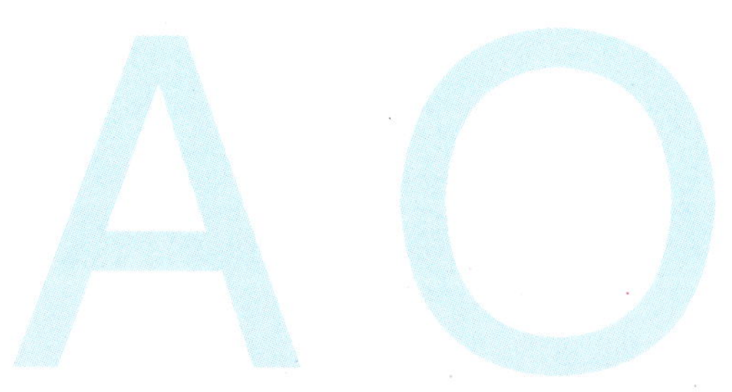

### 4.3.2 力学基础知识

可达到绝对稳定性的工具包括：

- 加压性预负荷

只要骨折端的加压力超过作用于骨折端的纵向牵引力，即可维持两骨折块之间的紧密接触。通过羊动物实验研究表明加压性预负荷既不会在螺钉部位也不会在轴向加压接骨板部位产生压力性坏死[6, 28]。Rahn[29]发现在维持总体稳定性的前提下，即使在过度负荷的情况下骨也不会发生压力性坏死（图1.2–7）。

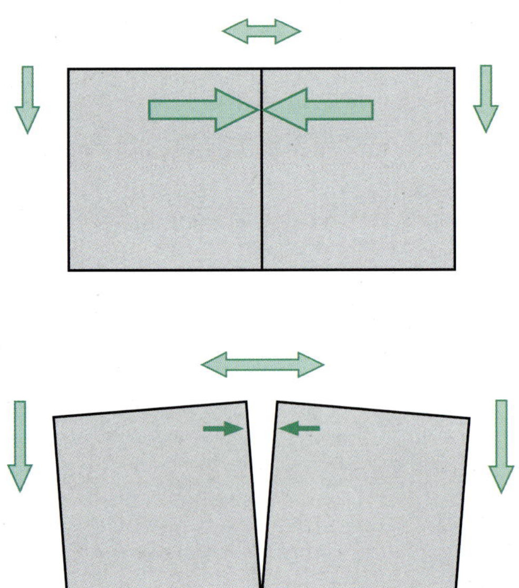

**图1.2–7 通过加压进行固定**

压力性预负荷可完全消除骨折块的移位，而且只要所加压力大于因功能活动所造成的牵张力即可产生绝对稳定的固定。

- 增加摩擦力

通过对骨折端表面的加压即可产生摩擦力。摩擦力可对抗沿切线方向的剪切应力从而避免了滑动移位（图1.2–8）。大多数情况下，作用于肢体的扭转应力所产生的剪切应力分量较垂直骨干长轴方向的应力更重要。摩擦力的大小取决于作用于骨表面压力的大小，正常的外力作用于光滑的骨表面时仅产生不到40%的摩擦力[30~32]。粗糙的表面可产生更大的摩擦力，以及骨折块间的齿状对合可进一步对抗因剪切应力造成的移位。

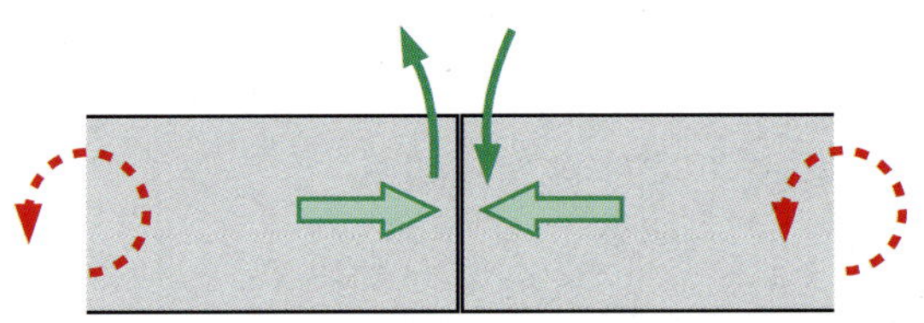

**图1.2–8 通过加压产生摩擦力而进行固定**

只要摩擦力大于沿骨折平面导致骨折移位的外力即可达到绝对稳定的固定。接骨板螺钉固定是相同的原理。

#### 4.3.3 可提供绝对稳定固定的内植物

**拉力螺钉与折块间加压（见第 3.2.1 章节）**

拉力螺钉是一种在很大程度上依赖于加压的内固定物。应用拉力螺钉时螺纹只咬住对侧皮质，通过拉力作用产生折块间的加压，从而通过预负荷与摩擦力达到绝对的稳定性。

在体实验研究表明，通过拉力螺钉固定不仅能产生较大的应力〔>2500N（牛顿)〕[6,33]（图 1.2-9），并且维持的时间超过骨折愈合所需的时间。通过拉力螺钉产生的加压作用较接骨板加压不仅大，且发生于骨折的内部（见第 3.2.2 章）。

**特殊的生物力学情况与局限性**

单纯应用拉力螺钉进行加压固定存在 2 个缺点。尽管拉力螺钉可产生较大程度的加压作用，但其作用力臂较短，大多数情况下不足以承担功能性负荷。同样因为螺钉的直径较小而产生加压的范围也很有限，亦不能有效地对抗弯曲和扭转应力。这就解释了为什么可以应用 2 至 3 枚拉力螺钉固定长螺旋形骨折，而不能应用拉力螺钉固定短斜形骨折或横断骨折。

一次的过度负荷即可造成螺纹脱扣，从而失去了加压作用并且无法恢复加压的功能。因此**不应过分拧紧而导致拉力螺钉和经接骨板固定的螺钉脱扣，否则会造成骨内螺扣的部分损伤和/或螺钉的塑性变形。螺钉拧的越紧，丧失把持力的危险性就越大。**

**接骨板及其不同的功能**

应用一枚或几枚拉力螺钉固定可达到无活动度的坚强固定（绝对稳定性），但这种固定只能对抗很小的应力。应用夹板式固定桥接骨折后可降低骨折端的应力，因此通常将拉力螺钉与接骨板结合使用来对抗或中和额外的应力（图 1.2-10 和图 1.2-11）。骨折得到对合与加压后，夹板式固定虽不能降低活动度但可减少骨折端的应力。

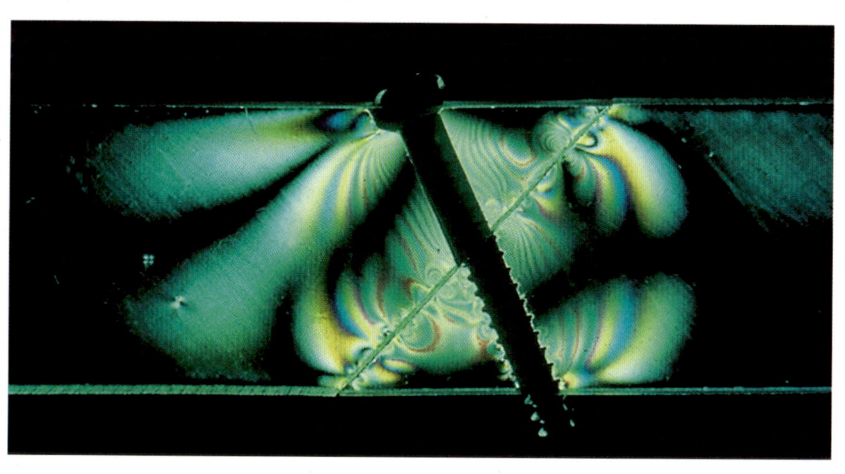

**图 1.2-9 光测弹性模型显示斜形截骨线上的加压情况**

拉力螺钉产生的外力约为 2,500~3,000N（牛顿）。

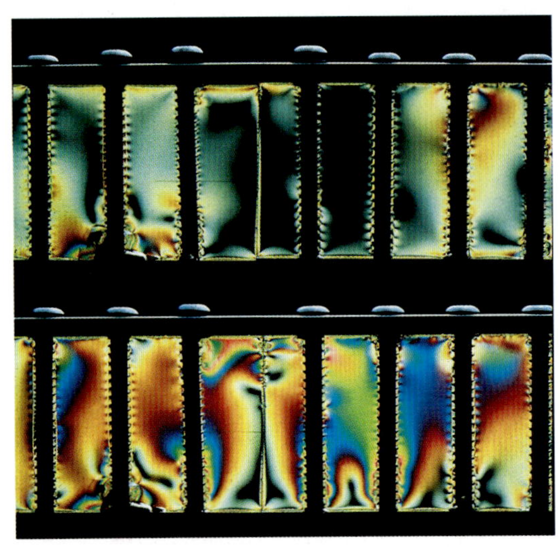

**图 1.2–10　通过接骨板加压**

这张经典的图片显示，在接骨板上施加压力即可达到对骨折端的加压，即沿骨干长轴达到内在性的加压。这种加压仅对横断骨折以及接骨板下近侧皮质有效。

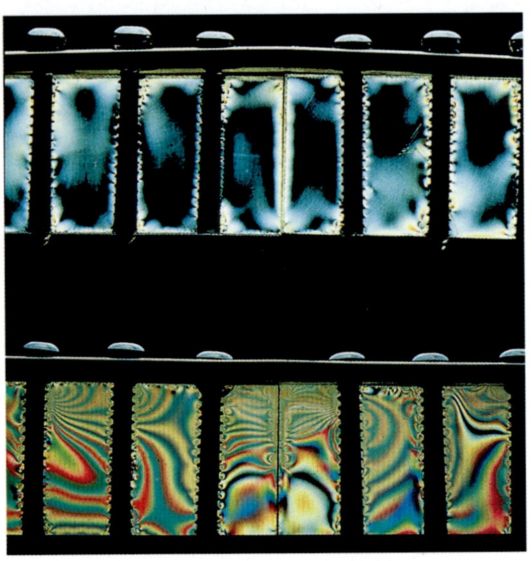

**图 1.2–11　通过接骨板预弯加压**

通过预弯接骨板可达到对称性的加压。轻度弯曲的接骨板中部拱起离开骨面，拧紧螺钉时接骨板对侧皮质同样得到加压。

## 接骨板不同的功能

加压只是接骨板诸多功能中的一种，可单独应用或与其他固定物结合应用。将接骨板置于骨的张力侧可起到张力带作用。同样也可在张力下应用接骨板固定，从而沿骨干长轴进行加压（图 1.2–12）。单独使用时可对某些横断或短斜形骨折进行有效地固定。

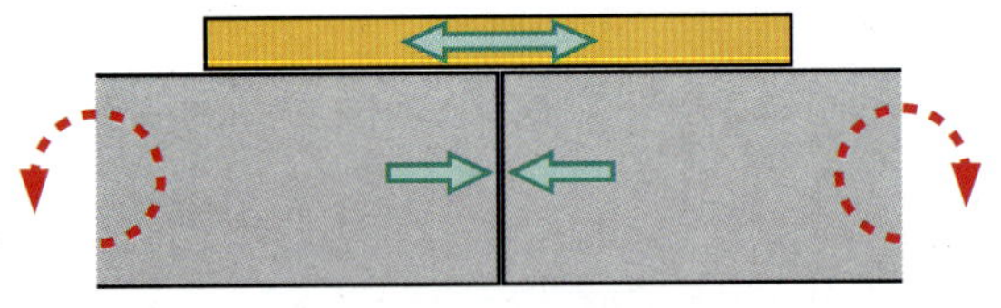

**图 1.2–12　张力带接骨板**

将接骨板置于长骨的凸侧，通常位于肌肉对侧，从而使接骨板受到张力负荷而对骨折进行加压。

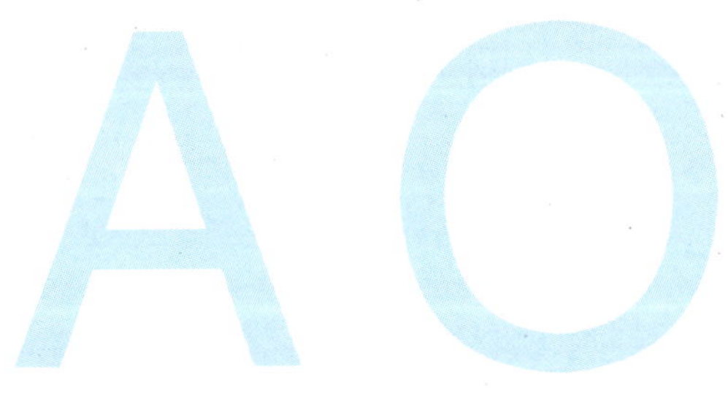

使用接骨板桥接骨缺损时，接骨板可起到支撑和维持骨折对位的作用，即接骨板的支撑功能（见 3.2.2 章）。接骨板在初始阶段承担全部的功能性负荷（图 1.2-13）。

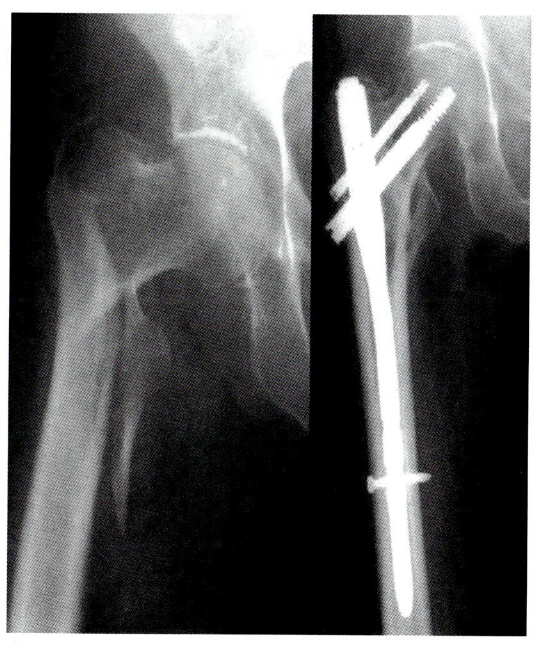

**图 1.2-13 起支撑作用的内固定物**

PFN（股骨近端髓内针）主要通过维持骨折前骨的正常形态来达到支撑的功能。这时外力负荷可造成骨折的短缩。对于长骨干骺端部位的骨折，支撑功能是一种重要的技术。

**应用其他固定物进行加压**

由于弹性常数（即形变/外力比）较小，髓内针并不适于进行加压固定。因此，即使对骨折进行轻微地加压亦会导致短缩或锁定钉在干骺端内的游移，从而不能维持长期的稳定性。但应用带锁髓内针仍可在固定的早期阶段起到短时间内的加压作用，从而降低骨折端的活动度并减轻疼痛。**外固定架非常适用于加压固定干骺端的骨折，**比如截骨术。但考虑到不对称性和弹性度，它并不适于骨干部位的骨折的加压固定。应用环行钢丝进行加压固定时，如果钢丝松弛（弹性回缩）或弯折向骨表面则会丧失其加压作用。

### 4.3.4 绝对稳定情况下的骨愈合

皮质骨与松质骨的愈合过程不同。愈合的基本元素与性质相关，但体积表面比差别很大，松质骨愈合的速度更快、可靠性更好。

**骨干骨折**

对于骨干骨折，通过复位后的折块间加压可得到稳定而坚强的固定（见第 3.2.2 章）。因折块间的活动而导致的疼痛会逐渐消失，从而可在数天内开始早期的功能恢复治疗（图 1.2-14）。

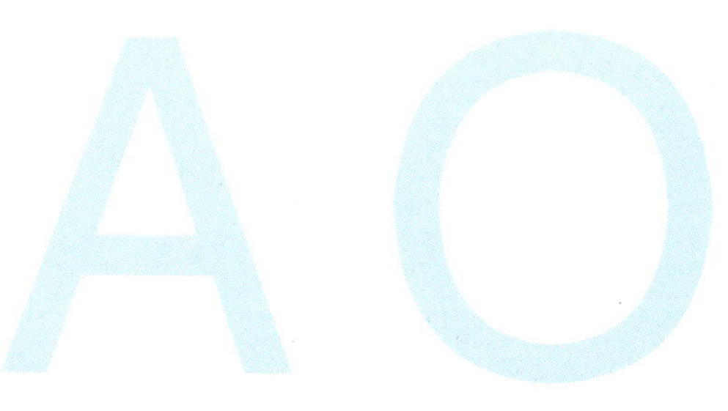

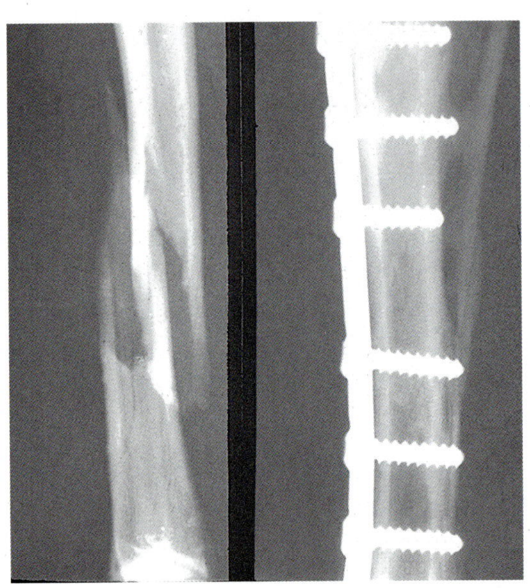

**图 1.2-14 德国牧羊犬骨干骨折后应用接骨板固定，未予限制负重而达到的直接愈合**

通过折块间加压复位固定骨折块后，骨折平面不存在任何移位活动。这种情况下通过板层状骨的内部再塑形而获得直接愈合。

通过放射学检查仅可观察到微小的变化：在绝对稳定的固定后仅有极少量的可见骨痂形成或根本没有可见骨痂。由于骨折端存在严密的对合，因此意味着 X 线片上不存在实际的骨折间隙（图 1.2-15），这使判断骨折的愈合十分困难。**骨折间隙的逐渐消失以及骨小梁的生长跨越是较好的征象，而骨折间隙增宽是存在不稳定的间接征象**。医生根据是否存在刺激性的放射学征象，如骨质吸收或云雾状“刺激性”骨痂的形成，以及疼痛、肿胀等临床症状来判断骨折的愈合情况。

绝对稳定情况下愈合的组织学过程：

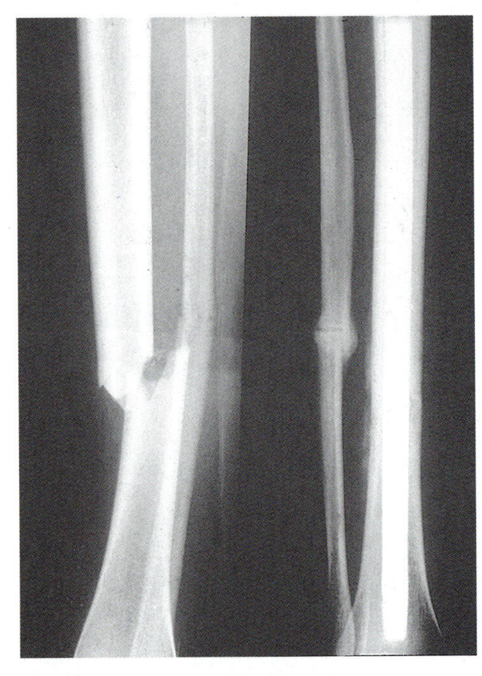

**图 1.2-15 髓内针固定后一般不会发生直接愈合，但在固定较稳定时偶可出现。**

图示胫骨横断骨折术后 7 周时的 X 线片。

- 术后几天之内临近骨折区域的骨内无明显的活动存在。血肿逐渐吸收和（或）转变为修复组织。随着切口的愈合肿胀逐渐消退。
- 如 Schenk 和 Willenegger [34] 所述，术后数周哈佛系统开始在骨内发生再塑形（图 1.2-16 和图 1.2-17）。同时方向与骨干长轴垂直的层板状骨开始充填因对位不佳而导致的骨折块之间的“固定性”间隙。
- 之后的几周内，骨单元的切割头到达不跨越存在已密切接触或仅存留微小间隙的骨折端 [35]，从而产生新生骨单元桥接间隙。

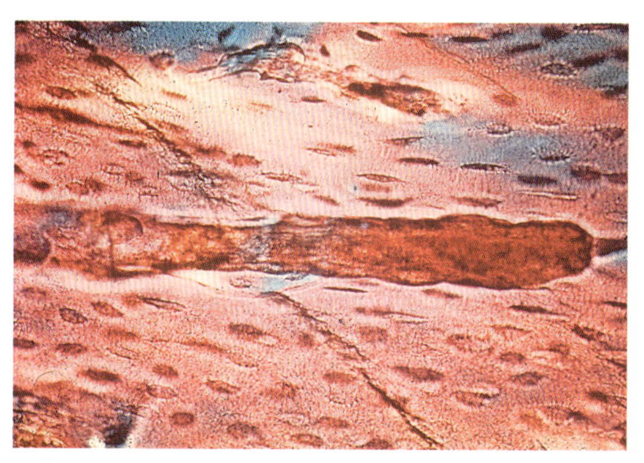

图 1.2-16 皮质骨直接愈合的组织学表现

通过哈佛系统的再塑形逐步替代坏死骨或遭破坏的区域。图中的骨折线被稍做人为夸张。

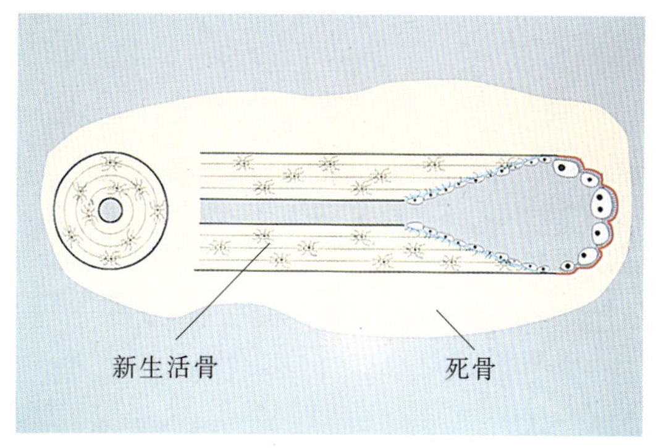


图 1.2-17 图示哈佛系统的再塑形

骨单元的头部汇集了一组破骨细胞，其可在死骨区域钻通隧道。后方的成骨细胞形成新骨以及一些活性细胞，并与腔内的毛细血管相连接。

#### 干骺端骨折

从力学角度看，干骺端骨折的骨折面积相对较大，固定后抗弯曲和扭转的能力较强，因此发生于这个区域的骨折较稳定且愈合较快。由于松质骨复杂的三维结构，通过放射学手段评估愈合情况较为困难。骨折愈合的主要组织学过程发生于骨小梁水平。由于单位体积的骨折表面较大，骨的愈合较皮质骨更为迅速。**松质骨的血运较好，因此较少发生坏死的情况。**

### 4.3.5 骨折稳定固定的生物力学与生物学

#### 骨折愈合的诱导

稳定的固定不仅复位而且固定骨折，从而使其像完整骨一样发挥作用。通常骨折端不稳定是触发或诱导骨痂形成的最重要的机制，因此，很难理解为什么稳定固定后的骨折会发生愈合。可以假设在绝对稳定的情况下骨折端的坏死可引发内在的再塑形过程，从而最终跨越和修复骨折。如果此机制成立并作为愈合过程中的关键，对于血运破坏严重的骨折可选择折块间加压的固定方式来达到绝对的稳定性。

#### 复位的精确性

目前对于骨干骨折，为避免因手术导致骨折血运的进一步破坏，我们不必对复杂类型的骨折进行精确地复位。但是对于关节内骨折，“精确”复位仍是关键。

#### 血运的恢复

**绝对稳定性亦可有益于血运的重建，因为在稳定的情况下新生血管更易跨越骨折端。**尽管一些为达到绝对稳定性的手术操作存在破坏血运的作用，一旦达到稳定即可支持血管的修复（图 1.2-18）。

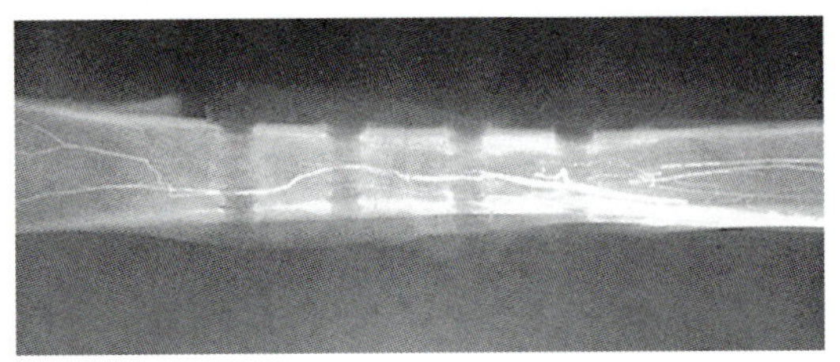

**图 1.2–18 稳定性对血运重建的影响**

图示对兔胫骨截骨进行复位和稳定固定，术后仅2周即可发现血管重建并开始发挥功能。

应用接骨板进行固定时，传统接骨板与骨的接触面积较大而被视为不利的因素。骨能够良好地耐受应力，从而保护其结构内的血管不受影响。由骨外膜和骨内膜穿入骨的血管对外界的接触非常敏感，接骨板固定后将影响骨膜的血运。对于传统接骨板固定，一部分稳定性是通过接骨板与骨之间的摩擦力来实现的，因此需要一定的接触面积。接骨板与骨间大面积和长期的接触可使接骨板下皮质骨发生坏死，这将导致暂时性的骨质疏松，个别情况下甚至可以导致死骨形成。最近的研究发现，减少接骨板与骨之间的接触界面可增加局部对感染的抵抗能力并可促进骨折愈合[36]（图 1.2–19）。

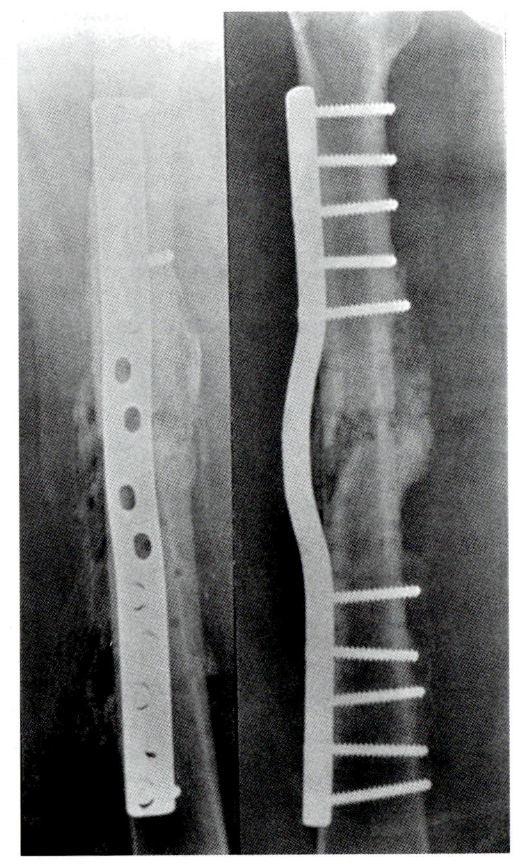

**图 1.2–19 桥接接骨板**

接骨板桥接跨越骨折粉碎的区域并固定于骨折的两端。因此避免了因接骨板固定而造成血运的进一步破坏，并还可在“桥”下进行植骨。

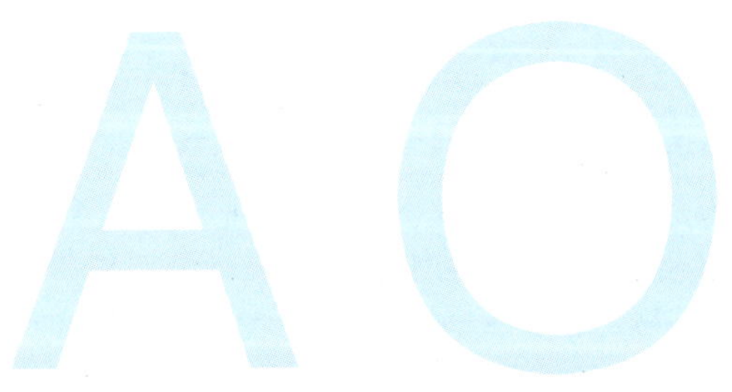

### 4.4 特殊的内植物

上述发现不仅引发了新型LC-DCP（有限接触性动力加压接骨板）的发展，而且还提出了新的概念，例如内固定器，其接骨板几乎不与骨皮质接触，螺钉则锁定于接骨板孔内（见第3.2.1和第3.4章）。

#### LC-DCP与内固定器

为减少接骨板与骨的接触面积以减少血运破坏，最初的尝试是在保证进行安全的螺钉加压情况下进行底切（undercut）[37]。下一步将接骨板-骨的接触减少成为点式接触[27, 38~44]。应用PC-Fix（点式接触固定器）时，由于螺钉锁定于接骨板孔中，因此不需将接骨板向骨面压紧。LC-DCP仍类似接骨板固定的作用，而PC-Fix虽然貌似接骨板，但作用方式完全不同，它按内固定器（即夹板式固定）的方式进行固定。

#### 锁定的螺钉

当接骨板以夹板的方式固定时需要将螺钉锁定于接骨板上（图1.2-20和图1.2-21）。早期的设计如Schuhli接骨板，即接骨板与骨间存在一个垫片-螺母装置，当旋紧螺母时螺钉与接骨板垂直并固定于接骨板之上[45]。将此技术进行改良后可允许螺钉在一定范围内的倾斜[46]。

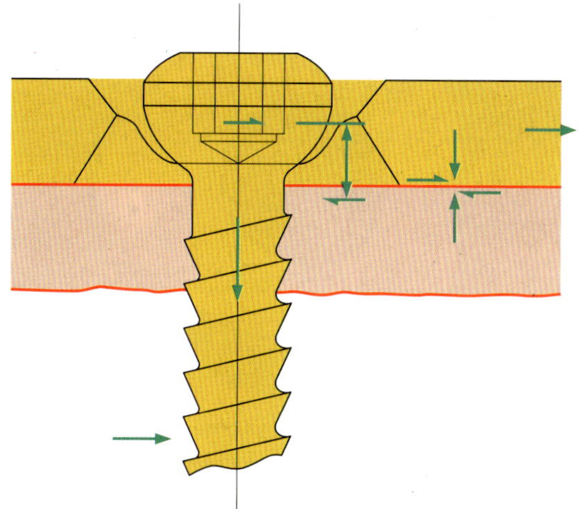

图1.2-20 传统的接骨板螺钉固定

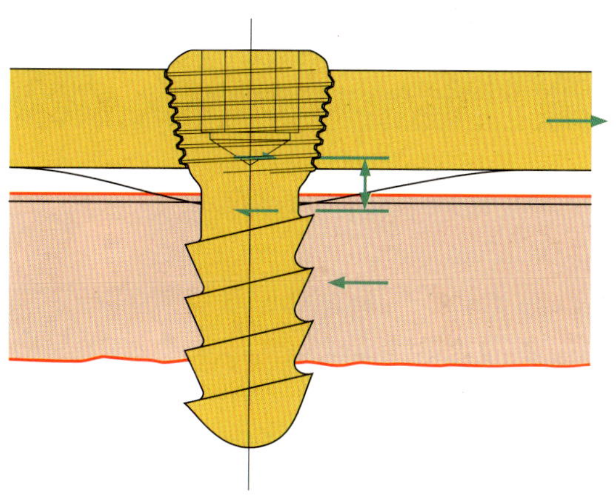

图1.2-21 与接骨板锁定的螺钉

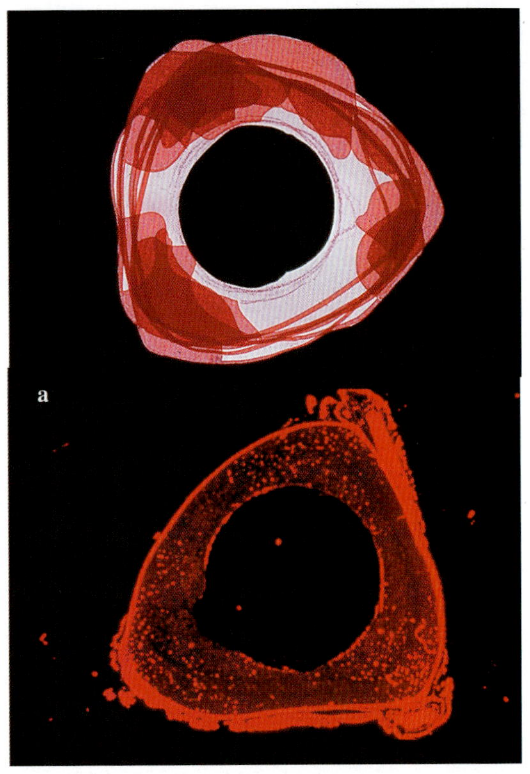


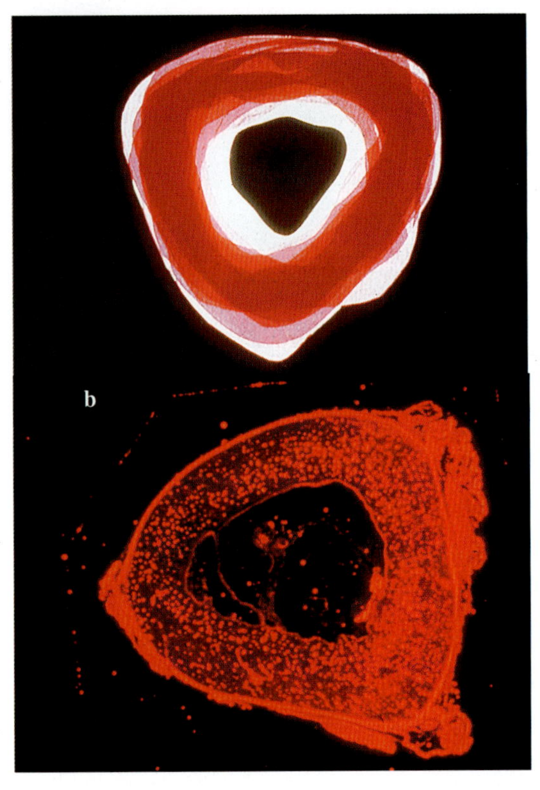


**图 1.2–22 扩髓髓内针 (a) 与非扩髓髓内针 (b) 对狗胫骨血运的影响**

非扩髓组的血运明显较好。下方的图片为术后 7 小时狗胫骨的 procion red 染色横断面切片。红色小点代表存在活性的血管。上方的图片为所有断面的叠加，内部的白色区域是人为添加上的。

## 4.5 内固定技术的最新进展

内固定技术新进展中最重要的是对微创技术的认识和强调[47]（见第 3.3.2 和第 3.4 章）。髓内针领域的研究发现，避免扩髓可减少骨内膜血运的破坏[48]（图 1.2–22）。

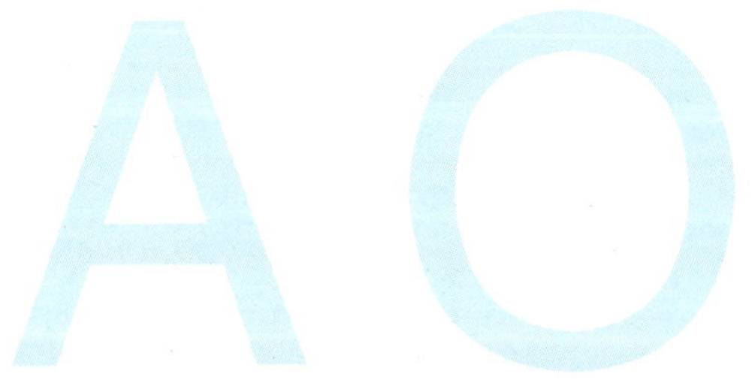

另一个进展是弹性度可变的髓内针，即插入髓内针时针存在弹性，之后通过特殊的设计使髓内针变得坚强。这些特殊的髓内针目前正在接受临床测试。对于外固定架，“自钻”固定针，即径向预负荷的Schanz 针，可帮助解决因微动而导致的固定针松动（图 1.2–23）。

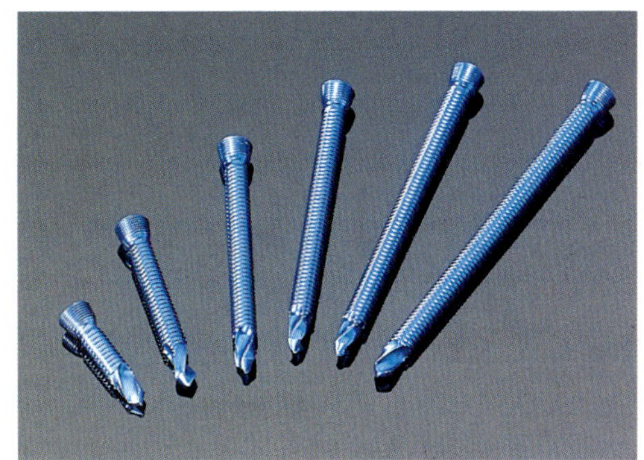

**图 1.2–23 自钻和自攻螺钉**

这种螺钉特别适用于单层皮质固定。应用此种螺钉进行双层皮质固定时很难刺激骨膜软组织，而自钻单层皮质螺钉则不会出现这种问题。另外自钻螺钉很难进行测深，而单层皮质螺钉亦不存在这个问题。

传统的接骨板逐渐被内固定器所替代（图 1.2–24），这些内固定器（如 PC–Fix）的作用类似夹板而不需像接骨板一样压紧骨面进行固定。这样固定的接触面积可降低至点状形式，同时我们还认识到如果将螺钉头锁定于接骨板孔内，螺钉的长度仅需要固定单层皮质即可。这就保证了自钻、自攻螺钉的安全使用，因为螺钉尖利的钻尖并不穿透对侧骨皮质。螺钉与接骨板锁定的固定方式也在手外科以及颌面外科领域中显示了优势。

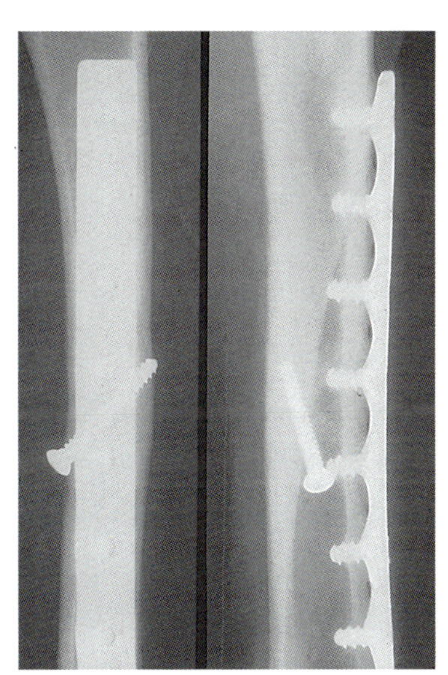

**图 1.2–24 内固定器**

包括一个类似接骨板的主体与螺钉，但其固定方式与传统接骨板截然不同：传统接骨板的固定是通过将接骨板强力压住骨面，而在接骨板下表面与骨之间产生摩擦力以对抗剪切应力。内固定器并不需要这种界面性的加压。其螺钉锁定于内固定器主体上，因此它们的作用更像螺栓。螺钉上的螺纹是为防止脱扣而不是加压，因此固定物与骨的接触可被消除或仅为小面积的接触（点式接触）。

## 5 展望

目前骨折的手术治疗方式存在很多的选择，但不论在手术技术还是器械和内植物方面都存在很大的发展前景。我们的目标很明确，即通过简单并且性价比高的技术使骨折达到可靠的愈合，从而使患者尽早地恢复全部的功能。治疗技术必须质量可靠、安全、简便，并且易于学习和掌握，适合于各种水平的医生应用。基础方面的研究和开发应与实用性的研究和开发相结合。再次强调，我们需要更密切地交流与合作。

## 6 参考文献

[1] Yamada H (1970) *Strength of biological materials*. Baltimore: Williams & Wilkins.

[2] Farouk O, Krettek C, Miclau T, et al. (1999) The topography of the perforating vessels of the deep femoral artery. *Clin Orthop*; (368) : 255–259.

[3] Gautier E, Cordey J, Mathys R, et al. (1984) *Porosity and remodeling of plated bone after internal fixation: Result of stress shielding or vascular damage?* Amsterdam: Elsevier Science Publishers: 195–200.

[4] Schandelmaier P, Krettek C, Tscherne H (1996) Biomechanical study of nine different tibia locking nails. *J Orthop Trauma*; 10(1) : 37–44.

[5] Claes L, Burri C, Gerngross H (1982) Biomechanische Untersuchungen zur Stabilität Verschiedener Fixateur externe Osteosynthesen. *Unfallheilkunde*; 32–36.

[6] Bluemlein H, Cordey J, Schneider U, et al.(1977) Langzeitmessung der Axialkraft von Knochenschrauben in vivo. *Med Orthop Tech*; 97 (1) : 17–19.

[7] Sarmento A, Latta LL (1995) *Functional Fracture Bracing*. Berlin Heidelberg New York: Springer–Verlag.

[8] Claes L, Augat P, Suger G, et al. (1997) Influence of size and stability of the osteotomy gap on the success of fracture healing. *J Orthop Res*; 15 (4) : 577–584.

[9] Claes L, Schmickal T, Kisse B, et al. (1998) Monitoring and Analyses of Bone Healing of 100 Tibia Fractures. 72 (Abstract) . *6th Meeting of the International Society for Fracture Repair.*

[10] Claes L, Wilke HJ, Augat P, et al. (1995) Effect of dynamization on gap healing of diaphyseal fractures under external fixation.*Clin Biomech*; 10: 227–234.

[11] Perren SM,Cordey J (1980) *The concept of interfragmentary strain*. Berlin Heidelberg New York: Springer–Verlag.

[12] Claes LE, Heigele CA (1999) Magnitudes of local stress and strain along bony surfaces predict the course and type of fracture healing. *J Biomech*; 32 (3) : 255–266.

[13] Claes LE,Heigele CA, Neidlinger–Wilke C, et al. (1998) Effects of mechanical factors on the fracture healing process. *Clin Orthop*; (355 (Suppl)): 132–147.

[14] Goodship AE, Kenwright J (1985) The influence of induced micromovement upon the healing of experimental tibial fractures. *J Bone Joint Surg* [*Br*] ; 67 (4) : 650–655.

[15] Schenk R, Muller J, Willenegger H (1968) [Experimental histological contribution to the development and treatment of pseudarthrosis].*Hefte Unfallheilk*; 94: 15–24.

[16] Brighton CT (1984) The biology of fracture repair. *Instr Course Lect*; 33: 60–82.

[17] Kenwright J, Goodship AE (1989) Controlled mechanical stimulation in the treatment of tibial fractures. *Clin Orthop*; (241) : 36–47.

[18] Grundnes O, Reikeras O (1992) Blood flow and mechanical properties of healing bone.Femoral osteotomies studied in rats. *Acta Orthop Scand*; 63 (5) : 487–491.

[19] Kelly PJ, Montgomery RJ, Bronk JT (1990) Reaction of the circulatory system to injury and regeneration. *Clin Orthop*; (254) : 275–288.

[20] Brookes M, Revell WJ (1998) . Blood Supply of Bone. *Scientific aspects*. London: Springer–Verlag.

[21] Rhinelander FW (1974) Tibial blood supply in relation to fracture healing. *Clin Orthop*; 105 (0) : 34–81.

[22] Eckert–Hübner K, Claes L (1998) Callus Tissue Differentiation and Vascularization under Different Conditions. 11 (Abstract) . *6th Meeting of the International Society fot Fracture Repair*.

[23] Danckwardt Lilliestroem G, Lorenzi G, Olerud S (1970) Intramedullary nailing after reaming. An investigation on the healing process in osteotomized rabbit tibias. *Acta Orthop Scand*; 134 (Suppl) : 1–78.

[24] Smith SR, Bronk JT, Kelly PJ (1990) Effect of fracture fixation on cortical bone blood flow. *J Orthop Res*; 8 (4) : 471–478.

[25] Pfister U (1983) [Biomechanical and histological studies following intramedullary nailing of the tibia]. *Fortschr Med*; 101 (37) : 1652–1659.

[26] Claes L, Heitemeyer U, Krischak G, et al. (1999) Fixation technique influences osteogenesis of comminuted fractures. *Clin Orthop*; (365) : 221–229.

[27] Perren SM, Buchanan JS (1995) Basic concepts relevant to the design and development of the Point Contact Fixator (PC–Fix) . *Injury*; 26 (Suppl) : 1–4.

[28] Perren SM, Huggler A, Russenberger M, et al. (1969) Cortical bone healing. *Acta Orthop Scand*; 125 (Suppl) : 3–63.

[29] Rahn BA, Gallinaro P, Schenk R, et al. (1971) Compression interfragmentaire et surcharge locale de l´ os. In: Boitzy A, editor. *Ostéogenèse et compression*. Bern: Huber.

[30] Enzler M (1977) *Die Reibung Zwischen Metallimplantat und Knochen*. (Thesis).

[31] Mikuschka Galgoczy E (1977) *Die Kraftübertragung zwischen Osteosyntheseplatte und Knochen: Anteil der Reibung in vivo*. Thesis) .

[32] von Arx C (1975) *Schubübertragung durch Reibung bei Plattenosteosynthesen*. 1–34 (Thesis) .

[33] Cordey J, Widmer W, Rohner A, et al. (1977) Dosierung des Drehmoments beim Einsetzen von Knochenschrauben. (Experimentelle Studie and Kortikalisschrauben mit Hilfe elektronischer Drehmomentschraubenzieher). *Z Orthop*; 115: 601–602.

[34] Schenk R, Willenegger H (1963) Zum histologischen Bild der sogenannten Primärheilung der Knochenkompakta nach experimentellen Osteotomien am Hund.*Experientia*; 19: 593–595.

[35] Rahn BA, Gallinaro P, Baltensperger A, et al. (1971) Primary bone healing. An experimental study in the rabbit. *J Bone Joint Surg* [*Am*] ; 53 (4) : 783–786.

[36] Eijer H (1997) *Einfluss des Implantat-designs auf die lokale Infektentstehun– Experimentelle Untersuchung von DCP und PC –Fix Osteosyntheseplatten an Kaninchen*. Med. Fakultät der Rheinischen Friedrichwilhelms –Universität. Bonn: 1–70

[37] Perren SM (1991) The concept of biological plating using the limited contact-dynamic compression plate (LC–DCP) . Scientific background, design and application. *Injury*; 22 (Suppl 1): 1–41.

[38] Auer JA, Lischer C, Kaegi B, et al. (1995) Application of the Point Contact Fixator in large animals. *Injury*; 26 (Suppl 2) : 37–46.

[39] Bishop N, Tepic S, Bresina SJ (1995) A distractor for fracture reduction with minimal subsidiary handling forces. *Injury*; 26 (Suppl 2): 24–27.

[40] Bresina SJ, Tepic S (1995) Finite Element Analysis (FEA) for the PC–Fix screw drive,plate design, overcuts. *Injury*; 26 (Suppl 2) : 20–23.

[41] Savoldelli D, Montavon PM (1995) Clinical handling: small animals. *Injury*; 26 (Suppl) : 47–50.

[42] Schatzker J (1995) Changes in the AO/ASIF principles and methods. *Injury*; 26 (Suppl) :51–56.

[43] Tepic S, Perren SM (1995) The biomechanics of the PC –Fix internal fixator. *Injury*; 26 (Suppl) : 5–10.

[44] van Frank Haasnoot E, Münch T, Matter P, et al. (1995) Radiological sequences of healing in internal plates and splints of different contact surface to bone. (DCP, LC–DCP and PC–Fix). *Injury*; 26 (Suppl) : 28–36.

[45] Kolodziej P, Lee FS, Patel A, et al. (1998) Biomechanical evaluation of the schuhli nut. *Clin Orthop*; (347) : 79–85.

[46] Klaue K, Knothe U, Perren SM, et al. (1998) The interlocking plate screw. Further development for increasing versatility in osteosynthesis by plates. *10th Conference of the ESB*; Leuven.

[47] Farouk O, Krettek C, Miclau T, et al. (1999) Minimally invasive plate osteosynthesis: does percutaneous plating disrupt femoral blood supply less than the traditional technique? *J Orthop Trauma*; 13 (6) : 401–406.

[48] Klein MP, Rahn BA, Frigg R, et al. (1990) Reaming versus non–reaming in medullary nailing: interference with cortical circulation of the canine tibia. *Arch Orthop Trauma Surg*; 109 (6) : 314–316.

## 7 新进展

本章节的新进展和附加参考资料可从网上获得：

http://www.aopublishing.org/PFxM/12.htm

# 1.3 骨折固定的内植物与材料

佩伦(Stephan M. Perren),马西斯(Robert Mathys),波勒(Ortrun Pohler)

## 1 基本要求

**对于内固定材料的选择仍然是金属，其可提供较高的刚度、强度，较好的延展性和生物相容性。目前的金属内固定物材料为不锈钢或钛。**除金属材料外，陶瓷、聚合物以及碳合成物、可降解材料等主要应用于特殊的适应证，被称为生物衍生材料。

用于内固定的内植物的材料应符合一些基本要求，可靠的功能与较低的副作用同等重要。其他的要求包括具备耐用的质量。材料性质与内植物设计的选择必须符合几项要求，这些要求通常存在矛盾。下文讨论不同的内植物时将根据这些要求作为指导。我们的目的不是详尽阐述有关技术和生物学知识，而是强调如何合理地选择内植物的材料。

## 2 特殊要求

### 2.1 刚度

刚度指应力与形变之间的关系。骨折可被理解为骨刚度连续性的中断。**骨折的固定仅暂时性地重建骨的刚度，而骨折的愈合才能永久性地重建骨的刚度。**

当内植物（髓内针、接骨板或外固定架）跨越骨折时，以下肢骨折为例，内植物的刚度必须能够防止骨折端在应力下的变形。为达到愈合，内植物还必须将骨折块的活动度限制在允许组织进行修复的范围之内。

**内植物的刚度取决于材料的刚度，但内植物的形状和空间构型对其刚度的影响更重要。**举例来说，钛的刚度仅为不锈钢的一半（图 1.3–1），而将接骨板厚度增加零点几个毫米即可补偿接骨板的抗弯曲刚度。过去曾有观点认为应使用更接近骨的刚度的材料，如塑料或碳合成物[1,2]。但刚度较低的内植物仍不能在生物学优势和力学优势间达到良好的平衡。**这些刚度较低的材料只能减轻而不能消除应力遮挡效应，**塑料不会发生腐蚀，但可产生泄漏（如填加剂等），而且其力学性质如强度、应力松弛性以及延展性也都不适于大多数情况下的临床应用。另外研究表明，早期由于内植物与骨的接触而导致的暂时性骨质疏松的程度并不依赖于去负荷（即应力遮挡）的程度，而与内植物所造成的直接的血运破坏密切相关[3]。

## 2.2 强度

强度指材料或结构所能承受的最大应力而不发生断裂的应力极限。因此强度决定了内植物保持完整时所能承受应力的水平。

金属断裂之前必然发生不可逆性的形变。这里再次强调，内植物的空间构型较其材料的强度更重要。c.p.纯度（商业纯度）钛的强度较不锈钢低 10%（表 1.3–1），但只要轻度增加内植物的厚度即可补偿材料的强度。强度可反映应力（单位面积内的外力）的极限。**内固定物对反复作用外力，可导致疲劳折断，抵抗能力比强度更重要。**与不锈钢相比，c.p.纯度（商业纯度）钛对单次外力的抵抗能力较低，但对高频反复作用外力的抵抗能力较强（图 1.3–2）[4]。

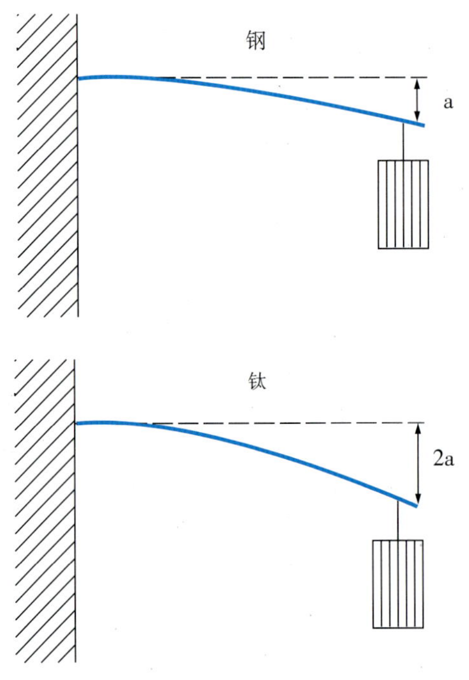


**图 1.3–1 同样的弯曲情况下钛接骨板的变形几乎为不锈钢接骨板的 2 倍。这是因为钛的弹性模量较低（钛为 110 GPa，钢为 200 GPa）**

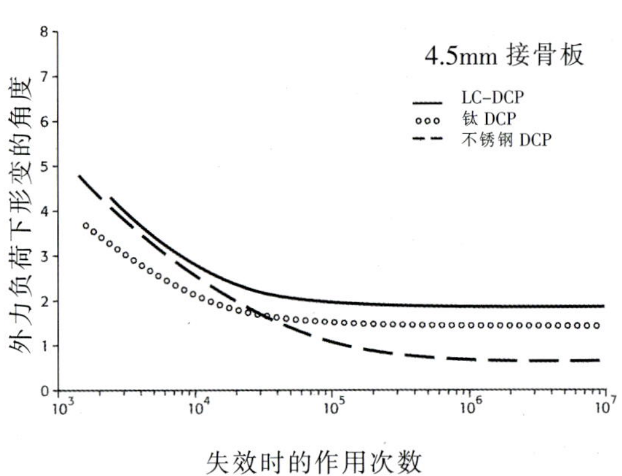


在控制变形角度的情况下进行疲劳实验，比较 AO 不锈钢接骨板和 AO c.p.纯钛接骨板。在低周期性条件下不锈钢的抗疲劳性较强，而高周期性条件下 c.p.纯钛接骨板更具优势。接骨板设计的影响如图示，LC–DCP 沿接骨板的连续性刚度优于 DCP。

**图 1.3–2 抗疲劳性——材料与设计的影响**

表 1.3-1 接骨板常用材料的力学性质

| | 国际标准 | 极限张力强度（UTS，MPa） | 延长（%） |
|---|---|---|---|
| 非合金钛（c.p.） | ISO 5832-2 | 最低 680 | 最低 10 |
| Ti-6Al-7Nb | ISO 5832-11 | 最低 900 | 最低 10 |
| 不锈钢 | ISO 5832-1 | 最低 860 | 最低 12 |

## 2.3 延展性

内植物材料的延展性指其耐受塑性变形的能力。**延展性决定了内植物，如接骨板被塑形的程度**。总体来讲，强度较高的材料如钛合金以及经强冷处理的纯钛较钢的延展性差。

延展性可作为一些固定失效的预警，例如拧入螺钉的过程。根据国际标准，4.5mm 皮质骨螺钉（ISO 6475）可耐受超过其弹性极限一圈的形变（图 1.3-3）。钛的延展性较低，因此预警作用较小，这意味着医生在进行新技术操作之前应做充分的学习和准备（图 1.3-4）。通过改善内植物的设计可克服钛延展性较低的缺点：在一个正在进行的临床实验中，超过 2000 枚与 PC-Fix 锁定的螺钉在拧入时或固定后无一发生断裂失效 [5]。

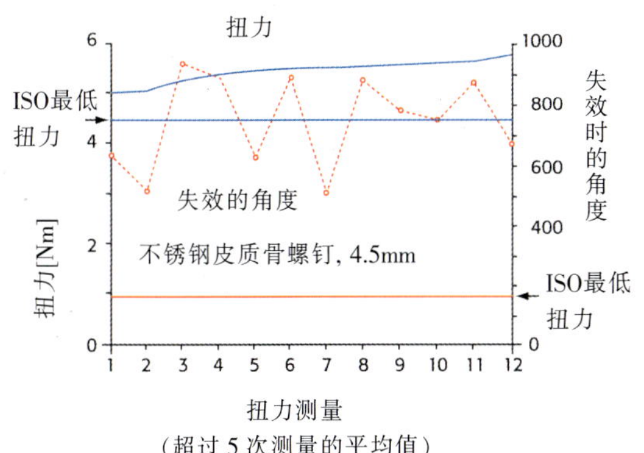


最大失效扭转力矩在 5~6Nm 之间。最大失效角度在 500°~1000°之间。

图 1.3-3 4.5mm 不锈钢螺钉扭转测量实验

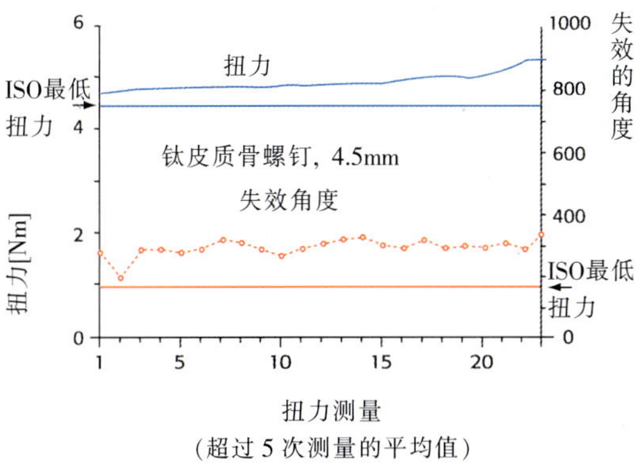


最大失效扭力超过 4.6 Nm。失效时的角度从 200°到近 350°。失效时角度的差异小于不锈钢螺钉。

图 1.3-4 4.5mm 纯钛螺钉的扭力实验

### 2.4 抗腐蚀性

**腐蚀性指多少量的“金属”被释放到周围的组织中**。由单一成分组成的内植物的腐蚀性与多种成分组成的内植物固定系统不同。若对单一不锈钢（ISO 5832-1）材料的内植物进行检测（即只检测接骨板或只检测螺钉），则抗腐蚀能力较强，这是因为在其表面上形成一层被动的保护膜。而在接骨板孔内或在髓内针锁定孔内拧入螺钉时，被动的保护膜被反复破坏而造成“磨损”。从而导致局部的腐蚀。与不锈钢不同，c.p.纯度钛并不出现此现象[6]。其被动保护膜的形成十分迅速，并处于电解孤立状态，因此无腐蚀现象的发生（图 1.3-5）。尽管如此，当两个钛金属材料的内植物在外力下相互活动时仍可观察到磨损后的金属碎屑，这种碎屑尽管较罕见，可导致周围组织的无害性脱色。因此对于生物学的弹性内固定，钛是较为理想的材料。

### 2.5 表面结构

内植物的表面与周围组织密切接触。像前面提到的钛金属材料，金属的表面结构各不相同。内植物与骨接触部分的表面结构对于界面上的外力传导十分关键。根据传统的固定方法，接骨板或髓内针固定的外力传导依赖于内植物与骨之间的摩擦力。螺纹与骨的密切粘附可能导致螺钉取出困难。

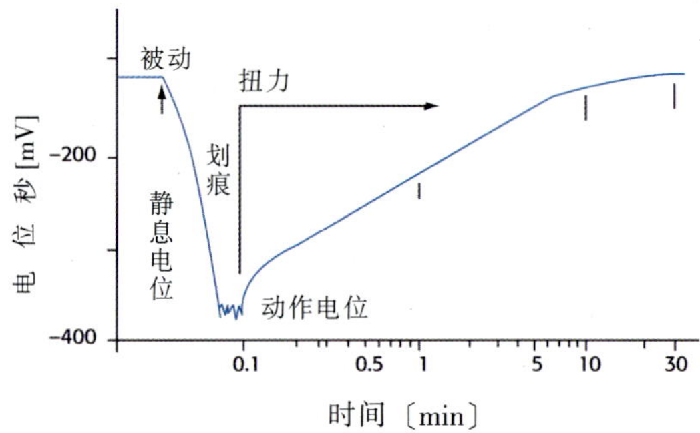


图 1.3-5 钛在 0.9%NaCl 溶液中的再钝化行为

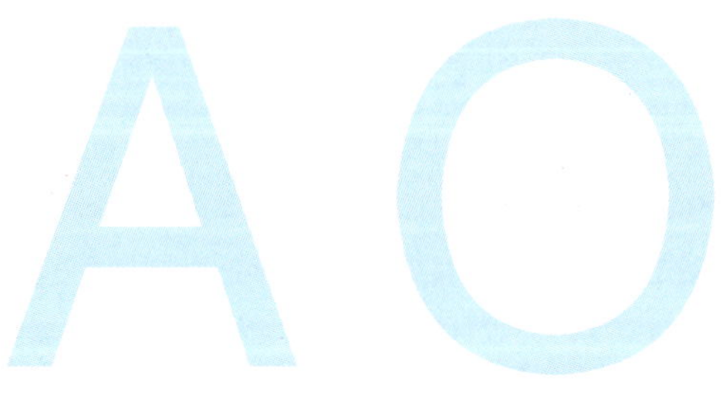

最近，与周围软组织接触的内植物表面开始得到充分地重视[7]。考虑到组织的粘附性，内植物与软组织间组成稳定的界面对于防止形成内植物周围液性死腔十分重要。这种死腔利于细菌的侵入，而且纤维性的囊壁可抵御机体的任何防御机制。因此应选择适当的材料和表面结构来促进或支持内植物表面与周围软组织发生粘附。然而也存在相反的情况，如手外科领域，理想的内植物材料不应与肌腱或关节囊产生粘连。

## 3 生物相容性

符合国际标准的内植物材料一半都具有相当程度的生物相容性，但程度不尽相同[8]。**选择适当的材料可增强内植物的抗感染能力**[9,10]。

### 3.1 局部毒性反应

通过骨标本的组织培养和器官培养可评估可溶性腐蚀产物的毒性[11]。这些实验通常用于临床应用前的动物实验过筛。通过在体动物实验[12]人体组织采样[8]，发现 c.p.纯钛较不锈钢更具生物学优势（图 1.3–6）。

a)

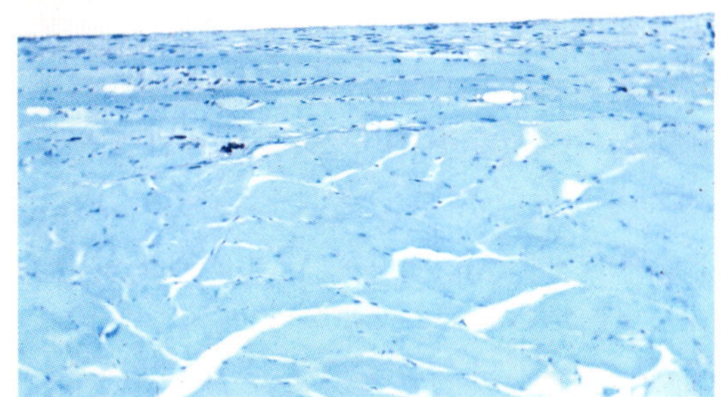

a) 与 AO 纯钛材料相接触后的组织学表现。镜下所见为植入后 3 周。最初的非特异性反应过后，仅见到轻微的炎性反应和包裹。

b)

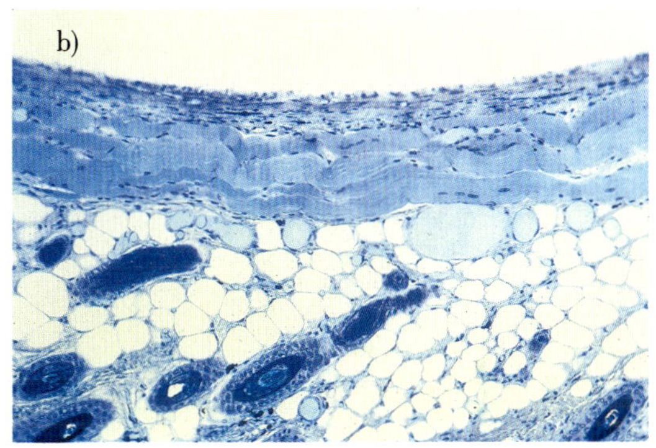

b) 与 AO 不锈钢材料相接触后的组织学表现。组织对单一的不锈钢内植物反应相对良好。若组合使用（接骨板与螺钉）则会相互磨损，使组织反应更加明显。

图 1.3–6

### 3.2 过敏反应

有研究表明，近20%的健康年轻女性对镍金属敏感。其他皮肤接触性过敏的金属包括钴和铬。应用含**镍元素的不锈钢材料内植物进行内固定后过敏反应较罕见，发生率约为1%~2%，但尚无精确的数据。然而目前还没有关于c.p.纯钛过敏反应的报道**。目前正在研制所谓“无镍钢”的材料，前景甚佳，但尚未在临床上使用。

### 3.3 致癌性?

对组织的持续刺激在极个别的情况下可能会导致癌变，例如瘢痕组织及严重腐蚀的金属（如弹药颗粒）。尽管仍存在成千上万的未取出的内固定物，但是内固定物对人体的致癌几率极低。曾有在狗不锈钢内植物附近产生肉瘤的报道，但感染和物理刺激亦是重要的刺激因素[13]。

## 4 “新型”金属内植物材料

### 4.1 高强度合金

我们可通过选择不同的材料来解决特殊的问题，例如避免在极度外力负荷下的内植物失效。通过应用钛合金（如钒）可提高强度，但其生物相容性逊于镍金属。钛合金的总体抗腐蚀能力较好，因此抵消了其潜在的缺点。内植物材料的选择取决于对力学强度或生物相容性的优先考虑。

### 4.2 形状记忆合金

另一种选择即所谓的形状记忆合金[14]。目前具有“形状记忆”的材料并未得到广泛地应用，原因有以下几点：

- 记忆效应必须能够可靠地诱发。
- 因记忆而产生的外力必须可以控制。
- 材料必须能够经机器加工。
- 价格必须合理。
- 必须具有良好的生物相容性。
- 当取出内固定物时形状记忆效应必须可逆。

目前的形状记忆内植物十分坚硬，因此很难进行机器加工。他们的效应或多或少地呈现出一种“全或无”的机制，并且价格昂贵。另外现有的记忆合金含50%左右的镍。

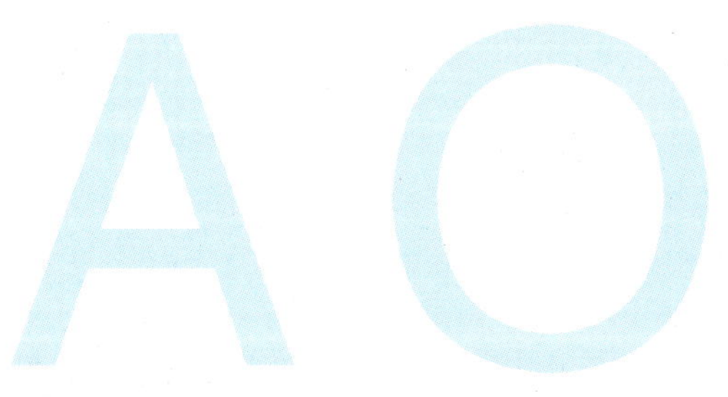

## 5 生物可降解性内植物

很多内植物尤其是用于固定负重的下肢骨折的内植物，在骨折愈合后应予取出。生物可降解材料在固定一段时间后发生吸收或溶解，产生水和二氧化碳类似物等无害的副产品。**由于其力学性质的限制性，生物可降解材料只应用于所受外力负荷较小的部位的骨折以及手术取出较困难的骨折。**例如固定关节面软骨或骨软骨缺损的固定针，应用于颌面外科包括眶部的较薄的接骨板和螺钉[15,16]，以及儿童的颅骨缺损[17]。

目前一种可吸收的生物膜正被实验性地应用于治疗骨缺损中。

现在尚无理想的消毒手段处理这类内植物[18]。由于与金属内植物相比，降解产物可能降低机体的抗感染能力，因此对感染高危的情况宜慎用生物可降解材料[19]。

## 6 用于填充缺损的内植物材料

医生经常要面对治疗骨缺损的挑战，骨缺损的原因可能是原始创伤、感染后遗症和/或血运破坏。通过处理可迅速或逐渐替代骨缺损。常用的材料如下：

- 自体松质骨、混合松质骨皮质骨以及自体皮质骨可作为游离植骨或是带血管蒂植骨。尽管自体骨优于任何替代物，其来源十分有限，并且供区常存在疼痛。为保留自体松质骨的优势，可应用不同类型的可吸收生物膜对植骨进行保护[20,21]。Klaue 等[22]通过研究发现，生物膜可诱导生物性袖套的形成，之后可将自体骨导入其中。
- 由 Ilizarov[23]提出的骨痂延长术具有独到而成功的技术，其可被理解为一种具有理想形状和空间构型的带血管蒂自体骨植骨。该技术十分可靠，但会影响活动度，要求患者具备忍耐力，并且还存在针道感染的危险。为解决这些问题，有些作者发展了相似的技术（见第 6.2 和第 6.3 章）。
- 使用异体骨时需十分谨慎，充分考虑到抗感染性以及免疫抑制问题。
- 去蛋白骨（Kiel 骨）仅作为无活性的填充物，具有有限的成骨作用[24]。

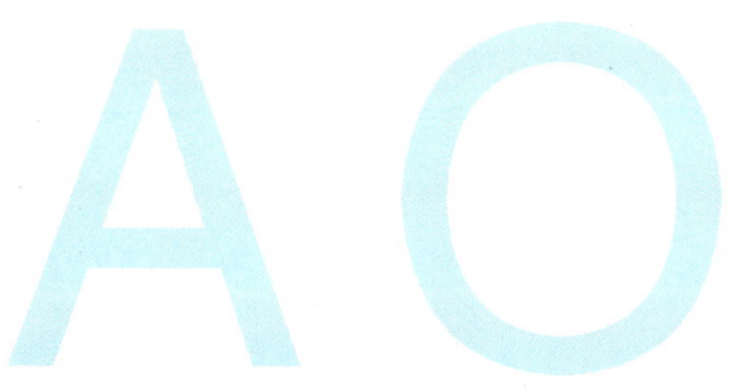

### 6.1 合成性填充物替代骨

这些替代物具有相当的吸引力，但它们必须具备足够的力学强度，对骨折愈合影响很小，并具有骨传导和/或骨诱导的能力。必须具备生物可降解性，并且降解产物不会影响愈合过程和局部的抗感染能力。

烧结羟基磷灰石具有良好的力学强度，可提供支撑功能。它可产生有限的骨传导作用并且不能真正地发生降解。多孔羟基磷灰石或β-磷酸三钙可能具有更强的生物活性且更易降解，但力学强度较差。可注射性的牙膏状填充物在力学性质、操作的可靠性以及生物可降解性方面仍缺乏有力的证据。非多孔性材料不能允许血运的重建，而多孔性材料的强度十分有限。填充物与骨诱导物质如BMPs以及药物缓释技术相结合的方法可能在将来具有良好的前景。填充物的适当选择，很大程度上取决于如何个体化地平衡生物性优势与力学优势。

## 7 骨胶

很多情况下特别是关节内骨折，医生需要对骨折块进行拼接和固定。有时即使应用最小型的内固定物也难以进行固定。一种可降解的骨胶能够解决这个问题，前提是：

- 在极端情况下（盐水环境）具有适当的强度。
- 可靠性和易操作性。
- 不会影响骨折愈合，即具备生物可降解性。
- 生物相容性（包括不会降低局部的抗感染能力）。

## 8 参考文献


[1] Tibubi AJ, Davidson CL, Klopper PJ, et al. (1976) Protection from stress in bone and its effects. Experiments with stainless steel and plastic plates in dogs. *J Bone Joint Surg*[*Br*]*; 58 (1): 107–113.*

[2] McKibbin B (1980) Carbon Plates. In: Uhthoff HK,editor. *Current Concepts of Internal Fixation of Fractures*.Berlin: Springer–Verlag.146–148.

[3] Gautier E, Cordey J, Mathys R, et al. (1984) Porosity and Remodelling of Plated Bone after Internal Fixation: Result of Stress Shielding or Vascular Damage.In: Ducheyne P, Van der Perre G, Aubert AE, editors.*Biomaterials and Biomechanics:*Elsevier Science Publisher. 195–200.

[4] Perren SM, Pohler O, Schneider E (2000, in prep.) *Titanium and Medicine In Textor*.Berlin:Springer –Verlag.

[5] Haas NP, Hauke C, Schütz M, et al. The principles of the internal fixator applied to diaphyseal fractures of the forearm using the Point Contact Fixator (PC–Fix): Results of 387 fractures of a prospective multicentric study. *J Orthopaedic Trauma;* in preparation.

[6] Steinemann SG (1985) Corrosion of titanium and titanium alloys for surgical implants. In:Luejering G, Zwicker V, Bunk W, editors.*Titanium, Science and Technology*, 1373–1379.

[7] Richards RG, Owen GR, Rhan BA, et al. (1997) A quantitative method of measuring cell–Substrate adhesion areas. *Cells and Materials;* 7 (1): 15–30.

[8] Ungersboeck A, Geret V, Pohler O (1995) Tissue reaction to bone plates made of pure titanium:a prospective, quantitative clinical study.*Journal of Materials Science;* Materials in Medicine 6:223–229.

[9] Hauke C, Schlegel U, Melcher GA, et al.(1996) Einfluss des Implantatmaterials auf die lokale infektionsresistenz bei der Tibiamarknagelung. Eine experimentelle Vergleichsstudie am Kaninchen mit Marknägeln aus rostfreiem Stahl und Reintitanium.*Swiss Surgery;* 1 (Suppl 2): 45.

[10] Arens S, Schlegel U, Printzen G, et al. (1996) Influence of materials for fixation implants on local infection.An experimental study of steel versus titanium DCP in rabbits. *J Bone Joint Surg[Br];* 78 (4): 647–651.

[11] Gerber H, Burge M, Cordey J, et al. (1975) [Quantitative determination of tissue tolerance to corrosion products in organ culture].*Langenbecks Arch Chir*; 389–394.

[12] Geret V, Rahn BA, Mathys R, et al. (1980) A Method for Testing Tissue Tolerance for improved Quantitative Evaluation through Reduction of relative Motion at the Implant –Tissue Interface.In: Winter GD, Leray JL, de Groot K, editors. *Evaluation of Biomaterials:* John Wiley & Sons Ltd.

[13] Stevenson S, Hohn RB, Pohler OE, et al.(1982) Fracture–associated sarcoma in the dog. *J Am Vet Med Assoc;* 180 (10): 1189–1196.

[14] Baumgart F, Bensmann G,Haasters J (1980) *Memory Alloys –New Material for Implantation in Orthopaedic Surgery*.Berlin Heidelberg New York: Springer–Verlag:Part 1,122.

[15] Claes L, Burri C, Kiefer H, et al. (1986) [Resorbable implants for refixation of osteochondral fragments in joint surfaces].*Aktuelle Traumatol;* 16 (2): 74–77.

[16] de Roche VR, Kuhn A, de Roche–Weber P,et al. (1996) [Development of a resorbable implant: experimental reconstruction of the orbits with polylactate membranes.Animal model and preliminary results]. *Handchir Mikrochir Plast Chir*; 28 (1): 28–33.

[17] Illi OE, Stauffer UG, Sailer HF, et al. (1991) [Resorbable implants in craniofacial surgery in childhood.A contribution to the development of poly (lactide) implants]. *Helv Chir Acta*; 58 (1–2): 123–127.

[18] Gogolewski S, Mainil-Varlet P (1996) The effect of thermal treatment on sterility,molecular and mechanical properties of various polylactides. I. Poly (L-lactide). *Biomaterials*; 17 (5): 523-528.

[19] Hauke C, Mainil-Varlet P, Printzen G, et al. (1997) Lokale Infektresistenz bei experimenteller Kontamination resorbierbarer Osteosynthesenimplantate aus Poly(L-Lactid) und Poly (L/DL-Lactid). In: Oestern HJ, Rehm KE, editors. Hefte zu Der Unfallchirurg. 61. *Jahrestagung der Deutschen Gesellschaft für Unfallchirurgie e. V.*, Kongressbericht. Springer Verlag: 852.

[20] Gerber AS, Gogolewski S (1996) The treatment of large diaphyseal bone defect using polylactide membranes in combination with autogenenic cancellous bone. 5th World Biomaterials Congress; Toronto. Transactions; 19, 32.

[21] Gugala Z, Gogolewski S (1999) Regeneration of segmental diaphyseal defects in sheep tibiae using resorbable polymeric membranes: a preliminary study. *J Orthop Trauma*; 13 (3): 187-195.

[22] Klaue K, Knothe U, Anton C, et al. (1996) Biological implementation of autologous foreign body membranes in consolidation of massive cancellous bone graft. *OTA Orthopedic Trauma Association*; Boston; 71.

[23] Ilizarov GA (1988) The principles of the Ilizarov method. *Bull Hosp Jt Dis Orthop Inst*; 48 (1): 1-11.

[24] Hutzschenreuter P (1972) [Accelerated healing of alloplastic bone grafts through presensitization of the recipient and stable osteosynthesis]. *Langenbecks Arch Chir*; 331 (4): 321-343.

## 9 新进展

本章节的新进展和附加参考资料可从网上获得：

http://www.aopublishing.org/PFxM/13.htm

# 1.4 骨折分类:生物学意义

墨菲(Willaim M. Murphy),勒(Dieter Leu)

"一个分类方法是否有用，在于其是否能反映骨损伤的严重程度，且能否作为指导治疗及判断结果的基础。" (Maurice E.Müller)

## 1 前言

**所有临床活动，包括检查及治疗、研究及评价、教与学等必须以可靠的、经适当处理的、清晰表达的且容易提取的数据为基础。**基于此，AO 小组在其早期即将其成员所治疗的所有骨折病例记录在案。表明 AO 组织从开始即十分努力做好质量控制。在开创时期，我们需要对这一在当时被认为是非常激进的骨折治疗法的效果及风险进行评估。但是，随着收集到的信息量的增加，越来越清楚地显示，需要找到某种方法将这些信息条理化，使数据易于储存及提取。这意味着需要发展一种实用的骨折分类系统[1]。

当然，将骨折分类并不是新概念，与此相反，几乎每一种骨折都有其自身的分类，这在实际操作中具有非常大的价值。但是，这些分类通常都自立基准、缺乏互相协调，而且被证明无法用来比较不同治疗方案之间的效果[2, 3]。我们所需要的是一可以被普遍应用，且普遍接受的分类方案。这一里程碑式的工作由 Maurice Müller 及其同事担任，因此项工作非常繁复，直到 1990 年发行第三版 AO 手册[4]时，才根据他们于 1987 及 1990 发表的论文[5, 6]，收入长管骨的骨折分类。而躯干骨及足骨、手骨的骨折分类工作仍在进行中①。

① 主编 T.P.Rüedi 及 W.M.Murphy 所注：AO 分类具有多种版本及名称。其基本因素见于 AO 手册的第一及第二版中。第一个完整的长骨分类于 1987 年以法文用"AO 分类"之名发表，随后于 1990 年发表英文版的"综合分类",两者均由 Müller 等人完成。得益于以 Müller 为主席的 SICOT 委员会的工作，此分类又逐步加入了有关骨盆及脊柱的分类，而有关手及足骨骨折的分类工作仍在进行中。另外,还以单张及 CD 的形式发表了许多有关分类的文件。最后以印刷形式发表的分类见于 1996 年 Journal of Orthopaedic Trauma Association 第十卷增刊,其中有关小骨的编号更加完善并已收录于此书中。我们将其称为 AO Müller 分类，以表达对该分类所基于的文献工作及其奠基者的天才的尊敬。

在AO内部，已发展了一套分散登记，数据共享的系统程序。AO的临床研究及记录部门对多中心的临床合作研究从最初的设计到最终的分析、发表进行了全面指导和帮助。Müller所建立的长管骨骨折分类系统及其他AO小组所进行的类似工作均得益于此程序。**这一系统不仅用来记录所有的骨折，而且帮助从生物力学及生物学的角度来理解这些骨折。**当然，所有相关的软组织状态也在此系统中（见第1.5章）得到详细的观察、记录。

任何分类系统都应具有使数据易于收集、储存及提取的能力。Müller系统的优点在于它提供了一个使医生可以对骨损伤进行判断、鉴别及描述的框架。此系统真正遵循了Müller在本章开头时所提出的要求。**系统所采用的字母、数字符号表达方式可方便医生按需要对骨折进行评价、记录及储存其临床所见。**整个方案的中心是建立在对骨折的准确描述的基础之上，医生需要按照分类方案的要求进行有组织的观察，进而决定骨折类型，并给予编码。

随着我们对骨折的进一步理解，以及新的治疗方法的不断出现，**骨折的分类应该既能够保持其联贯性，又具有可修改性。**特别在新的治疗手段可能对结果的预测及评价造成影响时更为重要[7]。在AO分类中，AO的创立者们为我们留下了非常有效的手段使骨折治疗的水准得以维持[8]。而今天的后继者们所必须面对的挑战是既保持该分类的独特价值，又使其具有足够的可塑性，以适应新的技术及器材的出现，扩大其适用范围。

## 2 骨折分类的原则

在完全应用这一系统时，首先需要按照Müller的描述清楚地了解及判读骨折的本质，因为这将决定骨折的特性并成为其分类的基础。第二步便是将骨折的根本特征以文字的方式记录下来，接下来的挑战便是如何处置该骨折、及对可能的疗效做出预测。**解读这一分类的关键在于对骨折的准确描述。**每一块骨及每一区域的骨均被编号，每一长骨被分成3个节段（图1.4–1及图1.4–2）。

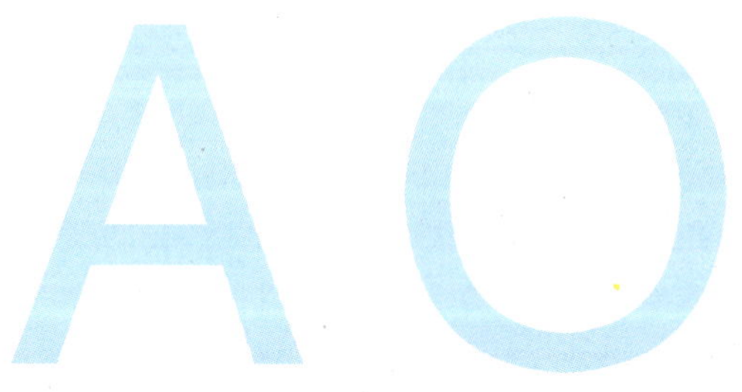

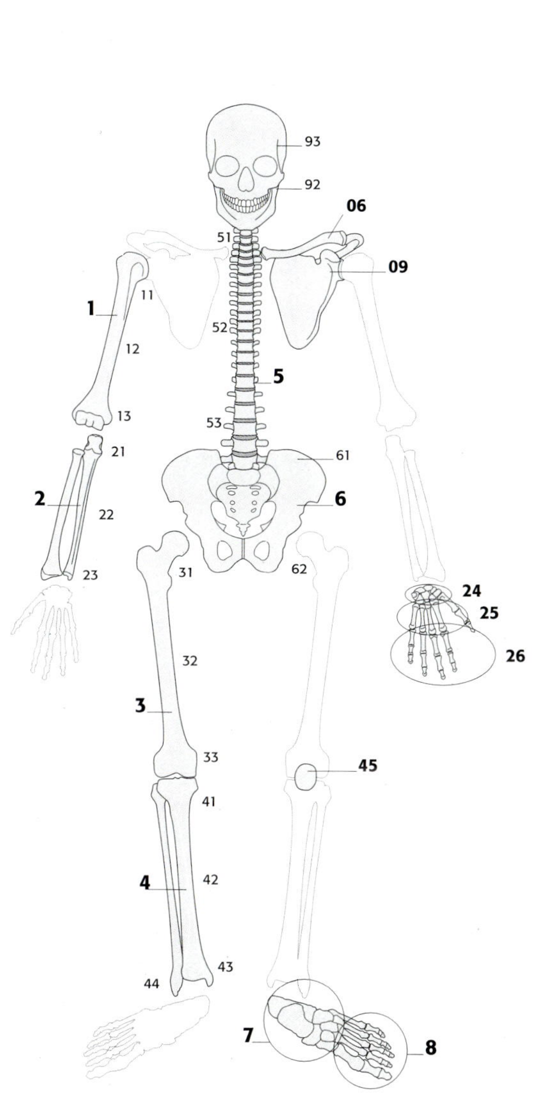


图 1.4-1 按照 OTA 系统根据骨折的解剖部位进行编号，骨分为三个节段（1 近段，2 中段，3 远段）

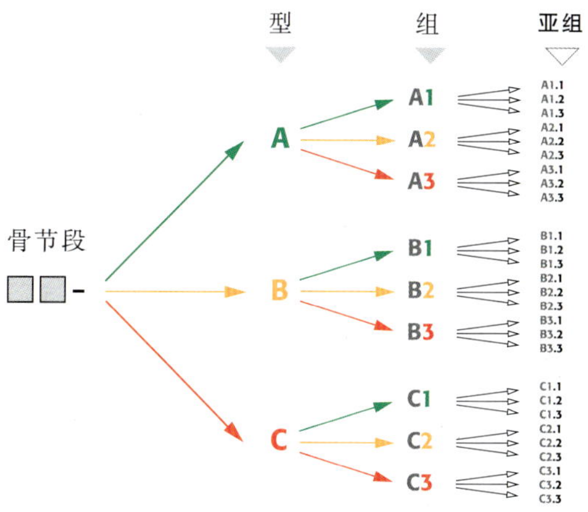


图 1.4-2 为表示骨折的形态学特征,将其分为 A,B,C 三型,每一型再细分为三组 A1,A2,A3,B1,B2,B3,C1,C2,C3

## 2.1 分类计划

首先将每一骨骼的骨折分为三型，再进一步分为三组及其亚组（图 1.4-2）。形成一个 3-3-3 的递进式等级结构。而在将骨折由组进一步分为亚组的工作，通常只有在手术中对骨折的细节进行充分了解后才能建立。根据骨折形态的复杂性，治疗的难易度及愈后将这些组及其亚组按照从易到难的顺序进行排列。在此分类中，任何骨折均可通过对以下问题的解答得出其所属类型：

- 哪一块骨？
- 骨的哪一节段？
- 哪一型骨折？属于哪一组？
- 属于哪一亚组？

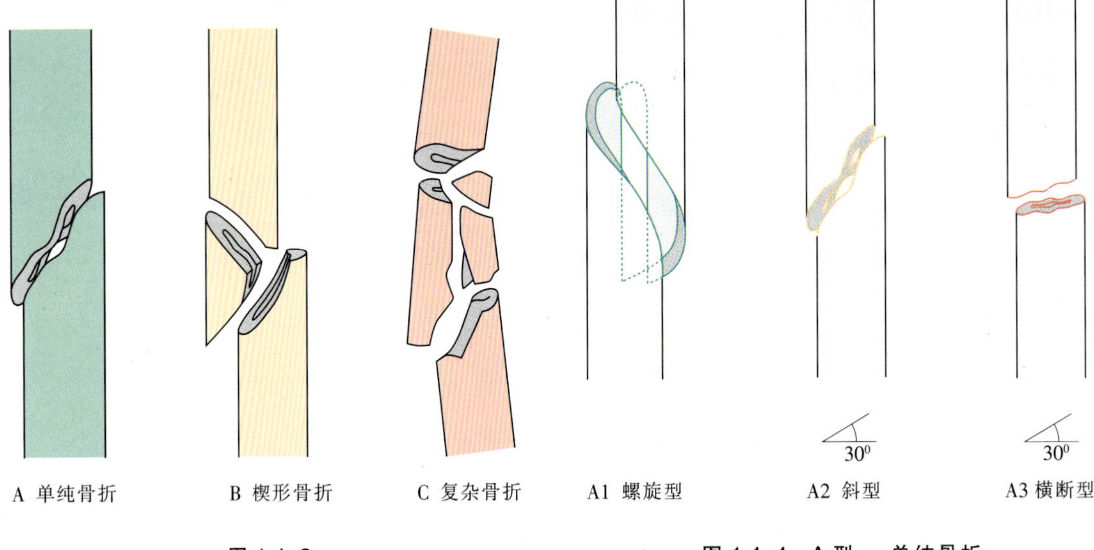


A 单纯骨折　B 楔形骨折　C 复杂骨折

图 1.4–3

A1 螺旋型　A2 斜型　A3 横断型

图 1.4–4 A 型：单纯骨折

## 2.2 骨、节段、分型及分组

亚组代表了同一组内三种不同的特征。每一组骨折可以再细分为三个亚组，分别以编号 1、2、3 表示。这样每一骨节段共有 27 个亚组，而每一块骨可分为 81 个亚组。

Müller 及其同事最近对分类的过程进行了改进 [9]，当骨及骨节段被确定之后，医生所要做的是对骨折进行询问，从而不只对其特征，而且对其本质做出确定。

**在其二元式概念里，依然保存现在的三节段式结构，但在每一层次都必须在两个答案中做出一个选择。**

例如：当一个长骨骨折被确认为骨干骨折后，首先要回答关于其严重程度的双选题是：“这是一个单纯骨折，还是多碎片式骨折？” (图 1.4–3)。

如果骨折被确认为单纯骨折，即 A 型。下一个问题是有关其损伤机制的：“骨折由螺旋引起，还是弯曲引起？”(图 1.4–4)。

如果由螺旋引起，该骨折则被分类为 A1。

双选题的另外一个好处在于**如果无法对此两个答案做出选择，则提示影像学资料可能不够完善，需要提供更多的信息。**这一进程可以依据情况进行到任一深度。很明显，在某些情况下，需要做额外的修正或限定以对复杂的骨折做出全面的描述。

本章的目的在于对此分类系统的原理及过程进行解释，而不是提供一个详细的操作指南。所以，对分类的讨论主要集中在骨、骨节段、分型及分组。因为这些是在日常的临床工作中最需要的。进一步的亚组分类可以在本书的其他部分及 AO Müller 长骨骨折分类的电子版中找到[10]。

在图解中，骨折的严重程度依绿色、橙色及红色而递增。例如，A1 表示骨折的预后最好，而 C3 代表预后最差。这样，在确定骨折分类所需的信息时，已经可以对其损伤机制、严重程度及预后做出某种程度的判断。

## 3 骨折诊断编码

在此系统中，按照解剖部位及形态学特征对骨折做出诊断。通过回答以上提出的问题，使用一种五元字母数字编码描述骨折：■■-□□.□。此五元编码由代表解剖部位的首两位数字（骨及骨节段），其后代表骨折类型的字母，及最后代表骨折形态学特征的两位数字组成。使用此系统时，首先应清楚了解各个字母及数字所代表的意义。

各个骨的数字代号已被指定并可在图 1.4–1 中查到（脚注 2）。需特别注意的是桡骨同尺骨，胫骨同腓骨分别被作为一个长骨处理。关于各个骨节段的判定则会在下节详加讨论[11]。

### 3.1 骨的节段

见图 1.4–5

每一长骨由三个节段组成：

1=近段

2=中段（骨干段）

3=远段

4=踝段 (胫腓骨远段)

考虑到胫腓骨远段骨折的复杂性，故特别将踝段作为第四节段单独列出。

一个长骨通常可被分为一个骨干部，两个骨骺部和两个干骺部。长骨中段与端段的分界由以下方法决定：以骨骺部最宽的部分为边长划一正方形，其范围内为端段，范围外为中段（除外 31–及 44–，见图 1.4–5 说明）。

在此分类中，干骺部与骨骺部被作为一个节段，因为干骺部骨折的形态学特征会影响关节骨折的治疗和预后。

在此，需要特别提出骨折中心这一重要概念。按照这一概念，即使当一个无移位的骨裂贯穿关节时，也有可能根据其中心所在将其分类为中段（骨干部）骨折。在决定骨折的解剖部位前，必须先确定其骨折中心。

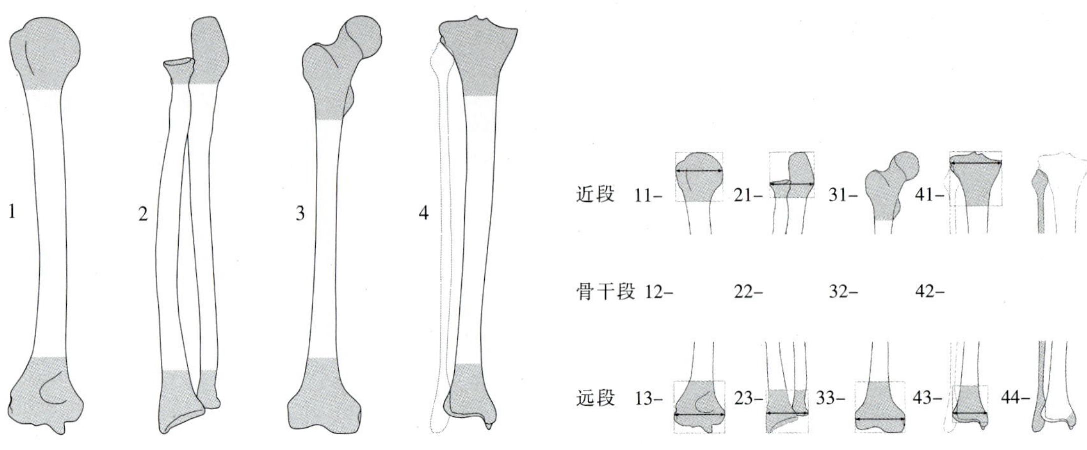


图 1.4–5 解剖部位由两个数字表示：一个代表骨，一个代表骨的节段（尺骨及桡骨，胫骨及腓骨分别被作为一个长骨考虑）。踝段（44–）是一个例外。长骨的远段及近段范围由一个以骺部最宽的部分为边长所划的正方形决定（31–及44–例外）

## 4 骨折中心

单纯骨折的中心很易确定。楔形骨折的中心指楔形最宽处。而一个复杂骨折的中心通常只有在复位后才可判断。

当列出所有骨折后，便可以对其进行编码。虽然骨折的类型及分组均很易确定，但是对亚组的判定则多在复位后才可做出。

## 5 长骨

骨折的解剖部位由两个数字代表，一个代表骨，另一个代表骨节段。

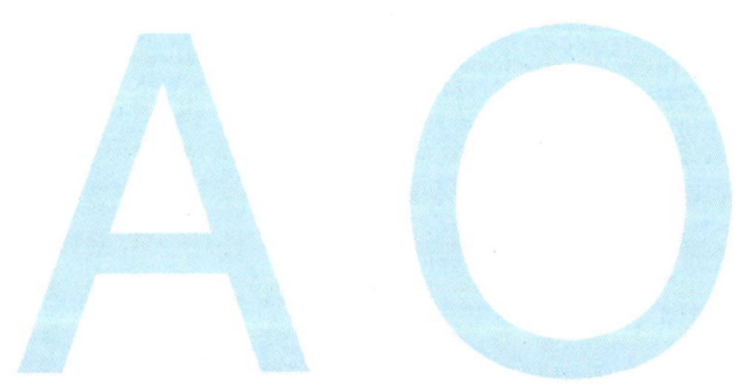

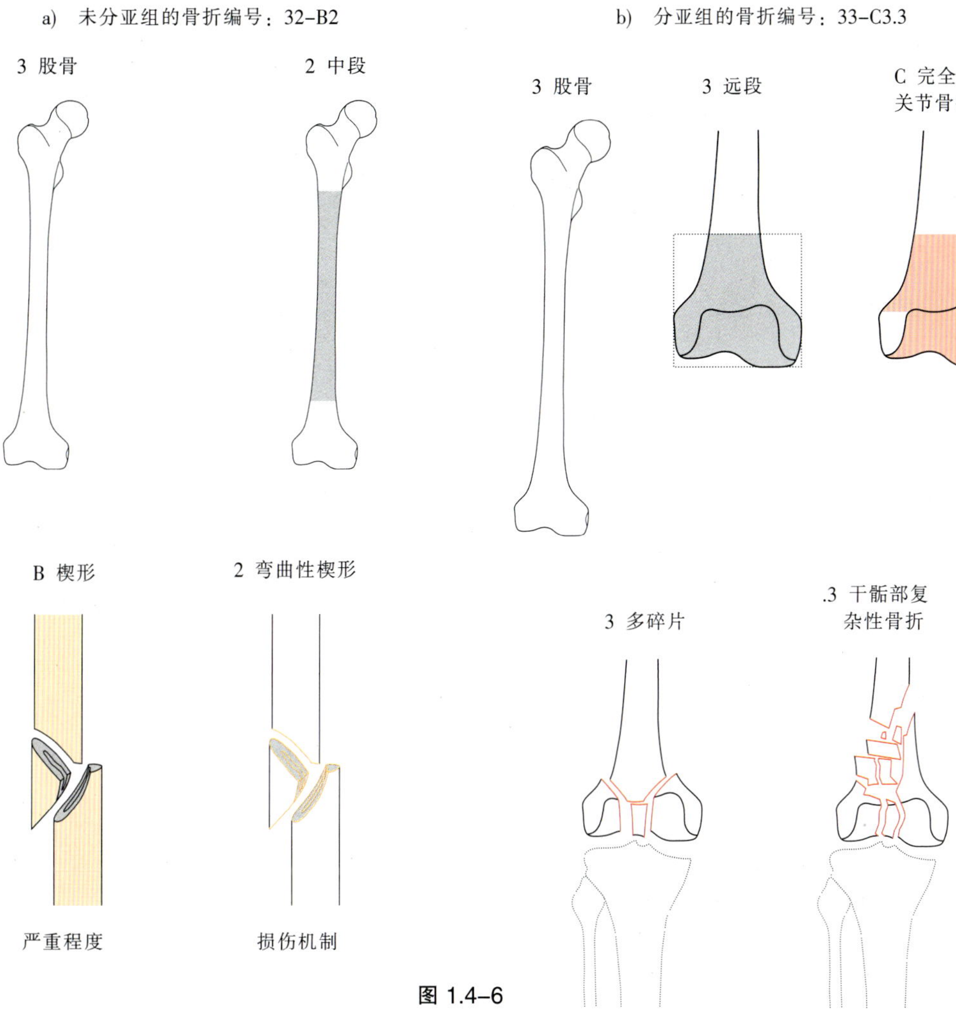

a) 未分亚组的骨折编号：32-B2
3 股骨
2 中段
B 楔形
2 弯曲性楔形
严重程度
损伤机制
b) 分亚组的骨折编号：33-C3.3
3 股骨
3 远段
C 完全性
关节骨折
3 多碎片
.3 干骺部复
杂性骨折

图 1.4-6

## 5.1 骨

尺桡骨与胫腓骨一样被看作一个骨干，因此全身共有 4 处长管状骨。

1=肱骨

2=桡尺骨

3=股骨

4=胫腓骨

## 5.2 骨折类型

在骨近段(-1)或远段(-3),所有骨折都可分为 A、B 及 C 三型。

A型 关节外骨折
B型 部分关节骨折
C型 完全关节骨折
A
B
C

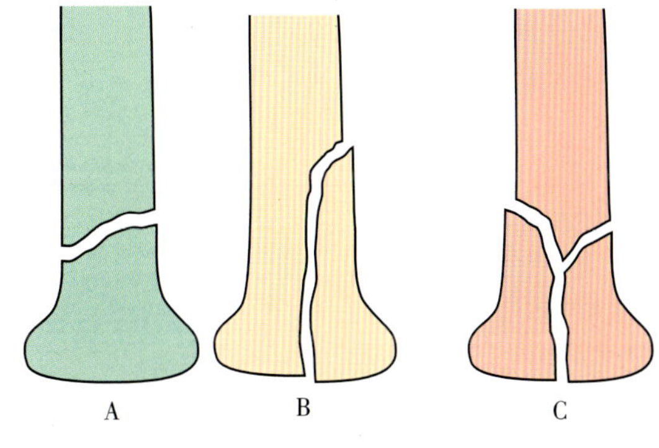

图 1.4-7

**例外：**

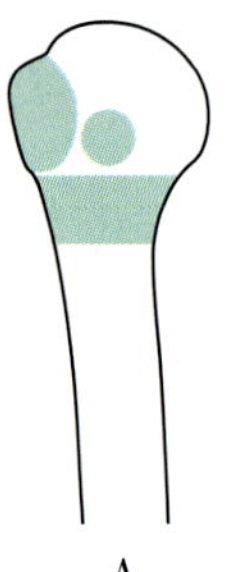

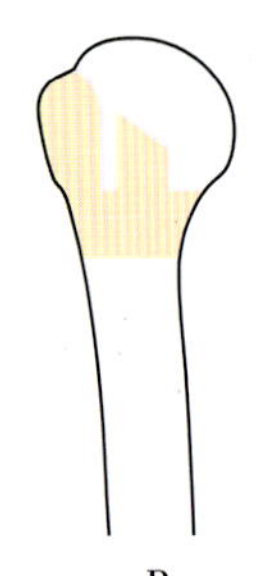

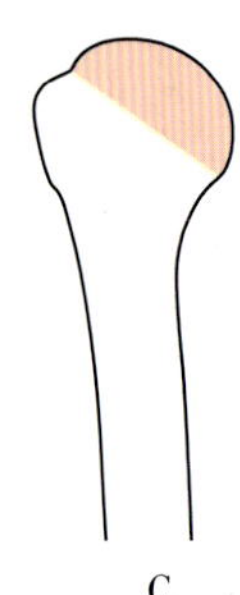


**图 1.4–8a 肱骨近段（11–）**

A 型　关节外单焦点
B 型　关节外双焦点
C 型　关节骨折

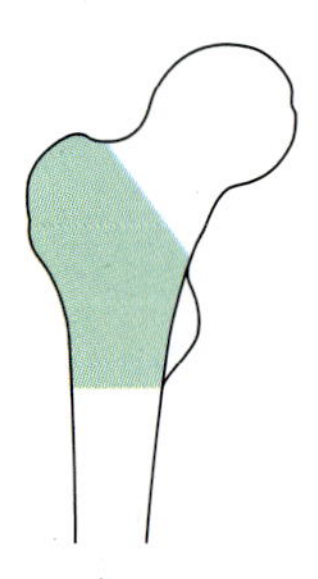

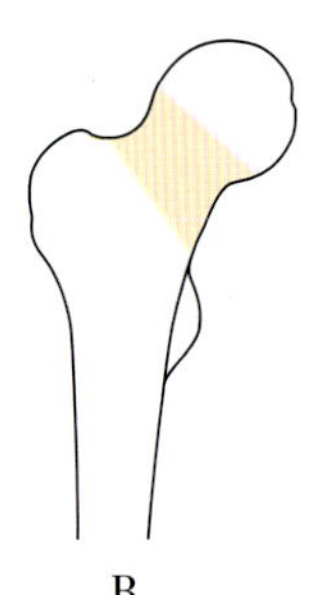

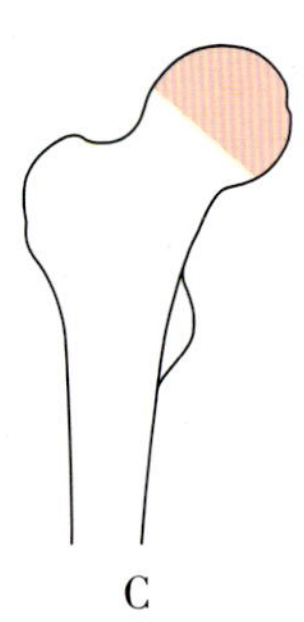


**图 1.4–8b 股骨近段（31–）**

A 型　股骨粗隆区
B 型　股骨颈
C 型　股骨头

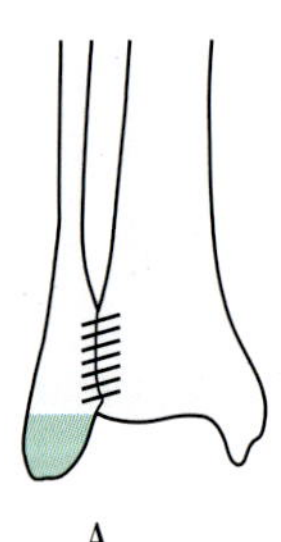

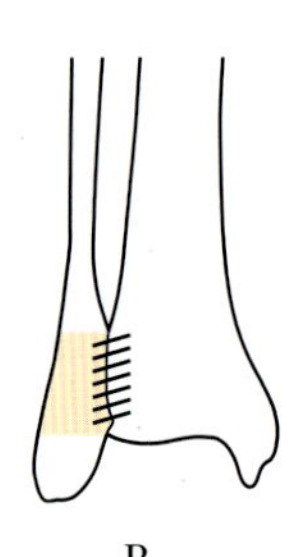

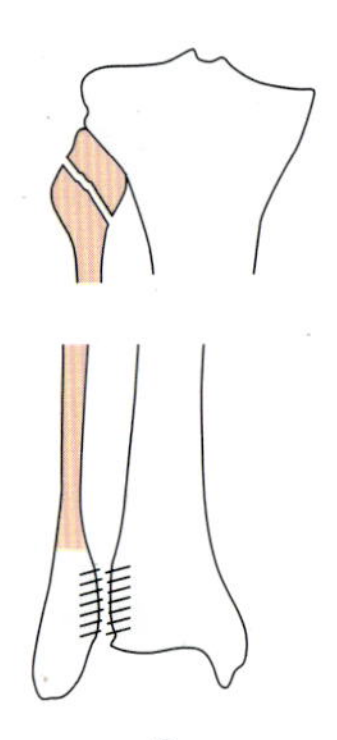


**图 1.4–8c 踝段（44–）**

A 型　下胫腓联合水平以下
B 型　下胫腓联合水平
C 型　胫腓联合水平以上

经下胫腓联合水平之骨折将会损伤下胫腓联合。

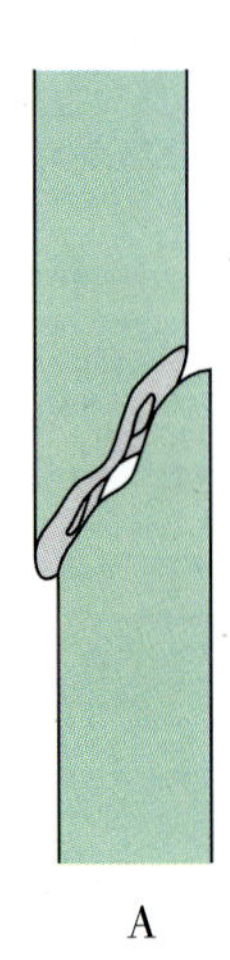

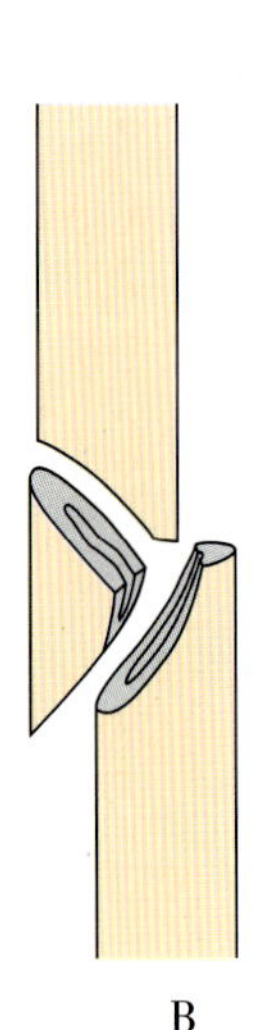

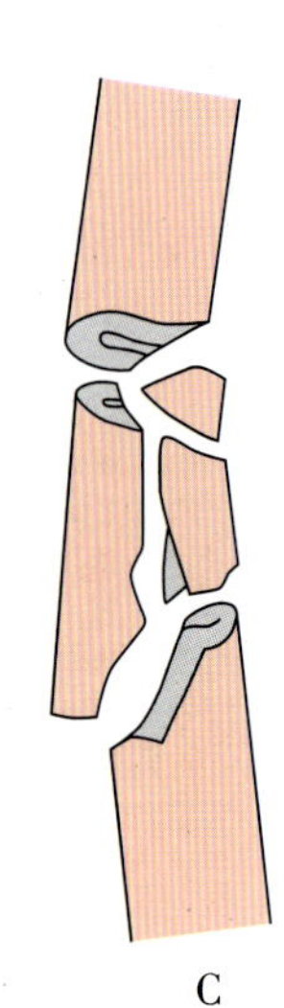


**图 1.4–9**

所有骨中段(2)骨折均可分为单纯骨折(A 型)或多碎片骨折，多碎片骨而可再分为楔形骨折(B 型)及复杂骨折(C 型)。

A 型　单纯骨折
B 型　楔形骨折
C 型　复杂骨折

### 5.3 组、亚组、限定及修改

不管哪一个骨的节段发生骨折，当它被确定为 A、B 或 C 型后，均可通过回答双选题来将其分组（1，2，3）。需要时，这些组又可细分为亚组（.1，.2，.3）。在特别复杂的情况下，这些亚组还可细分下去，称为限定（qualifiers）。有关部分将在本书的适当章节讨论（图 1.4–10）。

33–B 部分关节骨折

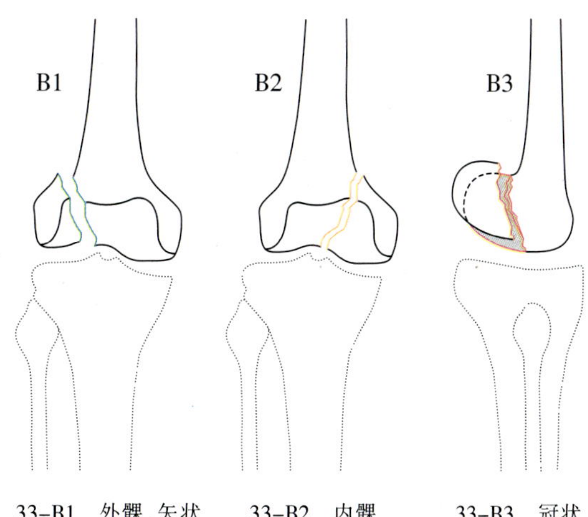


33–B1 外髁，矢状　33–B2 内髁　33–B3 冠状

33–A 关节外骨折

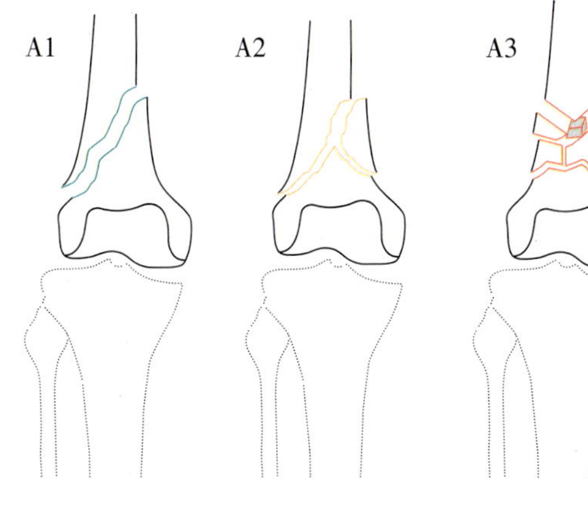


33–A1 单纯性骨折
33–A2 干骺部楔形骨折
33–A3 干骺部复杂骨折

33–C 完全关节骨折

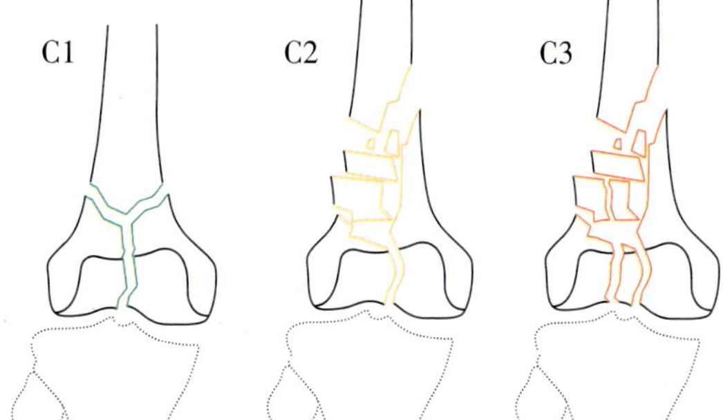


33–C1 单纯关节，干骺部单纯
33–C2 单纯关节，干骺部多碎片
33–C3 关节多碎片

图 1.4–10 将股骨远段（33–）骨折分组（1~3）举例

## 6 软组织损伤的分类

在对开放性或闭合性骨折进行分类时，许多不同的变数，包括皮肤损伤（IC，IO），肌肉及韧带损伤（MT）及神经血管损伤（NV）。关于软组织损伤的分类将在第 1.5 章进行详细讨论。

## 7 脊柱损伤的分类

（见第 4.11 章）

与 AO Müller 对长骨的分类相同,脊柱损伤也依其严重性及解剖位置按等级划分(图 4.11–11)。

骨折的严重程度由 A 型到 C 型渐增，同样的方式也适用于组及组以下亚组分类中。脊柱损伤的分级首先由其稳定性（stability）决定，同时尽可能地考虑其预后。

脊柱骨折的分类应充分照顾到不同的脊柱水平所具有解剖特性的差异。脊柱（编号 5）主要分为四个节段，除骶骨作为一个整体外，其它的椎体又各自构成一个亚节段。通常依照放射学所见的典型损伤特征将之进行分型。不同分型的主要损伤机制可大致叙述如下：

- A 型：压力负荷，引起压缩性或爆裂性骨折。
- B 型：张力负荷，引起横向牵拉性损伤。
- C 型：轴向扭力，引起旋转性损伤。

因为在下部颈椎（51.03 到 51.05），由张力负荷引起损伤远较轴向扭力严重,所以张力负荷引起之损伤被归为 C 型,而轴向扭力则为 B 型。

有关将 AO 分类应用于脊柱骨折治疗的原则将在第 4.11 章中进行讨论。

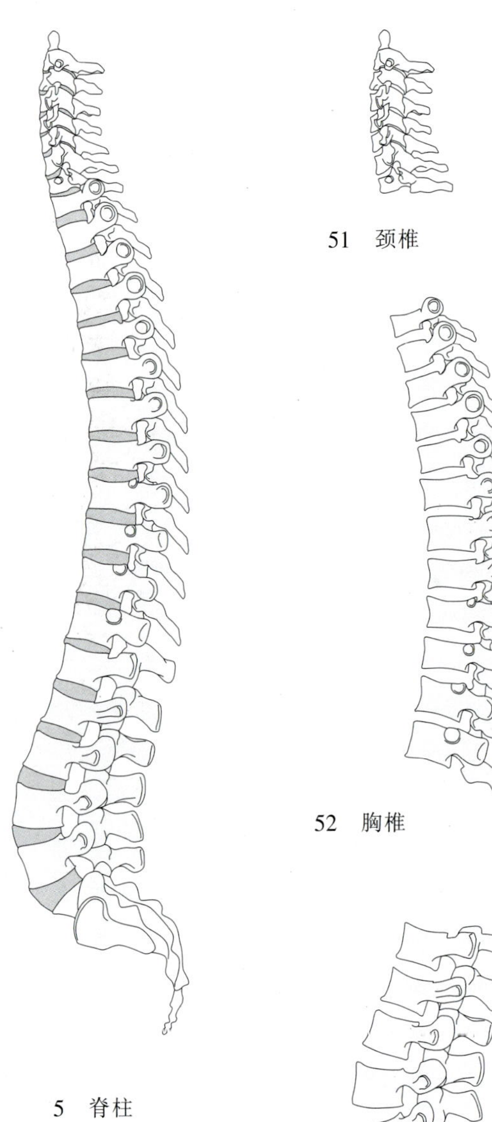


椎体的亚节段则按照它们在节段中的水平进行编号，如第 6 胸椎编号为 52.06 等等。

**图 1.4–11 脊柱的四个节段**

## 8 骨盆环及髋臼损伤的分类

### 8.1 骨盆环

(见第 4.4 章)

骨盆损伤的分类是在 M.E.Müller 等人所提议的通用 AO 分类命名法,及 M.Tile 等人提议的分类命名法的基础上做出适当调整而制定的。此分类同样分为骨 (6) ,节段 (1, 2) ,分型（A, B, C）及分组（1, 2, 3）。此分类还可依照专科医生或临床研究的特殊需要，进一步分为三个亚组（.1,.2,.3）及其限定 (qualifications)。

骨盆环损伤可按解剖部位分为前部损伤，后部损伤及前后部联合损伤 [12]。

骨盆前部或前支损伤可表现为：

- 耻骨联合分离，或
- 单侧或双侧耻骨支骨折，可能伴有耻骨联合分离，或
- 腹直肌起点撕脱，或
- 复合损伤。

骨盆后部或后支损伤可以为单侧或双侧，它可能包括：

- 髂骨：髂骨骨折通常由坐骨大切迹延伸至髂嵴，但也可延伸至髋臼的后柱（posterior column）部分。
- 骶髂关节：骶髂关节损伤可以是单纯关节脱位，但更常见的是伴有部分骶骨或髂骨骨折。
- 骶骨：骶骨骨折可以是垂直骨折，或骶臀线（sacrogluteal line）以下的横向骨折。垂直骨折在骨盆环骨折时常见，横向骨折则为真正的脊柱损伤。

判断骨盆环损伤稳定性的最重要因素是后部结构有无移位。所有的骨盆环损伤，可根据其后部骨或韧带损伤的程度分为稳定、旋转不稳定但垂直稳定或旋转及垂直均不稳定。任何使骶臀线连续性中断的均表示骨盆后部复合有移位。

现将用于骨盆损伤的用语解释如下：

bilateral: 双侧均受到涉及。

contralateral: 对侧，继发性损伤。

high variety: 骨折上端到达髂嵴。

ipilateral: 损伤与最严重损伤在同一侧。

low variety:骨折上端到达髂嵴前缘。

partial unstable: （骨盆骨折）旋转方向不稳定但在垂直方向及后部稳定，后方移位小于 1cm。

stable:能够承受正常生理性负荷而不发生移位。

unilateral:只有一侧受到涉及。

unstable: （骨盆骨折）后部结构完全破坏，伴有 3 维性横向及旋转性不稳定。

### 8.2 髋臼

(见第 4.5 章)

我们对髋臼骨折及其分类的了解主要来自于 Judet 及 Letournel 的工作[13]。在日常处理髋臼骨折时,Letournel 所提倡的分类 [14]得到广泛的应用。

解剖上，髋臼损伤一方面可被分为部分关节或全关节骨折，另一方面又可分为单柱或双柱（前柱及后柱）骨折及横向骨折。

## 9 足部骨折的分类

AO 足及踝部专业组建立足部骨折的分类的工作已接近完成。

## 10 分类命名术语

主要的词汇索引可在本书的最后查到，以下仅将有助于理解本章内容的术语列出。

articular:骨折涉及关节面。可再分为部分性及完全性关节骨折。

articular-partial:只有部分关节表面受损，而其他部分则仍连接于骨干。

articular-complete:关节面破坏，并完全与骨干分离。此类骨折的严重程度取决于其关节及干骺部骨折为单纯性还是多碎片性。

complex:具有一个或多个骨折碎片，复位后骨折远端及近端的主要碎片没有接触。复杂性骨折为螺旋性、节段性或不规则性。

Extra-articular:骨折不累及关节面，尽管它们可能发生在关节囊内。包括骨突及干骺部骨折。

impacted:稳定并通常为单纯性干骺部或骨骺部骨折，骨折断端互相嵌入。

multifragmentary:用来形容任何在骨干或干骺部发生的具有一个或以上完全分离碎片的骨折。包括楔形及复杂性骨折。

multifragmentary depression:部分关节受压骨折，骨折碎片并完全分离。

pure depression:关节面为纯粹性压缩骨折，但未分开，压缩可以在关节的中央部或边缘部。

pure split:骨折由剪切力引起，裂隙通常为纵向，单纯劈裂骨折。

simple:用来形容骨干或干骺部的单纯性周边骨折，或关节面的单一裂隙。骨干或干骺部的单纯骨折为螺旋性，斜行性或横断性，且只有两个骨折段。

wedge:骨折具有一个或以上中间骨碎上。复位后，主要骨段之间有部分接触。螺旋形或弯曲楔形可以是完整的或粉碎的。

## 11 参考文献

[1] Colton CL (1991) Telling the bones [editorial]. *J Bone Joint Surg* [Br];73 (3): 362–364.

[2] Bernstein J, Monaghan BA, Silber JS, et al. (1997) Taxonomy and treatment–a classification of fracture classifications. *J Bone Joint Surg [Br]*; 79 (5): 706–707; discussion 708–709.

[3] Colton CL (1997) Fracture classification. *J Bone Joint Surg [Br]*; 79 (5):706–707; discussion 708–709.

[4] Müller ME, Allgöwer M, Schneider R, et al. (1991) *Manual of Internal Fixation*.3rd ed. Berlin Heidelberg New York: Springer–Verlag.

[5] Müller ME, Nazarian S, Koch P (1987) *Classification AO des fractures: les os longs*. Berlin Heidelberg New York: Springer–Verlag.

[6] Müller ME, Nazarian S,Koch P, et al. (1990) *The Comprehensive Classification of Fractures of Long Bones*.Berlin Heidelberg New York:Springer–Verlag.

[7] Burstein AH (1993) Fracture classification systems: do they work and are they useful? [editorial]. *J Bone Joint Surg [Am]*; 75 (12) :1743–1744.

[8] Orozco R,Sales JM,Videla M (2000) *Atlas of Internal Fixation.Fractures of Long Bones*. Berlin Heidelberg New York:Springer–Verlag.

[9] Müller ME (1994) *CCF Comprehensive Classification of Fractures. Pamphlet* Ⅰ *and* Ⅱ.Bern: M.E.Müller Foundation.

[10] *AO Müller Electronic Long Bone Fracture Classification.* (2000) AO Publishing/Thieme. (in preparation).

[11] Spiegel PG, et al. (1996) *Fracture and Dislocation Compendium. Journal of Orthopaedic Trauma. Official Journal of the Orthopaedic Trauma Association and the International Society for Fracture Repair*,10 (Suppl 1). Philadelphia:Lippincott–Raven.

[12] Tile M (1995) *Fractures of the Pelvis and Acetabulum.Baltimore:* Williams & Wilkins.

[13] Judet R, Judet J, Letournel E (1964) Fractures of the acetabulum: classification and surgical approaches for open reduction. *J Bone Joint Surg*; 46: 1615–1646.

[14] Letournel E,Judet R (1993) Fractures of the Acetabulum. 2nd ed. Berlin Heidelberg New York: Springer–Verlag.

## 12 新进展

本章节的新进展和附加参考资料可以从网上获得：

http://www.aopublishing.org/PFxM/14.htm

# 1.5 软组织损伤：病理生理学及其对骨折治疗的影响

## 闭合性和开放性损伤的评估及分类

萨德坎普 (Norbert P. Südkamp)

### 前言

伴有软组织损伤的骨折必须做为急症进行外科处理。而一套完整的治疗方案和良好的分级系统对避免合并症的发生及达到功能的完全恢复是不可缺少的。

开放性骨折或伴有软组织损伤的闭合性骨折通常会伴有其他器官的损伤，此时必须对损伤的初期治疗及治疗顺序做出判断。当骨折本身的诊断确立后，治疗的难点在于如何正确地分析软组织损伤的程度，进而决定何时及采取何种步骤开始各项治疗。作为外科医生，不仅需要清楚软组织损伤的病理生理，而且需要从创伤局部和病人整体状态双方对各种可选择治疗的开始时间，其可能的效果及潜在的危险性进行考虑。对肌肉骨骼系统的评估应在经复苏抢救、生命指征平稳后立即开始。评估必须包括询问创伤过程及与骨、软组织损伤相关的全面检查。这一过程可以给外科医生提供进行肢体损伤分类所需要的数据，为后面的决策过程做好准备。

## 1 病理生理和生物力学

### 1.1 开放性软组织损伤

损伤后伤口的状况由以下因素决定：

- 损伤的类型及创面 (如钝伤、贯穿伤、锐利刺伤、切伤、挤压伤等)。
- 所受的外力。
- 外力的方向 (垂直或切线方向)。
- 受伤部位。
- 伤口的污染程度 (清洁性外科伤口，污染的程度、异物等)。
- 病人的一般身体状况 (年龄，其他合并病症，免疫反应等)。

表 1.5-1 创口的类型

| 外力的分类 | 损伤的类型 |
|---|---|
| 锐利，尖刺 | 锐利，刺穿伤 |
| 钝挫 | 挫伤，切削伤 |
| 牵拉，扭转 | 撕裂伤 |
| 剪切 | 脱套伤，伤口缺损，撕裂伤，磨伤 |
| 各种力的复合作用 | 爆炸伤，刺穿伤，咬伤，枪伤 |
| 挤压 | 创伤性截肢，割裂伤，挤压性损伤 |
| 热力 | 烧伤 |

这些因素的不同组合将会产生不同的伤口类型，详情可见表 1.5-1，不同的伤口不但在形状上不同，而且其所需治疗及预后也不尽相同 [1]。

任何损伤都会造成出血和组织破坏。这些将激活体内的体液及细胞机制发挥止血和抵抗感染的作用。**创伤后立即开始的愈合过程可以分为三个部分：渗出或炎性期、增殖期及修复期。**

## 2 愈合过程中的病理生理反应

### 2.1 炎性期

在炎性期的初始阶段，白细胞和受损的微血管内皮之间的相互作用明显增加。因创伤而暴露的内皮下胶原结构引起血小板的聚集。除了产生血管收缩效应（serotonin）外，还会分泌肾上腺素及血栓烷 thromboxane-A,细胞因子如 PDGF 和 TGF-β 等，而这些细胞因子对下列细胞具有很强的生物趋化及促有丝分裂作用：巨噬细胞、嗜中性粒细胞、淋巴细胞及成纤维细胞。血管收缩效应，血小板凝聚、凝集及补体系统的骨牌样激活，加上纤维蛋白的协同作用使止血成为可能。与此相伴的负作用是，损伤的组织因处于灌注状态而产生继发性组织缺氧及酸中毒。最先从小血管移向损伤组织的细胞是嗜中性粒细胞及巨嗜细胞。粒细胞有非特异性抗感染作用，而巨嗜细胞的主要功能是移除坏死组织及微生物（通过吞噬作用及分泌蛋白酶），同时产生和分泌细胞因子（PDGF：生物趋化及促有丝分裂作用；TNF-α：促进炎症及诱导血管再生；β-FGF，EGF，PDGF 及 TGF-β：促有丝分裂作用）[2, 3]。

除了由细胞因子诱导的免疫能细胞的早期激活外，巨噬细胞负责抑制和破坏造成污染的病菌及从受损伤的组织中移去细胞残骸。但是，巨噬细胞的嗜菌作用是有限的。如果坏死组织的量远远超过它的处理能力，这些单核嗜菌细胞的抗菌能力将会明显减低。另外，因为这些嗜菌活动需要消耗大量的氧，所以缺氧或缺血管区的感染机会明显增高。**对坏死组织**[4]**区域进行彻底的外科清创的病理生理基础就在于帮助或支持巨噬细胞的嗜菌过程。**

个别的生物趋化物质，比如 kallikrein，通过从 $\alpha_2$-球蛋白片段释放 nonapeptide bradykinin 来改善血管的通透性和渗出能力。而来自组织碎片的前列腺素，可以刺激浆细胞分泌组织氨，引起局部充血，这些对于伤口愈合的代谢过程是非常必要的。另外，在细胞膜磷脂[5]的过氧化过程中会释放高活性的氧及氢氧基，进一步造成细胞膜的不稳定。以上这些机制会引起毛细血管的内皮通透能力受损，反过来进一步加重损伤组织的缺氧和酸中毒。

渗透的粒细胞和巨噬细胞，依靠它们抗感染和吞噬细胞残骸及病菌的能力（生理性伤口清创），在创伤组织的炎性反应过程中，扮演了非常重要的角色，进而对随后的修复过程起到了决定性作用[6]。

### 2.2 增殖和修复期

在成功的使血管闭塞止血后，增殖期便开始了，并会平滑地转移至修复期。受促有丝分裂生长因素的刺激，成纤维细胞、内皮细胞会移动到受伤区域，并在那里开始增殖。在这些细胞的表面，具有一系列的生长因素受体，通过旁分泌和自分泌过程，释放多种细胞因子，同时合成细胞外基质的结构蛋白（胶原）。纤维结合蛋白（水解酶从成纤维细胞表面分离出来的蛋白）促进了Ⅰ型胶原纤维与 $\alpha_1$ 链的结合，是促进修复细胞增殖的重要的先决条件。与此活动相平行，增殖的内皮细胞会形成向内生长的毛细血管，这是典型的肉芽组织的特征。在修复晚期，组织含水量会下降，早期形成的胶原会被相互联结的Ⅲ型胶原纤维[7]所代替，发生纤维化和瘢痕化。生长因素在瘢痕形成过程中的作用仍然不清楚，但似乎 TGF-β 起决定性作用[8~10]。

## 3 闭合性软组织损伤的诊断和治疗

### 3.1 诊断和评估中的问题

在开放性软组织损伤，污染及伤口感染

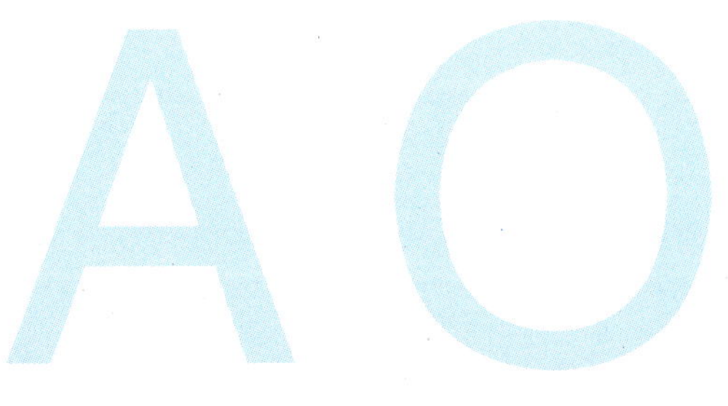

对伤口的病理生理过程起着负面影响。**而在闭合性创伤，诊断和治疗的最主要困难在于无法观察到皮下软组织。**在这种特殊情况下，临床处置的中心问题在于如何评估继发的进行性组织损伤[11]。尽管几乎所有的现代化影像手段都可以对闭合性软组织损伤做出定性判断，但仍无法做出对临床治疗有指导意义的损伤组织定量判断。目前尚无清晰的临床诊断指标容许在术前对可修复及不可修复的创伤组织做出鉴别判断，从而作为治疗选择及预后判断的指导。

## 3.2 创伤机制

在创伤的边缘区域 (未直接受创伤打击部分) ,本来存活的骨胳肌组织会发生进行性肌坏死 (继发性组织缺失) ,与之相对应的病理形态学表现为微血管循环的持续性破坏。在缺血引起损伤的同时，创伤区域及其相邻部位会发生明显的创伤性炎性反应。其特征为淋巴细胞与内皮细胞之间的相互反应明显增强，继而破坏内皮细胞的完整性（使微血管通透性增加）。这种情况导致了大量经内皮的血浆流失，并引发组织间隙水肿[12]。

## 3.3 筋膜间室综合征

筋膜间室综合征的定义为：由于筋膜间隙或骨筋膜间隙组织液压力增加而引起的微循环及神经肌肉功能障碍[14, 20]。

### 3.3.1 机制及局部病理

处理伴有软组织损伤的闭合性骨折时，不应低估筋膜间室综合征的威胁。它的发生是由于在一个闭合的骨筋膜间隙内，肌内压力因某种原因而上升到超过微循环灌注压的阈值而引发，其原因可以为外源性(如过紧的石膏)或内源性(如缺血)[13,14]。持续的微循环障碍可引起肌肉坏死及神经轴索断裂，造成肌肉及神经系统功能的严重及不可逆损害。与以前的意见相反，新的研究认为血压的平均收缩压与筋膜间室内压之间的差（ΔP，肌肉渗透压），在筋膜间室综合征的发生上，比以往强调的 30mmHg 绝对值更为重要。当两者的差小于 40mmHg 时，便会影响营养液的渗透，组织的氧化及有氧细胞代谢[13]。所以，应通过皮肤及筋膜切开，对软组织进行立即减压，以使毛细血管床得到再灌注。

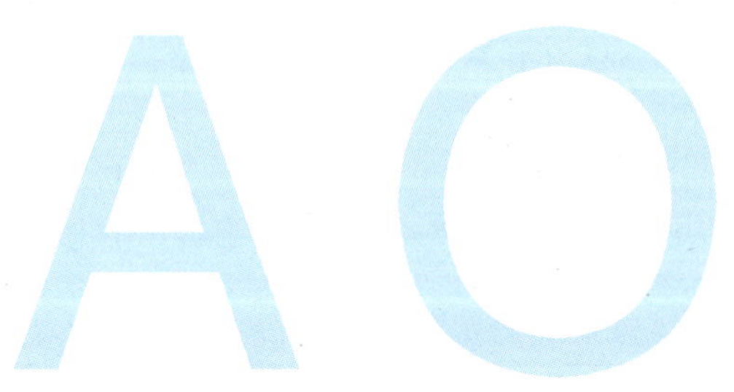

### 3.3.2 筋膜间室综合征的临床表现及治疗

筋膜间室为一由骨或深筋膜构成边界的解剖空间,其中可包含有一或多个肌腹。另外，其边界也可由肌外膜、皮肤或紧束的敷料形成。其相对缺少弹性的边界意味着，如果肌肉组织发生肿胀，筋膜间室内的压力将会增加。

**筋膜间室综合征通常通过临床表现进行诊断。其表现为一般止痛药无法缓解的暴发性、肌肉缺血性剧痛 (特别发生在被动运动时)。在相关的神经支配区域则会有麻木及刺痛产生。**做以上检查时，首先需要确认病人处于清醒状态，没有因创伤或环境因素（如酒精）而引发的精神异常。

临床上表现为在触压呈张力性肿胀的筋膜间室或被动牵拉趾（指）时疼痛明显加重，尽管这些症状的特异性较差，但仍可对诊断提供一定的帮助。经过该筋膜间室的神经所支配区域的感觉缺失可有可无，而肌力下降则属于较晚期的表现。筋膜间室综合征通常不会使脉搏消失，因为在一个具有正常血压的病人，肌肉压力很少会超过血压的收缩压。

如果组织间隙压力的增加持续足够的时间和强度，组织便会发生不可逆性坏死。对筋膜间室综合征的治疗或诊断不当会引起缺血性挛缩，称为VOLKMANN挛缩，临床上表现为肢体挛缩且失去功能。为了在严重肢体损伤时保存肢体功能，外科医生必须全面了解潜在及早期筋膜间室综合征的症状和引发因素。

压力的增加还可以由以下原因造成：出血导致筋膜间室内容物的容积增加，血管周围灌注，以及在长时间缺血下由于毛细血管通透性异常而引起的水肿。

目前认为肌肉的血供决定于筋膜间室内压力与血管内压力之间的差，而非筋膜间室内压力的绝对值。不同的作者已经证明低血压同样可以引起筋膜间室综合征[13, 21]。**伴有低血容量及组织缺氧的多发性创伤病人，发生筋膜间室综合征的机会比较高。**其他的高危病人包括：血管损伤伴有周围缺血，高能量性创伤，严重的软组织挫伤及胫骨的粉碎性骨折[22]。

### 3.3.3 诊断

需要对动脉损伤及周围神经损伤进行鉴别。两者的区别在于动脉损伤时会出现脉搏消失,而周围神经损伤则不会有此现象。

筋膜间室综合征同样可以通过测量组织压而进行诊断。**组织压的增加通常先于临床症状及体征的出现，可用来早期诊断筋膜间室综合征，或者用于诊断因头部损伤或服药而无法准确进行临床检查的患者。**在各种组织压测量法中，灌注法（infusion）比较简单，且可以进行持续观察，但可能会加重症状，通常其压力阈值也高于其他方法。毛细法（wick）通过放置在导管内的纤细材料维持开放，从而进行持续测量。棍棒法（stick）简单可靠，但需要添置适当的设备。

### 3.3.4 治疗

完整的皮肤会成为一个限制性膜，而使筋膜间室综合征无法得到缓解。可选择的治疗为皮肤筋膜切开术，应立即使用皮肤筋膜切开术对筋膜间室进行减压。最常用的切开术为 Mubarak 的双切口手术 [23] 及 Matsen 的腓骨旁皮肤筋膜切开术 [20]。两个方法都可以对小腿的所有四个筋膜间室进行减压。即使筋膜间室综合征仅发生在一个或两个筋膜间室内，也必须对全部筋膜间室进行减压。这一原则适用于上下肢的所有部位。在血管外科常用的腓骨切除之筋膜切开术则不适用于创伤病人。

## 3.4 软组织损伤的全身性反应

严重的软组织创伤除了可以引起损伤局部的微循环及细胞损伤外，还可以导致促炎性细胞因子（THN-β，IL-6，IL-10）释放，进而引发严重的全身性炎性反应(MOD，多器官功能障碍综合征)，并损害远离损伤部位的中心器官 (遥距性器官损伤) [15~17]。

在软组织创伤后所发生的病理生理变化由一系列的恶性循环（图 1.5-1）组成：

（1）组织缺氧损害微循环系统。

（2）酸中毒。

（3）通透性损害。

（4）水肿。

（5）由于周围筋膜及皮肤对肿胀组织的限制作用及继发性灌注紊乱而引起的组织水肿，使组织间隙压力增加。

（6）组织代谢功能失常及坏死。

（7）受损伤组织的易感染性明显增加，多发性创伤病人的酸中毒。

（8）在多发性创伤病人存在广泛组织缺氧和酸中毒的情况下，使身体功能低下。

## 3.5 软组织损伤的急诊诊断

### 3.5.1 病史

Tscheme [18] 及 Yaremchuk [19] 等人特别强调完整病史的重要性。为了正确地选择治疗手段及时机，外科医生需要知道损伤是如何及在何时、何地发生。比如，因交通事故而长期被困在车内可因挤压而发生筋膜间室综合征，而发生在田野的事故通常具有较高的感染率。**在所有信息中最重要的是了解引起创伤的外力或能量的大小及方向，**因其对损伤范围及所需采取的治疗步骤起著决定作用。外力越大，所引起的损伤及其后遗症的严重性越大。

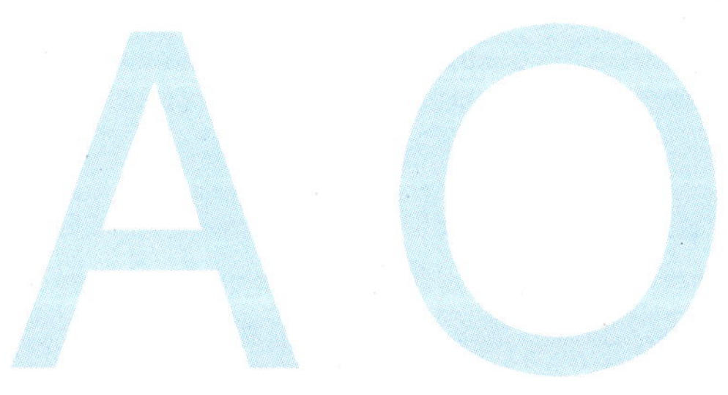

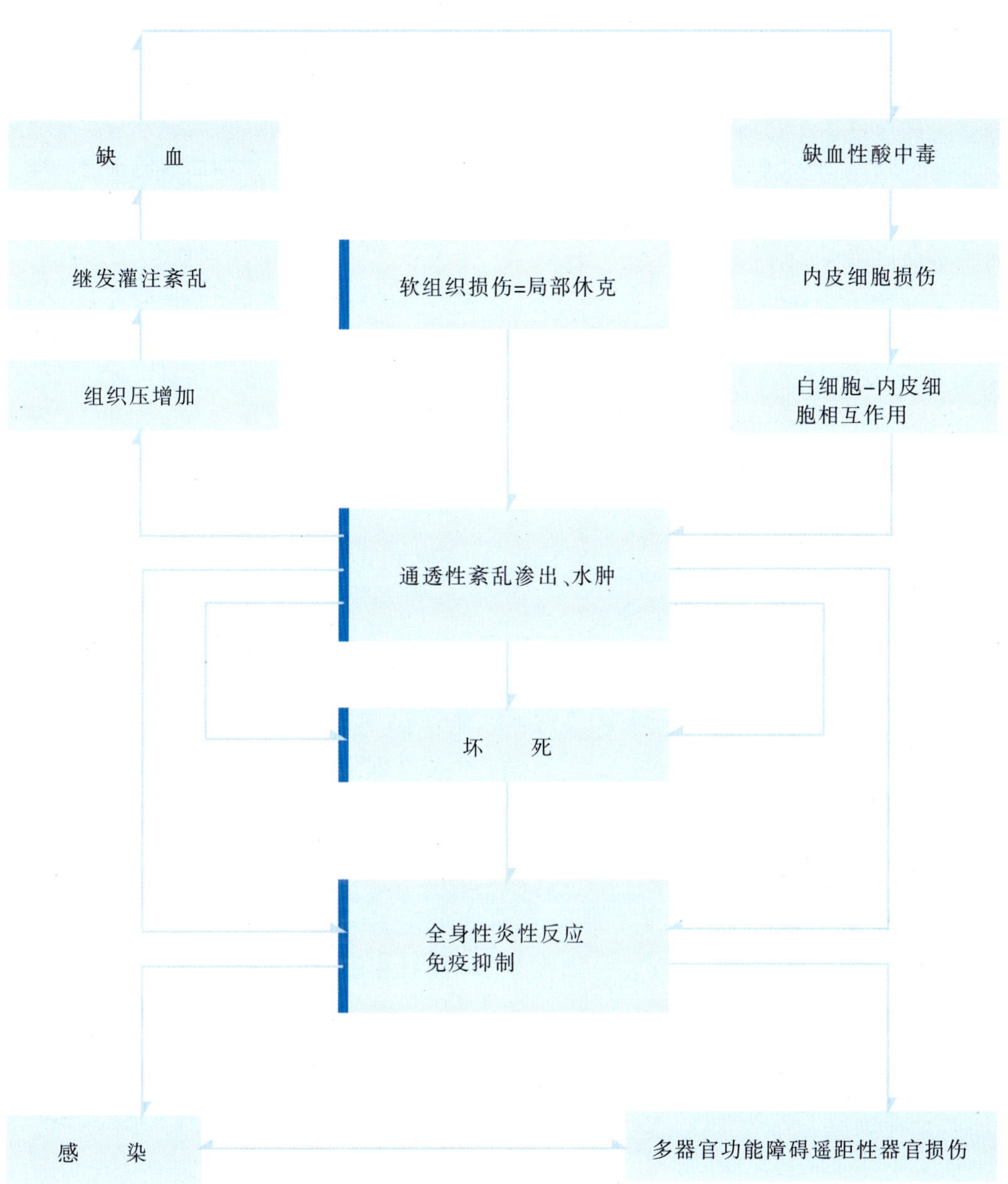


图 1.5-1 软组织创伤的病理生理

### 3.5.2 血管状态

损伤肢体的评估必须判断其血管状态。首先检查肢体远端的脉搏,温度和毛细血管再充盈情况,并与未损伤一侧做出比较。虽然脉搏的消失是潜在性血管损伤的重要标志，但脉搏的存在或毛细血管充盈良好并不能保证血管供应的完整性。我们建议使用多普勒检查对损伤及未损伤肢体做出初步诊断。对于所有可疑病例或其创伤史，物理检查，影像学所见骨折类型提示血管损伤时，均应进行血管造影检查。

### 3.5.3 神经状态

在多发性创伤病人，可能会因意识丧失或对运动功能及感觉反应的缺失而对神经系统的诊断造成困难。但是通过对反射的检查及观察对强力疼痛刺激的反应可以有助于判断主要神经损伤的有无。这些检查必须复反进行,因为在严重肢体创伤时正确地判断主要神经的损伤可对选择截肢或保存肢体起到决定性作用。

### 3.5.4 软组织状况

**尽管伴发于闭合性骨折的软组织损伤不如开放性骨折时明显，但同样非常重要，**而对其做出正确的评估和诊断，远较开放性骨折困难，其严重性也易于被低估。简单的擦伤代表皮肤的生理性屏障受到破坏，可以引发深部感染，而其对治疗的挑战及造成的困难，远较单纯性皮肤贯通伤为重。

开放性骨折时，伤口通常会在事故现场被清洁敷料包扎，直到病人被运送到手术室后不应被移去。只有在手术室的清洁环境下，才可以对软组织损伤状况进行全部评价。（某些医生因手术准备的关系，容许一过性打开敷料进行即时成像摄影。）

伤口污染的程度会严重地影响创伤的全过程和后果。异物和尘埃可以提供非常有用的信息，用以判断污染的程度，并进而进行正确的分级。高速枪伤伤口和在农场里发生的损伤应该是被认为严重污染的。

经过正规的外科皮肤准备，清洗和清创，创缘会被切除，并在需要时将其切除范围扩大。温和的手术及观察可以提供有关骨状态及软组织损伤程度的有用信息。外科清创也可以作为诊断的手段，在切除皮肤边缘、皮下组织、肌肉和筋膜组织时，可以检查其活性和出血状况。**对软组织损伤做出最后的精确判断需要由一个有经验的外科医生进行，因为这将决定治疗方案及选择使用何种器材进行骨折固定。**

筋膜间室综合征最多见于小腿，但也可发生在大腿、前臂、臀部及足部。筋膜间室综合征可以在损伤后数天内的任何时间发生。

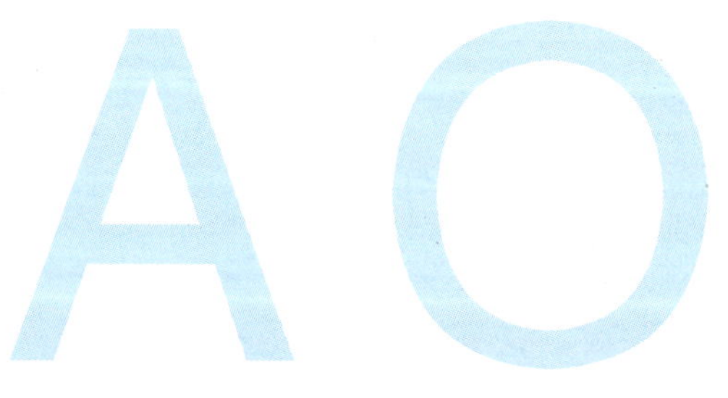

### 3.5.5 骨折的判断

清创时应仔细观察骨折的碎片与周围软组织的关系和血液供应，同时结合 X 线片得到的信息，从而对创伤做出最佳的评估。**X 线片所见骨折类型可以对软组织损伤提供非直接性信息，**同时可以观察到异物、灰尘、软组织密度及骨折部位周围或远处所夹的空气。

### 3.5.6 治疗流程

图 1.5-2 为在骨折伴有软组织创伤时应采取的判断及行动流程。

## 3.6 伴有软组织损伤的骨折分类

分析所有必要因素的伴有软组织损伤的骨折分类，可以有效地引导医生全面考虑各种可能的问题及必须采取的措施，帮助选择最适合的治疗方案（第 5.2 章从另一视点对有关分类系统进行了讨论）。此分类通过避免不必要的治疗过失可有效地减少合并症，并在某种程度上可判断预后。另外，分类系统可使治疗方案标准化，以易于控制和比较。它还可提醒医生对其他方法的价值进行充分的考虑。对于开放性骨折最常用的分类是 Gustilo 及 Anderson 的分类 [24, 25]，Tscherne 的分类 [26]。

### 3.6.1 Gustilo 及 Anderson 分类

在对 1025 例开放性骨折进行回顾性和前瞻性分析的基础之上，Gustilo 及 Anderson [24] 提出了他们的分类，将骨折分为三型（Ⅰ~Ⅲ型）。其后，Gustilo 又根据临床实践将Ⅲ型损伤细分为 A、B、C 三个亚组 [25]。

**Gustilo Ⅰ型：**伤口清洁，小于 1 厘米，污染程度轻或无。伤口通常系骨折断端由内向外贯通形成。Ⅰ型骨折为单纯性骨折，如螺旋或短的斜形骨折。

**Gustilo Ⅱ型：**损伤皮肤伤口大于 1 厘米，但周围组织挫伤轻微或无。无肌肉组织坏死，骨折的不稳定性为中等程度。

**Gustilo Ⅲ型：**开放性骨折广泛性软组织损伤，通常伴随血管损伤及严重的伤口污染。由于骨折为粉碎性或阶段性缺损而造成明显的不稳定，因此型骨折因素众多，Gustilo 决定将此型进一步分为ⅢA、ⅢB 及ⅢC 亚型。

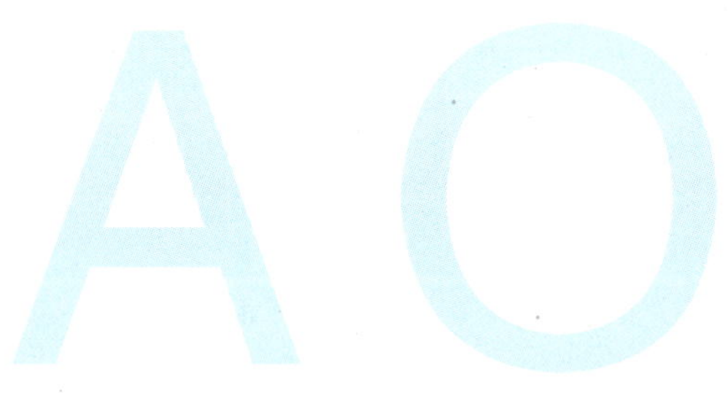

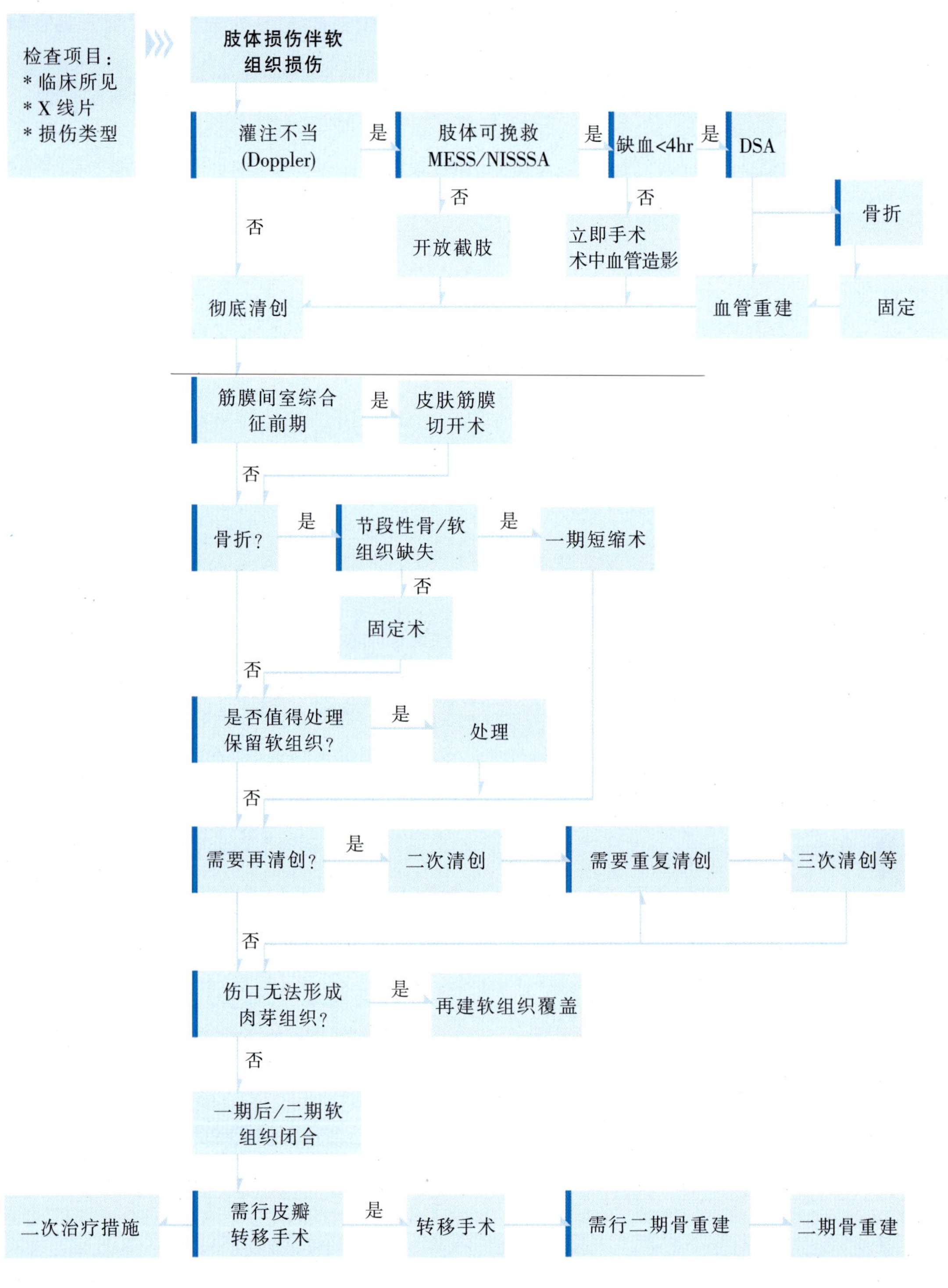


图 1.5-2 伴有软组织创伤之骨折的临床处理流程（依 Waydhas 及 Nast-Kolb 原稿修订而成）

**ⅢA 亚型**：通常由高能性创伤引起，尽管软组织伤口为较大撕裂伤，但骨折部位仍然有适当的软组织覆盖。

**ⅢB 亚型**：与ⅢA 相对，伴广泛的软组织缺损，并有骨膜剥脱及骨暴露。此亚型损伤通常都伴有严重的污染。

**ⅢC 亚型**：伴有动脉损伤，并需要进行修复之开放性骨折。

### 3.6.2 Tscherne 的软组织损伤分类

在 Tscherne 的分类中,软组织损伤按其严重性而被分为四度，而骨折被分为开放性或闭合性，分别用英文“O”或“C”来表示。

**开放性骨折Ⅰ级（Fr.OⅠ）**：皮肤被由内部刺出的骨折断片刺破。皮肤挫伤无或轻，骨折通常由非直接性创伤引起（按照 AO 分类属于 A 型骨折）。但是，当骨折由于直接性创伤引起时，如 AO 分类中的 A、B 或 C 型骨折，即使皮肤损伤轻微，或甚至无可见的软组织损伤，也必须将其分类为Ⅱ级开放性骨折。

**开放性骨折Ⅱ级（Fr.OⅡ）**：此级开放性骨折的特点是伴有周围皮肤切割伤或软组织钝挫伤，污染中度。此损伤可与任何形式的骨折相伴。任何严重的软组织损伤但无主要血管及周围神经损伤时均属本组。

**开放性骨折Ⅲ（Fr.OⅢ）**：骨折必须伴有广泛性软组织损伤，通常伴有主要血管及/或神经损伤。任何开放性骨折伴有缺血及严重的骨粉碎时均属此级。发生在农场的事故、高速枪伤及筋膜间室综合征均属于Ⅲ级开放性骨折，发生感染之危险性极高。

**开放性骨折Ⅳ级（Fr.OⅣ）**：Ⅳ级开放性骨折表现为不全及完全性离断。由国际再建外科学会再植委员会（Replantation Committee of the International Society for Reconstructive Surgery）所做的不全离断的定义为：所有重要的解剖结构，特别是主要血管的断裂，并伴有完全性缺血。残留的软组织性连接可能不超过整个肢体周围的四分之一。任何可自动再供血的病例都只能被分类于Ⅲ级开放性损伤。

### 3.6.3 Tscherne 关于闭合性骨折的分类

**闭合性骨折 0 级（Fr.C0)**：没有或只有很轻微的软组织损伤,包括由任何间接性外力所引起的单纯性骨折。典型的如因滑雪损伤而引起的胫骨螺旋性骨折。

**闭合性骨折Ⅰ级（Fr.CⅠ）**：由内部骨折断片压迫而引起的浅表性磨损或钝挫伤，骨折的严重程度为单纯或中度。典型损伤有踝关节的未复位旋前脱位骨折，内踝部由于内踝骨折片的压迫而发生软组织损伤。

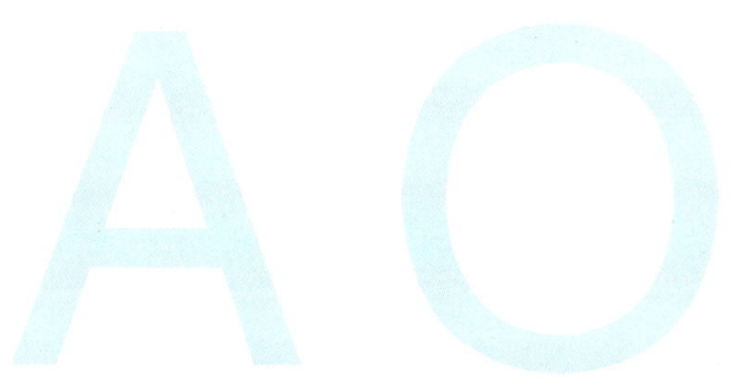

**闭合性骨折Ⅱ级（Fr.CⅡ）**：由直接外力引起的深部污染性擦伤及局部皮肤或肌肉钝挫伤。临界期筋膜间室综合征也属于此级。损伤通常为由直接外力引起之中至重度骨折。典型者如汽车保险杠直接撞击而引起的胫骨多段骨折。

**闭合性骨折Ⅲ级（Fr.CⅢ）**：广泛性皮肤挫伤，肌肉组织破坏，皮下组织撕脱。明显的筋膜间室综合征及血管损伤都属于闭合性骨折Ⅲ度。骨折的类型严重且多为粉碎性。此级骨折的软组织处理通常较Ⅲ型开放性骨折更为困难。

### 3.6.4 Hannover骨折评分（scale）

早在1980年，Tscherne便首次发表了不仅包括开放性，也包括闭合性骨折在内的关于软组织损伤的分类[26]，因为他已经认识到软组织的闭合性损伤通常会被低估。在此分类的基础上，逐渐发展出现在的Hannover骨折评分。

在治疗复杂性开放性骨折时，越来越多的问题在于处理高速创伤。以上所述各常用分类不足以反映此类创伤。Horn[27]及Brumback[28]的研究进一步显示使用Gustilo及Anderson法对开放性骨折进行分类的研究者间可信度（interobserver reliability）仅为中等。

基于此原因，Hannover小组[29]在对1980至1989年间近1000例开放性骨折进行分析的基础之上，发展了骨折评分系统（Hannover Fracture Scale：HFS，表1.5-2)。

Hannover骨折评分系统考虑到损伤肢体的各个细节，以检验表的形式表示。其整体评分由以下因素组成：AO骨折分类、皮肤割裂伤、皮下软组织、血运及神经状态、污染的程度、筋膜间室综合征、损伤与治疗之间的间隔长短及损伤整体的严重性。

“骨缺损”表示骨折碎片在受伤现场丢失。根据所缺失骨碎片的长轴长度，将其分为大于或小于2cm。比如在损失一蝶形骨片时，其损失程度按其外侧的长度而非厚度进行判定。

软组织损伤被分为3个不同组别进行评价：皮肤伤口的大小、皮肤缺损的面积及深部软组织，如肌肉或肌腱的损伤程度。由于肢体不同部位的直径及厚度不同，软组织创伤的程度以创伤占该部位肢体周长的比例进行表示。这使得比较上肢及下肢不同部位的创伤成为可能。3个不同组别则可以对表浅性及深部损伤进行分别评价。

“截肢”一节用来初步判断离断的机制，进而考虑再植的可能性。

在入院初期，对神经状态进行精确诊断通常比较困难，但通过对反射的观察可以粗略判断神经损伤的有无。这在选择截肢或保留肢体时是非常重要的。

表 1.5–2 Hannover 骨折评分系统，及其与 Tscherne 开放及闭合性骨折评分之间的关系

| A 骨折类型 | |
|---|---|
| A 型 | 1 |
| B 型 | 2 |
| C 型 | 4 |
| 骨缺损 | |
| <2cm | 1 |
| >2cm | 2 |
| **B 软组织** | |
| 皮肤(伤口、挫伤) | |
| 无 | 0 |
| <1/4 周长 | 1 |
| 1/4~1/2 | 2 |
| 1/2~3/4 | 3 |
| >3/4 | 4 |
| 皮肤缺损 | |
| 无 | 0 |
| <1/4 周长 | 1 |
| 1/4~1/2 | 2 |
| 1/2~3/4 | 3 |
| >3/4 | 4 |
| 深部软组织(肌肉、肌腱、韧带、关节囊) | |
| 无 | 0 |
| <1/4 周长 | 1 |
| 1/4~1/2 | 2 |
| 1/2~3/4 | 3 |
| >3/4 | 6 |
| **截肢** | |
| 无 | 0 |
| 不全或完全离断 | 20 |
| 不全或完全碾碎 | 30 |
| **C 缺血/筋膜间室综合征** | |
| 无 | 0 |
| 不完全性 | 10 |
| 完全性 | |
| <4 小时 | 15 |
| 4~8 小时 | 20 |
| >8 小时 | 25 |
| **D 神经** | |
| 手掌及足底部感觉 | |
| 有 | 0 |
| 无 | 8 |
| 手指及足趾运动 | |
| 有 | 0 |
| 无 | 8 |
| **E 污染** | |
| 异物 | |
| 无 | 0 |
| 一个 | 1 |
| 多个 | 2 |
| 大量 | 10 |
| **F 细菌涂片** | |
| 需氧性,单一菌 | 2 |
| 需氧性,>单一菌 | 3 |
| 厌氧菌 | 2 |
| 需氧–厌氧菌 | 4 |
| **G 开始治疗** | |
| (只有在软组织评分>2 时) | |
| 6~12 小时 | 1 |
| >12 小时 | 3 |

| | | | |
|---|---|---|---|
| Fr.01: | 2~3 点 | Fr.C0: | 1~3 点 |
| Fr.02: | 4~19 点 | Fr.C1: | 4~6 点 |
| Fr.03: | 20~69 点 | Fr.C2: | 7~12 点 |
| Fr.04: | >70 点 | Fr.C3: | >12 点 |

同样，在入院初期可能没有办法得到对细菌学的诊断。将细菌的污染作为此评分的一部分是用来提醒外科医生注意此问题。

此评分支持对创伤处理及治疗控制。部分评分，特别是“骨评分”或“软组织评分”对治疗决策及估计可能发生的合并症是有价值的。

表 1.5-2 同样给出了此骨折评分与 Tscherne 开放及闭合性骨折评分之间的相互关系。

### 3.6.5 AO 关于软组织的评级系统

鉴于各分类系统的不足，包括研究者间重复可信性较差，及同一亚组中可能包括许多不同创伤的情况，AO 决定发展一套更为详细和精确的分类系统，用来处理伴有软组织损伤的骨折。

这一分类系统将创伤按照不同的解剖结构，将其分类到不同严重程度的组别。**皮肤、肌肉及肌腱、神经血管系统等作为解剖结构，而骨折被按照 AO 骨折分类系统进行分类。**

对开放及闭合性骨折伴有的皮肤损伤分别进行分类，英文字母 O 及 C 分别代表开放性骨折及闭合性骨折。闭合性骨折分为五个不同严重程度的组别，IC 1 代表闭合性骨折的皮肤损伤，数字 1 代表程度最轻、5 代表程度最重的软组织损伤。

图 1.5-3 及表 1.5-3 描述了闭合性骨折时软组织损伤的各个组别，而图 1.5-4 及表 1.5-4 对开放性骨折时的软组织损伤进行了解释和描述。

尽管周围肌肉可能会有明显的损伤，除了非常严重的创伤，肌腱很少发生损伤。在 Gustilo 的分类里，神经血管系统损伤通常表示损伤程度非常严重，被分为ⅢB 及ⅢC 型，它们也通常表示发生合并症的机会很高。与神经血管损伤一样，肌肉及肌腱损伤对肢体愈后至关重要。所以，对于这一结构损伤进行分类同样至关重要。图 1.5-5、表 1.5-5 及表 1.5-6 对肌肉、肌腱损伤及神经血管损伤的不同情况进行了描述。

## AO的软组织损伤分类

**表 1.5-3 闭合性骨折时皮肤损伤 (IC) 的描述**

| 皮肤损伤 IC（闭合性骨折） | |
|---|---|
| IC 1 | 无皮肤损伤 |
| IC 2 | 皮肤挫伤、但无裂开伤口 |
| IC 3 | 局限性脱套伤 |
| IC 4 | 广泛性、闭合性脱套伤 |
| IC 5 | 挫伤而致坏死 |

**表 1.5-4 开放性骨折时皮肤损伤 (IO) 的描述**

| 皮肤损伤 IO（开放性骨折） | |
|---|---|
| IO 1 | 皮肤由内向外刺伤 |
| IO 2 | 皮肤由外向内破损<5cm，边缘挫伤 |
| IO 3 | 皮肤由外向内破损>5cm，挫伤严重，边缘失活。 |
| IO 4 | 严重的、全层挫伤、擦伤、广泛开放性脱套伤，皮肤缺损 |

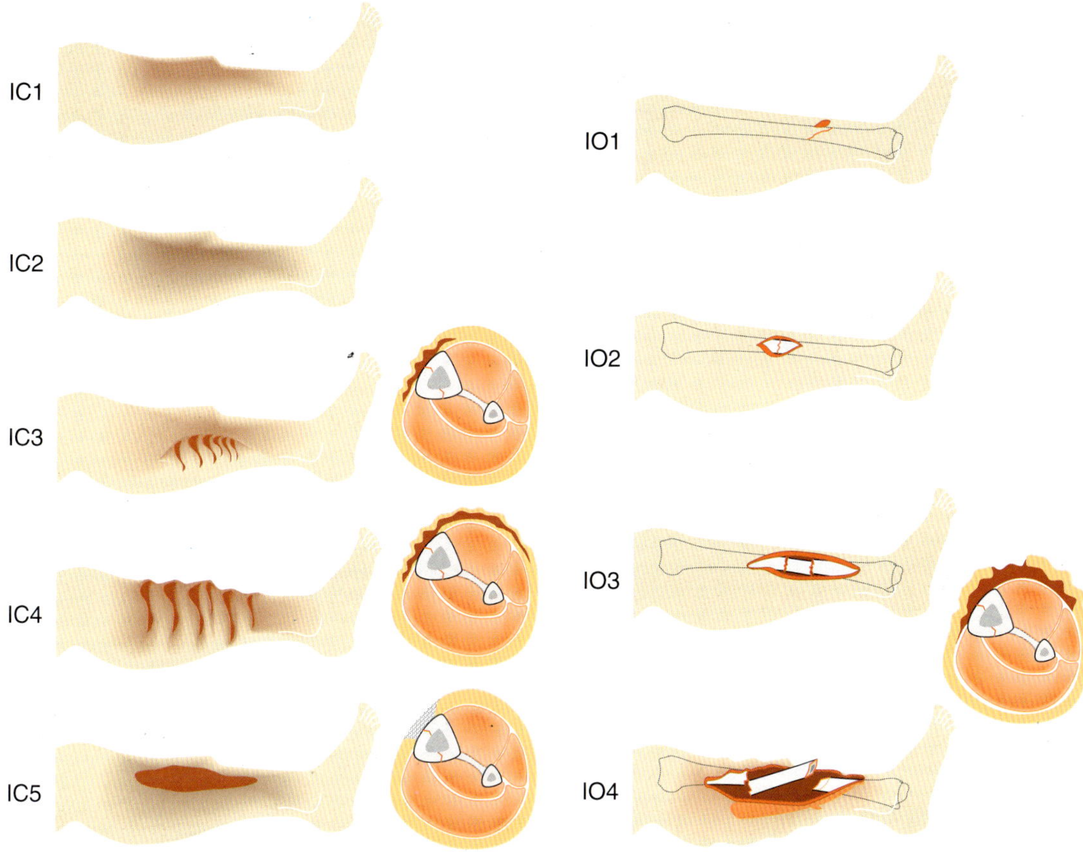


图 1.5-3 皮肤损伤 IC (闭合性骨折)

图 1.5-4 皮肤损伤 IO (开放性骨折)

**范例**

单纯性、闭合性、螺旋性胫骨中段骨折，不伴有相关的皮肤、肌肉、肌腱及神经血管损伤。其分类为：42-A1.2/IC 1-MT1-NV1。

与之相对，图 1.5-6 代表了一个严重开放性、复杂性、不规则性胫骨骨干远端骨折，同时伴有广泛的皮肤损伤及骨缺失、肌肉、肌腱损伤，但无神经血管损伤。这一损伤的分类为：42-C3.3/IO4-MT5-NV1。

表 1.5-5 肌肉和肌腱损伤的描述

| 肌肉/肌腱损伤 (MT) | | |
|---|---|---|
| MT | 1 | 无肌肉损伤 |
| MT | 2 | 局限性肌肉损伤,限于单一筋膜间室 |
| MT | 3 | 明显的肌肉损伤,两个筋膜间室 |
| MT | 4 | 肌肉缺损,肌腱断裂,广泛性肌肉挫伤 |
| MT | 5 | 筋膜间室综合征/大面积挫伤挤压症候群 |

表 1.5-6 神经血管损伤的描述

| 神经血管损伤 (NV) | | |
|---|---|---|
| NV | 1 | 无神经血管损伤 |
| NV | 2 | 单独性神经损伤 |
| NV | 3 | 局部性血管损伤 |
| NV | 4 | 广泛多段性血管损伤 |
| NV | 5 | 联合性神经血管损伤,包括不全或完全性离断 |

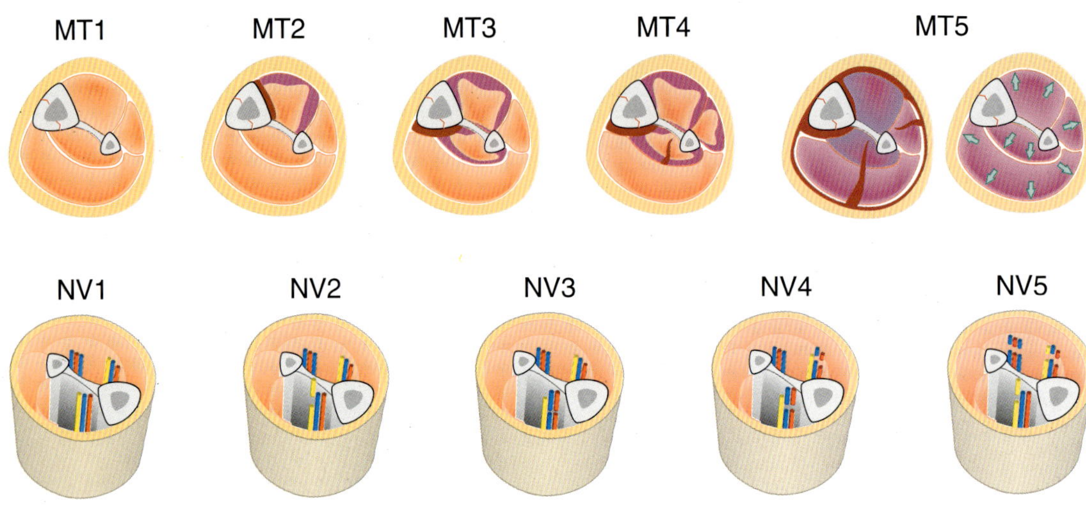


图 1.5-5 肌肉、肌腱损伤和神经血管损伤 (NV)

### 3.6.6 分类系统的使用[①]

伴有软组织损伤的骨折越来越常见，特别是在 Gustilo 及 Anderson 的开放性骨折分类及 Tscherne 闭合性骨折分类中评分较高者构成了对治疗的最大挑战。这些损伤的合并症发生率非常高，且可以造成病人严重的肢体残疾。

我们应该牢记此分类系统具有以下几个目的：

- 协助外科医生进行治疗决策；
- 确定治疗选择；
- 预测可能发生的问题；
- 建议可选择的治疗方案；
- 预测结果；
- 使相似病例的分析及比较成为可能；
- 协助资料登记；
- 方便交流。

① 第 5.2 章从另一角度叙述软组织分类。

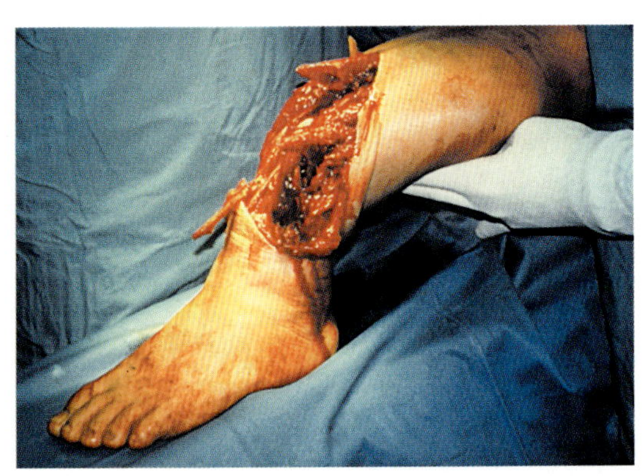

图 1.5-6 42-C3.3/IO4-MT5-NV14 损伤范例

### 3.6.7 结论

基于现状，Gustilo 及 Anderson 于 1984 年发表的开放性骨折分类及 Tscherne 于 1982 年发表的最初的闭合性骨折分类已经不能适应今日的需要。为了更恰当地治疗伴有软组织损伤的骨折，有必要采用更为缜密而详尽的分类系统。目前推荐使用 Hannover 骨折评分系统或 AO 软组织损伤评分系统。

## 4 参考文献


[1] Levin SL (1995) Personality of softtissue injury. *Tech Orthop*; 10: 65–73.

[2] Leibovich SJ, Polverini PJ, Shepard HM, et al. (1987) Macrophage-induced angiogenesis is mediated by tumor necrosis factor-alpha. *Nature*; 329 (6140): 630–632.

[3] Steenfos HH (1994) Growth factors and wound healing. *Scand J Plast reconstr Surg Hand Surg*; 28 (2): 95–105.

[4] Dorow C, Markgraf E (1997) [Therapy of soft tissue injuries–biological strategies]. *Zentralbl Chir*; 122 (11): 962–969.

[5] van der Vusse GJ, van Bilsen M, Reneman RS (1994) Ischemia and reperfusion induced alterations in membrane phospholipids: an overview. *Ann NY Acad Sci*; 723: 1–14.

[6] Cromack DT, Porras-Reyes N, Mustoe TA (1990) Current concepts in wound healing: growth factor and macrophage interaction. *J Trauma*; 30 (Suppl 12): 129–133.

[7] Lynch SE (1991) Interactions of growth factors in tissue repair. Clinical and experimental approaches to dermal and epidermal repair in normal and chronic wounds. *Prog Clin Biol Res*; 365: 341–357.

[8] Schmid P, Itin P, Cherry G, et al. (1998) Enhanced expression of transforming growth factor-beta type Ⅰ and Ⅱ receptors in wound granulation tissue and hypertrophic scar. *Am J Pathol*; 152 (2): 485–493.

[9] Servold SA (1991) Growth factor impact on wound healing. *Clin Podiatr Med Surg*; 8 (4): 937–953.

[10] Wu L, Siddiqui A, Morris DE, et al. (1997) Transforming growth factor beta 3 (TGF beta 3) accelerates wound healing without alteration of scar prominence. Histologic and competitive reversetran scription -polymerase chain reaction studies. *Arch Surg*; 132 (7): 753–760.

[11] Levin SL, Condit DP (1996) Combined injuries–soft tissue management. *Clin Orthop*; (327): 172–181.

[12] Mittlmeier T, Schaser K, Kroppenstedt S, et al. (1997) Microvascular response to closed soft-tissue injury. *Trans Orthop Res Soc*; 44: 317–318.

[13] Heppenstall RB (1997) Compartment syndrome: pathophysiology, diagnosis and treatment. *Techniques Orthop*; 12:92–108.

[14] Shrier Ⅰ, Magder S (1995) Pressure-flow relationships in in vitro model of compartment syndrome. *J Appl Physiol*; 79 (1): 214–221.

[15] Gullo A, Berlot G (1997) Ingredients of organ dysfunction failure. *World J Surg*; 20 (4): 430–436.

[16] Kirkpatrick CJ, Bittinger F, Klein CL, et al. (1996) The role of the microcirculation in multiple organ dysfunction syndrome (MODS): a review and perspective. *Virchows Arch*; 427 (5): 461–476.

[17] Smail N, Messiah A, Edouard A, et al. (1995) Role of systemic inflammatory response syndrome and infection in the occurrence of early multiple organ dysfunction syndrome following severe trauma. *Intensive Care Med*; 21 (10): 813–816.

[18] Tscherne H, Gotzen L (1984) Fractures *With Soft Tissue Injuries*. Berlin Heidelberg New York: Springer-Verlag.

[19] Yaremchuk MJ, Gotzen L (1984) Acute management of severe soft-tissue damage accompanying open fractures of the lower extremity. *Clin Plast Surg*; 13 (4): 621–624.

[20] Matsen FA, Ⅲ, Winquist RA, Krugmire RB, Jr. (1980) Diagnosis and management of compartmental syndromes. *J Bone Joint Surg* [*Am*]; 62 (2): 286–291.

[21] Zweifach SS,Hargens AR, Evans KL, et al. (1980) Skeletal muscle necrosis in pressurized compartments associated with haemorrhagic hypertension. *J Trauma*; 20 (11): 941–947.

[22] Blick SS, Brumback RJ, Poka A, et al. (1986) Compartment syndrome in open tibial fractures. *J Bone Joint Surg* [*Am*]; 68 (9): 1348–1353.

[23] Mubarak SJ, Owen CA (1977) Double incision fasciotomy of the leg for decompression in compartment syndromes. *J Bone Joint Surg* [*Am*]; 59: 184–187.

[24] Gustilo RB, Anderson JT (1976) Prevention of infection in the treatment of one thousand and twenty-five open fractures of long bones:retrospective and prospective analyses. *J Bone Joint Surg* [*Am*]; 58 (4): 453–458.

[25] Gustilo RN, Mendoza RM, Williams DN (1984) Problems in the management of type Ⅲ (seuere) open fractures: a new classification of type Ⅲ open fracture. *J Trauma*; 24 (8): 742–746.

[26] Tscherne H, Ouster HJ (1982) [A new classification of soft-tissue damage in open and closed fractures (author′s transl)]. *Unfallheilkunde*; 85 (3): 111–115.

[27] Horn BD, Rettig ME (1993) Interobserver reliability in the Gustilo and Anderson classification of open fractures. *J Orthop Trauma*; 7 (4): 357–360.

[28] Brumback RJ, Jones AL (1994) Interobserver agreement in the classification of open fractures of the tibia. The results of a survey of two hundred and forty-five orthopedic surgeons. *J Bone Joint Surg* [*Am*]; 76 (8): 1162–1166.

[29] Südkamp N, Haas NP, Flory PJ, et al. (1989) [Criteria for amputation, reconstruction and replantation of extremities in multiple trama patients]. *Chirurg*; 60 (11): 774–781.

## 5 新进展

本章节的新进展和附加参考文献资料可从网上获得：

http://www.aopublishing.org/PFxM/15.htm

# 2 治疗方案的制定

墨菲 (William M. Murphy) ,凯拉姆 (James F. Kellam)

## 2.1 患者与损伤

### 严重软组织创伤时的决策

沃洛克 (Peter Worlock)

#### 1 概论

在处理骨折的整个过程中**必须将患者作为一个整体进行考虑。**

在选择骨折的治疗方法和时机时，人们会不自觉地将骨折孤立地进行考虑。因为骨折很容易在X线片中辨认，进而描述及分类 (见第1.4章)。但是，必须切记骨折是发生在患者的一个肢体之上，所以需要一个全面的、相对标准化及易于使用的诊断方案，便于医生做出适当的决定，并可根据个别病人、单一创伤或复合创伤的个别情况做出调整。

**运动系统创伤通常伴有身体其他部位的创伤，所以必须在多发性创伤的范畴下进行考虑，将病人作为一个整体来治疗 (见第5.3章)。**

在众多关于多发性创伤病人的初期诊断及治疗的体系中，最为广泛应用的是由美国外科学院发展的高级创伤生命支持体系 (Advanced Trauma Life Support system, ATLS)。

同任何急症医学分支一样，在运动系统创伤外科里，同样采用流程表方式以帮助医生决定各种外科治疗措施的优先顺序 (表2.1-1)。

**所有有关挽救生命的必须措施处于最优先地位，**比如填塞压迫腹膜后间隙或使用外固定器固定不稳定性骨盆骨折以中止 (或至少控制) 出血，及对股骨干骨折进行早期固定以预防成年性呼吸窘迫综合征 (adult respiratory distress syndrome,ARDS) (见第5.3章)。排在第二位的是保存肢体，包括重建血液供应，对开放性骨折进行外科处理，及重建软组织覆盖等。第三位是保存关节，包括对开放性关节创伤进行外科探查及清创，同时对关节内骨折进行复位固定，再建肌腱和韧带，以允许早期运动。

**表2.1-1 运动系统创伤治疗的优先顺序**

| | |
|---|---|
| 1) | 挽救生命 |
| 2) | 保存肢体 |
| 3) | 保存关节 |
| 4) | 再建功能 |

表 2.1–2 创伤时被吸收的能量

| 创伤 | 被吸收的能量 (ft–Ibs) |
|---|---|
| 跌倒 | 100 |
| 滑雪创伤 | 300~500 |
| 高速枪击 | 2000 |
| 汽车高速撞击 | 100000 |

最后是决定如何恢复最佳肢体功能。包括通过适当的外科治疗以限制畸形及促进骨及软组织愈合。

在制定治疗方案时，**不仅需要对骨折本身进行评估，**而且应通过对受创伤肢体进行详细检查**以判断软组织损伤的程度。**同时应对各种患者因素与特定的创伤因素进行评估，**最后对医院的环境因素及设备技术因素等进行考虑。在全面考虑以上各种因素的基础上，外科医生才能够对"创伤的个性"做出判断**（图 2.1–1）。

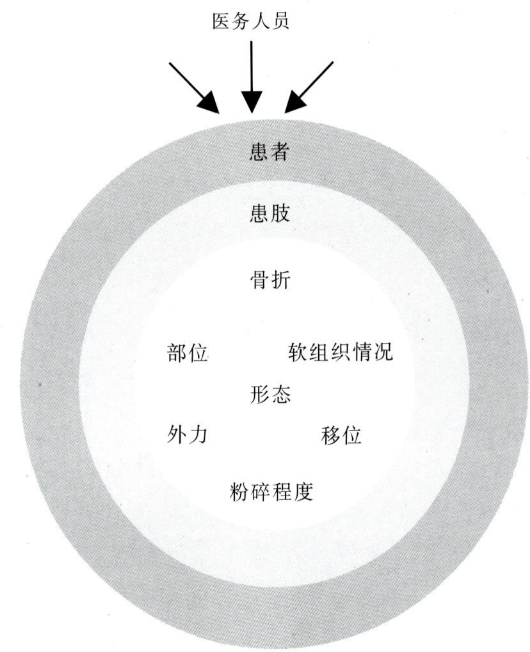


**图 2.1–1 根据患者、损伤及外部环境（医务人员的专业度）的详尽评估来决定损伤的特性**

## 2 损伤因素

创伤发生时，外力与身体接触，能量由外物转移至活体组织。所造成的创伤直接与动能成比例，即与运动速度和外物的质量成比例 ($K\varepsilon=1/2mv^2$)。因为动能与运动速度的平方成正比，所以高速运动物体所造成的损伤远较低速运动物体严重（表 2.1–2）。

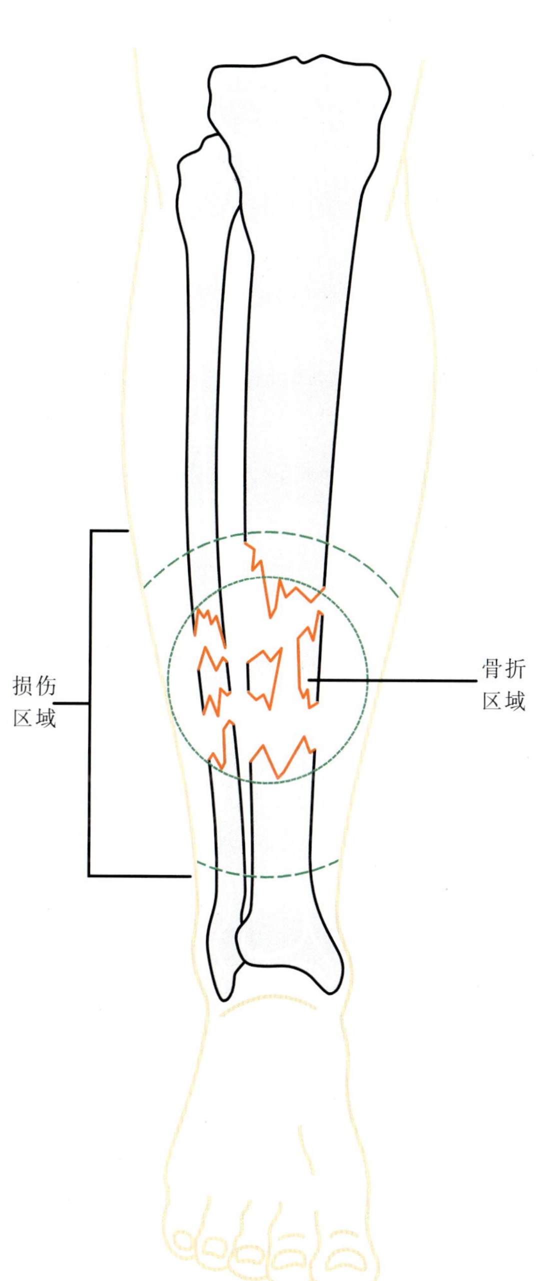


图 2.1-2 损伤区域示意图——损伤的区域大于骨折区域

## 2.1 创伤样式

创伤样式可以提供非常重要的信息。比如，当患者受到胸部钝击伤及双侧股骨干骨折时，很清楚其接受了非常巨大的能量转移。在这种情况下，腹部及骨盆很难不受到创伤。**创伤的大小同时取决于组织的类型及外力的作用部位。**

当外力作用于胫骨前面时，能量通过皮肤作用于胫骨而引起开放性胫骨骨折。而同样大小的外力作用于小腿后部，通常会被局部肌肉组织吸收，且通常不会造成任何骨折。垂直作用于肢体的直接外力，通常较沿肢体轴向间接作用的外力引起的损伤明显严重。

应该清楚了解**软组织损伤的范围远较骨折范围为大** (图 2.1-2)。其情况与在烧伤时见到的非常相似，在其中心的坏死区域周围为郁积区域 (图 2.1-3)。在此区域内，组织在创伤的初期通常还具有活力，但会随着时间的推移而逐渐坏死。即使在坏死及郁积区域周围的健康活组织也会因血流在创伤初期的增加 (形成所谓的充血区) 而受到累及。

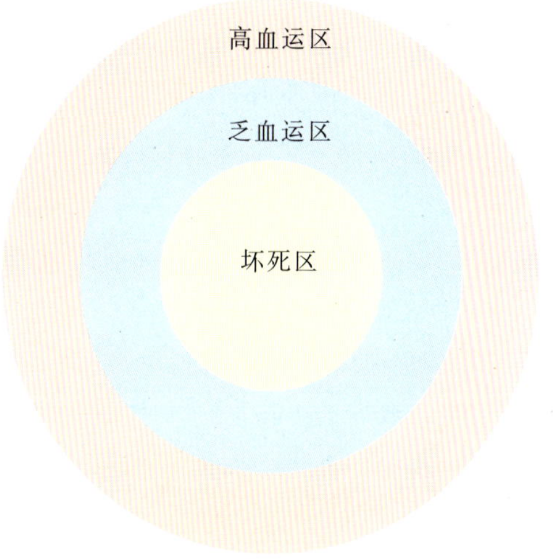


图 2.1-3 软组织损伤概念与烧伤情况类似

在开放及闭合性骨折时判断创伤区域的范围虽然困难但至关重要，而此判断构成了对闭合及开放性创伤进行评价及分类的基础 (见第 1.4 章及 1.5 章)。

多发性创伤病人的诊断及治疗步骤可用“3R”来代表：复苏期(Resuscitation)，再建期(Re construction)及康复期(Rehabilitation)。治疗时应将病人作为一个整体考虑，不可将各期分割开来，从而提供最佳治疗及康复方案。

## 2.2 复苏

按照 ATLS 的体系，对多发性创伤病人的初期诊断及处理可分为以下四期：

- 初期检查。
- 复苏治疗。
- 二期检查。
- 确切治疗。

在实际工作中，初步检查及复苏期同时进行。对于威胁生命之创伤，一经确认便应立即处理。初步检查由 ABCDE 组成［呼吸道 (Airway)，呼吸 (Breathing)，循环 (Circulation)，伤残情况 (Disability)，及显露 (Exposure)］，**初步检查首先是保持呼吸道畅通**，此时可能需要采用不同的呼吸道管理技术，但在此过程中必须固定颈椎以防止可能造成的进一步创伤。

在保证呼吸道畅通后，下一步应该采取的措施是保持肺部适当的氧交换。此时可能需对张力性或广泛的开放性气胸进行处理。处理多发性创伤病人的中心目的是保证所有存活组织有足够的含氧血液的灌注。对休克的预防或治疗称为“循环”期，应开放两个大静脉，以 Hartmann 溶液 (Ringer´s Lactate) 开始液体复苏治疗。以最快的速度输入两升灌注液后，如血液动力学检查仍然不稳定，便应考虑输血。如血液动力学持续不稳定，则需要进行外科处置以控制出血。在急诊室内对腹部进行超声波检查可能会对诊断有所帮助。在不稳定性骨盆骨折时，应由骨科医生采取减少骨盆容量及增加骨盆稳定性的措施以挽救生命。

在经过“ABC”期对危害生命的状况进行判断、处理后，便应于“D” (伤残情况) 期进行简单的神经学检查。在此阶段，应尽量对病人的意识状态及可能存在的四肢主要神经损伤做出判断。随后的“E” (显露) 期内应对病人进行充分的检查。在不检查时，则应以毯子等覆盖病人以保暖，预防低体温现象发生。

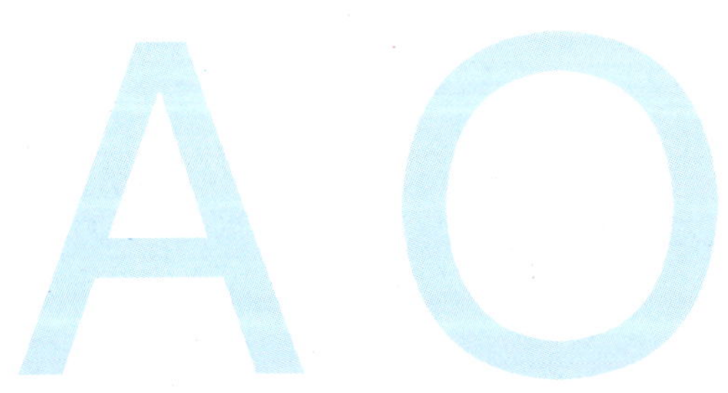

二期检查包括对病人进行从头到脚及从后到前的全面临床检查及适当的影像学检查，从而对创伤样式进行全面完整的确认。对任何肢体创伤均需进行详细的检查以精确地确定其损伤样式。对肢体应详细观察伤口肿胀及挫伤情况，对于任何畸形应小心地予以矫正。对于关节脱位应予以早期复位，以避免其影响循环，阻止静脉回流，及对神经及皮肤造成压迫。一般来讲，**恢复肢体至其正常解剖位置不会造成进一步损害**。而未予矫正的关节脱位及广泛性骨折错位则可造成持续性创伤。

### 2.3 骨折的处理

在处理任何运动系统损伤时，应首先回答以下三个问题：

(1) 需要采取什么措施?

(2) 何时需进行外科处置?

(3) 措施的安全程度如何?

根据前述的流程表 (见第一节)，第一优先应该是施行与挽救生命相关的必须措施。在此阶段骨科医生需要参与的多是对严重的骨盆骨折进行处置。在初期及二期检查时，应检查力学及血液动力学的稳定状况。对于骨盆应该检查是否有任何提示不稳定存在的显著运动。如在前后位 X 线片上见到较大的骨盆骨折，则应在复苏期便拍摄骨盆进口及出口像 (见第 4.4 章，图 4.4–1)，以对创伤进行适当及迅速的判断，并观察有无明显的后方或垂直性移位存在。

病人随后将被分入五个范畴之一，并对所需采取的急症处理措施进行适当的决定 (见第 4.4 章，图 4.4–4)。

其他需要骨科参与的挽救生命措施可包括对长骨骨折进行早期固定。在 20 世纪 80 年代发表的很多回顾性研究显示，对多发性创伤时发生的股骨骨折进行早期固定可以改善治疗结果 (减少 ARDS 的发生率)。而前瞻性研究[2，3]则得出了相反的结论，发现肺部合并症与胸部创伤的发生率成正比。

在复苏期进行的挽救生命手术，最基本的原则必须是不造成进一步创伤。如果血液动力学稳定，体温正常，凝血正常及无换气障碍，则可对长骨骨折进行确实的固定。但如果病人存在以上问题，则外科处置应仅限于对主要伤口探查、清创及对下肢骨骨干进行简单的固定。于骨折远近端各使用两颗螺钉的外固定器可对骨干骨折提供足够的稳定性。使用这种微创性技术，通常可以在进行胸部、颜面及神经外科手术的同时进行下肢手术。

外固定器可用于处理复杂性关节内或关节周围骨折，通过固定受伤之关节两端以保持肢体长度及对线。如病人状态允许，也可以使用经皮螺钉维持经复位之关节表面。

在进行复苏手术期间，应对患者保持持续观察。如情况恶化（凝血障碍、低氧、低体温，及颅内压增加等），应暂停较大的手术。**除非手术是为挽救生命，否则应将患者安置在 ICU 以策安全。**

在多发性创伤病人，高能性开放性骨折（特别是发生在下肢者）非常多见。此时，截肢与否的决定对于危重病人变得尤其重要。必须详尽考虑因保留肢体而可能增加的代谢负担及手术次数、时间等，有时可能因挽救生命而必须对损伤肢体进行截肢（见第 1.5 章）。

## 2.4 再建

随着时间的推移及患者状态在 ICU 内逐渐稳定，采取进一步再建措施的机会之窗将会开大。此时进入第二期——治疗的“再建”期（5~10 天——“机会之窗”，见第 5.3 章），应开始考虑对关节内/关节周围骨折及上肢创伤进行再建。

作为临床决策过程的一部分，无论病人状态如何，均应对创伤的各部位进行详尽的临床及影像学检查，**其要点仍为将患者作为一个整体进行观察。**

对肿胀/擦伤范围的检查有助于判断损伤范围，但在损伤后早期，软组织损伤的范围可能较难判断。应检查创伤远端的神经血管状态。对于所有患者均可检查其末梢皮肤充盈及脉搏（如必要可使用多普勒探查）。**但是要注意末梢脉搏及皮肤循环正常并不能排除发生于更远端的肌间室综合征。**对于清醒病人，通常可在给予镇痛剂后对肢体的运动及感觉功能进行相对完整的检查，并记录所有细节。

应时刻考虑到发生肌间室综合征的可能性，其最常发生部位为前臂及小腿，但也可见于其他部位，详见第 1.5 章。

临床上怀疑肌间室综合征时，最好对所怀疑的肌间室进行正规及广泛的筋膜切开以进行减压。**筋膜切开可使骨折变得不稳定且可从闭合性变为开放性，**从而需要进行外科固定及其他处置。

## 2.5 分类问题

关于开放性及闭合性软组织损伤的分类体系已在第 1.5 章进行了描述。在开放性骨折，因可进行全面的伤口探查，使得软组织创伤的准确范围较易被确定。但在闭合性骨折，对软组织创伤的严重性进行准确的分级则比较困难。此时，**分类体系** [5] **的价值就在于提醒医生注意可能存在大的软组织创伤**的严重性与复杂性。

影像学检查可以提供大量的信息。至少应拍摄两张相互垂直90°的X线平片，以对骨折进行初步分类（见第1.4章）。但是，在创伤后拍摄的紧急X线片，通常因为不能将肢体放于标准位而使其价值下降。**在手术室内全麻下拍摄的牵引像，因可精确显示骨折样式而具有不可取代的价值。**尽管拍摄这些X线片似乎延长了手术时间，但其提供的信息通常可以使整个治疗的时间缩短。

对X线片的详细观察可提供软组织创伤的线索。多阶段性骨折提示肢体吸收了很大的能量及伴有严重软组织创伤。X线片通常可显示软组织肿胀的程度。在开放性创伤有可能在组织内见到异物及空气，其与骨折部位的距离可用来帮助判断软组织损伤的整体范围。

精确的骨折分类有助于医生判断治疗中的潜在风险及采取相应措施，尤其是通过分析骨折类型可判断骨折的稳定程度，**而术后的最终稳定性由骨折类型及所施行之手术两方面决定。另外，应特别注意骨折线是否延伸到骨（骨骺）或关节，**当骨折线较细微且与X线片成垂直方向时通常不易察觉，而使用髓内钉等不当措施可加重关节及骨（骨骺）骨折。**将时间用于拍摄理想的X线片并不是浪费，**尤其因为于急诊室所摄之X线片通常质量较差，而在手术室内与麻醉状态下所拍摄之肢体牵引像通常质量较佳。

在骨（骨骺）及关节内骨折时应考虑使用CT，以利于制定详细的固定计划及减小手术暴露。

## 2.6 截肢

在肢体（特别是胫骨）的严重开放性骨折时，最重要的考虑是能否保存肢体。现代外科再建技术（骨，血管，神经，肌腱）的进步常诱使医生尽一切努力去保存肢体。**而对于病人而言，早期截肢可能更利于其迅速开始功能恢复训练。**Millstein等人[6]对72例伴有血管损伤的下肢骨折患者进行了总结，其结果显示，在28例接受血管再建术的患者中仅有32%恢复了良好功能，而在44例接受早期截肢的患者中恢复了良好的功能者高达70%。

在过去的10年中，有多个评分系统被提出以试图简化这一临床决策过程。其中最为广泛应用的是由Helfet[7]等人建议的损伤肢体严重度评分（Mangled Extremity Severity Score，MESS）。该体系按照骨及软组织创伤的严重性、肢体缺血程度、低血压的有无及患者的年龄等进行评分。最初的报告建议对评分在7分或以上者因肢体失去活性而应予截肢。在对152例严重肢体创伤患者应用MESS进行回顾性评分后，Robertson[8]发现所有在受诊时评分为7分或以上者均需要截肢，但是，有49例最初评分在7分以下者稍后也需要接受截肢。他认为MESS缺乏敏感性，但可作为指南使用（见第1.5章）。

对每个单一创伤之“个性”的最终确定应回归到临床判断上来，所应考虑的患者因素（见本章第3节）包括年龄、既往疾病、其他创伤、职业同爱好、患者及其家人的期望，及是否存在心理问题。

而肢体因素包括创伤机制、骨及软组织损伤的程度、对侧下肢有无创伤、肢体远端感觉状态，及成功再建血液供应前的缺血时间等。

环境因素（见本章第4节）则包括医院是否可以提供进行最佳再建/康复所需的设施，对于患者及其家人而言其社会/经济效益如何，以及社会与医疗体系所需付出的代价如何。

截肢与否的决定不一定必须在第一日做出，这里所谓“早期”截肢指于伤后5~7天内所进行的截肢。在急诊室进行初步探查及清创有助于确认创伤的状态，同时可对组织（血管、骨及关节等）进行初步再建。如果情况变差需要截肢，可于随后24~48小时内与患者及其家人商讨以做出决定。同时可与假肢及支具中心合作以取得最佳截肢效果。另外也可安排患者及家人与曾经成功接受过截肢的患者会面交流。

**严重下肢创伤时截肢的绝对及相对适应证仍存在争议。**表2.1–3及表2.1–4给出了目前在牛津创伤中心（Oxford Trauma Unit）所使用的适应证。

## 3 患者因素

在观察创伤细节的同时，也应从整体的角度对患者进行观察以决定创伤的“个性”。显然处理多发性创伤及单发性创伤患者所强调的重点不同，处理多发性创伤的目的依次为挽救生命，保存肢体，保存关节及保留肢体功能。

与此相反，对于单发性甚至多发性肢体创伤，只有在骨折为开放性或伴有血管损伤时才需进行急诊手术处理。此时应尽可能快地完成处理过程，对开放性骨折应于6小时内进行处理，因为临床及实验研究均表明在此期间内处理可减低合并症的发生率。

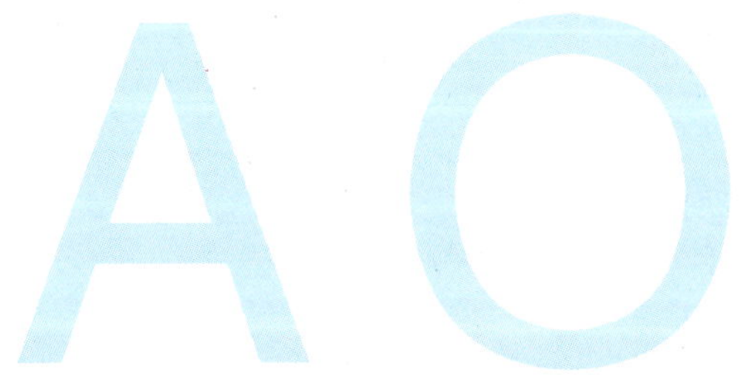

表 2.1-3 建议采用的下肢截肢绝对适应证

1) 创伤时完全性截肢
2) IIIc 型开放性骨折，伴不可修复的坐骨神经或胫后神经创伤
3) IIIc 型开放性骨折，缺血时间大于 6~8 小时
4) 创伤危及生命，伴有持续性休克、DIC 及 ARDS
5) 最初检查时足已无存活迹象

表 2.1-4 建议采用的下肢截肢相对适应证

1) IIIc 型开放性骨折
2) 下肢及对侧足的挤压伤
3) 明显的胫骨骨缺失，或伴有严重的膝/踝关节损伤
4) 50 岁以上患者的 IIIc 型开放性骨折
5) 分离性/完全性主要神经损伤
6) 设施欠妥

### 3.1 血管损伤

血管损伤后，越早开始再建则预后越好，外科处理不应因等待血管造影而推迟。如果骨折发生在单一部位，而远端脉搏消失，则可以推断动脉损伤会发生在同一部位，当然，**在另一阶段因关节脱位（已自行复位）而造成的损伤必须除外**。如果不能确诊，应尽快于手术台上进行动脉造影以确定损伤部位。多普勒扫描较快且方便，但可靠性较差。

肢体多部位骨折时的动脉损伤可能发生在不止一个部位，此时于放射科进行正规血管造影可能对诊断具有一定价值，但应采取一切措施尽量缩短检查时间，以减少缺血时间。

除开放性骨折及骨折伴血管损伤外，需要进行骨科急诊手术处理的另一损伤是关节的脱位或骨折/脱位。绝大多数闭合性肢体创伤均可于初期通过夹板及肢体抬高进行处理，同时对骨折样式及病人的其他情况进行详细检查。

### 3.2 其他问题

**对于任何既往疾病，特别是需要长期服药的病史均应了解清楚**。缺血性心脏病及慢性肺病可增加麻醉的危险性。而胰岛素依赖性糖尿病可于局部引发感染及于全身使代谢环境的控制发生困难。其他因用药而引起的合并症包括：长期应用激素可使手术后复原缓慢，感染机会增加及骨愈合迟延。显然创伤肢体如曾接受过血管搭桥手术，则其风险将明显增加。整体来看，病人可能不易承受大手术而需要增加激素的用量。

患者的生活方式同样也是一个重要的因素。吸烟除了对呼吸和心血管系统造成影响外，同样可以引起骨折愈合迟延甚至不愈合。大量酗酒可造成肝功能异常进而引起凝血障碍，且酗酒者通常对于各种较严格的康复计划采取不合作态度。因此不宜对此类患者实施需要绝对配合的治疗方案。

静脉吸毒可以明显增加感染人体免疫缺陷病毒 (HIV)、B 型（乙型）及 C 型（丙型）肝炎的机会。在急诊手术室工作的所有人员应随时注意以减少风险。在择期性再建手术，教导患者应如何正确地权衡利弊同样非常重要。

**清楚地了解患者在受伤前的功能状态是非常重要的，治疗应考虑患者所需要之功能**。显然，尽力保存一个在受伤前已失去功能的残肢是毫无意义的。相反，对于职业运动员则应尽快地恢复肢体的高度功能。

### 3.3 心理因素

对于患者创伤前的心理状态及其对创伤的可能性反应绝不应忽视。复合性创伤可能需要多期而严格的再建措施，制订治疗方案时应考虑创伤前的心理状态，因某些患者可能因心理条件而难以适应及服从术后的负重指导及外固定器的使用。

每位患者都会对身体所受的创伤产生某种程度的心理反应，这在那些完全正常而忽然致残的患者尤其明显。花时间向患者解释创伤的性质及治疗的可能选择，长远来讲可使患者建立对医生和治疗计划的信心。**而鼓励其家人对患者发挥积极影响在此阶段也非常重要** (见下)。

当患者不能详述其职业、爱好及其功能需要时，应与其家人联系以了解创伤前的状态。对于意识丧失者，应在开始时便与其家人一起制定治疗方案。

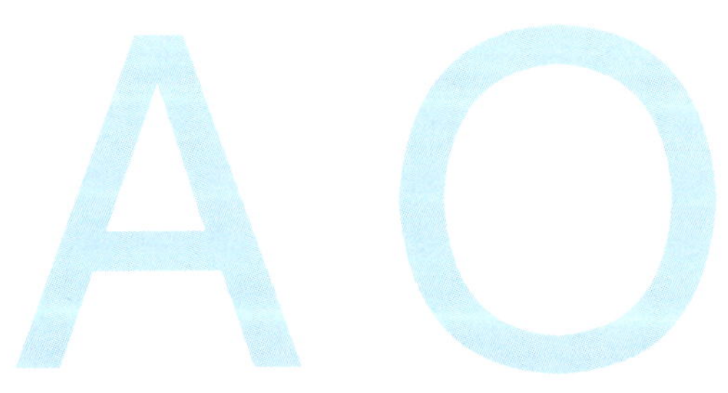

应该让患者及其家人清楚地了解创伤的性质及现实上可以期待的外科再建/康复措施的结果，使病人的期望与医生所能提供的结果相符 (除非发生不可预见的合并症)。患者与医生应对此签订“合约”。**引起诉讼的主要原因之一是患者与医生之间缺乏沟通及相互理解**。

## 4 环境因素

首先是物质设备，加强监护治疗设施 (ICU) 应能应付发生于各个年龄组别的严重创伤患者的需要，而缺乏 MRI 及 CT 可能会使某些复合性创伤病例无法得到正确的诊断。

### 4.1 设施

现代骨折手术应在现代化手术室中进行。某些人对是否应在骨折外科固定手术时使用于关节置换手术时常规应用的超净空气及层流设施提出质疑。但是从生物学角度来看，在全关节置换术时植入金属关节与在外科伤口外植入金属板没有任何实际性区别，继发感染对两者而言均是灾难性的。此外，**应准备好于身体任何部位进行手术所需的所有型号之内植物及器具**。

高质量的荧光屏显示设备应为基本配置，否则将无法进行诸如髓内钉等手术。

手术人员的训练及技能同样重要。因创伤多发生于非工作时间，外科及麻醉科的资深医师应于任何时间都可对前线医生提供支持。

从骨折外科手术的角度而言，手术室人员是至关重要的。**主治医生有责任**在术前制订适当的手术计划，**以保证他的同事了解下一步应如何治疗**及需要采取何种措施。

以上技能的获得对于外科医生及手术室人员来讲均非易事。理想的做法是，**所有涉及为创伤患者提供外科治疗的人员均应**将其大部分时间用于此一领域及**定期接受系统训练**。那些被偶然招来参加创伤处理的人员会感到此工作充满压力，并使其士气受挫，这显然不利于病人的治疗。

### 4.2 康复

最后，作为环境因素，必须牢记**病人的护理在手术完成后并未停止**。在运动系统创伤，康复可能较任何其他外科专业更为重要。再好的治疗也可因缺乏适当的术后护理及康复而变得无效。目前的情况是，在世界上的许多地方仍缺乏受过正规训练的康复队伍，在未来的数年内建立这样的队伍已成为当务之急。

成功的康复治疗不仅包括传统的物理治疗，同时应包括职业治疗师、言语治疗师、营养师、社会工作者、心理学工作者，及某些时候需要儿科专家的参与。另外，必须在医院的康复队伍与患者返回家庭后的地区责任者之间保持紧密的联系。很遗憾，在私人医疗机构里通常更加缺乏可提供适当康复治疗的人员。

能够对运动系统损伤提供长期、关键性及诚实护理的人员是绝对重要的。缺乏完善的设施及高度训练的人员而进行复杂的再建手术，可能是不安全的，此时应将患者尽可能安全快速地转往合适的医疗机构。**当患者的需要超过了治疗设施资源所允许时，这种转院是强制性的。**

## 5 总结

治疗运动系统创伤的目的是完全恢复病人及肢体的功能。在此前提下，治疗的第一优先为挽救生命，初步诊断及处理危及生命的创伤应同时进行，而不应试图对以上所有因素进行完整及正规的检查。

当多发性创伤患者在生理上已经平稳，或分离性多发性骨折不会威胁生命时，应开始进行更全面及正规的检查，并试图定义创伤的个性。这时可应用在本章 2.2 节及 2.3 节中给出的原则进行逻辑判断。在骨折外科中使用的诊断及决策系统已概述于表 2.1–5。

**表 2.1–5 骨折外科之决策及检查系统的总结**

1) 病史：用来对外力的方向/大小进行初步判断
2) 检查：通过对挫伤/擦伤/脱套/伤口的检查以推断创伤的区域范围，（如果可能）对神经血管状态及肌肉/肌腱功能做出判断
3) 影像学：决定骨折部位/类型（骨折的综合分类）。可对能量消散（创伤区域）提供额外信息
4) 患者：进一步病史调查以了解创伤前状态、职业、喜好、心理状态及期望
5) 需求：决定对个别病人的最佳治疗（如，需要何种资源?）
6) 环境：提供最佳治疗所需的资源是否完备?如果不是，应将病人转院至适当的医疗机构
7) 合约：病人所期待的与医生所能提供的应该完全一致，这可能需要通过沟通解决

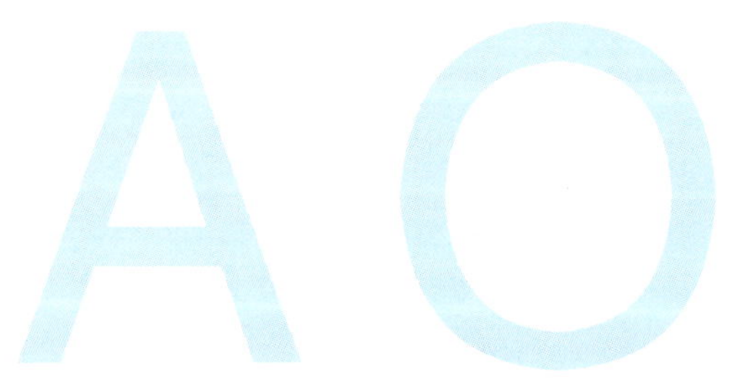

## 6 参考文献

[1] Tile M (1984) Fractures of the pelvis and acetabulum. In: Tile M, editor. *Pelvic Fractures*. Baltimore: Williams & Wilkins.

[2] Bone LB, Johnson KD, Weigelt J, et al. (1989) Early versus delayed stab ilization of femoral fractures.A prospective randomized study. *J Bone Joint Surg* [*Am*]; 71 (3): 336–340.

[3] Reynolds MA, Richardson JD, Spain DA,et al. (1995) Is the timing of fra cture fixation importand for the patient with multiple trauma? *Ann Surg*; 222 (4) :470–478; discussion 478–481.

[4] Herve C, Gaillard M, Andrivet P, et al. (1987) Treatment in serious lowe r limb injuries:amputation versus preservation. *Injury*;18 (1) :21– 23.

[5] Oestern HJ, Tscherne H (1984) Pathophysiology and classification of s oft tissue injuries associated with fractures. In:Tscherne H,Gotzen L,editors. *Fractures with Soft Tissue Injuries*. Berlin Heidelberg New York:Spri nger–Verlag.

[6] Millstein SG, Hunter GA, Kellam JF (1990) Injuries of the lower limb l eading to revascularisation and/or amputation in polytrauma. *Orthopaedic Trauma Association*, Annual Meeting. Lippincott–Raven, Philadelphia.

[7] Helfet DL, Howey T, Sanders R, et al. (1990) Limb salvage versus amputat ion.Preliminary results of the Mangled Extremity Severity Score.*Clin Orthop*; (256): 80–86.

[8] Robertson PA (1991) Prediction of amputation after severe lower limb trauma. *J Bone Joint Surg* [*Br*]; 73 (5) :816–818.

## 7 新进展

本章节的新进展和附加参考资料可从网上获得：

http://www.aopublishing.oyg/PFxM/21.htm

# 2.2 骨干骨折总论

德·博尔 (Peter de Boer)

## 1 前言

骨干骨折的治疗正在不断取得进展，基于对骨折修复生物学和软组织在骨折修复中作用的更深认识，不断出现新的复位和固定方法[1]。目前已经认识到**对于恢复肢体的正常功能，并不需要将每一个骨折块精确地解剖复位**。由于有更多的治疗方法，选择治疗方案就越发复杂。对于每一个骨干骨折，其正确治疗的相关因素必需与最新的治疗观念相一致。

## 2 功能分析

长骨干有许多功能，最重要的两个功能是保持远近端关节的立体关系和为使之运动的肌肉提供附着。**在下肢，正常的肢体力线应当得到恢复**[2]**，**这就要求不出现短缩、成角和旋转畸形。就单个骨折来讲，即使没有达到解剖复位，也可以获得良好功能（图 2.2–1）。

对于下肢骨折，可以接受遗留某些畸形，但不能影响肢体的功能，如肢体短缩小于 1cm，或在接近关节平面处很小的成角畸形。胫骨骨折愈合后遗留达 10°的前后位成角畸形，即使外观上明显畸形，如果踝关节功能正常，也是可以接受的。但是，如果内外翻畸形达到 5°，就会使关节遭受异常的作用力，从而导致创伤后骨关节炎[3]。

肱骨干短缩很少引起功能障碍，由于肩关节有很大的活动范围，因此，肱骨的旋转和成角畸形也是可以接受的。**相反，由于尺、桡骨干是远近端复合尺桡关节的组成部分，对于尺、桡骨干骨折，就要求达到解剖复位以恢复肢体的正常功能。**

**关节骨折必需恢复正常的轴线关系。**

## 3 发病率

在世界大部分地区，由于已提高了汽车的设计和使用安全带，降低了骨干骨折的发生率[4]，但是在发展中国家，由于机动车的使用急剧增加，特别是摩托车的使用，使得骨干骨折较以前增多，这些骨折常常是开放性的，并且由于拖延了送往医院的时间，直到骨折晚期仍是开放性的。

步行损伤的发生率较稳定，但是开放性骨折的发生率有所增加。随着老龄人口的增加[5]，由于骨质疏松造成的骨干骨折的发生率有所增加。

## 4 骨折机制

### 损伤类型

直接或间接暴力均可造成骨折。间接损伤通常比直接打击分散能量较少，因此所造成的较小的移位、轻度软组织损伤或开放性骨折的比例也相对较少[6]。不同损伤类型在各种 AO 分类方法中已得到公认[7]（见第 1.4、1.5、5.1 章）。

螺旋骨折（A1 型）和蝶形骨折（B1 型）是由间接旋转暴力引起的。这两种类型均有较大骨面接触，软组织损伤较小。因此，虽然不采取固定很难维持骨折复位，但它的愈合仍是较快的，很少引起并发症。

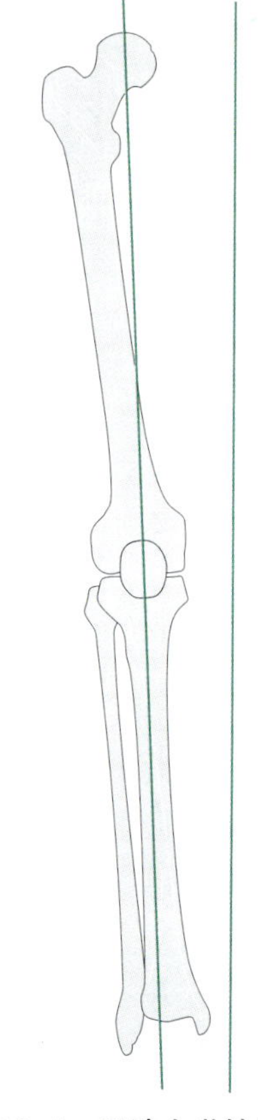

**图 2.2-1 下肢力学轴线图**

显示股骨、胫骨的正常排列（根据 Pauwels[3]）

楔形骨折（B2 型）是由弯曲暴力引起的。施加于肢体的暴力较大，能够引起明显的软组织损伤和骨膜损伤。骨折愈合需要更长的时间，手术治疗可进一步破坏骨的活力。

横形骨折（A3 型）或粉碎骨折（C 型）通常也是由巨大直接暴力引起的，特别是发生在股骨时。如果骨质正常，骨折移位较大，将伴随广泛的软组织损伤。即使皮肤完整，直接显露骨折仍可进一步加重软组织的损伤。

**骨折类型和骨折移位能够很好地预示软组织的损伤程度。这种见识可以指导医生采取适合的复位和固定方法。预计软组织损伤的程度越大，内植物的选择、复位技术和仔细全面的处理就更为重要**（见第 3.3.2 章）。

## 5 最初评价

### 5.1 病人状况

初次接诊病人评估病人的方法已在第 2.1 章中介绍，有关儿童骨折的问题将在第 5.4 章节中讲述。

**全面采集病史对于分析骨干骨折是最重要的，受伤病史可以提示创伤能量的大小，特别是能够从中发现病人损伤的机制和造成骨折的暴力情况。**摩托车损伤的暴力几乎是普通坠落伤的 100 倍。尽管 X 线显示看起来相似，但是所造成的软组织损伤却明显不同。

大多数移位骨折通过观察就可以识别。触诊可诱发压痛。物理检查最重要的是要集中在血管和神经损伤的检查。某些骨折，包括股骨远端或胫骨近端的移位骨折，应当高度怀疑存在血管损伤的可能。**由于需要即刻采取适当的固定方法重建骨折稳定性，血管损伤决定了治疗方案的制定。**

**另一个最紧急的情况是筋膜间室综合征的发展，这在小腿损伤中最经常出现，但是也可以发生在大腿、前臂、臀部和足部**[8]。临床表现和治疗已在第 1.5 章中论述。**筋膜间室综合征同血管损伤同样严重。**筋膜间室综合征可以在伤后头几天内任何时间发生。筋膜间室综合征最常发生在骨折广泛移位的病例。但是也可以发生在开放性骨折和骨折闭合髓内钉固定术后。

### 5.2 放射学评价

X 线是诊断骨折的主要方法，在大多数病例一般进行**前后位和侧位 X 线检查，包括远近端的关节**，斜位 X 线有助于干骺端的观察。应当拍摄对侧标准 X 线片，有助于确定手术计划，特别是对于采用髓内钉技术（见第 2.4 章）。CT 和 MRI 无助于分析新鲜骨干骨折，但是有助于研究复杂畸形愈合的重建。

#### C 骨折类型

利用 X 线能够进行精确的骨干骨折的分类。广泛移位、多段、横形骨折多由高能量暴力引起，而微小移位、单一螺旋骨折则能量较小。

在下肢，承重的内植物（髓内钉）固定骨折，同时可以早期负重，比接骨板、螺钉固定更可取，后者在骨折延期愈合时易发生疲劳折断[6]。

但是，骨干骨折伴随干骺端或关节内广泛骨折时不适合行髓内钉固定，要求直接复位和坚强内固定，以维持关节骨折块的解剖关系。

**骨的质量也是一个高相关因素，骨的质量影响固定方法的选择，严重的骨质疏松能够减少螺钉和骨栓的把持力，**在骨质疏松病人采用外固定架[9]或接骨板固定可能会导致失败。病理骨折的治疗也要求特殊的考虑，对于生命有限的病人，更明智的选择是帮助病人活动和解除病人的疼痛，而不要求完美的复位或使用可能妨碍骨折愈合的辅助技术等，如使用骨水泥[9]。

### 5.3 相关损伤

**软组织的损伤程度影响并且常常决定了骨干骨折治疗方法的选择。**胫骨闭合、单一、移位性横形骨折可以采用髓内钉固定、接骨板固定或外固定架。严重的皮肤擦伤由于手术入路可能进一步加重软组织损伤，因此无法采取常规的接骨板内固定。严重的伤口污染可能妨碍一期髓内钉固定，因为有发生感染的危险，在这种情况下，可初步采用外固定架。

同样，血管损伤和筋膜间室综合征需要急诊处理。在要求血管修复和肌肉间室广泛减压的病例中，同时也要求稳定骨折。因此，相关的损伤不但决定了需要骨折固定，同时也决定了手术的时间和手术入路。当时间有限时，可以利用修复血管损伤的入路进行接骨板固定。

威胁生命的损伤处理要优先于骨干损伤，应当遵守第2.1章讲述的总的处理原则。

**同一侧肢体发生一处以上骨折，特别是当发生“漂浮”关节时，要求固定所有的骨折。**另外肢体的骨折，如双侧肱骨干骨折，使病人几乎不能自理，虽说单一骨折可行保守治疗，但在这种情况下应当采取手术治疗。

## 6 骨折手术固定治疗指证

在不同的国家，由于可使用的设备不同，骨干骨折内固定或外固定的指征有所不同。但是，**有一些绝对的指征必须围绕两个首要的问题进行归类，即拯救生命和保留肢体。**

### 6.1 绝对指征

#### 拯救生命

对于多发伤病人，立刻进行股骨干骨折内固定可以明显降低并发症的发生率和死亡率（见第5.3章）[10]。但是，也有一些报道对于使用髓内钉或接骨板固定尚有争议，但采用外固定架总是作为一种临时性固定措施[11，12]。

保留肢体

对于存在急性血管损伤、筋膜间室综合征以及开放性骨折的病人，稳定骨干骨折是急诊保肢手术治疗的一部分（见第 1.5 和 5.1 章）。骨折端的移动不但妨碍血管的修复，而且不利于损伤的软组织愈合。

### 6.2 相对指征

**通过保守治疗无法复位或无法保持骨折的稳定性。**

股骨干骨折很难通过牵引进行复位和保持稳定。非手术治疗只有在极特殊的情况下才能采用，通常是在无适合手术器械时采用。

胫骨干骨折通过手法很容易使之复位，复位后稳定性与骨折类型有关。横形骨折复位后，在轴线负荷方向是稳定的，但是愈合时间常常较长。不稳定的多段骨折采用非手术治疗，尽管愈合较快，但有可能导致肢体短缩和畸形愈合。

肱骨干骨折通常很难通过非手术治疗复位和稳定，但是，即使明显的畸形愈合也能保持良好的功能，因此，手术固定只有在特殊情况下使用。

非手术治疗很难使前臂骨折达到解剖复位和稳定，因为即使小的畸形愈合也会损害前臂的功能，因此，通常建议进行手术治疗。

### 6.3 病人早期固定

早期固定对于病人有很大的益处，特别是对老年病人。骨干骨折固定后可以允许邻近关节的早期活动，避免“骨折病”的发生或者由于长期的固定引起的痛性营养不良（见第 6.5 章）。成功的固定可以使病人较早恢复工作、缩短住院时间、减少治疗费用。

早期固定也有出于经济方面的考虑，例如，股骨干骨折采用非手术治疗需要住院很多星期，而采用髓内钉固定则只需要数天。在很多发达国家，股骨干骨折非手术治疗的费用非常昂贵。一旦出现严重的并发症，费用则更为可观[13]。

## 7 非手术治疗

非手术治疗包括牵引或石膏固定，可以作为临时性或确定的治疗方法，可以避免感染的危险，需要的设备很少。但是，愈合时间较长，畸形愈合、邻近关节僵硬的危险性较大。

在成年病人，某些骨折采用非手术治疗效果很好。胫骨和肱骨的非移位或很小移位的骨折，可以采用石膏固定获得很好治疗。由于在骨折愈合前经常出现继发性移位，因此，要求进行常规的随访。

如果有足够的手术器械和丰富的经验，股骨干骨折应当采用手术治疗，非手术治疗要耗费大量的时间，并且有肢体短缩和成角畸形的可能。

除肱骨以外，移位性骨干骨折采用手术治疗均能够获得比保守治疗更好的结果[14]。如果没有合适的手术设备和器械，即使股骨干骨折也可以采用保守治疗。最终获得畸形愈合可能也比慢性骨髓炎更好些。

牵引和石膏固定是两个主要的保守治疗方法，这两种方法都需要熟练的技术、经验和监督管理。在胫骨干骨折，牵引既耗时又存在延期愈合的可能，但是可以作为一种很好的临时固定措施以等待手术治疗。

石膏固定通常包括邻近的关节，尽管可能引起关节僵硬，但如应用适当，这种方法还是安全的。通过使用铰链支具可以减少关节僵硬的发生率[15]。通过塑形好的石膏可以控制成角畸形，但是很难控制旋转和短缩畸形。因此，在成年病人，大多情况下石膏固定仅限于几乎无移位且十分稳定的骨干骨折。

## 8 手术治疗总则

各论及详细论述见第4篇。

### 8.1 手术治疗时机

骨干骨折的手术治疗时机是复杂的，只有当全面检查、分析病人的总体情况后，才能考虑手术治疗。血管损伤和开放性骨折需要特殊处理，应急诊手术治疗。

总的来讲，如果有切开复位内固定的指征，越早实施越好。伤后组织将出现肿胀，通过肿胀的组织手术，将导致缝合切口出现困难，并且有继发性伤口裂开的可能，直接切开复位应当在伤后6小时内进行[16]。有时很快出现明显肿胀，此时应当采取临时固定措施比较安全，等待7~10天肿胀消退后再进行手术治疗。

股骨和胫骨干骨折常常采取闭合间接复位、髓内钉固定。在这种情况下，软组织不被侵及，骨折周围的肿胀就不再成为问题，手术时机也就不再重要了。每一个手术都要求有复杂的手术准备以及可能需要等待一个经验丰富的手术小组或后备小组。不论什么原因，如果手术没有在头48小时内进行，最好等待7~10天后再手术治疗，因为在伤后3~7天内有增加成人呼吸窘迫综合征（ARDS）发生的可能。

## 8.2 术前计划和手术入路

所有骨干骨折的手术固定都应当进行仔细的计划，手术技术的详细论述见第 2.4 章。术前计划必需对治疗有事先的预见。有效的计划应当保证如果不能得到需要的人员和设备,手术医生就不能进行手术。

手术时机依赖于病人的状况、软组织条件、器械及设备情况。对于开放性骨折，第一次手术时就要计划到最终的皮肤覆盖问题，这一点是至关重要的，否则采用外固定器作为临时性的固定就可能妨碍软组织瓣的位置。

必须依据骨折的部位、软组织条件和固定器械的选择来确定手术入路。解剖知识是非常重要的，分离时应当轻柔。当计划中的入路不熟悉时，要参照标准的手术入路进行 [17，18]。并建议复习尸体解剖。

采用微创技术称之经皮操作，通常需要 X 线的监视，这项技术造成软组织损伤的程度最小，但是技术要求较高。熟练地掌握相关的解剖更为重要，因为医生在手术时不可能直接看到操作下的组织和结构。

## 8.3 复位和固定技术

骨干骨折可以通过直接或间接方法进行复位，复位原则已在第 3.1 章中论述。任何复位尽可能轻柔,防止加重骨折周围软组织和骨膜的损伤,其目的是保存现有的血液供应。

骨干骨折最常用的固定方法是髓内钉、接骨板和外固定架。

髓内钉是内夹板，能够均分负荷，并且允许早期负重。髓内钉固定允许骨折部位有一定程度的活动，因此，可形成骨痂，并且骨连接较早 [7]。带锁髓内钉可以使多节段骨折复位并保持肢体的长度。

对于延伸到骨端或关节的骨干骨折，接骨板螺钉是好的选择，通过直接或间接复位技术置入接骨板，对于很容易解剖复位的简单骨折，经典的节段间拉力螺钉结合中和接骨板仍然是非常好的固定方法。对于复杂、多节段骨干骨折，应当采用微创技术通过间接复位进行接骨板固定，接骨板为桥接的作用，并不与骨折处接触（见第 3.2.2、3.3.1、3.3.2 和 3.4 章）。

对于软组织严重损伤的病人和使用髓内钉或接骨板更为困难以及在设备和技术方面有风险的国家，外固定架仍然是最好的固定方法。但是，骨折愈合将延期，并且针道问题（感染、松动）也较常见。因此，外固定架并非普及流行的固定方法，一旦早期的问题得到解决以后，应当适时地更换固定方法（见第 3.3.3 章）。

## 9 术后治疗

### 术后即刻处理

术后观察、伤口引流、换药等原则已在第 5.7 章节中论述。但是,下列要点针对骨干骨折，应引起注意。

是否存在其他损伤常常影响一个特定病人的活动，采取何种方式的活动不但依赖于骨折的类型，而且还受全身情况的影响。

**决定活动和功能负载最重要的单一因素是医生对固定方式稳定性分析。**骨折的解剖学和固定技术必须统一分析。当存有疑问时，应当延期功能活动和小心地监护。

术后即应当尽可能早地进行针对肌肉康复的物理治疗，直到肢体获得正常的功能。早期肌肉和关节最好进行主动功能锻炼，不过可能会引起疼痛。如果进行持续被动运动[19]，应当与肌肉主动锻炼相结合。

下肢骨中段横形骨折完美复位后，采用压紧-配合（tight-fitting）动力型带锁髓内钉固定是负重与固定最稳定的组合。而最不稳定的组合是几乎从干骺端到干骺端多段骨折采用外固定架治疗。

只要有可能，就应当使骨折与内植物结合后，在活动时允许骨折部位有一定的负荷。负荷的传递能够刺激骨生长，长期的不负重会导致明显的废用性骨萎缩、关节软骨萎缩和肌肉消瘦。**避免固定不够坚强而导致不能部分负重的关键是术前详细的计划。**

## 10 结果

病人的治疗结果随着损伤的严重程度而变化，并发症也是如此，这在本书的第 6 部分已进行论述。不伴有软组织损伤的低能量损伤施以正确的治疗后，可以重新获得全部的功能。伴有软组织缺失的高能量损伤将不能重新获得正常的功能，但是，通过仔细的分析，制定合理的术前计划，术中仔细操作，强调保留软组织，结合术后认真的康复，将能够使每一个病人获得最佳的结果。

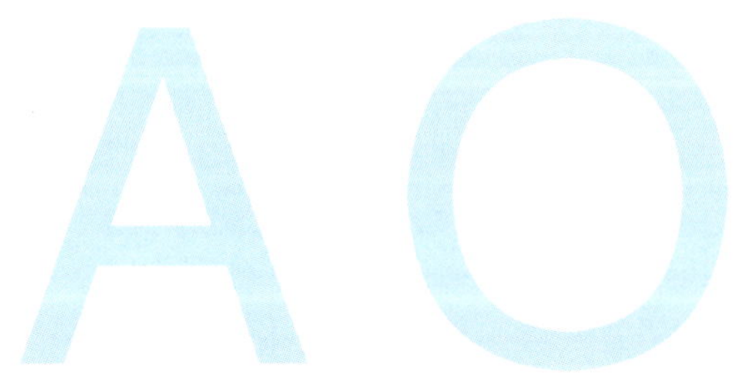

a) 多节段闭合性胫骨干骨折，伴随近端及关节内骨折。尽管骨折为闭合性，但是这种复杂的骨折类型预示着广泛的软组织损伤。

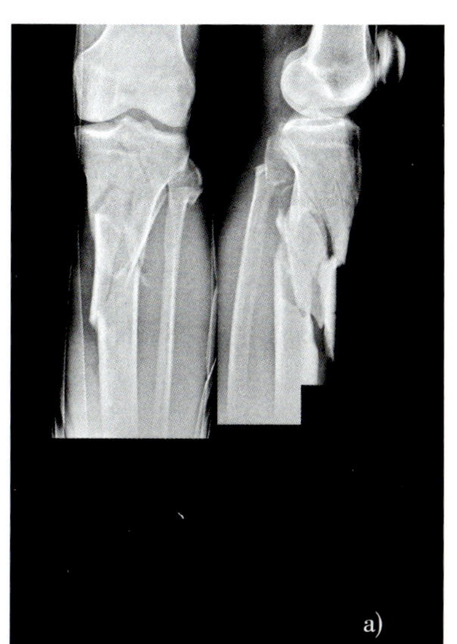

b) 关节内骨折采用闭合复位,经皮空心螺钉固定,而骨干骨折采用单侧外固定架桥接固定。两个过程避免了进一步加重骨折部位软组织损伤。术后 CPM 机功能锻炼。

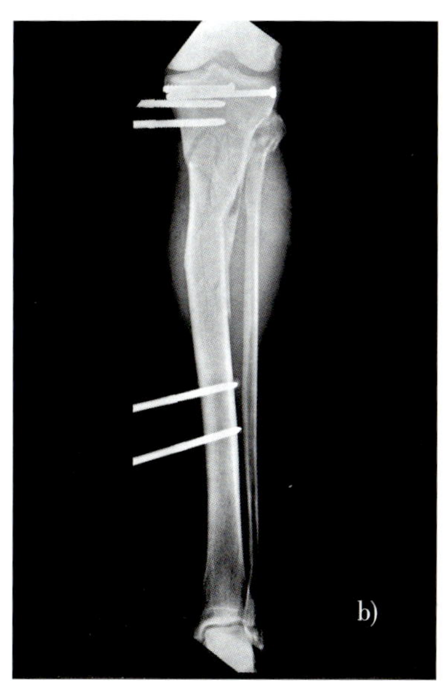

c) 伤后 10 天软组织已经覆盖，在选用接骨板的上下端做切口，采用桥接接骨板固定于胫骨的外侧，由于单独的接骨板不足以防止内翻，外固定架仍保留在原位以利于病人功能活动，当骨折部位有骨痂形成后，8 周时去除外固定架。

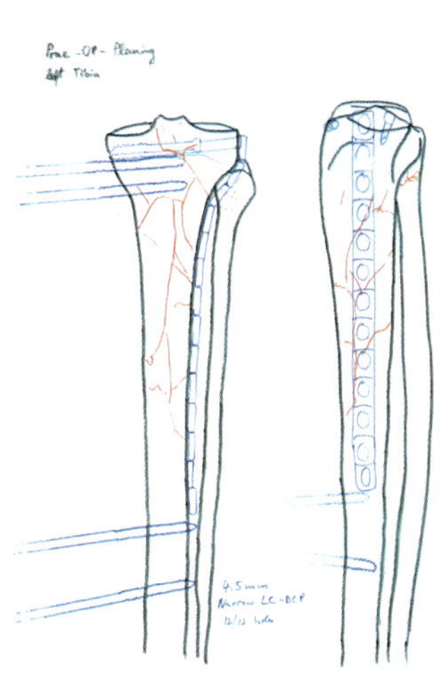


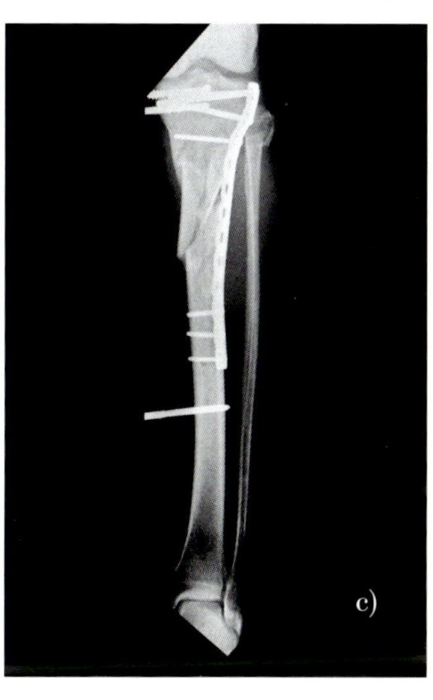

d) 骨折最终在 16 周愈合。注意：获得了正确的轴线和肢体长度，同时也避免了旋转畸形。

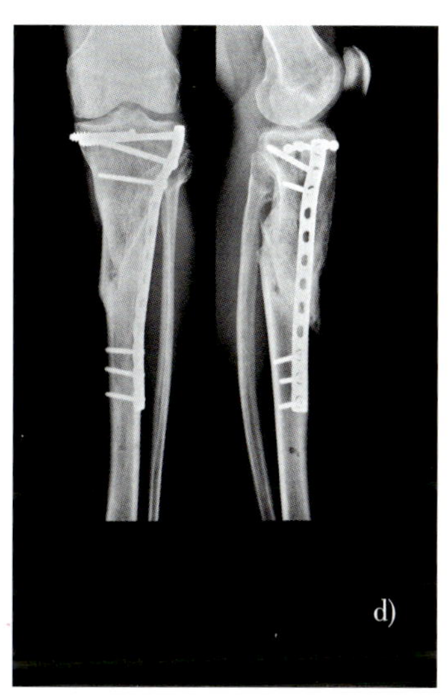

图 2.2-2 30 岁男性胫骨近端高能量损伤 (MVA)

## 11 参考文献

[1] Mckibbin B (1978) The biology of fracture healing in long bones. *J Bone Joint Surg* [*Br*]; 60-B (2):150-162.

[2] Kenwright J, Richardson K, Spriggins AJ (1986) Mechanical healing patt erns of tibial fractures treated us-ingdifferent mechanical environments. *EUR SOC Biomech*; 5: 173.

[3] Pauwels F (1980) Biomechanics of the locomotor apparatus. *Contributions of the functional anatomy of the locomotor apparatus*. Berlin: Springer-Verlag.

[4] Wallace WA (1983) The increasing incidence of fractures of the proximal femur: an orthopaedic *epidemic*. *Lancet;* 1 (8339): 1413-1414.

[5] Melton LJI, Riggs BL (1983) Epidemiology of Age Related Fractures. In: Alveoli LV, editor. *The Osteoporotic Syndrome: Detection, Prevention and Tre atment.* New York: Grene and Straton: 45-721.

[6] Perren SM (1989) The biomechanics and biology of internal fixation using plates and nails. *Orthopedics;* 12(1): 21-34.

[7] Müller ME, Nazarian S, Koch P,et al. (1990) *The Compr ehensive Classification of Long Bone Fractures.* Berlin Heidelberg New York: Springer-Verlag.

[8] McBroom RJ, Cheal EJ, Hayes WC (1988) Strength reductions from metastatic cortical defects in long bones. *J Orthop Res*; 6(3): 369-378.

[9] Bone LB (1992) Emergency Treatment of the Injured Patients. In: Browner B, Jupiter JB, Levine AM, editors. *Skeletal Trauma.* Philadelphia: WB Saunders Co: 127-1451.

[10] Bone LB, Johnson KD, Weigelt J, et al. (1989) Early versus delayed stab ilization of femoral fractures.A prospective randomized study. *J Bone Joint Surg* [*Am*]; 71(3): 336-340.

[11] Pape HC, Remmers D, Regel G, et al. (1995) [Pulmonary complications fo llowing intramedullary stabilization of long bones. Effect of surgical procedure, time and injury pattern]. *Orthopade;* 24(2):164-172.

[12] Boulanger BR, Stephen D, Brenneman FD (1997) Thoracic trauma and early intramedullary nailing of femur fractures:are we doing harm? *J Trauma;* 43(1): 24-28.

[13] Bonatus T, Olson SA, Lee S, et al. (1997) Nonreamed locking intramedull arynailing for open fractures of the tibia. *Clin Orthop;* (339): 58 -64.

[14] Wallny T, Sagebiel C, Westerman K, et al. (1997) Comparative results of bracing and interlocking nailing in the treatment of humeral shaft fractures. *Int Orthop;* 21(6): 374-379.

[15] Sarmiento A, Latta LL (1995) *Closed Functional Tretment of Fracture Bracing.* Berlin Heidelberg New York: Springer-Verlag.

[16] Rogers FB, Shackford SR, Vane DW, et al.(1994) Prompt fixation of isolated femur fractures in a rural trauma center: a study examining the timing of fixation and resource allocation. *J Trauma*; 36 (6) :774-777.

[17] Hoppenfeld S, de Boer P(1994) Surgical approaches in Orthopa edics. *The Anatomy Method*. Ed. 2. Philadelphia: Lippincott.

[18] Rüedi T,von Hochstetter AHC, Schlumpf R (1984) *Sur gical Approaches for Internal Fixation*. Berlin: Springer-Verlag.

[19] Salter RB (1994) The physiologic basis of continuous passive motion for articular cartilage healing and regeneration. *Hand Clin;* 10 (2 ): 211–219.

## 12 新进展

本章节的新进展和附加参考资料可从网上获得：

http://www.aopublishing.org/PFxM/22.htm

# 2.3 关节骨折总论

斯托弗 (Michael D.Stover)，凯拉姆 (James F.Kellam)

## 1 前言

运动性关节为四肢骨骼提供了平滑、稳固的完成特殊功能的能力。各种关节在结构上有很大的差别，但是它们有着共同的功能特性。滑膜关节由骨的两端组成，并由关节囊相连接，在某些部位，关节囊形成相互不连续的韧带。骨端的关节表面覆盖有弹性、无血供的透明软骨，它的作用是分布应力于软骨下骨[1]。尽管每一个关节面都很光滑，但是，相对应的关节面可能并不完全相称，这样，在关节活动的范围内，只是在小的区域内发生有限的接触。关节的稳定性依赖于被动稳定结构，即骨与关节的形态和周围的韧带，跨过关节的肌肉能够提供主动的稳定。关节囊内衬一层膜结构，分泌血液渗透液，其中含有丰富的透明质酸，能够润滑和营养关节软骨。维持正常关节的功能依赖于关节的运动和不断的负荷作用。关节任何结构的破坏，都将通过关节纤维化和骨性关节炎而改变关节的功能。例如：关节内骨折时关节面常常出现的裂隙或台阶，关节结构的这种改变很快会影响关节的稳定性，并产生疼痛和影响关节的运动。伴随关节的这种损伤而出现的炎性反应会导致关节内更为广泛的纤维化，不熟练的制动或者不恰当的手术都会加重这种病理变化。由于这种原因，采取闭合复位和外固定进行关节内骨折的早期治疗常常会失败。骨折稳定后早期的结果常常是骨性畸形，伴随关节僵硬、疼痛和丧失功能。尽管通过牵引和关节活动可以使关节的运动有所改善，但是，仍将存在关节的不稳定和关节的不相适合。为了避免闭合治疗的并发症，Charnley[2] **提出只有通过内固定才能达到完善的解剖复位和关节活动的随意性**。然而，他和其他学者对早期的关节内骨折切开复位和内固定的结果并不满意。早期所采用的内植物不能达到充分坚强固定，因此，无法进行关节的早期功能锻炼和防止骨折移位。这样，病人可能会得到最坏的治疗结果，即冒着开放复位带来的危险，又要忍受长期外固定产生的并发症。随着抗生素的进展、处理软组织损伤技术的提高、新的内植物的设计和医生在骨折治疗过程中对损伤的进一步认识，切开复位和内固定已确实安全可靠，越来越得到广泛应用。AO 小组提出治疗的最初原则以后，早期的治疗结果肯定了坚强内固定和早期关节活动不论从 X 线还是从临床上都明显提高了治疗效果[3]。这也是目前关节内骨折手术治疗最早的理论基础。

通过对实验和临床研究的回顾，1987年 Schatzker 阐明了关节内骨折的治疗原则：

- 关节内骨折制动将引起关节僵硬。
- 关节内骨折切开复位、内固定后制动将引起更为严重的关节僵硬。
- 关节塌陷的关节骨折块，不能通过手法或牵引的闭合方法使之复位。
- 较大的关节面塌陷后难以被纤维软骨组织充填，由于骨折移位造成的关节不稳定将永久存在。
- 为了恢复关节的适合性，必须对关节内骨折块进行解剖复位和采取稳定固定。
- 干骺端的骨缺损必须进行骨移植，以防止出现骨折块再次移位。
- 干骺端及骨干的骨折移位也必须得到矫正，以防止关节过度负荷。
- 即刻关节活动，防止关节僵硬和保证关节面愈合、恢复功能，这需要稳定的内固定。

直接轴向应力能够产生关节的粉碎或爆裂，即所谓完全性关节骨折。

## 2 损伤机制

关节骨折有两个常见的机制。**最常见的机制是间接暴力，通过关节产生一个弯曲力矩，使得关节的一个部位撞击相对应的关节面。通常情况下，坚强的韧带足以抵抗偏心负荷，这种负荷可以将弯曲力矩转变为轴向过度负荷而使关节发生骨折。这种损伤是典型的引起部分关节骨折的机制**（图 2.3–1a）。第二种常见机制是直接暴力，或者直接作用于关节的干骺端与骨干部位，或者通过骨的一端将暴力轴向转达到相对应的关节面。**这种挤压或者轴向作用力通常引起骨的爆裂，同时将暴力扩散到软组织，**常常会造成多段骨折并伴发严重软组织损伤。**直接轴向外力导致的关节的压砸性或爆裂性损伤，即所谓的完全关节内骨折。**骨的质量、肢体的位置、暴力准确的向量决定骨折的类型（图 2.3–1b）。

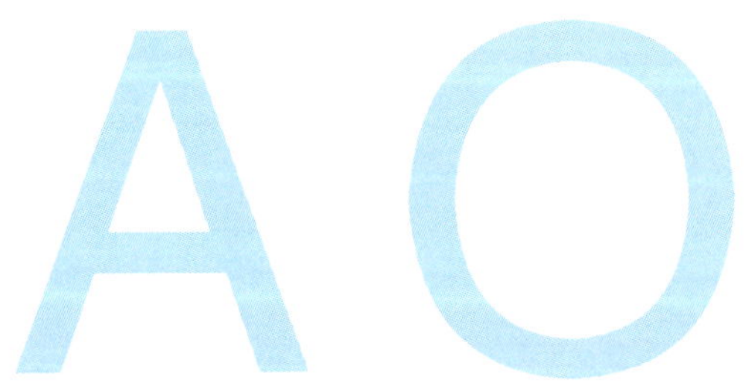

a) 偏心负荷或者间接暴力作用于任何关节，引起旋前或旋后、外翻或内翻，这种负荷作用于关节的一侧，通常引起劈裂骨折或剪力骨折。当对侧韧带受到牵拉力的作用时，其止点将发生撕裂骨折或韧带断裂。

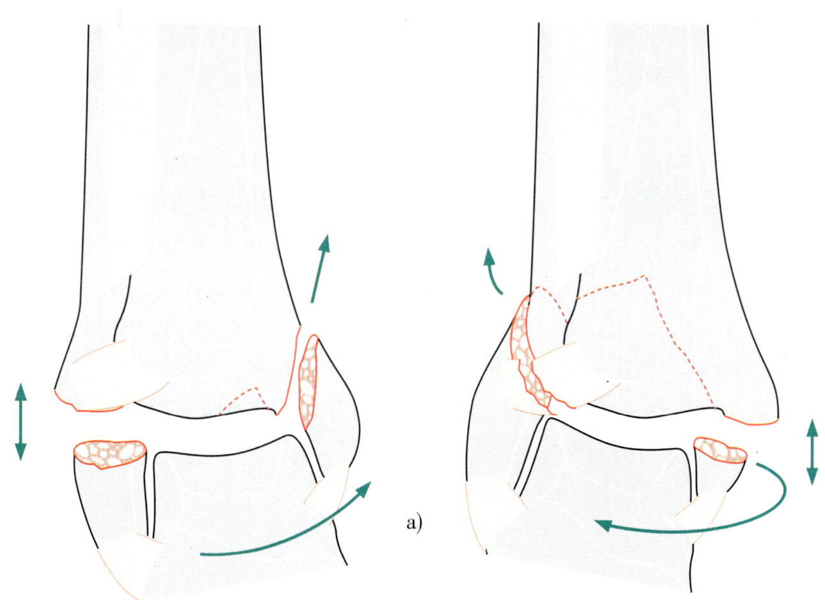


b) 另一个骨折机制是轴向暴力使得骨的一端像一把锤子一样叩击关节的另一端，产生对该关节面的冲击，如果非常严重，将伴随干骺端或骨干骨折。

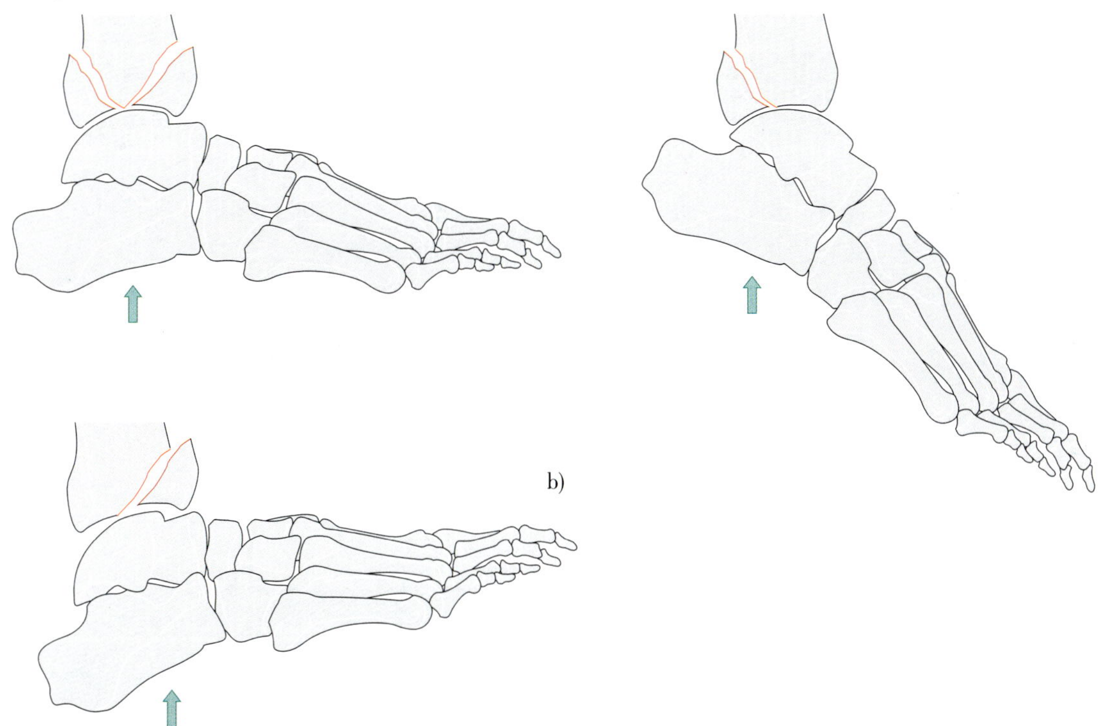


**图 2.3-1　关节骨折通常由两种机制造成**

## 3 病人与损伤评价

由于这种损伤常常是高能量机制造成的，全面地评价病人的肌肉–骨骼系统的损伤以及骨科以外的损伤是非常重要的。由于同时受到暴力的作用，同时发生跟骨骨折、胫骨平台骨折、髋臼骨折、脊柱骨折或者长骨骨折并非罕见。

在评价一个具体的关节损伤时，应当把注意力放在软组织方面。关节内骨折可能会引起肢体轴线排列的异常、关节面的不相适合、关节半脱位或关节脱位。**关节骨折脱位易伴发神经血管损伤。所有的损伤都有可能造成皮肤甚至肢体血液循环的损伤，因此，应当检查损伤部位以远的血管情况，损伤部位以远的血管触诊就可以很好地进行判断。**如果触摸不到脉搏，或者与对侧比较确有差异，就应当采用多普勒仪进行诊断，并观察毛细血管充盈、颜色、皮肤温度等变化。应当仔细地进行肢体神经方面的检查和记录。神经和血管方面检查完毕后，要迅速地将肢体复位。大面积开放性损伤、皮肤裂伤、脱套伤很容易在损伤处发现，但是，在关节附近出现的小的皮肤伤口，必须要考虑到开放性骨折或关节骨折存在的可能，除非证明与骨折无关。如果发现血性滑液、血液中含有脂肪球或关节注射液漏出，意味着不论是骨折还是关节骨折都与伤口相通。

在没有开放性伤口时，仍然可能存在广泛的软组织损伤。**明确损伤发生的确切机制，有利于判断周围软组织损伤的程度。**要注意观察有无皮肤擦伤存在和部位、是否有关节液渗透出、有无皮肤水泡、软组织是否肿胀。韧带附着处的点压痛可能是唯一的韧带断裂线索。对于间室综合征发生的一切征象都应进行分析和判断。AO 和 Tscherne 闭合骨折分类系统都对软组织损伤的程度进行了定量（见第 1.5 章）。这对进一步制定治疗计划是有益的。全面的评估之后，采取有垫衬的夹板或牵引制动，以减少进一步的肿胀和加重软组织的损伤。

## 4 骨折评价

X 线平片能够提供大量有关骨折的信息和伴随软组织损伤程度的线索，在传统上它一直是为骨科医生提供最重要的有关骨折分析和治疗的手段。最初的 X 线包括以骨折处为中心相互垂直的两个平面（图 2.3–2a）。如果有临床指证，肢体的其他部分也要进行 X 线检查，为了获得充足详细的资料，在可疑的部位应当避免使用致密绷带或夹板。**如果存在多段骨折或肢体畸形，在牵引状态下进行 X 线检查可能会提高对骨折的认识，有利于制定移位性关节骨折的治疗计划，这样，要求医生在初次 X 线检查时，应当使患肢稳定，以保证获得足够的影像。对于简单骨折，前后位和侧位 X 线片就足够了。**

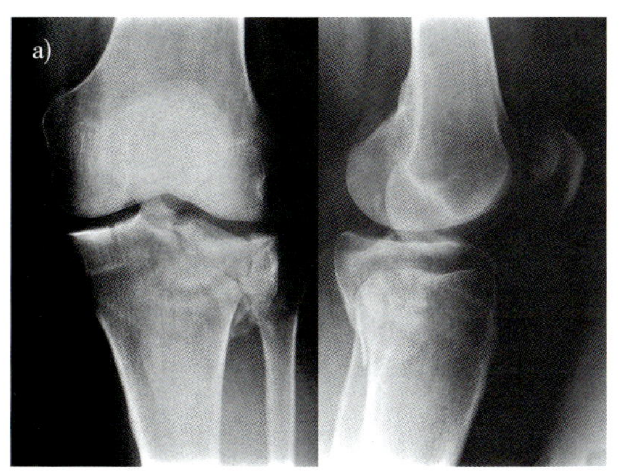

a) 标准前后位及侧位 X 线检查通常能够显示主要的骨折模式,但是不能更为详细。当观察软骨下线和干骺端出现双密度影像时可以确定关节面的压缩骨折。

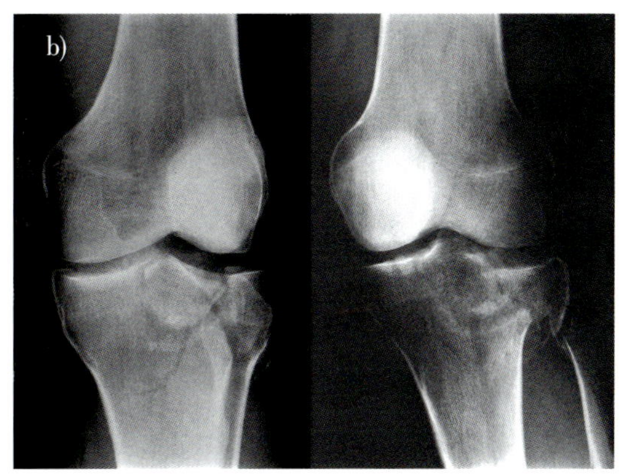

b) 两个平面的斜位 X 线平片可以更好地观察关节影像，有利于更准确地判断骨折的范围和位置。

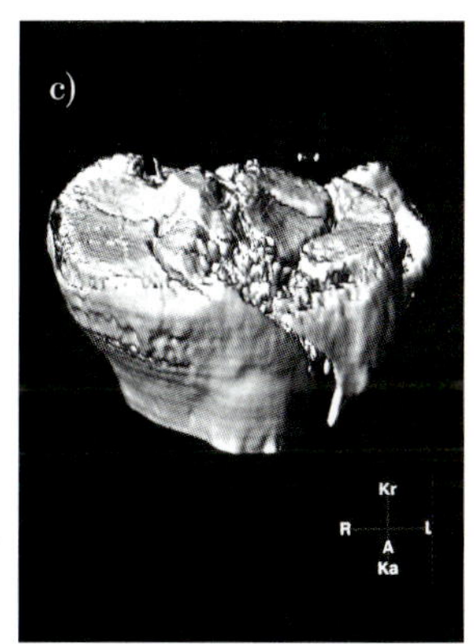



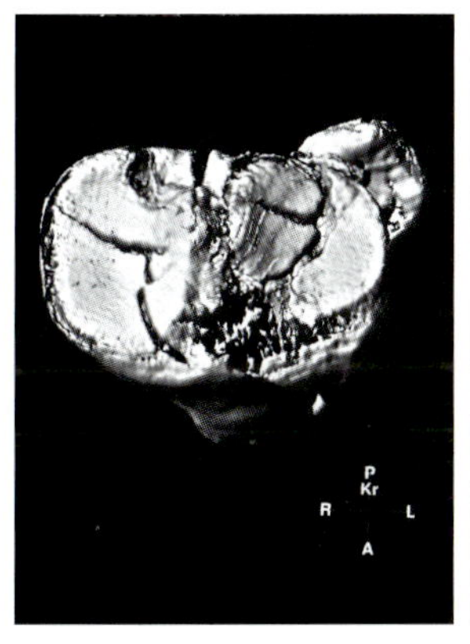



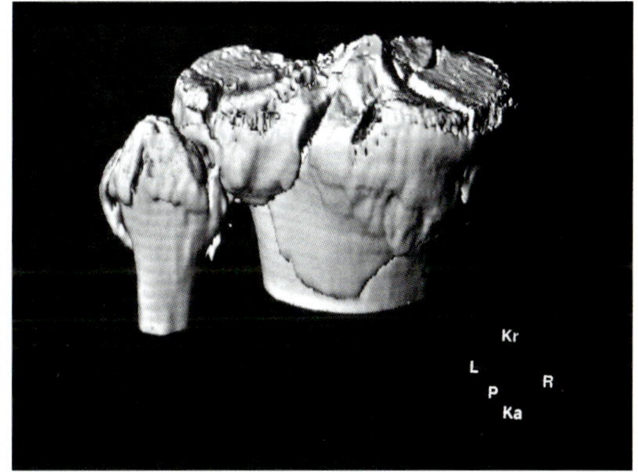



c) 轴位 CT 扫描和三维重建完全显示出骨折关节的影像，因此，有利于制定手术计划。如果不能进行 CT 扫描和立体重建，老的断层方法也能够提供足够的信息。

图 2.3–2　骨折的 X 线评定

对于更为复杂的骨折，拍摄冠状面45°斜位X线片有助于观察骨折块（图2.3–2b）。X线平片观察到的关节骨折或骨端骨折的移位或碎裂情况，能够提供肢体吸收能量的大小。通过关节软骨下骨密度的改变，可以发现游离的关节骨折块被挤压进干骺端的松质骨内（图2.3–2a/b）。像以前提到的那样，这些骨折块没有软组织附着，通过闭合手法复位，不可能使之恢复到原来的位置。**发现这样的骨折块意味着要采取进一步的治疗，因为这种骨折需要手术切开复位。**

AO的Müller骨折分类方法使用标准的术语对骨端骨折进行了分类，以便利于交流、提高治疗方法、确定各种骨折的治疗结果。二维或三维CT骨折重建可以提供关节骨折块的数量、位置、是否存在压缩骨折块、干骺端骨折线的位置以及损伤的总体形态等额外信息，有利于在手术之前确定放置螺钉及内植物的位置（图2.3–2c）。

## 5 关节骨折治疗的理论基础

尽管通过X线检查可以估计骨所吸收的能量，但是对于表面透明关节软骨所产生的损伤程度和范围仍不得而知。冲击负荷影响的研究显示关节软骨在骨损伤之前就已发生骨折，而且一个简单的嵌入就可以改变软骨基质的生物力学性能[4, 5]。然而，大量的研究证实钝性创伤之后，关节软骨仍保持活性[6, 7]，关节面的重建和肢体轴线的恢复为关节功能得到最好的恢复提供了机会。Pauwels[8]提出在关节软骨存在着再生与退变的平衡，其依赖于关节的生物力学环境。关节软骨每单位面积（A）能够经受一定量的力（F），可以更好地用应力（S）来表示，S=F/A。如果在一定的时间内，应力超过一定的量，关节软骨将不能承受，继之将发生退变。骨折后轴线的异常排列和关节表面没有复位，可以导致关节软骨应力的增加[9]。**轴线的异常排列改变了负荷通过关节时的传递，与加重关节退变有关**（图2.3–4）。

骨折或内部紊乱引起的不稳定也可使关节软骨退变，在决定结果方面也是很重要的[10, 11]。Pauwels[8]指出关节骨折移位后，关节面的解剖复位和轴线的恢复才能获得成功的治疗结果。

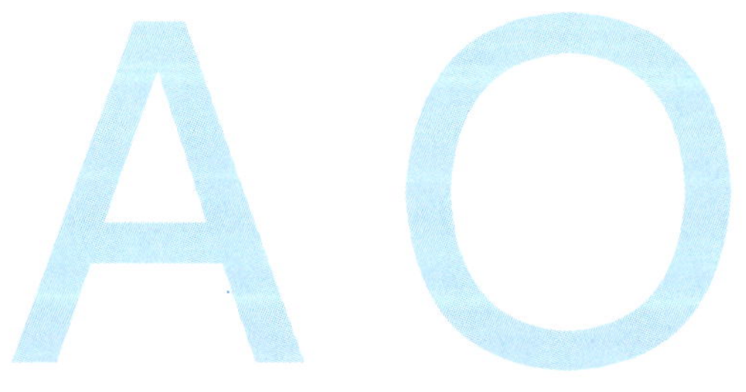

**成年人骨折后关节软骨的修复依赖于早期解剖复位、坚强固定和早期活动。**伴随软骨下骨骨折出现的软骨缺损可以由骨质下的未分化间质细胞进行修复，关节面小的间隙或台阶可以修复，但是主要以纤维软骨修复为主，它的力学性能和耐受性较差[12]。Mitchell 和 Shepard[13]**通过实验证实关节内骨折解剖复位和骨块间加压固定后，进行持续功能锻炼能够导致真正的透明软骨愈合。**Llinas[14]发现关节软骨和软骨下骨面具有适应性能，如果关节台阶小于软骨厚度的 10%，可以部分恢复关节的一致性和恢复负荷的传递，这为最小可接受的复位提供指导。Salter 等[12]证实关节损伤后制动，由于缺乏营养和血管翳的形成将导致关节僵硬和关节软骨退变，在进一步的未成年兔的实验中，发现采用持续被动活动（CPM）有利于全厚关节软骨缺损的修复。

关节骨折后延迟手术复位，固定时间越长，所获得软骨修复的结果就越差，越可能发生晚期关节退变。由于软骨没有血供，没有软骨下骨骨折的软骨损伤不出现炎性反应，因此，不能自然修复。单独关节软骨损伤对关节功能长期结果的影响仍待明确。

在动物实验模型中，无法耐受关节形态的改变，这在人类的临床研究中也可以得到证实，最终的功能和 X 线检查结果依赖于解剖复位和早期功能活动[3, 15, 16]，另一方面，准确的解剖复位和稳定的固定可以获得良好、长期的功能状态 (图 2.3–3)。

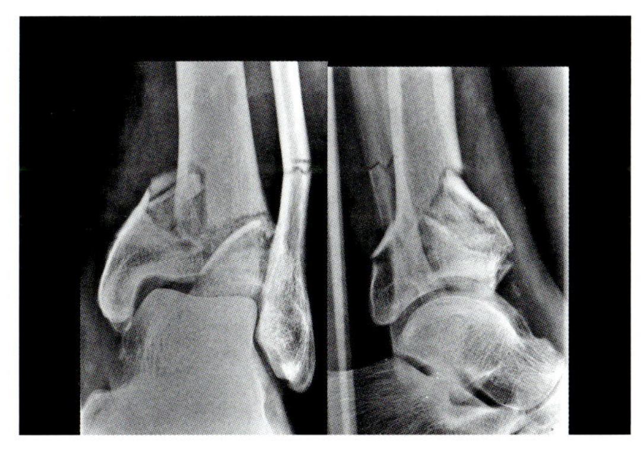

a) 发生在滑雪教练的胫骨远端完全性关节骨折。

b) 准确的解剖重建关节面，采用 1965 年可采取的内植物进行稳定固定，没有石膏固定，而是进行功能锻炼。

c) 36 年以后，几乎没有任何创伤后关节炎的征象，功能良好。

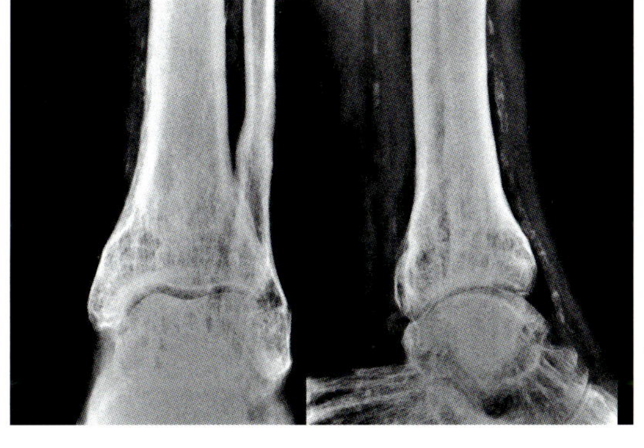

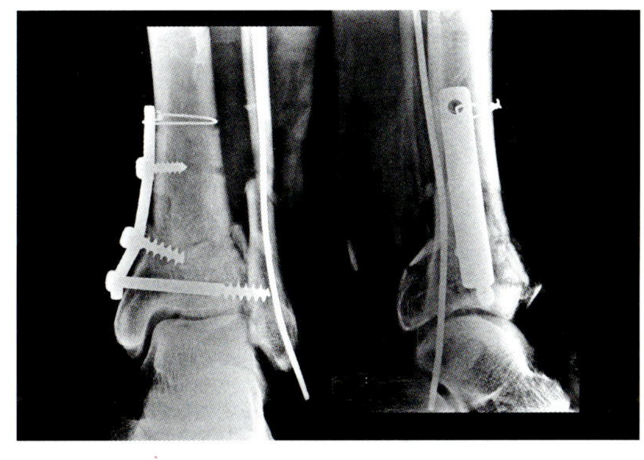

**图 2.3–3 关节面骨折解剖复位和稳定的固定允许进行早期活动，能够均匀地分配负荷通过关节，这些是获得长期良好功能的基础**

## 6 治疗原则

### 6.1 损伤的认识

**要求获知损伤机制、损伤前的功能和工作状态、病人期望等全面的病史。必需进行全身及肢体的体格检查，软组织损伤，特别是肿胀、水泡、皮肤擦伤、裂伤等情况必须进行分析和记录。进行 X 线检查以使医生能够了解骨折的类型。**

### 6.2 术前计划

术前计划是关节内骨折切开复位、内固定重要的先决条件。充分的 X 线分析(见图 2.3-2) 能够使得外科医生既了解损伤的总体情况 (Nicol 所称的骨折“个性”)，又能够了解为了达到解剖复位在手术中所需要的操作。在手术之前，确定详细的步骤、所需的手术台、病人体位、手术入路、特殊器械、内植物和术中 X 线检查，可以使医生更有效地进行手术，而没有“埋伏”下无法预知的问题。在关节内骨折手术之前，必须制定详细的计划和策略，可以避免冒险，同时，这也是医生接受教育的手段和质量控制练习。

### 6.3 手术时机

病人的特殊损伤全面评估之后，某些因素可能会影响医生在给定时间内进行治疗。对于单独关节损伤的病人，由于出血进入关节的周围组织，关节在损伤后会很快出现肿胀，立刻进行手术治疗可以消除血肿，复位和固定也能够减少进一步的出血，从而解决肿胀问题。因此，损伤后应立刻争取进行骨折的早期固定。**关节骨折的手术时机决定于损伤的软组织状态。如果关节周围软组织肿胀、存在擦伤或脱套伤，禁忌在头几天内进行手术治疗。**众所周知，长骨骨折固定能够减少与长期卧床有关的残疾率和死亡率，但是，关节内骨折的早期固定是否也存在这样的关系还未见报道。

复杂的关节内骨折可能需要延迟手术时间，因此，对于多发创伤的病人立刻手术治疗或许是禁忌的，除非是开放性关节内骨折，至少要求进行正规的清创、切除伤口和冲洗，在这个过程中，除非严重污染，否则要保留所有的骨–软骨碎块 (见第 5.1 章)。

在手术清创过程中，应当同时进行关节面的复位和临时或永久固定，以便当进行正式的重建时，所有的骨折块都存在，以便进行最终的重建。在骨折急性血肿和炎症期，**早期采用跨过关节的外固定架或牵引，在急性出血及炎症吸收期内通过控制骨折肢体和维持骨与软组织的轴线，可以防止软组织进一步损伤。最终的固定时间由病人的状态和周围软组织的情况决定。皮肤出现皱褶并且活动时能够超过手术部位时进行手术是安全的。**

皮肤擦伤和水泡需要待上皮化和干燥。当存在闭合性皮下脱套伤或皮下脂肪碾碎时，应当进行早期清创并延迟关节重建。Trentz (见第 5.3 章) 通过炎症介质检查，发现损伤 7~10 天时内分泌反应的减少与临床肿胀和炎症的消失是相关的。如果手术被延迟到 2~3 周以后，则重建手术更为困难，损伤组织的分辨更为复杂，关节面解剖复位和骨的轴线排列的恢复受到限制，因此，不利于关节长期的功能结果 [7]。

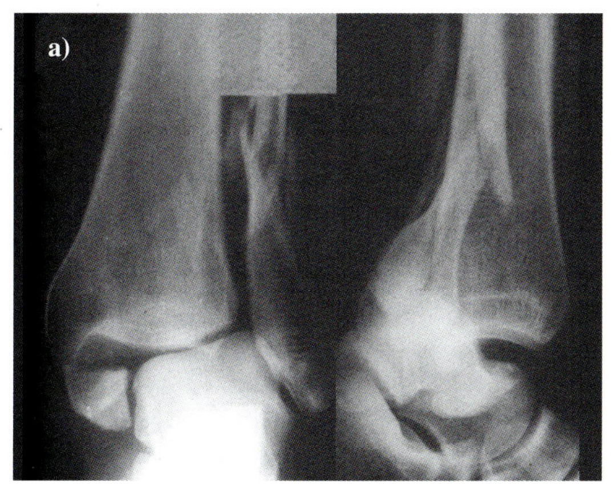


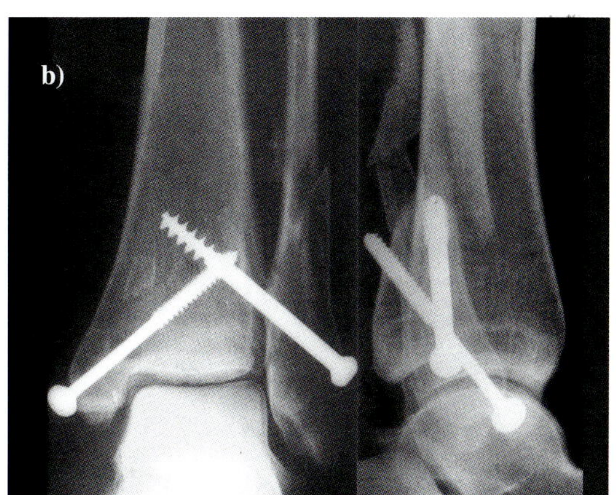


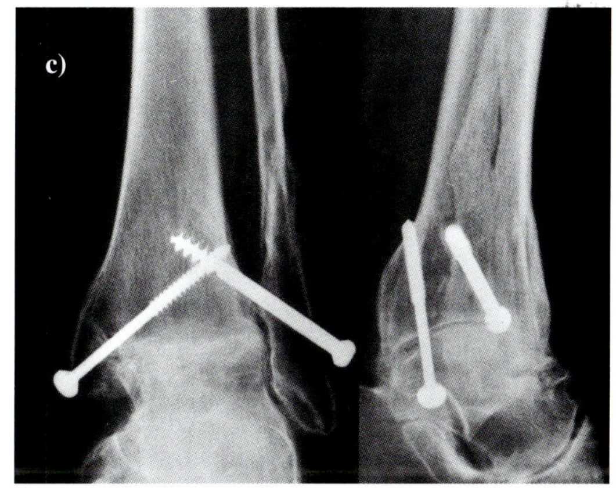


a) 女性，48 岁，农民，1960 年发生踝关节 C 型骨折伴脱位。

b) 术后 X 线片显示复位差、腓骨短缩和穿过联合韧带的拉力螺钉。

c) 20 年后踝关节在胫骨与距骨之间自发融合，但是，在胫骨与腓骨之间仍然存在间隙。

图 2.3-4 损伤关节的畸形愈合或关节面的不一致,改变了负重轴线造成在某一点上超载,其他部位无负载,最终导致关节软骨退变,关节间隙变窄和关节炎

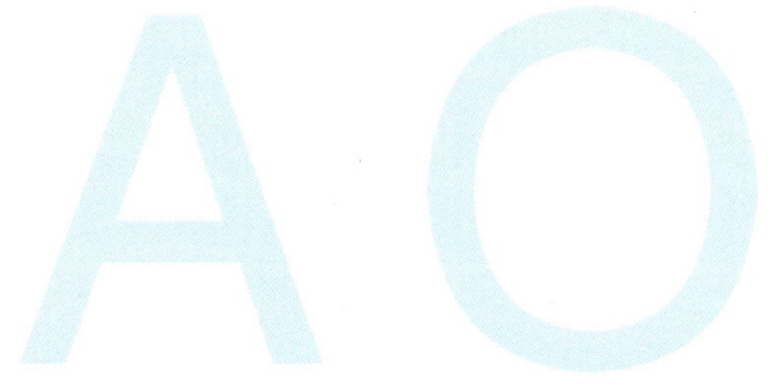

## 6.4 手术入路

对于大多数四肢骨折,皮肤切口应当是纵向的，与关节的轴线垂直，不应当直接越过骨突。不应当随意地暴露敏感结构使之干燥（如神经、肌腱）。当考虑手术入路时，尽管该入路不会限制骨折的复位与固定，也要想到进一步实施其他手术的可能。为了进一步的显露，皮肤切口要具有可延伸性，以使伤口回缩时减少皮肤的张力。尽管皮肤有来自于皮下筋膜的丰富血供，但是，在创伤区域应当避免形成大的皮瓣。可以形成全厚筋膜皮瓣来移动软组织，使得更易显露骨折。一旦到达骨折处，应当仔细小心避免不必要地剥离皮质骨上任何的软组织附着。可以通过骨折平面和相应的关节囊裂口进入关节，也可以进行计划内的关节切开术。应当避免广泛的剥离关节骨折块上的关节囊，以保持足够的血运。清除关节的积血和所有的碎片，以便于大量冲洗。操作时牵引肢体可以更清晰地观察关节面。

## 6.5 关节骨折复位

应当清除所有骨折表面的血肿和早期的骨痂，在这一阶段，游离的骨-软骨块是可以清除的，但是还不能抬高压缩在松质骨内的碎块。无论骨折块大小，最开始所有的关节骨折块都要保留，以便最终进行复位。清除关节内碎片后，去除肢体牵引，以使关节的其他部分恢复到正常的解剖关系。如果骨折块不够稳定，可以使用大的撑开器或外固定架以维持撑开位和轴线排列，在一定程度上能够进行间接复位（图 2.3–5a)。利用未骨折的关节面和对侧关节面作为骨折块复位的参考。**利用骨折通道或在骨端皮质上做一窗口可以将中央压缩的骨块撬起、复位。压缩进松质骨内的骨–软骨块也可以用骨凿或起子从干骺端内撬起，并附带足够的松质骨，**这种方法保留了压缩骨块从软骨下皮质骨到下面的松质骨，从而便于可能的进一步固定（图 2.3–5b)。

尽管没有松质骨支撑的游离软骨或骨–软骨片对于主要关节骨折复位还是有益的，但是，很难采取方法固定和维持以后的位置，以后的存活也有问题，一般关节骨折复位完成后就仍掉了。**干骺端遗留的骨缺损采用自体松质骨或松质皮质骨移植，以在早期支撑关节面和刺激干骺端骨重建。**干骺端皮质骨复位后和周围软组织附着点可以指引周围骨折块和它们的关节面重新回到原来的位置。当骨折完全复位后，使用自锁骨把持器或克氏针进行临时固定（图 2.3–5c)。

在特殊的情况下，有时实际操作与常规的重建方法不一致。对于简单的骨折，只有一个大的骨折块从关节上分离造成关节不稳定，可以在一套手术器械的辅助下进行闭合复位。利用荧光屏监视，完全复位后，在导针的指引下拧入中空螺钉固定[18]。当同时存在关节内骨折和干骺端骨折时（C3 型骨折)，关节面骨折部分与干骺端骨折不连续，如果最初的干骺端皮质复位能够提供稳定的框架，以使关节部分的骨折也可以复位，那么，就颠倒操作程序，首先将干骺端复位到骨干上。

**术中必须检查关节面是否恢复。通过关节切开或在关节镜直视下检查关节面软骨的复位情况** [19, 20]**，术中荧光屏或 X 线监视能够提供骨折的复位情况。当复位满意后，就可以进行关节内骨折的固定。**拉力螺钉能够在松质骨间产生压力，使骨折块固定稳定。如果有多个小骨折块，复位后采用全螺纹固定螺钉维持，在这种情况下，由于骨折块间接触面小，不可能获得绝对的稳定，注意不要在骨折块间产生过分压力。最近已经介绍了在软骨下附近放置多枚螺钉支撑骨折块的技术（木筏技术），但是，这对局部骨的生物学和力学产生的影响还不清楚。

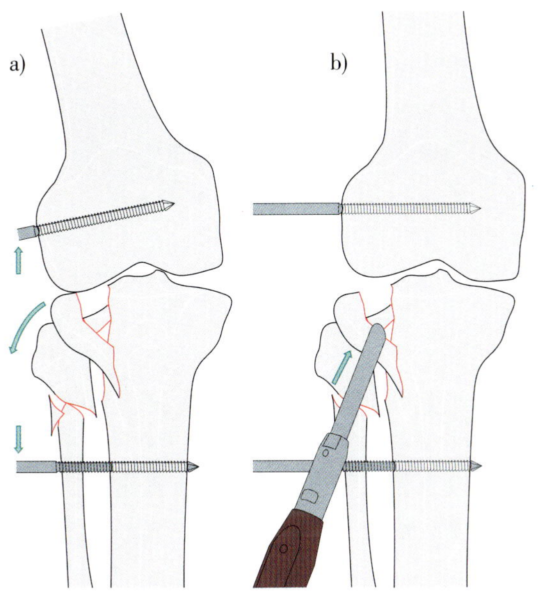


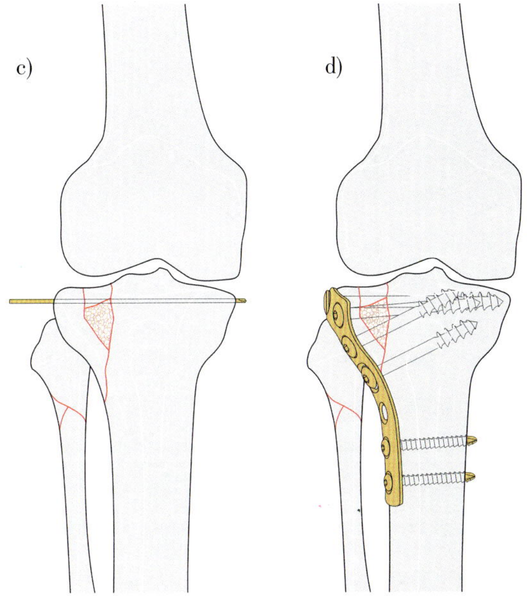


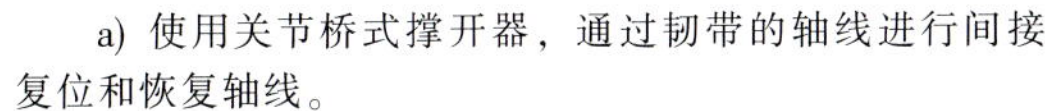

a) 使用关节桥式撑开器，通过韧带的轴线进行间接复位和恢复轴线。

b) 使用弯曲打入器，通过骨折处或在干骺端皮质骨开窗将压缩骨折块撬起。

c) 复位后采用克氏针临时固定，骺端或干骺端骨缺损进行自体松质骨移植，或采用松质-皮质骨块移植以作为支撑。

d) 最后采用起支持作用的 L 型或 T 型接骨板重建外侧平台，去除克氏针，用 6.5mm 中空拉力螺钉固定。

**图 2.3-5 B3 型胫骨平台骨折重建，采用髌骨旁侧方入路**

## 6.6 干骺端与骨干的复位和固定

关节外部分骨折复位与固定的最初目的就是在获得坚强固定的同时,恢复肢体的轴线,以便进行早期活动对于简单的延伸到干骺端的骨折 (B1 型骨折) ,拉力螺钉就足够了[21]。干骺端或关节面多段骨折，复位后松质骨和皮质骨内会遗留间隙或缺损。复位后接触面积的减少，从而减少了骨本身结构的稳定性。这时支持接骨板是有用的。**干骺端或骨干的粉碎骨折可能会诱使医生将所有的非关节皮质骨块进行精确的复位或固定，这样做可能会产生更好的复位效果，但是却使骨块失去了血运。只要保持了肢体的轴线，干骺端皮质块并不需要准确的复位**（图 2.3-5d）。大的骨块可以使用夹钳复位，采用螺钉固定。**通常采用接骨板将关节骨折块固定于正常的骨干上。最近，由于外固定器和混合环固定器能够进行间接复位，并保持骨折区域不受手术干扰，因而越来越流行**[22, 24]。但是，这种固定方法不能获得绝对的稳定，相当的力量通过固定器传递，整体结构的相对稳定性足以允许有控制的早期活动（见第 4.8.1 和 4.8.3 章）。

## 6.7 软组织重建

膝关节内骨折约 20%~30%发生韧带损伤。由于担心早期修复之后关节僵硬的危险和修复之后结果较差，交叉韧带实质内的撕裂常常遗留下来，内侧副韧带不要求修复，但要支具保护和早期活动。侧副韧带和交叉韧带的撕脱性损伤可以在关节内骨折修复时同时进行修复。无论采用何种治疗，修复后应当尽快开始早期活动。除非韧带的修复提高了稳定性，以使得术后活动更为便利，否则应当延迟进行[25, 26]。

骨性重建以后，放置引流管以防止液体聚集和减少术后肿胀。深层组织疏松缝合，皮肤采用无创技术缝合（见第 1.5 章）。为了防止皮肤坏死和伤口裂开，闭合伤口时避免伤口张力是非常重要的。如果不能无张缝合，可以开放伤口，用无菌、湿润的敷料覆盖，在 2~5 天内进行观察和采取可能的软组织覆盖，观察的时间决定于软组织损伤的性质。术前请软组织移植专家会诊是明智的，因为局部或远处软组织移植可以覆盖残留的皮肤缺损（见第 5.2 章）。

### 6.8 术后治疗

术后关节用大量松软绷带包扎。如果固定是稳定的，可以进行早期 CPM 锻炼，或在帮助下进行主动活动，活动的范围要在治疗师的指导下进行。

短期肢体制动以维持肢体的最佳位置，直到肌肉可以控制关节的活动，这样有利于防止软组织畸形。尽管早期活动对软骨及韧带的修复作用是很明显的，但是，如果骨折没有获得足够的稳定性，术后肢体仍然需要制动，直到 X 线检查出现早期愈合的征象，骨折块间已发生连接。无论是非手术治疗还是内固定治疗，经常性的 X 线监控是非常重要的。术后关节僵硬是可能出现的。及时早期发现复位及固定的失效，可以有时间进行补救性治疗。可以接受 5~10kg 的限制性负重。随着负重的开始，可以进行跨关节肌肉的力量锻炼。

## 7 总结

由于关节骨折的独特性，在治疗上不同于骨干骨折。关节骨折的治疗原则是保证关节面达到解剖复位，这一项作为最为严格的要求。病人的状态及软组织的情况允许，就必需恢复肢体的轴线。关节骨折总的处理原则要求有一个周密设计的术前计划和熟练地实施手术技术，术后恰当的治疗，才能保证获得最佳的治疗效果。

## 8 参考文献


[1] Askew M, Mow VC (1978) The biomechanical function of the collagen fib ril ultrastructure of articular cartilage. *J Biomech Eng;* 100: 105 –115.

[2] Charnley J (1961) *The Closed Treatment of Common Fractures.* Edinburgh:Livingstone.

[3] Schatzker J, Lambert DC (1979) Supracondylar fractures of the femur. *Clin Orthop* ; (138) : 77–83.

[4] Borrelli J Jr, Torzilli PA, Grigiene R, et al. (1997) Effect of impact l oad on articular cartilage:development of an intra –articular fracture model. *J Orthop Trauma;* 11 (5) : 319–326.

[5] Mankin HJ (1986) The response of articular cartilage in mechanical injury. *J Bone Joint Surg* [*Am*] ; 64 (3) : 460–466.

[6] Thompson RC,Oegema TR,Jr.,Lewis JL, et al. (1991) Osteoarthrotic chang es after acute transarticular load.An animal model. *J Bone Joint Surg* [*Am*] ; 73 (7) :990–1001.

[7] Milgram JW (1986) Injury to articular cartilage joint surfaces:ll.Di splaced fractures of underlying bone.A histopathologic study of human tissue spe cimens. Clin Orthop; (206) : 236–247.

[8] Pauwels F (1961) Neue Richtlinien für die operative Behandlung der Coxarthrose. *Verh Dtsch Orthop Ges;* 48:322–366.

[9] Brown TD, Anderson DD, Nepola JV, et al. (1988) Contact stress aberratio ns following imprecise reduction of simple tibial plateau fractures. *J Orthop Res;* 6 (6) :851–862.

[10] Davis W, Moskowitz RW (1988) Degenerative joint changes following po steror cruciate section in a rabbit. *Clin Orthop;* 93: 307–312.

[11] McDevitt C, Gilbertson E, Muir H (1977) An experimental model of oste oarthritis; early morphological and biochemical changes. *J Bone Joint Surg* [*Br*]; 59 (1) : 24–35.

[12] Salter RB, Simmonds DF, Malcolm BW, et al. (1980) The biological effect of continuous passive motion on the healing of full-thickness defects in articu lar cartilage.An experimental investigation in the rabbit. *J Bone Joint Surg* [*Am*]; 62 (8) :1232–1251.

[13] Mitchell N, Shepard N (1980) Healing of articular cartilage in intra-articular fractures in rabbits. *J Bone Joint Surg* [*Am*]; 62 (4) : 628–634.

[14] Llinas A, McKellop HA, Marshall GJ, et al. (1993) Healing and remodeling of articular incongruities in a rabbit fracture model. *J Bone Joint Surg* [*Am*]; 75 (10) : 1508–1523.

[15] Matta JM (1996) Fractures of the acetabulum:accuracy of reduction a nd clinical results in patients managed operatively within three weeks after the injury. *J Bone Joint Surg* [*Am*]; 78 (11) 1632–1645.

[16] Knirk JL, Jupiter JB (1986) Intraarticular fractures of the distal end of the radius in young adults. *J Bone Joint Surg* [*Am*]; 68 (5) :647–659.

[17] Johnson EE, Matta JM,Mast JW,et al. (1994) Delayed reconstruction of acetabular fractures 21–120 days following injury. *Clin Orthop;* (305) : 20–30.

[18] Koval KJ, Sanders R, Borrelli J, et al. (1992) Indirect reduction and p ercutaneous screw fixation of displaced tibial plateau fractures. *J Orthop Trauma;* 6 (3) : 340–346.

[19] Cooney WP, Berger RA (1993) Treatment of complex fractures of the di stal radius.Combined use of internal and external fixation and arthroscopic redu ction. *Hand Clin;* 9 (4) : 603–612.

[20] Fowble CD,Zimmer JW,Schepsis AA (1993) The role of arthroscopy in t he assessment and treatment of tibial plateau fractures. *Arthroscopy;* 9 (5) : 584–590.

[21] Koval KJ, Polatsch D, Kummer FJ, et al. (1996) Split fractures of the l ateral tibial plateau:evaluation of three fixation methods. *J Orthop Trauma;* 10 (5) :304–308.

[22] Marsh JL, Smith ST, Do TT (1995) External fixation and limited intern al fixation for complex fractures of the tibial plateau. *J Bone Joint Surg* [*Am*] ; 77 (5) : 661–673.

[23] Tornetta Pd, Weiner L, Bergman M, et al. (1993) Pilon fractures: treatme nt with combined internal and external fixation. *J Orthop Trauma;* 7 (6) : 489–496.

[24] Stamer DT, Schenk R, Staggers B, et al. (1994) Bicondylar tibial platea u fractures treated with a hybrid ring external fixator: a preliminary study. *J Orthop Trauma;* 8 (6) : 455–461.

[25] Bennett WF,Browner B (1994) Tibial plateau fractures: a study of as sociated soft–tissue injuries. *J Orthop Trauma;* 8 (3) :183–188.

[26] Delamarter RB, Hohl M, Hopp E, (1990) Ligament injuries associated wit h tibial plateau fractures. *Clin Orthop;* (250) : 226–233.

## 9 新进展

本章节的新进展和附加参考资料可从网上获得:

http://www.aopublishing.org/PFxM/23.htm

# 2.4 术前计划

沙茨克尔 (Joseph Schatzker)

## 1 前言

**在手术以前，医生花费时间进行术前计划是非常重要的，常常决定了手术的成功与否。**正是在这一点上，医生应当花费所需的所有时间去明确手术可能遇到的问题，确定手术所需要的解剖和手术技术，然后仔细地计划解决的方法。

为明确手术可能遇到的问题，医生首先必须明确诊断，这需要详细的病史、认真的体格检查、所有需要的实验室检查以及正确的X线检查和需要的有临床意义的辅助影像检查，如CT扫描、三维重建或MRI。

**只依靠诊断尚不足以指导医生选择正确的手术方法。**做出正确的决定必须要考虑到病人的全身状态（见第2.1章）和病人对治疗的要求。另外，医生必须完全了解相关的手术步骤以及这种手术的危险和成功率。必须做出是否手术和选择何种手术的决定，如果有可能，应当向病人认真解释手术的益处和可能的危险。无法与病人进行上述问题的沟通，常常是因为没有进行仔细的术前计划。

认真准备术前计划的核心问题是首先要确定最终的目标，然后再仔细计划要完成这一目标的详细步骤。

认真的画图准备术前计划的好处是巨大的，但是准备的物品却是很简单，包括：

(1) 质量好的X线片，可能时应包括正常侧的X线影像。

(2) 透明或质量好的绘画纸。

(3) 一整套刻有正确刻度的内植物模板。

(4) 一个量角器。

(5) 彩色毡尖笔和一个尖铅笔。

通过画图的方法，医生能够获得最好的解决问题的手段。手术过程在纸上进行和完成。如必要可以重复多次，直到医生掌握了所有重要的问题，并找到了解决的办法。在纸上的尝试和失败，可以使医生获得解决动态和疑难问题的感觉，可以任意改变绘图，一个绘图叠加到另一个上，延长或缩短，改变角度或移动，这些都有助于对一个问题、软组织情况和最终的解决办法形成一个三维概念。

内植物置入所有重要的指标都要测量，包括内植物放置的位置、距离、角度、大小等，以便选择正确的内植物和它的大小。医生要严格按计划进行，决不能在缺少必要的内植物或设备时进行手术；决不能在错误的体位采用不适当的入路。描绘式的计划形成一个思考与解决问题的永久记录。如果严格去实行，就会看到相应的术后X线结果，医生的努力就会立刻得到质量控制的回报。**术前计划还应当包括手术操作的各个步骤，并编入顺序号码。这样可以一步一步地指导手术操作，**使得医生集中精力进行手术，而不需要在每一个阶段即席而作，使得手术过程更快、更安全。当然，手术过程可能会出现没有预料到的问题，医生必须做好准备以应付新的情况。

## 2 急诊计划

通过X线片，在不同的平面画出不同骨折段的轮廓，能够使得医生认识到以前所没有注意到的骨折的更详细情况。另外，对同一骨折段从不同平面进行观察可以使医生对骨折形成一个三维概念。手术时的复位就来自于对骨折段手法操作。首先在纸上对骨折段进行操作，不但可以发现潜在的成角和短缩，而且还存在旋转移位。所有这些都必须得以矫正。

在AO手术治疗骨折的早些年里，复位和固定的同一原则应用于所有的骨干骨折和关节骨折。经过这些年生物力学和生物学的研究，在骨折治疗的原则和技术方面都得到了发展。今天的格言是：在治疗骨干骨折时，要求恢复肢体的长度、矫正成角畸形、恢复肢体的轴线，并不要求完全的解剖复位；另一方面，在治疗关节骨折时，要求必须达到关节面的完全解剖复位和恢复干骺端的轴线，以防止出现轴线异常对线和关节过分负载。干骺端畸形的复位和固定方法取决于骨折的形态和软组织的损伤情况。所以，如何选择治疗方法以及详细的治疗方案，完全取决于病人和骨折的情况，如软组织、骨、骨折以及骨折形态等。依据这些基本因素做出决定，同时也要结合医生的经验。

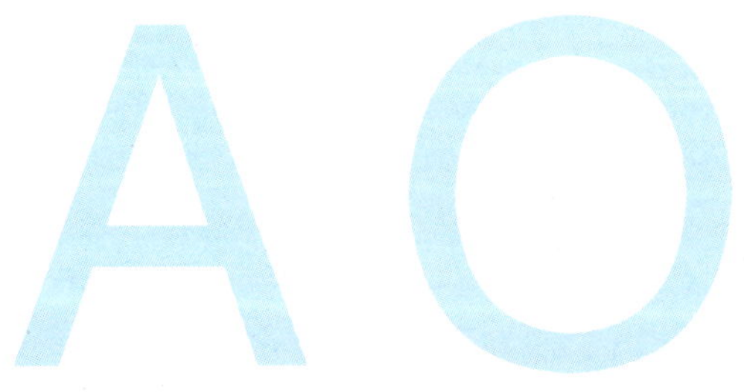

**对于可以选择带锁髓内钉固定的骨干骨折，并不要求进行详细的绘图式的术前计划。必须要决定的问题是：髓内钉的大小和长度、是否扩髓、何种锁钉等。然而，对于使用接骨板则要求更为详细的术前计划。**

对于简单骨折，如果进行接骨板螺钉固定，就必须获得绝对的稳定固定，通过完全解剖复位和节段间加压固定就能达到目的。因此，在计划中需要强调的问题是固定的类型，是单独使用拉力螺钉，还是拉力螺钉结合接骨板，或者单独使用加压接骨板，这是横形骨折或短斜形骨折常常遇到的问题。对于特殊的固定类型，必须集中注意复位的方法，直接复位还是间接复位，明确器械使用的顺序，当然还包括手术入路的问题。

当使用接骨板治疗楔形骨折或复杂骨折时，特别是后者，医生应当争取获得相对稳定的固定，此时接骨板仅作为桥接的作用，或称之为“桥接接骨板”，预先计划的问题包括：

- 骨的准确长度、对线、旋转。
- 接骨板的类型和长度。
- 螺钉的数量。
- 螺钉的作用（有时在桥接接骨板中仍可用作拉力螺钉）。

在这些情况下，要求进行间接复位以保留骨折段的血运，医生要在使用撑开牵引器还是使用接骨板结合撑开牵引装置之间做出选择。另外，还必须确定手术入路和入路创伤的程度。在肌肉的包裹下最小程度的显露骨折能够使接骨板滑动吗？或者为了放置和固定接骨板必要的显露程度是多少呢？

**关节骨折比骨干骨折更具有不同的挑战性。要求关节的各个组成部分都必须解剖复位。必须做出决定是否需要直接显露骨折复位，还是当胫骨平台骨折时借助关节镜或影像增强进行复位。**在处理关节骨折时，目标是绝对的稳定以保证关节软骨的愈合和再生，因此，必须使用拉力螺钉固定，可以在直视下拧入螺钉，也可以使用经皮中空螺钉固定。

对于完全性关节骨折，如股骨远端 C1 型或 C2 型，关节复位要比恢复轴线对线的困难要小，轴线可通过使用适合的角接骨板或动力加压螺钉来完成，角接骨板的固定角度可以自动恢复轴线的对线。对于 C3 型骨折，由于固定的角度可能不合适，就变得更为困难。此时，医生可以使用正常侧的 X 线影像作为最终结果的模板，或者使用膝关节轴线作为模板以辅助计划复位后重建正常的轴线对线。术前计划首先要勾画出骨折段的轮廓，记录骨折段的数量以及沿膝关节轴线的对位关系。然后，在进行干骺端骨折间接复位之前，确定重建骨端需要的合适的固定接骨板。

由于松质骨压缩的原因，如果干骺端存在骨缺损，轴向压缩骨折常常会出现这种情况，可以计划进行骨移植，并在计划中提示。有时软组织的损伤决定了在早期使用外固定架作为第一步的治疗措施，待 2~3 周后再延迟进行最后的重建，这要决定于软组织的状态。

## 3 手术策略

演练手术过程和绘制出最终的结果,是术前计划的核心,现在必须制定和记录为达到此目的而需要的手术策略。下列是主要考虑的范围。

**病人:**

- 麻醉方法。
- 是否需要止血带。
- 体位。
- 骨折床或 X 线透明床。

**手术程序:**

- 手术入路。
- 内植物和器械。
- 复位的特殊设备。
- 内植物的类型。
- 是否需要移植骨或骨替代物。
- 自体血回输和特殊血液代用品。

**支持设备:**

- X 线设备或 C 型臂。
- 其他影像设备, 例如关节镜或计算机辅助引导设备。

**术后治疗:**

- CPM 机。
- 牵引。
- 夹板。

这些要求使得手术室人员能够有时间准备病人,发现并补救可能存在的困难。

## 4 手术计划

### 4.1 描画图直接重叠技术

对于一个直的骨骼, 骨折的每一个部分都可以独立地画在透明纸上,然后,通过它的中轴线,以一条直线作标志,可以重建骨的轮廓(图 2.4–1)。使用合适的模板选择置入的内植物。

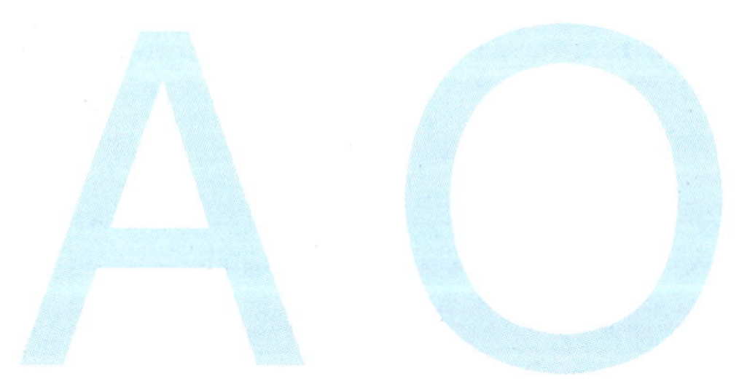

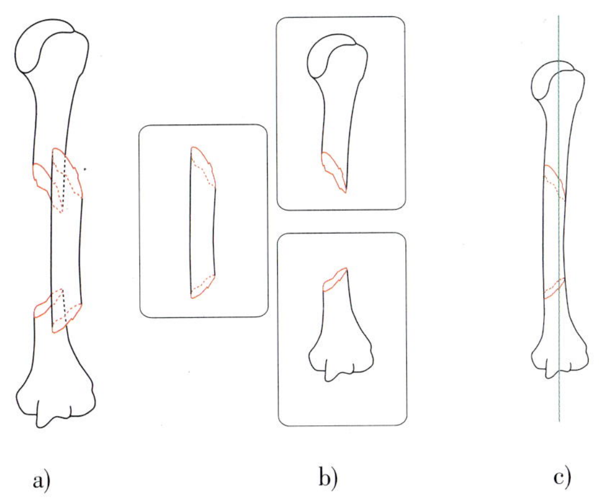


**图 2.4–1 直的骨骼，直接重叠技术是一个快速的计划方法。**

骨折的各个部分分别画在各自的纸上，画出一条直线，然后各个部分再重新组合在这个轴线上。

### 4.2 使用正常侧的描画图重叠技术

描绘出正常侧的图像，再在另外一张纸上描出骨折的图像，骨折可以分解画出以便容易观察骨折段,然后与正常的影像组合,也可以将骨折段剪下后再与正常的影像组合，正常侧位像必须是反向的，才能与骨折侧相对应(图 2.4–2)。

### 4.3 利用生理轴线绘制与关节邻近的骨折

使用模板或对侧肢体画出生理轴线的轮廓(图 2.4–3)。如果骨折涉及关节,首先采用本章第 4.2 节中介绍的方法进行重组（图 2.4–4a)。然后按照关节的生理轴线和力学轴线再画出组合的影像。干骺端所有的部分都要按照正确的力学轴线重组(图 2.4–4b/c)。

骨干骨折使用力学轴线的原则将在截骨术举例中详述(见本章第 7 节)。

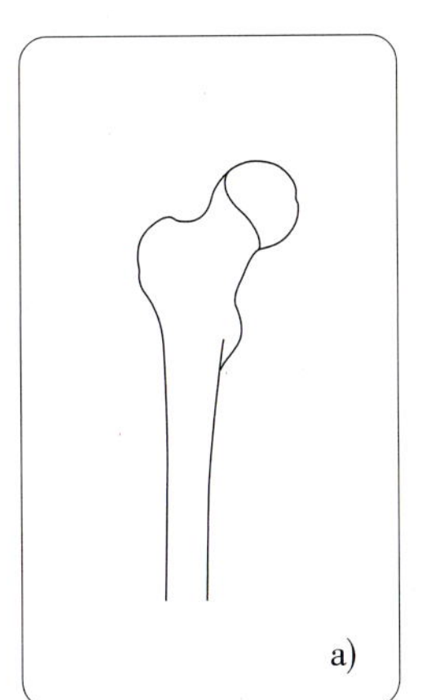


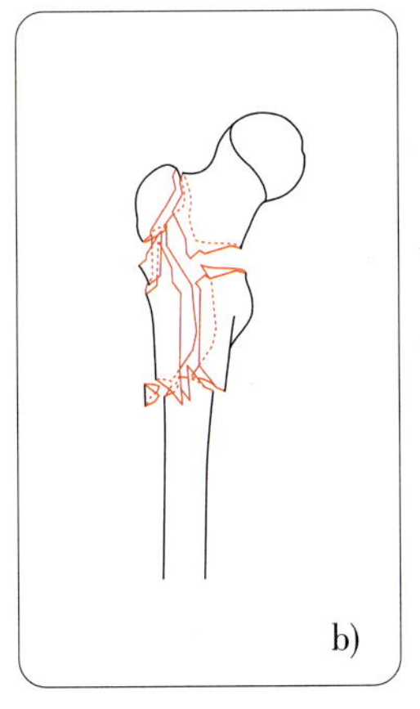


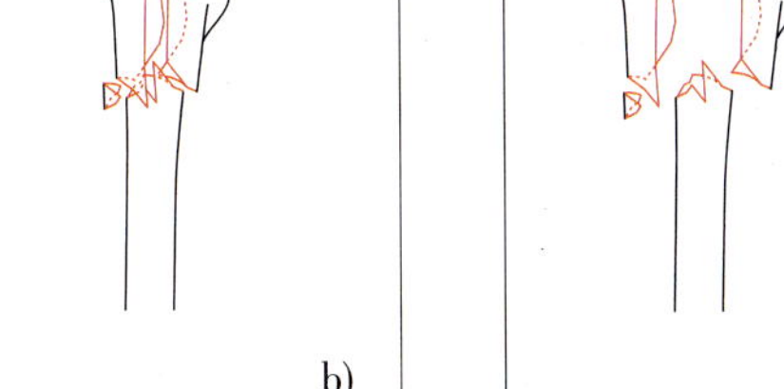


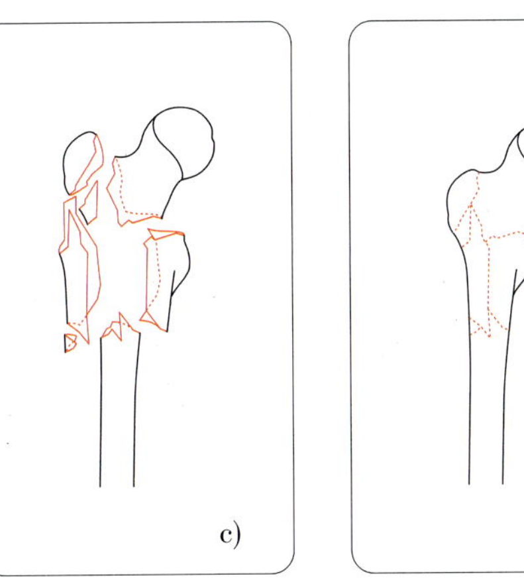


a) 画出正常侧的影像，旋转过来以作为模板。

b) 骨折影像。

c) 可以将骨折段剪下，也可以分别画出。

d) 然后与正常侧影像组合,正常侧影像是反向的，才能与骨折侧相匹配。

**图 2.4–2 使用正常侧的重叠技术**

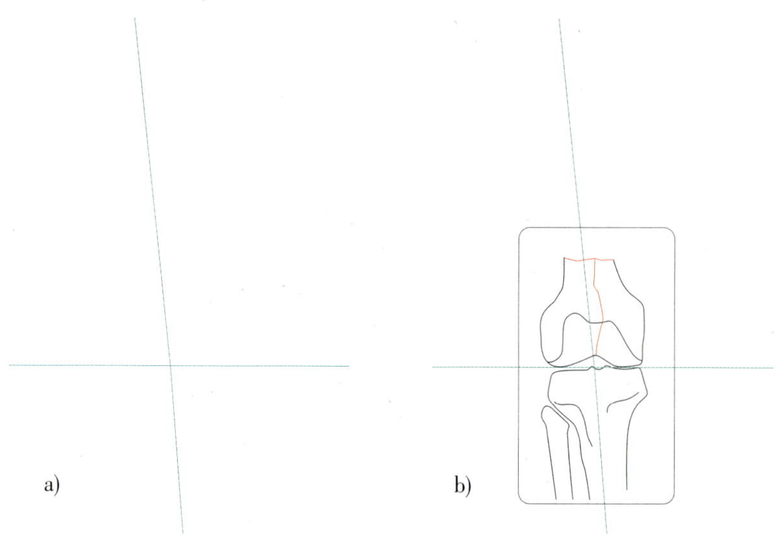


图 2.4–3

a) 或者利用对侧描绘。 b) 使用模板画出生理轴线

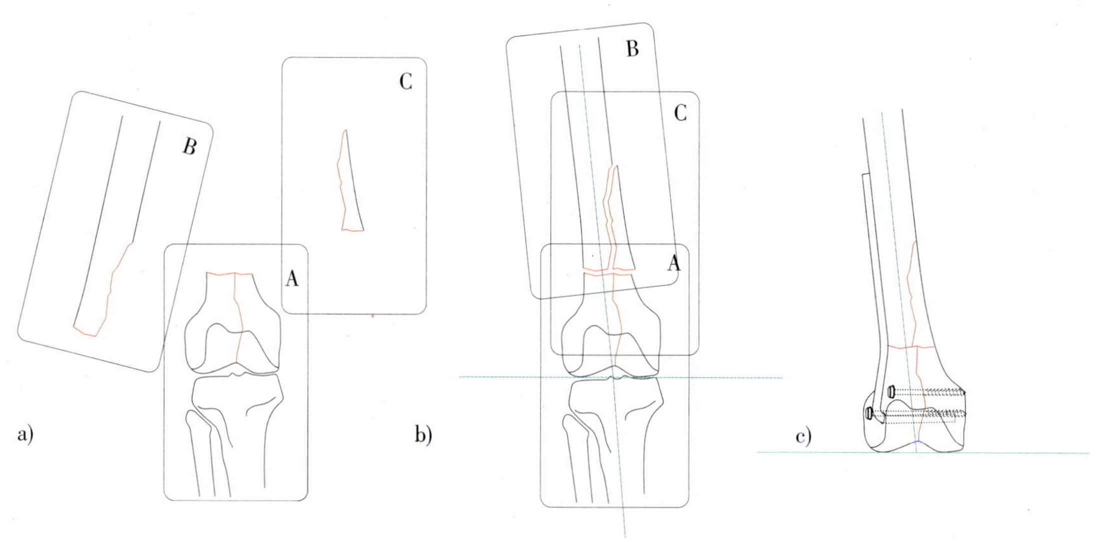


图 2.4–4

a) 每一个骨折段分别画在各自的纸上。 b) 骨折段按照生理轴线重组。 c) 利用模板画上适合的内植物。

## 5 畸形矫正计划

为了明确是否存在畸形，需要前后位和侧位的 X 线片。通常也需要拍摄对侧的 X 线片，有助于建立正常的解剖轴线，这是明确是否存在成角畸形的必要条件。正常侧 X 线影像也提供了手术矫形最终想要达到结果的模板，通常是恢复正常的解剖关系。

在处理下肢畸形时，需要拍摄 3 英尺 (1 英尺=0.3048 米) **站立位 X 线片，这有两个重要原因：一是可以建立力学轴线，它是一条从髋关节中心到踝关节中心的虚构线（见第 2.2 章，图 2.2–1），在正常的情况下它通过膝关节中心；二是站立位 X 线片可以看到负重下的畸形情况，当韧带松弛或骨质缺失时，可以出现畸形**。如果怀疑韧带松弛可以加重畸形，就应当补充确切的应力位 X 线片。同样，如果韧带的松弛发生在畸形的凹侧，就必须进行应力位 X 线片来明确。为了避免矫枉过正，必须考虑到由于韧带松弛所产生的度数，要从解剖轴线测量来的矫正角度减去这一角度，才是真正要矫正的角度。

在处理关节内畸形时，除正常的前后位和侧位外，还要补充特殊投射位的影像（如髋臼 Judet 位等）。可能需要冠状位和矢状位的 CT 扫描，也常常需要三维重建和 MRI。**受伤数个月后，MRI 仍然可以显示出骨折线，而此时 CT 扫描已不能显示。**

**通过仔细的体格检查也能够发现旋转畸形。但是只有通过 CT 扫描与对侧对比才能进行精确的测量。**为了确定旋转畸形，必须通过关节的远近端至骨干部分，才能选择恰当的点进行测量。

### 畸形类型

畸形既可以是简单的，也可能是复杂的。简单的畸形只在一个平面内发生，复杂的畸形至少发生在两个平面内。所以，复杂的畸形在两个平面都可能存在成角畸形、旋转畸形和短缩畸形。

### 手术合理性的推断

在矫正畸形之前，必须考虑下列必要的步骤：

- 明确畸形。
- 明确矫正畸形的手术。
- 确定周围软组织是否允许进行手术，而没有不恰当的风险。
- 评估风险与益处是否值得进行如此的手术。

## 6 术前计划描绘

绘制术前计划首先描画出正常侧的前后位和侧位X线轮廓，在这些图上标记出解剖轴线和关节轴线，对于下肢如有可能，画出力学轴线。

然后，描绘出畸形侧的前后位和侧位X线轮廓，再画出解剖轴线。将正常侧的绘图重叠到畸形侧绘图上，再将正常侧的解剖轴线画在畸形侧上，就可以得出要矫正的角度，畸形侧的解剖轴线与正常侧的解剖轴线的交角就得出了矫正角度。

对于复杂畸形，由于骨的奇形怪状，很难绘制出骨的解剖轴线。在这种情况下，将畸形侧的描画图重叠到正常侧的描画图上，可能会有一定的帮助。可以从近端或者远端开始，将关节面重叠，并尽可能多地重叠干骺端，然后将正常侧的解剖轴线画在畸形侧上，用这种方法就确定了畸形骨远近侧的解剖轴线。将两条线延伸直到相交，获得的畸形角度，也就是需要矫正的角度。侧位描绘图进行同样的测量。

旋转畸形不可能描画出来，但是术前计划中应当记录旋转畸形的角度。

### 6.1 在何位置矫形?

**对于长骨成角畸形，通过畸形的顶点可以进行最好的矫正。**在过去，医生企图通过干骺端矫正长骨的成角畸形，希望在松质骨处截骨可以获得更好的愈合。这样的矫形，特别是当截骨处远离畸形处时，会造成新的复杂畸形，而从未提出过如何解决这样的畸形问题，常常是不但没有矫正原有的畸形，反而造成了另外严重问题，这可能包括关节负重面不能接受的成角畸形，关节面与负重轴线可能不再是90°，或者骨有不良移位，导致关节的异常负重。

### 6.2 截骨的类型

在计划矫形截骨术时，医生首先必须要认识到矫形是可行的。

可以在冠状面和矢状面进行成角畸形的矫正，可以短缩或延长，可以向内或向外旋转，最后向内侧、外侧、前侧或后侧移位。

截骨线可以是横行的、斜行的或者阶梯形的。

需要进行旋转矫正时，最好是首先采用与骨长轴呈90°的横行截骨，这样，在其他骨折段如何楔形截骨，都不影响矫正旋转畸形。如果先进行斜行截骨，再试图矫正旋转畸形，就不得不采用非常困难的锥形截骨才能完成。最后，在矫正成角畸形时，楔形截骨既可以是张开截骨，也可以是闭合截骨，这决定于是想延长肢体，还是想短缩肢体。闭合截骨愈合快，很少需要植骨，但是损失了长度；张开截骨增加了肢体长度，但是最好应用于儿童和年幼的青少年，因为这种截骨在成年人愈合非常缓慢，或者不愈合。在成年病人，如果有指征，可以进行植骨，甚至使用异体骨块。

在某种程度上，固定的方法也有类似的思考过程。如果计划采用接骨板固定，对成年病人不能够进行骨干张开楔形截骨。如果采用髓内钉固定，并且如果采用髓内锯截而不损害周围的软组织，通常会获得好的愈合结果，而不需要进行植骨。例外的情况是不用接骨板在植入的异体骨上面固定。

对于复杂的畸形，通过采用 Ilizarov 技术可以逐步地得到矫正，这种技术的原则是不同的，不能将两种技术混淆。

可以在第 6.4 章中找到矫正畸形的举例，有涉及计划截骨的详细步骤介绍。

## 7 术前计划范例

我们选择股骨近端畸形愈合的病例，来例举简单畸形矫正手术计划的图示，该病例为股骨颈基底骨折 30°内翻畸形愈合。

首先有正常侧和畸形侧的 X 线片，在术前计划中，先描画出正常骨的轮廓（然后再反转过来）（图 2.4–5）和畸形骨的轮廓（图 2.4–6），然后标记出解剖轴线，连接股骨头与股骨颈中点形成股骨颈轴，在二或三个水平上，连接股骨干中点，形成股骨干轴线。

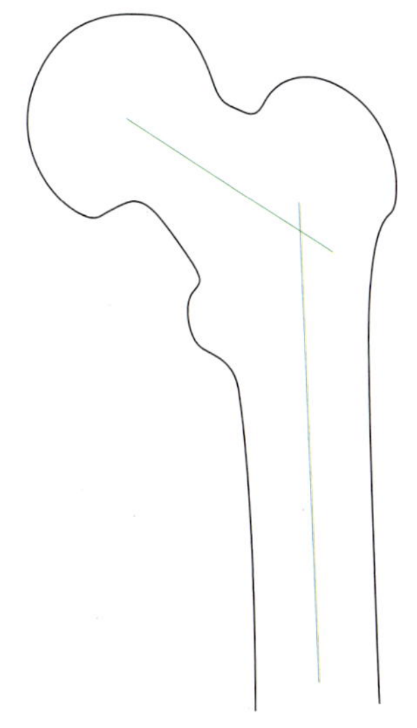

图 2.4–5

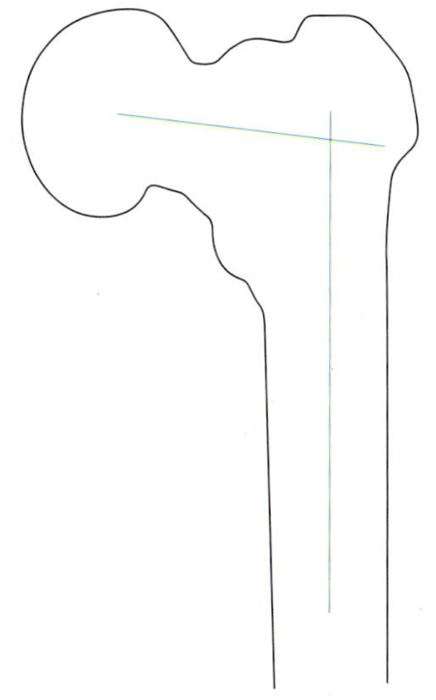

图 2.4–6

可以发现两侧股骨有不同的颈干角，将两个描绘图重叠起来，由于畸形位于股骨颈的基底部，股骨干、大小粗隆可以完全重叠。两个股骨颈轴线之间形成的夹角就是畸形的角度，也就是需要矫正的角度(图 2.4–7)。

在畸形侧的描绘图上标记出截骨线，正确的截骨最好在畸形的顶点处，本例截骨在股骨颈基底部进行。**在股骨颈进行截骨，从技术上来讲是困难的，也能够造成股骨头缺血性坏死**。出于这种原因，截骨在粗隆间进行。作为总的原则，截骨时先要同骨的长轴呈直角（90°）方向截骨，这样有利于任何方向的矫正旋转，同时也更容易计算矫正度数。这样，在小转子水平上画出一条与股骨干解剖轴线呈 90°的直线(图 2.4–8)。我们要进行外翻 30°截骨，在股骨近端，外翻截骨要求切除一个基底在外侧骨皮质的闭合性楔形骨块，在远侧段截取楔形骨块；如果想要矫正的角度超过 30°时，超过 30°的角度应当在近侧段截取；所以，如果要截取 50°的楔形骨块，就要在远侧段截取 30°楔形，在近侧段截取 20°骨块。以骨的直径作为比较，楔形骨块的宽度大小影响肢体的长度和固定的稳定性。就是说，骨块越大，肢体长度丢失的越多，而复位后的固定也就越稳定。**医生必须争取在肢体的长度和固定的稳定性两方面做出折衷的选择**。所以，医生应争取截骨的宽度刚好比骨的半径大一点。现在就要画出截骨块，它的基底是外侧骨皮质，对角是一个与股骨长轴垂直线呈 30°的角度。

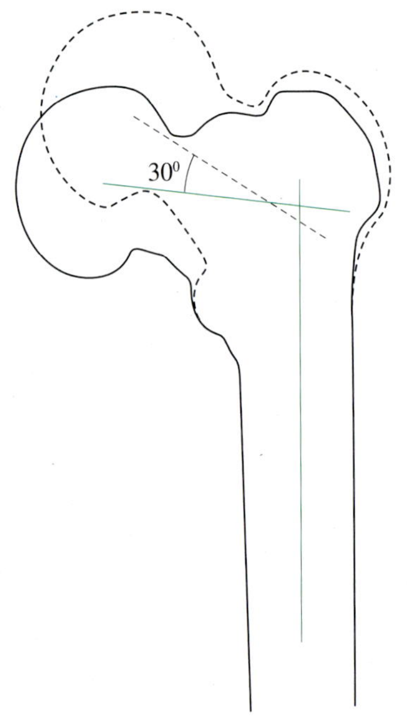


图 2.4–7

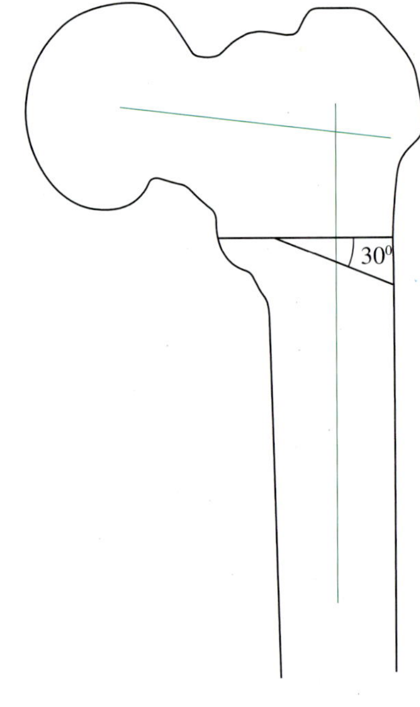


图 2.4–8

下一步是描画出远近段的轮廓，如同近侧段的图 2.4–9 和远侧段的图 2.4–10 所示。然后将这些绘图和线与正常侧的绘图重叠起来，要确实将两个远侧段的解剖轴线完全重叠，才能保证远侧段的解剖轴线恢复到与负重轴线正常的距离，后者是一条经过股骨头中心、膝关节和踝关节中心的假想线，如果要保证膝关节不出现异常的内翻或外翻负重，这一点是非常重要的。

将远近段绘图复位（图 2.4–11），在不同的角接骨板模板中找到最合适的模板（图 2.4–12），可以看到 120°角接骨板（也称之为重新定位接骨板）最为适合，因为它的刃板正好与股骨颈的轴线相一致，同时接骨板也与外侧皮质骨相贴服。很多医生只是由于对内植物熟悉的缘故，而采用动力髋螺钉（DHS）来固定截骨。但是 135°的 DHS，更重要的是它的设计，将引起远侧段向内侧移位，并由此造成膝关节外翻负重。对于股骨近端外翻截骨，为了恢复截骨远侧段与负重轴线的正常关系，有必要将远侧段向外侧移位，这在采用 DHS 时是不可能的。选择 120°角接骨板（图 2.4–13）。

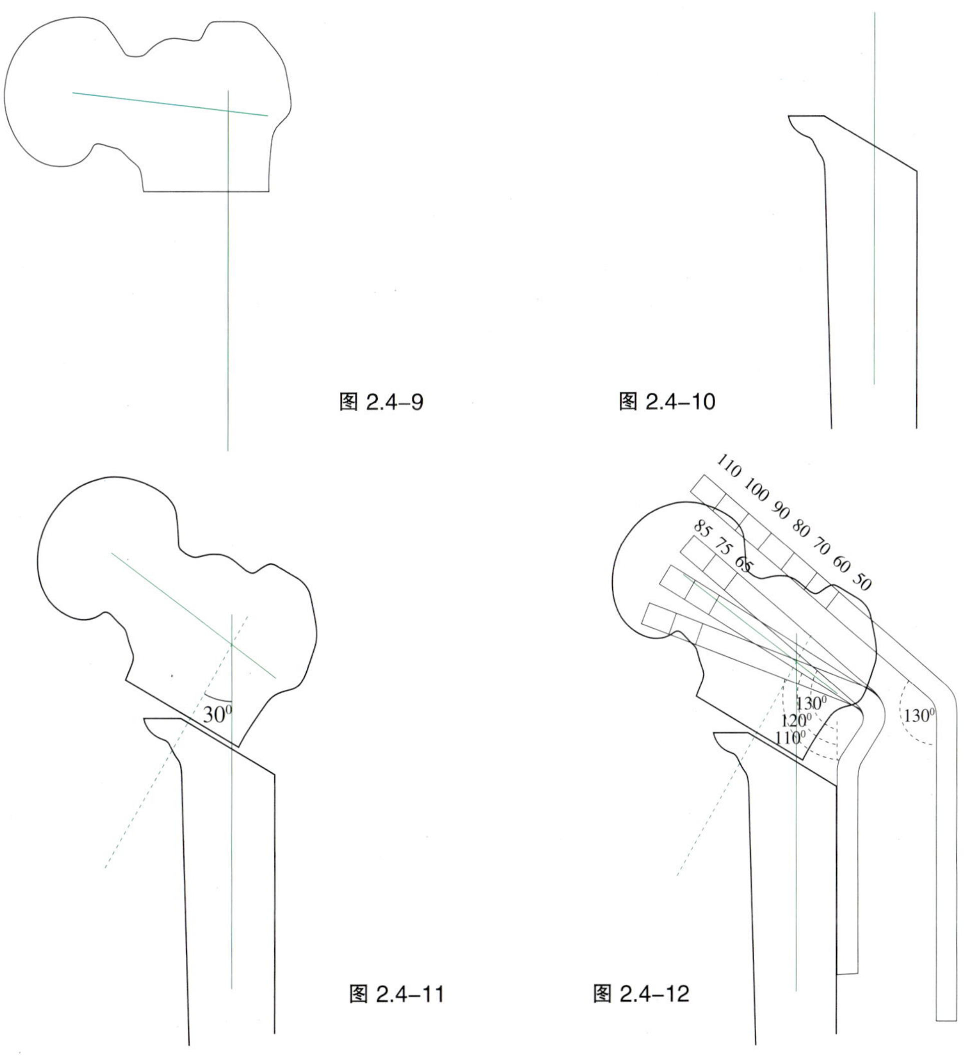


图 2.4–9

图 2.4–10

图 2.4–11

图 2.4–12

将畸形愈合的描绘图重叠在希望获得结果的描绘图上，首先将两者的股骨头、颈排列整齐，画出角接骨板在股骨颈中的位置，仔细注意在大粗隆的进入点与标志着臀中肌与股外侧肌之间与粗线的关系，这个进入点称之为窗口。也必须注意窗口与截骨线之间的距离（图 2.4–14），这个距离不能小于 1.5~2cm，否则，股骨近端外侧皮质骨有骨折的危险，这将是非常可怕的并发症，因为将造成无法固定和刃板在股骨近端的松动。画出截骨线和楔形骨块，测量窗口与粗线之间的距离、截骨线与粗线之间的距离、楔形骨块的高度、楔形骨块与水平截骨线之间的距离。这些线均作为术中参考值和引导。

现在应该画出导针的位置及手术步骤(图 2.4–15)。标记出导针 K1，这枚导针放置在股骨颈的前下方，标志着股骨颈前倾角和轴线的倾斜度。

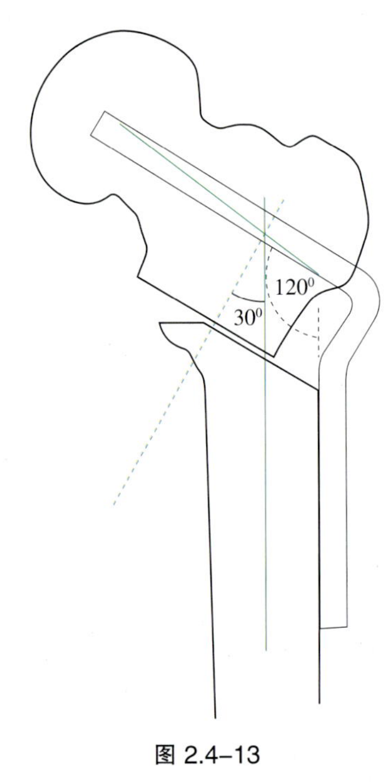

图 2.4–13

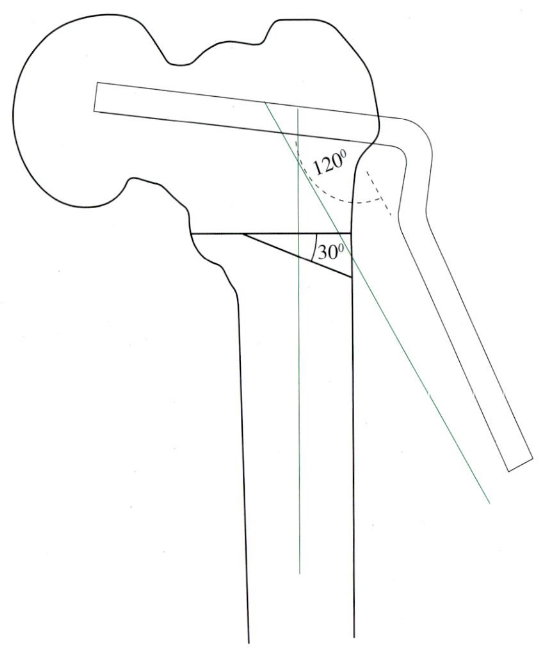

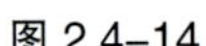
图 2.4–14

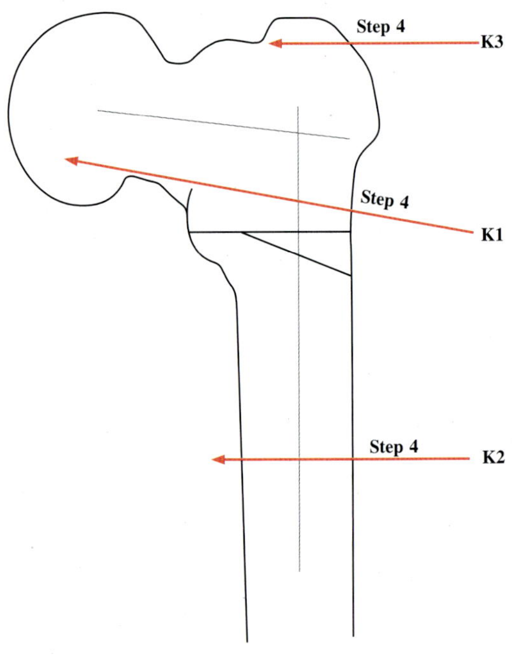

图 2.4–15

下一步标记出导针 K2，这个导针与远侧段解剖轴线呈 90°插入，插入点要远离截骨线，避免影响手术操作，这个导针作为矫正任何成角畸形时的参考导针。

现在画出导针 K3，作为引导插入座套骨凿，也为以后引导插入股骨颈角接骨板，对向参考导针 K2 的角度由选定的内植物和要矫正的度数来确定。如果我们要使用 90°的角接骨板来进行 30°的外翻截骨，K3 要同 K2 呈 30°插入，但是，我们要使用的是 120°的角接骨板。因此，角接骨板的刃板就要同参考导针 K2 平行插入（120−90=30）。这样就能保证。只要侧板贴伏在股骨干以后，股骨近端则旋转 30°达到外翻角度。K3 也应平行于股骨颈轴线插入。从正面 K3 平行于 K2，从侧面 K3 与 K1 平行。

K4 与 K5 两针平行并且在矢状面内与骨干长轴相垂直成 90°，两针分别位于截骨的两端起矫正旋转畸形时导向的作用（图 2.4−16）。由于标记点容易丢失，虽然在临床实践中用骨刀刻痕或用电灼在皮质上作标记，但在矫正旋转畸形时都容易模糊不清，K4 和 K5 还可以在矢状面作矫形的引导。特别是有屈曲或伸直截骨时更为重要。

此处我们只做外翻截骨，K4 与 K5 只作为截骨以后矫正旋转对线所用，因为 K4 与 K5 插入时平行，任何旋转对位都可以通过这两枚针之间的夹角反映出来，当然，这样也可以用来矫正旋转畸形，在这种情况下，K4 和 K5 将指导矫正旋转畸形。K6 位于 K2 以远，并同其成 30°角插入。

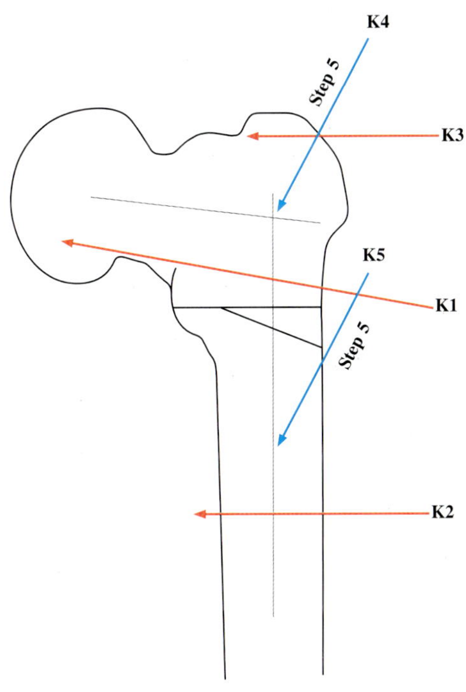


图 2.4−16

注意大粗隆外侧皮质骨窗口的位置和座套骨凿的位置（图 2.4–17），它同角接骨板的刃板在股骨颈为同一位置。

现在就要着手标记出计划中的手术步骤（图 2.4–18）。

**第一步**（Step1）：**显露**

标准前外侧入路显露。切开前关节囊，显露股骨颈，确定它的轴线。股外侧肌同下关节囊一同掀开，结扎、切断第一穿动脉。

**第二步**（Step2）：**K1**

在两个平面内，平行于股骨颈轴线的前下方插入这枚导针。

**第三步**（Step3）：**K2**

与股骨干解剖轴线呈 90°插入这枚导针，作为矫正成角畸形的导向。

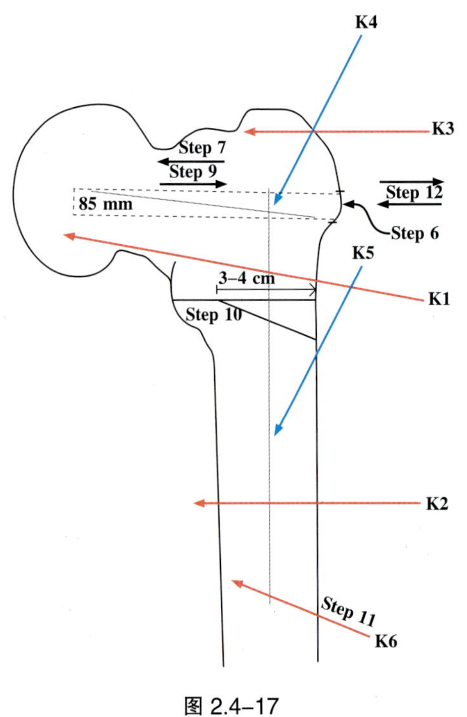

图 2.4–17

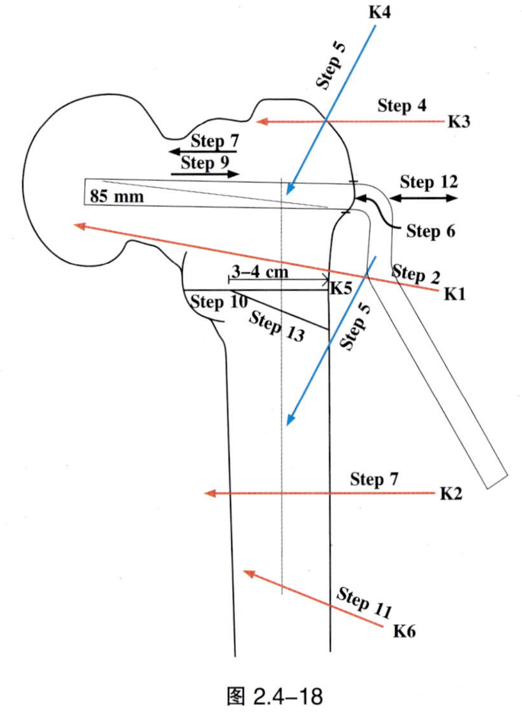

图 2.4–18

**第四步（Step4）：K3**

在窗口上方，与K1平行插入大粗隆，与K2的倾斜度恰恰是当插入角接骨板和完成截骨后要取得的角度。在这种情况下与K2平行，并同股骨颈轴线在同一条线上。

**第五步（Step5）：K4和K5**

在矢状面插入这两枚导针，相互平行，一枚在截骨处的上方，另一枚在截骨处的下方。它们的作用是控制旋转。

**第六步（Step6）：处理窗口**

在粗隆处确定为窗口的部位，与K3平行用4.5mm钻头钻3个3~4cm深的骨洞。用扩孔器扩大钻孔，并用骨凿将之连为一体。将尾端的骨皮质凿成斜面以容纳角接骨板的肩。

**第七步（Step7）：插入座套骨凿**

同K3平行插入座套骨凿。要保证它的导向与股骨干长轴平行，在导向与股骨干长轴之间的任何角度，都会引起近侧段的前屈或后伸。如果希望近侧段前屈或后伸，就可以这样做。

**第八步（Step8）：术中X线透视**

使用术中X线机或影像增强器，在两个平面内（前后位和侧位）检查座套骨凿的位置，为了获得股骨颈的侧位影像，可以屈髋90°，下肢外展20°。拍摄正位X线片，这样就可以获得完美的带有内植物的股骨颈侧位影像。

**第九步（Step9）：倒退座套骨凿约1cm**

这样做可以使座套骨凿松动，在截骨完成后很容易拔出。如果不这样做，截骨完成后就很难再拔出座套骨凿。

**第十步（Step10）：截骨**

同K2平行，与股骨干呈90°横向截骨。

**第十一步（Step11）：K6**

这枚导针为指导截除30°楔形骨块。同K2呈30°插入，在截骨线以远不影响截骨操作即可。

**第十二步（Step12）：去除座套骨凿**

去除座套骨凿，插入预先选择好长度的120°角接骨板，注意要用手推压进入，以控制与K3平行，不要用锤子打入，如果座套骨凿确实已切割好骨质，刃板就可以被推压进入，而不需要锤入。用锤打入很容易改变原有的路径而造成错误的方向。

**第十三步（Step13）：截除楔形骨块**

截除30°楔形骨块。在截除楔形骨块以前，要确实保证远侧段与近侧段之旋转对线，截除骨块时外侧皮质骨在前后部分是相等的。如果楔形不居中，可能造成异常旋转对线。

**第十四步（Step14）：截骨复位**

检查旋转对线，用夹钳使接骨板与股骨远侧段相贴附，屈髋90°通过观察髋关节内外旋转，检查旋转对线。

**第十五步（Step15）：截骨加压**

(1)通过使用加压器对截骨处进行加压，由于截骨面的倾斜，使加压有一定的困难，因为当加压时，远端有向内、向上移位的倾向。

(2)一种方法可以很容易克服这种困难，就是允许远端可以轻微地向内、向上移位，然后固定最远端的螺钉，拧入其他的螺钉时，可以使远端向近端移动，这样就可以在斜面之间产生加压。

**第十六步（Step16）：骨移植**

将截下的楔形骨块咬碎，植于截骨面的内侧，接骨板的对侧(图 2.4-19)。

**第十七步（Step17）：闭合伤口**

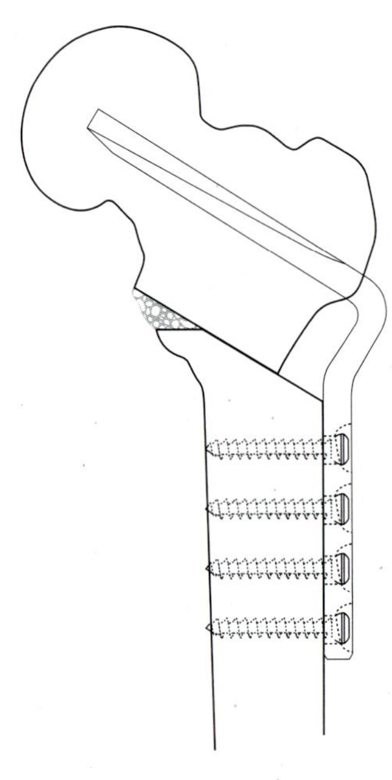

图 2.4-19

## 8 参考文献

[1] Holdsworth BJ (1989) Planning in fracture surgery. In: Bunker TD, editor. Frontiers in Fracture Surgery. London: Martin Dunitz.

[2] Mast J,Jakob R,Ganz R (1989) Planning and Reduction Techni que in Fracture Surgery.Berlin Heidelberg: Springer-Verlag.

[3] Müler ME, Allgöwer M, Schneider R, et al.(1991) Manual of Internal Fixation.3rd ed.Berlin Heidelberg New York: Springer-Verlag.

[4] Wade RH, Kevu J, Doyle J (1998) Preoperative planning in orthopaedics: a study of surgeons´ opinions.njury; 29 (10): 785-786.

## 9 新进展

本章节的新进展与附加的参考资料可从网上获得：

http://www.aopublishing.org/PFxM/24.htm

# 3 复位与固定方法

霍尔兹(Ulrich Holz) 墨菲(William M.Murphy)

## 3.1 手术复位

高蒂尔(Emanuel Gautier),雅各布(Roland P.Jakob)

### 1 骨折移位以及骨畸形

骨干骨折通常形成两个主要的骨折段：近端和远端（相对于临近的关节）。以骨折段之间相对位置而言，主要的骨折移位可以分成6种分型，分别为沿着X轴、Y轴、Z轴的移位和旋转（图3.1–1）。考虑到主要骨折段之间的相对位置可以是简单的或者是复杂的、多节段的，或者可能伴有骨缺失，**骨干复位的主要目的是使骨端回复到原来的正确位置**。也就是说要恢复骨的长度、两个骨折断面间的骨轴线、以及去除旋转（图3.1–2）。

对任何骨折来说，其损伤程度都取决于受撞击的速度和力的大小以及当时骨所承受载荷的情况。骨折移位的距离、程度与方向反映了所受外力和力矩的矢量以及附带肌肉的拉力。

在年轻人的骨干骨折中，如果不是完全性皮质骨断裂，一般都会出现骨的弹性变形。在骨骺区，外部形状和内部结构的变形是由于松质骨的压缩所形成的。

骨干和干骺区的移位可以用传统X线片在两个方向进行测量（前后和侧面像）。在干骺端和骨骺部位，通常需要由斜位或者是CT来进行诊断，以确定骨变形、骨折碎片、压缩以及骨折移位。对于骨折变形以及骨折的方向、程度以及它们发生的位置、范围进行仔细的诊断，对选择治疗方法、方案以及治疗观念是最为基本的因素，准确的诊断是选择正确的或最佳的手术方法、复位技术及其他的有效内植物和固定器械的前提。

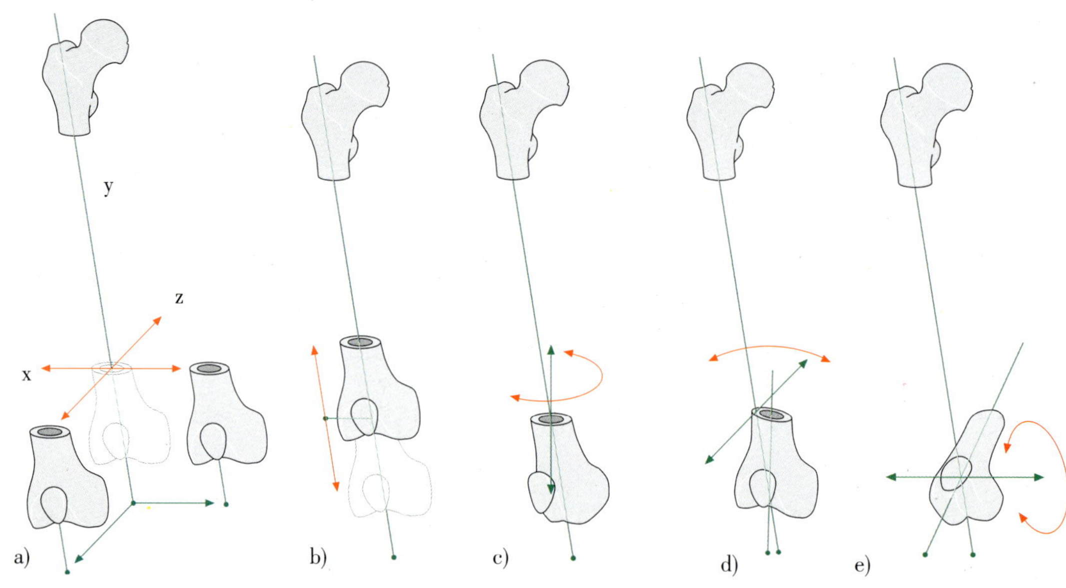


**图 3.1–1 平移和旋转移位**

a/b) 移位可以沿着三个方向，X 轴 Y 轴和 Z 轴。沿着 Z 轴的位移是前后方向，沿着 X 轴的位移是侧向，而沿着 Y 轴的位移是变短或变长。

c) 骨折的旋转主要发生在 Y 轴方向。

d/e) 沿 Y 轴的角度移位 (在横断面内)，分为内外角度对线异常。从 Y 轴方向沿冠状面的角度偏移称为内收或外展轴向错位；可以是围绕 X 轴或在矢状面，称为产生弯曲或伸展轴向错位。

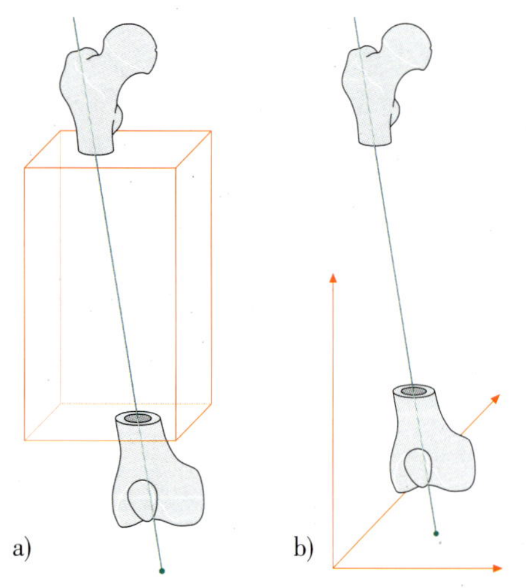


**图 3.1–2 骨折区域和复位**

以一个盒子来表示骨折的区域，对于复位的基本目标来说盒内的内容是所要考虑的非常重要的因素。复位以后，近端和远端的主要骨折段必须全部恢复到它们正确的三维空间位置。

## 2 骨折复位

复位是将骨折段放回其正确的位置，同时包括松质骨凹陷的修复，复位是骨折在创伤中造成移位的相反过程。从逻辑上看，复位的力和力矩要与造成骨折的外力相反。对移位和变形的基本分析有助于制订治疗计划，以达到上述目的 [1]。无论是手术治疗或非手术治疗、闭合或开放，上述的原则都是必要的 (图 3.1–3)。

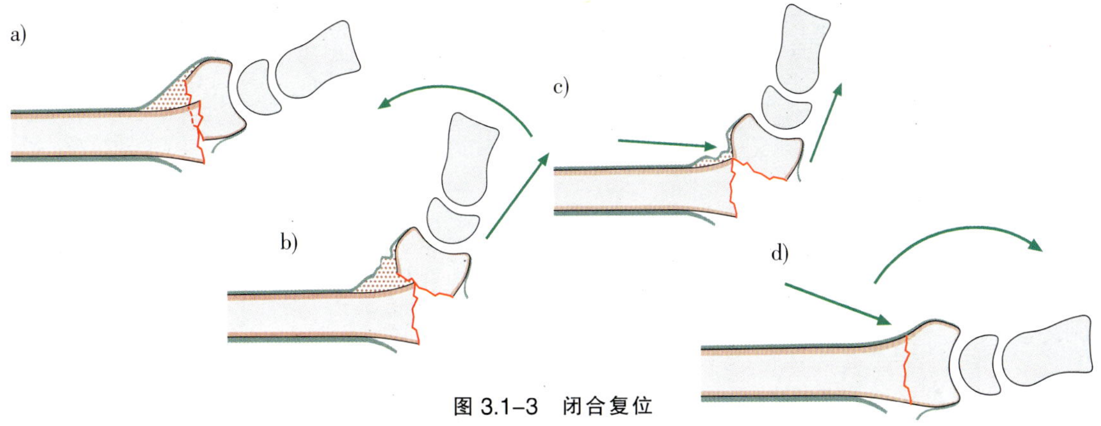


图 3.1–3 闭合复位

a) 桡骨远端骨折合并短缩，背侧移位及向掌侧成角，由于骨折断端的嵌插，背侧骨膜在牵引复位中起到阻挡的作用。

b) 复位第一步通过背伸腕并加大成角下牵引，放松软组织合页以使嵌插骨折端解开。

c) 在向背侧牵引下，直接推按骨折远端使其与近端相接触。

d) 掌屈并继续推按远端使其复位。

## 2.1 复位的目的

在骨干和干骺区域，保持两个主要骨折段的正确排列和正确位置，以使关节表面正常活动是非常重要的。复位的目的就是要使骨折的部分尽量准确地恢复正常位置，骨的长度、轴向及旋转的排列都应该恢复到正常。

**在关节部位，为防止术后创伤性骨关节炎**[1-3]**，特别要强调的是骨折的解剖学复位**。对于关节表面的凹陷区域也要提升修复，理想的状态是没有残余移位。但是，实践中被广泛接受的一个定义是，复位之后的残留移位要小于关节软骨厚度的一半。有时，手术中间会出现一些问题，过分追求最佳的复位会给手术带来一定的风险，例如可能的二次手术或者手术时间的延长。由于重视生物学的原因，有时并不一定需要非常完美的复位，**手术固定和复位技术的策略可以相对于具体情况相应调整和变化。**

## 2.2 复位技术

复位技术必须轻柔、无创，要尽量避免对循环的损伤，因为适当的软组织反应有助于术后的骨愈合。而血供对于修复组织是非常重要的。如果骨折部位的力学状态或生物学反应的能力受到破坏的话，骨愈合就可能会延迟或停止[4-9]。

在关节部位的准确复位和骨折的内固定稳定性是生物学反应的力学先决条件。其后的愈合过程将取决于手术对骨组织的损伤，包括暴露和内植物，以及在复位和固定过程中软组织损伤范围的影响。骨折的复位有两种最基本的技术，即直接复位和间接复位。

显然，直接复位的概念就表明骨折区域在手术中要暴露（或者创伤本身已经暴露），复位过程中骨折段最好是由器械而不是用手来把持，骨折段是通过在骨折区域上直接施加力和力矩而达到复位的。

**在简单型骨干骨折的情况下，直接复位在技术上简单易行，而且结果容易控制。**只要把两个主要的骨折段放置在正确的位置上，骨的长度、轴线以及旋转都会被骨自身所重新建立。从生物学角度来看，在这种简单的骨折情况下，手术暴露不必对骨组织或周围软组织产生任何血供的损伤，然而，即使在这种非常简单的骨折状态下，手术都需要非常细致地进行，对于周围软组织仔细分离以及对骨的暴露只做局限的骨膜上显露。

在大多数复杂的骨干骨折状态下，经典的直接复位技术的入路可能造成误导去试图暴露和固定每一个单独骨折段。这样就造成手术医生进而可能破坏每一个骨折段的血运。**重复地使用骨钳、或者其他复位工具、或者是内植物，都可能破坏骨折碎片的血供，从而对以后的骨愈合过程造成困难，还可能造成延迟愈合、不愈合、感染、或者是内植物断裂。**因而，手术医生只有在清楚了解骨及软组织的生物学特性，充分了解广泛破坏血运的严重后果之后，才能避免复位和内固定的失败[10]。

**间接复位表示骨折线并不是被直接暴露和看到，骨折区域仍然被周围的软组织所覆盖。**骨折的复位可以用器械或内植物在远离骨折区域的地方进行，或者通过小切口使用某些特殊器械，像髓内钉，既作为复位工具又是固定器械。

应用间接复位技术达到准确复位更加困难，**这需要对于软组织病损准确的判定，了解骨折的形式，以及非常精确的术前计划。**另外，复位过程的准确性通常需要使用影像增强或术中X线来加以保障。然而从生物学角度，间接复位技术具有非常大的优点，因为它对已经由于骨折造成损伤的软组织没有增加手术损伤。复位应注意所有的复位器械离开骨折区域，由于会危及在创伤未破坏血运部位的组织灌注。

大多数的固定器械或者内植物在任何一种骨折复位技术中都可以使用，在保护组织的生物学方面手术的成功与否与使用的特殊器械或内植物没有关系。不精确的间接复位所造成的偏差可能不被术后X线探查到，也不会在手术记录中被提及，但是它会造成灾难性的结果。

**为达到复位的目的，通常要沿肢干的长轴进行牵引，这种动作只是在有部分软组织连接的骨折时使用**（录像 AO20163）。牵引可以是手动，通过一个骨折牵引床或者是牵开器。使用骨折牵引床的缺点在于必须至少跨过一个关节而施加牵引，对于医生来讲，肢体在手术过程中的活动受限，手术的入路和操作的灵活性也受到限制。使用牵开器可以直接应用到主要的骨折段上，肢体在手术当中可以允许有一定的活动。但采用牵开器在有负荷的状态下很难对角度和旋转进行矫正，而且其结构或许笨重。对于有一定弧度的骨骼的牵引过程，可能还会有使其变直的变化。单臂牵开器的偏心力，可能导致其他的畸变。

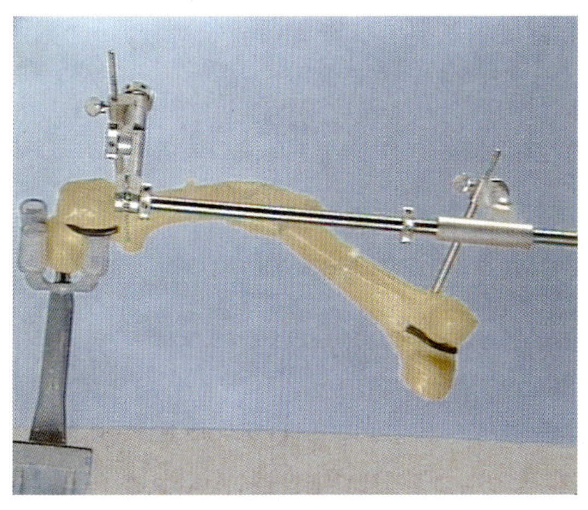

录像 AO20163

## 2.3 复位器械

### 2.3.1 标准复位钳和尖头复位钳

标准复位钳通常是用于直接骨折复位的常用器械。当骨折线暴露之后，复位钳放在两个主要的骨折段上。如果是一个斜行骨干骨折，在施加一定压力的同时旋转复位钳可以使骨折段延伸。这个技术的优点在于复位过程所得到的结果是可见的，其缺点在于复位钳可能在骨的表面有一定的滑动，从而破坏了周围的骨膜（图 3.1–4）。

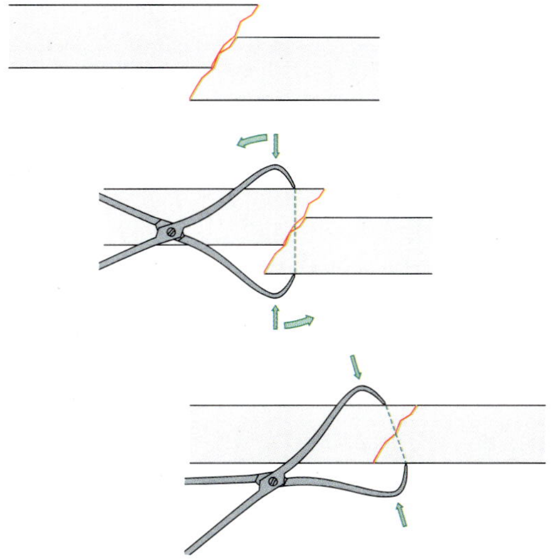

**图 3.1–4　用标准复位钳进行直接复位**

复位钳的两个臂分别抓到两个主要的骨折段，夹紧复位钳，使其产生一定的压力，同时旋转把手，使骨被延长，并且使得骨折复位。

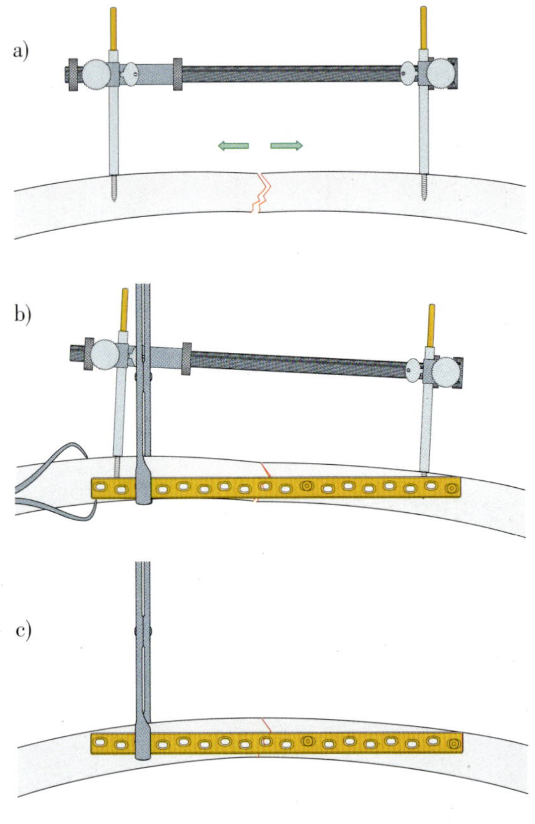


图 3.1–5 轴向畸形矫正

a) 股骨干骨折如行简单的牵开，可导致股骨变直，其前弓则消失。

b) 矫正这种畸形，先将接骨板固定到骨折段的一端，拧紧两个螺钉，然后用复位钳在骨折的另一端将骨折与接骨板抓持在一起，用一个标准复位钳从前面握持住股骨干和从后面抓住接骨板的一端，通过加压使得轴向的排列得到复位。

c) 夹紧复位钳，复位得到临时固定，通过临床检查矫正旋转对线。

复位钳还可以在其他情况下使用，例如股骨干用接骨板固定时矢状面内的畸形(屈曲或伸展) 尚需校正，将接骨板放置在骨干上并固定在骨折的一端，然后用复位钳的一个臂抓住骨的未固定端，而另外一个臂抓在接骨板上，当夹紧复位钳时，屈曲或伸展畸形就可以被矫正 (图 3.1–5)。

**尖头复位钳可以用于直接或间接复位，因为这种器械对于骨膜的损伤很小。**

一个应用的例子是用复位钳握持横断骨折的两个骨折段 (录像 AO20194a)，可以靠手动的牵引实现复位。在简单骨折的复位中，由于最初具有内在稳定力的存在，在取下复位钳后，复位不会消失 (图 3.1–6)。

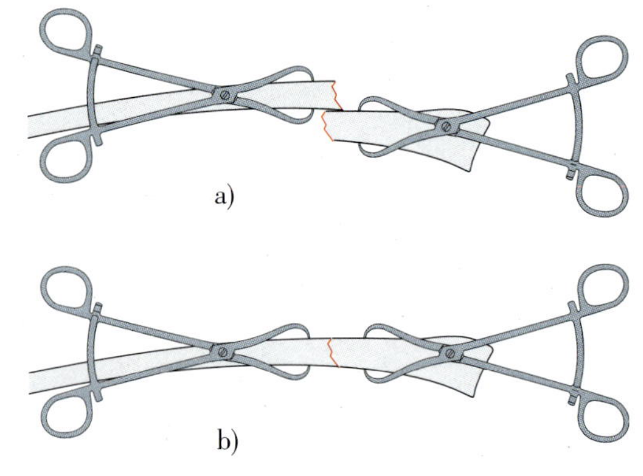


图 3.1–6 用尖头复位钳直接手动复位

a) 两个主要的骨折块分别由尖头复位钳握持。

b) 由手动牵拉将两个骨折段拉长，并且用复位钳控制着放置在正确的轴向位置上。

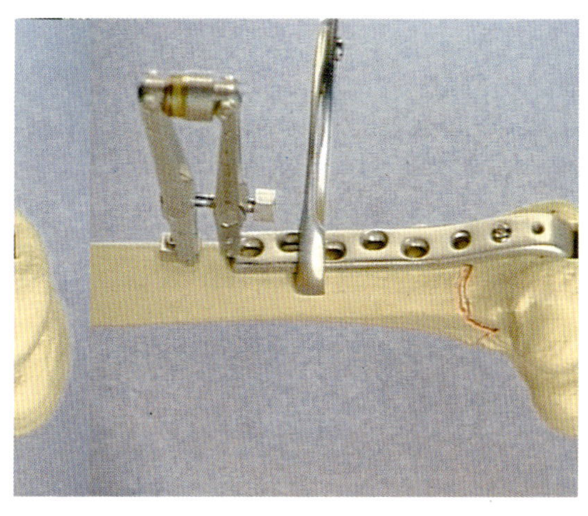

录像 AO20194a

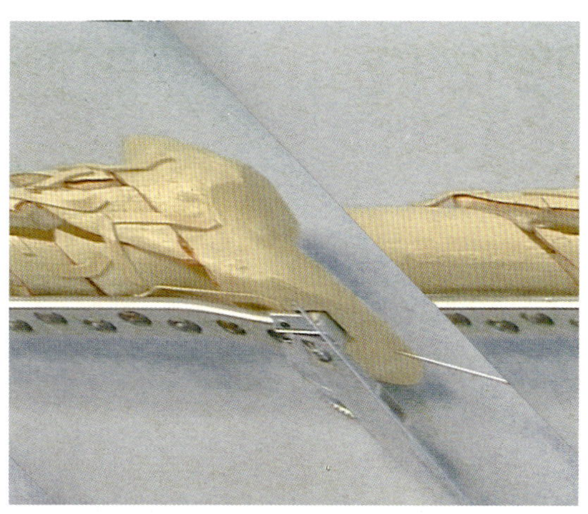

录像 AO20194b

在需要长度矫形的斜形骨折上，尖头复位钳夹咬住两个主要的骨折段，咬合的位置是在两个骨折段的外侧。复位钳有一定的倾斜，伴随着一定的压力，转动复位钳，长度就可以得到矫正（录像 AO20194b）。当要挪动第一个复位钳而又要保持骨折的复位位置时，可以用另外一个复位钳垂直于骨折平面来替换第一个复位钳（图 3.1–7）。

闭合间接复位时，**如胫骨的复位，一个或者两个尖头的复位钳可以经皮穿入到骨上**。根据骨或骨折段的大小，有不同大小的尖头复位钳可供临床使用（图 3.1–8）。

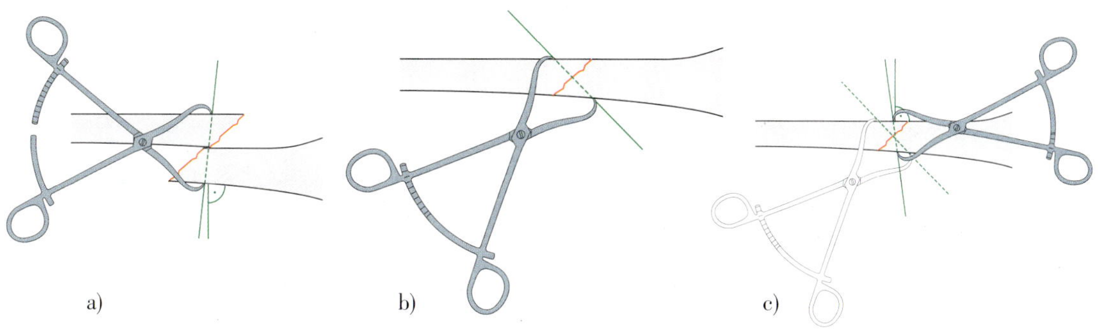


**图 3.1–7　对斜形骨干骨折的直接复位**

a) 两个主要骨折块被尖头复位钳的两端钳住。

b) 轻轻地旋转，夹紧复位钳使得骨折块的两端加长并复位。

c) 为保持复位状态，另外一个复位钳在垂直于骨折平面的位置握持住骨的两端。

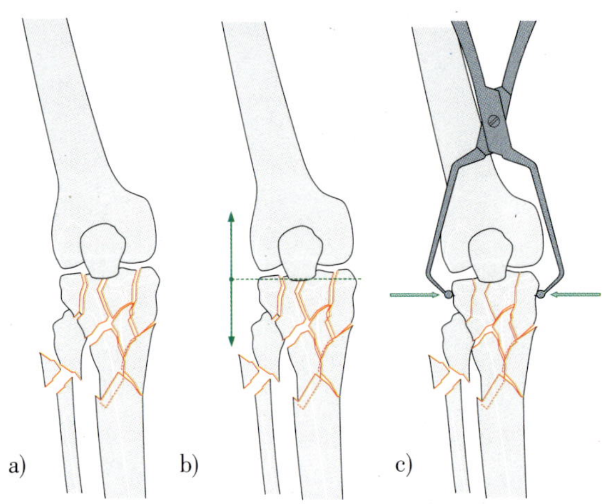


**图 3.1–8 用尖头复位钳进行间接复位**

a) 以粉碎性胫骨平台骨折为例。

b) 用股骨牵引器或者超越膝关节的外固定装置可以进行牵引复位，能够达到长度和在轴线上大体的复位。韧带的张力也可对关节骨折的复位起到一定的作用。

c) 关节骨折的位置可以用大尖头复位钳进一步复位。复位钳可以经皮进入到骨面，在侧面夹住骨折碎片。

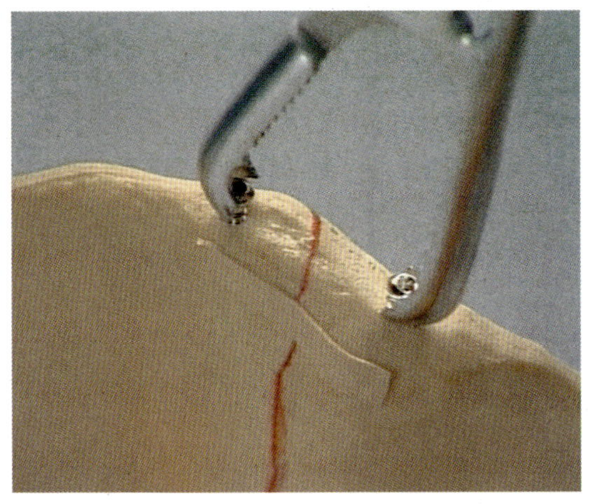

录像 AO20194c

### 2.3.2 特殊复位钳

法腊布夫复位钳 (Farabeuf clamp) 是用来握持螺钉帽的一种复位钳。复位时将螺钉拧在骨折线的两边 (3.5 或 4.5mm 螺钉) (图 3.1–9)，这种复位钳在操作上可以施加压力，同时也允许在两个平面的侧向产生一定的位移 (录像 AO20194c)，但是不能够撑开骨折间隙。骨盆复位钳 (Jungbluth 钳) 可以对两个骨折段的 4.5mm 皮质骨螺钉进行固定，可以允许骨折在三个平面上移动和复位 (撑开和压缩，以及两个平面的侧向移动) (图 3.1–10，录像 AO20194d)。

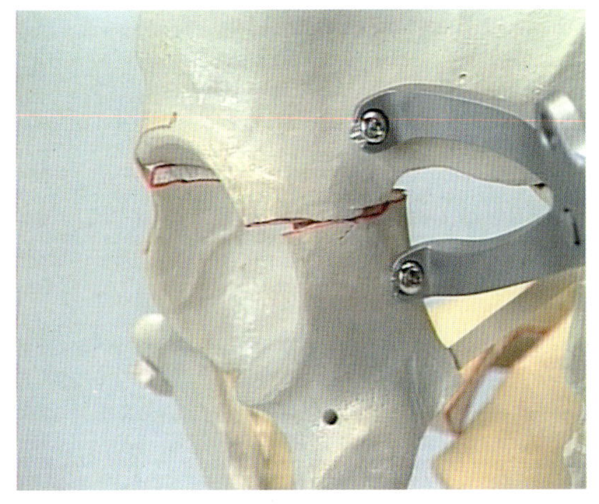

录像 AO20194d

### 2.3.3 可用于复位的其他器械

在皮质骨小尖的H氏牵开器 (Hohmann retractor) 可以用来作为杠杆或推杆而进行复位。牵开器的尖端可以插到骨干骨折的两个皮质骨中间，然后转动180°，使得皮质骨的两个骨折段之间进行对合。由于H氏牵开器可以产生弯曲力，使两个皮质骨之间可以被重新排列以达到轻柔的复位。另外再转动一次则取出牵开器 [1] (图3.1-11，录像AO20194e)。

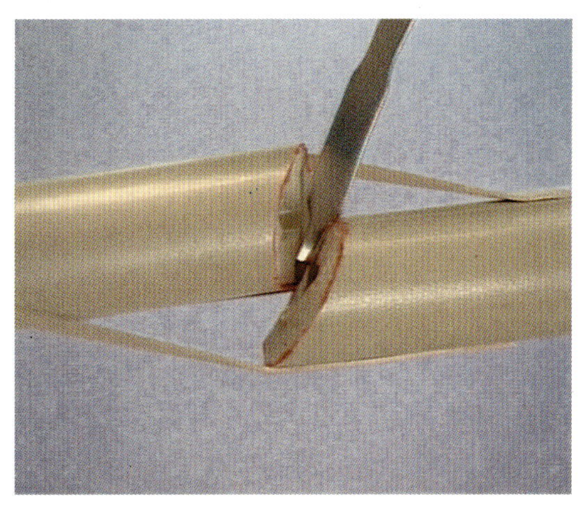

录像 AO20194e

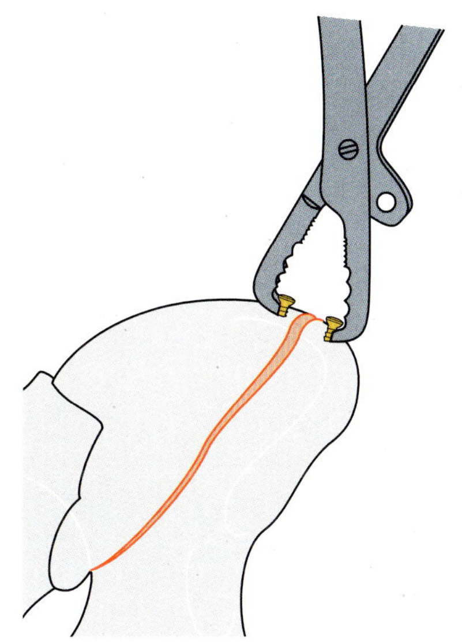

**图 3.1-9 法腊布夫钳主要用于髂骨嵴部的骨折固定**

钳的两端钳住骨折两边的3.5或4.5mm皮质骨螺钉上，这种复位钳不能对骨折面进行撑开，只能够帮助侧方移位的复位及闭合骨折间隙。

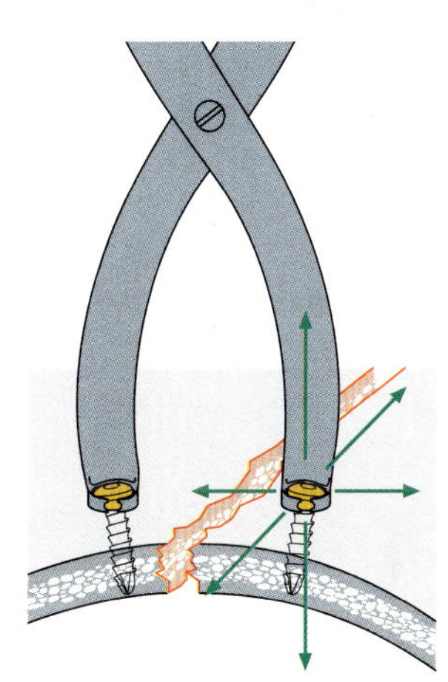

**图 3.1-10 骨盆复位钳**

骨盆复位钳，通过固定在两个主要骨折段上的4.5mm皮质骨螺钉，这种复位钳有着非常坚固的连接，可以允许在三个平面上进行复位。

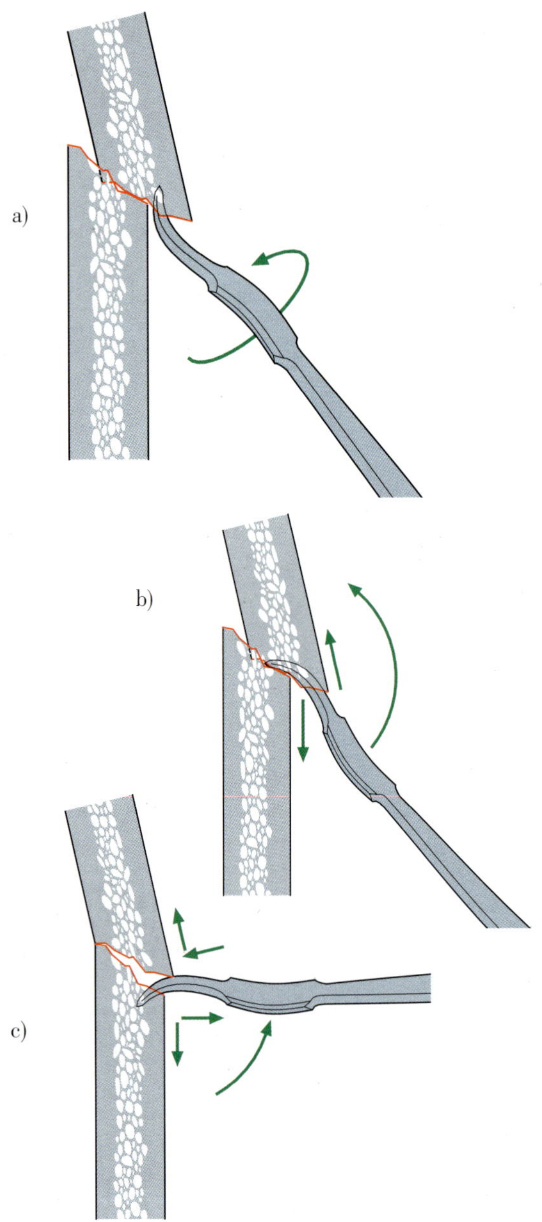


图 3.1–11 H 氏牵开器在皮质骨复位中的应用

在皮质骨 H 氏牵开器的一个臂被插到两个骨折段中间，转动和弯曲牵开器把手，可以使骨折段撑开复位。在拿开 H 氏撑开器时，通常要再一次转动 H 氏撑开器的臂。

H 氏牵开器的另外一个应用是对于髂骨翼骨折中松质骨平移的复位。首先 H 氏牵开器的尖头被敲到骨的中间，然后一边敲击，一边转动 H 氏牵开器，用弯曲力以达到复位 (图 3.1–12，录像 AO20194f)。这一步骤常常会在很薄的皮质骨上造成一个小范围的塌陷。

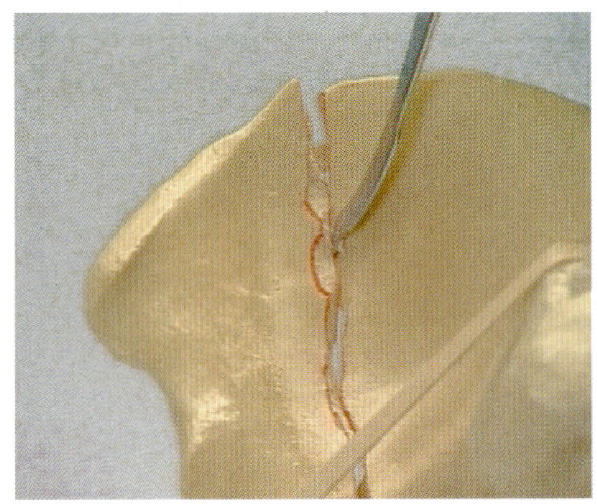

录像 AO20194f

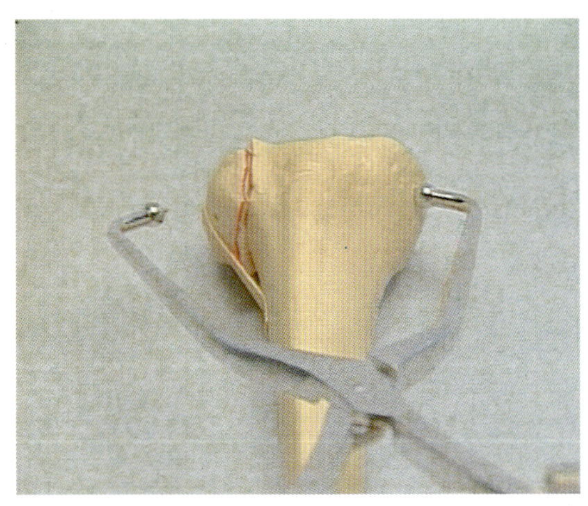

录像 AO20194g

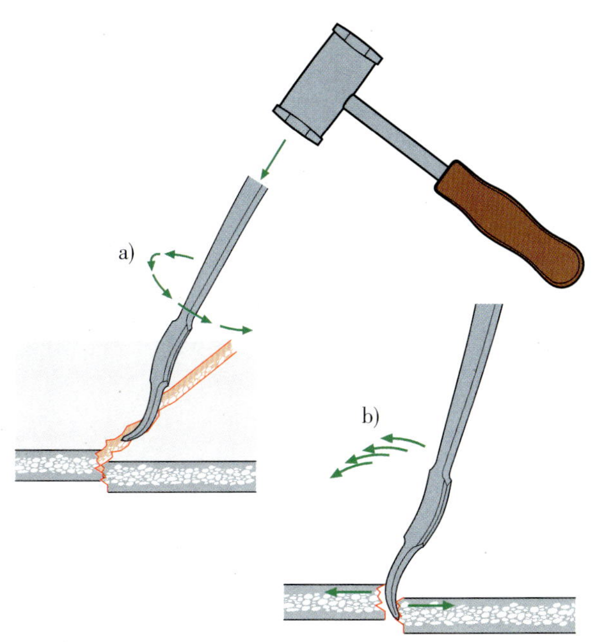

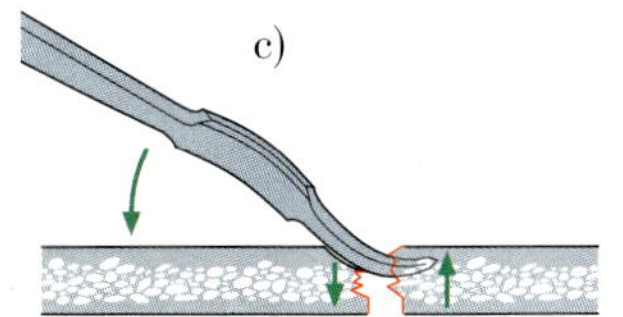


**图 3.1-12 H 氏牵开器在松质骨复位中的应用**

将 H 氏牵开器的弯形端头插入到两个重叠的骨折片中间，然后拧转并倾斜，使骨折复位，并且相互咬合。这种复位的附加条件就是骨表面应该有一层硬的骨质。

一些设计用来推或者拉的器械完全可以用来进行单方向的骨折复位。用一个球形钳就可以把骨折碎块固定到正确的位置(录像 AO20194g)。其他的如骨嵌入器，可以用来撬起压缩的关节面，牙科用的尖钩、或常用的骨钩都可以用来进行简单的牵开，而起到复位的作用。

## 2.4 用于复位的内植物

理想情况下，在固定骨折的同时，内植物也起到复位的作用。内植物的复位作用是通过与骨的接触而产生的。用符合解剖形状的髓内钉内固定就是产生复位作用的一个很好的例子。髓内钉穿过骨折线，从一个骨折端到另外一个骨折端，在矢状面和冠状面都进行了复位。在髓内钉固定之后，再敲击髓内钉，使之更加深入远端，在远端锁定后就可以使多段骨折的长度恢复。当然，髓内钉的长度需要很好的测量和准确的计划，其长度的准确性通常要用健侧骨全长的 X 线进行测量[1]。

在骨干相对较直部位放置接骨板，接骨板类似支架的作用产生复位（录像 AO20194h)。由撑开骨折面所产生的周围软组织张力增加，自然使得骨碎块回复到它们原来的位置。一些推拉技术，如椎板分开器或复位钳都可以用来撑开和对骨折复位，例如在前臂骨折[1]（图 3.1-13，录像 AO20194i)。

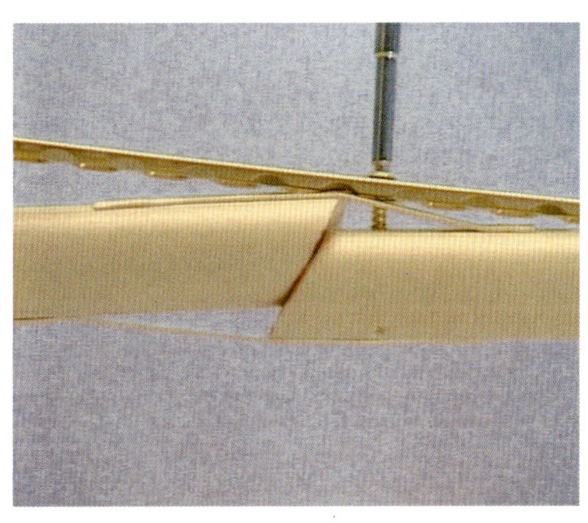

录像 AO20194h

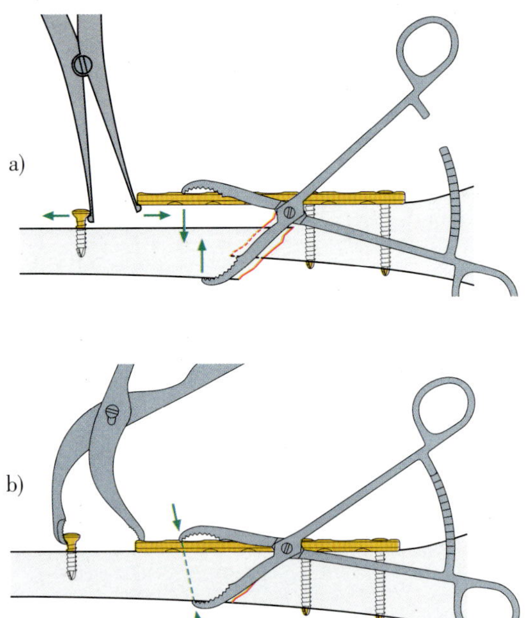


**图 3.1–13 推拉技术**

a) 椎板分开器。放在接骨板的一端和一个单独固定的螺钉中间，可以用来撑开骨折面。

b) 同样的螺钉用小型复位钳就可以行折块间加压。

另外一个简单、轻柔的复位技术是采用防滑动接骨板 [11]，用一个塑形之后的接骨板固定干骺端斜型骨折的一端，引起骨折另一端自动地产生移位而形成复位。骨折小的移位和角度在复位时同时接骨板维持了稳定 (图 3.1–14，录像 AO20194j)。

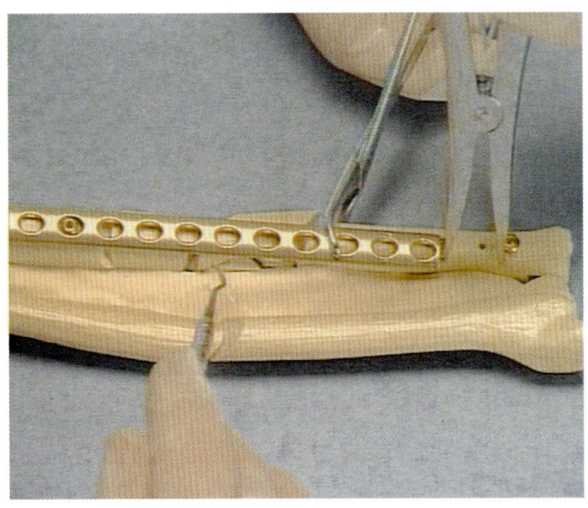

录像 AO20194i

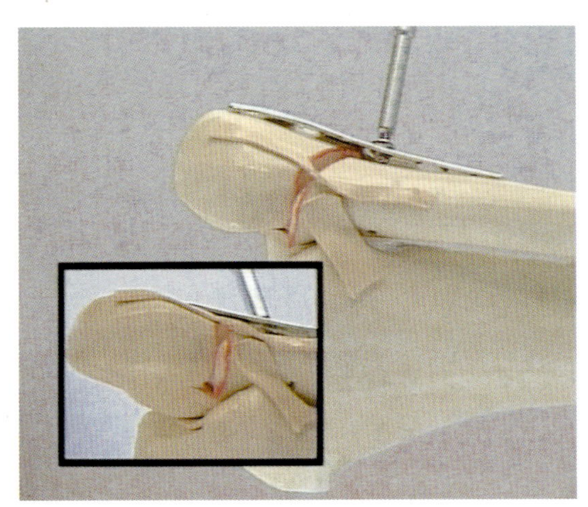

录像 AO20194j

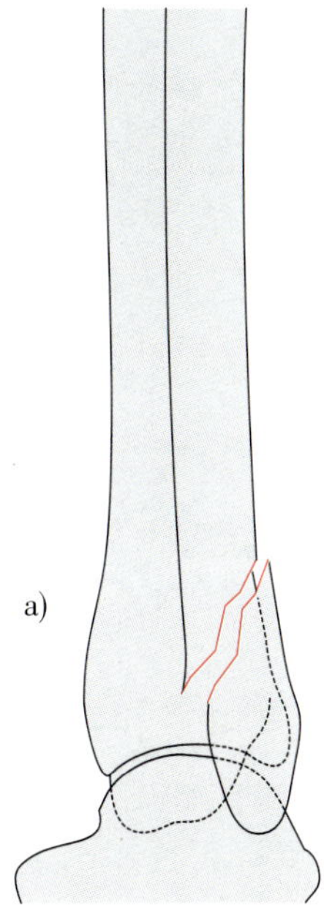


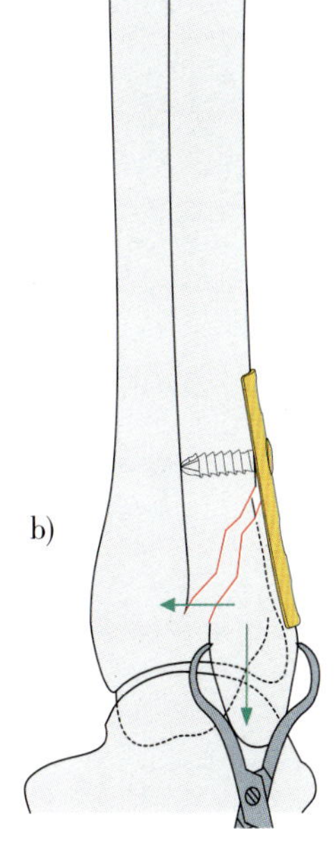


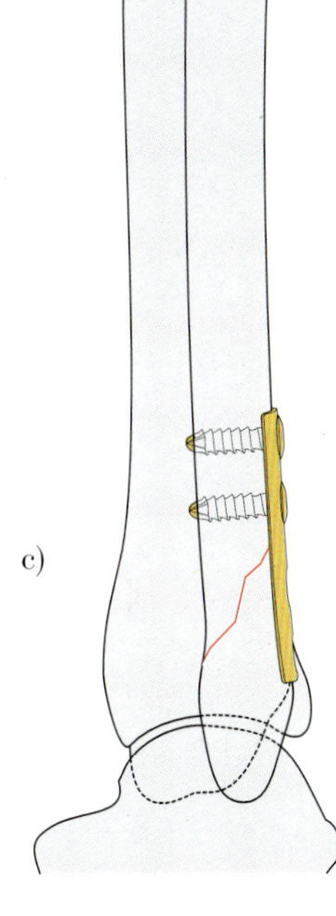


**图 3.1–14 用防滑动接骨板进行的间接复位**

a) 腓骨远端的后方移位骨折 (B 型)。

b) 从后方安装 1/3 圆周的 4 孔或 5 孔接骨板固定于近端。

c) 拧紧螺钉后将远端骨折块下滑使斜形骨折面达到复位。

当用角接骨板准确进入骨端后，由于接骨板的特殊形状可以把骨干骨折拉到其解剖位置。先将刃板插入到骨折的一端，然后用复位钳将骨干固定到侧面的接骨板上来，小心地转动复位钳并借助多关节型加压器就可以得到很好的复位效果 [1, 2] (图 3.1–15，录像 AO20194k)。上述原则在使用经皮肌肉下接骨板时同样适用，预先钻好刃板通道后，先将接骨板沿股骨骨干插入到肌肉下，此时刃板向后。然后将接骨板旋转 180°使刃板对向骨表面。这时就可以用一些推拉的操作杆来握持着股骨端，使刃板插入到预设的孔内 (图 3.1–16，录像 AO20194l)。骨的长度和轴向旋转可以用长度牵引来矫正 (肢体牵引器或推拉技术)。

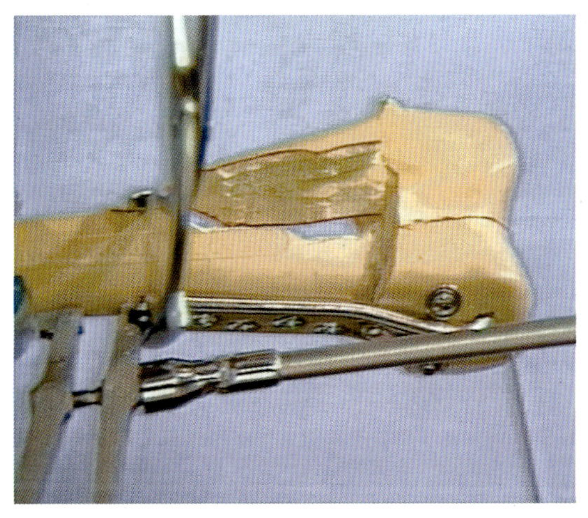

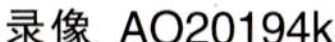
录像 AO20194k

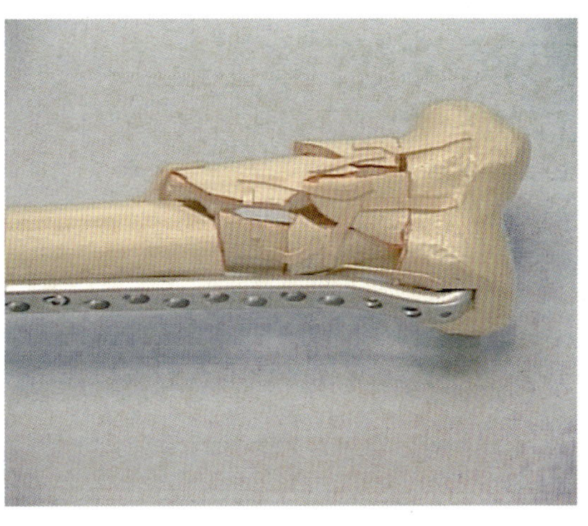

录像 AO20194l

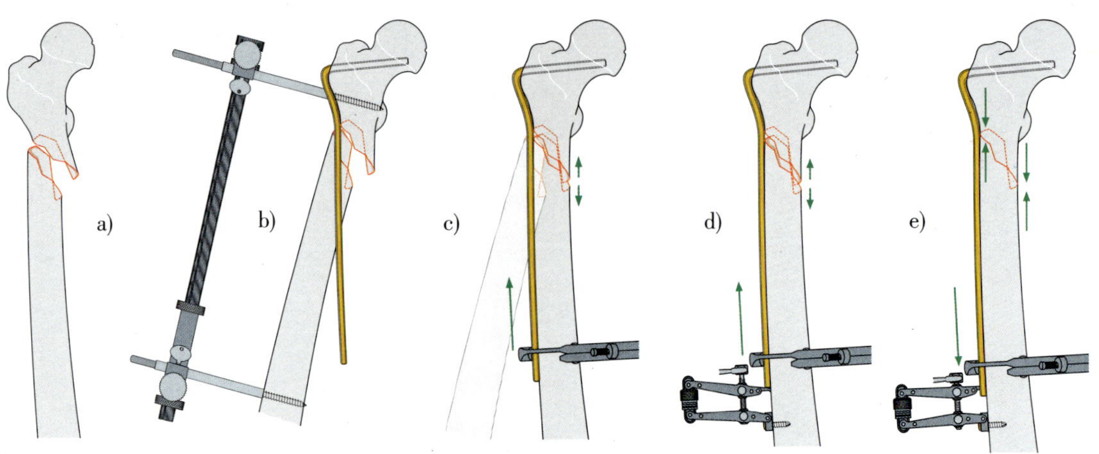


**图 3.1–15 髁接骨板的复位作用**

a) 骨折近端呈现为内收和屈曲。
b) 插入 95°髁接骨板，用长牵开器对骨折进行牵引。
c) 远端用复位钳做临时固定。
d) 用加压器撑开骨折使近端完全复位。
e) 用加压器对骨折加压。

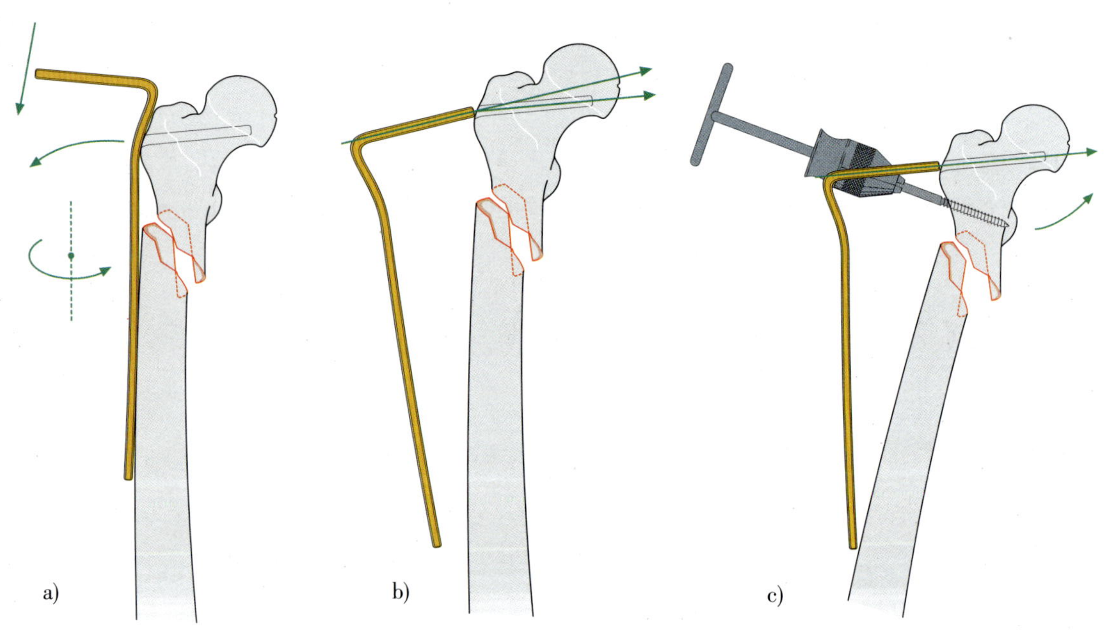


**图 3.1–16 微创 95°髁接骨板**

a) 刃板骨槽预制后，通过小窗口将 95°髁接骨板（刃板向外）插入到肌肉下。
b) 旋转接骨板使刃板对向骨表面，此时刃板和刃板骨槽并不对应。
c) 用 Schanz 螺钉为操纵杆牵拉近端骨折段到合适的位置。

### 2.4.1 复位操纵工具

无论是直视的或不直视的情况下，带罗纹克氏针或 Schanz 螺钉都可以用来操纵骨折块。这一技术主要用于关节骨折的复位（桡骨远端，肱骨近端，髋臼）[3, 12]（录像 AO20194m）。

### 2.4.2 临时环扎

临时环扎有助于骨干多段骨折（主要是蝶状碎片）的复位。该技术的缺点在于用钢丝环扎时对骨膜血供有影响[2]，因此只能使用一条钢丝（录像 AO20194n）。

### 2.4.3 Kapandji 复位法

使用克氏针穿过骨折线，桡骨远端骨折的远端骨块相似于 Hohmann 方法可以撑开和旋转（录像 AO20194o）。将克氏针穿入到桡骨近端对侧骨皮质可以达到稳定。

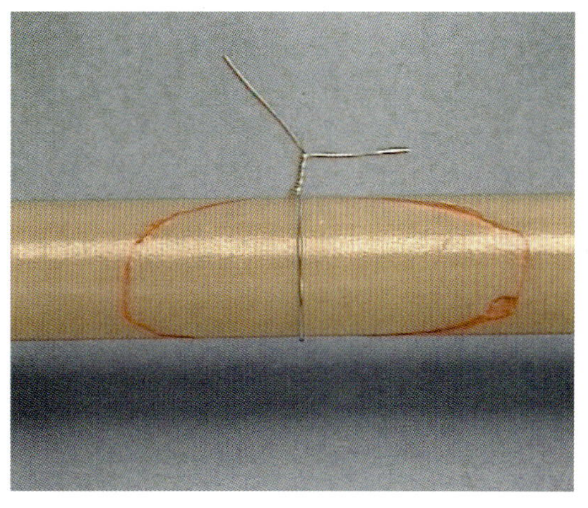

录像 AO20194n

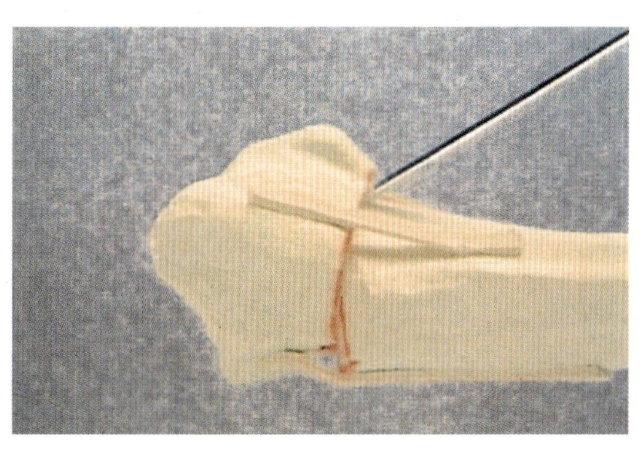

录像 AO20194o

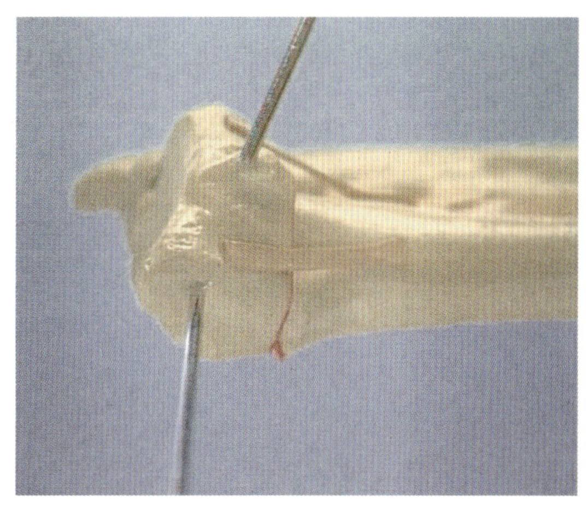

录像 AO20194m

#### 2.4.4 外固定架

外固定架可以进行间接复位，但对于骨的延长就比牵开器困难的多。跨过一个关节进行牵引时，骨折周围的韧带和软组织可以帮助复位的实现（韧带整复，软组织整复）[2]。

### 2.5 复位结果的评价

**不论是采用直接复位还是间接复位，对于骨折进行了复位之后必须进行复查。复位和固定应该在术中就控制到位。**复查可以有很多种方法，包括肉眼观察、触诊（手或仪器）、临床观察、X线或影像增强器、关节镜或内窥镜，以及计算机导向或辅助系统。其中有的技术可靠性较高，但更主要的是其实用性。

一定要注意观察骨折线的切迹或标记（玩具方法）。如果骨折表面不能看到，但可以由手指尖探查到时，就需要触诊检查，例如在髋臼骨折复位是骨盆的四边形表面的检查。还有一些相应的器械可以检测关节表面复位的准确性，例如胫骨平台骨折。

复位和旋转对线的临床判断可能是非常困难和不可靠的，然而又是经常需要的，特别是使用髓内钉复位。3.3.1节介绍了相应的一些方法。

如果可行的话，术中一定要用X线透视或平片，来对复位和固定进行双平面的检查。在关节骨折中要用关节镜帮助和探察骨折的复位（如股骨平台骨折）。但是，所使用的技术要考虑到使用者的经验和严格的无菌技术。

#### 2.5.1 计算机辅助复位控制

最新的技术使用计算机导向系统在三维空间帮助确定器械或内植物和骨碎块的位置。这种新技术依赖于术中影像增强器的影像数据或者是术前CT扫描。骨折近端和远端的解剖学标志点经过专用算法，可以计算出残存移位情况（包括平移和旋转）。将来，至少在长骨的骨折中可以实现半自动复位[13]。

## 3 参考文献

[1] Mast J, Jakob R, Ganz R (1989) *Planning and Reduction Technique in Fracture Surgery.* 1st ed. Berlin Heidelberg New York: Springer－Verlag.

[2] Müller ME, Allgöwer M, Schneider R, et al. (1990) *Manual of ln ternal Fixation.* 3rd ed. Berlin Heidelberg New York: Springer－Verlag.

[3] Schatzker J, Tile M (1987) *The Rationale of Operative Fracture Care.* 1st ed. Berlin Heidelberg New York: Springer－Verlag.

[4] Brookes M (1971) The Blood Supply of Bone. *An Approach to Bone Biology.* London: Butterworth.

[5] Kelly PJ(1968) Anatomy, physiology, and pathology of the blood supply of bones. *J Bone Joint Surg*[*Am*]; 50 (4) : 766–783.

[6] Rhinelander FW (1974) Tibial blood supply in relation to fracture healing. *Clin Orthop*; 105 (0): 34–81.

[7] Trias A, Fery A (1979) Cortical circulation of long bones. *J Bone Joint Surg*[*Am*]; 61(7) :1052–1059.

[8] Trueta J(1974) Blood supply and the rate of healing of tibial fractures. *Clin Orthop*; 105(0) : 11–26.

[9] Whiteside LA, Ogata K, Lesker P, et al. (1978)The acute effects of periosteal stripping and medullary reaming on regional bone blood flow. *Clin Orthop*; (131) : 266–272.

[10] Gautier E, Perren SM, Ganz R (1992) Principles of internal fixation. *Curr Orthop*; 6: 220–232.

[11] Weber BG(1981) *Special Techniques in Internal Fixation*. Berlin Heidelberg New York: Springer–Verlag.

[12] Heim U, Pfeiffer KM(1988) *Internal Fixation of Small Fractures*. 3rd ed. Berlin Heidelberg New York: Springer–Verlag.

[13] Nolte L, Visarius H(1998) Personal communication. *Maurice E. M üller Institute for Biomechanics*.

## 4 新进展

本章节的新进展和附加参考资料可从网上获得：

http://www.aopublishing.org/PFxM/31.htm

# 3.2 绝对稳定的方法

## 3.2.1 拉力螺钉

佩伦(Stephan M.Perren),费里格(R obert Frigg),
赫赫利(Markus Hehli),特皮克(Slobodan Tepic)

### 1 概论

螺钉是骨折块之间加压和将接骨板、髓内钉或固定器固定到骨骼上的一种非常有效的工具。只有认真研究螺钉的特性，并在应用中充分考虑其特点，才能充分发挥它的作用。首先，我们要概括了解螺钉的力学性质[1]。当然，螺钉的生物学特性应权衡于力学特性，其生物学方面的特点将在不同的应用中加以考虑。

轴向力是螺钉顺时针旋转时，在螺纹斜面与骨的结合面之间产生的。螺纹的倾斜角不能太大以免松脱，这就是所谓螺钉的“自锁”（图 3.2.1–1)。另一方面，倾斜角应足够大以便拧入一定的合理圈数就可以拧紧[2]。

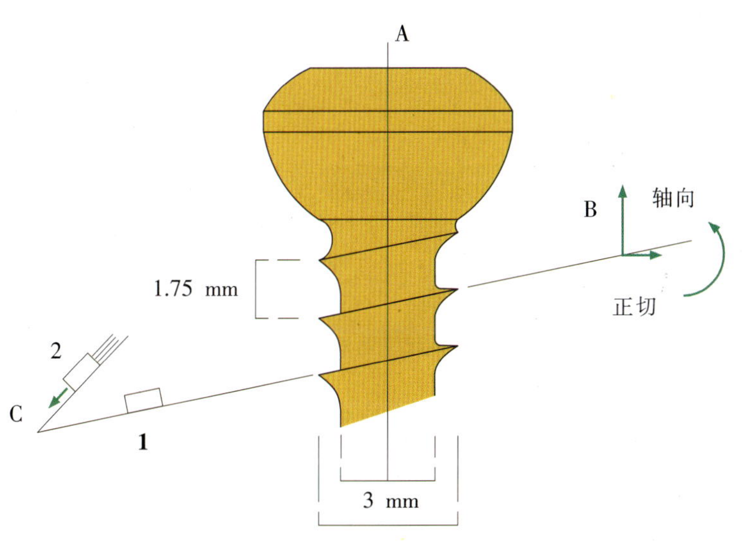


**图 3.2.1–1 标准皮质骨螺丝钉用于骨干示意图**

(A) 螺丝帽下表面为球型，以便拧紧后与接骨板孔内相一致的配合。螺纹不是对称排布。图中所示尺寸可以得到较好的轴向力与扭矩的关系 (B)，螺纹的倾斜还可使螺纹旋入时可以自锁 (C)。该螺丝钉符合 ISO5835 标准。

螺钉的作用力有两个分量，一个是沿螺纹圆弧的切线方向，另一个沿轴向。前者由拧入螺钉的扭矩产生，后者产生轴向拉力。拧入螺钉过程中的扭矩中，只有大约40%转换成轴向力，50%用来克服螺钉顶部钻进的摩擦力，余下的约10%用来克服螺纹表面的摩擦力。在工作台试验中，接骨板螺钉拧紧时大约是单独螺钉可承受的扭矩的二倍。在标准的4.5mm皮质骨螺钉上，施加的扭矩与其产生的轴向力之间的关系为6.7kg/kg·cm [3]。

螺钉的压力对其周围骨的影响面积相对很小，因而**单个螺钉固定斜形骨折时不能有效地阻止沿螺钉轴向骨块的旋转。**螺钉轴向压力的杠杆作用很小。即使单个螺钉对一个平面施力，同样不能阻止截骨面间的扭力。这时，应在固定螺钉的一定距离以外再加上一个固定螺钉，形成两倍的螺钉压力 (图3.2.1-2)。

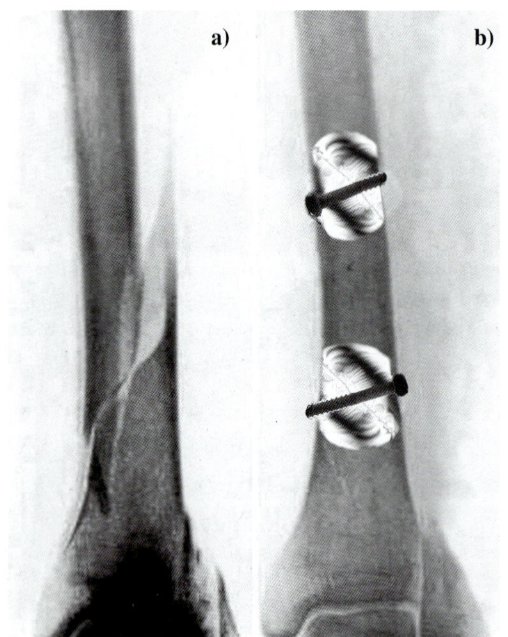


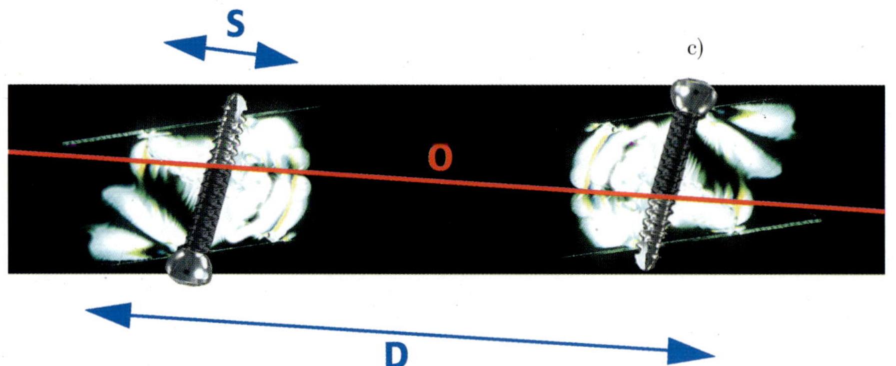


**图 3.2.1-2 单纯使用拉力螺钉固定时，用单一或两个螺钉对抗扭矩的稳定作用**

a) 骨干螺旋形骨折的模型。

b) 由两颗拉力螺钉进行骨折固定。

由光-弹性实验可见拉力螺钉在折块间加压作用程度。重叠在X线图上的光弹性照片可以大略显示压力的分布。

c) 图中光-弹性实验的照片显示了拉力螺钉的压力范围。图中所标的长斜线为截骨面位置，可以比较单独一个拉力螺钉和两个适当距离拉力螺钉之间固定效果的区别。

S：单一拉力螺钉的杠杆臂长。

D：双拉力螺钉的杠杆臂长。

O：截骨面，在沿骨折面上用一条浅线表示。

该图虚线显示截骨线而不是螺旋骨折，相同原理应用于两种骨折类型。图示单纯一个拉力螺钉固定，这种情况下要有两个以上适宜距离的螺钉来固定。

### 1.1 骨螺钉的类型

AO 系统中有两种基本的螺钉：皮质骨螺钉和松质骨螺钉。松质骨螺钉与皮质骨螺钉相比，外径大、螺纹深、螺距大，适用于骨的干骺和骨端区域。皮质骨螺钉用于骨干。

**其他螺钉**

最新的 Schanz 螺钉螺纹较浅，因此具有不甚锐利的边缘和较粗内径，这样可以更好地支撑对抗垂直于螺杆轴向的力[4]。这种螺钉运用得当时，采用自切割螺纹，仍然可以获得较好的握持力。新设计的骨干内固定架螺钉 (PC-Fix 和 LISS) 可以自钻、自切割，单侧皮质骨螺钉就可由螺丝帽锁住接骨板。这种自锁螺钉与接骨板体有固定的倾角，螺钉就象锚一样固定接骨板[5]。这种联结还可以作为一个固定角度的器械而在干骺端骨折的微创固定技术中发挥优势 (见 3.3.2 和 3.4 章)[6, 7]。

### 1.2 部分螺纹螺钉

这种螺钉由一段螺纹和螺杆组成，螺杆的直径通常相当于螺钉内柱或螺纹的直径，光杆通常与螺纹内柱直径一致。从外型上就不难理解这种螺钉的功能。穿过近侧皮质骨的螺钉部分没有螺纹，因此不提供轴向力，但是远侧皮质骨被螺纹握持，当螺钉被拧紧时与近侧皮质骨上的螺帽产生轴向的压力 (图 3.2.1-3)。

### 1.3 全螺纹拉力螺钉的应用模式

全螺纹螺钉也可以作为拉力螺钉使用，此时，要在近端皮质骨上钻一个直径略大于外螺纹直径的滑动孔，在远侧皮质骨钻定位孔，然后用与螺钉螺纹直径精确对应的丝锥攻丝成为攻丝孔 (图 3.2.1-4a，录像 AO00099a)。当螺钉被拧紧时，骨折段便相互挤压在一起，从而在骨折段间加上了压力。如图 3.2.1-4b 所示，如果用部分螺纹螺钉可能更适合于这种骨折固定，它可以避免部分螺纹嵌入滑动孔而降低挤压的效应[8]。用部分螺纹或全螺纹拉力螺钉固定骨干的原因是松质骨螺钉在愈合后很难沿原螺纹切迹取出(螺纹的反向切割)。

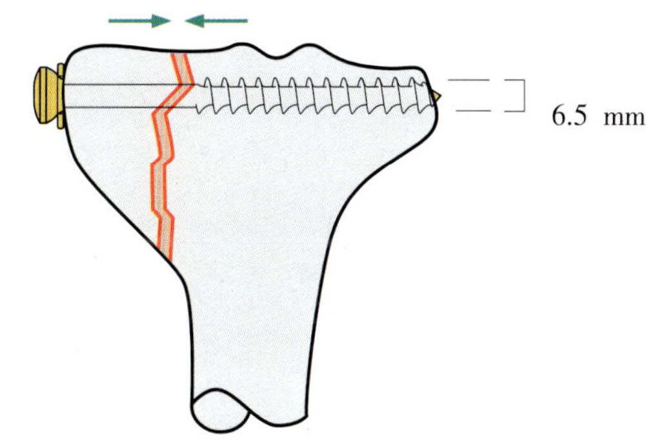


**图 3.2.1-3　部分螺纹螺钉对骨端和骨干骺端骨折的加压**

螺纹握持着对侧骨折段并拉向螺帽方向，螺杆并不向周围的骨质传导任何轴向力。螺杆长度要适当选择以便使螺纹全部进入对侧骨段。垫圈可以用来防止螺帽嵌入较薄的皮质骨。

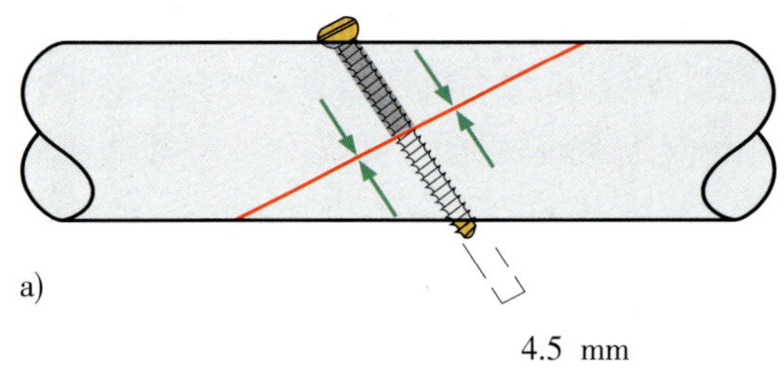


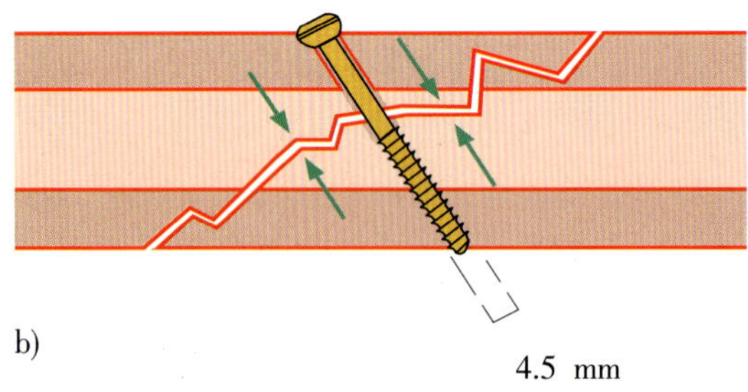


**图 3.2.1-4　用全螺纹螺钉作为拉力螺钉**

a) 近端皮质骨上钻一个直径略大于外螺纹直径的滑动孔螺钉螺纹可以在孔中滑动，当斜向的螺钉被拧紧时，螺帽坐于平行于骨长轴的表面（如 DCP 或 LC-DCP），对骨折段产生轴向压力，使螺帽压向骨折面。但是滑动孔中的螺钉螺纹可能吃进骨质而在一定程度上减弱轴向力，这就是发展部分螺纹拉力螺钉固定的原因（b）。

## 1.4 螺钉的拧入和可控扭矩改锥

一个有经验的外科医生可以凭感觉将螺钉拧到最佳的位置，使螺钉与骨配合最好，平均为 86% 的螺纹磨损（thread-stripping）扭矩[2]。考虑到螺钉在固定时可以产生非常大的轴向力，完全不必把螺钉拧紧到其极限。进一步地考虑，螺纹与骨的握持力在克服静态预应力后可用于其他功能负荷已所剩有限了。**新的自锁螺钉（PC-FIX 和 LISS[5]）在接骨板孔上固定以**

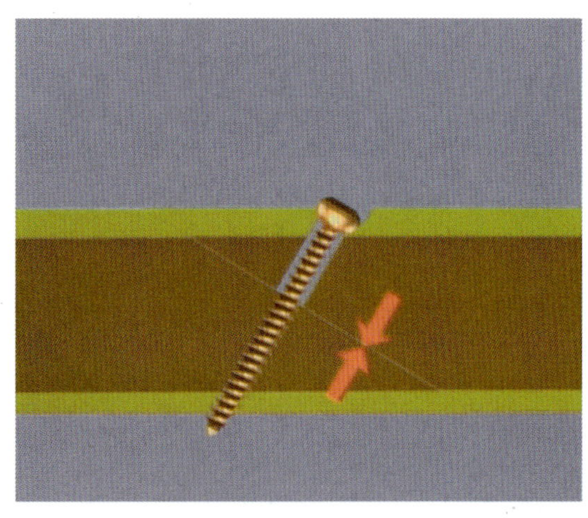

**录像 AO00099a**

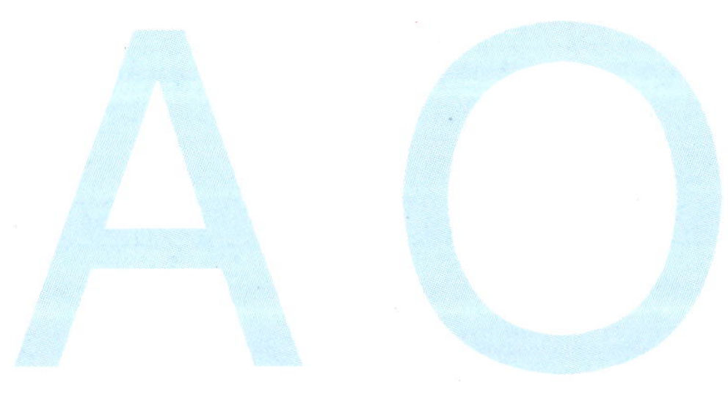

**保护骨和螺钉，防止骨和螺钉之间的滑移。**这时，可控扭矩改锥有助于防止螺钉帽挤入椎形接骨板孔，无论孔内是否有螺纹，但可控扭矩改锥对不同部位骨密度和厚度的变化没有多大的帮助。

### 1.5 加压力的大小和维持

外科专家的测试[2]表明4.5mm螺钉拧紧时产生大约2000~3000N的轴向加压力。活体骨上的在体测量的结果表明加压力在几个月内逐渐减弱[9]，说明螺钉的加压力维持的时间比骨折愈合要长。

如果内固定螺钉在体内放置的好的话，**螺钉的松动只是由螺纹和骨之间界面的微动所引起**(图3.2.1–5)[10]。这种由骨的再吸收所造成的松动见于较低的轴向压力。大多数情况下，螺钉松动不是因为力学上超负荷或骨质受压后产生骨坏死，而很可能是螺钉安放技术的问题所造成的。如果螺钉固定用力过大而破坏了骨内的螺纹，那么整个固定的稳定性也就无可挽回地丧失了。稳定的坚强固定不会在界面上产生骨吸收。

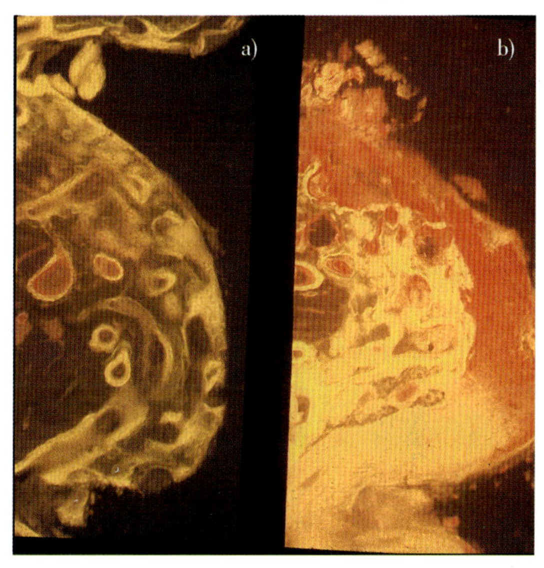


**图 3.2.1–5 骨螺钉的生物学松动**

a) 图中可见生物学作用不会产生螺钉的轴向移动。骨与螺钉界面紧密联接。骨的再生过程证明螺钉松动的出现不是由于生物学作用所引起的。

b) 显示一个有几微米移动的螺钉，图中可见有一定骨吸收，纤维组织不再提供把持力。

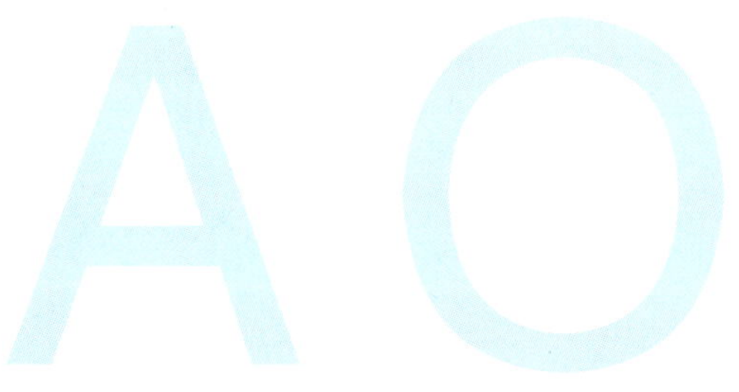

### 1.6 折断的原因

轴向拔出、折弯力或者两者的结合可以使固定螺钉折断。螺钉对抗轴向拔出力的能力比较好，传统螺钉由于其螺柱较细而抗弯曲的能力相对较弱。有鉴于此，螺柱直径可以适当增大，这样虽然会损失螺钉的抗拔能力，但增加了抗弯能力。只需加粗柱直径 30% (如选用 3.0~4.0mm 直径)，就可以提高抗弯能力 3 倍。

### 1.7 螺钉固定的注意事项

以下所谈的问题都是非常简单，但在螺钉实际使用过程中是非常重要的。以往我们把最佳扭矩和最大扭矩混为一谈，认为拧到接近极限的扭力最好。根据最新的了解，我们不再持有这种观点。一般来讲，**螺钉不要拧到其强度和韧性的极限。而是到其 2/3，**以便可以对抗其他载荷。安全的应用原则可以指导医生追求最好的轴向加压力，但正如以上所述，这并不意味着最大的轴向力。

结合常用的接骨板技术，选取相对于接骨板轴线有一定倾斜角度的螺钉来固定，可以起到拉力螺钉的效果（录像 AO00099b)，或者在跨越骨折线或粉碎部位之接骨板远侧以螺钉固定。这样远离骨折面一端的螺钉的握持力加固了斜螺钉。如果考虑用单侧皮质骨螺钉，角度的稳定只能靠螺帽与接骨板间锁定方法的特别设计来提供。可以和接骨板紧密联结的 Morse 圆锥或者其他的圆锥螺纹就是这种设计，我们称这种结构为锁定螺钉。锁定螺钉使用简便，不易损坏，但是其应用范围主要限制在不强调拉力螺钉加压的情况。此外，锁定螺钉愈来愈多地被用来代替 DCS 或在微创手术中的角接骨板。

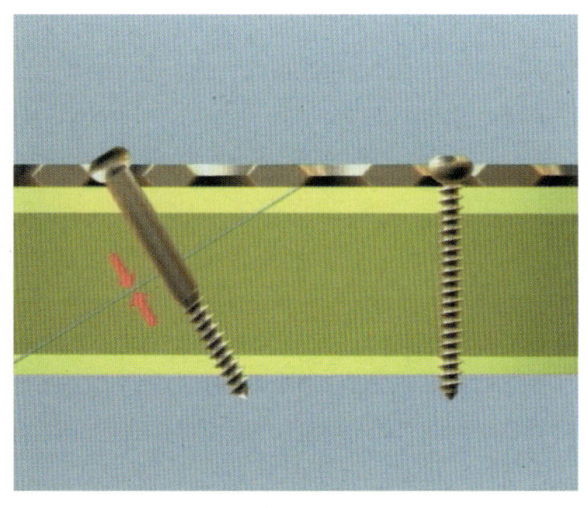

录像 AO00099b

## 2 拉力螺钉的临床应用

### 2.1 螺钉相对于骨折面的位置

螺钉拧入角度与骨折面成垂直时 (90°) 拉力螺钉可以有很好的效能。一些骨折面 (如螺旋形骨折) 不仅需要螺钉加压，而且需要沿骨干的轴线加压，这时，理想的螺钉拧入角度有一些与骨的长轴线垂直 (图 3.2.1–6)。但这样可能导致骨折的滑动，因此，从更加安全的角度考虑，与骨折面相垂直在大多数情况下就可简单地达到或接近拉力螺钉的最佳功能，因而我们推荐这一拧入角度。当用多个拉力螺钉固定长螺旋型骨折时，螺钉的位置沿骨折面分布，这一过程要剥离一些软组织和骨膜而对骨膜血液循环造成损害。所以，应用拉力螺钉要考虑生物学效应，临床应用中要尽量采用间接骨折复位，减少骨的暴露。

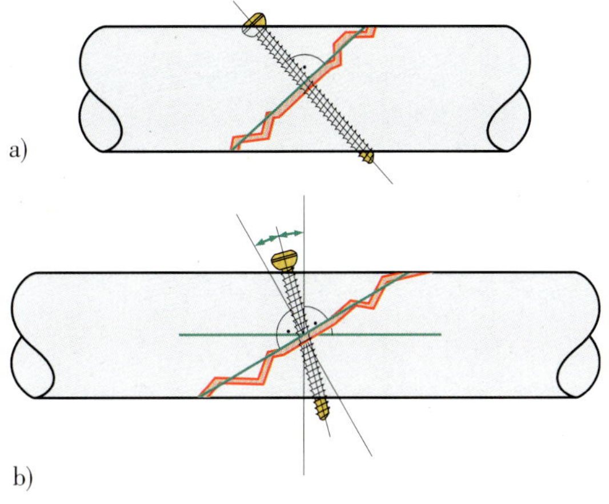


**图 3.2.1–6 简单骨折面的最佳螺钉拧入角度**

a) 图示为一拉力螺钉与骨折面相垂直，这是沿骨纵轴方向不存在任何力时的最佳角度。

b) 图示为一拉力螺钉的切入点在垂直于骨折面和垂直于骨纵轴之间夹角的平分线上，这一入角可以有效对抗沿纵轴的功能性压应力负荷。

## 2.2 骨干骺区和骺区拉力螺钉的应用

**关节或近关节的骨折通常需要解剖学复位和绝对的稳定以适应关节间的相互对合。这一区域是拉力螺钉最主要的应用范围。**一般使用长型 (6.5mm) 或短型 (4.0mm) 松质骨螺钉以及空芯螺钉。为防止螺丝帽陷入骨内，需要加一个垫圈 (参见图 3.2.1–3，录像 AO00097a)。为了有利于骨折的术后康复治疗，拉力螺钉与支持接骨板的结合技术是一种方案选择 (录像 AO00097b)。

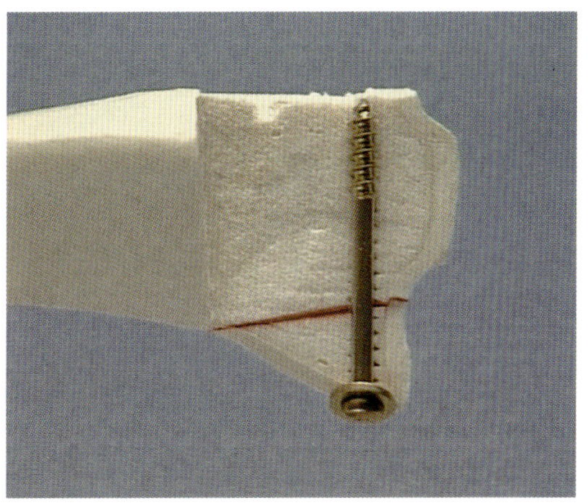

录像 AO00097a

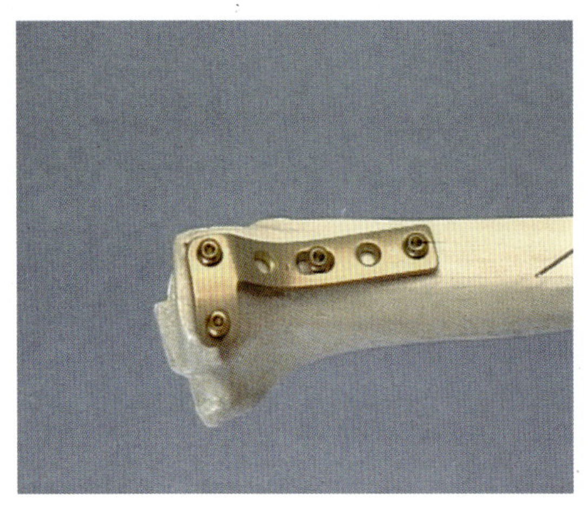

AO00097b

### 2.3 自攻螺钉

自攻螺钉使用在只拧入一次的情况。现在自攻螺钉的设计不仅操作简便而且可以提供螺纹和其切迹的最佳吻合。于大多数的接骨板螺钉固定也是如此，但拉力螺钉有时需要重新拧入直至骨折复位到最佳状态。这种情况下，自攻螺钉的重新拧入在理论上将会切割新的螺纹从而减弱其在骨内的握持力，产生松动。**建议不要用自螺钉来做拉力螺钉。临床上最好先在骨上攻丝，再拧进常用的传统拉力螺钉。**自攻螺钉的另一个缺点是在骨质内的切迹通常较短，当螺钉拧入较厚和硬的皮质骨时，会遇到较大的阻力而可能破坏骨质中的螺纹。再有，在从长满新骨或者螺钉与骨质螺纹间阻力很大的情况下取出自攻螺钉时，螺钉非常容易折断。解决这一问题的方法是，在取出螺钉之前先要向骨质内拧一下螺钉，以便将骨内螺纹沟槽中的新骨切断，自攻螺钉上的螺纹设计已考虑到这样的需求。

## 3 螺钉是否在被放弃？

如今，我们努力去设计高安全性和可以更广泛应用的内植物。这种内植物需要承受周期性的峰值负荷，而又不发生不可逆的松动，与受体的接触在受损后可以恢复。而现在的接骨板、髓内钉以及各种内外固定装置退回到以前的形状，而螺钉固定对峰值载荷的适应性较差。受到超载荷作用时，骨质内螺纹被撕裂，螺钉不可避免地丧失了对骨的握持能力。这种状况在纯拉力螺钉固定和与非坚强内固定器械如髓内钉，或其他内固定器结合的应用中要充分加以考虑。因而，拉力螺钉主要用于传统的折块间加压并可能受到限制。而且在某些情况下其使用会与生物学内固定产生矛盾。

## 4 螺钉应用的新趋势：带锁螺钉内固定器

采用新方法并称之为内固定器 (PC-Fix 和 LISS) 进行生物学内固定其优点是用短的穿过一侧皮质的螺钉固定 (见 3.4 章)。单侧皮质骨螺钉固定的优点是操作简便和可以安全地使用自行钻入和自攻螺钉。这种螺钉的螺帽可以锁定在内固定器 (或接骨板) 上 (图 3.2.1-7)，螺钉与固定器纵轴垂直 (图 3.2.1-8a/b)。界面呈陡峭的圆锥形设计或更新的圆锥形螺纹可以将螺钉锁定，使骨质内的螺纹在对抗临界载荷之前 (录像 AO90063)。PC-Fix 的临床研究表明，短的单侧皮质骨螺钉不需要倾斜入角就可以安全地用在长骨干而不会损坏骨质内螺纹 [12, 13]。将螺钉在固定器上锁住的一个最基本的

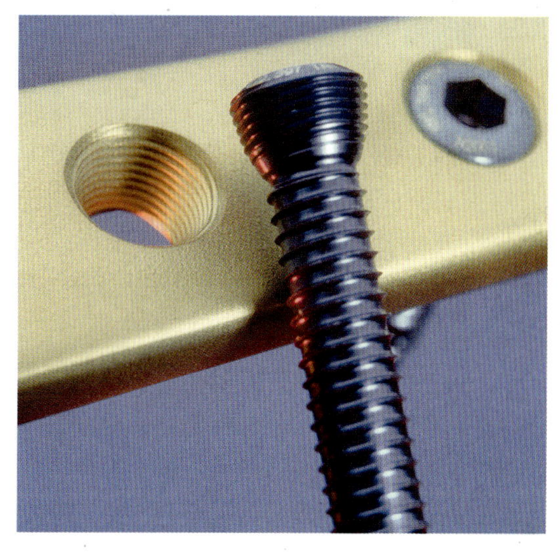

图 3.2.1-7 带螺纹的螺钉头部锁定于钢板孔中

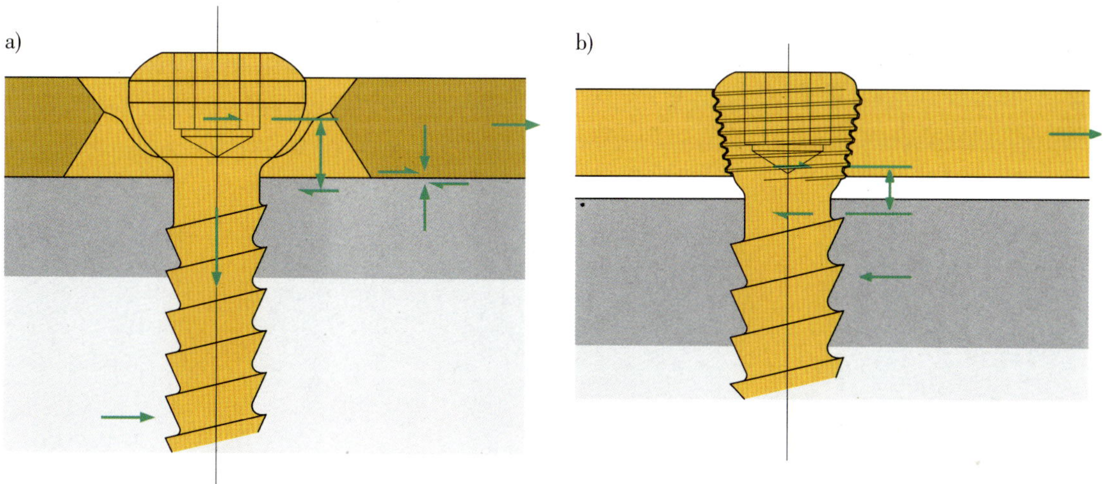


图 3.2.1-8 传统钢板固定与锁定性螺钉固定

a) DCP 与 LC-DCP 中进行传统螺钉固定的设计及应力方向。螺钉通过在骨与钢板下表面之间加压产生的摩擦力进行固定。

b) 应用于 PC-Fix 及 LISS 中的新型锁定性螺钉。这些螺钉通常是单皮质螺钉，其作用更类似骨栓。螺钉产生的轴向应力极低。此种螺钉的固定是基于将螺钉头锁定于钢板孔中来达到的。这种固定系统的作用更加类似于外固定架的固定。

好处就是限制了螺钉拧入时的扭矩,因而螺钉螺纹没有弹性变形,这就可以安全使用一一例很少见的钛合金螺钉断裂,而 Haas[13]观察了 387 例 PC-Fix 内固定，平均每例使用 5~6 个螺钉,成功随访了 96%的病人后,没有发现螺钉断裂的现象。单侧皮质骨螺钉一定可以用在骨干,但最好不要用在干骺区。干骺区的皮质骨太薄，螺钉的握持区域短,再加上接骨板体与骨表面难以良好贴紧,所以固定的着力点太小。自锁螺钉也可以是长螺钉，那样就可以与角接骨板 (angle blade plates)结合在干骺区使用。

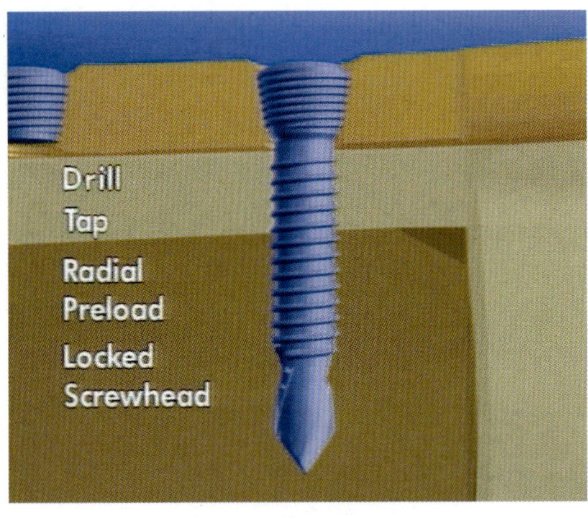


录像 AO90063

## 5 参考文献


[1] Perren SM, Cordey J, Baumgart F, et al. (1992) Technical and biomechanical aspects of screws used for bone surgery. *International Journal of Orthopaedic Trauma*; 2: 31–48.

[2] Cordey J, Rahn BA, Perren SM(1980) *Human Torque Control in the use of Bone Screws*. In: Uhthoff HK, editor. Current Concepts of lnternal Fix ation of Fractures. Berlin Heidelberg New York: Springer–Verlag: 235–243.

[3] Von Arx C(1975) *Die Schubübertragung durch Reibung bei Plattenosteosynthese*. Diss. Basel: In AO Bulletin; 1–34, 1975.

[4] Schavan R(1994) *Mechanische Testung von Schanzschen Schrauben* .Fachhochschule Aachen. (Thesis) .

[5] Tepic S, Perren S(1995) The biomechanics of the PC–Fix internal fixator. *lnjury*; 26 (Suppl 2) : 5–10.

[6] Krettek C, Schandelmaier P, Miclau T, et al. (1997) Minimally invasive percutaneous plate osteosynthesis(MIPPO) using the DCS in proximal and distal femur fractures. *Injury*; 28 (Suppl 1) : 20–31.

[7] Krettek CGE(1998) Minimally invasive plate osteosynthesis (MIPO) . *Injury*; 29 (Suppl 3).

[8] Klaue K (1982) *The Dynamic Compression Unit (DCU) for stable int ernal fixation of bone fracture*. Diss. Basel.

[9] Blümlein H, Cordey J, Schneider U, et al. (1997) Langzeitmessungen der A xialkraft von Knochenschrauben in vivo. *Med Orthop Tech*; 1: 17–19.

[10] Ganz R, Perren SM, Ruter A(1975) [*Mechanical induction of bone resorp tion*]. *Fortschr Kiefer Gesichtschir*, 19: 45–48.

[11] Baumgart FW, Cordey J, Morikawa K, et al. (1993) AO/ASIF self–tapping sc rews (STS) . *Injury*; 24 (Suppl 1) : 1–17.

[12] Fernandez Dell´ Oca AA, Tepic S, Frigg R, et al. (In press) Treating fore arm fractures using an internal fixator: a prospective study. *Clinical Ort hopaedics and Related Research*.

[13] Haas NP, Hauke C, Schütz M, et al. (In prep.) The principles of the int ernal fixator applied to diaphyseal fractures of the forearm using the Point Con tact Fixator(PC–Fix) : results of 387 fractures of a prospective multicentric study. *J Orthop Trauma*.

[14] Banovetz JM,Sharp R, Probe RA, et al. (1996) Titanium plate fixation: a review of implant failures. *J Orthop Trauma*; 10 (6) : 389–394.

## 6 新进展

本章节的新进展和附加参考资料可从网上获得：

http://www.aopublishing.org/PFxM/321.htm

# 3.2.2 接骨板

威特纳(Bernd Wittner),霍尔兹(Ulrich Holz)

## 1 概论

以往对骨折的手术治疗技术强调绝对的稳定来保证直接骨愈合[1]。但现在，这一方法遇到被称为生物学的、微创的骨折固定方法的挑战[2]。**不论怎样，用接骨板来提供坚强固定仍然在治疗骨折的方法中占据牢固的地位。牵涉到关节的骨折治疗最好是绝对的坚强内固定，通常要用接骨板来实现。对这类骨折，首先要进行解剖复位，而不需要形成骨痂。**由于某些原因而不能采用髓内钉固定的横断和短斜型骨折，可以采用接骨板固定。这些原因可能是解剖上的（前臂）、局部的（伤口污染）、技术上的（短的远端或近端骨折）或其他原因（见3.3.1章）。当病人伴有局部感染或合并胸部创伤的多发创伤时，接骨板固定与外固定架竟相使用（见3.3.3和3.4章）。

骨痂的产生往往是低稳定固定的结果，坚强固定后出现骨痂就要引起注意，因为这种情况预示着某种程度的不稳定而最终会造成内植物的疲劳和断裂（见1.2章）。牢固接骨以后的骨折愈合时间，特别是普通接骨板下面的部位，其愈合时间要比我们下面介绍的其他技术相对长一些。当接骨板直接与骨表面接触并压在其上，就对下面骨的血运产生了长期的干扰。骨的再建和血管的再生过程在接骨板压力下变得缓慢，而且可见到接骨板下形成对应的多孔结构（见1.2章）。这种对皮质骨血运的干扰，可用尽量减少对骨膜的剥离来降低。接骨板可以放在骨膜的外面。在骨折复位时要小心地使用小点状钩和尖头复位钳，只要可能均应采用间接复位（见3.3.2章），间接复位可以减少对骨和软组织的损伤。LC-DCP固定器与骨的接触面积较小，对血运的影响要比旧的DCP固定器少，在这方面，PC-Fix或LISS的效果更加明显（见3.4章）。以往，接骨板被称为所谓应力遮挡，这一概念已不再使用，因为过去提到的影响循环血运的理论似乎更为合理。接骨板拆除后的再骨折[3]同样被解释为接骨板下皮质骨再建缓慢。与形成骨痂而产生骨愈合模式的接骨术（生物固定）相比，提供坚强固定的传统接骨板技术需要严格的限制在骨折块之间加压的原则。**传统接骨板的一个最大的缺点就是对皮质骨血供的破坏。**技术上的错误或原则使用不当都可能产生一些并发症，如愈合缓慢、内植物断裂或不愈合。

## 2 接骨板设计

AO已经开发了许多不同型式的接骨板，**大多数可以用于坚强内固定，以及可以提供相对稳定性的生物性接骨板。**

### 2.1 3.5和4.5型动力加压接骨板(DCP)

动力加压接骨板 (DCP) 于1969年开始使用[4]，那时，主要体现了Danis[5]的接合‘coapteur’的设计和对Bagby与Janes[6]的Bagby接骨板设计进一步发展。DCP设计的新的孔可以使偏心螺钉拧入时产生轴向加压。按照不同的功能，接骨板可以分为加压、中和、张力带或支持几种形式。

DCP为不同大小的骨设计了三种型号：

(1) 宽型4.5DCP用于股骨的骨折固定，特殊情况下可用于肱骨固定。

(2) 窄型4.5DCP用于尺骨和肱骨固定。

(3) 3.5DCP用于前臂、腓骨、骨盆及锁骨骨折。

接骨板孔的形状可以用一个斜向的有角度的圆筒来形容，螺丝帽像一个球沿斜的圆筒肩角部滑下 (图3.2.2-1)，在实际使用中，拧入螺钉的过程导致骨折段沿接骨板方向移动从而产生对骨折的加压。接骨板孔的设计允许骨折段有1mm的位移。拧入一个加压螺钉后，而尚未锁定这个螺钉时，再加一个偏心加压螺钉仍可以继续产生骨折加压 (图3.2.2-2)。轴向加压距离超过2mm时，最好采用关节型加压器 (见图3.2.2-19和图3.2.2-21)。椭圆形的孔型允许螺钉可以沿长轴方向最大倾斜25°，在横切面最大倾斜7° (图3.2.2-3)。

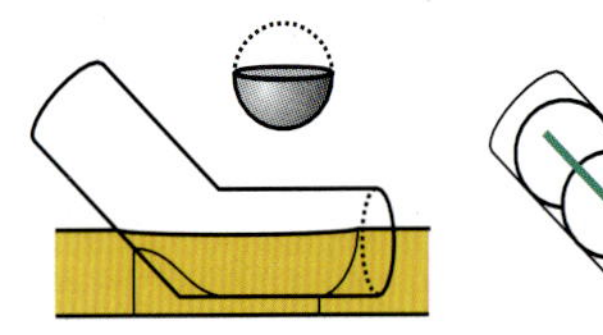
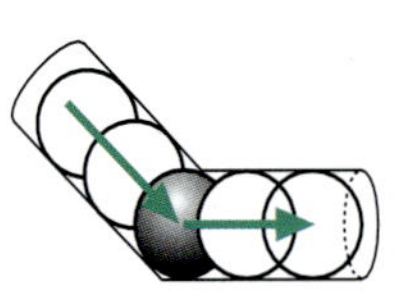
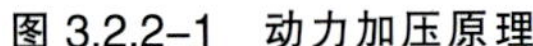

**图 3.2.2-1 动力加压原理**

接骨板的形状设计成倾斜的横向圆筒形，螺丝帽象个球沿斜的圆筒滑下，由于螺帽通过螺杆固定到骨上，螺钉只可沿骨表面垂直方向运动，螺帽的水平运动对接骨板孔内的成角一侧挤压，导致骨折段相对于接骨板方向移动从而产生对骨折的加压。

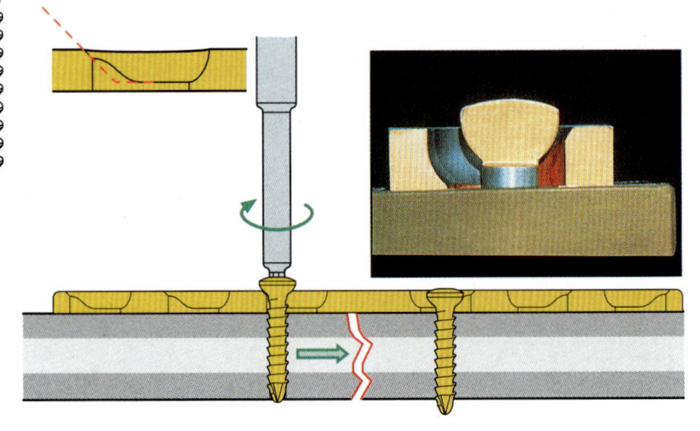

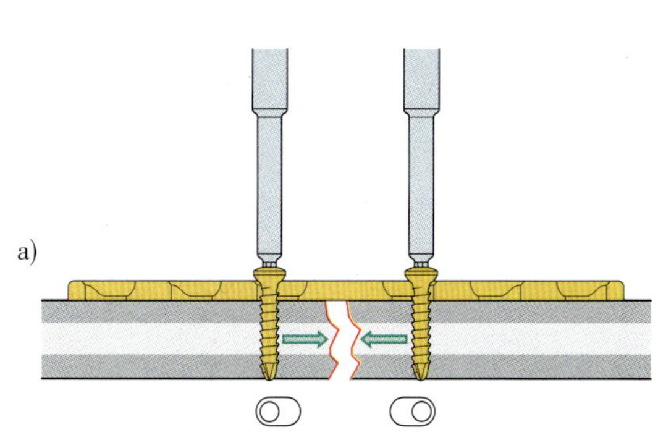


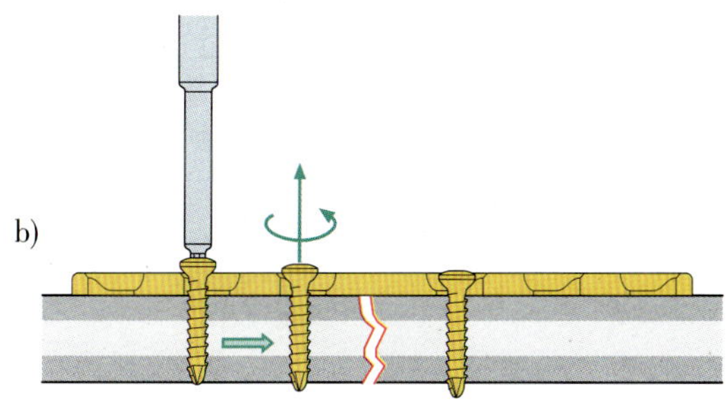


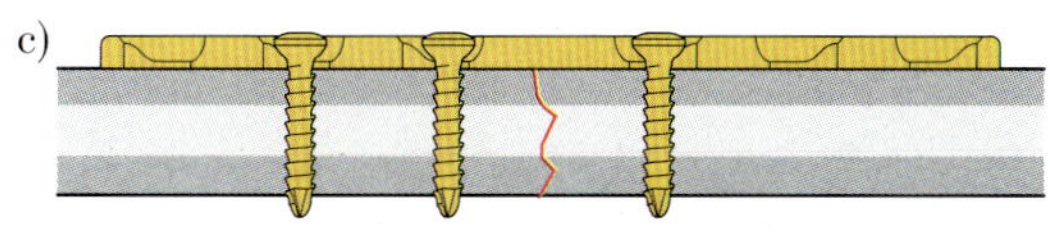


图 3.2.2-2 当拧入一个加压螺钉后，可以再加一个加压螺钉对骨折面加压，否则第一个螺钉要锁定。当拧紧第二个螺钉时，应先松开第一个螺钉使接骨板可以沿骨面滑动，然后再拧紧第一个螺钉。

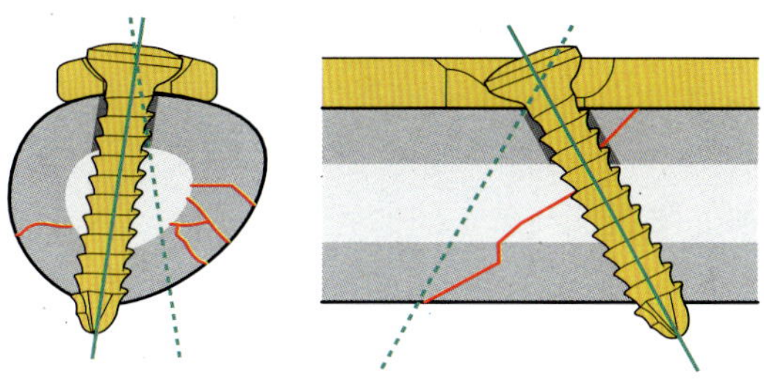

图 3.2.2-3 DCP 接骨板的孔型允许螺钉的入角在横切面最大倾斜±7°，沿长轴方向最大倾斜±25°。

### 2.1.1 临床应用

4.5 型 DCP 接骨板适用于 4.5mm 皮质骨螺钉、4.5mm 光杆螺钉和 6.5mm 松质骨螺钉。3.5 型 DCP 接骨板适用于 3.5mm 皮质骨螺钉、3.5mm 光杆螺钉和 4.0mm 松质螺钉。DCP 导向器有两种，一种是偏心孔导向器（金黄色），另一种为中和导向器（绿色），各有两种大小尺寸（4.5 或 3.5）适用于不同的接骨板与螺钉（图 3.2.2-a/b）。导向器的选择应根据预期的不同接骨板功能。

把螺钉通过中和导向器拧入时，由于接骨板孔有 0.1mm 的偏心，即使拧在中心位置都会产生一定的轴向加压。

负荷导向器（金黄色）本身有 0.1mm 的偏心孔，偏向远离骨折面的方向，当螺钉拧紧时使骨折段与接骨板间产生位移，实现对骨折面的加压（录像 AO00097a）。

如果接骨板用来起支持作用（见下图），可以使用通用型导向器（或套管），将螺钉直接拧在孔的不能起到加压作用的一端，防止接骨板与骨之间的移动（图 3.2.2-4c）。

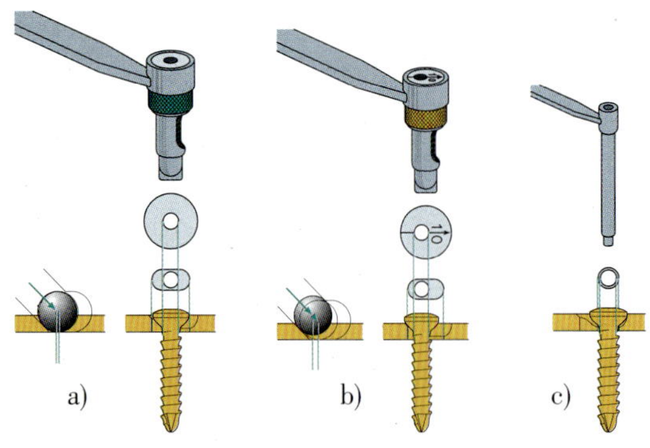


图 3.2.2-4　根据使用功能的不同，导向器分类
a) 中和功能（绿色导向器）。
b) 负荷功能（金黄色导向器）。
c) 支持功能（通用导向器）。

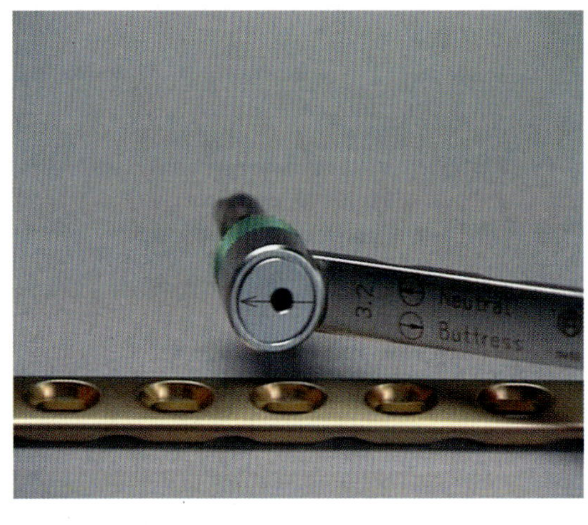


录像 AO00097a

## 2.2 3.5 和 4.5 型有限接触型动力(自动) 加压接骨板(LC-DCP)

见图 3.2.2-5。

### 2.2.1 设计上的变化

有限接触型动力加压接骨板（LC-DCP）是动力加压接骨板（DCP）的进一步发展。由于一些设计因素的改变，这种接骨板不仅可以采用不锈钢材料，而且可以采用纯钛金属，而纯钛金属具有非常优秀的组织相容性（见 1.3 章）。

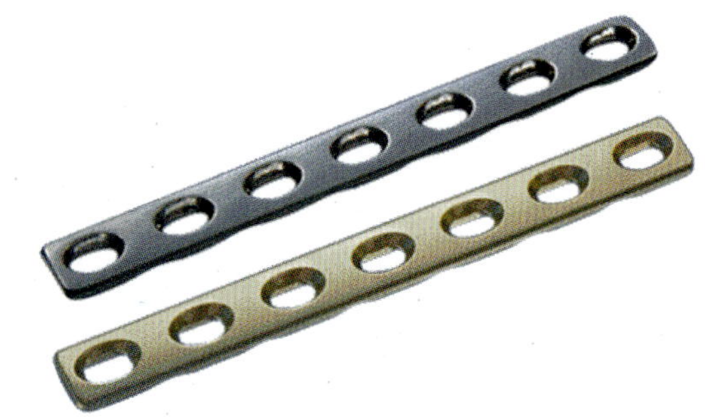

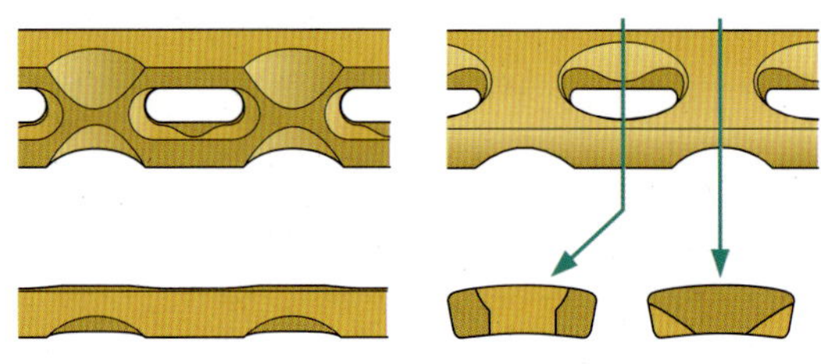

图 3.2.2-5　LC-DCP 在设计中采用不同的下表面结构，从而限制了接骨板与骨之间的接触面，而且接骨板孔沿着接骨板均匀分布。

由于设计过程中功能上的改变，与DCP相比，LC-DCP接骨板与骨接触的面积(接骨板印迹)大大地减小了。这样骨膜的毛细血管网受到的影响很小，相应可以促进皮质骨的愈合，这也避免了接骨板下的骨质疏松(见1.3章)。

这种接骨板的几何形状，或称其为结构性下表面，使得接骨板的刚度均匀分布，容易弯曲成型，而且当弯曲时不会在接骨板孔处产生任何硬结(图3.2.2-6)。在桥形结构(见3.3.2章)中，这种刚性的分布使整个接骨板均匀地弹性变形，在接骨板任一孔处没有任何应力集中。这种应力集中于某个接骨板孔的现象常常出现在DCP中。

接骨板孔被设计成对称的几何形状，可以实现两个方向的加压。这样使得接骨板可以在不同的节段进行加压，例如对于多节段骨折的固定。

接骨板的孔沿整个接骨板长度均匀分布(见图3.2.2-5)，使得这种接骨板有更多的应用功能。

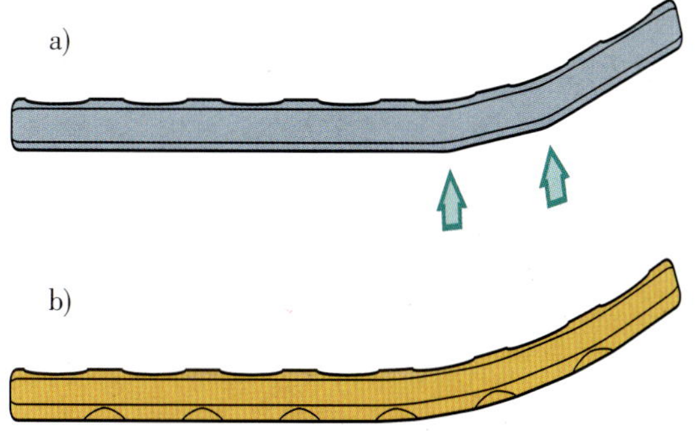


图 3.2.2-6 在DCP (a) 中，在接骨板孔的部位刚度要比其他部位低，被弯曲时，接骨板更易在孔的附近折弯。在LC-DCP (b) 具有均匀的刚度分布，在孔处也就没有上述的褶扣现象。

从横截面上看接骨板呈现梯形形状。沿接骨板边缘骨质形成低而宽厚的骨嵴这种骨嵴在取出接骨板时不会遭到破坏(图3.2.2-7)。

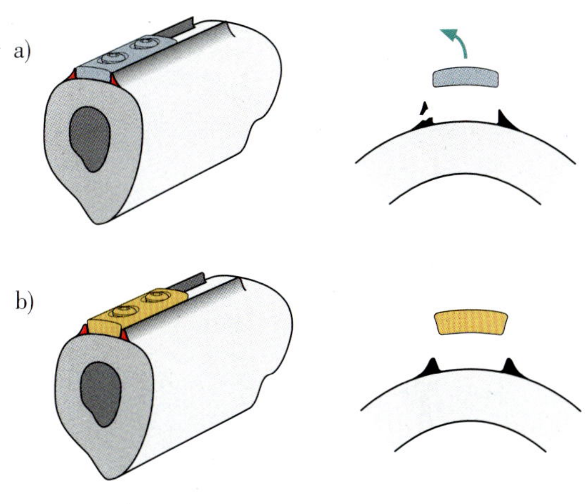


图 3.2.2-7 DCP骨愈合后的横截面 (a) 和LC-DCP骨愈合后的横截面 (b)

### 2.2.2 临床应用

与DCP加压接骨板相同,LC-DCP加压接骨板也可以使用不同的螺钉模式,从而产生加压、中和和支持的不同功能。为便于螺钉的拧入,有两种LC-DCP导向器被分别用于3.5接骨板和4.5接骨板(图3.2.2-8a)。还有LC-DCP通用型导向器(图3.2.2-8b)。

新的LC-DCP通用型弹簧加载导向器可以允许钻头置于接骨板孔的中立位置或偏心位置,如果导向器中间的套管伸长(正常normal),并放置在接骨板孔的一端,就会产生一个偏心的钻孔(见图3.2.2-9a)。

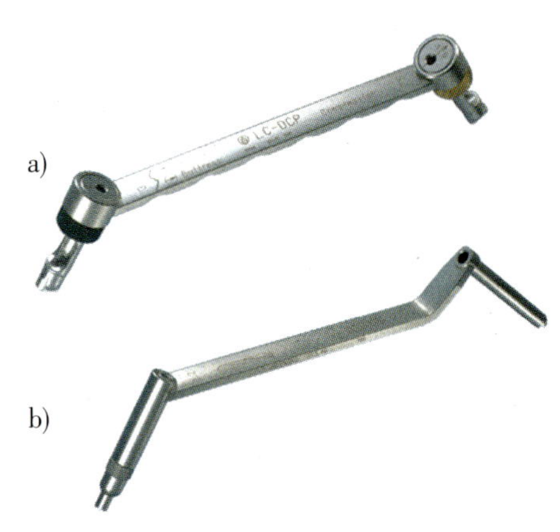


图 3.2.2-8 导向器

a) LC-DCP 导向器。
b) LC-DCP 通用型导向器。

但是,如果弹簧加载导向器对骨加压的话,内芯套管会缩回而远端的外套管的圆端滑至孔的 斜坡而处于中央位。(图 3.2.2-9b,录像 AO00097b)。

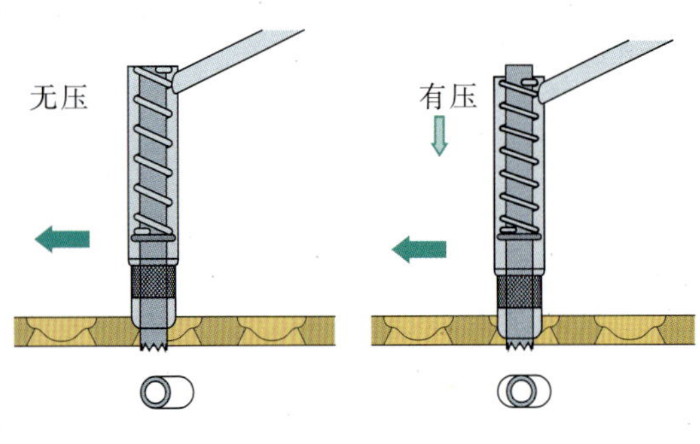


图 3.2.2-9 LC-DCP 通用型导向器的使用

a) 偏心位置。
b) 中央位置。

## 2.3 管状接骨板(4.5/3.5/2.7)

见图 3.2.2-10。

三分之一圆周管状接骨板大多使用 3.5 型，与其对应的 4.5 型半圆周管状接骨板，现在已经很少使用。三分之一圆周的管状接骨板可以使用钛金属或不锈钢，因为通常这种接骨板只有 1.0mm 的厚度，所以它提供的稳定性是有限的，但是这种接骨板可以适用于一些有软组织膜包覆的部位，例如外踝、鹰嘴、以及尺骨远端。接骨板的每一个孔都有一个小的颈圈 (图 3.2.2-10a′ )，这个颈圈用来防止螺丝帽陷到接骨板里，进而会压到周围的皮质骨 (图 3.2.2-10b/c)。椭圆型的接骨板孔可以使螺钉的位置产生一定角度的偏移，从而产生对骨折的加压 (图 3.2.2-10d)。

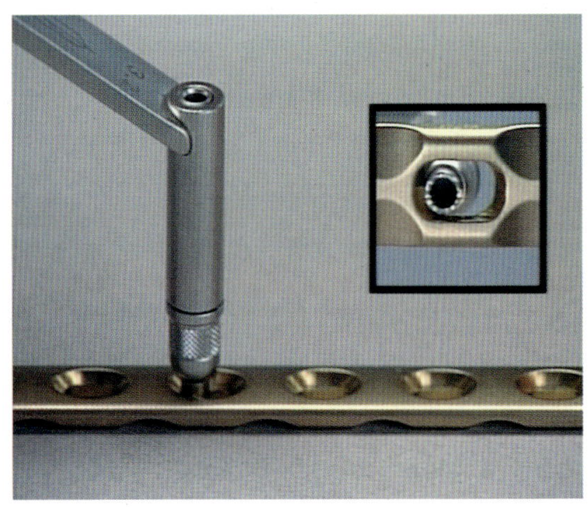

录像 AO00097b

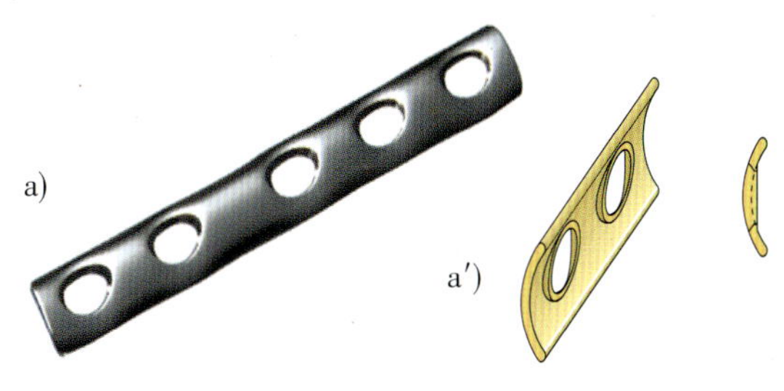


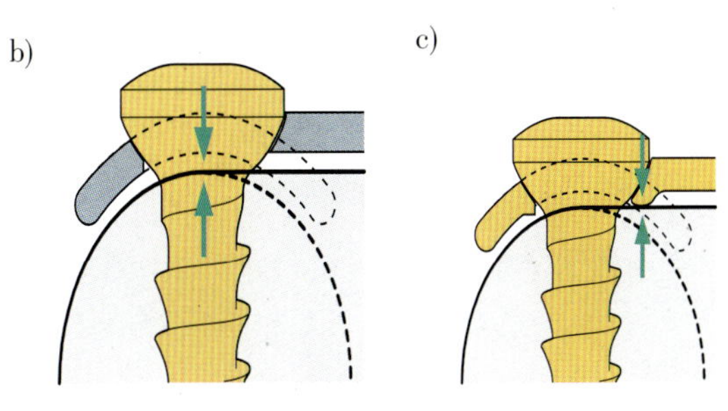


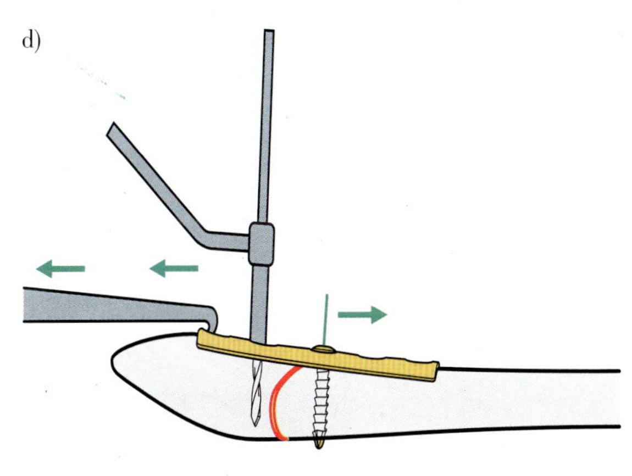


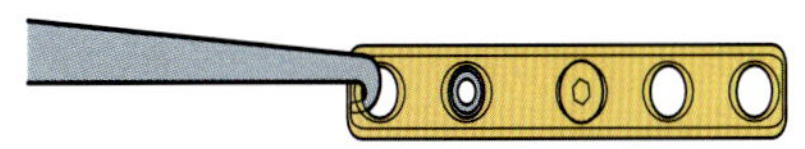

图 3.2.2–10 管状接骨板

a) 三分之一圆周的管状接骨板的颈圈，防止螺丝帽突入接骨板，并且保证接骨板和骨的接触面。

b) 没有此颈圈的话，螺丝帽会突入接骨板，妨碍正常的固定。

c) 由于此颈圈的作用，接骨板与螺钉的接触有了改进。

d) 每个接骨板孔的椭圆型，可以使螺钉的位置有一定角度的偏移，可以更方便地对骨折面的加压，也可通过拉接骨板一端来进行加压。

## 2.4 重建接骨板(3.5 和 4.5 型)

见图 3.2.2–11。

重建接骨板的特征是在接骨板孔之间有很深的沟槽，这样就使得接骨板在平面上可以准确地改变形状，或者接骨板弯曲(见第 3 节)。这种接骨板在强度上比前面所述的加压接骨板要弱，在强塑形之后，其强度会更加减弱。当然，不应行锐性弯曲。接骨板孔是椭圆形的，可以允许动力加压。

这些接骨板特别适用于复杂的三维几何形状的骨折，例如骨盆、髋臼、肱骨上端、以及锁骨等。特殊设计的接骨板塑形工具可以对这些接骨板进行塑形预弯 (图 3.2.2–11b)。

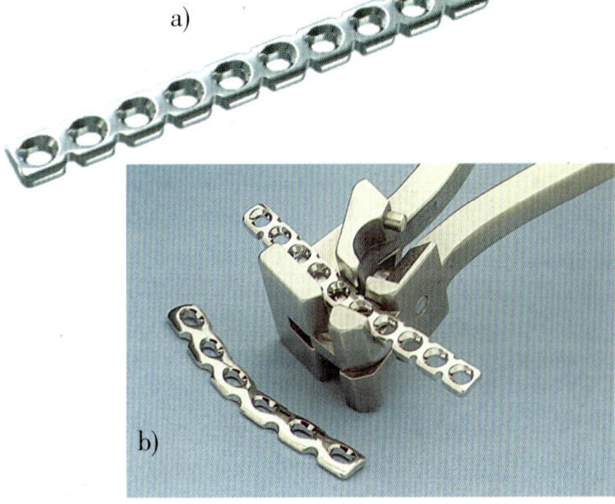


图 3.2.2–11 重建接骨板

a) 重建接骨板。

b) 重建接骨板的特殊扭转板手，可以用来弯曲和扭转接骨板。

## 2.5 特殊接骨板

为特定位置所设计的一些特殊接骨板已经开发出来，它们在形状上适应于所要应用区域的解剖形态，其中的一些这类接骨板，可以使用动力加压。这些接骨板的应用在有关章节中阐述 (图 3.2.2–12)。

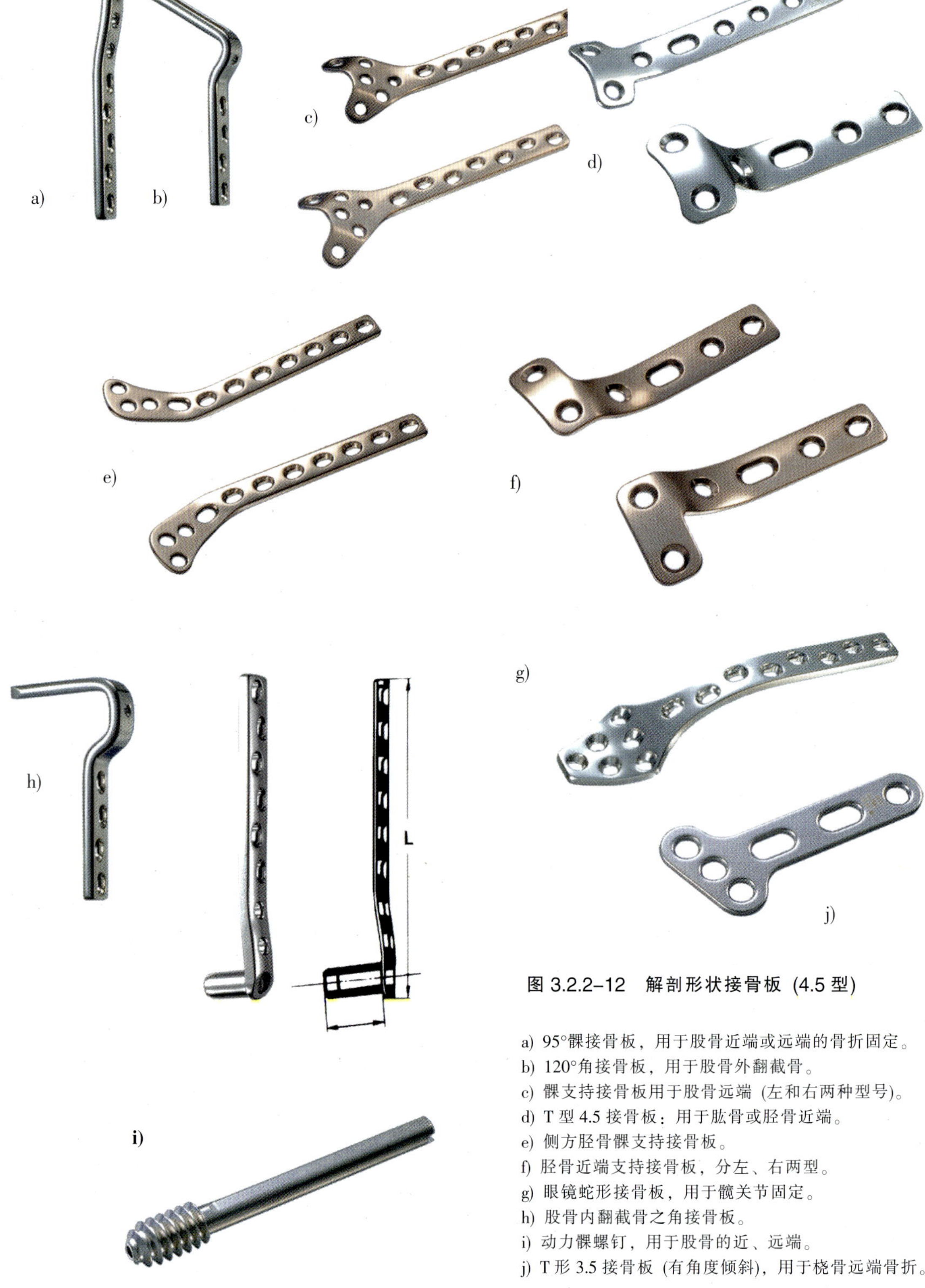


**图 3.2.2-12 解剖形状接骨板 (4.5 型)**

a) 95°髁接骨板，用于股骨近端或远端的骨折固定。
b) 120°角接骨板，用于股骨外翻截骨。
c) 髁支持接骨板用于股骨远端 (左和右两种型号)。
d) T 型 4.5 接骨板：用于肱骨或胫骨近端。
e) 侧方胫骨髁支持接骨板。
f) 胫骨近端支持接骨板，分左、右两型。
g) 眼镜蛇形接骨板，用于髋关节固定。
h) 股骨内翻截骨之角接骨板。
i) 动力髁螺钉，用于股骨的近、远端。
j) T 形 3.5 接骨板 (有角度倾斜)，用于桡骨远端骨折。

## 3 用接骨板内固定的传统原则

绝对的稳定性取决于对折块间加压，这种固定可以由拉力螺钉、或轴向的接骨板加压、或两者之间的结合来实现。**两个骨折段之间的静态加压可以保持几周以上**[7]**而不会引起骨的再吸收或坏死（图 3.2.2-13）。折块间加压使摩擦力增加从而增加了稳定性，但是，这种加压并不直接影响骨的生物学或者骨折的愈合。（见 1.2 章）。**

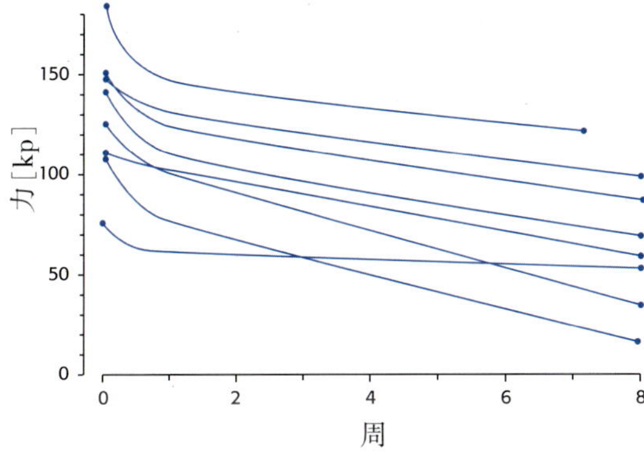


**图 3.2.2-13 在活体内皮质骨上的加压，压力的初始值下降得非常缓慢，图中曲线表明压力的变化并不会造成骨面的吸收和坏死。**

为了达到绝对的稳定性，骨折处的加压主要是在横截面上产生的，而且这种加压力应该足够强大以中和各种其他的应力（弯曲、张力、剪切力和旋转力）。

实现折块间的加压可以有以下四种方法：

- 用张力加压装置。
- 动力加压原理（DCP/LC-DCP）。
- 接骨板塑形（过度弯曲）。
- 通过接骨板孔附加拉力螺钉。

### 3.1 拉力螺钉和中和(保护性)接骨板的坚强固定

见图 3.2.2-14。

对简单骨干骨折，用拉力螺钉配合中和或保护性接骨板是传统的也是十分有效的方法（见 3.2.1 章）。干骺区粉碎劈裂骨折的修复中，拉力螺钉固定通常需要结合支持接骨板，以避免剪切应力对螺钉的影响。拉力螺钉固定使用正确且骨质良好时可以产生高达 3000 牛顿的压力，这种方法所产生的效果是后面所述各种方法所不能达到的。拉力螺钉应该用于一定类型的骨折（图 3.2.2-15）。

拉力螺钉可以单独使用，也可以同时使用接骨板。为避免更多的软组织剥离，穿过接骨板的使用效果更好（录像 AO00097c）。需要提醒的是，拉力螺钉的拧入位置最好参照 3.2.1 章所描述的方法。位于接骨板对侧的楔形骨折的固定应该用点状钩或者是尖头复位钳进行复位。用拉力螺钉进行限定性骨折的固定是最好的选择，只要可能的话，拉力螺钉最好穿过接骨板使用（图 3.2.2-16）。

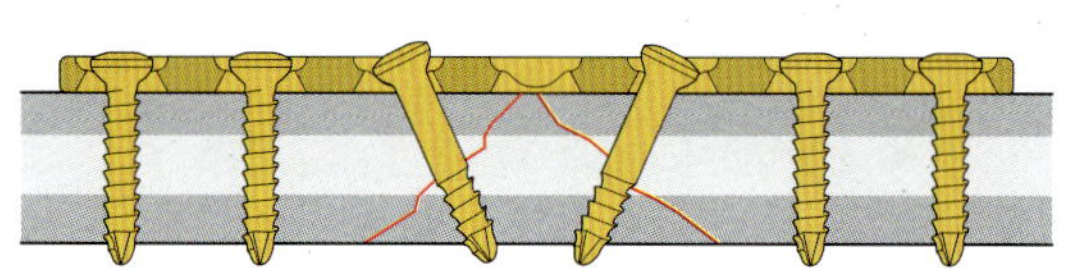

图 3.2.2-14 拉力螺钉结合中和接骨板接骨。折块之间的加压是由拉力螺钉所产生的，接骨板的作用只是中和弯曲应力。拉力螺钉通过接骨板，术中则不需要更多的软组织暴露剥离

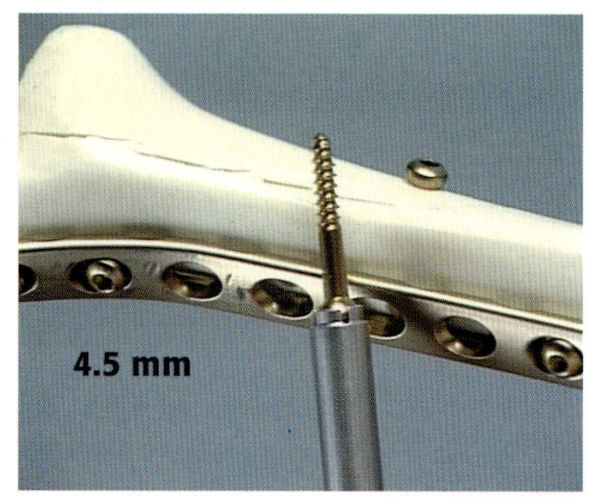


录像 AO00097c

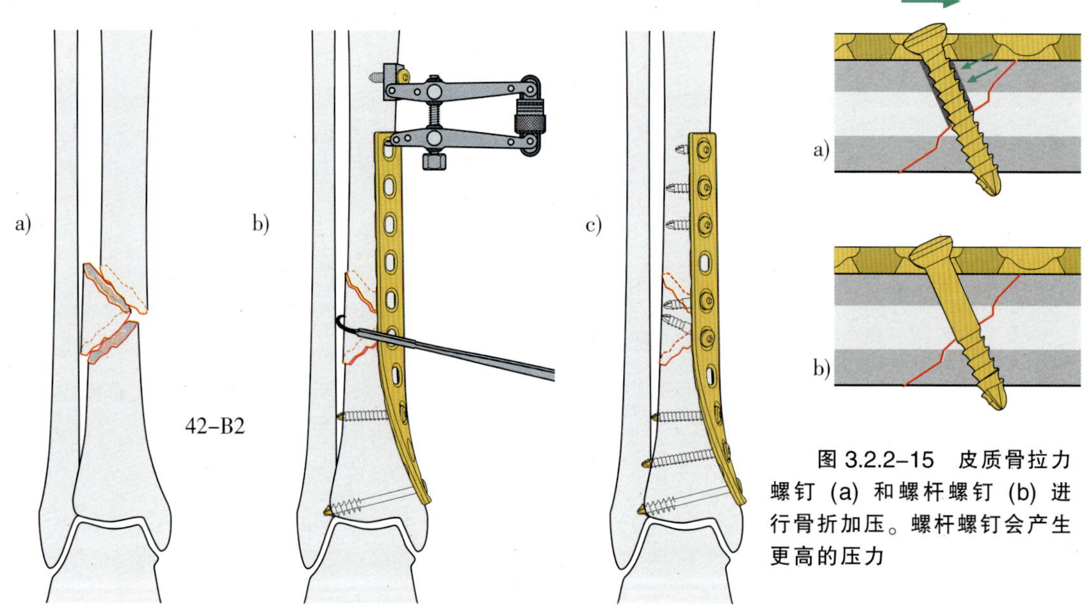


图 3.2.2-15 皮质骨拉力螺钉 (a) 和螺杆螺钉 (b) 进行骨折加压。螺杆螺钉会产生更高的压力

图 3.2.2-16 有楔形骨片 (B2) 骨折的固定原理。采用拉力螺钉通过保护性或中和性接骨板

a) 楔形骨折 (B2)；

b) 塑形之后的接骨板由两个螺钉固定在远端主要骨折段。在近端采用张力加压器。楔形骨折被轻轻地用一个小钩复位。

c) 最终步骤，通过接骨板中间的两个拉力螺钉把楔形骨折固定，不需要剥离软组织。

## 3.2 使用张力加压器加压

横断和短斜形骨干骨折拉力螺钉时常是不可能的，除了前臂骨折以外，多数这类骨折最好采用髓内钉固定。如果髓内钉不能够使用，或骨折不符合髓内钉指征，可以使用加压接骨板。可移动张力加压器被设计用来产生适当加压力 (大于 100kPa) (图 3.2.2–16~18)。这种技术同样可以推荐到股骨固定、肱骨固定 (见 6.4 章) 或者骨间隙在闭合以后仍有超过 1~2mm 的截骨术。大多数的接骨板在其两端都有槽，可以与张力加压器的钩相对应。使用张力加压器之前，加压器的两个臂应该尽量完全张开，在把接骨板固定到骨折的一端之后，骨折处用复位钳进行复位。这时可以用一个短皮质螺钉将张力加压器固定，加压器的另一端用一个钩连接到接骨板上。为超过 100~120kPa 的压力或是骨质疏松时，双侧皮质骨固定效果最好。带关节的球形板手，用来拧紧张力器的一端。在斜形骨折为防止移位，应将未固定之骨折段的尖压入接骨板与已固定的另一骨折段所形成的锐角内 (图 3.2.2–18)。**生物力学研究表明，如果用一个拉力螺钉穿过接骨板孔与骨折面进行固定，对骨折一旦产生了轴向压力，同时抗弯和旋转的稳定性也大大的增加 (录像 AO00099a)。**

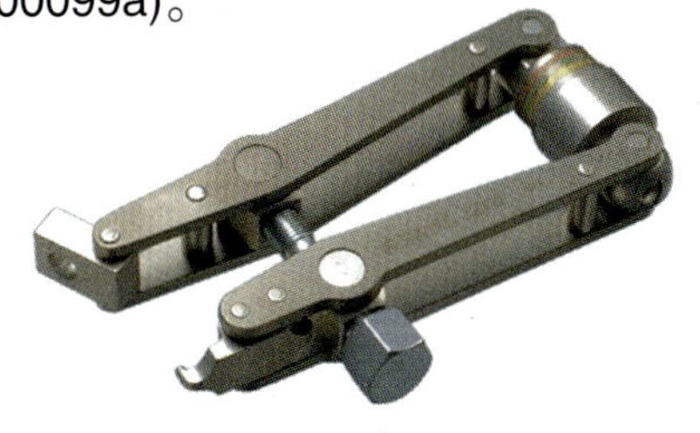

**图 3.2.2–17 关节式张力加压器**

根据情况可以进行撑开或加压。

a)

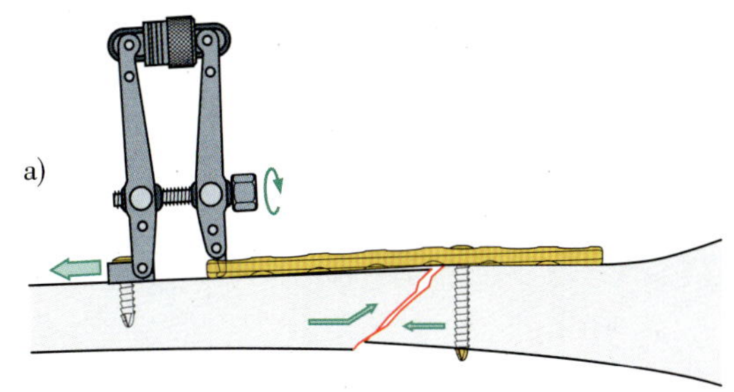

b)

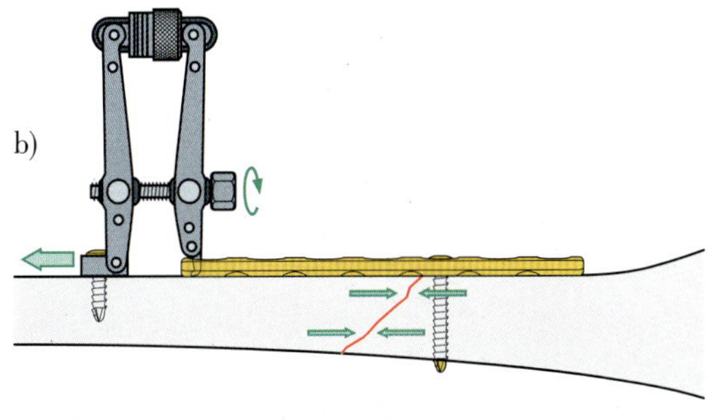

c)

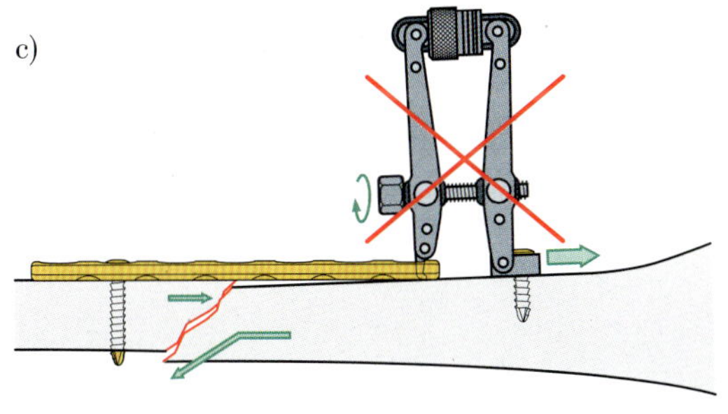

**图 3.2.2–18 在斜形骨折中，张力加压器必须以正确的方式使用**

可移动的骨折端在加压时其斜形的尖应嵌入到接骨板下方。如图 a/b。图 c 表示了错误的位置，这时接骨板固定在骨干上与骨折形成锐角的骨折段上，当加压产生时骨折段移位。

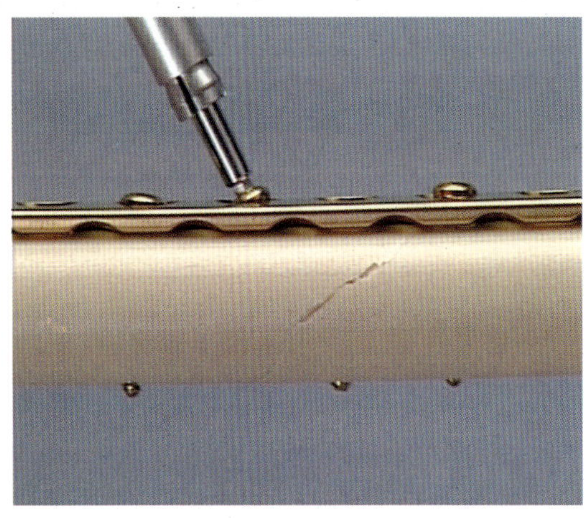
录像 AO00099a

### 3.3 用过弯接骨板加压

在直骨上放一个直接骨板，当对骨折加压时骨的受力是偏心的，接骨板下面的骨皮质受的加压力比较大，而在对侧皮质很少有加压作用，这时就可能由于拉伸产生一个间隙 (图 3.2.2–19)。这种情况下产生微动，**如果不能附加一个拉力螺钉的话，就应该考虑采用预弯接骨板** (图 3.2.2–20)。预弯的接骨板固定在骨骼时弯曲被伸展开来，于是产生了使得远端骨折间隙靠拢并加压从而增加了稳定。有一些特殊的用具可以方便地进行接骨板预弯或塑形 (见图 3.2.2–21)。

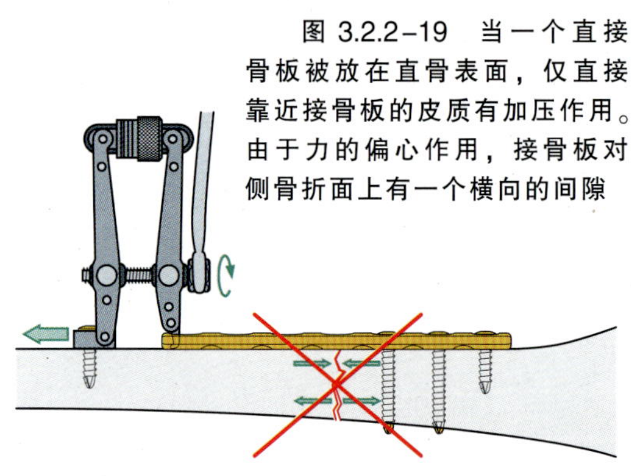
图 3.2.2–19 当一个直接骨板被放在直骨表面，仅直接靠近接骨板的皮质有加压作用。由于力的偏心作用，接骨板对侧骨折面上有一个横向的间隙

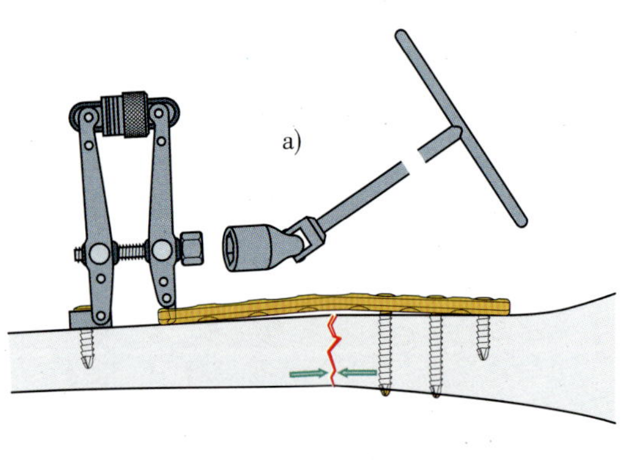


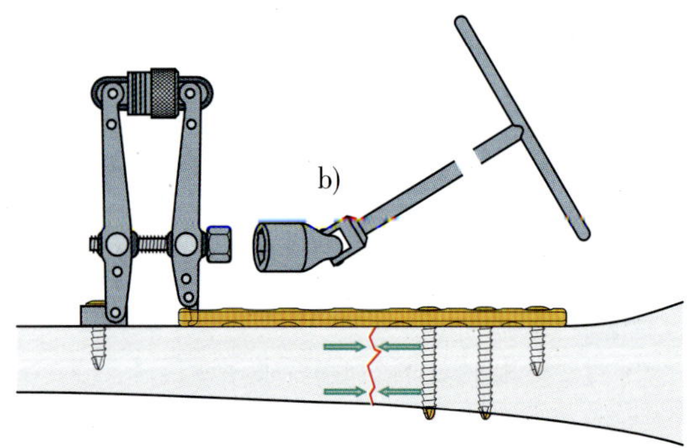


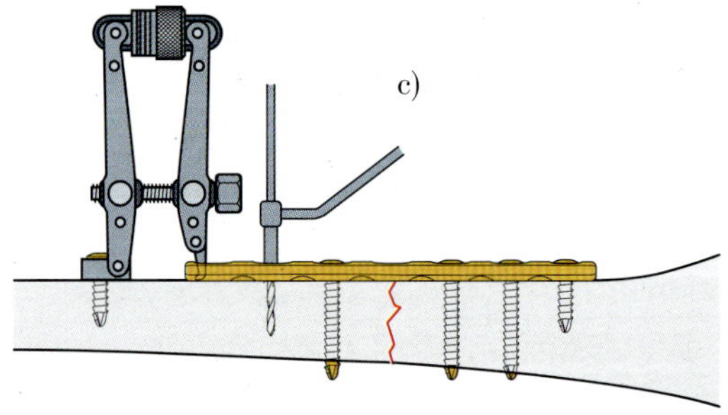

图 3.2.2–20 如果接骨板在使用前进行预弯，在皮质骨对侧也会产生加压作用，所以对侧的间隙就会消失。最后，整个骨折面被坚强地加压连接起来

### 3.4 用 DCP 或 LC-DCP 的加压(动力加压原理)

DCP可以产生轴向加压。但是，DCP 的加压力要比使用加压器低，同时，为产生均匀的加压力的分布，接骨板的预弯也是十分必要的。

### 3.5 接骨板的塑形

**直的接骨板在使用之前通常要预弯成与骨表面的几何形状相适应的形状**，否则，骨折的复位就很容易失败。特别是在不用拉力螺钉贯穿骨折情况下，很难保持骨折的复位。即使是按骨表面解剖形状设计的接骨板在应用之前都需要进一步塑形以保证与骨表面形状相一致 (见第 2 节)。接骨板的塑形可以由特殊设计的接骨板钳、接骨板扳手，使得塑形更为简单和容易 (图 3.2.2-21)。如果要塑形非常复杂的三维表面的话，特殊的柔软的接骨板模板使任何几何图形可以进行塑形。这时将柔性接骨板模板贴在骨表面，然后平缓地塑形，使之与其下方的骨准确对应 (录像 AO00097d)。弯接骨板时应注意不要来回弯曲，这样会减弱接骨板的强度。

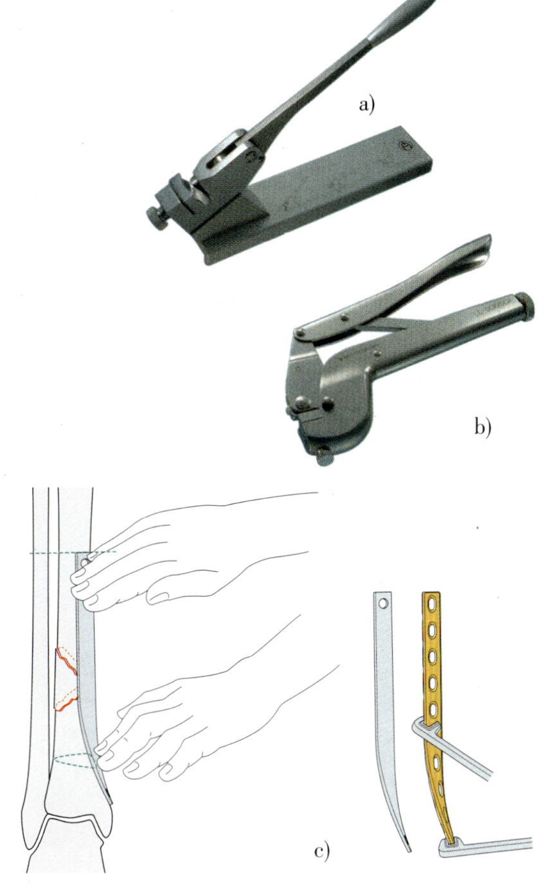


图 3.2.2-21
a) 接骨板弯压器。
b) 手持接骨板钳。
c) 柔性接骨板塑形模板。
以上三种器械使得接骨板的塑形更加方便。

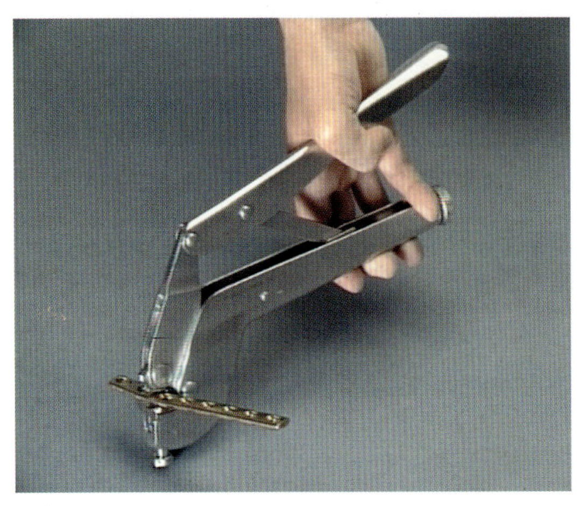

录像 AO00099d

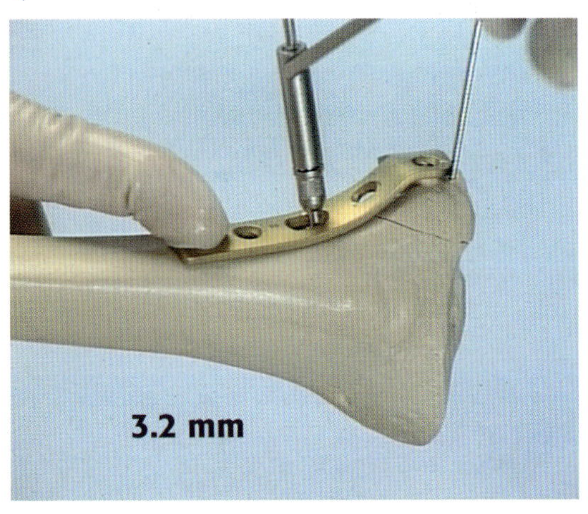


录像 AO00099b

## 4 接骨板的其他功能

除了上述所讲的接骨板的功能以外，包括中和和加压功能，接骨板同时还可以用做其他的功能：例如支持功能，桥接功能，或者用作张力带。接骨板的指定功能并不依赖于其设计。

### 4.1 支持接骨板

在干骺端或骺端剪切性或劈裂骨折中，单独使用拉力螺钉有时作用不够充分。这时，附加使用支撑或支持接骨板是十分必要的 (录像 AO00099b)。在 DCP 接骨板孔拧入螺钉，螺钉应拧在支持位置 (图 3.2.2-22)。

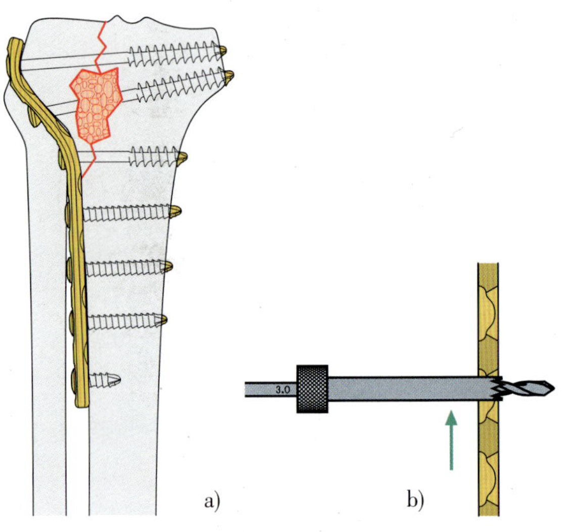


图 3.2.2-22

a) 应用 DCP 作为支持功能。

b) 防止接骨板的滑移，螺钉的孔位应该相对接骨板孔的斜面位置。

### 4.2 张力带接骨板

见 3.2.3 章。

接骨板在张力下较之在弯曲力下更坚固。

使用张力带接骨板时注意以下四个条件：

(1) 骨折发生在有偏心负荷的骨骼，如股骨；

(2) 接骨板一定要放在张力侧；

(3) 接骨板必须能够承受张力作用；

(4) 骨骼应该能够承受由于张力通过接骨板转化产生的加压力。骨的对侧皮质必须能够有完整的支撑作用来防止重复弯曲。

生理上偏心负荷的骨骼中一个最典型的例子就是股骨 (图 3.2.2-23)。如果一个接骨板放在横形骨折的外侧 (张力侧)，在内侧皮质完整情况下接骨板的牵引力通过骨折面就转化成为压力，这样造成经骨折的压力增加和分布均匀。当接骨板放在内侧则不能对抗张力的作用，从而使骨折的固定失败，特别是在有载荷的状况下。

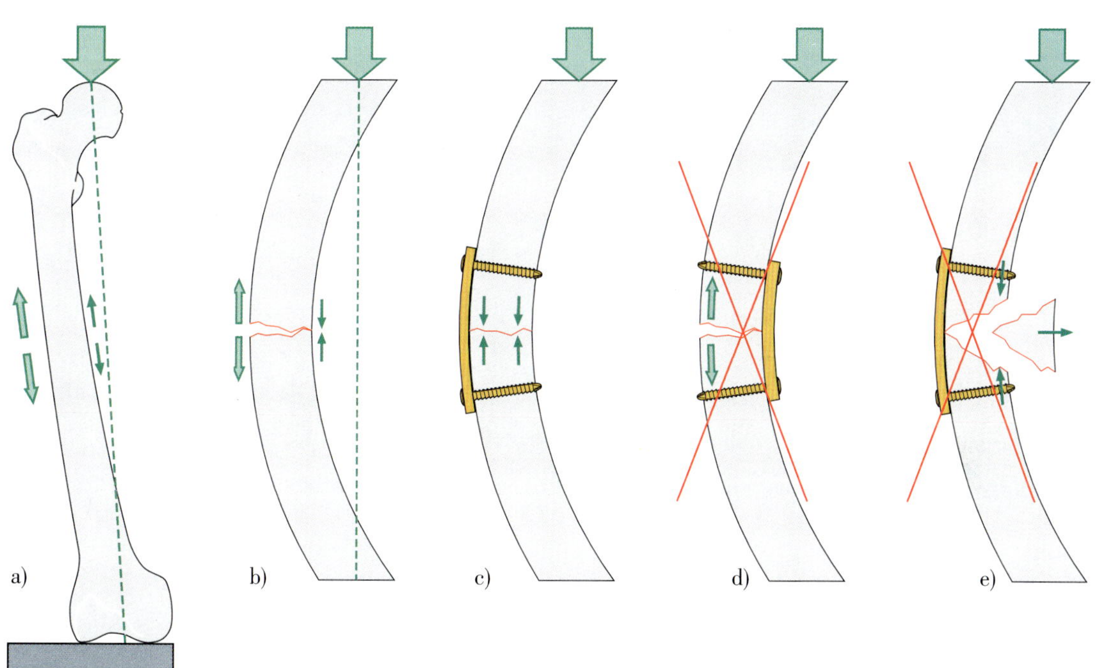


**图 3.2.2-23　股骨之张力带原则**

完整股骨 (a) 呈偏心负荷，外侧为张力或拉伸力而内侧为压力，在骨折时 (b) 外侧张开而内侧则为挤压，如果接骨板放在外侧 (c) 则处于张力下，在内侧骨保持完整情况下，可使骨折间隙产生加压，但如果接骨板放在压力侧 (d) 则不能防止外侧裂隙的张开 (不稳定)，如果内侧皮质不完整 (e)，张力带原理则不能应用，因为没有内侧的支持作用 (见 3.2.3 章)。

### 4.3 桥形接骨板

见 3.3.2 章。

**考虑到复杂型粉碎型骨折的生物学固定，减少附带的软组织损伤，建议桥形接骨板是合适的选择。**它可以固定两个主要的骨折段，而不接触骨折区域。为了维持长度和对线，矫正旋转应尽量减少暴露而使用桥形接骨板。当骨组织和周围软组织的血供没有被大面积破坏时，相对于这种非坚强的固定生理反应，很快可以形成骨痂。桥接骨痂的形成与非手术治疗或者是微创的髓内钉技术所表现的相一致。

## 5 参考文献


[1] Müller ME, Allgöwer M, Schneider R, et al. (1977) *Manual der Osteosynthese – AO-Technik*. 2nd ed. Berlin Heidelberg New York: Springer-Verlag.

[2] Miclau T, Martin RE (1997) The evolution of modern plate osteosynthes is. *Injury*; 28 (Suppl 1) : 3–6.

[3] Kessler SB, Schweiberer L (1988) Refrakturen nach operativer Frakture nbehandlung. *Hefte zur Unfallheilkunde*; 194: 29–43.

[4] Perren SM, Russenberger M, Steinemann S, et al. (1969) A dynamic compres sion plate. *Acta Orthop Scand Suppl*; 125: 31–41.

[5] Danis R (1949) *Théorie et practique del' ostéosynthése*. Paris : Masson.

[6] Bagby GW, Janes JM (1957) An impacting bone plate. *Staff meeti ng: Mayo Clinic*; 32: 55–57.

[7] Perren SM, Huggler A, Russenberger M, et al.(1969) Cortical bone healin g. The reaction of cortical bone to compression. *Acta Othop Scand*; 125 (Suppl) : 31–41.


## 6 新进展

本章节的新进展和附加参考资料可从网上获得：

http://www.aopublishing.org/PFxM/322.htm

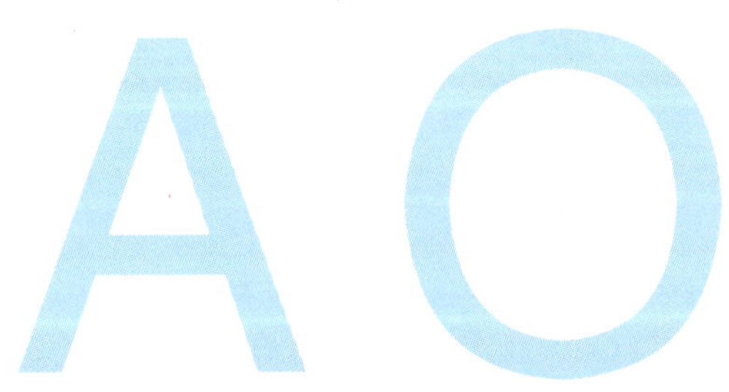

# 3.2.3 张力带原则

乔斯滕(Christoph Josten),穆赫(Gert Muhr)

## 1 生物力学原理

**张力带是将张力转换为压力。**

应力在骨中传导的基本概念最早由 Pederic Pauwels 提出 [1]，他发现在任何弯曲的管状材料，当受到轴向加载时将产生张力侧和压力侧，Pauwels 用偏心受力的股骨来说明这一原理，在经典的负荷应变图解中，表现股骨在轴向负荷下受到的压应力和张力 (图 3.2.3–1)。

从这些试验中可以了解如何应用一种器材放置在弯曲管状物或骨骼上可使张力转变为压力的概念 (图 3.2.3–2)。

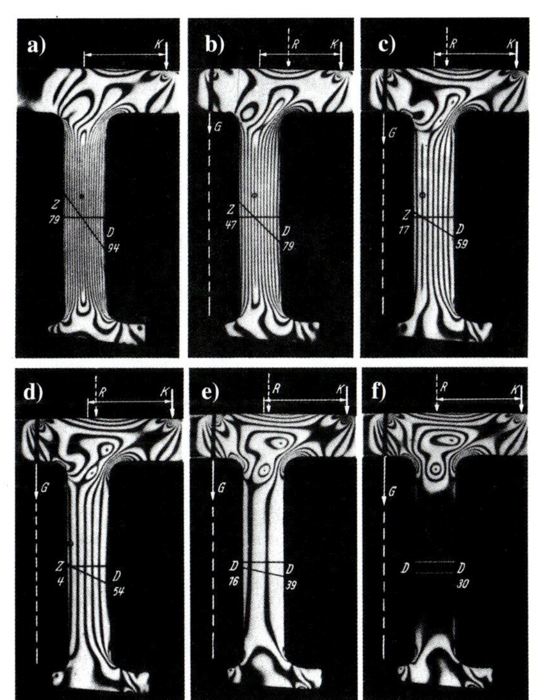


**图 3.2.3–1 本图说明张力带的作用原理，Pauwels 用光–弹性模型来阐述此原理**

偏心负荷下材料内产生的不同应力与应变。这些变化由位于张力侧的张力带所平衡。a) 在 (K) 的位置上有一偏心力，其与中心轴 (O) 有一定距离，因此，在 Z 的位置有 79kPa/cm² 的张力，而在 (D) 点有 94kPa/cm² 的压力。b) 不十分强的张力带作用在张力侧 (左侧柱)，产生合力 (R) 更靠近材料的中心轴，张力 Z 减少到 74kPa/cm²，而压力 (D) 减到 79kPa/cm²，(c–f) 张力带逐渐加强则作用力向中心轴线偏移 (G)，合力 (R) 也向中心轴 (O) 移动，直到张力光谱线与中轴线成为共线时 (f)，产生相平行的压应力 30kPa/cm² [1]。

对于骨折后在力学上的稳定是保证愈合的条件之一，通常压应力作用于骨的两端可保持其稳定性，但同时还有张力或其他作用力也会作用于骨上。因此，如何抵消这些不稳定的作用力是应用内固定来保证愈合的主要原因 [1]。

对于关节周围骨折，内固定十分重要，目的是为了早期活动以得到满意的功能结果。

在因活动而肌肉牵拉从而使骨折端有分离趋势的骨折，例如髌骨或尺骨鹰嘴骨折，张力带的应用可以中和这些使骨折端分离的力，而且当屈曲关节时，使这些力转变为对骨折端的压力 (图 3.2.3-3)。

同样在肌腱或韧带附着处撕脱骨折例如肱骨大结节、股骨大粗隆以及内踝也可用张力带方法将骨折牢固地重新再附着，并且允许涉及的关节立即活动。

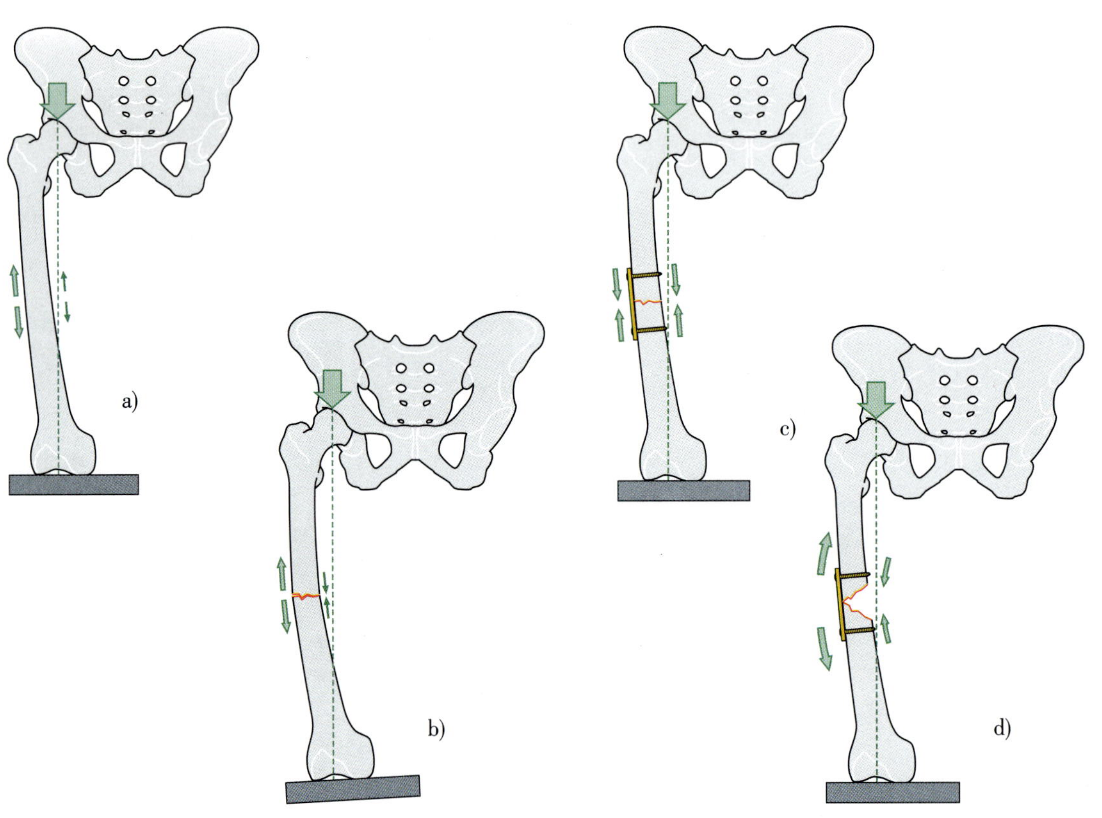


**图 3.2.3-2 接骨板放在骨的张力侧其作用如同动力张力带**

a) 骨的力学轴不一定在骨的中轴线。

b) 在轴向压力作用下，由于股骨呈弯曲状，其外侧为张力侧，而内侧受到压力为压力侧。

c) 用张力接骨板置于张力侧时如接骨板对侧皮质骨完整则可以抵消股骨的张力作用。

d) 当股骨有一明显缺损时，弯曲应力将作用于接骨板，在疲劳负荷作用下接骨板可发生断裂。

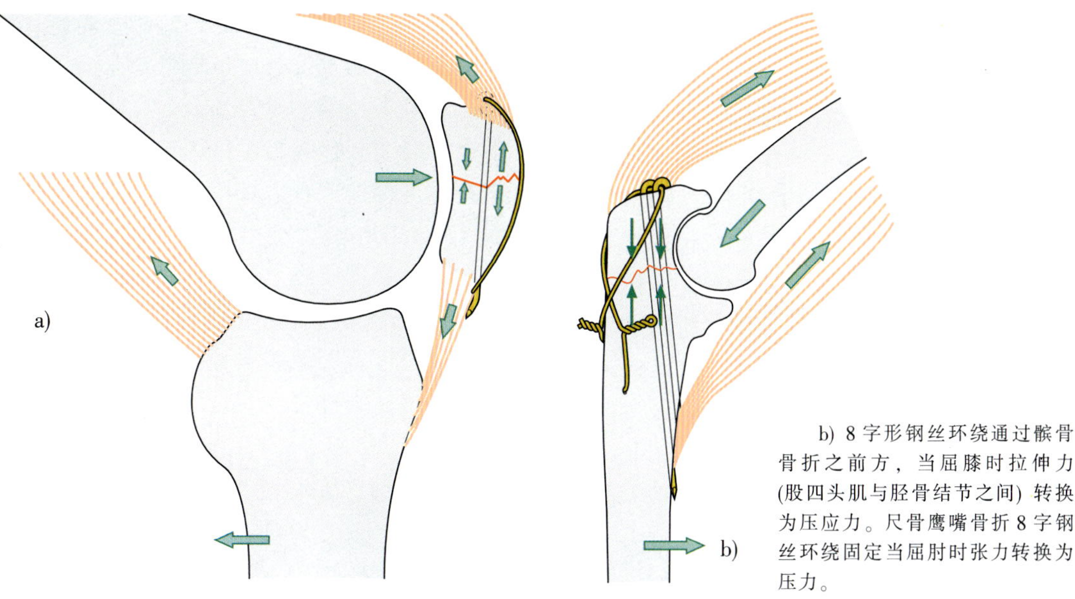


b) 8 字形钢丝环绕通过髌骨骨折之前方，当屈膝时拉伸力(股四头肌与胫骨结节之间) 转换为压应力。尺骨鹰嘴骨折 8 字钢丝环绕固定当屈肘时张力转换为压力。

a) 图示如何利用张力带原理抵消作用于髌骨的张力。

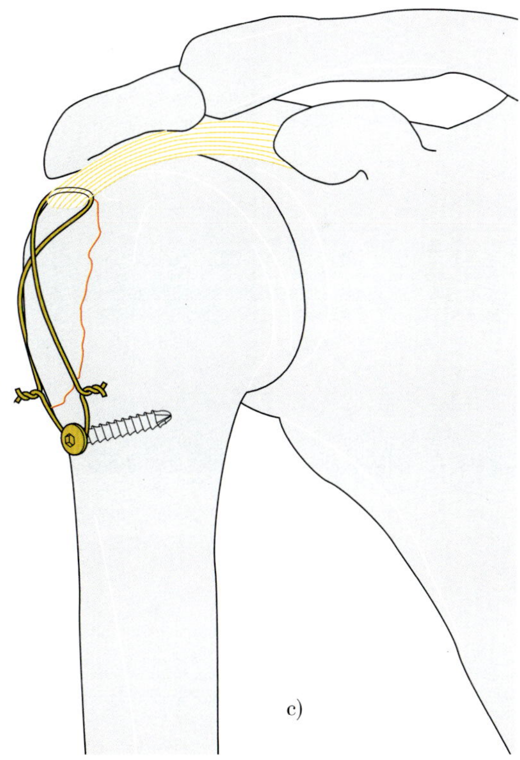


c) 肱骨近端大结节撕脱骨折张力带之应用，钢丝环绕通过用一枚 3.5mm 皮质骨螺钉固定至肱骨。

图 3.2.3–3

## 2 应用原则

早在 1892 年 Berger 首先提出用钢丝环形固定，其后有多种改良方法，钢丝与克氏针或螺钉合用[3-5]，克氏针或拉力螺钉稳定骨折端对抗扭转应力同时也可以作为张力带的锚固处[3-5]。合并撕脱骨折的关节部位骨折可按上述之张力带原则固定，这一原则同样也可用于骨干骨折之延迟愈合或不愈合。通常成角畸形之凸侧为张力侧，因此，在张力侧上接骨板可以抵消张力，最终可以达到骨愈合。克氏针、钢丝、环扎带、不吸收缝线、接骨板、外固定架以及可吸收材料都可以按照张力带原则将张力转换为压力（图 3.2.3-4）。

张力带可以产生压力，例如内踝称之为静力张力带，因为在踝关节活动时骨折部位受力保持恒定，但髌骨骨折在关节活动时压应力增加，则称之为动力张力带。

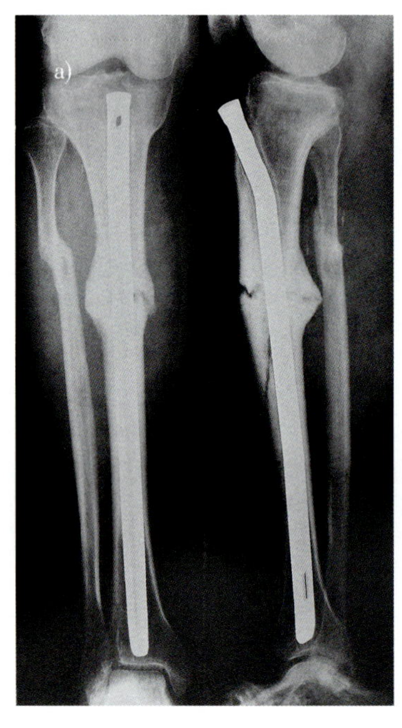


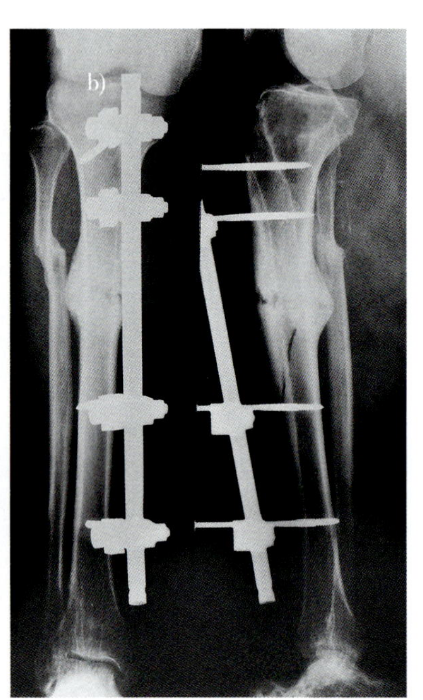


a) 髓内钉固定后存在症状之不愈合——注意胫骨后侧的肥大区以及前侧之间隙。

b) 取出髓内钉后，在矢状面内用单臂外固定架并完全负重 8 周后骨愈合，症状消失。

图 3.2.3-4　以外固定架形成张力带作用的临床举例

## 3 手术方法

骨折如处于张力下当活动时则有移位之危险，例如屈膝时的髌骨以及岗上肌收缩时的肱骨大结节，在髌骨前面以 8 字形缝合或简单环扎并分别于髌骨和股四头肌腱固定牢固，则可形成很好的张力带力学作用，在动力负荷下可使骨折受到加压力（录像 AO51049）。以 1.0 或 1.2mm 直径的钢丝必须尽可能贴近骨骼作固定。可用大针头穿过肌腱或者环绕长轴的克氏针作钢丝之环绕（图 3.2.3–3a，也见 4.7 章）。张力环也可通过邻近部位骨 2mm 直径钻孔进行，例如在尺骨鹰嘴骨折（图 3.2.3–3b）或者用钢丝环绕过螺钉帽如在肱骨近端（图 3.2.3–3c）。

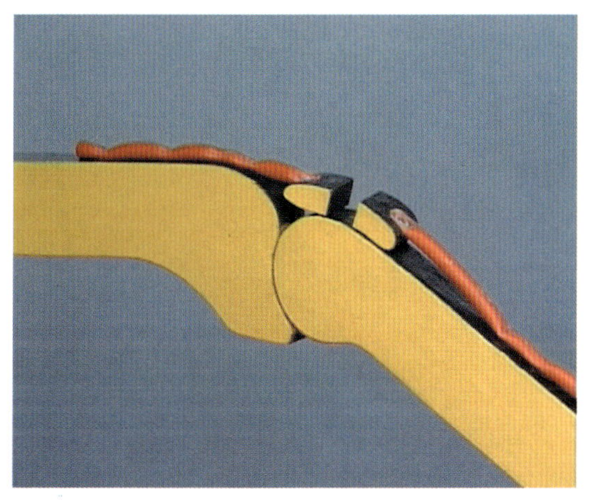

录像 AO51049

如上所述，接骨板或外固定架施行张力带功能时必须将其放在骨的张力侧或畸形、不愈合之凸侧（图 3.2.3–4）。

以下是必要的先决条件：

(1) 骨或骨折类型能够承受压力。

(2) 张力带对侧骨皮质完整并具有支持作用。

(3) 固定物应可承受一定的张力。

## 4 注意事项与并发症

最常见的并发症是内植物断裂，钢丝在纯张力下是十分坚固的，但如附加以弯曲应力，在疲劳下可以迅速发生断裂。在骨干已知骨的张力侧同时其对侧皮质可以承受加压力（图 3.2.3–2）。如在对侧骨皮质存在缺损，接骨板单独承担负荷，持续的弯曲应力导致接骨板的疲劳断裂。

这种情况下应该在接骨板对侧皮质骨处进行植骨，在一定的时间内形成支持。

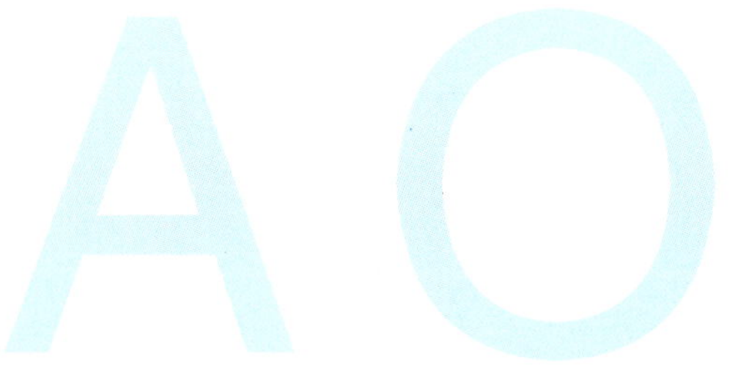

## 5 参考文献


[1] Pauwels F (1980) *Biomechanics of the Locomotor Apparatus*. Berlin Heidelberg New York: Springer–Verlag.

[2] Chandler WR (1996) Fractures in adults. In: Rockwood CA, Green DP, Buchh olz RW, editors. *Principles of internal fixation*.Philadelphia New York: Lippincott–Raven.

[3] Payr E (1917) Zur Behandlung der Kniegelenksteife nach langdauernder Ruhigstellung. *Zentralbl Chir*; 44: 809–816.

[4] Magnuson PB (1936) *Fractures*. 2nd ed. Philadelphia: J. B . Lippincott.

[5] Anderson LD (1971) In: Crenshaw AH, editor. *Campbell's Operative Orthopedics*. 5thed. St Louis: C. V. Mosby.

[6] Müller ME,Allgöwer M, Schneider R, et al. (1992) *Manual of In ternal Fixation*. 3rd ed.Berlin Heidelberg New York: Springer–Verlag.

[7] DePalma AF (1959) *The Management of Fractures and Dislocations*. Philadelphia: W. B. Saunders.

[8] Smillie IS (1970) *Injuries of the Knee Joint*. Edinbur gh: E & S Livingstone.


## 6 新进展

本章节新进展和附加参考资料可从网上获得：

http://www.aopublishing.org/PFxM/323.htm

# 3.3 相对稳定的方法

## 3.3.1 髓内针

克雷特克(Christian Krettek)

### 1 髓内针的类型

**1.1 典型的Küntscher针**（紧密接触式固定，非带锁）

**使用带锁髓内针治疗长管状骨折已被公认为是一种标准的治疗方法。**具有纵形沟槽的传统Küntscher针[1]仅可用于简单的骨干中部骨折。其原因是：骨折的稳定是通过内植物的弹性与骨质的刚度之间的接触来完成（髓内针原理）。扩大髓腔增加了骨与髓内针的接触区域，因此扩大了髓内针对复杂骨折和远、近端骨折的使用范围。扩髓后可使用较大直径的内植物，改善了骨-内植物之间界面的力学特性。但扩髓过程的本身存在某些生物学的缺点，尤其是过分扩髓。集中反映在髓内压力明显增加、温度升高造成皮层缺血和坏死。这些缺点曾限制了软组织损伤较少的骨折扩髓髓内针的使用。

**1.2 通用髓内针**（紧密接触式固定，带锁）

**在髓内针上附加带锁螺钉，如最初的G-K[2]钉增加了钉的力学特性从而扩大了髓内针的使用范围，可适用于骨干远近端、较复杂和不稳定的骨折。带锁髓内针增加了固定的稳定和使用范围。**但是，如果骨折发生在远近端或较复杂的骨折，它的固定作用主要依赖于带锁螺钉而不是摩擦力。骨-内植物结构的长度仍可有效维持。因为带锁螺钉可控制短缩。然而，管状髓内针的纵行沟槽可降低旋转的刚度导致旋转不稳定，特别是直径小的髓内针[3]。

### 1.3 无扩髓或带锁的髓内针

在欧洲和北美有些医院使用不扩髓的髓内针治疗软组织损伤较严重的骨干骨折最终丧失固定。因为这些内植物 (Ender、Lottes、Rush 针) 很细和不能锁定骨折远近端，产生轴向和旋转不稳定，尤其是复杂性骨折。**实心针较空心针感染率低。**尽管感染率“较低”，其主要的缺点是常需要附加如石膏类的外固定，这是不能被接受的。

### 1.4 无扩髓带锁髓内针（“非扩髓实心针”）

可带锁的小直径髓内针也有其广泛用途。虽无沟槽，但明显增加内植物的抗扭转能力。小直径也易于适合骨的形态使复位简单化。如果入点位置选择不佳，或髓腔的形状和曲率与髓内针的几何形状不一致，就不能达到正确的固定。在股骨使用小直径的髓内针 (即 9mm)，髓内针的强度必须加强以使内植物的失败降到最低限度。通过将不锈钢材料改变为钛合金 (Ti-6Al-7Nb) 可满足低刚度和高疲劳强度的要求。高强度髓内针可使用 4.2/4.9mm 较大直径的带锁钉 (最初使用 3.2/3.9mm)。横截面为实心的髓内针不会增加太多抗弯曲力学特性，但它确有生物学的优点。**扩髓后对皮质血供的破坏是可逆的动物实验的结果证实内有死腔的管状髓内针的感染率高于实心髓内针**[4]。除此之外，中空髓内针可使用导针，使髓内针的插入更方便。

## 2 髓内针的病理生理学

### 2.1 扩髓的髓内针

#### 2.1.1 局部变化

**扩大髓腔造成髓内皮质血供破坏。**动物实验显示在 8~12 周血供恢复[5]。在早期的创伤和扩髓后，最初几周内的血运减少可能增加了感染的危险，尤其是开放的胫骨骨折。由于感染率高达 21%[6]，扩髓的髓内针不能用于开放骨折，即使在延迟的病例也如此。虽然在扩髓的碎屑周围可见骨形成和在扩髓产物中发现有活性的骨细胞，但针对这些物质的骨诱导作用仍存在争论。由于股骨具有良好的软组织包绕，股骨干骨折闭合多于开放。因此使用髓内针治疗较胫骨简单和具有较少的危险性。对于Ⅰ和Ⅱ度股骨开放骨折使用扩髓的髓内针其感染率为 1%~2%。而开放骨折并有广泛的软组织损伤 (Ⅲ度)，感染率约为 4%~5%[7]。

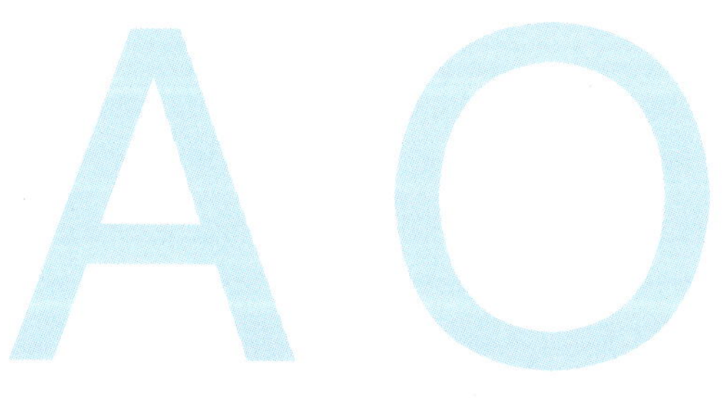

#### 2.1.2 全身变化

除了几种扩髓所产生的影响外，必须要考虑全身变化。例如肺栓塞、与温度相关的凝血系统、神经–体液以及炎性反应等。多发损伤的病人早期扩髓手术中可发生创伤后肺衰竭 (包括呼吸窘迫综合征，见第 5.3 章)。扩髓后，栓子进入肺循环在某些研究中得到证实[8, 9]。**髓内针对病人的呼吸系统似乎是一种威胁，特别是多发损伤的病人。因为肺脏对伤后附加的刺激非常敏感。**

具有大量病人的多中心的研究结果将有希望解释肺部并发症的真实危险。但非扩髓髓内针的优点日益明显[10]。进入髓腔内的任何装置 (导针、髓腔扩大器、髓内针) 都起到一个活塞作用，迫使髓腔内的容量物质通过骨折间隙进入邻近的软组织或静脉系统。Wenda 等人[9]术中测量髓腔内压力，发现在扩髓过程中压力值是 420~1510 毫米汞柱 (mmHg)，不扩髓的实心针是 40~70 毫米汞柱 (mmHg)。除此之外，体外超声心动显示在扩髓组有血栓而非扩髓组没有。

使用髓腔扩大器反复扩髓 (为使用 14mm 髓内针扩髓 12 次) 与使用较细的不扩髓实心针一次插入骨干有明显的差别。

不过，对严重损伤的病人是使用髓内针还是考虑髓内针加重肺部损伤而禁用，二者之间始终存在着争论 (见第 5.3 章)。

### 2.2 非扩髓的髓内针

小直径的髓内针是用于非扩髓的髓内针手术，其优点是产生热量低和较少破坏内骨膜的血供。虽然小直径髓内针确实破坏髓内血供，但破坏的范围很小[11]。同样，它产生较少的骨坏死，而骨坏死是术后发生感染的危险因素之一。**在严重创伤情况下使用髓内针可发生呼吸窘迫。**

在动物身上使用空心和实心髓内针的比较实验，诱导感染的敏感性近来已被研究，统计学结果显示空心针的感染率高于实心针[12]，空心针的死腔可能是感染率高的原因。在狗的模型上进行了针直径对血运的影响和力学参数方面的研究。当截断胫骨后，发现非紧密接触的针血供好于紧密接触的针，后者皮质血运的完全恢复是在 11 周以后。另一方面，在针的刚度和断裂上未发现区别[13]。因此，这些事实说明对软组织损伤严重、血供明显受损的严重开放性胫骨干骨折可采用非紧密接触性髓内针[13]。

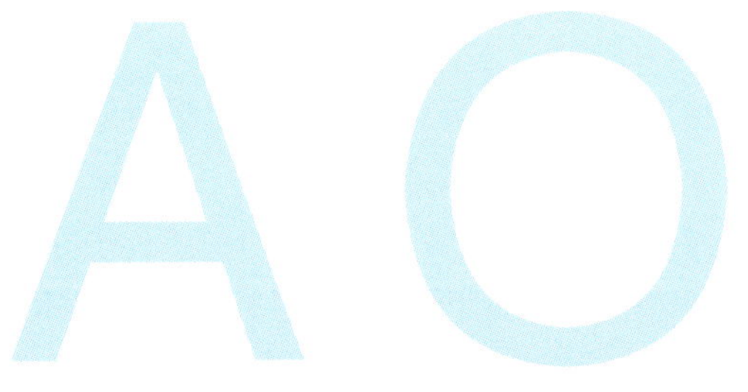

## 3 常规技术

### 3.1 术前计划和处理

#### 3.1.1 病人的体位

在使用股骨髓内针时，采用骨折牵引床或标准的透X线手术床、是否用股骨牵开器、可根据病人的体位二者选其一。骨折牵引床的使用有利于术中复位的维持，也许对插入扩髓的髓内针有帮助。但是，在牵引台上的体位会使皮肤和神经血管结构处于威胁状态，也会花费更多时间。**髓内针手术通常无必要使用牵引床**。近来的研究表明，不使用牵引台与使用牵引台或牵开器相比，手术和麻醉时间明显缩短[14]。当然，在很大程度上依赖于个人的经验、习惯和手术室的环境。使用非扩髓髓内针时，髓内针通过骨折远近端仅需短时间的准确复位的维持。然而，使用扩髓髓内针时，复位需维持较长时间用于髓腔扩大器反复通过髓腔，最后置入髓内针。多发损伤的病人伴有同侧或双侧股骨、胫骨骨折的情况可以放在牵引台上，没有必要改变病人的体位或铺单。此方式较安全和快捷[15]。一个简单的外固定架或管状系统外固定架和4个管–管夹可支撑受伤的小腿。在胫骨骨折时垫空膝关节可大致维持骨折的复位[16]。

#### 3.1.2 多发肢体骨折的固定顺序

治疗闭合骨折所推荐的顺序是：① 股骨；② 胫骨；③ 骨盆或脊柱；④ 上肢。为了使用这个顺序，不同的方法已被用于同侧或双侧下肢骨折[15]。在下肢多发骨折中，标准化的骨折稳定流程有利于根据病人的情况制定固定的顺序和方法。近来所采用的髓内针技术不再依赖手术床而更注重骨折牵开器[14, 17] (表 3.3.1–1)，因此对于多发骨折的病人，可一次完成手术体位的摆放和铺巾。

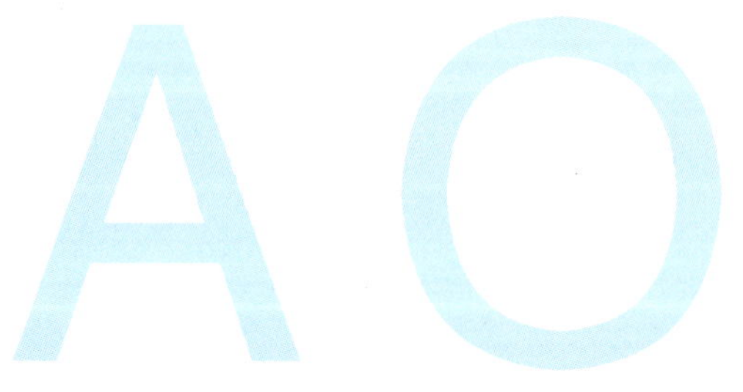

### 3.1.3 髓内针的正确选择

术前髓内针长度的选择。

建议髓内针的术前计划要使用摸板。准确的摸板依赖于 X 线的放大，但目前还没有一个用于长骨放大率的标准，放大率的标准是 10%~20%。近来，随机选择 200 例股骨和胫骨骨折用髓内针治疗的 X 线片用以分析，股骨平均放大率为 1.09,胫骨为 1.07 [18]。结论是目前所用的摸板在选用长度上相当不可靠。因此，长度的选择应是在 X 线上完整的对侧骨比较或术中临床影像增强器的使用 [15]。

**用可透 X 线尺或临床的手段术中选择髓内针的长度。**

在 C 型臂控制下，用可透 X 线尺测量长度是一种准确的方法。如果骨的远近端都位于 X 线束中心，尺子平行骨干，髓内针长度的误判率最小 (图 3.3.1-1)。

**表 3.3.1-1a 同侧股骨干骨折合并胫骨骨折 (漂浮膝) 的患者在情况良好、可疑以及危重时的处理原则 [15]**

<table>
<tr><th colspan="5">同侧股骨干骨折合并胫骨骨折的治疗原则步骤患者情况</th></tr>
<tr><th>步　骤</th><th colspan="2">患者情况<br>稳　　定</th><th>患者情况<br>可　　疑</th><th>患者情况<br>ISS评分>40</th></tr>
<tr><td>1</td><td colspan="4">标准透 X 线手术床或骨折治疗床,整个肢体消毒铺巾</td></tr>
<tr><td>2</td><td>a) 股骨<br>逆行 UFN</td><td>a) 股骨<br>牵开器</td><td>a) 股骨<br>牵开器</td><td>a) 股骨<br>外固定架</td></tr>
<tr><td>2</td><td>b) 胫骨<br>UTN</td><td>b) 胫骨<br>UTN</td><td>b) 胫骨<br>UTN</td><td>b) 胫骨<br>外固定架(标准外固定架或无固定针型外固定架)</td></tr>
<tr><td>3</td><td colspan="2">c) 股骨<br>顺行 UFN</td><td>c) 对患者进行重新评估<br>若稳定:UFN<br>若不稳定:股骨牵开器暂时制动,转入 ICU</td><td></td></tr>
<tr><td>4</td><td colspan="2"></td><td>d) 股骨　UFN</td><td>c) 胫骨　UTN<br>d) 股骨　UFN</td></tr>
</table>

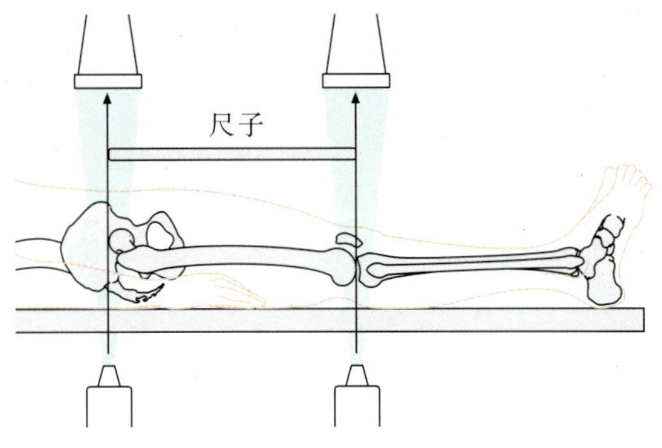


a）正确的患者与C型臂的位置，测尺平行于股骨干。

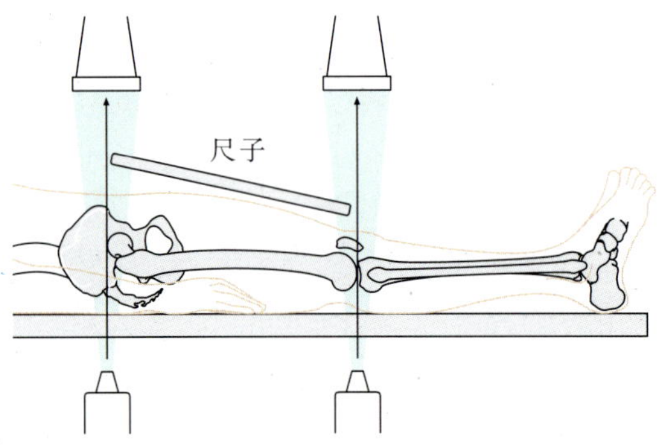


b）测尺不平行股骨干而导致测量长度过短。

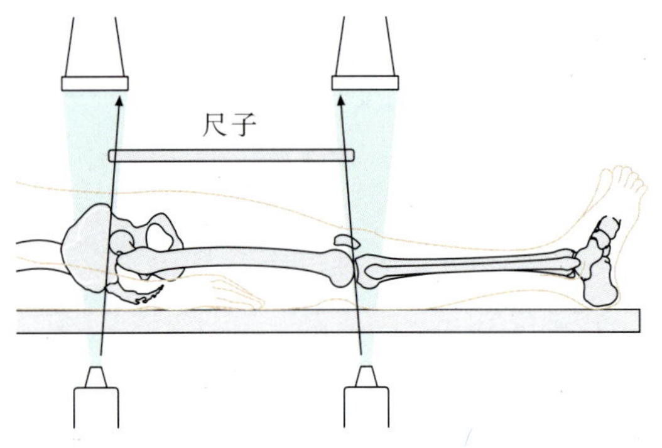


c）C型臂位置偏离亦可导致测量结果过短。

**图 3.3.1–1 应用影像增强器术中测定髓内针长度**

a)~c）表示可能出现的错误。注意这些错误可能同时发生而产生不同类型的误差。

选择髓内针的长度在临床上能够准确地施行，在皮肤上用消毒笔做标记，然后用尺子测量。

股骨近端的标记是大粗隆尖，在切开后通过触摸证实并标记在皮肤上。远端标记是外侧膝关节间隙和/或髌骨上缘。在简单的骨折类型中，只需用影像增强器看一下（是否短缩?）便可以正确测量和选择适当的髓内针。

胫骨近端的标记是膝关节内外侧间隙；远点是足背屈位踝关节前方 (录像 3.3.1–1)。

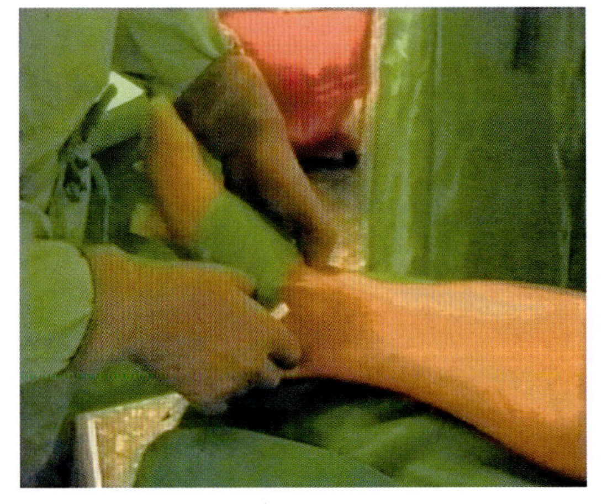

**录像 3.3.1–1**

### 针的直径

可透 X 线的尺子可用于髓内针直径的测量 (录像 3.3.1–2)。用髓腔扩大器的头作为探头是判断髓腔直径的技术性窍门。

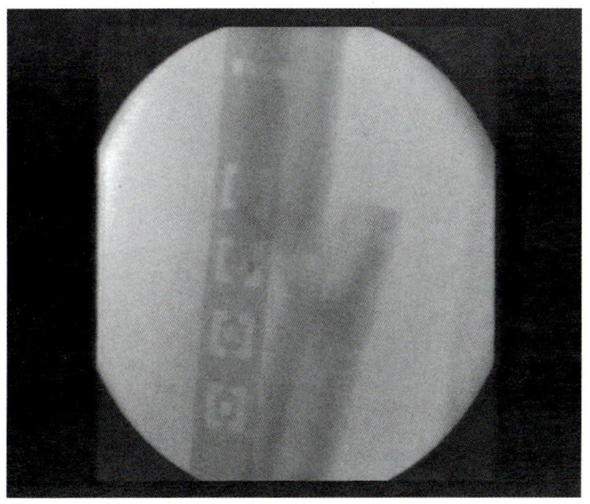

录像 3.3.1–2

## 3.2 插入技术

### 3.2.1 手术入路和入点的准备

几种教科书包括 AO 手册推荐髓内针切入点要做相对长的切口。在不扩髓的髓内针中，切口可适当缩小，这有 3 个理由：

- 入点的位置在直视下无法证实。
- 无必要用较大的入路适应于髓腔扩大器，以减少软组织的损伤。
- 临床观察证实，入路的最近端是最有用的。穿刺入路已用于股骨 [15] 和胫骨 [16]。无论在股骨和胫骨，入点的位置一定要与髓腔在一条线上和不要太靠近骨的切入点 (图 3.3.1–2，3.3.1–3)。

小切口可减少出血 [19] 和在大粗隆部异位骨化的危险 [20]。

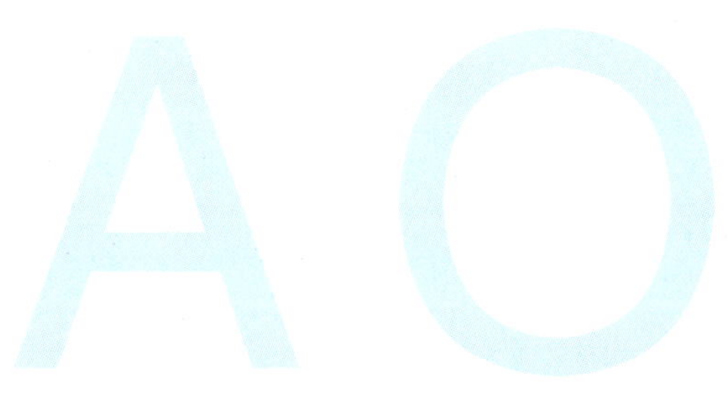

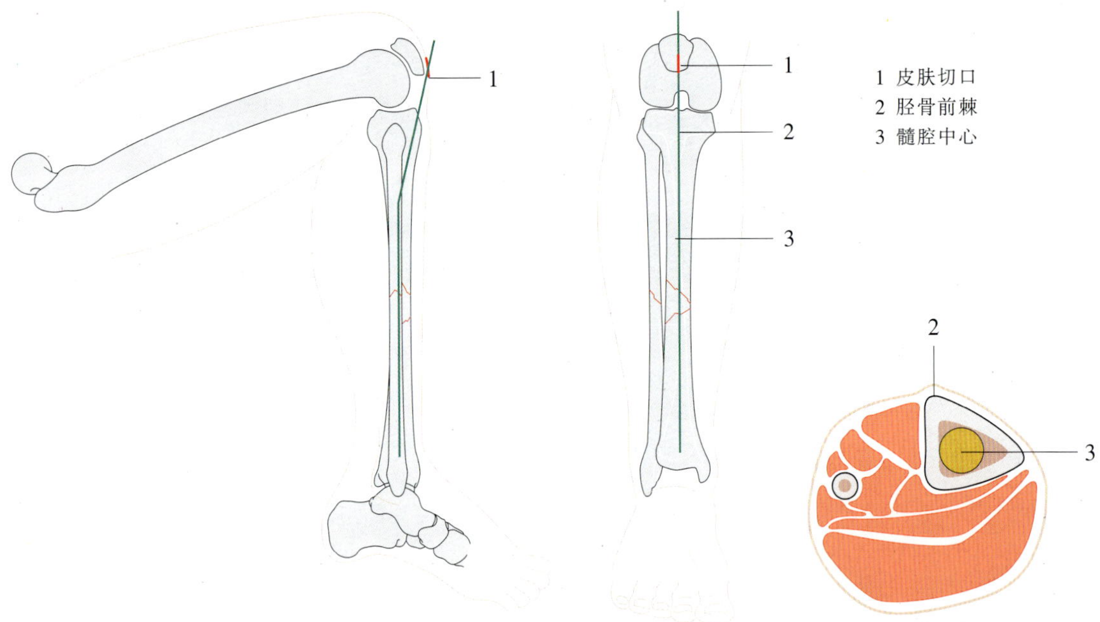


图 3.3.1–2 胫骨手术入路

皮肤切口 (1) 应与入针方向一致。膝关节屈曲 100°时切口位于髌骨下极。开髓部位亦应与入针方向一致。由于胫骨横截面为三角形，开髓器械不要对准胫骨前棘（2）而应位于其内侧（3)。对于经验较少的医生，可在透视监视下临时将一枚克氏针（2mm）钻入胫骨前侧皮质，以帮助确定近端骨折的髓腔位置。

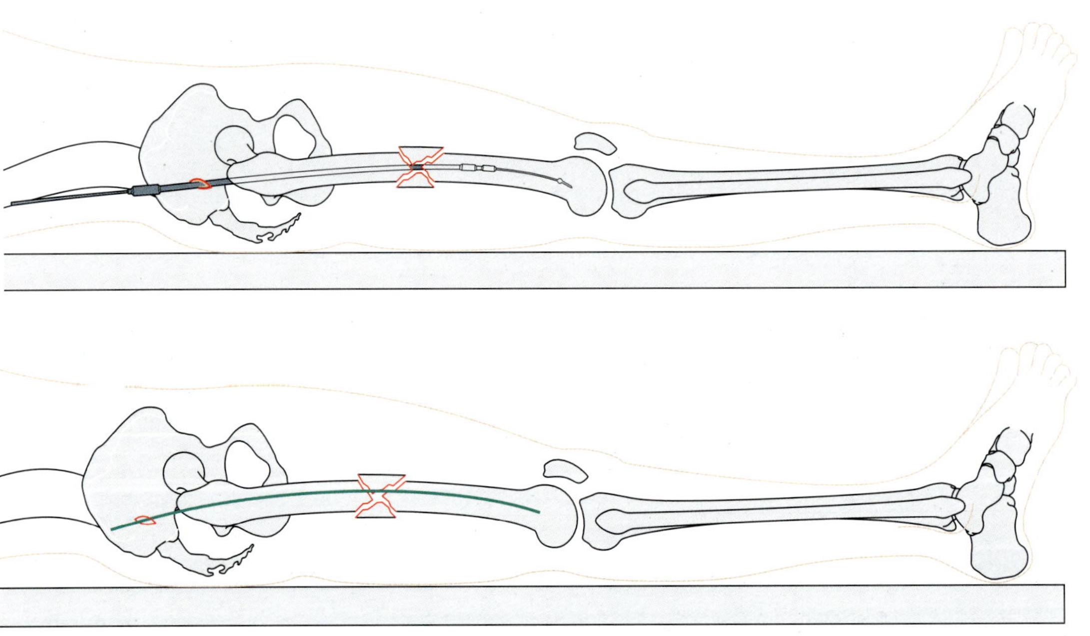

图 3.3.1–3 顺行股骨髓内针的手术入路

在大粗隆尖端近端约 10cm 处做皮肤切口，并应同时考虑股骨干向前的弧度。

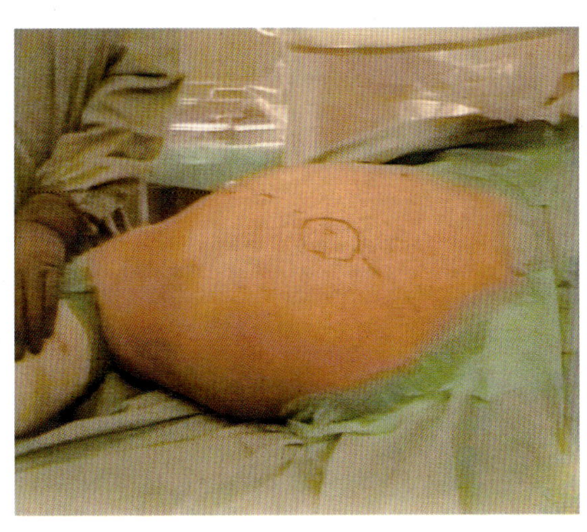

录像 3.3.1–3

### 3.2.2 股骨顺行髓内针入点的准备

正确的髓内针入点是至关重要的。在股骨，髋关节屈曲和内收有利于顺行针的进入，也减少了切口的长度，特别是肥胖的病人。大粗隆、股骨外髁、股骨干可被触摸到，如果必要，可用标记物证实。与股骨干弧度相一致在股骨近端划一条线，距大粗隆尖上 10cm 做 2~5cm 的切口（图 3.3.1–3），在手指导向下插入内植物（录像 3.3.1–3）。切口不可偏后，否则可造成外展肌力弱。

开始，导针不可能在正侧位上一次放置成功，尤其是在股骨。在此种情况下可参照第 1 枚针插入第 2 枚导针。一旦入点确定，拔除位置不佳的导针（图 3.3.1–4）。用套筒保护下使用 13mm 的空心钻准备入点。

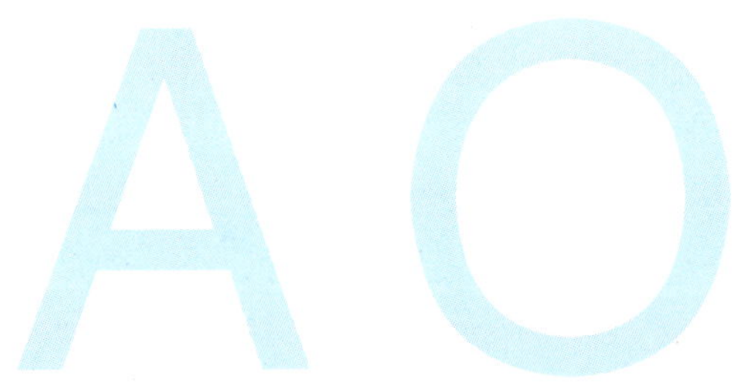

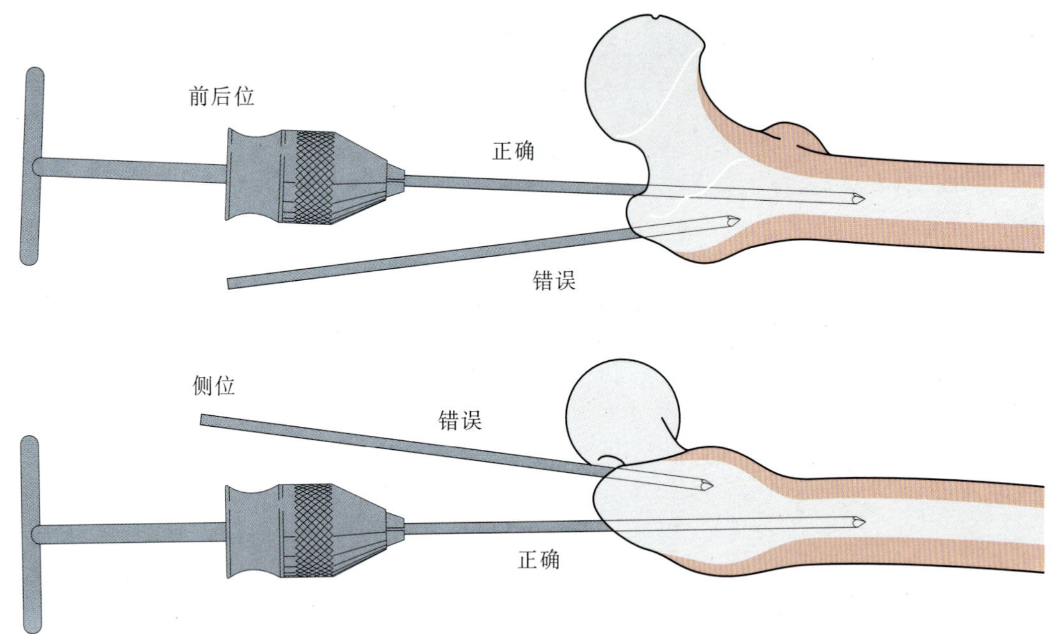


**图 3.3.1-4 应用万用 T 柄和 3.2mm 导针开髓时选择入点的技巧**

应在两个平面透视监视下检查导针的位置，若位置欠佳则必须纠正，因为其可能影响整个手术过程。第一根导针位置欠佳时可留置其在原位，作为第二根导针的参考。

### 3.2.3 股骨逆行髓内针入点的准备

使用股骨逆行髓内针时，膝关节要屈曲 30°。在影像增强器的指导下，导针要与股骨远端髓腔的中线一致。做一小切口，在套筒的保护下通过髌韧带将导针插入股骨远端。在侧位上检查导针的位置。注意不要损伤后交叉韧带。在侧位上的重要标记是“Blumensaat”线，此线代表股骨髁间切迹顶部的皮质骨。**使用小切口时，体表标记是重要的。正确的入点是手术的关键。**

### 3.2.4 顺行胫骨髓内针

在胫骨，用较大的刀片做 15~20mm 与髓腔纵轴一致的切口。此切口通过皮肤和髌骨下极的髌韧带。膝关节尽可能地屈曲 (图 3.3.1-2)。胫骨近端的前缘可使用导针的锐尖感觉到。

用 4mm 的中心针安装在 T 型手柄上，沿髓腔中心的方向插入很薄的皮质，用影像增强器检查位置。使用套筒保护空心切割器插入切口，通过髌韧带直接放在胫骨上。此空心切割器（“奶酪切割器”）将皮质-松质骨切割成圆桶状，可用于植骨。在近端骨折时，为防止对线不良入点的位置应与髓腔在一条线上。

### 3.2.5 漂浮膝：逆行股骨和顺行胫骨髓内针

在使用逆行股骨针和顺行胫骨针时可使用一个切口。在此种情况下，医生必须确保切口尽量靠近近端使股骨逆行针插入无困难（紧贴髌骨）。

### 3.2.6 扩髓技术

在新鲜骨折中，动力扩髓较手动扩髓有效和快捷。但在较困难的病例中（如假关节髓腔硬化），特殊设计的手动扩髓器是有效的。使用髓腔扩大器除了髓腔的压力和温度因素外，髓腔扩大器设计的影响（切割槽、髓腔杆的几何形态和直径、锐度）已被分析。现已证实，钝的髓腔扩大器、小的沟槽、大直径将增加髓腔的压力和温度[21]。Pape 证实，肺栓塞的危险与髓腔扩大器的设计结构有关[8]。

用于减少压力的远端通风孔作用，在很大程度上依赖于扩大器的直径。髓腔冲洗技术目前未被广泛使用，但可减少并发症的发生。扩髓时不要使用充气止血带，因为正常的循环是一种“冷却系统”。

## 3.3 复位技术

### 3.3.1 股骨顺行髓内针复位手法的考虑

有几个理由，股骨骨折的复位通常较胫骨骨折困难：

- 软组织包绕厚难以直接触及股骨。
- 髓内针入点较隐蔽。
- 由于髂胫束的存在，小腿内收时使股骨呈短缩趋势。

在使用股骨髓内针时，每一步骤都可以与其他步骤冲突。

### 3.3.2 胫骨骨折的复位

用于胫骨骨折最有效和轻柔的复位工具是我们的手。与股骨相比，胫骨嵴的大部分都可触摸到。因为大部分骨折是 A 和 B 型骨折，常发生在胫骨中段和远端干骺端，它们非常适合手法复位和插入髓内针。斜行骨折髓内针通过骨折端时，骨折的暂时过度矫正有时是有利的。在复位时，可使用非扩髓髓内针的尖挑起远端主骨，一旦髓内针通过远端髓腔，骨折即获稳定。

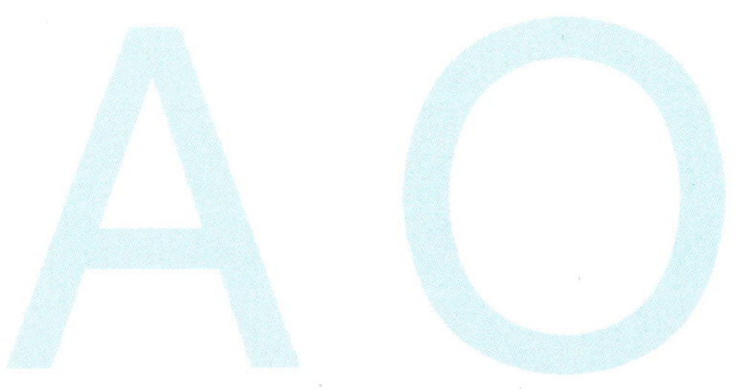

表 3.3.1-1b 顺行股骨髓内针下肢摆放的位置

| 步 骤 | 问 题 | 解决办法 |
| --- | --- | --- |
| (1) 寻找入点，将针插入骨折近端 | 中立位时软组织和髂棘阻挡入针 | 内收屈曲股骨近端或整个下肢 |
| (2) 髓内针插入骨折远端 | 内收位时髂胫束张力较大，使骨折短缩 | 令骨折远端外展或处于中立位，使骨折近端处于中立位 |

### 3.3.3 复位的技巧

**在新鲜骨折中闭合复位髓内针固定很少有问题，大多数发生在迟延的病例中。此时需要附加工具克服短缩和控制对线。**最简单的“布巾”和“沙袋”技术简单易行、非侵入、廉价，可用于主骨的手法复位。但不十分精确和不适合于长度的调整。在胫骨可使用复位巾钳，因为它可经皮或通过开放切口使用，减少附加的软组织损伤。

暂时使用 Schanz 针是一种直接与骨接触的有效方法。特别是在股骨或迟延的胫骨骨折手术中很有帮助 [15, 16]。三个原则必须遵守：

- 螺钉的位置尽可能靠近骨折处。
- 在骨折近端拧入单侧皮质。
- 与 T 型手柄的通用卡头相连接用于复位。

在两个平面上控制复位：正位和侧位。使用影像增强器分析两者的相对位置。使体会两主骨的触觉控制可减少 C 臂机的使用 (图 3.3.1-5)。

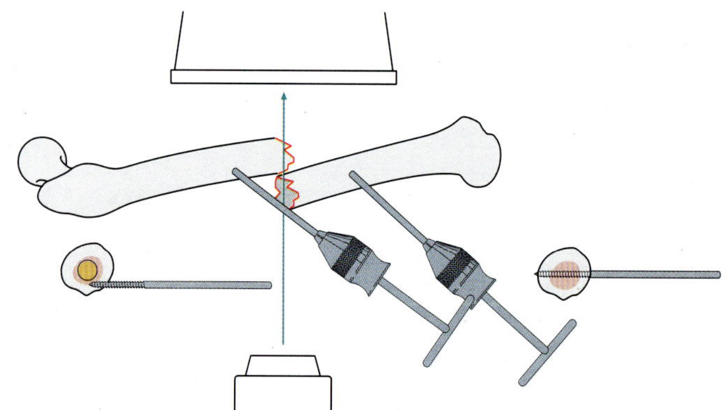

**图 3.3.1-5 应用 Schanz 针帮助复位**

对于近端折块将 Schanz 针钻入单层皮质内，而远端折块穿过双层皮质。使用 2 把万用 T 柄固定 Schanz 针后在 C 型臂监视下 (前后位) 复位。通过“感觉”骨折块间的接触判断在矢状面上的复位。

在迟延和短缩的病例，为恢复肢体的长度和对线使用大的牵开器是必要的[17]。要注意，一根 Schanz 针在应力下易于弯曲和旋转。如果没有牵开器，可用管–管固定架和牵开工具达到此目的 (图 3.3.1–6)。

在干骺端使用髓内针有很高的对线不良发生率。强力的肌肉牵拉[22]和宽的髓腔可导致术后固定不可靠，即使是在锁定情况下[16]。放置于邻近髓内针的阻挡螺钉在股骨[15]和胫骨[16]中可起到防止髓内针内外移动的作用。这些螺钉被称为 Poller 螺钉，可减少干骺端髓腔的宽度、迫使髓内针在髓腔内中心化。因此也增加了骨- 内植物的力学结构强度。Poller 螺钉可用于：① 对线，② 稳定，和 ③ 复位。螺钉应放置于髓内针可能移位的垂直方向 (图 3.3.1–7)。

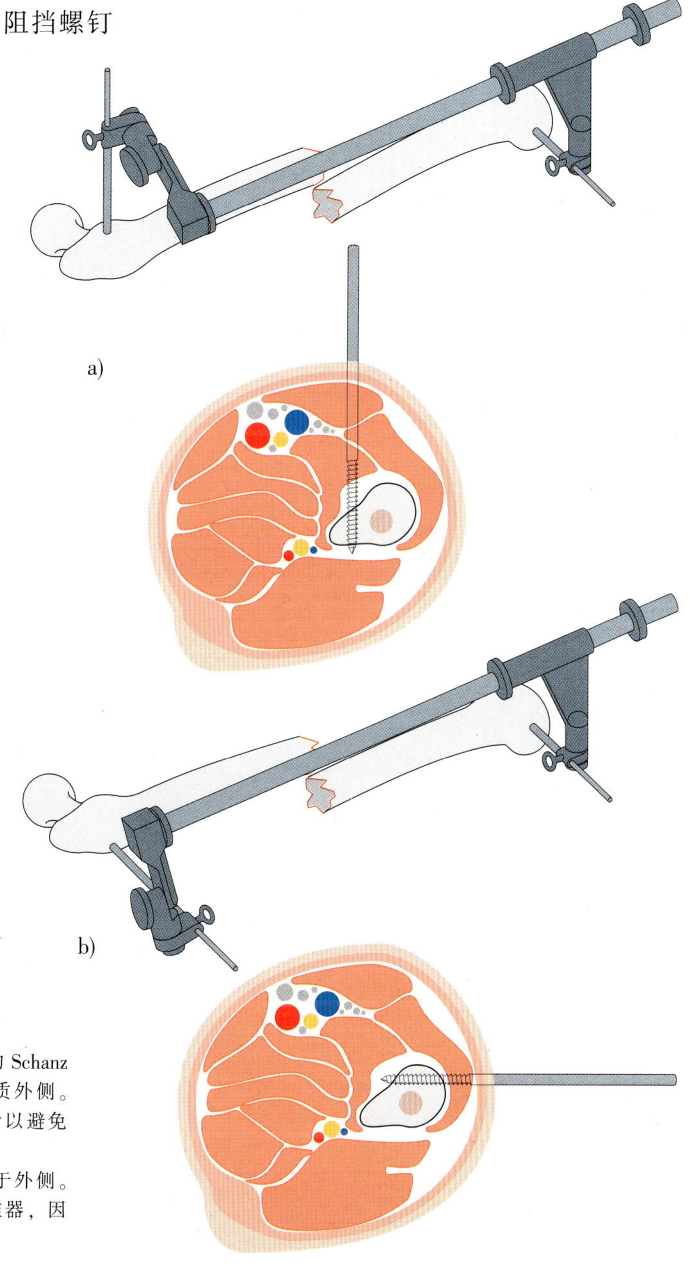


**图 3.3.1–6 应用牵开器帮助复位**

a) 大型牵开器的标准使用方法。近端的 Schanz 针置入小粗隆近端、髓内针内侧和内侧皮质外侧。可根据横断面上的“安全区”置入 Schanz 针以避免血管神经的损伤。

b) 另一种使用方法是将 Schanz 针皆置于外侧。由于近端的 Schanz 针干扰髓内针的近端瞄准器，因此在完全置入髓内针之前需将牵开器去除。

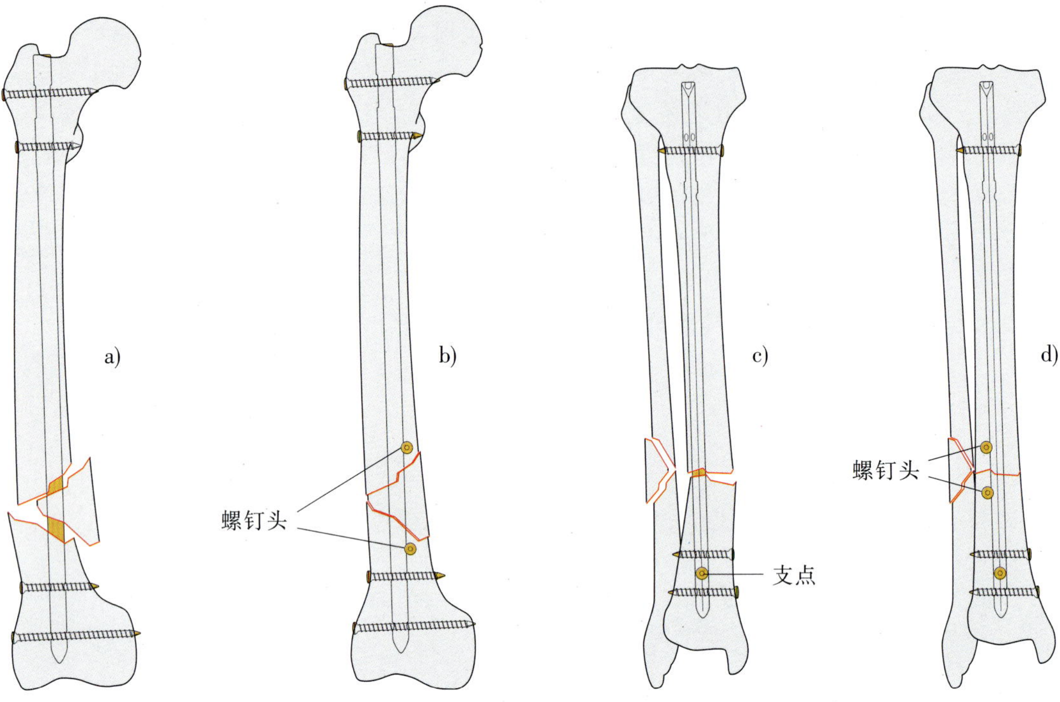


**图 3.3.1-7 在 Poller 螺钉的辅助下可防止和纠正出现髓内针位置不佳或骨折对位不良，并同时增加固定的稳定性**

a) 以股骨远端骨折为例：由于髓腔直径与髓内针直径相差较大，髓内针可沿锁定螺钉出现几个 mm 的滑动，从而导致内翻畸形以及不稳定。

b) 置入 1 (远端) 或 2 枚 (远、近端各一) Poller 螺钉可避免复位不佳并增加稳定性。

c) 以胫骨远端骨折为例：尽管使用了前后方向的锁定螺钉，在远端骨折块较小或骨质欠佳的情况下仍可出现移位。此时前后方向的锁定螺钉起到杠杆支点的作用。

d) 闭合复位后，在矢状面上使用穿过 2 层皮质的一侧或双侧 Poller 螺钉可防止出现额状面上的成角畸形。

在斜行的股骨和胫骨干骺端骨折中 Poller 螺钉可以帮助获得稳定。因为剪式应力可转变为压应力 (录像 3.3.1-4)。

Poller 螺钉可用于纠正以前放置的髓内针对线不良，需要矫正而此针往往总进入原通道的病例。同样，也可用于顺行髓内针入点错误的纠正。例如在胫骨造成对线不良，暂时取出髓内针，用 Poller 螺钉占据髓内针的原通道，再放入原髓内针 (图 3.3.1-8)。

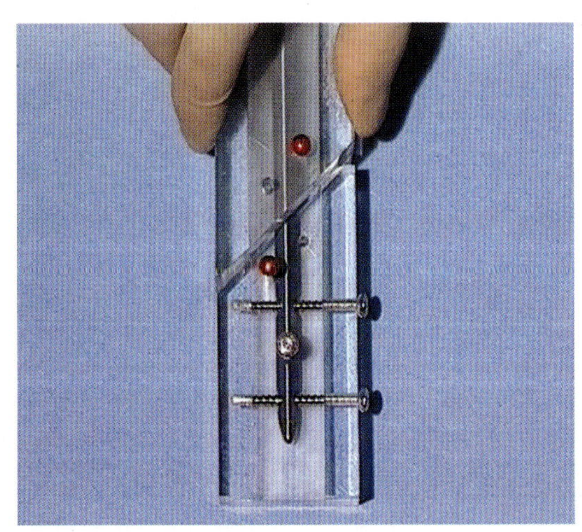

**录像 3.3.1-4**

使用超宽止血带作为复位工具用于闭合的胫骨骨折是可能的。有衬垫充气的宽止血带的压力，同时施与纵向牵引产生平和复位和暂时稳定。除此之外，止血带可与牵开器联合使用[23]。但是，此种技术对于骨折伴有严重软组织损伤的病例存在某些危险，使用时间应尽可能缩短，使用扩髓技术千万不要使用充气止血带。

### 3.3.4 交锁的顺序

髓内针在打入骨折远端时可产生骨折的分离，造成间隔压力明显升高和迟延愈合。在骨折分离时的静力锁定，负重载荷直接由锁定螺钉传导最终导致固定失败，轴向畸形也可能发生，尤其是在远端干骺端。与以前的手册和教学录像相比，现在我们推荐首先锁定远端[16]，给术者使用“倒打技术”的机会，使骨折端产生加压（图 3.3.1–9）。如果针的长度正确选择则不会有问题；否则针的近端将会长几毫米。

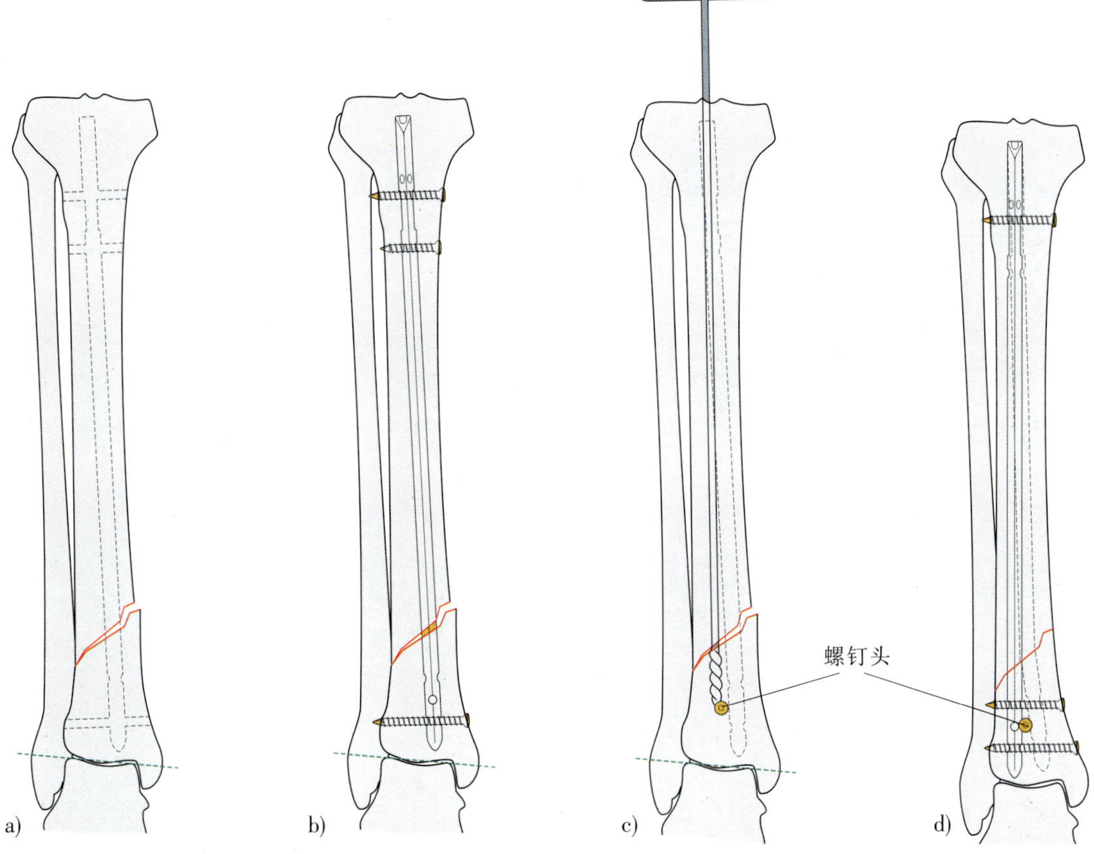


图 3.3.1–8 Poller 螺钉作为复位的工具

a) 图示临床病例：取出髓内针后发生再骨折并在外翻位置畸形愈合。

b) 由于原来的针道存在硬化，新的髓内针仍位于原有的针道内，外翻畸形仍然存在。

c) 在此情况下可使用 Poller 螺钉作为复位工具：先取出髓内针，在原有针道方向上置入一枚 Poller 螺钉阻断原有针道，并用手动扩髓器建立新的针道。

d) 扩髓后保留 Poller 螺钉在原位，插入新的髓内针并进行锁定。

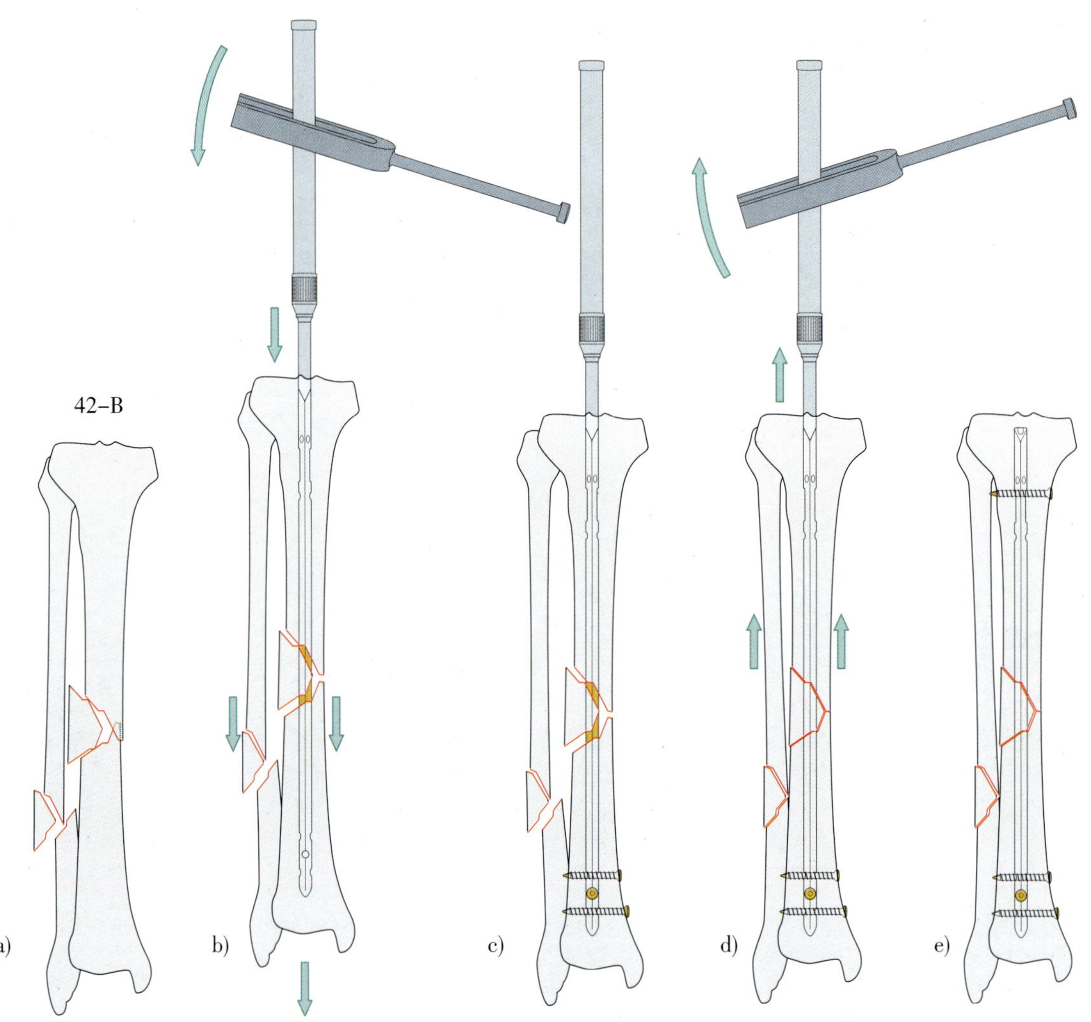


图 3.3.1–9 回敲技术 (backstroke technique) 纠正骨折块分离

a/b) 插入非扩髓带锁髓内针时常出现骨折分离，可导致筋膜间隔综合征以及延迟愈合。
c) 首先使用 3 枚锁钉锁定远端骨折块 (以增加强度)。
d) 在透视监视下进行谨慎地回敲，直至主要骨折块复位或达到预计长度。
e) 近端锁定根据骨折类型和部位决定应用动力锁定还是静力锁定。若髓内针近端突出过高，则应选择较短的髓内针固定。

### 3.3.5 术中控制骨折对线的技术

**长度**

远端首先锁定有额外的优点即远端骨折段与髓内针固定，使用插入手柄做任何进一步的复位手法。在远端锁定所有C型骨折和某些A1、B1型骨折后，应用X线检查复位情况，特别是长度。

在股骨骨折中，股骨头的上缘在C臂机的控制下与测量装置在一条线上（图3.3.1-1）。这使对侧股骨的长度与片夹上的长度一致（股骨头-股骨外髁）。然后透视膝关节，任何肢体长度差异可以从股骨外髁和片夹的位置之间测量出来。使用手柄的臂可以持续在两个方向调整肢体的长度（图3.3.1-10）。胫骨的长度较股骨易测量，临床测量也较准确。

**冠-矢状面**

在简单的中段股骨和胫骨骨折中，冠-矢状面的对线通常无问题。在透视下，CCD的角度可以得到测量和检查。判断正确的负重轴线较为困难，尤其是在复杂的、粉碎、和干骺端骨折。

近来使用的“拉线技术”（“cable-technique”）有利于术中肢体冠状面轴线的确定。髌骨向前，在透视下用笔在皮肤上或手术单上标定股骨头的中心和踝关节的中心，用长的电烧线连接上述两个中心，透视机位于膝关节中心（图3.3.1-11），通过此线的投影可以判断肢体内/外翻的对线不良。

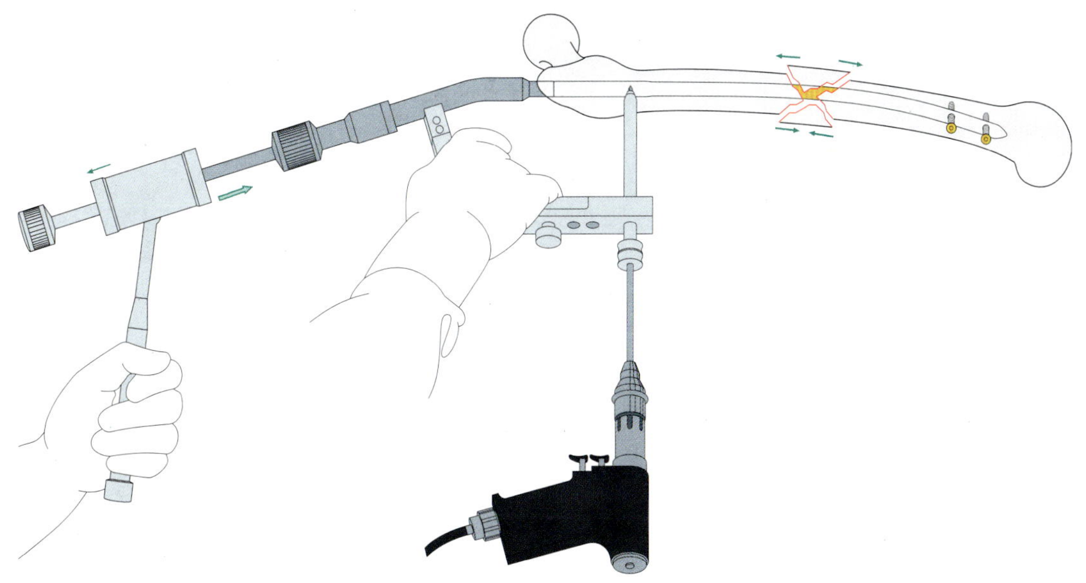

图 3.3.1-10 远端锁定后应在连接近端瞄准器的情况下检查长度

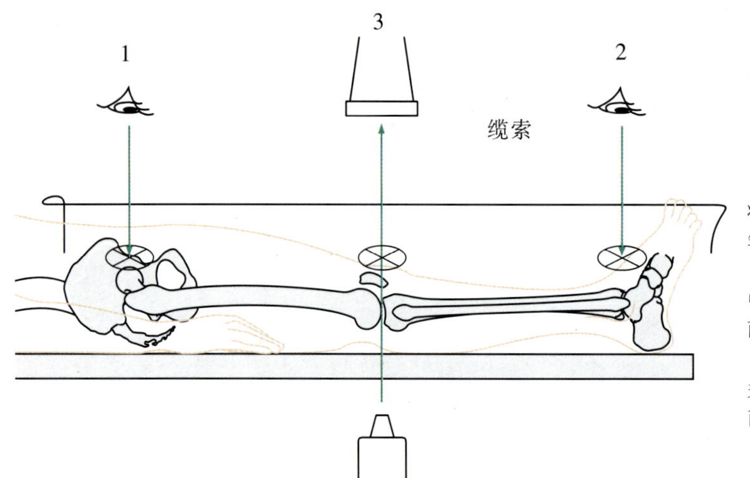


步骤 1) 将球管严格置于垂直位置，将股骨头的中心置于荧光屏的中央。用笔在皮肤上标记出股骨头中心的位置。

步骤 2) 同样方法标记出踝关节的中心。由一位助手用电烧的电线连接这两点。

步骤 3) 正常情况下电线应通过膝关节的中心，任何偏离都表明存在额状面上的轴向移位。

**图 3.3.1–11 使用拉线技术 (cable technique) 在额状面上检查骨折的对位情况**

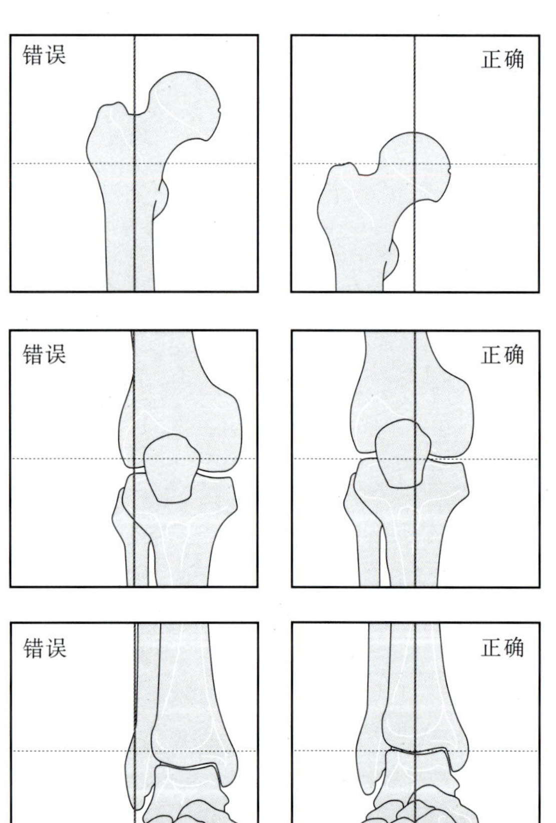


### 旋转

有几种方法可以术中判断髓内针治疗胫骨和股骨骨折时的旋转畸形：

临床的判断不十分精确，依赖于病人的体位和术中肢体的位置。术前，通过髋膝屈曲 90°确定完整肢体的旋转。术中，插入针和锁定后再次检查旋转。为了正确地检查，插入手柄应拔除。

在胫骨，应在膝关节屈曲和足背屈时检查，但是要比较双足的位置。足的旋转活动范围和对称性都应考虑在内。

拉线技术、小粗隆征、皮质台阶征和皮质的厚度有助于评价复位的质量。近来有几种 X 线特征用于判断股骨的旋转。这些包括小粗隆的形状、皮质的台阶征和直径差异 [15]。

股骨干近端小粗隆的 X 线轮廓依赖于骨的旋转。术前，髌骨面向前方，分析正常小粗隆的轮廓，将其储存在透视机中。在近端锁定之前，髌骨向前，骨折近端可以围绕主针旋转。

用 Schanz 针控制骨折近端直至小粗隆的轮廓与术前储存的 X 线轮廓一致为止。在外旋畸形的病例中，由于小粗隆隐藏在股骨干的后方，小粗隆的轮廓很小。在内旋畸形的病例中，小粗隆很大[15]（图 3.3.1–12 和录像 3.3.1–5）。

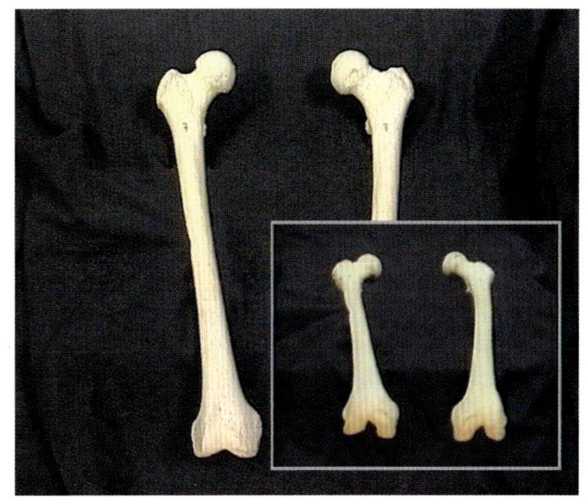

录像 3.3.1–5

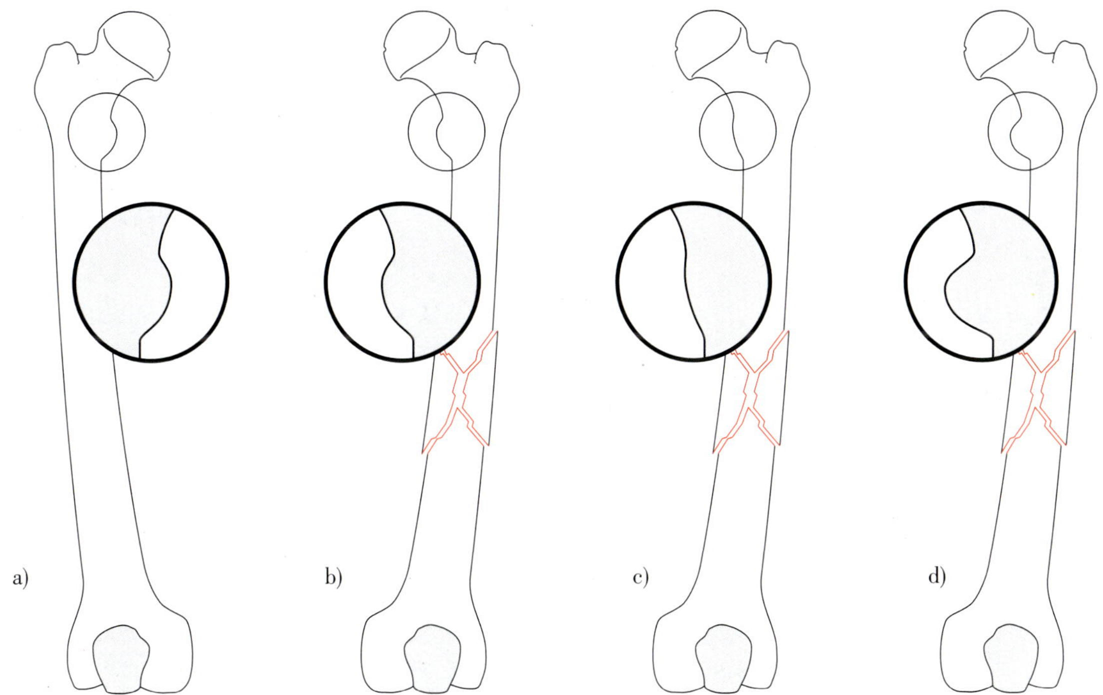


**图 3.3.1–12 术中通过对比双侧小粗隆的影像判断骨折的旋转移位情况（小粗隆影像征）**

a) 在摆放患者体位之前将健侧小粗隆的影像（髌骨向前）存储到影像增强器内。
b) 锁定远端后调节髌骨向前，旋转近端骨折块直至小粗隆的影像与健侧一致。
c) 在外旋畸形的情况下小粗隆变小并部分隐藏于股骨干之后。
d) 在内旋畸形的情况下小粗隆变大。

在横行和短斜行骨折中，可以通过远近端主骨皮质的厚度判断旋转畸形（皮质台阶征）。但这比小粗隆征准确性稍差[15]（图 3.3.1–13）。

当骨髓腔形状为椭圆形时，如果存在旋转对位不佳，骨折近、远端在 X 线片上的直径不同。但此现象的敏感性较差[15]（图 3.3.1–13）。

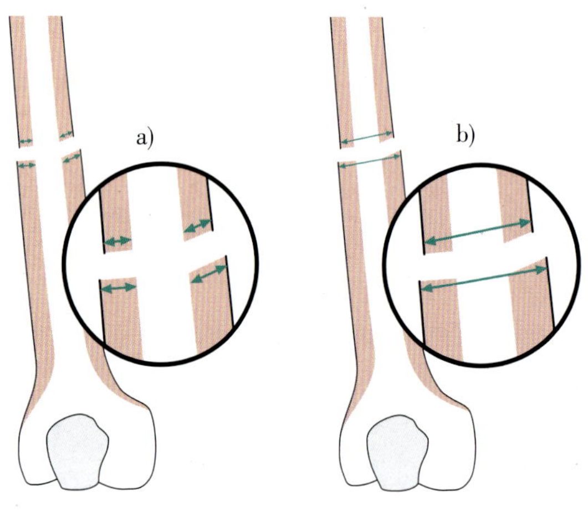


**图 3.3.1–13 根据骨皮质厚度和髓腔直径判断旋转畸形的情况**

a) 皮质台阶征：存在明显的旋转移位时骨皮质厚度存在差异。

b) 髓腔直径不匹配：当旋转移位发生于骨干横断面为椭圆形的部分时可出现此情况。存在旋转畸形时远、近端骨折块的髓腔宽度不一致。

### 3.3.6 骨折晚期和不愈合的复位技术

在晚期的病例中，依赖于时间的长短，我们面临如下的问题：

- 轴向畸形（短缩、成角和/或移位）。
- 结缔组织长入和早期骨痂形成使复位困难。
- 骨折端硬化和髓腔封闭和两主骨的骨质疏松。

上述情况使髓内针的使用困难增加。因为手术器械（髓腔扩大器）和髓内针容易偏斜，在错误的方向穿出皮质。成角畸形可以使用牵开器矫正。由于骨折片的移位是偏心性的，角度难以克服。

在此种情况下，使用在 3.3.4 部分已描述的 Poller 螺钉技术可帮助扩髓器械和髓内针导入所要求的方向。接骨板固定可以作为选择。

### 3.3.7 预防骨折对线不佳的技术

为了防止内外翻畸形和前后成角畸形，在近端选择正确的入点和在远端髓内针的中心化极为重要。在远近端的干骺端骨折中，主针与锁定螺钉的相对松的接触可导致对线不良。但这也可以用于矫正对线不良。暂时附加使用外固定装置（无针或标准的外固定架）、Poller 螺钉或接骨板可增加骨–髓内针结构稳定（见图 3.3.1–8）。

## 3.4 固定技术 / 带锁

### 3.4.1 带锁螺钉

在扩髓髓内针的使用时，锁定钉的使用是一种选择。但在非扩髓髓内针的使用时必须使用锁定螺钉，因为此时使用的髓内针较细。稳定的骨折类型可使用动力锁定方式，允许轴向加压，但不能防止旋转不稳定。远端锁定可使用可透 X 线钻和透视机徒手锁定。近端锁定可将导向器固定在插入手柄上完成。

在骨折远端，推荐使用至少 2 枚 (股骨) 或 3 枚 (胫骨) 锁定螺钉，其理由如下：

由于主针与锁定螺钉之间不是紧密固定，套环松动现象 (toggling) 可以发生。这导致骨折的不稳定和对线不良，尤其是在冠状面。使用 2 枚 (股骨) 或 3 枚 (胫骨) 螺钉远端锁定，螺钉通常不平行可减少套环松动现象。

锁定钉的断裂与内植物的材料、设计、表面结构、横断面的面积以及施加的载荷量和往复载荷量有关。使用小直径髓内针 (非扩髓系统)，锁定钉直径也较小，可引起较多的锁定钉的断裂。但在临床上的大部分病例并非如此。由于远端锁定螺钉是髓内针的最薄弱部分，我们推荐锁定全部钉孔，特别是在胫骨远端[25]。

### 3.4.2 无透视的远端瞄准技术 (DAD)

髓内针手术的 X 线暴露问题是一直有争论的话题。人们一直在探索和发明一种精确、可靠、操作方便而不用透视的远端瞄准系统。

近来，用于实心髓内针、无辐射的远端瞄准装置 (DVD) 已被发明，但插入时不能有任何扭转暴力。DVD 的工作原理是用瞄准臂通过工作通道和不同的垫片调整变形的髓内针。在人体小腿标本随机研究中，无经验的医生使用 DVD 与可透 X 线的手钻相比，在辐射时间上 DVD 组明显低于后者，而失败率相等。但手术时间上 DVD 组占时较长 (图 3.3.1–14 和录像 3.3.1–6)。

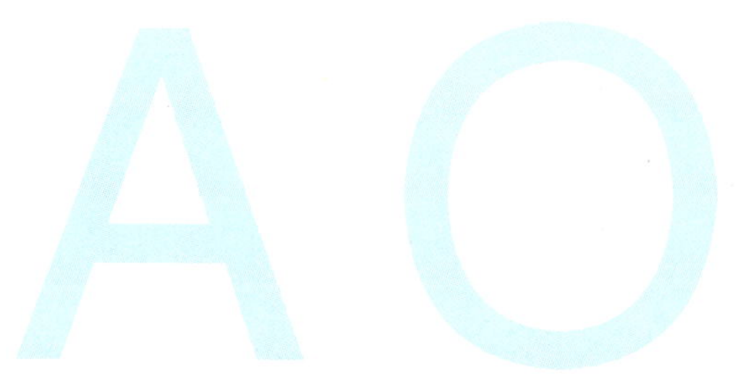

表 3.3.1-2 胫骨骨折锁定原则*

| 节段 | 骨折类型 | 骨折近端锁定方式 |
|---|---|---|
| 3~5 | 所有 A3 型,对合较好 B2~3 及 C2 型 | 动力锁定 |
| 3~5 | 3~5 所有 A1~2 及 B1 型,对合欠佳的 B2~3、C2 及所以 C1 和 C3 型 | 静力+动力锁定 |
| 1~2 | 所有 A、B、C 型 | 静力+动力+斜形锁定孔 |

* 骨折部位指骨折线向胫骨干最近端和最远端延伸的范围。

远端锁定应使用所有 3 种锁定方式。对近端 1/5 和 2/5 骨折，近端锁定需使用 3 枚锁定钉。3~5 区的骨折应根据骨折类型进行锁定。

对于胫骨骨折远端锁定必需包括所有 3 种锁定方式。

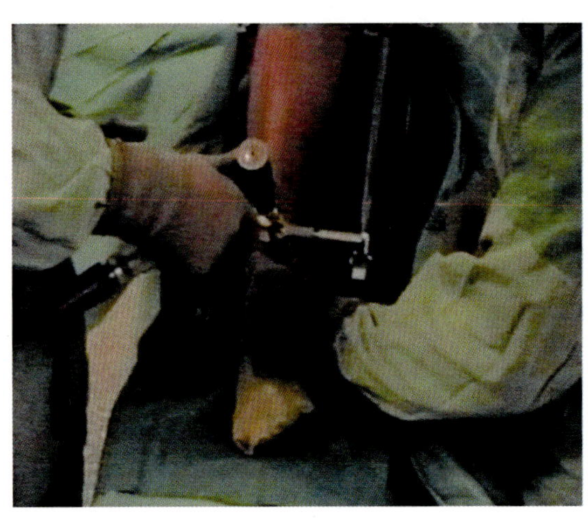

录像 3.3.1-6

### 3.4.3 髓内针的动力化

在股骨，静力锁定针的动力化极少使用。但在胫骨则根据骨折存在高危不愈合的类型（与骨移植结合使用）推荐使用[24]。最佳时间是手术后 2~3 个月；近端的锁定钉可在门诊取出。

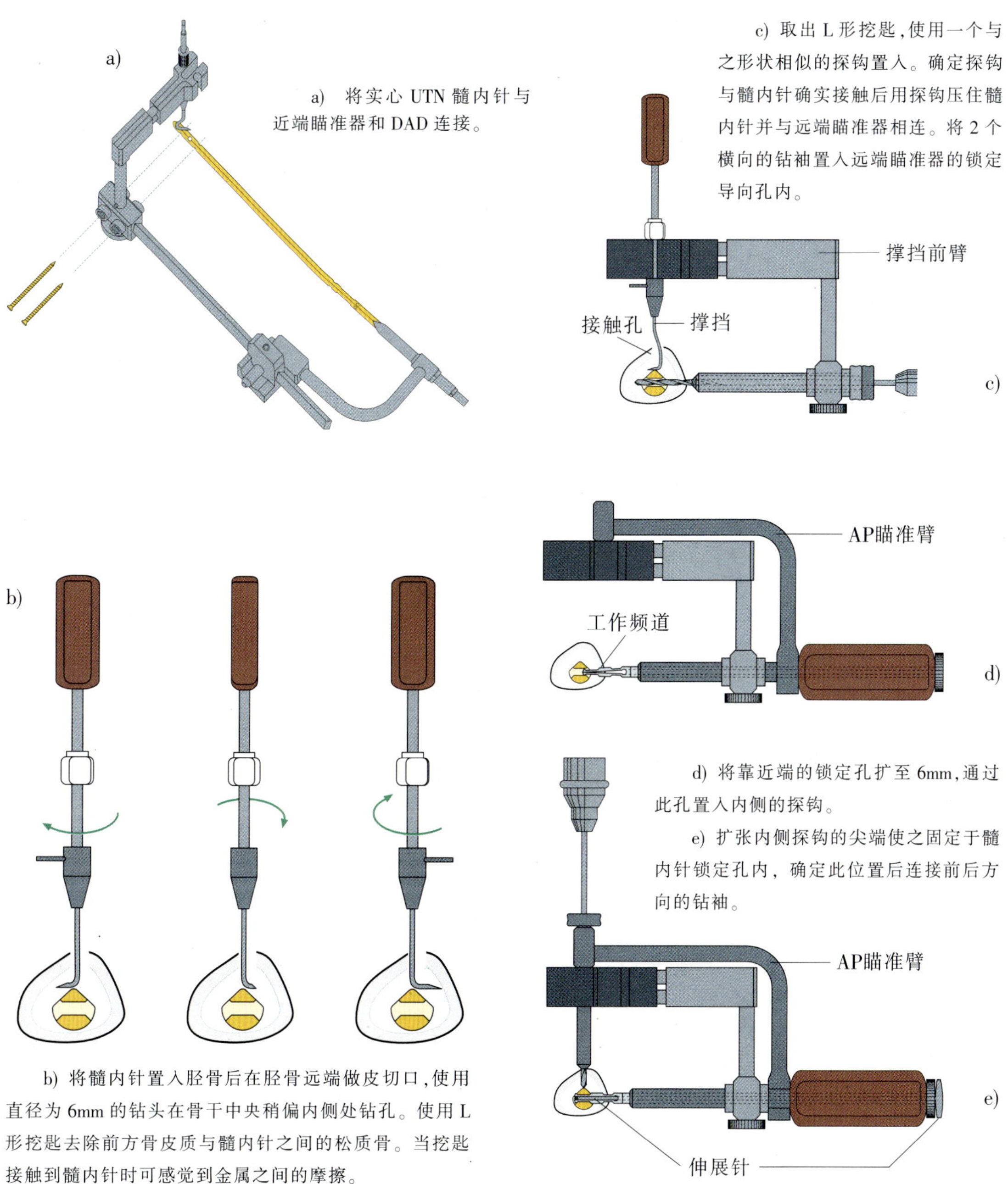


图 3.3.1–14 远端瞄准器 (DAD, distal aiming device) 的使用原则

## 4 禁忌证

用于不同指征的新髓内针的发明大大扩展了髓内针的使用范围，如骨折的位置、类型、软组织损伤和某些伴随的损伤。**尽管如此，仍存在某些生物学上和力学上的考虑或禁忌证，**这些包括：

- 感染在入点、髓腔内、针的位置或败血症。
- 多发损伤的病人伴股骨骨折和肺部创伤。推荐暂时使用外固定架或接骨板固定。
- 干骺端骨折锁定钉不能控制对线。
- 长骨骨折的髓内针仍有其禁忌证。

## 5 参考文献

[1] Küntscher G (1962) Praxis *der Marknagelung*. Stuttga rt: Schattauer.

[2] Kempf l, Grosse A, Beck G (1985) Closed locked intramedullary nailing. Its application to comminuted fractures of the femur. *J Bone Joint Surg* [*Am*]; 67 (5): 709–720.

[3] Krettek C, Miclau T, Blauth M, et al. (1997) Recurrent rotational deform ity of the femur after static locking of intramedullary nails:case reports. *J Bone Joint Surg* [*Br*]; 79 (1): 4–8.

[4] Melcher GA, Claudi B, Schlegel U, et al.(1994) Influence of type of med ullary nail on the development of local infection. An experimental study of solid and slotted nails in rabbits. *J Bone Joint Surg* [*Br*]; 76 (6): 955–959.

[5] Schemitsch EH, Kowalski MJ, Swiontkowski MF, et al. (1994) Cortical bone blood flow in reamed and unreamed locked intramedullary nailing: a fractured tib ia model in sheep. *J Orthop Trauma*; 8 (5): 373–382.

[6] Wiss DA, Stetson WB (1995) Unstable fractures of the tibia treated with a reamed intramedullary interlocking nail. *Clin Orthop*; (315): 5 6–63.

[7] Brumback RJ, Ellison PS, Jr., Poka A, et al. (1989) Intramedullary nailing of open fractures of the femoral shaft. *J Bone Joint Surg* [*Am*]; 71 (9): 1324–1331.

[8] Pape HC, Krettek C, Maschek H, et al. (1996) Fatal pulmonary embolization after reaming of the femoral medullary cavity in sclerosing osteomyelitis: a ca se report. *J Orthop Trauma*; 10 (6): 429–432.

[9] Wenda K, Ritter G, Degreif J, et al. (1988) [Pathogenesis of pulmonary complications following intramedullary nailing osteosyntheses]. *Unfallch irurg*; 91 (9): 432–435.

[10] Pape HC, Regel G, Dwenger A, et al. (1993) Influences of different meth ods of intramedullary femoral nailing on lung function in patients with multiple trauma. *J Trauma*; 35 (5): 709–716.

[11] Klein MP, Rahn BA, Frigg R, et al. (1990) Reaming versus non-reaming in medullary nailing: interference with cortical circulation of the canine tibia. *Arch Orthop Trauma Surg*; 109 (6): 314–316.

[12] Melcher GA, Metzdorf A, Schlegel U, et al. (1995) Influence of reaming versus non -reaming in intramedullary nailing on local infection rate: experimenta l investigation in rabbits. *J Trauma*; 39 (6): 1123–1128.

[13] Hupel TM, Aksenov SA, Schemitsch EH (1998) Cortical bone blood flow i n loose and tight fitting locked unreamed intramedullary nailing:a canine segmen tal tibia fracture model. *J Orthop Trauma*; 12 (2): 127–135.

[14] McFerran MA, Johnson KD (1992) Intramdullary nailing of acute femoral shaft fractures without a fracture table: technique of using a femoral di stractor. *J Orthop Trauma*; 6 (3): 271–278.

[15] Krettek C, Rudolf J, Schandelmaier P, et al. (1996) Unreamed intramedul lary nailing of femoral shaft fractures:operative technique and early clinical experience with the standard locking option. *Injury*; 27 (Suppl 4): 2 33–254.

[16] Krettek C, Schandelmaier P, Tscherne H (1995) Non–reamed interlocking nailing of closed tibial fractures with severe softtissue injury. *Clin O rthop*; (315): 34–47.

[17] Baumgaertel F, Dahlen C, Stiletto R, et al. (1994) Technique of using t he AO femoral distractor for femoral intramedullary nailing. *J Orthop Trauma*; 8 (4): 315–321.

[18] Krettek C, Blauth M, Miclau T, et al. (1996) Accuracy of intramedullary templates in femoral and tibial radiographs. *J Bone Joint Surg* [*Br*]; 78 (6): 963–964.

[19] Tornetta P, Ⅲ, Tiburzi D (1997) The treatment of femoral shaft fract ures using intramedullary interlocked nails with and without intramedullary ream ing: a preliminary report. *J Orthop Trauma*; 11 (2): 89–92.

[20] Furlong AJ, Giannoudis PV, Smith RM (1997) Heterotopic ossification: a comparison between reamed and unreamed femoral nailing. *Injury*; 28 (Suppl 1): 9–14.

[21] Müller C, Frigg R, Pfister U (1993) Effect of flexible drive diameter and reamer design on the increase of pressure in the medullary cavity during r eaming. *Injury*; 24 (Suppl 3): 40–47.

[22] Freedman EL, Johnson EE (1995) Radiographic analysis of tibial fract ure malalignment following intramedullary nailing. *Clin Orthop*; (3 15): 25–33.

[23] Ryf C, Melcher GA, Rüedi T (1993) Pneumatic tournique as a repositio ning aid in closed intramedullary nailing. *Unfallchirurg*; 98: 617–6 19.

[24] Bone LB, Kassman S, Stegemann P, et al. (1994) Prospective study of union rate of open tibial fractures treated with locked, unreamed intramedullary nails. *J Orthop Trauma*; 8 (1): 45–49.

[25] Hajek PD, Bicknell HR, Jr., Bronson WE, et al. (1993) The use of one com pared with two distal screws in the treatment of femoral shaft fractures with in terlocking intramedullary nailing. A clinical and biomechanical analysis. *J Bone Joint Surg* [*Am*]; 75 (4): 519–525.

## 6 新进展

本章节的新进展和附加参考资料可从网上获得：

http://www.aopublishing.org/PFxM/331.htm

# 3.3.2 桥接接骨板

鲍姆盖特尔(Fred Baumgaertel)

## 1 概述

通常，骨折的接骨板固定代表一种承受和传导载荷特性的稳定方式。保证肢体肌肉的强度、协调性和关节运动的功能治疗是依赖于接骨板–骨结构所提供的稳定。如果力学和生物学固定互补，骨折可获牢固愈合。

**生物学的或桥接的接骨板是一种髓外的夹板将骨折两端固定，**实际上未触及复杂骨折的区域，而是用接骨板桥接。这个概念是接骨板提供的充分力学稳定以及未破坏骨折局部生物环境的结合，从而达到折片间骨痂迅速形成和骨折牢固愈合。桥接接骨板是用于长骨有严重骨折碎片存在而又不适于髓内针固定的骨折 (图 3.3.2–1)。

用“典型”的直接切开复位和坚强的接骨板内固定，不仅破坏了软组织的血运，而且骨折片的血运也遭到破坏。这种危险在复杂骨折中高于简单骨折。的确，在明显粉碎的骨折类型，考虑骨折位置的血运情况，使用桥接接骨板有很强的指征。

生在骨干的 C 型骨折 (见 1.4 章)，通常骨折片的内骨膜血供中断，骨折片的血供主要依赖于外骨膜，这也是骨折愈合的基本条件。在两主骨间缺乏力学的连续性，稳定是通过桥接接骨板的功能完成。广泛的暴露、骨膜剥离、骨折精确复位和折片间的加压固定，在 C 型骨干骨折中有很高的骨折并发症的危险 [1~7]。**在力学与技术上以及对折片间加压原则的错误应用和理解可能是手术失败的大部分原因。**

试图解剖重建和坚强固定广泛的骨折区域是危险的举措，极可能引起某些并发症，如稳定的丧失、接骨板的折断和最坏的结果——感染。

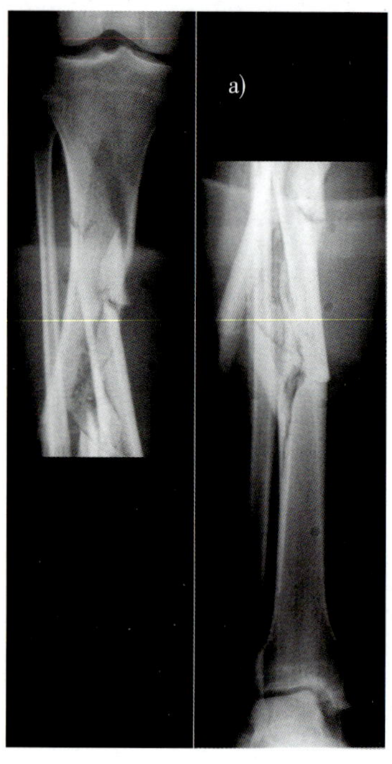


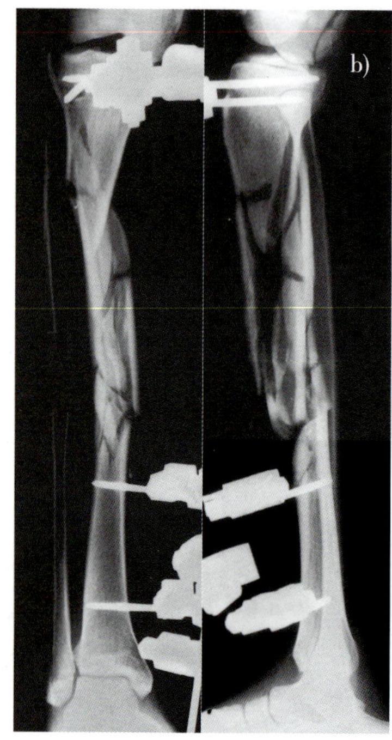


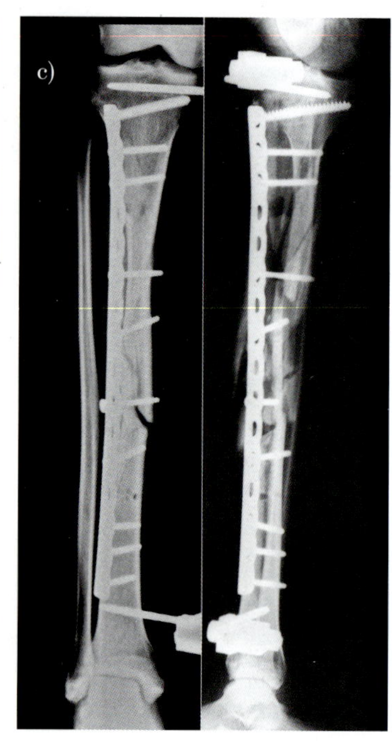


图 3.3.2-1

a) 多发创伤患者 (ISS=48)，41 岁，车祸致复杂胫腓骨骨折 (42-C)，存在严重的软组织损伤而不适于使用髓内针治疗。

b) 应用传统的单边外固定架进行急诊固定，同时使用接骨板固定对侧的股骨干骨折，并固定对侧的股骨颈骨折，以及使用髓内针固定对侧胫腓骨骨折。

c) 外固定架固定维持 3 周后，将预弯的 16 孔 LC-DCP 接骨板通过胫骨平台处的小切口沿胫骨外侧置入，经皮使用 4.5mm 皮质骨螺钉固定，其中一些螺钉按拉力螺钉固定。保留原有外固定架做内侧支持，分别有一根固定针置于两主要折块中。

d) 伤后 8 周时的体位像。

e) 伤后 29 周时的 X 线片。

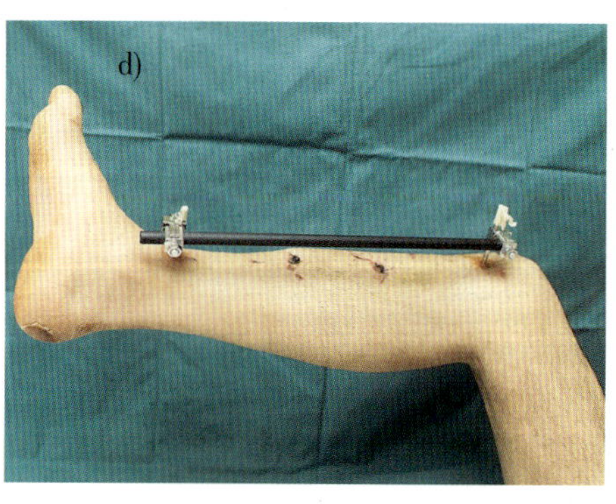


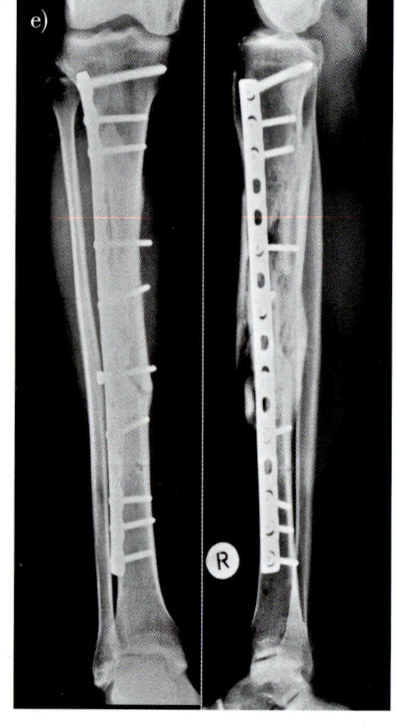

然而在波及关节的干骺端C型骨折（见第2.3章）伴不同程度的骨折碎块，关节面的解剖复位和牢固固定是首要的。干骺端的骨质有良好的愈合质量，与骨干相比有较高的承受医源性复位造成的软组织损害的能力。危险区并不是干骺端而是它与骨干的连接处。这些移行区始终处于持续的弯曲载荷下，其发展趋势是延迟愈合及不愈合。任何血运受到破坏的骨其骨痂形成能力低下，内固定可能失败。因此，过去曾推荐使用积极的植骨技术。如果忽略生物学技术，骨移植是解决问题的良好方法。

近来接骨板固定概念是在生物学特性和力学特性两个方面优先考虑前者。基于骨折的基本特征和严重程度或自身特点，此概念显得更加灵活和个体化。

简单的A型骨干骨折需要很高程度的力学稳定，此种稳定可通过加压接骨板和髓内针获得。C型骨折不仅仅累及两端主骨，还包括其间的大量碎片。固定装置必须允许在不同的折片间产生某些微动，以此刺激骨折的愈合过程，例如骨痂形成。在微小范围内的组织应变，通过产生骨痂加强骨愈合[8]。如果一个复杂、粉碎的骨折，不是解剖复位，采用夹板式固定，例如使用管型石膏固定，除有血运折片外,其间的活动减少，虽然整个固定系统承受大量的变形应力。此种方式使折片间的组织分化和骨痂形成迅速，即使是在骨折片有很大分离时亦如此。在此种情况下骨折顺利愈合的先决条件是保护折片的血运、恰当的固定和骨痂生长的细胞环境。一旦骨折片从软组织附着处剥离（骨膜、肌肉等），将延缓骨痂形成。

因此，医生在复位和固定复杂和粉碎骨折时，尽可能减少对骨的血运干扰。与此同时，使用的固定装置既能提供可靠的稳定又可刺激骨痂的愈合。

## 2 间接复位技术

见第3.1章。

生物学接骨板或桥接接骨板通常应用在下列某些间接复位方式。

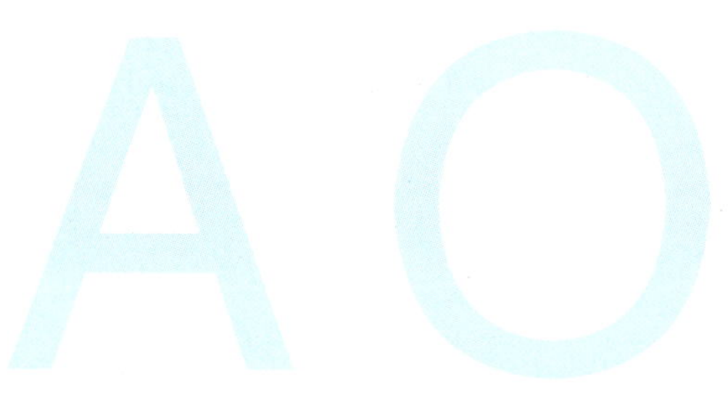

间接复位的目的是在内固定之前或使用连接固定装置之前完成骨折的对线[9~12]。间接复位下的机械原理是在骨干和干骺端施加牵开力量，围绕长骨的肌肉包绕提供间接复位的条件，因为有所控制的牵开使有肌肉和骨膜附着的骨片向所要求的方向排列，同时在牵拉下的肌肉对骨干产生向心性的压力，使骨折片复位。虽然需要维持对线的牵开器通过肌肉传导的牵开作用不如关节囊组织、韧带甚至是肌腱的牵开作用，但此种方式也适用于骨干和干骺端的复位。这种现象通常是保守治疗的一部分，Vidal将其称为“韧带整复作用”(liga mentotaxis)[13]韧带整复作用等于通过韧带和关节囊的牵引作用。同样，通过牵引床对整个下肢的牵引亦可对骨折产生间接复位的作用，而应用牵开器(录像AO20163)可更有效地控制单骨骨折的复位。在可能的情况下可将用于复位的牵开器或外固定架与接骨板固定结合使用(图3.3.2-1d)。其他间接复位的方法，如与接骨板结合使用的铰链式牵开器及其他类似的器械将在章节3.1中讨论(图3.3.2-2)(录像AO20194a)。

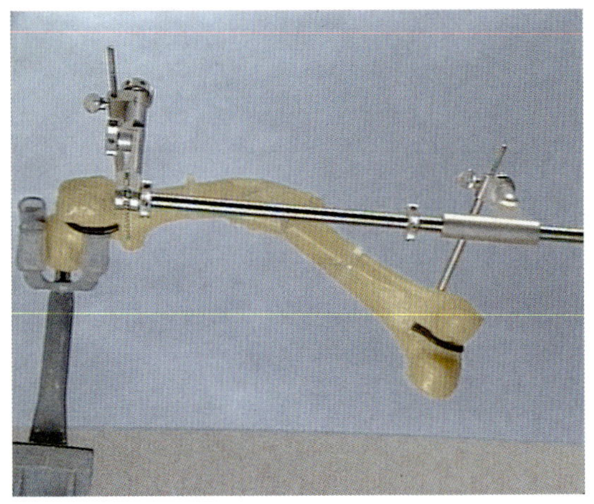

录像 AO20163

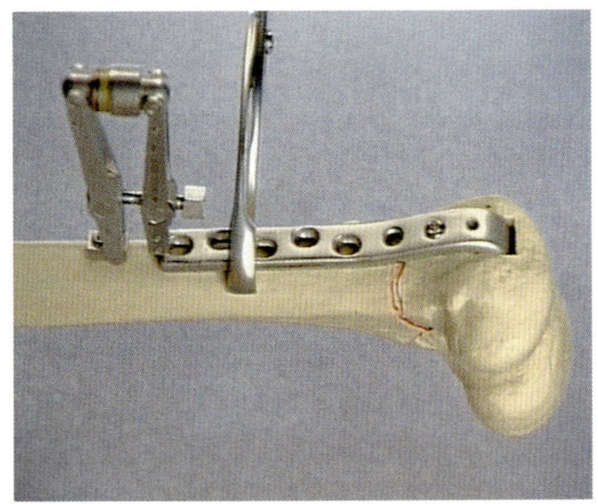

录像 AO20194a

## 3 内固定物的因素

进行生物学固定或桥接接骨板固定时，手术医师应仔细研究骨折的形态，对复位操作进行周密计划，最后根据解剖部位以及骨折的范围选择适合的接骨板固定。一般来说，大多数接骨板既可用于传统方式的固定，亦可用于桥接接骨板固定。如果应用角接骨板，复位前先将接骨板置于肌肉下方，再将刃板置入干骺端内，之后在角接骨板的帮助下进行复位，详见第3.1章(图3.3.2-3，录像AO20194b)。

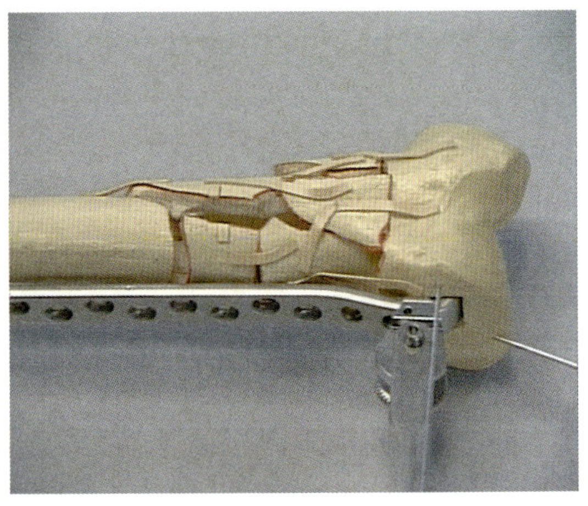

录像 AO20194b

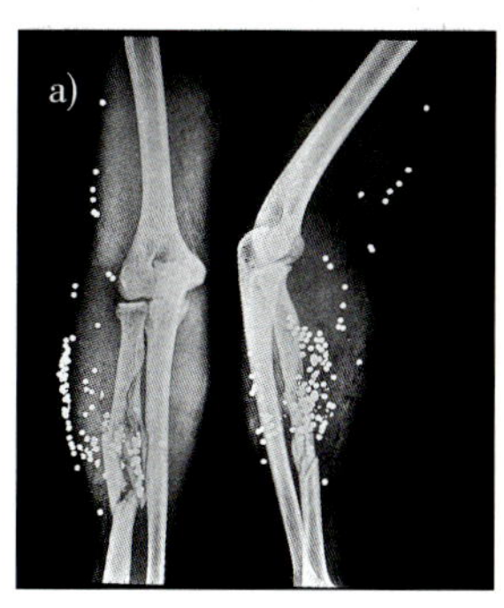
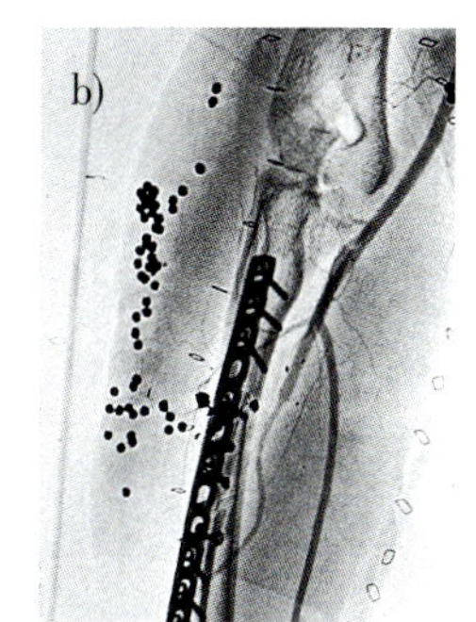
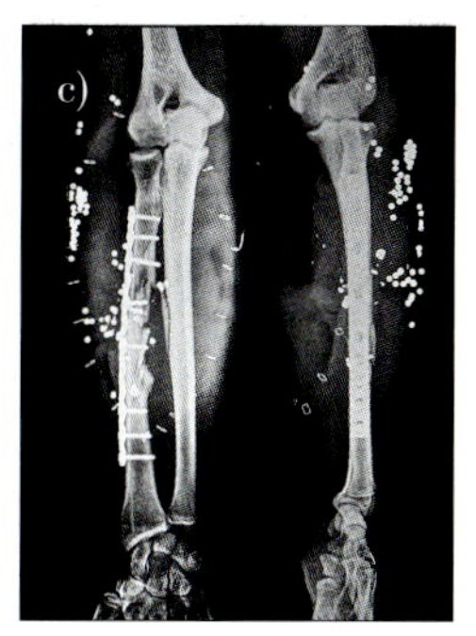
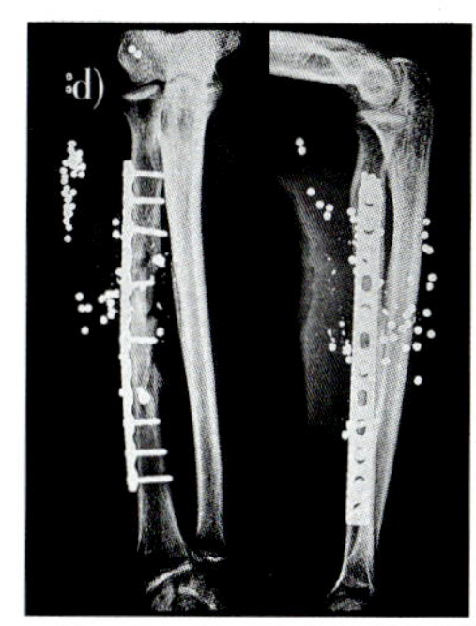

图 3.3.2-2

a) 男性，24 岁，右前臂枪击伤。桡骨干 III 度开放粉碎骨折 (C1)，合并桡动脉断裂及筋膜间隔综合征。

b) 筋膜切开减压后术中动脉造影，大隐静脉移植修复桡动脉，并经 Henry 切口使用 3.5mm 的长 LC-DCP 接骨板固定桡骨干骨折。

c) 术后 X 线片示固定桡骨的桥接接骨板恢复了骨折的长度、轴向对位和旋转对位，并附加拉力螺钉固定 3 个主要骨折块。术后进行功能性治疗。

d) 伤后 3 个月随访的 X 线片示充分的间接愈合。

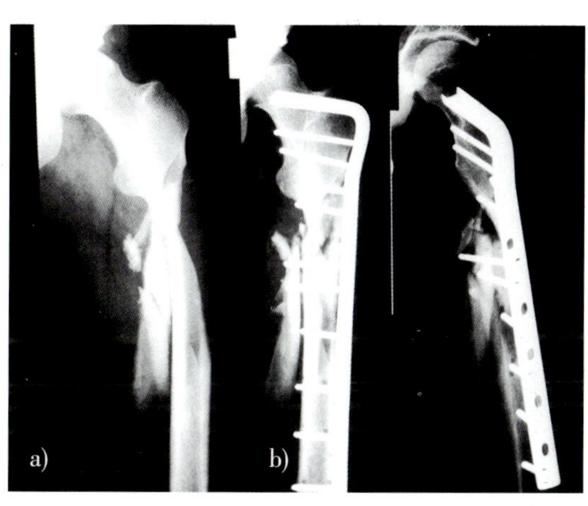

图 3.3.2-3 C1.1 型粗隆下骨折

a) 使用接骨板进行间接复位并桥接骨折区域。刻意没有固定一些大的骨折碎块。未做植骨。

b) 术后 X 线片。

c) 术后 21 周。

d) 术后 7 个月骨缺损逐渐充填。

e) 术后 24 个月，取出内固定物。骨皮质连续性完全重建，可见大量坚实的骨痂。

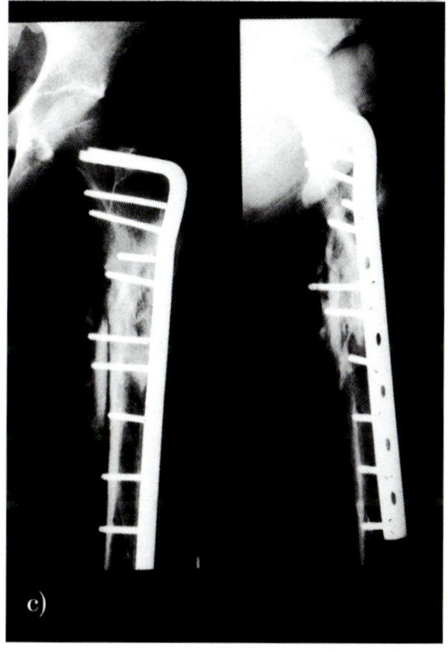
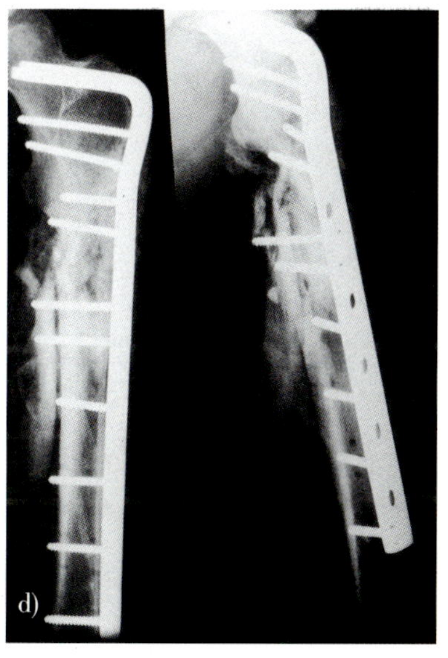
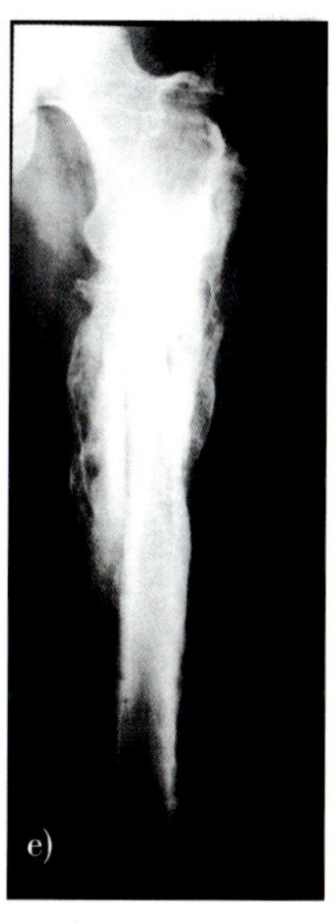

桥接接骨板的共同特性是将接骨板以外夹板的方式进行固定，正如髓内针的中央夹板式髓内固定。尽管一些医师多年来一直主张对复杂骨折进行夹板式固定，这一概念直到最近才被广泛地认可和接受。存在中央弧度的波形接骨板 (图 3.3.2-4) 在治疗骨折时，理论上有以下优点：

a) 由于接骨板与在骨折端不接触而减少骨折端血运的进一步破坏；

b) 为骨折端部位植骨提供充足的空间；

c) 将作用于接骨板上的外力改变为纯张力性外力。

临床应用桥接接骨板时，需使用 3 到 4 枚螺钉将接骨板两端牢固地固定于主骨折块上，并均衡两主骨折块上固定的强度。应用长的桥接接骨板跨越骨折粉碎区域而只在接骨板两端固定会经受较大的变形外力。由于弯曲应力分布于较长的接骨板节段内，因此单位面积内的应力相对较低，从而降低了接骨板固定失效的风险。对于骨折线较短的骨折，反复的弯曲应力集中作用于接骨板较短的节段或螺钉孔，因此更容易发生疲劳折断 (图 3.3.2-5)。不论骨折粉碎区域的长短，应用较长的接骨板可使应力分布于较长的接骨板节段内，从而显著降低了接 骨板发生力学失效的危险性。应用时将接骨板两端远离骨折区域固定，从而使整个结构存在“弹性”。对于简单类型的骨折亦可进行桥接固定 [14,15]。一些新型设计的固定物，如 LC-DCP、PC-Fix **以及** LISS **等进一步体现了桥接固定的理念** (详见 3.2.2 和 3.4 章)。这些新型的内固定物的设计思路皆为减少接骨板与骨的接触面积，并且可将应力平均分布于整个接骨板，从而避免了接骨板孔处产生应力危险区。

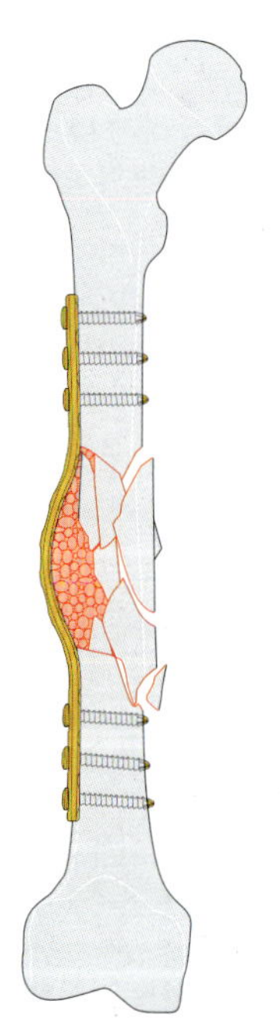

图 3.3.2-4 应用波形接骨板可同时在外侧缺损区域进行植骨

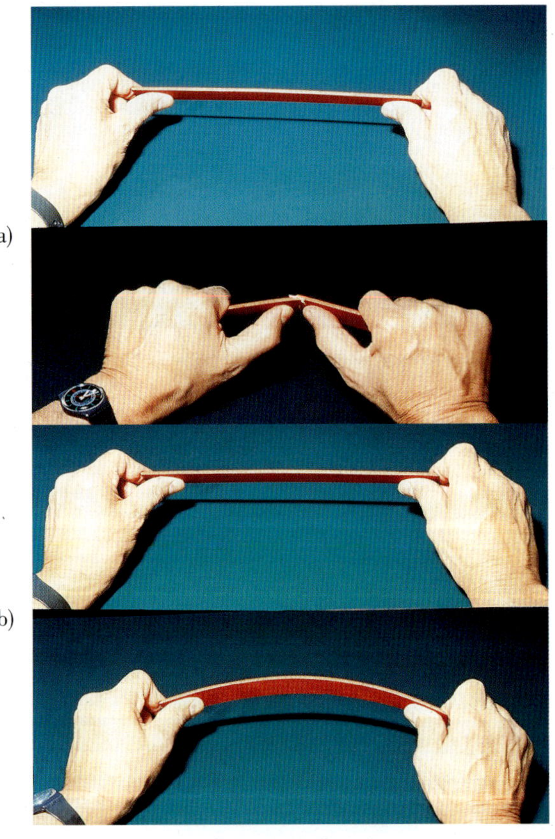


图 3.3.2-5 在木片模型上显示“应力集中” (a) 和“应力分散” (b)

## 4 软组织因素

如前所述，生物学接骨板固定保护了骨折端周围的血运，因此利于快速和充分地形成骨痂。但是能否成功地采用此方法治疗骨折，很大程度上取决于手术医师对软组织的处理是否得当以及对骨折的解剖特点的熟悉程度。

理想情况下，肌肉可充分包裹骨折端。以股骨为例，通过钝性分离将股外侧肌在肌间隔的止点处剥离，不要剥离骨膜或结扎穿支，在其他肌肉纤维组织与骨之间的隧道内置入接骨板。可根据需要在相应位置做切口以控制接骨板的位置和骨折的复位，桥接接骨板的两端应与骨紧密接触。这种方法可避免采用过长的切口进行固定[16~18]。因此桥接固定可视为半开放技术。但桥接固定并不适用于所有位置的骨折，由于肱骨前方存在不同肌腱的附着点以及走行于后方的桡神经，因此无法将接骨板通过骨与肌肉间的隧道进行置放。桡骨也存在类似的问题。对于胫骨，接骨板可置于内侧皮下，但应注意避免出现过高的张力[19]。若将接骨板置于胫骨外侧，则可能需要使用锐性剥离器进一步进行分离。通过小的皮切口即可拧入螺钉固定。

其他可进行微创介入手术的区域包括股骨远端和胫骨近端[16]，但二者都具有独特的解剖特点，不仅要求精确的接骨板置放位置，还需要接骨板的精确塑形。必要时可对关节内进行切开复位，而对干骺端骨折进行骨膜外的桥接固定。若进行桥接固定的难度较大，则推荐进行传统的切开复位内固定，但仍应注意保护骨折周围软组织和避免过度剥离骨折块。即使应用生物学固定技术，我们也应意识到初始创伤所造成的软组织损伤。一些情况下可能不宜使用那些在常规切开显露中所常用的器械，如尖撬以及 Verbrugge 钳等复位器械。我们推荐使用大巾钳、球尖钳探钩以及尖锥类的器械进行骨折复位，并使用 Langenbeck 拉钩进行软组织操作。

对于Ⅲ度开放骨折或软组织挫伤严重的闭合骨折，桥接接骨板并不是粉碎骨折的首选固定方式。我们推荐使用外固定架或非扩髓的带锁髓内针小固定 (详见 3.3.3，3.3.1 和 5.1 章)。处理此类复杂骨折的难度较大，需要相当的专业水准以及周密的术前计划。

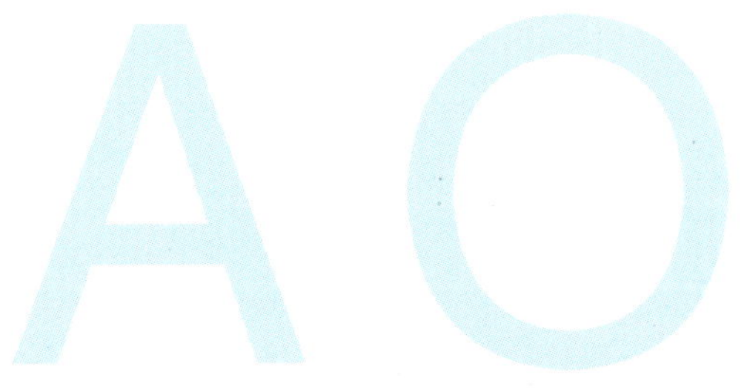

## 5 实验证实

很多临床研究皆显示应用生物学固定或桥接接骨板固定技术可得到良好的结果[10,16,18,20-24]。

此外，还针对生物学固定对粉碎粗隆下骨折的影响进行了动物模型实验，在切开解剖复位内固定与间接复位、桥接接骨板固定两种方法间进行对比[25]。结果间接复位组愈合时的骨量以及强度均高于切开复位组，并因其他原因固定失效率也降低。

## 6 总结

一旦明确了复杂、粉碎骨折具有接骨板固定的适应证，经临床研究以及动物模型实验证实，应用间接复位技术和桥接接骨板固定可得到满意的结果。传统的切开解剖复位、折块间加压固定的概念应限于不适于髓内针固定的简单 A 型和 B 型骨折。随着新型内固定物设计的出现（PC-Fix 和 LISS），微创手术的潮流仍在继续，因此在其他复位器械和内窥镜的辅助下，使通过肌肉下隧道置入接骨板更为方便可行。然而成功进行生物学接骨板固定的先决条件需要扎实的理论知识，同时具备使用传统加压接骨板的丰富的临床经验。

## 7 参考文献


[1] Lies A, Scheuer I (1981) Die mediale Abstützung-Bedeutung und Möglichkeiten der Wiederherstellung bei Osteosynthesen. *Hefte Unfallheilkd*; 153: 243-248.

[2] Loomer RL, Meek R, De Sommer F (1980) Plating of femoral shaft fractures: the Vancouver experience. *J Trauma*; 20 (12): 1038-1042.

[3] Lüscher JN, Rüedi T, Allgöwer M (1979) Erfahrungen mit der Platteno steosynthese bei 131 Femurschafttrümmerfrakturen. *Helv Chir Acta*; 45: 39-42.


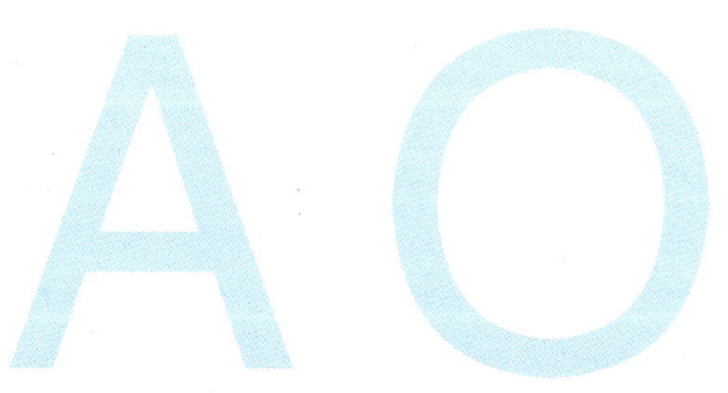

[4] Magerl F, Wyss A, Brunner C, et al. (1979) Plate osteosynthesis of femor al shaft fractures in adults. A follow-up study. *Clin Orthop*; (138): 62–73.

[5] Merchan EC, Maestu PR, Blanco RP (1992) Blade-plating of closed displa ced supracondylar fractures of the distal femur with the AO system. *J Tra uma*; 32 (2): 174–178.

[6] Tscherne H, Trentz O (1977) [Technique of internal fixation and results in comminuted and multifragment fractures of the femoral shaft (collective study by the German Section of AO International) (author´ s transl)]. *Unfal lheilkunde*; 80 (5): 221–230.

[7] Wagner R, Weckbach A (1994) [Complications of plate osteosynthesis of the femur shaft. An analysis of 199 femoral fractures]. *Unfallchirurg*; 97 (3): 139–143.

[8] Perren SM (1991) The concept of biological plating using the limited contact-dynamic compression plate (LC-DCP). Scientific background, design and app lication. *Injury*; 22 (Suppl 1): 1–41.

[9] Bolhofner BR, Carmen B, Clifford P (1996) The results of open reductio n and internal fixation of distal femur fractures using a biologic (indirect) re duction technique. *J Orthop Trauma*; 10 (6): 372–377.

[10] Baumgaertel F, Gotzen L (1994) [The "biological" plate osteosynthesis in multifragment fractures of the para-articular femur. A prospective study]. *Unfallchirurg*; 97 (2): 78–84.

[11] Baumgaertel F, Perren SM, Rahn B (1994) [Amimal experiment studies of "biological" plate osteosynthesis of multifragment fractures of the femur]. *Unfallchirurg*; 97 (1): 19–27.

[12] Tepic S, Remiger AR, Morikawa K, et al. (1997) Strength recovery in fra ctured sheep tibia treated with a plate of an internal fixator:an experimental study with a two-year follow-up. *J Orthop Trauma*; 11 (1): 14–23.

[13] Vidal J (1979) External Fixation: Current State of the Art. In: Brooker HS, Edward CC, editors. Treatment of articular fractures by *"ligamentotaxis" with external fixation*. Baltimore: Williams & Walkins.

[14] Schmidtmann U, Knopp W, Wolff C, et al. (1997) [Results of elastic plate osteosynthesis of simple femoral shaft fractures in polytraumatized patients. An alternative procedure]. *Unfallchirurg*; 100 (12): 949–956.

[15] Stürmer KM (1996) [Elastic plate osteosynthesis, biomechanics, indications and technique in comparison with rigid osteosynthesis]. *Unfallch irurg*; 99 (11): 816–817.

[16] Krettek C, Schandelmaier P, Miclau T, et al. (1997) Transarticular joint reconstruction and indirect plate osteosynthesis for complex distal supracondy lar femoral fractures. *Injury*; 28 (Suppl 1): A31–A41.

[17] Krettek C, Schandelmaier P, Miclau T, et al. (1997) Minimally invasive percutaneous plate osteosynthesis (MIPPO) using the DCS in proximal and distal femoral fractures. *Injury*; 28 (Suppl 1): A20–A30.

[18] Wenda K, Runkel M, Degreif J, et al. (1997) Minimally invasive plate fixation in femoral shaft fractures. *Injury*; 28 (Suppl 1): A13–A19.

[19] Helfet DL, Shonnard PY, Levine D, et al. (1997) Minimally invasive plate osteosynthesis of distal fractures of the tibia. *Injury*; 28 (Sup pl 1): A42–A48.

[20] Gerber C, Mast JW, Ganz R (1990) Biological internal fixation of frac tures [published erratum appears in Arch Orthop Trauma Surg 1991; 110 (4): 226]. *Arch Orthop Trauma Surg*; 109 (6): 295–303.

[21] Kinast C, Bolhofner BR, Mast JW, et al. (1989) Subtrochanteric fractures of the femur. Results of treatment with the 95 degrees condylar blade-plate [see comments]. *Clin Orthop*; (238): 122–130.

[22] Heitemeyer U, Hierholzer G (1985) [Bridging osteosynthesis in closed compound fractures of the femur shaft]. *Aktuelle Traumatol*; 15 (5): 205–209.

[23] Kleining R, Hax PM (1981) Die interne Überbrückungsosteosynthese ohne Reposition des Stückbruchbereiches als Alternative Zur internen Fragmentfix ation von Stückbrüchen nach anatomischer Reposition. *Hefte Unfallheilkd*; 153: 213–223.

[24] Thielemann FW, Blersch E, Holz U (1988) [Plate osteosynthesis of femoral shaft fracture with reference to biological aspects]. *Unfallchirurg*; 91 (9): 389–394.

[25] Heitemeyer U, Kepmer F, Hierholzer G, et al. (1987) Severely comminuted femoral shaft fractures: treatment by bridging-plate osteosynthesis. *Arch Orthop Trauma Surg*; 106 (5): 327–330.

## 8 新进展

本章节的新进展和附加参考资料可从网上获得：

http://www.aopublishing.org/PFxM/332.htm

# 3.3.3 外固定

费尔南德斯·德尔奥卡(Alberto Fernandez Dell'Oca)

## 1 概述

外固定架是一种放在皮肤外的装置，它通过克氏针 (Wire) 和斯氏针 (Pin) 将骨折各端与一个或更多的纵行棒/管连接而达到稳定骨折的作用。克氏针使用时必须在张力下使用，因此需环型或半环型系统。

**由于外固定架是外置，它是一种安全的装置。可用于所有不同类型的骨折稳定。**外固定架的主要特征之一是穿透皮肤即所谓针道。外固定架的大部分缺点是与针道的并发症有关[1]。

**优点**

- 对骨的血供破坏较少。
- 对软组织覆盖干扰少[2]。
- 对开放骨折的稳定非常有效 (见第5.1章)。
- 固定的牢固程度的调整可以不通过手术来达到[3]。
- 在危险的感染情况下是良好的选择。
- 比标准的切开复位内固定需要较少的经验和手术技巧。
- 一旦骨感染也较安全。

**缺点**

- 斯氏针和克氏针穿过软组织。
- 限制关节的运动。
- 长时间的外固定可发生针道并发症。
- 笨重，病人一般不能忍受。
- 在某些部位强度不够 (即成人股骨骨折)。

## 2 生物力学

### 2.1 标准的外固定架组成

见图 3.3.3-1。

标准的外固定架仅需要很少配件。

外固定架系统的主要组成部分是：

- 针 (Schanz 针/斯氏针)。
- 不锈钢管或碳素纤维棒。
- 不同的针-管/棒夹。
- 连接管/棒-管/棒夹。

现有几种固定针：

- 斯氏针用于双边外固定架。
- Schanz 针，有自攻和预攻两种。
- Schanz 针，有小直径的尖用于细骨。
- 2.0 和 1.8mm 的克氏针（有/无橄榄头），用于环型外固定架。
- 带螺纹的克氏针用于小外固定架[4]。

两个主要的系统是标准的管/棒外固定架和小外固定架。

标准的管状系统是用于大骨骨折、关节融合、骨延长和骨转移系统。小的外固定架系统是用于桡骨远端骨折、前臂骨折以及儿童和青少年骨折。

外固定架的不同组成部分能够形成不同的外型和结构，从而产生无可比拟的通用效果（见第 4 部分）。

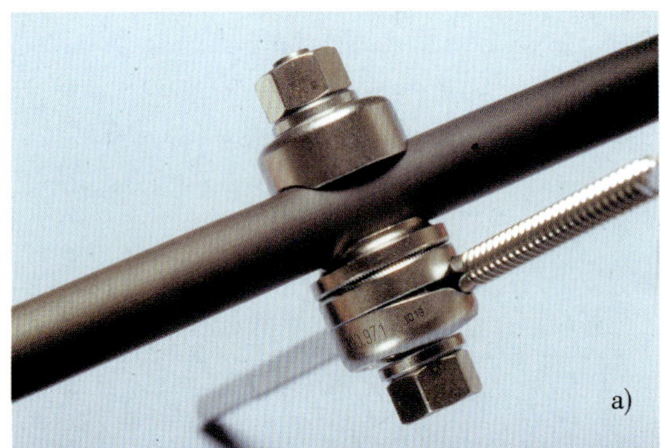

**图 3.3.3-1 管形外固定架与小型外固定架的组件**

a) 可调节的开放式夹子。
b) 管-管夹。
c) 不锈钢连杆与碳素纤维连杆。
d) 各种型号的 Schanz 针。
e) 小型外固定架。

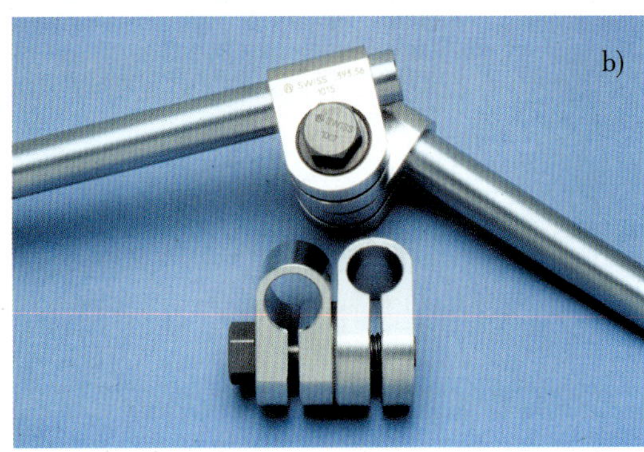

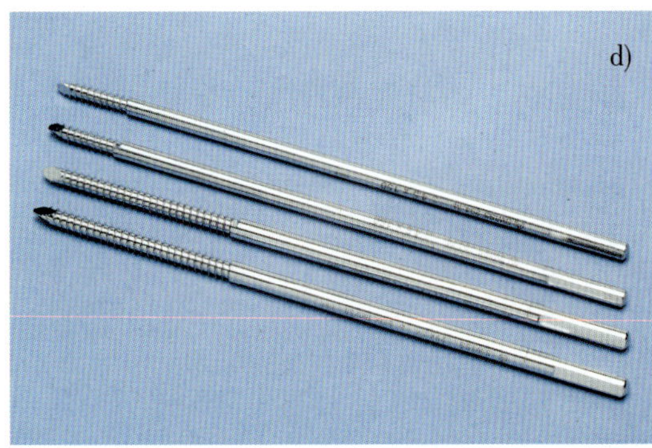

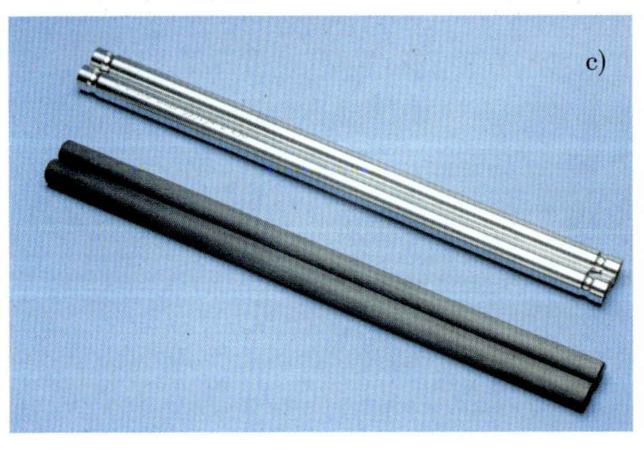

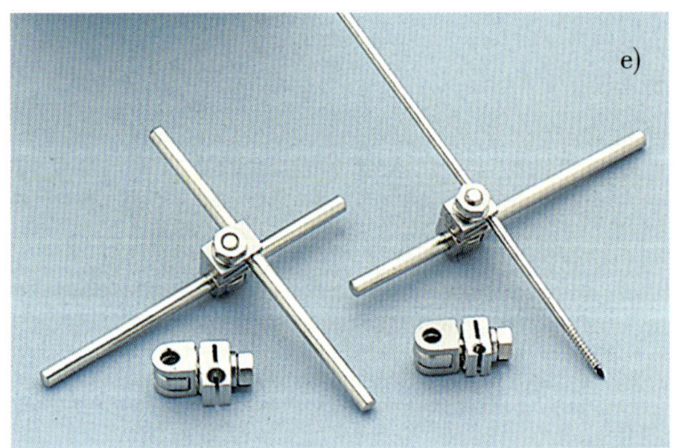

## 2.2 外固定架的强度

外固定架的刚度依赖于下列因素：

- 针/Schanz 钉与骨折线的距离：越近越好（X）；在每个主骨内，针距越大越好（Y）。
- 纵行连接杆/棒与骨的距离：越近越好（Z）。
- 杆/棒的数量：两个优于一个。
- 外型：单边/V-型/双边或三角架外型（图 3.3.3-2）。
- 有限内固定（拉力螺钉）与外固定的结合使用。

不够充分稳定的外固定架可导致迟延愈合和针松动，但坚强的外固定架结构也可使骨折延迟愈合。**固定的弹性太大或太小均可造成延迟愈合**。特别是在开放骨折使用时。

在处理此种骨折时，使最初稳定的外型或为防止松动所增加的稳定的动力化是必要的[5~10]。

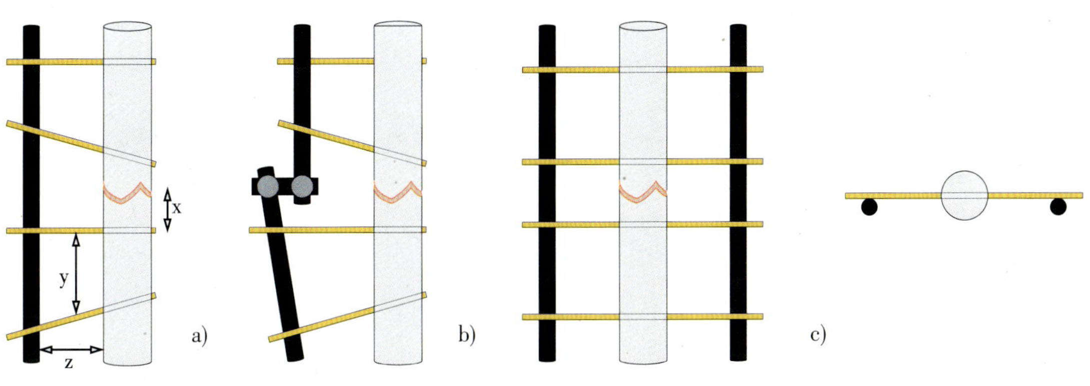


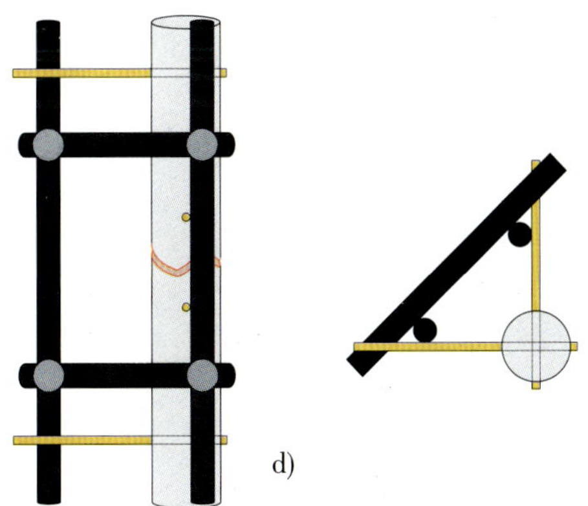


**图 3.3.3-2 外固定架的不同构型**

a) 单边单平面单臂外固定架。
b) 由 3 根连接杆组成的组件型构型：应用十分广泛。
c) 双边构型：目前已较少应用。
d) 单边双平面构型。

## 2.3 外固定架的类型

见图 3.3.3–2。

- 针固定架：

–单边、

–V–型、

–双边架、

–三角型。

- 环型（克氏针）。
- 组合式外固定架（克氏针和斯氏针）。
- 冰钳式外固定架。
- 创伤骨科单边外固定系统（Mefisto）。

### 2.3.1 组合式外固定架

见图 3.3.3–3。

组合式外固定架是被用于邻近关节骨折的一种外固定方式。所谓“组合”是指环型固定（3/4 环型）在干骺端与单边针固定在骨干相结合。它需要用于半环固定的克氏针和骨干固定的 Schanz 钉。克氏针的尖为橄榄状以适于对骨折片施加某些压力（录像 AO20166Ba）。

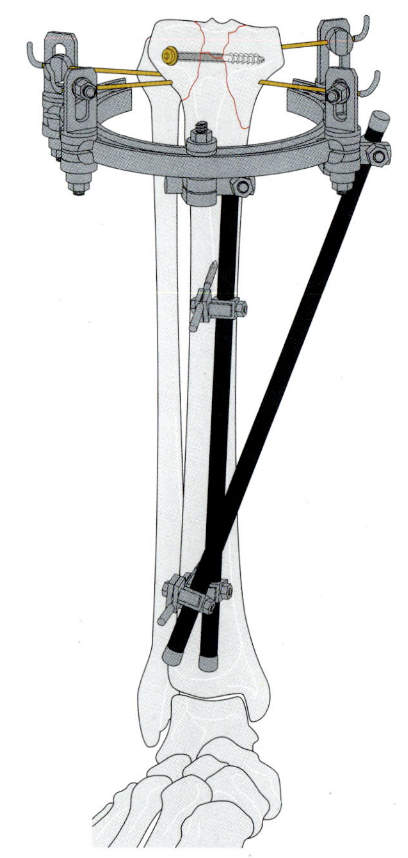

图 3.3.3–3　固定胫骨平台骨折的组合型（hybrid）外固定架，亦适用于其他近关节面的胫骨骨折

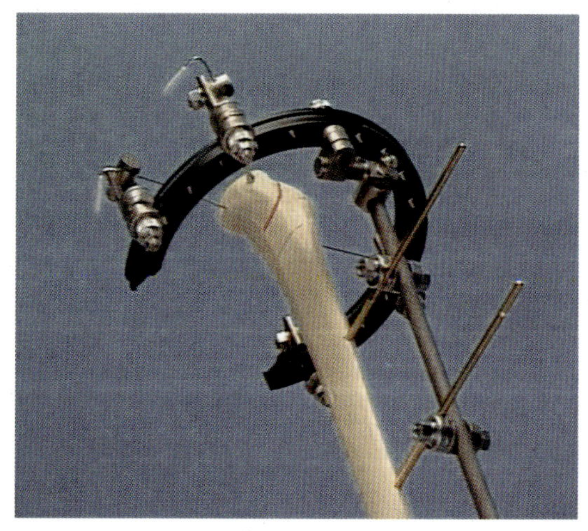

录像 AO20166Ba

#### 优点

- 减少对简单关节内骨折对线的干扰。
- 在松质骨，细的克氏针较常规的斯氏针固定作用好。
- 术后关节可自由活动。
- 可与拉力螺钉结合使用。

#### 缺点

- 关节内感染的危险。近端的针道进入关节很危险 [11]。
- 不透 X 线的环影响判断复位情况。

组合式外固定架主要用于胫骨 A 和 B 型远近端骨折，固定后免负重或用于保护内固定的拉力螺钉 [11]。

正确的使用组合式外固定架不太容易也费时，因此可作为治疗的第二步骤。例如多发骨折的病人或开放骨折的病人在一期关节桥接固定后使用此外固定架。

### 2.3.2 冰钳式外固定架

见图 3.3.3-4。

冰钳式外固定架设计的主要目的是避免针穿透髓腔。因此在二期更换髓内针时减少了感染的危险。冰钳式外固定架的锐尖通过摇摆运动穿透到皮质的浅层，大小不同的冰钳适用于胫骨三角形的不同截面和不同水平 (录像 AO20166Bb)。

**组合式和冰钳式外固定架最常用于软组织有问题的紧急情况的暂时骨折固定。**

一旦冰钳牢固地固定在骨质上，复位骨折和使用连接杆做杆-杆连接。

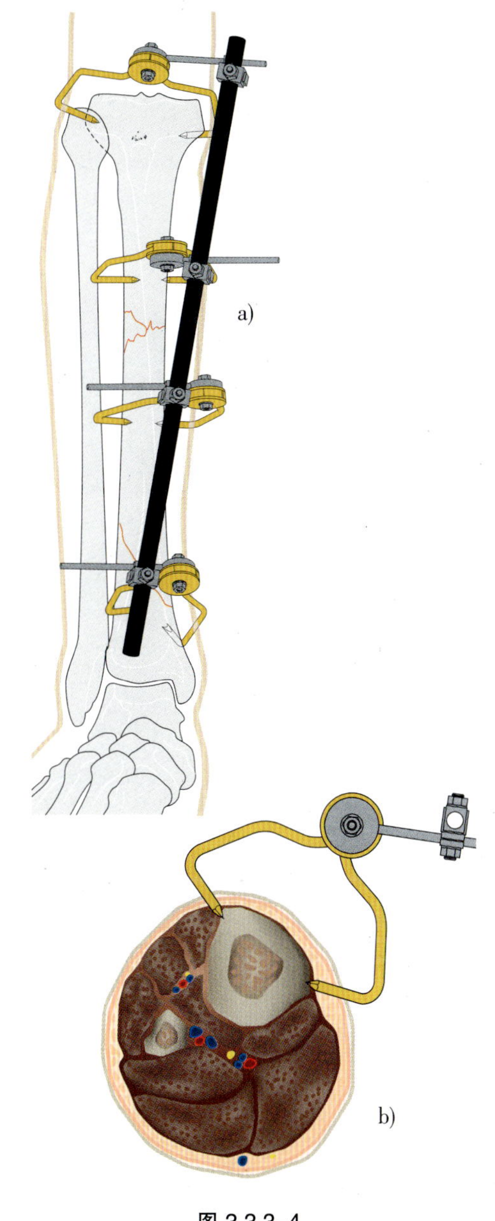


图 3.3.3-4

a) 应用无针外固定架固定胫骨骨折。

b) 横断面上示无针外固定架的置放位置。

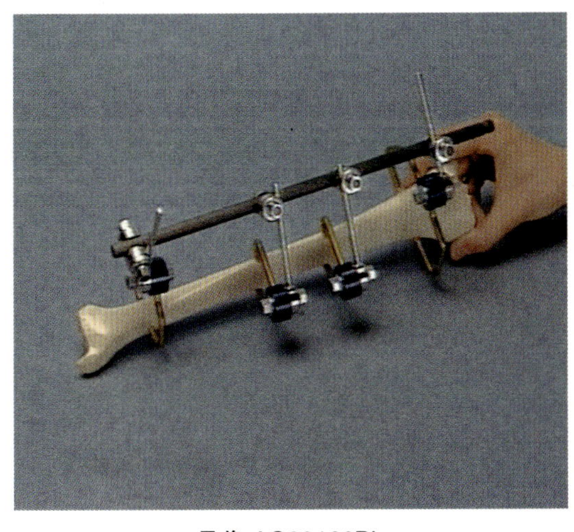

录像 AO20166Bb

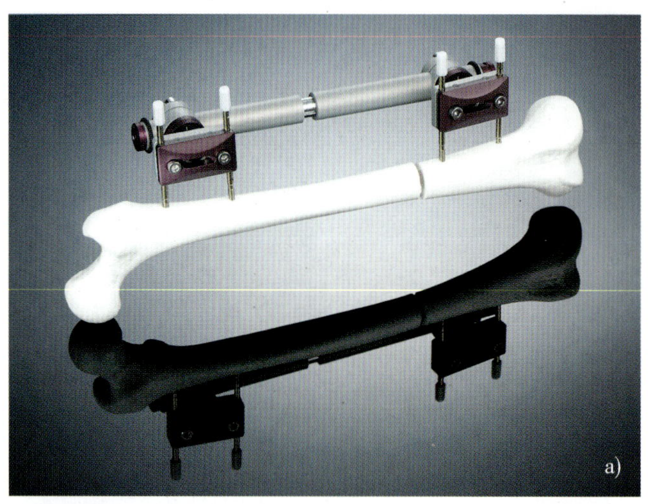

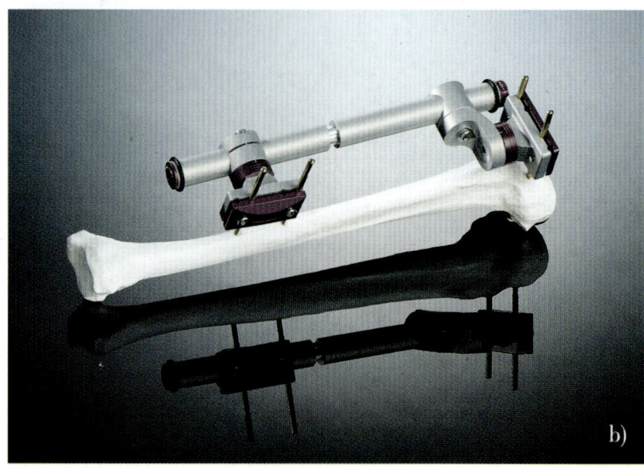

#### 2.3.3 创伤骨科单边外固定系统 (Mefisto)

(图 3.3.3–5)

此系统是近来被介绍的外固定架系统，其设计主要是用于骨延长和骨移位技术。标准的组件外型为骨折的治疗提供了有用的工具。

## 3 手术技术

### 3.1 针插入技术

为了避免穿透肌腱和损伤肌肉、神经、血管，手术医生必须熟悉小腿不同横断面的解剖和使用所推荐的针入点位置[11、12] (图 3.3.3–6 “安全针位”)。

**图 3.3.3–5**

a) Mefisto (创伤和骨科用外侧单边外固定架)：碳素连杆及针管夹。

b) 铝制连杆及针管夹。

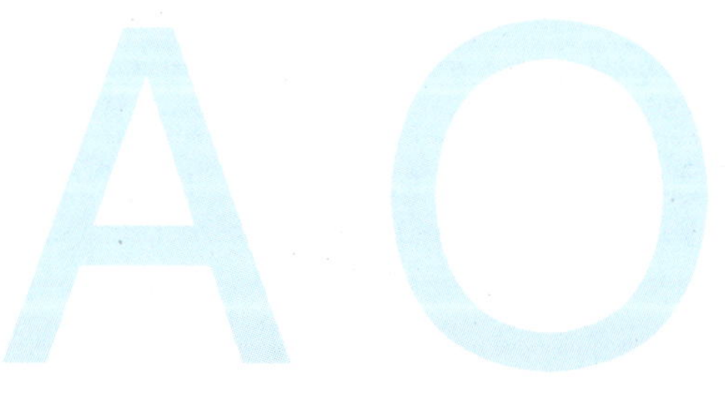

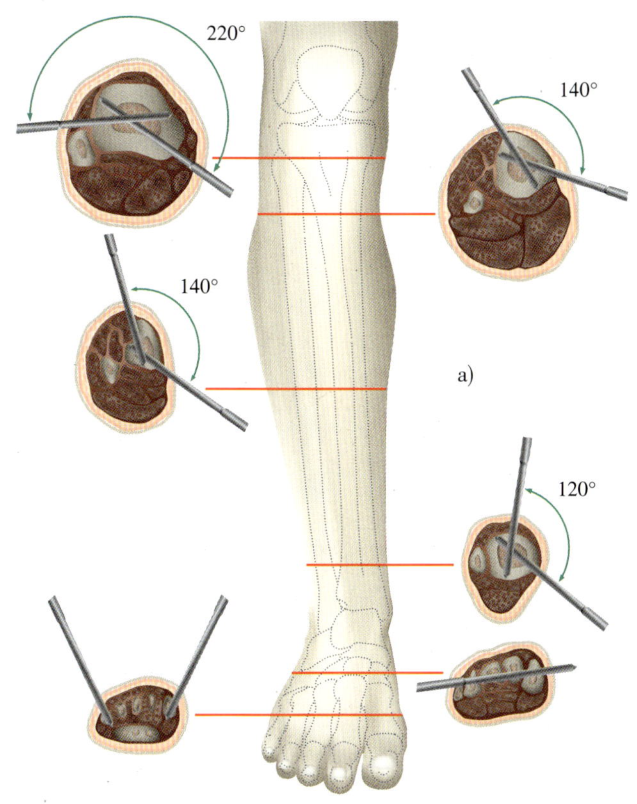


a) 胫骨不同平面置入外固定针的安全区。

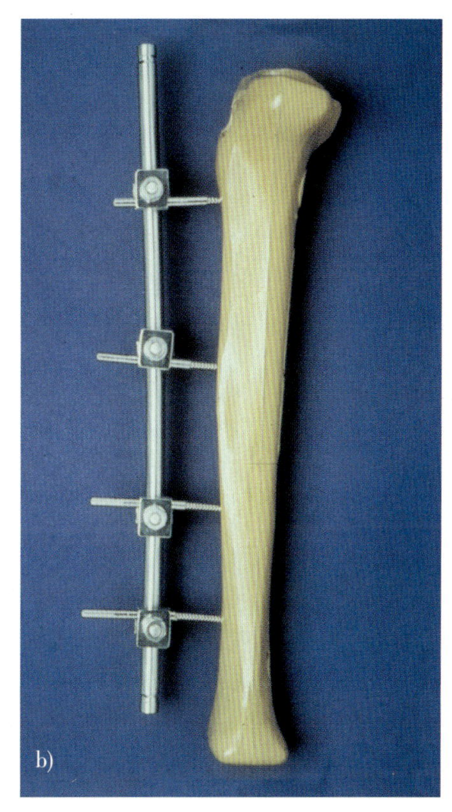


b) 人工骨模型上的标准单边外固定架。

图 3.3.3-6

### 3.1.1 骨干

在斯氏针 (Steinmann pis) 或 Schanz 针插入坚硬的皮质时，避免热损害是重要的。钻头或螺钉越锐利，产生的热量越小。拧入速度增加，温度也会增加 [1]。

为了避免热损伤，斯氏针 (Steinmann pis) 和 Schanz 针的孔必须预钻。受热的骨有严重的问题，可由于环型死骨形成造成早期针的松动。正确的入针方法是穿透对侧皮质但不要过多。拧入深度可以通感觉穿透对侧皮质 (也许是最好的方法)、用测深尺 (相当困难) 或术中 X 线检查 (可能被误导) 来完成。

如果拧入的 Schanz 针指向对侧皮质而未达到对侧皮质，说明此针过短。在 X 线上此种情况也可误导。如果在 X 线上发现对侧皮质是空孔，说明针未进入足够的深度 (图 3.3.3-7)。

无论多么完美的外固定架也不能弥补错误的进针技术。

### 3.1.2 干骺端

在干骺端热量的产生不是问题，因为针很容易通过预钻的孔，使用自攻螺钉是在安全的。但是避免进入关节，因为针道感染可波及关节。拧入 Schanz 钉或斯氏针时下列情况应注意：

- 不要损伤神经和血管。
- 不要使针进入关节。
- 避开骨折线。
- 减少骨的热烧伤。
- 拧入一个正确长度的螺钉。
- 在干骺端使用自攻螺钉。

## 3.2 框架的结构

根据外固定架的使用方便和优先权，它可在复位后使用 (复位优先) 或作为复位工具使用 (外固定架优先)。作为后者则需要组合式外固定架 (图 3.3.3-8)。

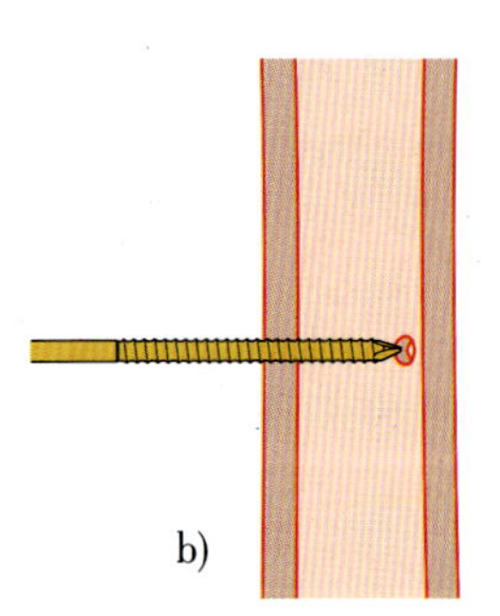


**图 3.3.3-7 欺骗性的 X 线表现**

外固定针过短而未穿透对侧皮质，可见空针孔，a) 为正位，b) 为侧位。这可导致不稳定。

一对针拧入两主骨两端，再用短杆/管连接，两个杆/管再用短的第 3 根管通过管-管夹相连。此种结构允许医生使用手法、复位骨折和复位后的位置维持[13] (录像 AO20166Bc)。

**优点**

自由选择入针点，允许医生：

- 拉开针距，增加外固定架的强度。
- 根据骨折类型和软组织损伤的情况确定针的位置。
- 避免损伤神经或血管。

外固定架优先意味着可减 X 线暴露时间。这种类型的外固定架甚至可用于无放射线设施和影像增强器的手术室中。因为后期仅需微小的对位和对线的调整，没必要使用麻醉或多次手术。

用极少的配件，仅仅 3 根管即可使用此种技术完成每个大骨的固定。当资源有限时，如自然灾害或多发损伤和骨折的病人更为适用。

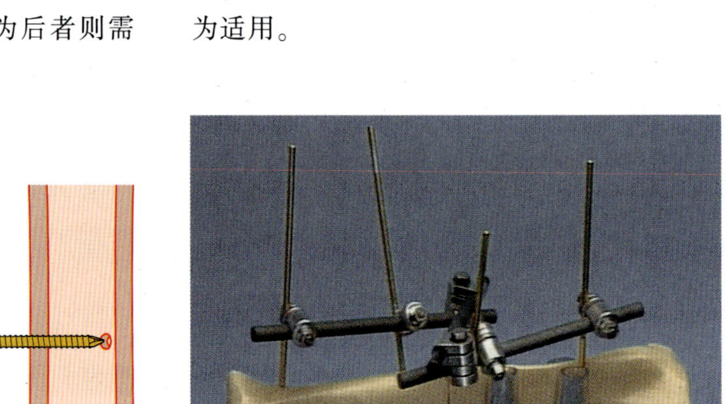

**录像 AO20166Bc**

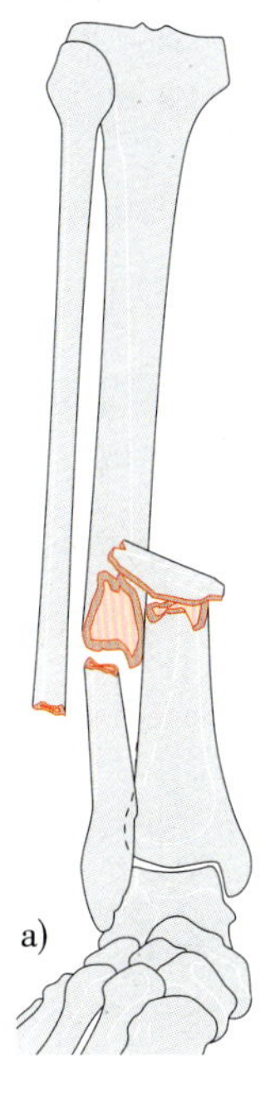


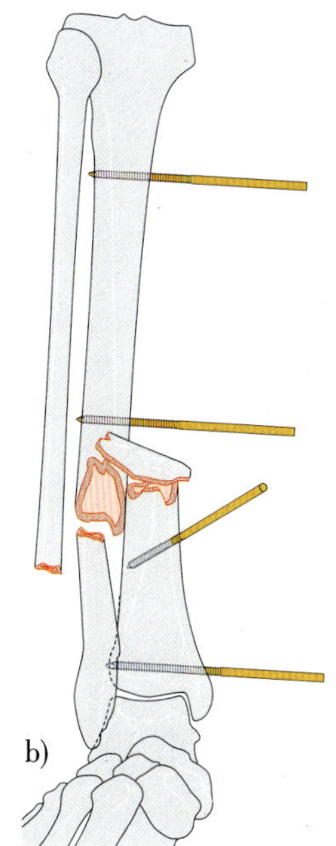


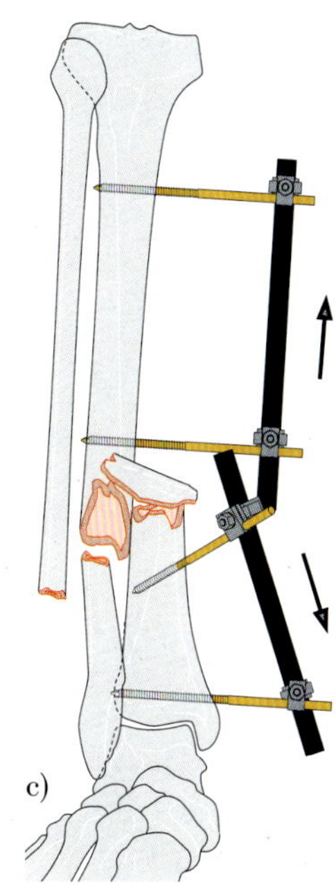


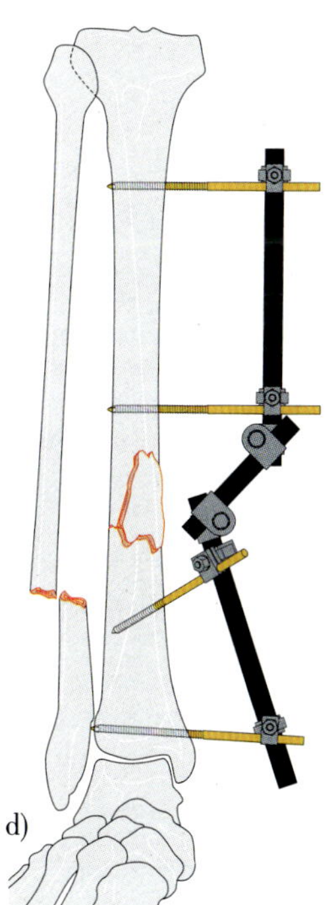


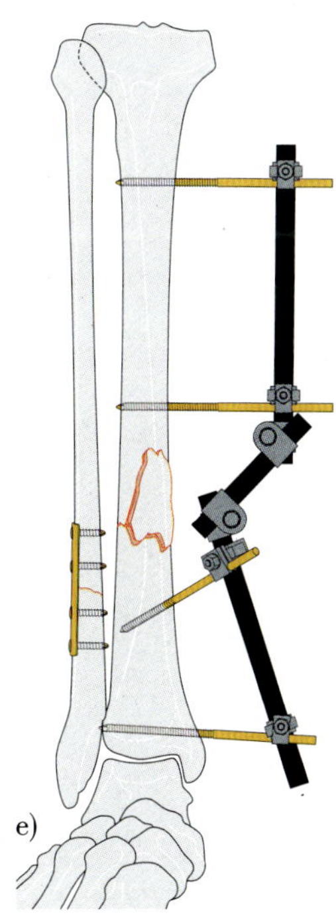


**图 3.3.3–8**

a) 图示固定复杂开放骨折的“优先穿针”原则。

b) 根据软组织情况在每个主要骨折块中穿入 2 根外固定针。

c) 分别就外固定针固定于连杆上形成 2 个“把手”。

d) 复位后用一个连接杆通过 2 个管–管夹将二者连接起来。

e) 根据稳定性决定是否进行腓骨的固定。

在不锈钢管上使用管–管夹的抓持力优于碳素纤维棒。因此后者需双重叠使用(图 3.3.3–9)。

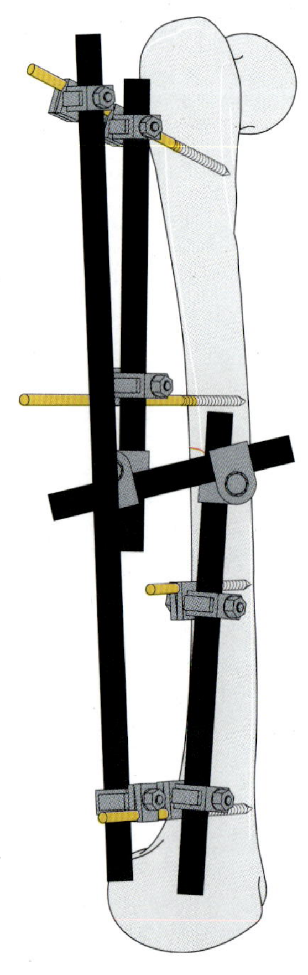

**图 3.3.3–9　股骨的固定**

在应力较高的情况下使用碳素连杆 (CRF) 进行组件型构型固定，并需附加连杆以增加稳定性 (管–管夹在碳素连杆上的把持力低于不锈钢连杆上的把持力)。

## 4 外固定架的使用指证

### 4.1 开放骨折

**在开放骨折中，外固定架是最适合的一种骨骼稳定的装置，处理此种损伤非常有用。因此它仍是金标准，**它有如下明显优点：

它可提供无创入针、避免对软组织和已遭血运破坏骨的进一步损伤。

使用前述的组合式外固定架是明智的(图 3.3.3–8)，因为可避免使用骨折复位器、牵开器等等。

其次，它不影响后续操作，在紧急情况下可快速使用，甚至可使用在动力不稳定性出血的病人[2]。

在长斜行螺旋骨折中，轻柔地用复位巾钳经皮做暂时维持复位，然后组装和拧紧外固定架。

在处理开放骨折时拉力螺钉仅在特殊情况下使用。它可用在长斜行螺旋骨折中或存在很大的骨块但血运好本身又需固定的情况 (图 3.3.3–10)。

在胫骨骨折中，冰钳式外固定架 (见图 3.3.3–4) 是有价值的选择。它的优点是不穿透髓腔，因为冰钳仅锚定骨皮质。这给二期髓内针使用的安全性提供了有利条件。但冰钳式外固定架的固定稳定性稍差。

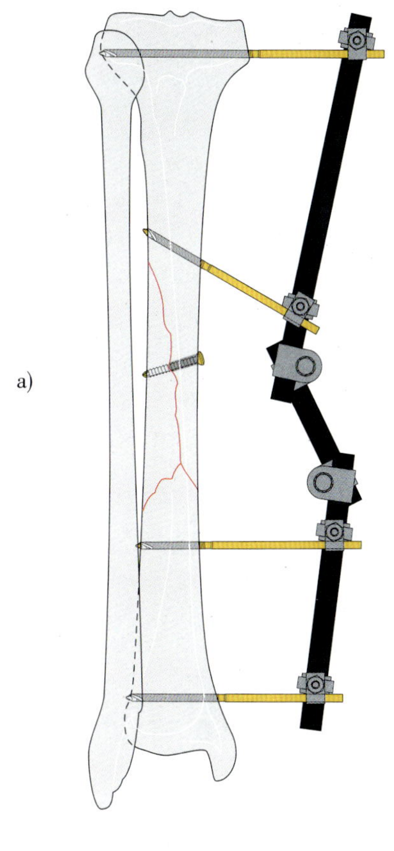

a)

b)

#### 4.2 闭合骨折

在闭合骨折中外固定架少有指征。除非在严重的多发损伤 (ISS>40)、严重的皮肤碾挫或套状撕脱伤、暂时性关节桥接以及儿童损伤时使用。

#### 4.3 多发创伤

在严重的多发创伤中 (ISS>40) (见第5.3 章)，外固定架在多发骨折初期是最佳的固定方式；由于侵入性小而对病人不增加任何额外手术。除股骨和肱骨近端外，外固定架适用于所有的长骨。其主要优点是可迅速完成稳定、止痛、减少出血和利于护理。

#### 4.4 儿童骨折

在儿童，不管是否有多发创伤，外固定架有其良好的使用指征，也许是良好的选择，特别在下肢或开放骨折。但应避免针进入骺生长板。相对小的内植物 (小外固定架) 固定作用相当有效，即使用在胫骨或肱骨上亦如此。

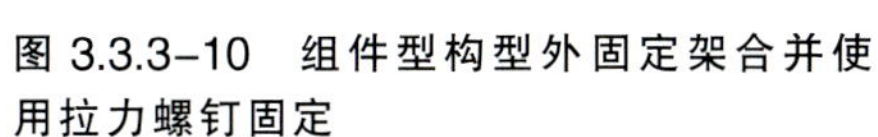

**图 3.3.3-10 组件型构型外固定架合并使用拉力螺钉固定**

a) 拉力螺钉固定大骨折块。
b) 拉力螺钉固定关节面折线。

### 4.5 特殊指征 – 关节骨折 / 关节的桥接

关节面的良好重建、折片间加压的稳定固定、允许关节早期无痛的运动是关节内骨折的治疗目标。这个目标在简单骨折中可以通过切开复位拉力螺钉内固定结合外固定架完成。在开放或闭合骨折合并严重的软组织损伤时推荐使用上述方法 (图 3.3.3–11)。

此外，外固定架可用于关节的桥接的方式。此方法作为暂时性措施以保护既有不稳定或复杂的关节内骨折又有棘手的软组织覆盖问题的情况，或有关节脱位而不能做内固定的情况。

除肩关节以外，任何主要的关节都可以此种方式桥接 [14]。

在复杂或开放的桡骨远端骨折，腕关节的桥接式外固定架是标准的操作 (见 4.3.3 章) [15]。此种情况下，外固定架首先通过牵开 (韧带的回复作用) 原理被用于骨折的间接复位，然后维持复位。但是要注意避免腕关节的过牵或维持牵开稍长一段时间 (最多 3~4 周) [15, 16]。

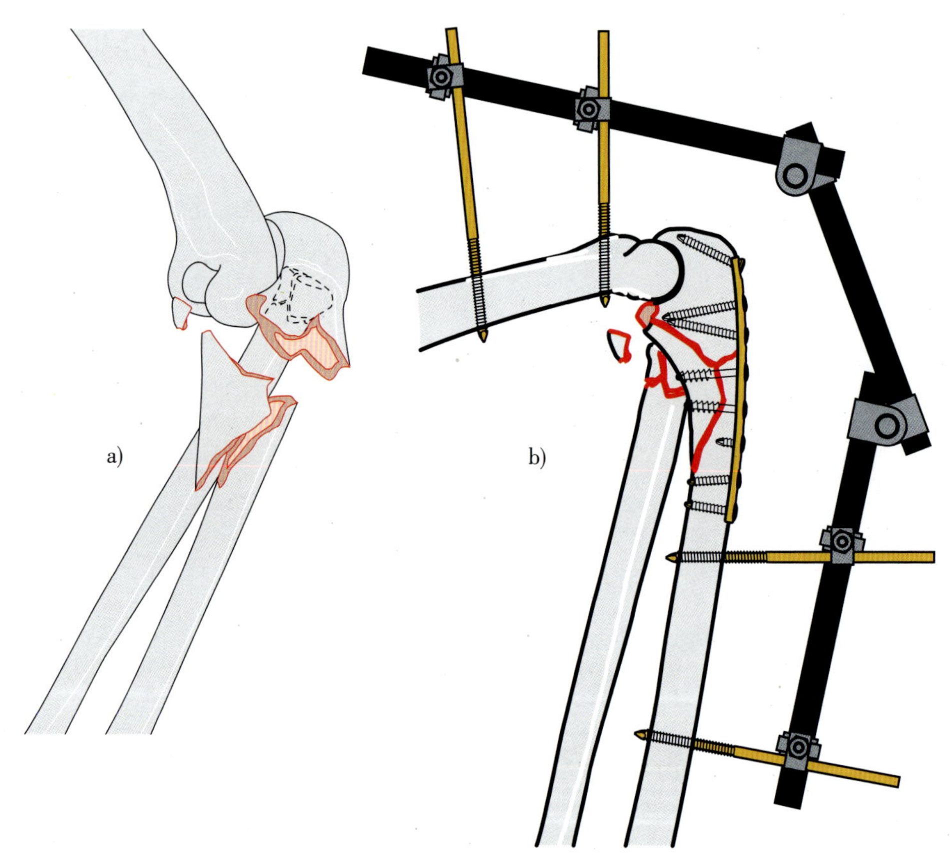


**图 3.3.3–11 桥接构型的外固定架用以保护不稳定的肘关节**

a) 复杂前臂近端骨折。(注意移位的桡骨头骨折以及漂浮的冠状突)。

b) 应用接骨板固定尺骨骨折，并使用桥接构型的外固定架临时制动不稳定的肘关节。

在开放的胫骨干骨折，桥接外固定架经常用在第一跖骨以维持足踝的中立位（见图 3.3.3–10b）。

**关节桥接式外固定架必须做充分的术前计划以防止影响晚期切开复位内固定。**当桥接式外固定架作为暂时固定方式时，充分考虑入针点十分重要。其目的是不防碍和干扰 1~2 周后的内固定手术。对于大的软组织缺损，应请整形外科医生会诊以避免后期手术重建时手术切口问题的干扰。

## 5 术后治疗

### 5.1 针道护理

针正确拧入后即开始针道护理。手术中针道周围的软组织张力必须松解。正确的针道点的护理是减少针道并发症的关键 [1]。推荐每天清洁和用碘伏棉球（Betadine）消毒针道口。

持续的针道口感染会使针在骨的抓持力下降。在 X 线片上可见骨吸收产生的针痕和针的力学上的“松动”。换针是唯一的办法（图 3.3.3–12）。

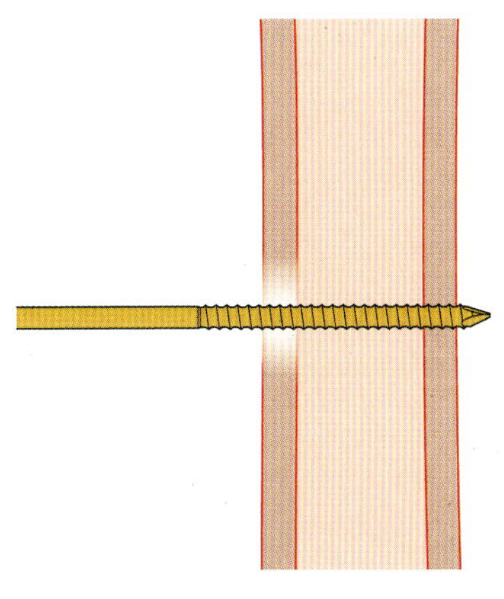

图 3.3.3–12 外固定针松动后骨质吸收的 X 线表现

### 5.2 改为内固定

外固定架作为一种紧急装置用于开放骨折和多发创伤的病人的优点非常明确。但外固定架作为骨折治疗的最终方式存在着缺点。例如装置笨重、不舒适、每天需要针道护理和有可能限制关节的活动。因此，病人要求改为内固定的愿望是可以理解的。

### 5.3 改变的时间

如果在外固定架使用后第 2 周针道清洁无感染，选择非扩髓髓内针是安全的。如果 2 周后决定改用髓内针或针道有感染，要拔除固定针、搔爬针道、将肢体用石膏固定直到感染征状完全消失。也可选择冰钳式外固定架。

如果计划换接骨板，外固定架可维持 1~2 周时间，但也须清洗针道。

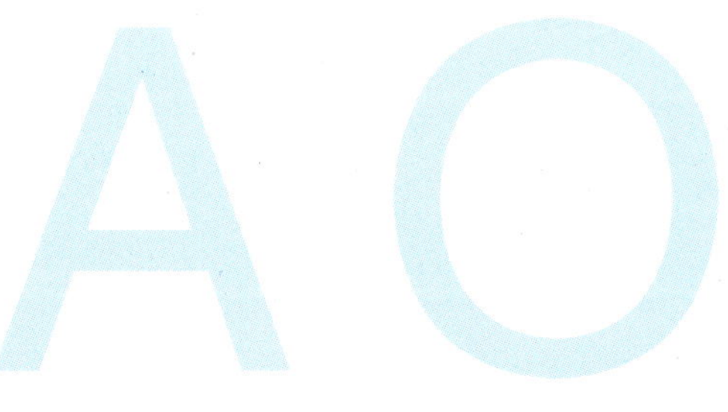

## 6 特殊应用

### 6.1 关节融合

外固定架首先应用之一是通过双边架产生的加压应用在踝关节融合术。这个原理也适于膝、肘融合，尤其是在感染的病例[17]。

### 6.2 感染

见第 6.1 章。

在急性或慢性感染中，外固定架是治疗感染性骨折或不愈合的最终固定方式，因为针可以远离感染灶拧入。使用技术和原理与新鲜骨折相同。

### 6.3 肢体延长 / 骨转移

见第 6.3 和第 6.4 章。

Ilizarov 使用环型外固定架开展了牵开性骨再生技术[18]，使用管状外固定架系统和 Mefisto同样可达到此目的。但是也有受限的方面，如成角和旋转的矫正不能同时进行。

### 6.4 矫正性截骨

见第 6.4 章。

外固定架用于截骨术仅仅用在很差的软组织覆盖的情况下，或者与骨转移结合使用。在其他情况下，有较好的方式和技术，特别是接骨板。

## 7 参考文献


[1] Green S (1982) Complications of external fixation. In: Uhthoff HK, edit or. *Current Concepts of External Fixation of Fractures*. Berlin Hei delberg New York: Springer-Verlag.

[2] Burny F (1979) Elastic external fixation of tibia fractures: a study of 1421 cases. In: Brooker A, Edwards C, editors. *External Fixation: The Curre nt State of the Art*. London: Williams & Wilkins: 55–73.

[3] Canadell J, Forriol F (1993) *Fijacion Externa Monolateral*. Pamplona: Eurograf.

[4] Perren S (1990) Basic aspects of internal fixation. In: Müller ME, Allgöwer M, Schneider R, editors. *Manual of Internal Fixation*. Berlin Heidelberg New York: Springer-Verlag: 1–112.

[5] Mooney V, Claudi B (1982) How stable should external fixation be? In: U hthoff HK, editor. *Current Concepts of External Fixation of Fractures*. Berlin Heidelberg New York: Springer-Verlag: 21–26.

[6] Mears D (1983) Nonunions, infected nonunions and arthrodeses. *In*: *Mears D, editor. External Skeletal Fixation*: 93–160. Baltimore London: Williams & wilkins.

[7] Edwards C (1982) The timing of external fixation. In: Uhthoff HK, editor. *Current Concepts of External Fixation of Fractures*. Berlin Heid elberg New York: Springer–Verlag: 27–42.

[8] Mears D, editor. *External Skeletal Fixation*. Baltimore London: Williams & Wilkins: 42–92.

[9] De Bastiani G, Aldegheri R, Renzi Brivio L (1984) The treatment of fra ctures with a dynamic axial fixator. *J Bone Joint Surg* [*Br*]; 66 (4): 538–545.

[10] Lazo–Zbikowski J, Aguilar F, Mozo F, et al. (1986) Biocompression exter nal fixation. Sliding external osteosynthesis. *Clin Orthop*; (206): 1 69–184.

[11] Fernandez A, Masliah R (1991) *Modular External Fixation in Emergency*. Montevideo: Intergraf.

[12] Behrens F, Searls K (1982) Unilateral external fixation: experience w ith the ASIF "tubular" frame. In: Uhthoff HK, editor. *Current concepts of External fixation of Fractures*. Berlin Heidelberg New York: Springer–Verlag: 177–183.

[13] Fernandez A (1992) External fixation using simple pin fixators. *Injury*; 23 (Suppl 4): 1–54.

[14] Vidal J, Buscayret C, Coones H (1979) Treatment of articular fractures by "ligamentotaxis" with external fixation. In: Brooker A, Edwards E, editors. *External Fixation: The Current State of the Art*. London: Williams & Wilkins: 75–82.

[15] Jakob R, Fernandez D (1982) The treatment of wrist fractures with the small AO external fixation device. In: Uhthoff HK, editor. *Current Concepts of External Fixation of Fractures*. Berlin Heidelberg New York: Springer–Verlag: 307–314.

[16] Fernandez D, Jupiter JB (1996) *Fractures of the Distal Radius*. Berlin Heidelberg New York: Springer–Verlag.

[17] Mears D (1983) Clinical techniques in the lower extremity. In: Mears D, editor. *External Skeletal Fixation*. Baltimore London: Williams & Wilkins: 210–338.

[18] Ilizarov GA (1971) [Basic principles of transosseous compression and distraction osteosynthesis]. *Ortop Travmatol Protex*; 32 (11): 7–15.


## 8 新进展

本章节的新进展和附加参考资料可从网上获得：

http://www.aopublishing.org/PFxM/333.htm

# 3.4 内固定：一个新技术

费尔南德斯·德尔奥卡(Alberto Fernandez Dell´ Oca)，
雷加佐尼(Pietro Regazzoni)

## 1 概述

在上述章节中，髓内针、接骨板、张力带和外固定架的常规技术已经描述。所有上述的技术在骨折固定的发展领域都有其特殊指征和地位。10 年前所引用的生物学接骨板结合间接复位 技术被认为是非常重要的和备受欢迎的革新。有些医生[2, 5, 6]认为是针对 AO 坚强固定原则的一种改革。

事实证明在接骨板下的骨皮质与髓内针相邻很小的范围内有相当大的骨结构改变发生。这些变化归属于所谓由于金属内固定物强于骨所产生的应力保护。进一步的研究证实[1, 3]，螺钉将接骨板固定在皮质骨上的压力造成接骨板下皮质骨血流障碍，从而引起皮质骨的再塑形 (见第 1.2 章)。

减少接骨板与皮质骨接触区域，例如低接触性接骨板的设计，明显减少了由于压力造成的皮质血运变化。但是，低接触性接骨板的固定仍是通过接骨板与骨的摩擦阻力原理达到固定作用，因此必须有压力施加在皮质骨上。

为了消除接骨板与骨接触的不良作用，必须选择完全不同的方法。一个全新的系统被选择：内固定器。这个新装置起到皮下或肌肉下的外固定架功能。随着可在接骨板孔螺钉体外实验的使用似乎获得与外固定架的稳定结构相等的固定效果[4]。此种方式类似于外固定架的原理 (见第 3.3.3 章)。这种新的和完全不同的接骨板技术的使用已被称为内固定架系统。作为内植物的功能，与接骨板相比更像固定架，它的全部结构被软组织和皮肤包绕。

此种装置由于在设计上避免了常规接骨板的不良作用，也许可提供较高的抗感染作用和预防其他并发症的作用。

## 2 点状接触固定器(PC-Fix)

**此种新技术的设计与实施是首先运用在前臂骨折小的点状接触固定器** (point contact fixator)。点状接触器是由窄接骨板与接骨板下特殊设计的与骨点状接触的小接触点构成 (录像 AO20168a)。螺钉为自攻和单皮质,只有一种尺寸。螺钉头有细小的螺纹牢靠地锁定在接骨板孔上(录像 AO20168b)。

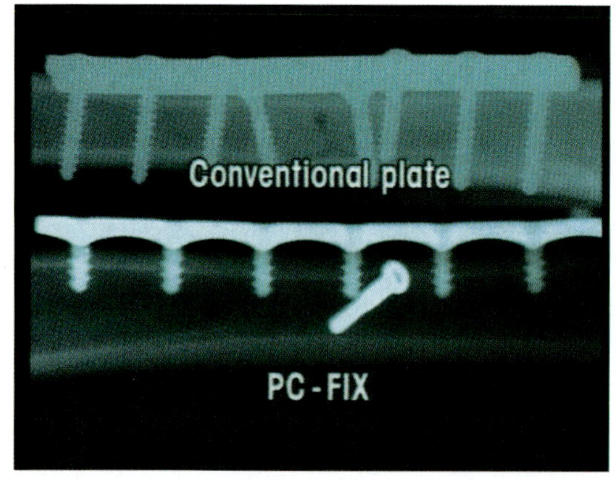

录像 AO20168a

像生物学接骨板一样,要使用长接骨板和尽可能少量的螺钉固定已经良好复位和对线的骨折,因为此种接骨板不能作为复位的工具和获得折片间的加压。由于医生习惯于常规接骨板技术,他们需要一些时间适应这种主要的变化。点状接触器接骨板在必要时可轻柔地与骨塑形(录像 AO20168c)。到目前为止,此种新的固定器系统在几个临床医院实验使用在前臂已超过 1000 例,结果良好。一旦掌握此种操作,骨愈合率和可靠性提高(图 3.4–1)。

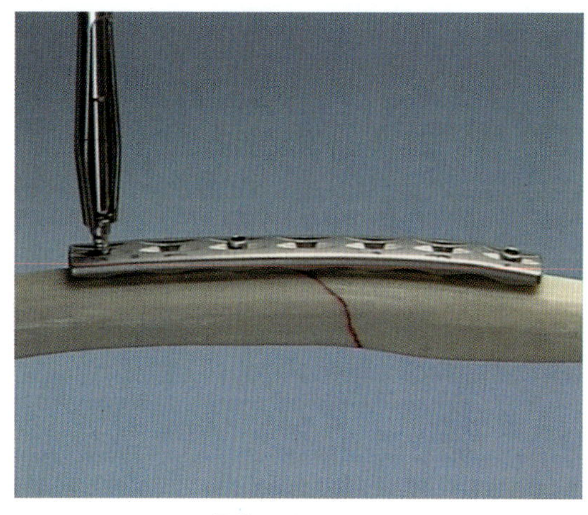
录像 AO20168b

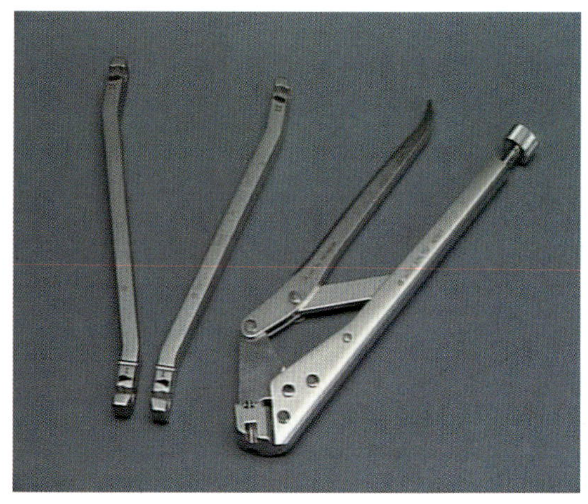
录像 AO20168c

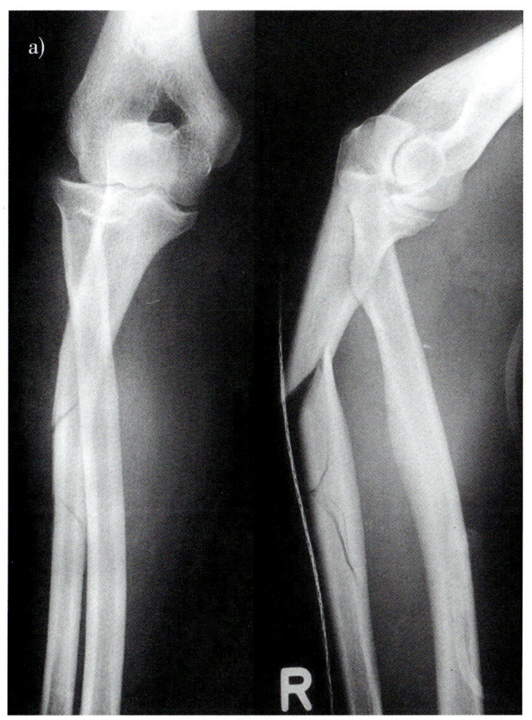


用于其他长骨（胫骨和肱骨）的点状接触器正在开发。

## 3 微创固定系统(LISS)

与点状接触器有少量使用在干骺端和髁上区域的同时，精确地用于这些区域的微创固定系统的构想已开始实施（图 3.4-2），最初用于股骨远端，以后用于胫骨近端。它的轮廓要与骨的解剖轮廓一致，因此内植物需要分左右。无须附加的轮廓，因为“接骨板”固定器没必要与骨接触。除了单皮质螺钉锁定外,内植物采用肌肉下微创放入并有相应的器械 [7,8](录像 AO90063，见第 4.6.3 章节)。

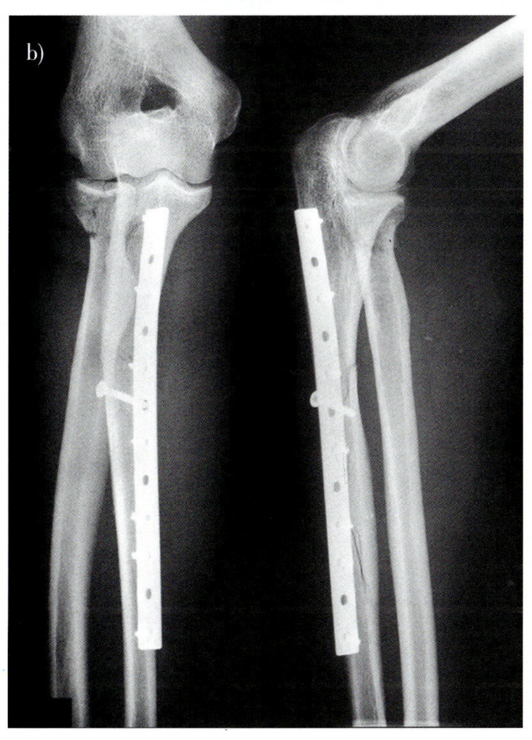


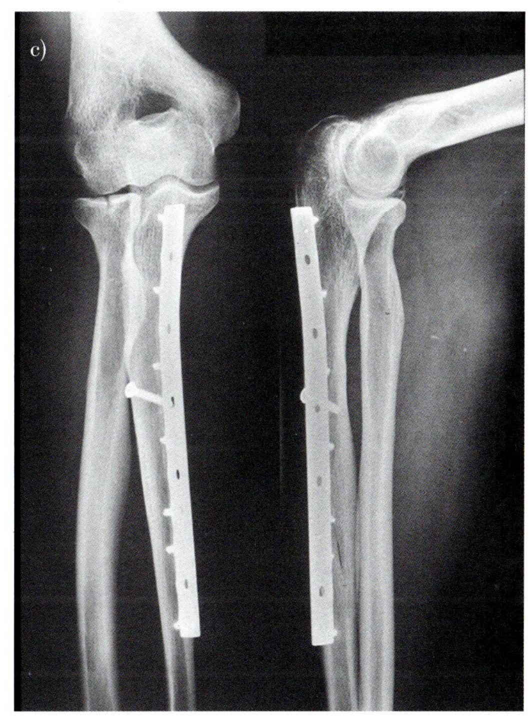


**图 3.4-1　应用 PC-Fix 的临床病例**

a) 男性，40 岁，孟氏骨折。
b) 应用 12 孔 PC-Fix 以及一枚独立的拉力螺钉固定尺骨骨折。桡骨头骨折自行复位二未做特殊处理。术后功能性治疗。
c) 术后 1 年随访，骨折愈合良好，肘关节功能优。

如同使用点状接触固定器，在使用LISS前要使骨折有良好的复位和对线。特别是股骨远端或胫骨近端的关节面部分必须解剖复位经接骨板拉力螺钉固定。LISS能够提供全螺纹的自攻螺钉，此种螺钉当拧紧时可与接骨板孔锁定，因此需要固定角度装置配套使用。

长接骨板肌肉下插入手柄也可起到经皮小切口钻头导向器的作用 (图 3.4–2d)。

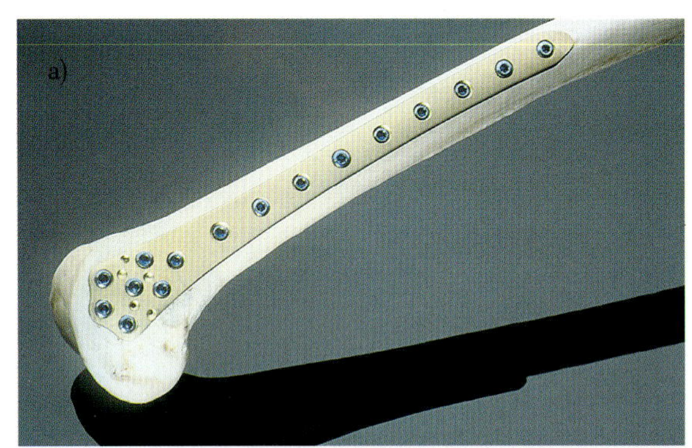


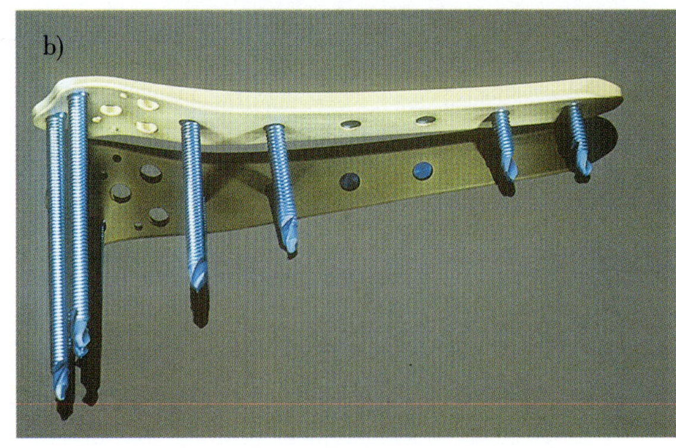


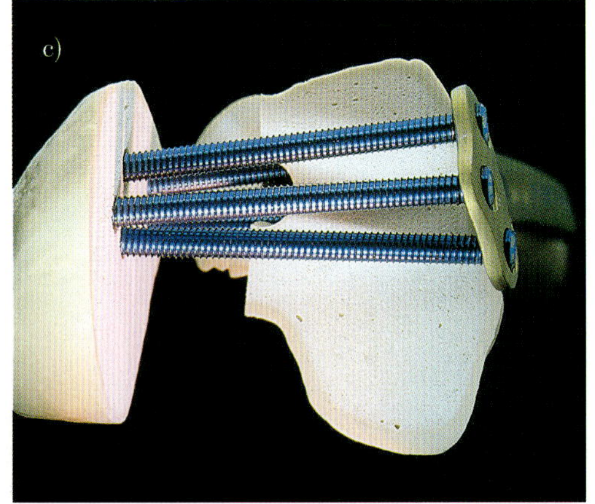


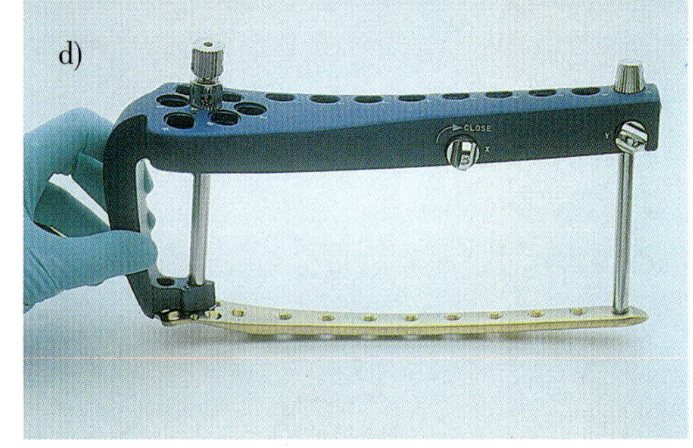


**图 3.4–2 低介入性固定系统**

a) 应用于股骨远端外侧的 LISS 固定器。

b) 自攻螺钉 (位于干骺端的螺钉较长，骨干部位的较短) 拧紧后锁定于接骨板孔内，从而 提供成角稳定性。

c) 螺钉孔在干骺端及骨干部位的方向和分布。

d) 通过小切口置入股外侧肌深面，固定器连接于导向器上以利进行经皮螺钉固定。

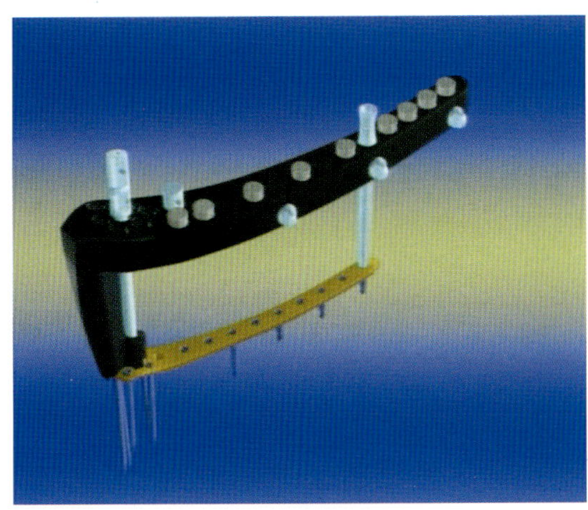

录像 AO90063

总之，新的内固定器系统 LISS 和 PC-Fix：

- 建立一个全新的内固定系统，是常规接骨板理想的替换物。
- 以最佳方式保护骨的血运。
- 较常规接骨板有较好的抗感染能力。
- 被设计以微创方式放入（仅 LISS 能够做到）。
- 提供固定角度的接骨板螺钉导向装置，由两部分构成，容易使用在复杂骨折中。
- 因为它们是自攻单皮质螺钉，很容易和快速应用于骨折的复位。

## 4 参考文献

[1] Perren SM (1991) Basic aspects of internal fixation. In: Müller ME, Allgöwer M, Schneider R, et al., editors. *Manual of Internal Fixation*. Berlin Heidelberg New York: Springer Verlag: 1–112.

[2] Schatzker J (1995) Changes in the AO/ASIF principles and methods. *Injury*; 26 (Suppl 2): 51–56.

[3] Perren SM, Buchanan J (1995) Basic concepts relevant to the design an d development of the point contact fixator (PC–Fix). *Injury*; 26 (S uppl 2): 1–4.

[4] Tepic S, Perren SM (1995) The biomechanics of the PC–Fix internal fixator. *Injury*; 26 (Suppl 2): 5–10.

[5] Ganz R, Mast J, Weber BG, et al. (1991) Clinical aspects of biological pating. *Injury*; 22 (Suppl 1): 4–5.

[6] Mast J (1991) Preoperative planning and principles of reduction. In: Müller ME, Allögwer M, Schneider R, et al., editors. *Manual of internal Fixation*. Berlin Heidelberg New York: Springer–Verlag: 159–178.

[7] Krettek C (1997) Concepts of minimally invasive plate osteosynthesis. *Injury*; 28 (Suppl 1): 1–6.

[8] Krettek C, Schandelmaier P, Miclau T, et al. (1997) Minimally invasive percutaneous plate osteosynthesis (MIPPO) using the DCS in proximal and distal femoral fractures. *Injury*; 28 (Suppl 1): 20–30

## 5 新进展

本章节的新进展和附加参考资料可从网上获得：

http://www.aopublishing.org/PFxM/34.htm

# 4 特殊骨折

科尔顿(Chris L.Colton),费尔南德斯·德尔奥卡(Alberto Fernandez Dell´Oca),霍尔兹(Ulrich Holz),凯拉姆(James F.Kellam),墨菲(William M. Murphy),奥克斯纳(Peter E.Ochsner),鲁迪(Thomas P.Rüedi)

## 4.1 肩胛骨与锁骨

吉尔(Christoph W.Geel)

### 1 肩胛骨骨折

1805年，Desault 也许是报道肩胛骨骨折的第一人。因为那时仅有少量的研究发表，此种少见的骨折往往伴随同侧的胸部损伤 [1-4]。

绝大多数肩胛骨骨折采用非手术疗法。然而，近来的报道对此种治疗方法产生了一些疑问。

#### 1.1 骨折和软组织的评估

肩部挫伤和皮肤标记是显露的体征。代表 35%的肩胛骨骨折的大部分常见骨折类型发生在肩胛骨的体部，肩胛颈骨折占第二位，肩胛嵴、肩盂和肩峰骨折的发生率大致相等。这些特殊的损伤的高比例显示出多种骨折的类型。

钝性损伤经常引起锁骨和肩胛骨同时损伤，但也有 25%的同侧胸部损伤发生率。这种高能量复杂创伤的肺部损伤发生率为 37%，大部分是血胸和肺挫伤。

据报道，颅骨骨折发生率是 8%，颈椎骨折发生率是 12% [4, 5]。很明显，在许多病例中肩胛骨骨折本身不被作为单独的损伤，而是作为局部损伤的陪衬。

基于肩胛骨骨折的解剖进行分类 (图 4.1-1) [6-9]。我们可以区分稳定和不稳定的关节外与关节内骨折类型。稳定的关节外骨折由肩胛体和喙突损伤组成，可被分为简单骨折和粉碎骨折。尽管肩胛颈骨折有某些移位，它通常是稳定的，因此也算稳定的范畴。

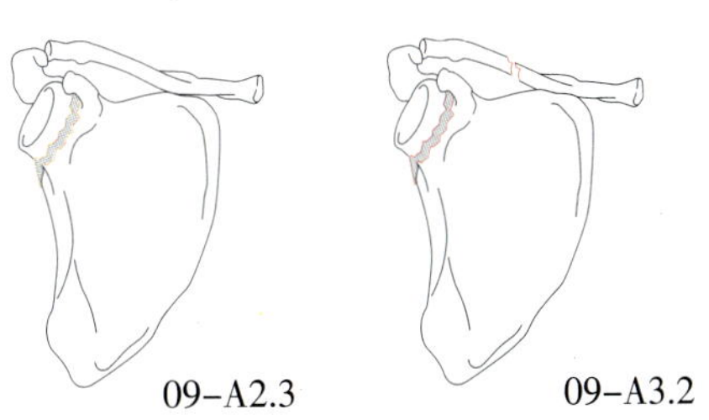


图 4.1-1 OTA 分型

典型的不稳定性、关节外的肩胛颈骨折是合并有移位的中段锁骨骨折 (见图 4.1–5a)，此种情况造成整个肩胛带不稳定。由于上臂的重力作用，它有向尾侧旋转的趋势。在严重暴力下引起的此种复杂损伤常导致同侧 3~4 肋骨骨折，也可损伤神经血管束，包括臂丛神经 [10]。此种骨折称为"漂浮肩"。

关节内骨折很少见，大部分横行骨折线通过整个肩盂。

盂缘骨折通常合并肩关节脱位，必须与创伤后肩关节不稳定一起整体考虑 [11]。

#### 1.1.1 适应证

由于肩关节的非限制性结构和附属的关节，使其产生其独特的轴向和旋转运动。在 90°外展范围内，三角肌在肩盂窝产生剪切力，这个力被肩袖肌的力中和从而创造了一种通过肩盂的稳定加压力。如果肩盂骨折移位，肩盂的轴发生改变，肩袖肌的力臂发生改变，会使加压力转变为剪式和滑动力。这种情况在外展 45°或肩盂内翻倾斜时更明显。除此之外，肩胛冈骨折由于肩胛冈完全的塌陷使旋转肩袖的力臂变短，造成肩袖功能丧失。

很明显，在冠状面和横截面超过 40°成角或移位超过 1 厘米不稳定的和移位的肩胛颈骨折是手术指征。除此之外，不稳定的肩胛颈骨折受到同侧移位的锁骨骨折的影响，此时锁骨是肩胛带的重要稳定结构。肩峰和喙突的骨折如果移位超过 5~8mm，有手术指征。肩盂缘骨折和关节内的肩盂骨折可产生肩关节不稳定，有其手术指征。关节内骨折有 3~5mm 的移位，有足够的理由手术复位和固定。

### 1.2 应用解剖

通过前后有限的手术入路的暴露将最终证明是失败的和不被医生所推荐。后入路的危险在于损伤腋神经、旋肱动脉以及在肩胛颈水平的肩胛上神经。

### 1.3 术前计划

准确的 X 线诊断和术前计划是成功手术治疗肩胛骨骨折的重要因素。所有多发损伤的病人都应摄胸片。

纯正位和侧位的肩胛骨像帮助在冠状面了解肩盂的移位程度。腋位像意义不大。在这些怀疑有肩胛盂骨折的病例中要注意是否有同侧肋骨骨折，CT 扫描和重建位像为手术入路提供了可靠的依据。也可了解骨折移位的大小和骨折片的大小。另外，要记录同侧的胸腔容积 (气胸?) 以及肋骨骨折。

#### 1.3.1 体位和入路

前入路：详见 4.2.1 章，图 4.2.1~3 和图 4.2.1~5 前关节盂折片和盂缘骨折要使用经三角胸肌切口通过标准的 Bankart 切开，再次强调在三角肌下方的腋神经以及内侧的神经血管束处于危险位置。病人放置在靠椅位 (见 4.2.1 章，图 4.2.1~4)，上臂消毒包裹后允许自由活动。也可使病人仰卧位，用透 X 线卷垫在脊柱下允许伤侧的上臂伸展。术中使用透 X 线手术床对手术有很大的帮助。在肌肉发达的病人手术时，喙突或二头肌腱短头、喙肱肌的联合腱必须切断以增加内侧肩胛盂颈部的暴露范围。

后入路：由于同侧胸壁可能损伤，可采用侧俯卧位。后侧扩展入路是从肩峰尖，沿肩胛冈下缘到肩胛骨边缘，再弧型向下到达肩胛下角 (图 4.1–2a)。

从肩胛冈和肩峰基底锐性分离三角肌的后内角，在肩胛冈上留一小部分软组织边缘以利于再附丽。三角肌要仔细地翻向外侧，因为腋神经和旋肱动脉附丽在它的外缘。在肩胛下肌和小圆肌界面之间可进入外侧缘和肩胛骨边缘。使用此入路肩胛冈基底的下面、肩峰基底、肩胛骨的外缘和肩胛颈可以暴露。如果必要，使用小范围的关节切开可暴露肩盂的后部分 (图 4.1–2b)。

### 1.4 手术治疗——技巧和提示

#### 1.4.1 肩盂缘骨折

单纯的前和/或下盂缘骨折通常合并肩关节脱位。大的盂缘骨折片应暂时使用克氏针固定，然后使用 1~2 枚 4.0mm 空心钉固定。无论在螺钉固定前的暂时固定还是 4.0mm 或 4.5mm 空心钉的最终固定，肩盂窝的倾斜对克氏针的定位起到指导作用。盂缘的软组织常常有撕裂，使用小垫圈使其再附丽是有帮助的。

#### 1.4.2 肩盂窝骨折

无移位的骨折通常使用非手术疗法和显示了良好的功能结果。只有不稳定的和移位的肩盂骨折需要复位和固定。例如常见的肩盂横行骨折可用 4.0mm 的空心钉拉力固定，空心钉可提供术后足够的主动活动的稳定 (图 4.1–3)。如果骨折片很大，推荐在肩胛骨外下缘使用 1/3 管状接骨板和 3.5 系列螺钉固定。

a)

1

2

**图 4.1-2 肩胛骨的后侧入路**

a) 患者置于侧卧位，切口由肩胛冈开始沿肩胛棘内侧缘走行弧向下方直至肩胛骨内侧角。(1) 肩胛上神经，(2) 肱返动脉/腋神经。

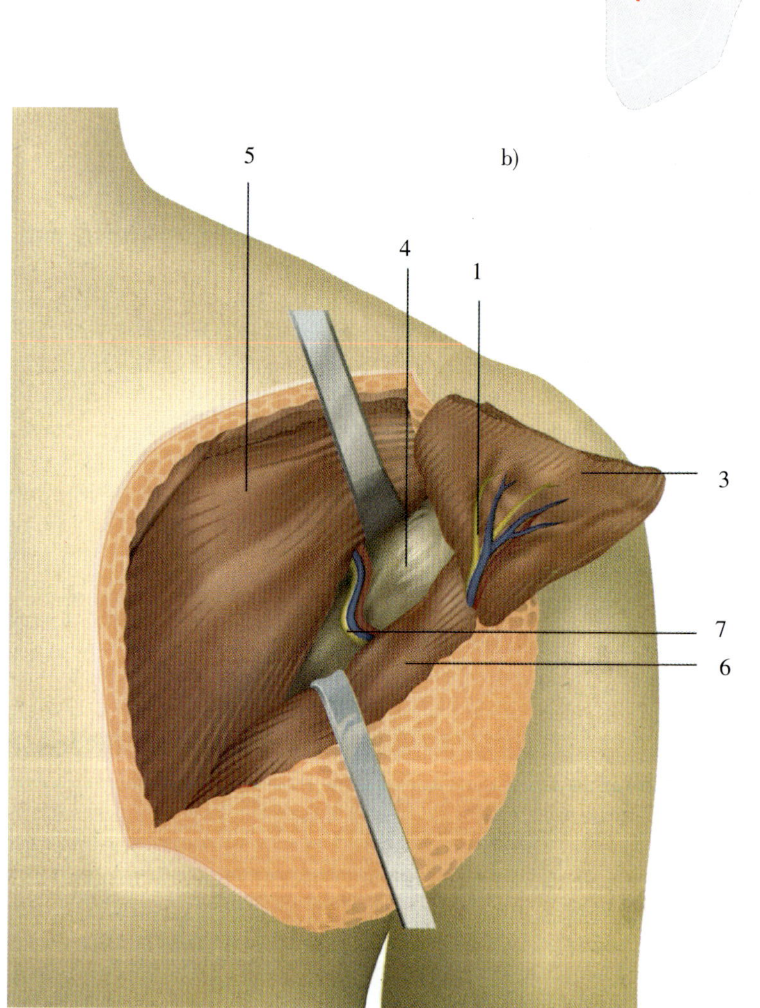


b) 将三角肌 (3) 由肩胛冈和肩峰基底上锐性剥离，最好预留小部分肌肉组织以利后期修复。将三角肌小心向外侧翻开，避免损伤腋神经及肱返动脉。分离冈下肌 (5) 与小圆肌 (6) 之间的间隙显露肩胛冈外侧缘与肩盂 (4)。此处可应用小型的关节镜。注意不要伤及肩胛上神经 (7)。

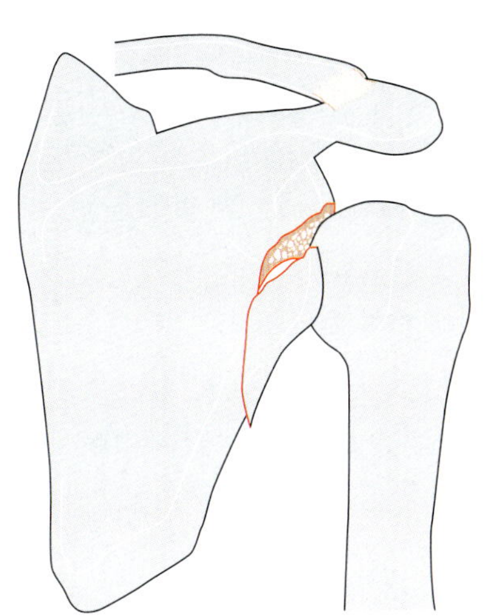


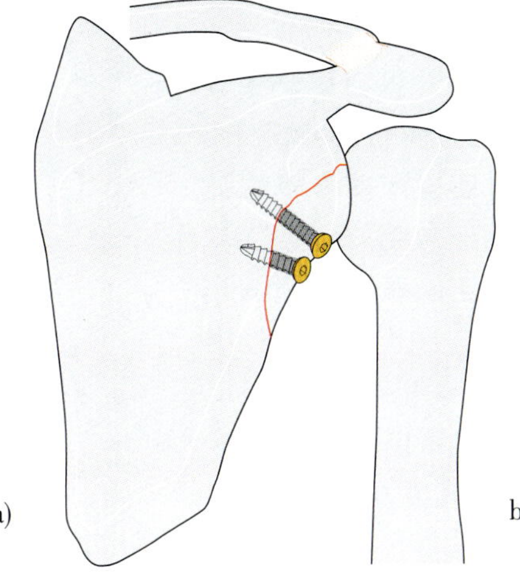


**图 4.1–3**
a) 经肩盂骨折，存在明显移位。
b) 部分打开关节囊后复位骨折，先临时应用克氏针固定，最后使用 2 枚拉力螺钉固定。

### 1.4.3 肩胛颈骨折

**单纯的肩胛颈骨折**

某些移位很小和未涉及同侧肩胛带或胸壁的肩胛颈骨折采用早期功能性治疗。附丽在盂下结节的肱二头肌可牵拉肩盂向远侧移位和向外侧倾斜 (图 4.1–4)。

根据骨折片的大小和骨折的类型，内固定物是在单纯的拉力螺钉和支撑接骨板之间选择 (图 4.1–3b)。使用后入路，单个螺钉可从后方拧入盂下结节。折片很大时，应在后方使用 1/3 管状接骨板支撑固定，使带有关节面的骨片紧贴于肩胛骨近端的外缘。接骨板与 3.5mm 的皮质骨拉力螺钉的结合使用增加了固定的稳定程度。

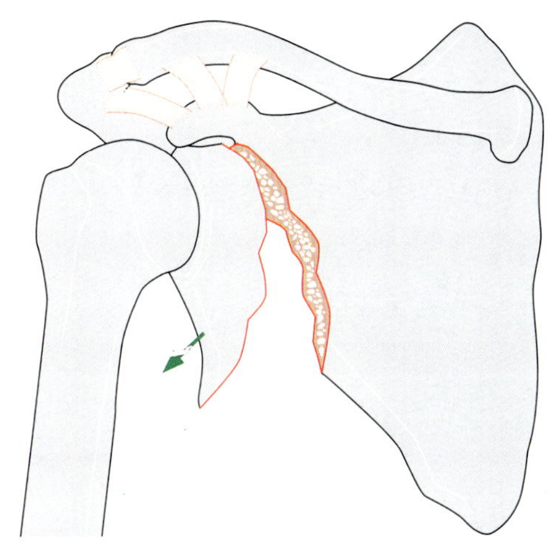

**图 4.1–4 位于喙突外侧的肩胛颈骨折。骨折块由于肱三头肌的牵拉而发生移位**

**肩胛骨骨折合并其他骨折**

当锁骨骨折和/或肋骨骨折与肩胛颈骨折发生在同一侧时，肩胛带发生不稳定 (图 4.1–5a)。上臂的重量向远端和前方牵拉肩关节以及胸壁，可以减少胸腔的容积。肩胛颈的移位程度和稳定性依赖于喙锁韧带和喙肩韧带，此种骨折常合并臂丛神经损伤。

恢复稳定的第一步是固定锁骨。此步骤是肩胛带与躯干的唯一连接方式。

用 3.5 系列的动力加压接骨板、有限接触性动力加压接骨板或重建接骨板固定锁骨，此法通常使肩胛颈骨折复位，至少是部分复位。极少需要肩胛颈骨折的固定 (图 4.1–5)。

### 1.4.4 肩峰和喙突骨折

手术指征是骨折明显移位和疼痛性不愈合。肩峰外端骨折可用克氏针和张力带固定。小骨折片可以切除，三角肌以经骨固定方式再附丽。

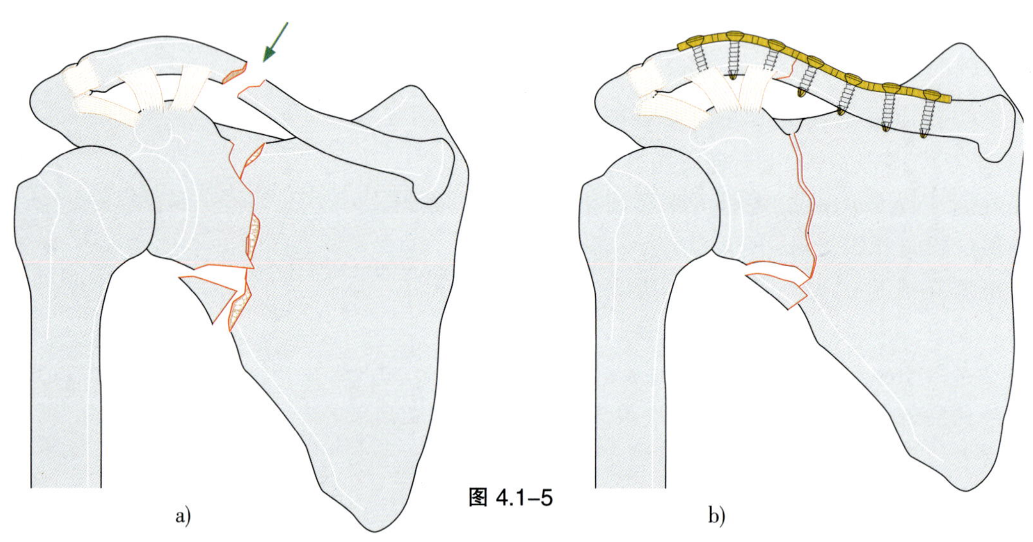

图 4.1–5

a) 锁骨骨折合并肩胛颈骨折导致整个肩胛带不稳定。肩胛骨外侧骨折块因上肢的重力作用而发生旋转。

b) 应用 3.5mm 接骨板固定锁骨骨折即足以维持整个结构的稳定性。

喙突骨折的手术指征是喙锁间隙明显增加或神经血管束受损。

然而，内固定可用于为了暴露肩关节的前部分而做的喙突截骨术。使用适合病人骨大小的折片间加压螺钉固定是理想的，也可附加使用张力带钢丝固定[12]。

### 1.5 术后治疗

建议术后使用 Gilchrist 或 Desault 吊带暂时制动 3~4 天，然后主动地练习功能。术后第三周，为获得较好的结果，抗阻力的肩袖肌肉的强化性训练全面开展。

### 1.6 结果

最终结果的判定依赖于最初高冲击力对盂肱关节软骨面的破坏程度和骨折复位的质量。Hardegger 和 Simpson 报道了 37 例接受手术的病人，其优良率为 79%。其他报告达 75%[2, 9, 10, 13]。

## 2 锁骨骨折和邻近关节的脱位

摔倒时上臂外展和直接暴力是锁骨骨折最常见的原因。在胸锁关节完整的情况下，整个肩和肩胛骨的暴力指向后方，第一肋骨成为锁骨的支点而造成锁骨骨折。牢记这个损伤机制，就可明显意识到神经血管束处于危险之中以及需要仔细的检查。

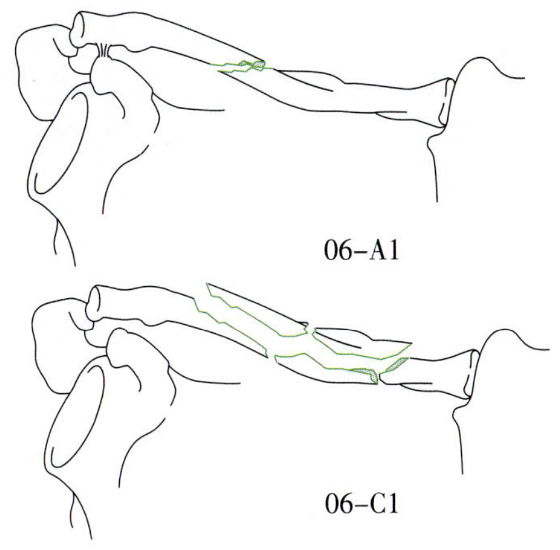


图 4.1-6 OTA 分型

创伤骨科学会 (OTA) 纲要将骨干骨折 (06) 列为简单型、楔型和复杂型 (图 4.1-6)。

在大部分儿童、青少年和成人的锁骨骨折中很少需要治疗即可愈合，8 字绷带固定可缓解大部分疼痛和允许早期活动。

关于不愈合率存在某些争论，其范围是 0.1%~23%[14, 15]。

治疗的目的是恢复肩胛带的正常功能，因此固定的时间应尽可能缩短。

### 2.1 骨折和软组织损伤的评估

**锁骨骨折 I 期切开复位内固定的手术指征**包括开放骨折、存在穿出皮肤危险的难复折块，以及合并锁骨下动脉和臂丛神经损伤，及合并同侧肩胛颈骨折导致不稳定的情况[12]。相对适应证为多发损伤患者合并锁骨骨折，利于术后早期活动，以及双侧锁骨骨折。

另一个适应证为锁骨的疼痛性不愈合，不论是否存在过度的骨痂生长刺激锁骨下的神经血管结构。应注意区分是因臂丛神经损伤还是因骨痂的刺激而导致的疼痛[14]。

由于向外侧显著移位的锁骨骨折发生疼痛性不愈合的几率较高，因此应进行手术治疗。

在极个别的病例中为显露锁骨下动脉而需要进行锁骨截骨时，尽管很多作者推荐锁骨切除，但仍可使用接骨板对锁骨进行固定，因为锁骨切除可能导致肩胛带的不稳定[15]。

## 2.2 应用解剖

由于骨折部位与臂丛和锁骨下血管十分贴近，因此推荐使用震荡性钻头以避免损伤这些重要结构。采用刀砍形 (saber cut) 切口以达到美观的皮肤愈合，操作时分别显露骨折的近远端。只有在开放骨折或处理锁骨下动脉和臂丛时，为迁就开放创口而采用平行于锁骨长轴的切口。根据骨折的形态以及楔形骨折块的位置，将接骨板置于锁骨的前方或上方。将接骨板置于前方可避免损伤锁骨下血管结构的风险而可使用较长的螺钉，但可能对臂丛神经造成一定的危险。直接骨板较易塑形！

## 2.3 术前计划

胸片检查可作为筛查的工具。应拍摄锁骨正位和辅助的斜位 X 线片，肩胛骨 Y 形侧位片可帮助判断肩峰/喙突与肩胛骨之间的关系。

为评估肩锁关节脱位的情况可拍摄锁骨正位和脊柱前凸位 (lordotic view)。用手沿上臂轴线推拉肘关节可触及肩锁关节不稳定的程度。应避免使用重物牵拉，以免因脱位移位而导致疼痛。

## 2.4 手术治疗——技巧与提示

螺旋形骨折或短斜形骨折较易复位并可用巾钳临时固定。可使用 7 孔或 8 孔的 3.5mm LC-DCP 或重建接骨板固定骨折 (图 4.1-7)。若可能，应使用单独的拉力螺钉固定楔形骨折块。

尽管塑形时较困难，更粉碎的骨折应使用较长的接骨板。对于复杂的粉碎骨折来讲，接骨板应作为桥接接骨板使用，而不宜对每个骨折块进行过度的剥离。只有存在骨缺损或死骨时才进行植骨。

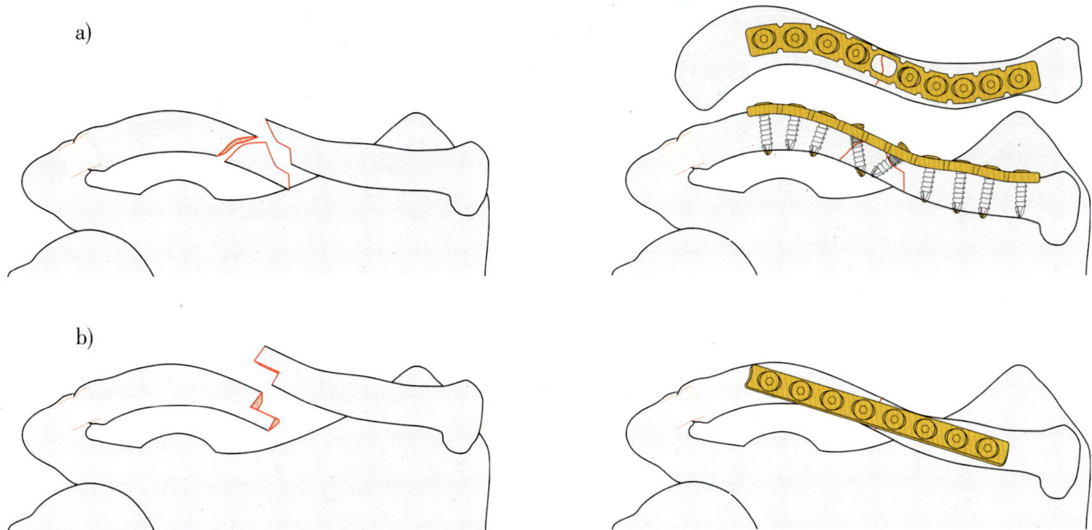


图 4.1–7 锁骨中段骨折

a) 应用 9 孔 3.5mm 的重建接骨板置于顶部固定楔形锁骨骨折。通过接骨板做 2 枚拉力螺钉固定。

b) 将 3.5mm 的 LC–DCP 接骨板置于锁骨前方固定可增加螺钉的把持力。

### 2.4.1 锁骨外侧骨折

(图 4.1–8)

复位骨折后使用经肩峰的克氏针临时固定，最终的固定使用结合 2 枚克氏针——最好带螺纹——做 8 字张力带固定 (图 4.1–9)。为避免关节间盘的损伤，固定不应涉及肩锁关节。根据骨折块的大小，还可使用 1/3 管形接骨板或小 T 形接骨板进行固定。对于粉碎骨折，可应用 3.5mm 的重建接骨板固定。

另外一种固定技术为 Bosworth 手术，即使用一枚螺钉经接骨板固定于喙突基底[16,17] (图 4.1–10)。

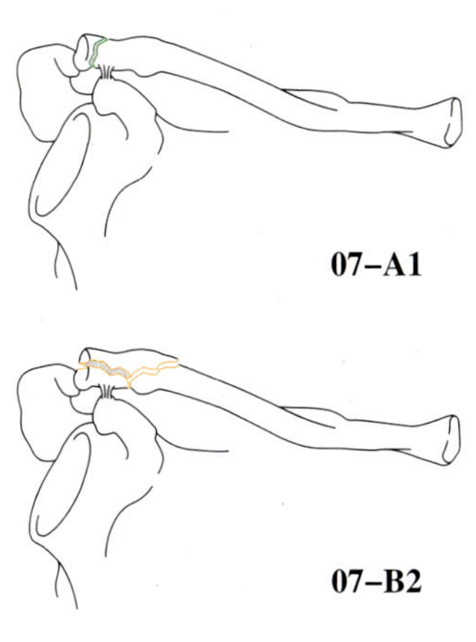


图 4.1–8 OTA 分型

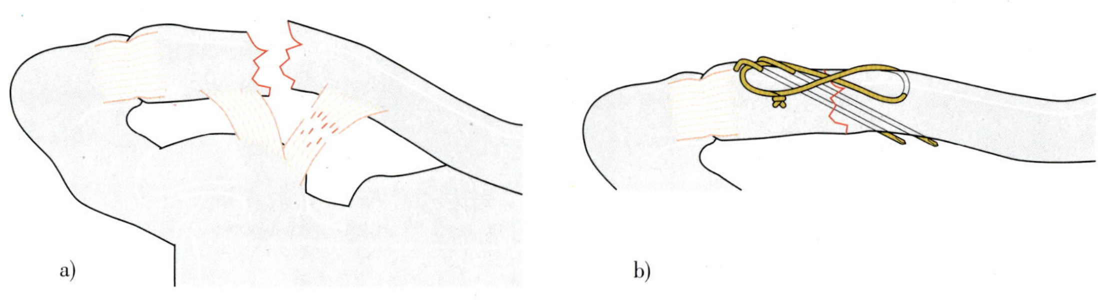


**图 4.1–9**

a) 锁骨远端骨折合并喙锁韧带部分断裂。
b) 在骨折远端由外上至内下穿入 2 枚克氏针固定，并附加钢丝做 8 字固定。

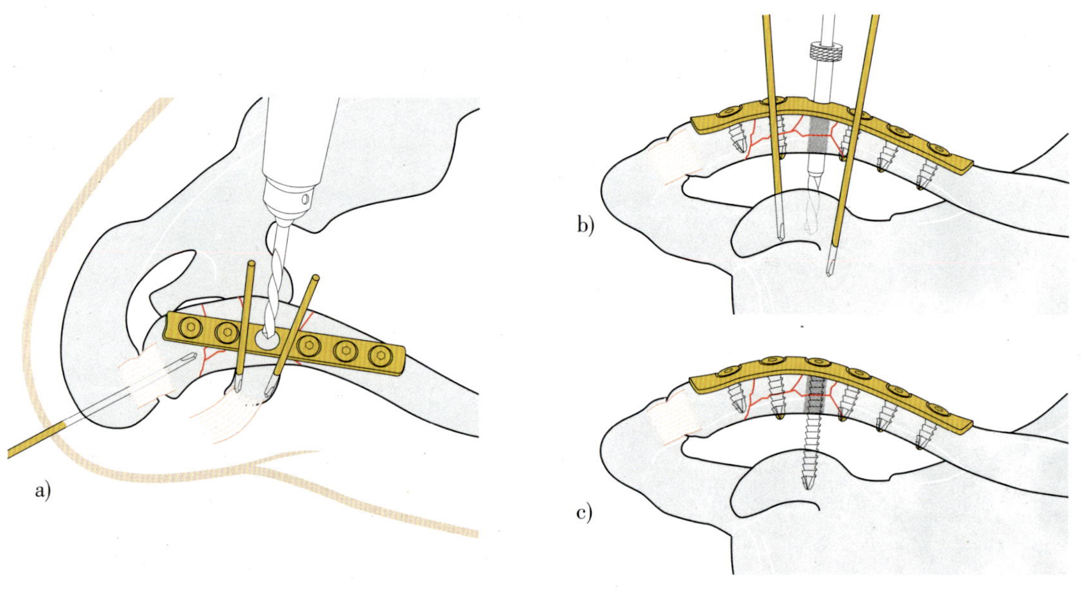


**图 4.1–10**

a) 暂时固定肩锁关节，用克氏针标明喙突的位置，固定接骨板但先不要使用正对喙突的螺钉孔。
b) 先用 3.5mm 钻头在锁骨上钻滑动孔，再用 2.5mm 的钻头穿入喙突。
c) 将一枚 3.5mm 的皮质骨螺钉拧入喙突固定，取出作为临时固定的克氏针。

### 2.4.2 肩锁关节脱位

肩锁关节完全脱位 (Tossy Ⅲ型)，尤其是难复性脱位，是手术治疗的适应证[18]。有很多治疗肩锁关节脱位的术式[18,19]，现介绍 2 种：

使用螺钉、钢丝或缝线进行喙锁固定而间接固定肩锁关节 (图 4.1–11)。同时还可进行肩锁关节的清创以及喙锁韧带的修补。通过刀砍形切口可达到良好的显露，在锁骨远端钻孔，重建撕脱的韧带。用 2 枚克氏针确定喙突的位置后，使用 3.2mm 钻头经锁骨 2 层皮质钻孔至喙突，再用 4.5mm 钻头对锁骨 2 层皮质扩孔，将 16mm 螺纹的 6.5mm 松质骨螺钉带垫片拧入喙突固定。对锁骨 2 层皮质扩钻的目的是利于锁骨的旋转活动而不至于导致螺钉在喙突内发生松动。最后缝合重建肩锁关节。术后 8~10 周取出固定螺钉。

另外一种方法是直接固定肩锁关节。同样方式显露肩锁关节并进行清创，复位后 1 枚 2mm 克氏针由外向内固定肩锁关节，克氏针应穿透锁骨皮质以避免移位。使用 3.5mm 松质骨螺钉或 4.5mm 空心皮质骨螺钉，通过肩峰内的滑动孔拧入锁骨髓腔内进行固定。由于锁骨的正常弧度，此螺钉将穿出锁骨的外侧皮质。之后在锁骨上钻孔，使用钢丝或非可吸收线经三角肌在肩峰的附丽处张力带固定。术后限制患肢外展以避免钢丝或螺钉的折断，但可进行其他活动。术后 3 个月取出内固定。

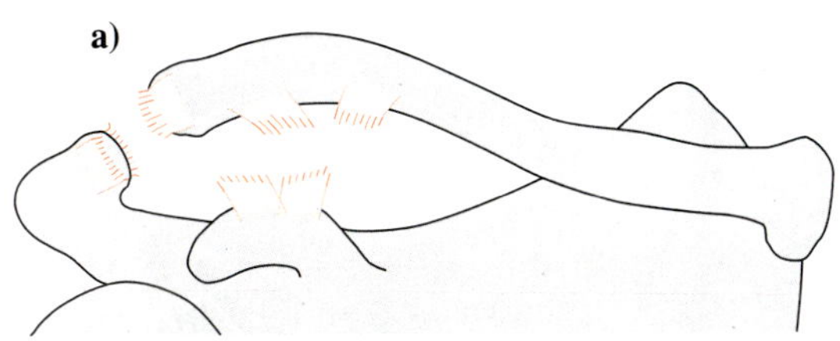


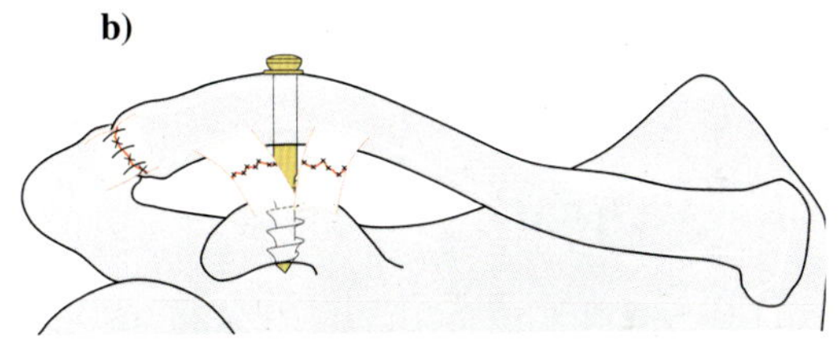


**图 4.1–11 Tossy Ⅲ度肩锁关节脱位**

a) 经肩关节外侧横行切口 (刀砍状切口) 显露残留的喙锁韧带，若可能应准备修复。

b) 使用克氏针对复位的肩锁关节做临时固定后，应用 3.2mm 钻头穿透锁骨并穿入喙突，锁骨部分扩孔后用一枚 6.5mm 松质骨螺钉带垫片进行固定。螺钉杆部分与锁骨间应存在一定的松动，以利肩胛带的活动。修补肩锁关节的关节囊并取出临时固定的克氏针。

### 2.4.3 胸锁关节脱位

由于锁骨近端骨化较晚，20岁以下的胸锁关节脱位患者常表现为Salter Ⅰ型或Ⅱ型的骺损伤。胸锁关节脱位的诊断依据临床查体和拍摄前凸尖位（apical lordotic view）的X线片。只有进行CT检查才能对损伤的特性进行更精确的评估。不论前方或后方的胸锁关节脱位，皆可表现为完全性或部分性脱位。一般前脱位的长期预后对功能恢复的影响较小，但复位后较不稳定。

由于紧邻纵隔和颈椎结构，胸锁关节后脱位较为严重，曾有后脱位导致吞咽困难和呼吸困难的报道[20]。

#### 手术治疗——技巧与提示

症状性胸锁关节后脱位可使用巾钳或持骨巾钳经皮帮助复位，一旦复位则胸锁关节较为稳定。

无法闭合复位的脱位需要进行手术治疗。手术方法仍存在争论，包括经骨缝合和胸锁关节切除成形术。

术后的功能康复与锁骨骨折相同。

### 2.4.4 锁骨骨折不愈合

锁骨骨折Ⅱ期手术的适应证主要为锁骨中段1/3的疼痛性不愈合以及创伤后锁骨短缩畸形。

手术的主要目的是缓解疼痛和改善肩关节功能。术前应详尽检查和评估臂丛神经损伤的情况[14]。

#### 术前计划

需进行仔细的术前计划，必要时应进行CT检查以除外肩锁关节和胸锁关节的对位畸形，可拍摄对侧X线片做对比。只有在萎缩性不愈合时才进行植骨。

#### 手术治疗——技巧与提示

锁骨不愈合截骨术仅在实施同侧臂丛神经损伤重建术时进行。由于骨折端大量纤维瘢痕组织和骨痂的增生，导致接骨板塑形十分困难，骨折端不应存在过度的应力或旋转畸形，以避免导致临近关节发生创伤后关节炎。应尽量精确地重建锁骨的解剖长度，以减少对肩袖肌肉力量的影响。

使用3.5mmDCP或LC-DCP进行坚固的固定。

对于萎缩性骨折不愈合可进行松质骨植骨，去皮质（decortication）可作为选择。

#### 术后处理

手术治疗锁骨中段骨折和锁骨远端骨折应足够坚强，以保证术后2周内的钟摆活动练习，以及之后的主动活动度练习。术后4~6周应达到完全的功能恢复，术后3~5个月应可进行重体力劳动和从事接触性体育项目。

### 2.4.5 结果

手术治疗锁骨骨折不愈合的优良率应达到 80%~95%。尽管术中仔细保护切口边缘并细心缝合，仍会产生增生性的切口瘢痕。

## 3 肩胛骨与锁骨骨折切开复位内固定治疗的失误与并发症

即便应用带螺纹的克氏针，桥接肩锁关节的固定针仍存在游移的趋势。骨折愈合后尽早取出克氏针可避免此问题。

仔细评估锁骨周围软组织的情况，精心选择切口，以及术中小心操作可降低感染的风险，有报道感染率可高达 10% [21]。

预先将克氏针置入肩关节以判断肩盂轴线，可防止螺钉穿入关节内。必要时应进行术中 C 型臂至少 2 各平面的透视检查或关节内探查，以避免内固定物进入关节内。

## 4 参考文献

[1] Goss TP (1992) Fractures of the glenoid cavity. *J Bone Joint Surg* [*Am*]; 74 (2) : 299–305.

[2] Ada JR, Miller ME (1991) Scapular fractures: analysis of 113 cases. *Clin Orthop*; (269) : 174–180.

[3] Bauer G, Fleischmann W, Dussler E (1995) Displaced scapular fractures: indication and long-term results of open reduction and internal fixation. *Arch Orthop Trauma Surg*; 114 (4) : 215–219.

[4] Thompson DA, Flynn TC, Miller PW, et al. (1985) The significance of scapular fractures. *J Trauma*; 25 (10) : 974–977.

[5] Simpson NS, Jupiter JB (1995) Complex fracture patterns of the upper extremity. *Clin Orthop*; (318) : 43–53.

[6] Vecsei V, Dann K (1990) [Surgical management of shoulderblade fractures]. *Aktuelle Traumatol*; 20 (6) : 277–282.

[7] Euler E, Habermeyer P, Kohler W, et al. (1992) [Scapula fractures–clas sification and differential therapy]. *Orthopade*; 21 (2) : 158–162.

[8] Ideberg R, Grevsten S, Larsson A, et al. (1995) Epidemiology of scapular fractures.Incidence and classification of 338 fractures. *Acta Orthop Scand*; 66 (5) : 395–397.

[9] Hardegger FH, Simpson LA,Weber A, et al. (1984) The operative treatment of scapular fractures. *J Bone Joint Surg* [*Br*]; 66 (5) ; 725–731 .

[10] Rickli D, Regazzoni P, Renner N (1995) The unstable shoulder girdle: early functional treatment utilizing open reduction and internal fixation. *J Orthop Trauma*; 9 (2) : 93–97.

[11] Kligman M, Roffman M (1997) Posterior approach for glenoid fracture . *J Trauma*; 42 (4) : 733–735.

[12] Goss TP (1996) The scapula: coracoid, acromial, and avulsion fractures . *Am J Orthop*; 25 (2) : 106–115.

[13] Guttentag IJ,Rechtine GR (1988) Fractures of the scapula. A review of the literature. *Orthop Rev*; 17 (2) : 147–158.

[14] Jupiter JB, Leffert RD (1987) Nonunion of the clavicle. Associated complications and surgical management. *J Bone Joint Surg* [*Am*]; 69 (5) : 753–760.

[15] Echtermeyer V, Zwipp H, Oestern HJ (1984) [Errors and dangers in the treatment of fractures and pseudarthroses of the clavicle]. *Langenbecks Arch Chir*, 364: 351–354.

[16] Bosworth BM (1941) Acromioclavicular separation: a new method of repair. *Surg Gynecol Obstet*; 73: 866–871.

[17] Ballmer FT, Gerber C (1991) Coracoclavicular screw fixation for unstable fractures of the distal clavicle. A report of five cases. *J Bone Jo int Surg* [*Br*]; 73 (2) : 291–294.

[18] Tossy JD,Mead NC,Sigmond HM (1963) Acromioclavicular separations: useful and practical classification for treatment. *Clin Orthop*; 28: 111–119.

[19] Winkler H, Schlamp D, WentzensenÊ A (1994) [Treatment of acromiocla vicular joint dislocation by tension band and ligament suture]. *Aktuelle Traumatol*; 24 (4) : 133–139.

[20] Lewonowski K, Bassett GS (1992) Complete posterior sternoclavicular epiphyseal separation.A case report and review of the literature. *Clin Orthop*; (281) : 84–88.

[21] Böstman O, Manninen M, Pihlajamaki H (1997) Complications of plate fixation in fresh displaced midclavicular fractures. *J Trauma*; 43 (5) : 778–783.

## 5 新进展

本章节的新进展和附加参考资料可从网上获得：

http：//www.aopublishing.org/PFxM/41.htm

# 4.2 肱骨

## 4.2.1 肱骨：近端

西萨科威茨(Rudolf Szyszkowitz)

### 1 骨折评价

#### 1.1 X- 线投照及分类

当患者的一般情况稳定，临床症状明确后，**为诊断骨折类型，至少需投照两个相互垂直平面的肩关节 X-线片**。尤其是为 B 型和 C 型骨折作术前计划时，最好投照 3 个平面的 X-线片，即“创伤系列片”(图 4.2.1-1)。如果怀疑结节骨折，需投照内旋和外旋位 X-线片。如果标准 X-线片不能清晰显示主要骨折特征，同时也不能确定关节面是否受损、骨折块移位程度及软组织受累情况（如二头肌长头腱)，可做 CT 检查。尽可能确定骨折是否累及解剖颈或外科颈，这有助于骨折分类（图 4.2.1-2)、制定手术方案及判断预后。

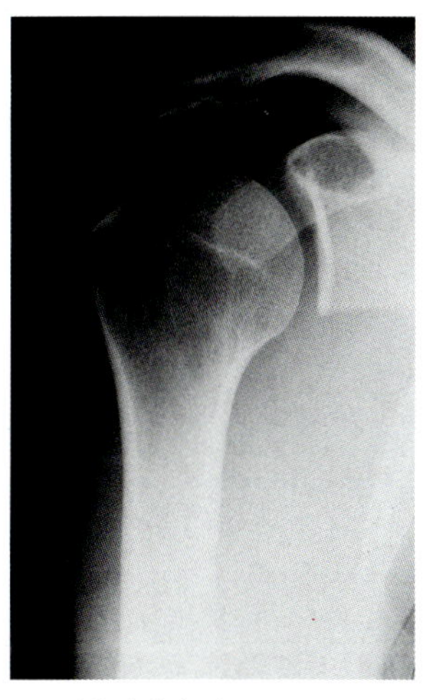

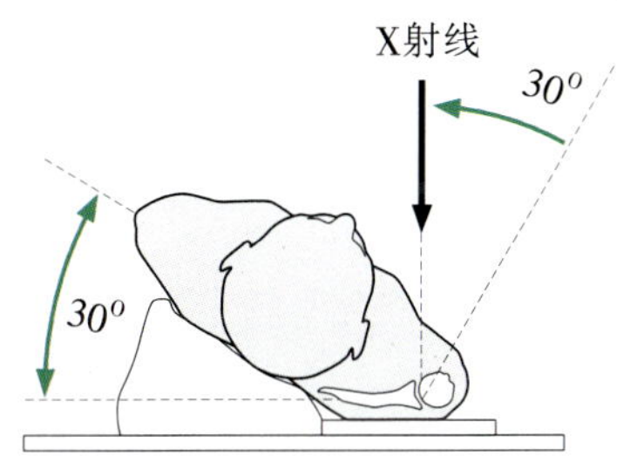


图 4.2.1-1a

“创伤系列片”：为投照肩关节前后位片，患肩紧贴片盒，对侧肩及躯干抬起（向前倾斜）至少约 30°

11-A3 11-B2 11-C1

图 4.2.1-2 AO Müller 分类

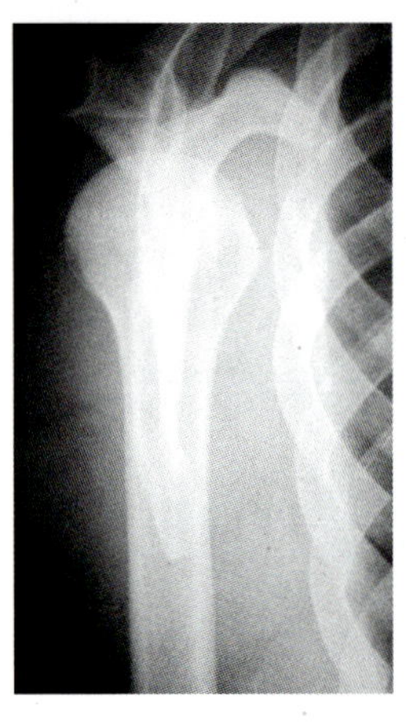
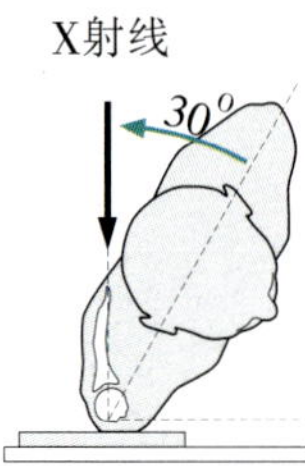


图 4.2.1–1b 患肩侧/前位片投照时，患肩紧贴片盒，对侧向前倾斜约 30°，X–线沿肩胛冈投照，与肩关节前后位片投照成 90°

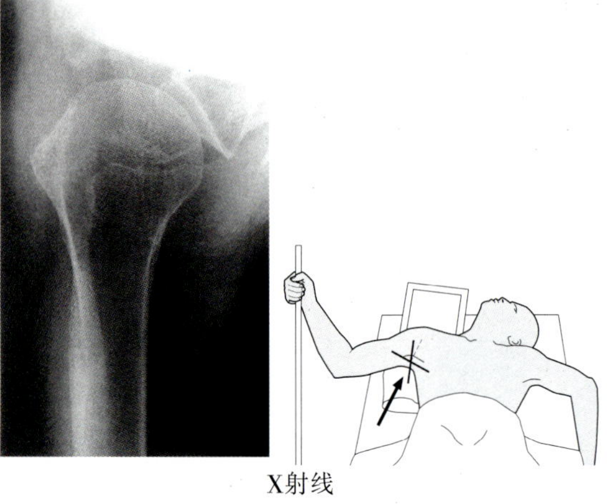


图 4.2.1–1c 投照腋位时，患者仰卧，患肩外展约 30°，片盒置于肩关节上方。此位置投照时患者会疼痛，但通常可忍受。

### 1.2 客观手术指征

手术治疗的指征取决于全身和局部的伴随损伤，骨折的类型和稳定程度，患者的年龄和全身状况，以及骨骼质量 (是否骨质疏松)。稳定和移位是相互依存的。相邻的软组织及骨膜损伤越重，越可能需要手术固定及早期术后功能锻炼。但是，约 80%病例中，骨折块被肌肉、肌腱及所附着的肩袖连接在一起，**因此常需保守治疗，尤其是对老年患者及轻微移位患者更为如此**。约 20%患者需复位及手术固定。这主要包括年轻患者，其结节骨折移位超过 5mm，骨干移位超过 2cm，或肱骨头部移位超过 40°。

### 1.3 主观手术指征

在决定治疗方案时,患者的要求可能是很重要的因素。**对于年轻患者，治疗目的是恢复到受伤前的功能水平**。对于一些老年患者，即使年龄超过 70 岁，也希望恢复运动能力，如参加游泳、航海、越野滑雪或打高尔夫球；但另一些老年患者，仅要求恢复日常生活能力即可。

## 2 应用解剖

区分外科颈和解剖颈骨折是非常重要的，这是因为解剖颈骨折后肱骨头血运受到破坏，常容易发生缺血坏死。相反，外科颈骨折预后较好，肱骨头血运常常得到保存。

二头肌长头腱是区分大结节和小结节的重要标志。在肱骨近端骨折和骺损伤中，它常常嵌入骨折端，影响闭合复位。旋肱前动脉的外侧分支位于二头肌腱后方并与其平行上行 (图 4.2.1–3)。它供应肱骨头大部分血运。肱骨头血管破坏，尤其是旋肱前动脉的外侧升支的破坏，可导致其所支配的肱骨头缺血坏死 [1，2]。旋肱前后动脉在外科颈的外侧交通。当这些动脉损伤后，关节囊内侧是肱骨头血运的重要来源，主要供应肱骨头下半部分血运，尤其是当肱骨头带有较大内侧骨折块时，血运会有适当保留 [3]。如果骨折后，肱骨头无软组织相连，5年内常发生缺血坏死，表现为塌陷及畸形。

肩峰、喙肩韧带和喙突构成喙肩弓，肱骨头在其下滑动及旋转。肱骨头的向上、向下及侧方活动受喙肩弓、肩胛下肌、岗上肌、岗下肌和小圆肌的限制。肩袖附着于大小结节，与肩关节周围肌肉共同维持肩关节动力稳定。为维持肩关节动力稳定及避免肩峰下撞击，最重要的是将大小结节骨折尽量复位于原解剖位置并固定。

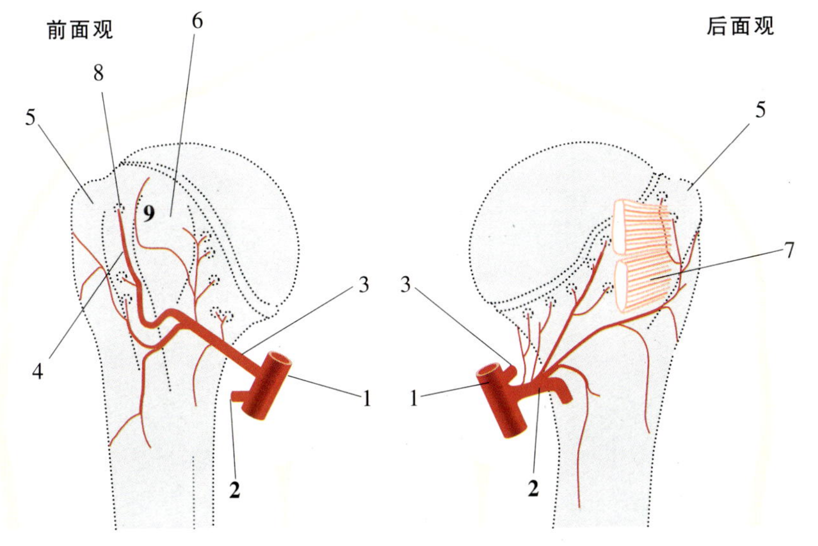


图 4.2.1–3
1 腋动脉
2 旋肱后动脉
3 旋肱前动脉
4 旋肱前动脉的外侧升支
5 大结节
6 小结节
7 肩胛下肌腱止点
8 前外侧支进入肱骨头的恒定入点
9 结节间沟

## 3 术前计划

每例接骨术前都应完成术前设计。骨折越复杂，越应制定详细的计划。（见 2.4 章）

### 3.1 闭合复位

全麻后，患者仰卧于可透 X-线的手术床上，或取“沙滩椅”位，患肢用扶手支撑，铺单后患肢可被自由活动（图 4.2.1-4）。铺单前，在透视下闭合复位。对于新鲜骨折，包括 20%的 B3 型和 C3 型骨折脱位，**闭合复位经皮穿针常常可获得成功**。如果不成功，消毒铺单后还有一次机会，使用操纵杆（小 Schanz 针）、克氏针或尖钩，甚至在原始移位较大的情况下也可获得接近解剖复位，尤其是年轻患常可获得成功。这意味着随时记住尽可能采取较小的介入性接骨术，一定要进行术前设计（尤其是使用中空钉时）。

### 3.2 手术入路

如果闭合复位不能成功，可使用操纵杆、尖钩经皮复位或切开复位，以获得良好的对位和固定，以利术后功能恢复。

#### 3.2.1 三角肌胸大肌间隙入路

肱骨近端骨折切开复位内固定的标准手术入路是三角肌胸大肌间隙入路（图 4.2.1-5）。头静脉可在近端暴露并保护其外侧的组织连接。切开头静脉内侧筋膜，上肢轻度外展，钝性分开三角肌下滑囊、骨折端周围软组织及血肿，可触及骨折端及肱骨头。清除血肿后，内外旋上臂明确二头肌长头腱及大小结节的位置。即使结节骨折，其周围有软组织及所附着肌肉相连。在骨干部的远折端，尤其是对粉碎骨折，需部分切开三角肌和胸大肌止点，以便骨折复位或于肱骨干外侧上接骨板。接骨板位于二头肌长头腱和旋肱前动脉的外侧升支的背外侧（图 4.2.1-3）。随时记住该血管的位置；避免结扎或破坏，避免损伤腋神经。

**在切开复位内固定中，尽量减少折块的暴露。**

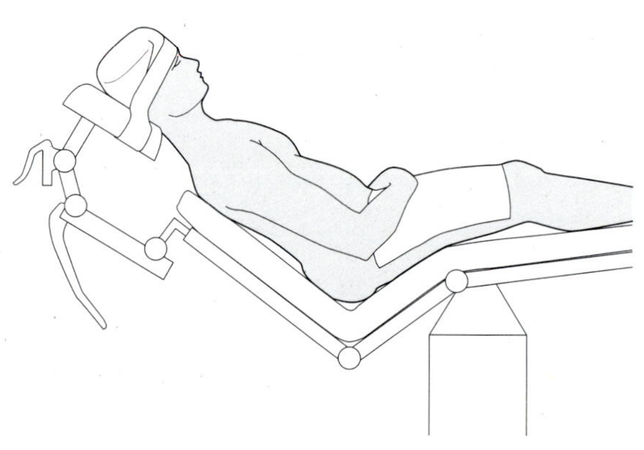

图 4.2.1-4 患者处十沙滩椅体位，右肩置于透 X 线的臂托上。消毒铺单前应首先使用 C 型臂检查成像情况

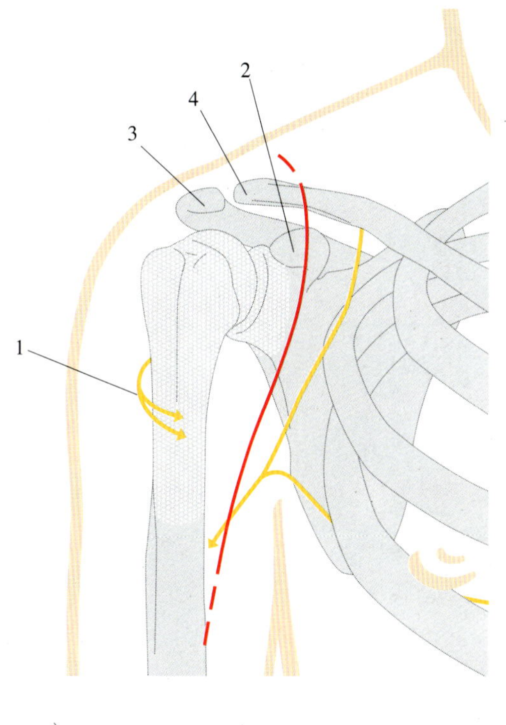


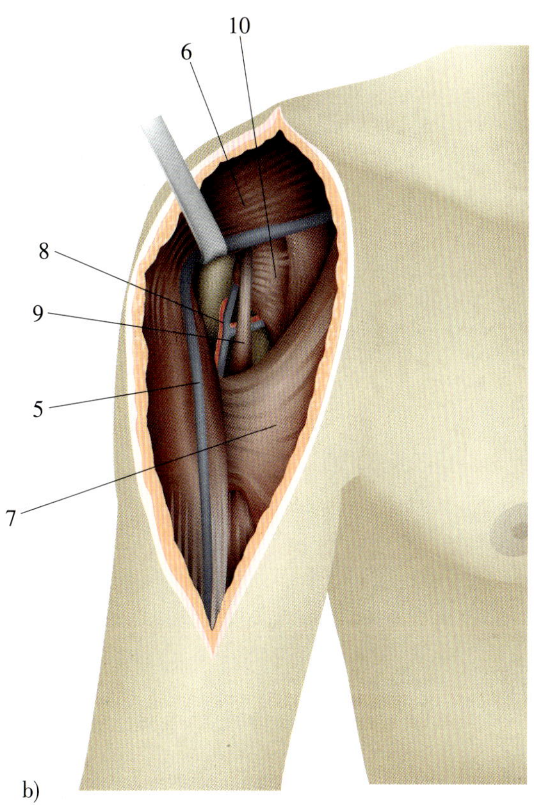


**图 4.2.1-5 三角肌胸大肌间隙入路**

a) 皮肤切口起自喙突，稍弧向内侧，远端到达肱骨干外侧三角肌止点处。1) 腋神经，2) 喙突，3) 肩峰，4) 锁骨外侧端。

b) 将三角肌拉向外侧寻找肱骨头。5) 头静脉，6) 三角肌 7) 胸大肌，8) 旋肱前动脉，9) 二头肌长头腱，10) 肩胛下肌。

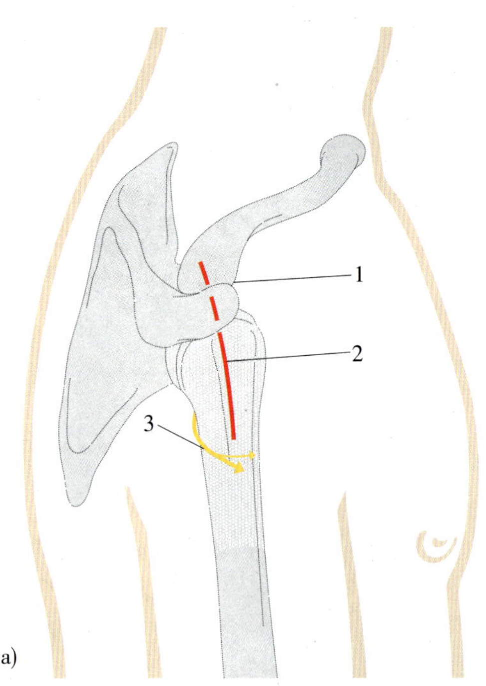


**图 4.2.1–6 外侧经三角肌入路**

a) 皮肤切口起自肩峰外侧缘，约 5cm，走行平行于三角肌纤维方向。1) 肩锁关节，2) 皮肤切口，3) 腋神经。

b) 劈开三角肌纤维，切开三角肌肩峰和锁骨外侧端的附丽点，有时切开锁骨外侧端的附丽点是不必要的。4) 三角肌，5) 大结节。

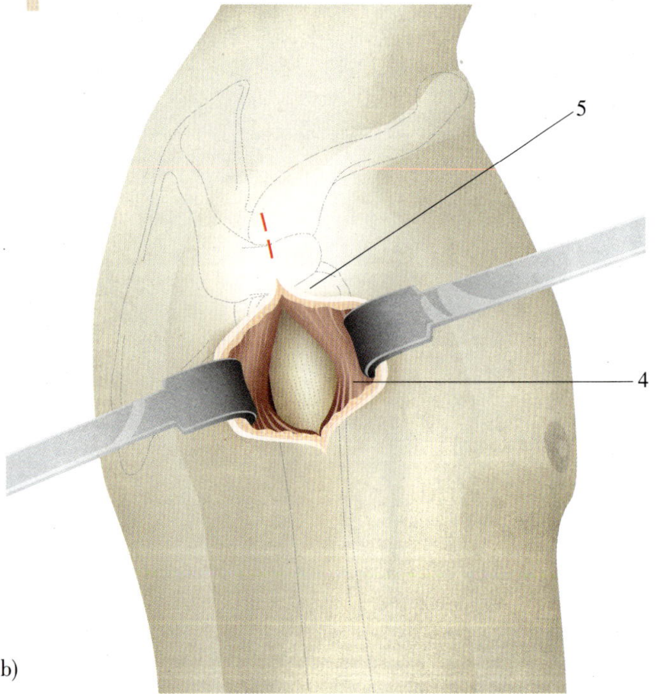

#### 3.2.2 肩外侧经三角肌入路

该切口用于结节骨折和肩袖病变 (图 4.2.1-6)。三角肌纤维应钝性劈开。很少需要剥离其附丽点，三角肌肩峰和锁骨远端附丽点需要保护。不能过多劈开三角肌，以免损伤腋神经，应在肩峰下 5cm 处做缝合标志。经内外旋可触及骨折块，按下述 A1 骨折中的复位固定方法进行复位固定。

### 3.3 接骨术所用器械及内植物

我们应**尽可能使用较少的内植物**，设计使用不同长度、不同直径的中空螺钉及可吸收或不可吸收的无创缝合线、Φ1mm 的钢丝、克氏针。接骨板主要用于缺血坏死风险较低的外科颈骨折，尤其是头下型干骺端粉碎性骨折。目的是桥接该骨折，为术后功能治疗获得稳定固定。可使用不同长度的 T 型接骨板，用 Φ4.5mm 皮质骨螺钉及 Φ6.5mm 全螺纹或半螺纹松质骨螺钉固定。可以使用 Φ3.5mm 系列的三叶型接骨板。头下型骨折有时可使用髓内针。需要时可使用 90°角接骨板，可在克氏针引导下打入，并可向头内或内侧皮质置入螺钉，其最适合用于外科颈骨折迟延愈合及不愈合。

**术前一定要考虑到植骨。如果预计需要植骨**，尤其是骨折端嵌插或粉碎，需准备对侧髂骨。植骨或仅仅小的松质骨块，可稳定复位的骨折端，并促进骨愈合[4]。对于严重的骨质疏松或病理性骨折患者，可考虑使用骨水泥，以增加螺丝钉的把持力。

### 3.4 假体置换

在术前设计阶段，尤其是对于复杂的 C 型骨折，可考虑使用骨水泥型假体置换，因为重建修复多处骨折的可能性较小，尤其是对老年患者。在这种情况下，一期假体置换结果要好于二期置换。这是因为功能治疗仅适合于稳定的固定或假体置换[3, 5-7]。

## 4 手术治疗

### 4.1 关节外单一 A 型骨折

A 型骨折 (图 4.2.1-7)

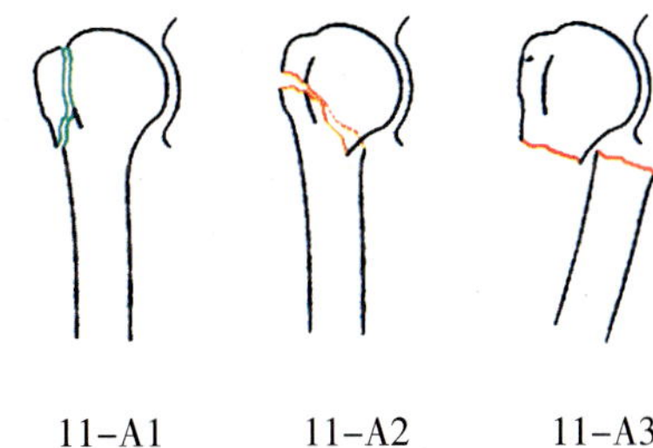


图 4.2.1-7 AO Müller 分型

#### 4.1.1 A1 型骨折

单一大结节骨折仅在下述情况使用颈腕吊带制动来治疗：

• 对于年轻患者，大结节无移位或移位小于 5mm；

• 对于老年患者（60 岁或 60 岁以上），移位小于 1cm；

• 骨折块成角小于 40°（A1.1）。

大结节骨折最好在内旋和外旋位 X-线下证实。

当骨折块移位较大，尤其是大结节上部骨块在岗上肌牵拉下，常突入肱骨头与肩峰间（A1.2）。此类骨折需要复位，可以用克氏针临时固定，随后用中空螺钉固定（图 4.2.1-8a/b）。此类螺钉可较好地把持松质骨。

**移位的大结节最好使用张力带或空心钉固定**。如果需要经三角肌胸大肌间隙入路切开复位，可单独采用或结合使用可吸收线以张力带形式缝合固定或钢丝张力带固定（图 4.2.1-8c）。使用带有 1 或 2 号可吸收线的无创缝合针经肩袖止点处（靠近骨质）引线，将大结节复位，远端经过螺钉头或于外侧皮质钻 Φ2mm 的孔引过缝线，以 8 字张力带形式固定。

几年来我们一直使用可吸收的无创缝线[4]而不是使用钢丝[8]，并取得良好的结果。钢丝易于切割骨质或断裂。患者常可经 X 线注意到这种情况，并受其困扰。

如果伴随盂肱脱位（A1.3），首先应试图闭合复位。如果大结节或小结节像上述移位较大，可采用透视下闭合复位经皮穿针固定。如果不成功，则切开复位，按 A1.2 类骨折固定。

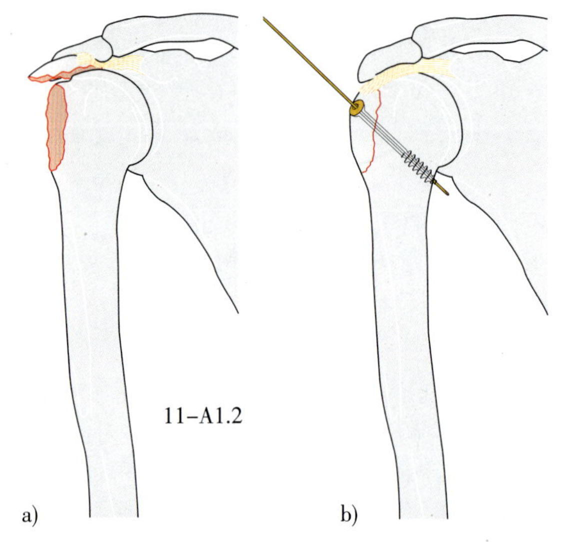


**图 4.2.1–8 (a/b) 移位的大结节骨折 (A1.2)**
复位，克氏针临时固定，再以 Φ4.5mm 空心钉固定。

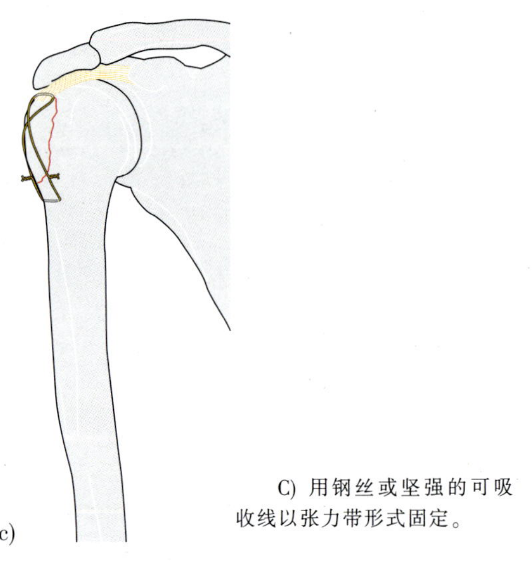


C) 用钢丝或坚强的可吸收线以张力带形式固定。

### 4.1.2 A2 型骨折

如果外科颈或头下型骨折无明显移位(A2.1：小于 1cm 或成角在 30°~45°之间)，根据患者年龄等，可采用吊带治疗直到疼痛消失。随后鼓励患者被动锻炼及主动锻炼。如果骨折端嵌插伴有可接受的内外翻(A2.2 和 A2.3 型)，并结合患者的年龄，几天后开始功能治疗。

### 4.1.3 A3 型骨折

对于此类不稳定型骨折，即使折端嵌插或可闭合复位，常发生再移位，使疼痛、制动时间延长，导致僵硬。

如果能闭合复位，可在全麻下使用经皮穿针维持固定[3, 9, 10]。如果不采用简单的穿针，我们愿意先用 3 枚 Φ1.6mm 的克氏针做导针，再用 Φ7.0mm 或 Φ4.5mm 空心钉固定。首先显露外侧皮质，Φ4.5mm 的钻头钻孔 (年轻患者用 Φ3.0mm 钻头)。两枚经外侧皮质，一枚经前方皮质向肱骨头固定。

也可以由大结节向远端内侧皮质打入一或两枚克氏针，以空心钉固定，使骨折端加压。拔除克氏针后，透视下被动活动，明确固定是否牢固以便术后功能锻炼。

闭合复位后，另一固定方法是使用髓内针或髓内钉，由尺骨鹰嘴近端 3cm 处逆行打入。**不稳定的头下型骨折，即使是干骺端粉碎**的 A3.3 型骨折，非扩髓髓内钉有良好的固定效果 (图 4.2.1–9)。对于严重的开放骨折、粉碎骨折及折端污染者，可使用外固定架。

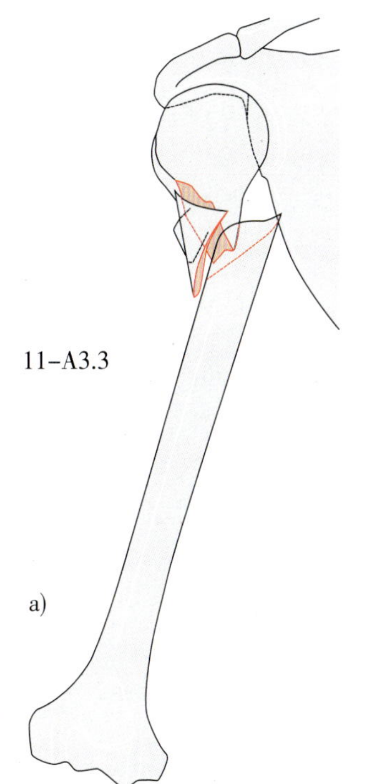


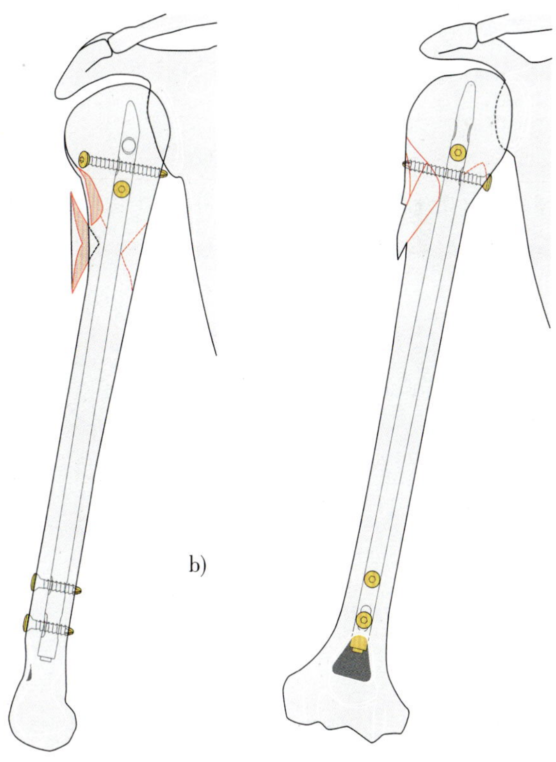


**图 4.2.1–9**

a) 外科颈骨折伴多个骨折碎块 (A3.3)。

b) 间接复位使用非扩髓的髓内针逆行穿针固定，首先锁定近端两孔，是折端嵌插后再锁定远端两孔。

**复位不成功者，可能肌腱嵌入骨折端。**骨折闭合复位不成功的原因是二头肌长头腱、纽扣劈裂的肌肉或骨块嵌入折端。此时需采用三角肌胸大肌间隙入路切开复位。10°的外展嵌插是可接受的，为使固定牢固可使用拉力螺钉或接骨板。常使用 3 或 4 孔 T-型接骨板（图 4.2.1-10）。如果钉孔松动，可于钉孔内注入骨水泥增加把持力。关闭伤口前，应在透视下检查复位情况、螺钉长度、螺钉位置及稳定程度。采用这些固定方法，即使对病理骨折固定也很牢固。

外科颈区域粉碎骨块或骨折线较长沿入骨干部。可用长 T-型接骨板桥接固定。这种情况下可切开三角肌前部纤维的止点，术后注意缝合。

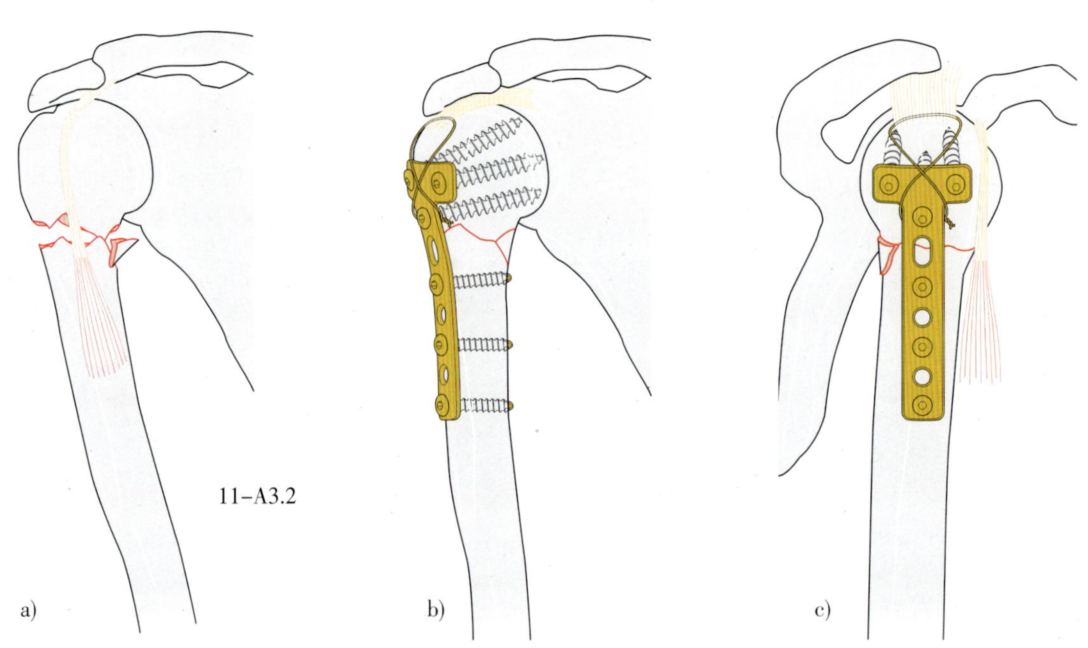


图 4.2.1-10

a) 外科颈骨折内侧移位，并有小的碎块嵌入（A3.2 型）。塑性的 T-型接骨板固定。

(b) 正位。

(c) 主要的骨块解剖复位后。3 枚 Φ6.5mm 螺钉向头内固定，Φ4.5mm 的皮质骨螺钉固定远端。

## 4.2 双处 B 型骨折

(图 4.2.1-11)

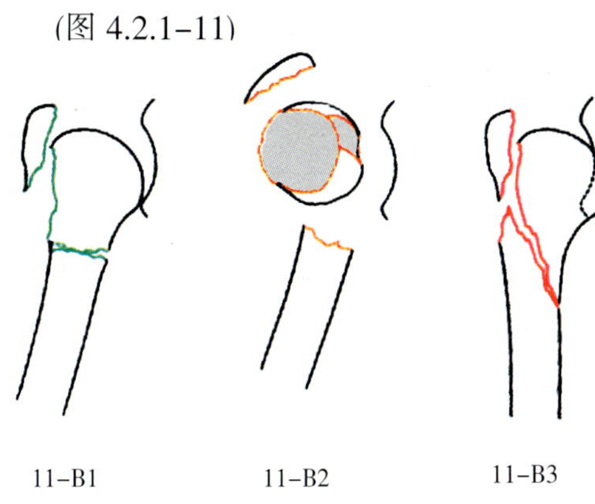


图 4.2.1-11 AO Müller 分型

### 4.2.1 B1 型骨折

该型骨折干骺端嵌插，无或轻微移位，可向内、外、后方向移位。结节骨折必须复位固定，如上述 A1 型骨折。因干骺端嵌插，骨折稳定，如果对线能接受，保守治疗即可。

### 4.2.2 B2 型骨折

外科颈骨折不稳定，B2 型骨折肱骨头可能发生旋转。如果肱骨头旋转移位 (B2.2)，常由肩袖肌肉牵拉完整的一个结节所造成，需要复位 (图 4.2.1-12a/b)。如果闭合复位不成功，需透视下经皮使用尖钩或螺纹克氏针复位 (图 4.2.1-12c/d)。可使用空心钉固定 [5] (图 4.2.1-12e/f)。骨质疏松者需用垫片。

切开复位可使用三角肌胸大肌间隙入路。大结节骨块可使用可吸收缝线或钢丝行张力带固定，远端固定于螺钉头或接骨板的固定孔 (录像 AO20080)。虽然对于 B 型骨折，最重要的是保护肱骨头残存血运，对于粉碎骨折 (B2.3) 仍需常规使用接骨板固定。

对于三部分骨折，当良好的骨折复位固定不成功时，人工半肩置换是一种挽救措施。

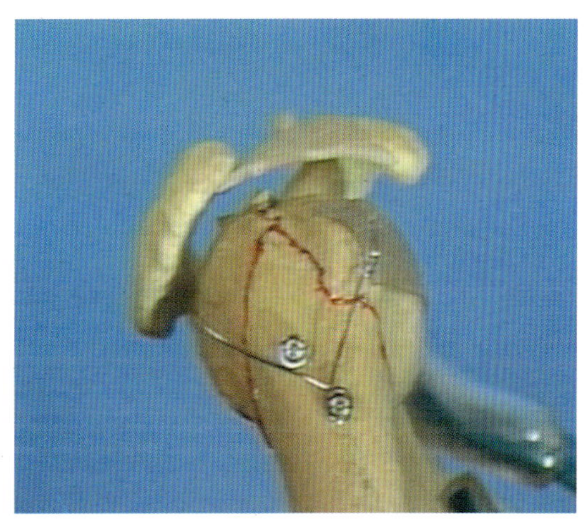

录像 AO20080

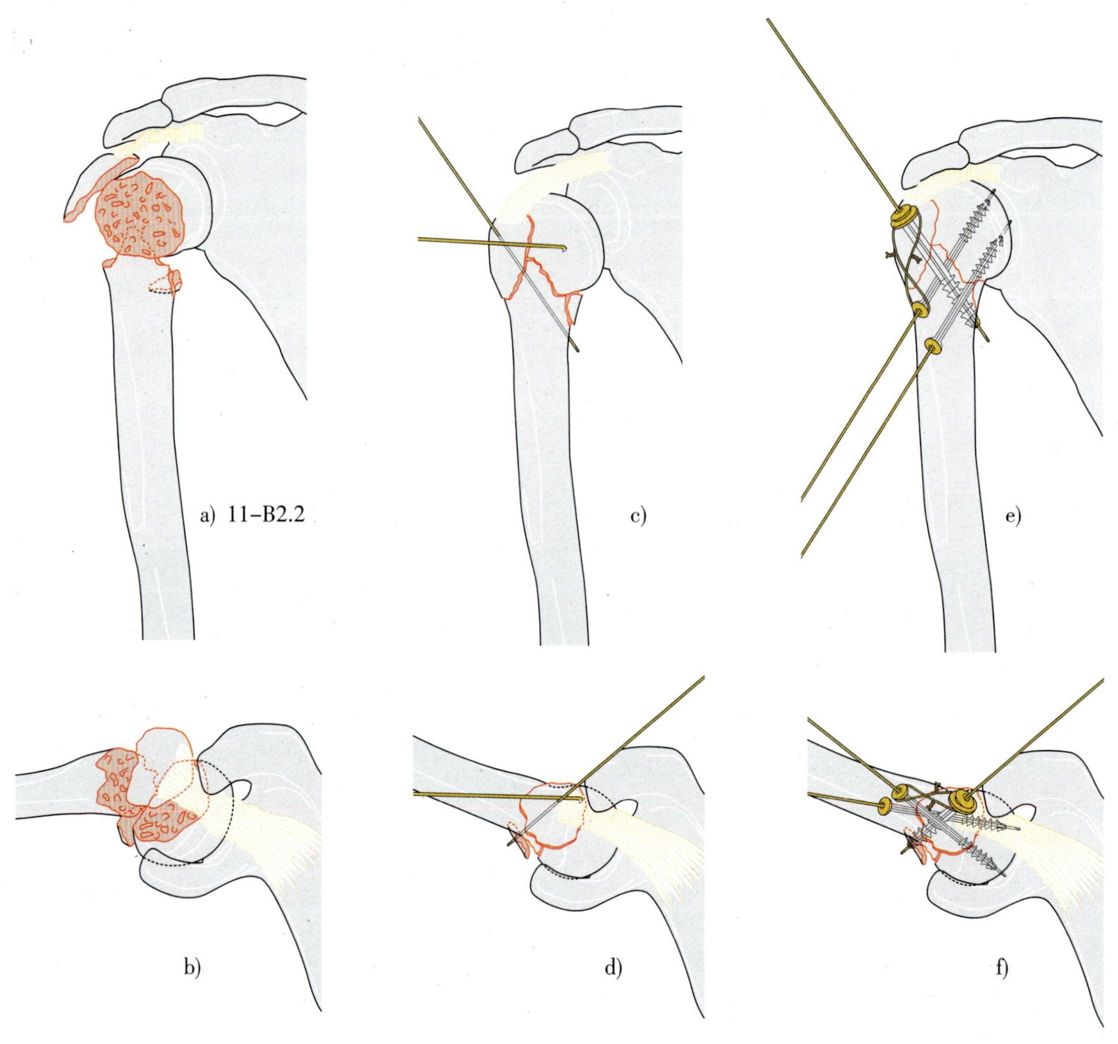


**图 4.2.1-12　两处 B2.2 型骨折**

a) 前后位：大结节完全骨折移位，肱骨头在肩胛下肌牵拉下发生旋转。

b) 腋位示向前成角 60°。

c) 沿肱骨干纵向牵引行闭和复位，用尖钩使肱骨头外旋，克氏针固定大结节。

d) 腋位示闭和复位后向前成角 15°。

e) 经皮克氏针固定后，用 Φ4.0mm 中空松质骨螺钉向肱骨头内固定，Φ7.0mm 中空松质骨螺钉加垫片固定大结节。

f) 腋位示固定后纠正了向前成角。

#### 4.2.3 B3 型骨折

对于双处骨折脱位，在麻醉下仅 20% 有望闭合复位获得成功。如果需要，在无菌条件下，可使用操纵杆或尖钩在透视下试行复位。80%的骨折脱位需切开复位，如 B2 型骨折固定。即使对于大小结节均骨折的向后骨折脱位，也可以获得良好结果[5,11]。假体置换严格限制于老年患者**或无法复位的骨折**[12]。肩脱位时由于盂缘嵌压造成肱骨头压缩骨折（Hill-Sachs 损伤），可通过局部撬起植骨恢复正常解剖，避免发生复发性肩关节脱位。

### 4.3 关节段 C 型骨折

（图 4.2.1-13）

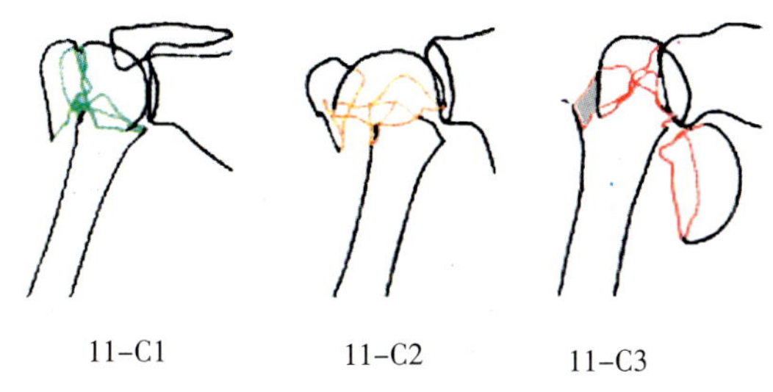


图 4.2.1-13 AO Müller 分型

#### 4.3.1 C1 型骨折

此类型骨折主要涉及解剖颈，折端成角小于 40°，结节骨块移位小于 1cm。但是，即使不伴结节骨折的轻微移位的解剖颈骨折，肱骨头缺血坏死率超过 50%，是否坏死取决于肱骨头部分在前、后、内与关节囊连接的多少。常见肱骨头向内移位几毫米，并与肱骨干嵌插，肱骨头关节面朝向上方。（"蛋卷冰淇淋"形）[4, 13]。因肱骨头血运受到威胁，所以仅能采用闭和复位或有限的切开使用较小的内固定物。有文献报道，较小移位的四部分骨折，采用切开复位，使用较小的内固定物，取得良好的结果，术后两年无肱骨头缺血坏死[5, 12, 14]。应避免使用假体置换。闭和复位及采用较小的内固定方法参见 B 型骨折的治疗（图 4.2.1-12）。切开复位内固定参见 C2.2 型及 C2.3 型骨折。

老年患者的内翻嵌插畸形可接受。尤其是结节骨折块，可向远端及外侧牵拉复位，用可吸收线缝合，以张力带形式固定。

#### 4.3.2 C2 型骨折

此型骨折为真正的四部分骨折,肱骨头成角超过 40°，至少一个结节移位超过 1cm[6]。如果内侧关节囊受损，肱骨头及肱骨干移位超过 1cm，关节面朝向外或后方。（图 4.2.1-14a）。

对于三或四部分骨折，有学者[12]使用经皮复位螺丝钉固定获得近似解剖复位，并取得良好结果。

如果需要切开复位，可采用三角肌胸大肌入路。很多学者建议使用加压螺钉及可吸收线缝合或张力带固定（图 4.2.1-14b~d），不使用接骨板，减少缺血坏死的风险[4,5,7,8,12~18]。

对老年患者，肱骨头倾斜成角后，松质骨嵌插或移位较大，复位后骨缺损必须植骨或植入其他替代物以获得折端稳定。向肱骨头内拧入的螺钉主要是起到固定作用，而不是加压；这种情况下我们使用 7.3 毫米自攻松质骨螺钉[12]。另外，可使用其他固定技术，如加压技术、额外的螺钉、可吸收线缝合张力带、钉书器或其他固定方法（图 4.2.1-14b）。

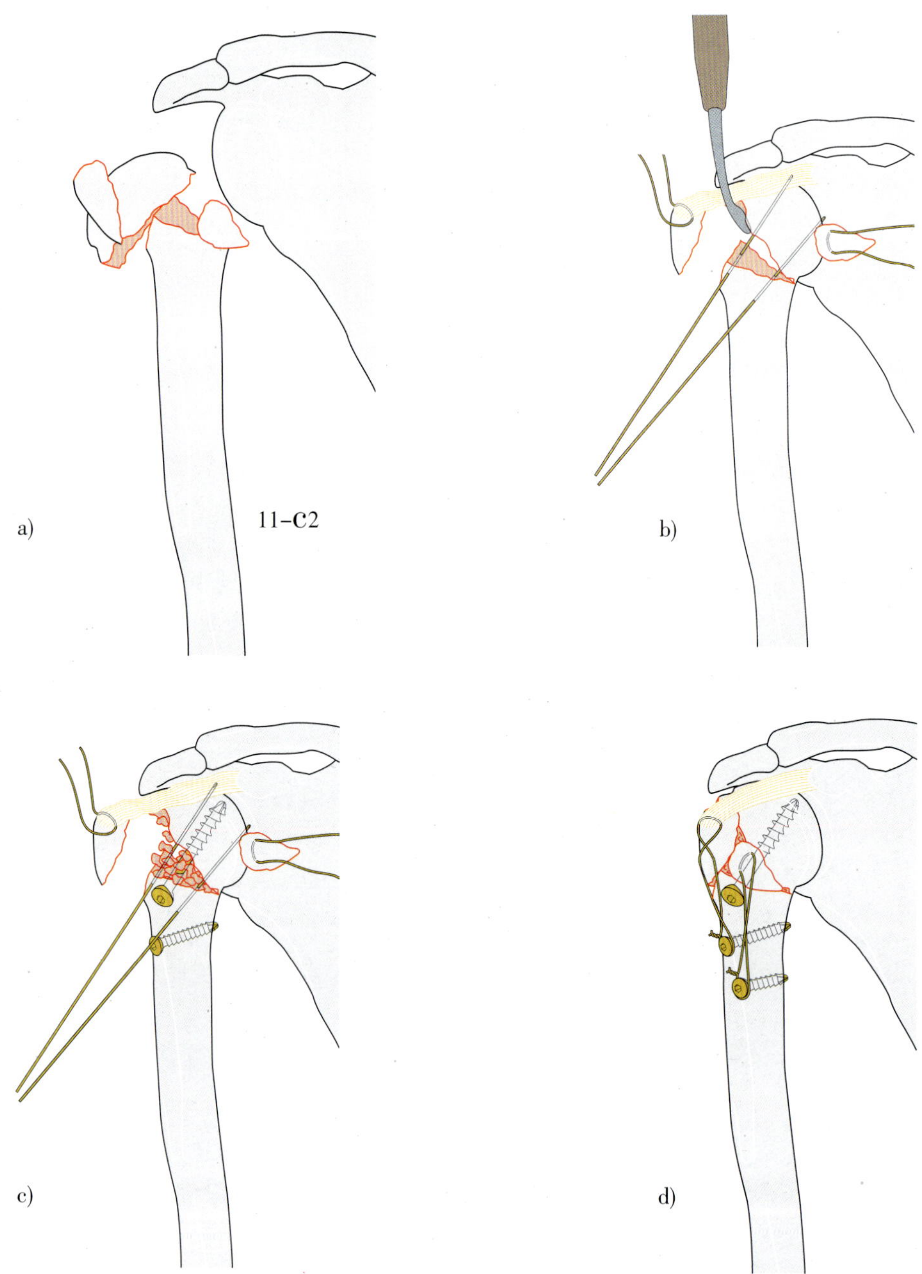


图 4.2.1-14

a) AP 位片：注意移位的肱骨头。大结节骨块与肱骨头重叠。

b) 切开复位过程中，撬起肱骨头，恢复正常盂肱关系。克氏针维持复位。缝线或钢丝标记大结节和小结节，将大结节拉向外侧，小结节拉向内侧。

c) 克氏针及一枚 ϕ4.5mm 松质骨钉维持位置，缺损处植入松质骨，在近端上第一枚 ϕ3.5mm 皮质骨钉。

d) 复位大结节，用可吸收缝线拉紧，以“8”字张力带形式固定于螺丝钉头。复位小结节，用可吸收缝线拉紧，以“8”字张力带形式固定于另一枚较远端的 ϕ3.5mm 皮质骨螺丝钉头。

#### 4.3.3 C3 型骨折

对于解剖颈骨折脱位 (C3.1)，很多医生建议Ⅰ期肱骨头置换[3, 6]，另一些学者认为，如果肱骨头骨折无法复位，或老年患者在切开复位过程中发现肱骨头无软组织相连，则采用肱骨头置换。

此型骨折采用切开复位内固定后，即使X-线或MRI诊断肱骨头缺血坏死，患者常常出人意料地获有良好功能[5, 7, 12]。如果需要，Ⅱ期假体置换也有良好的结果。

完成假体置换后，结节必须精确复位，并使用不吸收缝线或钢丝牢固固定。使用骨水泥假体确保旋转稳定，并精确恢复肱骨头高度。否则，继发假体松动、移位、结节骨块吸收，导致较差临床结果[6, 18]。

## 5 术后治疗

肩关节手术和保守治疗后功能康复在全身各关节中最具挑战性。缓解疼痛和早期被动功能锻炼在术后第一天开始，甚至较大的手术后或假体置换术后亦如此。**患者及固定稳定程度决定功能锻炼**。功能锻炼的方法应根据患者不同能力和期望以及固定的质量和牢固程度进行调整。考虑到在疏松骨质中螺钉把持较差、软组织愈合 (肌腱，韧带) 或其他特殊情况 (经皮空心钉固定未行可吸收缝线张力带固定) 常使被动功能锻炼开始较晚。被动功能锻炼通常由理疗医师来帮助完成。

随后进行保护性主动功能锻炼及自我帮助下锻炼。进一步到达加强伸展及力量锻炼阶段。最终目的是恢复力量和全部功能。

术后理疗康复必须在医生指导下进行。肩部轻微疼痛和活动受限也必须坚持每天锻炼。骨折原始损伤越重、患者年龄越大，越有可能残留肩关节僵硬。必须定时观察理疗锻炼的进程及骨痂生成情况。如果需要，可进行肩关节闭合推拿，甚至可在麻醉下进行。但是应随时记住术后的骨质疏松及再骨折的危险，尤其是对老年患者。对于年轻患者，在特殊情况下可进行关节镜下或切开松解推拿。

## 6 失误及并发症

### 6.1 内植物的位置

内植物错误置放及骨折块、内植物再移位均可发生，尤其是当骨质疏松时更容易发生。不仅肱骨头内螺丝钉要达到最佳长度，骨干部亦如此，否则容易发生松动和游移。肌肉的主动收缩及被动外旋像杠杆一样作用于肱骨近端，其作用力常常被低估。因此术中应确保骨折复位及内固定物的置放位置，并常规在透视下完成。如果软骨下骨或皮质骨把持力欠佳，可使用松质骨螺钉或使用骨水泥。

术后活动范围取决于术中直视和透视下的固定情况。必须确保骨—内固定物结构的稳定及术后被动锻炼时各方向无限制或阻挡。

### 6.2 畸形愈合和不愈合

畸形愈合和不愈合很少见。如果有明显症状，如明显不适和功能受限，在良好的骨质及软组织条件下，可切开矫正畸形重新内固定 (见 6.2 章)。

### 6.3 缺血坏死(AVN)

**肱骨头缺血坏死在 B 型骨折中相对常见，在 C 型骨折中更常见**，主要是由于肱骨头部分血供受到破坏。医生必须了解尽可能的保护血管及其软组织合页的目的。因此，尽可能的避免使用接骨板及过多的缝合和张力带固定 [3,6]。

缺血坏死本身并不是一个临床问题，但是它可以导致部分或全部肱骨头的塌陷，致使盂肱关系不对称。最终导致功能障碍及疼痛，但 X 线的表现与临床症状常常不相符合 [5,12,13,15,16,18]。

预期寿命不超过 10~20 年的老年患者，C2.3 和 C3 型骨折采用Ⅰ期人工关节置换可有良好的结果，并可避免再次手术。

### 6.4 神经损伤

腋神经最易受到损伤，常见于外伤及医源性损伤—甚至在闭合复位及经皮穿针过程中。在切开复位过程中，使用 Hohmann 牵开器或拉钩时容易损伤腋神经。肌皮神经也可在同样情况受到损伤，或当喙突截骨时(常常不需要截骨) 受到损伤。臂丛神经在脱位或骨折脱位时可能受到损伤。在术前和术中必须注意患者的体位，避免进一步牵拉臂丛神经或间接/直接复位时损伤其血供。

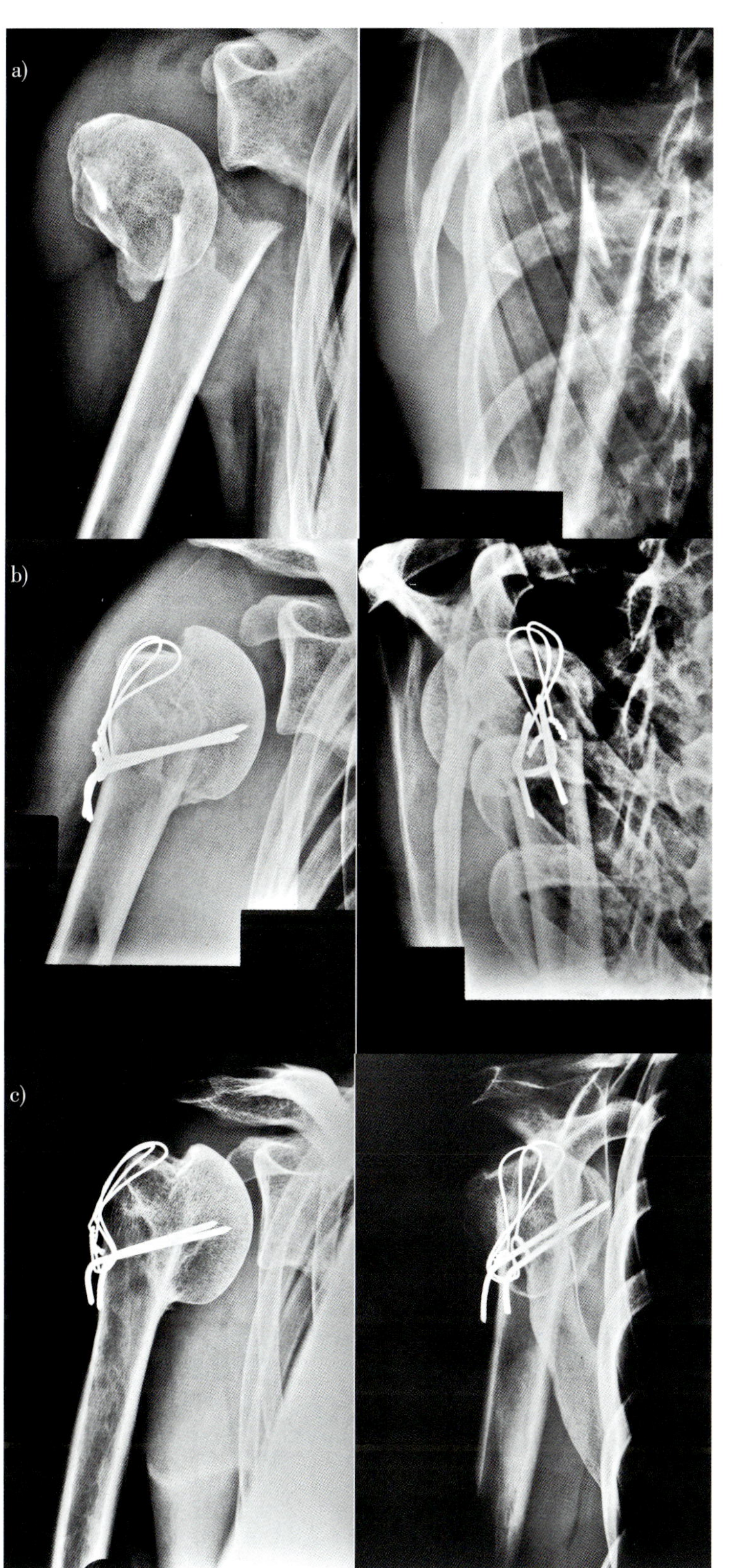


**图 4.2.1–15　26 岁女性患者，滑雪摔伤**

a) 关节段骨折脱位 (11–C3)，前后位及肩胛骨侧位。

b) 复位后两枚克氏针及两枚钢丝张力带固定。主动术后锻炼，前后位及肩胛骨侧位。

c) 一年后随访功能良好，前后位及肩胛骨侧位。此例也可用空心钉代替克氏针固定。

### 6.5 感染

经皮穿用的K-氏针可造成局部激惹和针道感染。

如果发生深部感染，应积极治疗(见6.1章)。术中必须冲洗、软组织清创及去除坏死骨块。在偶然情况下，经2~3次手术清创后感染仍不能控制，需行肱骨头切除。感染控制后，可进行Ⅱ期人工骨节置换。

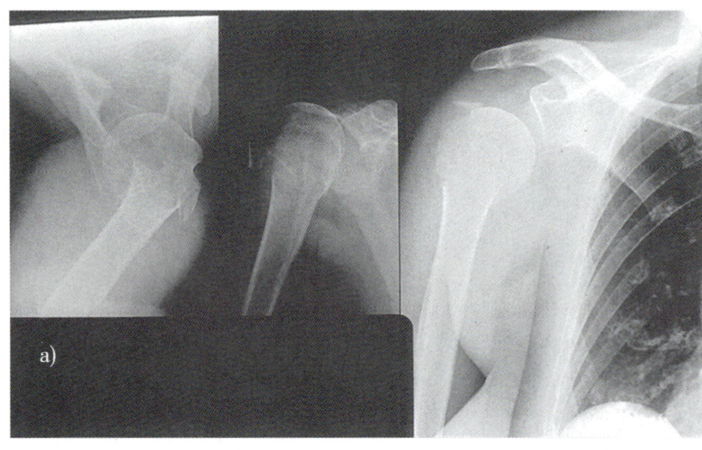

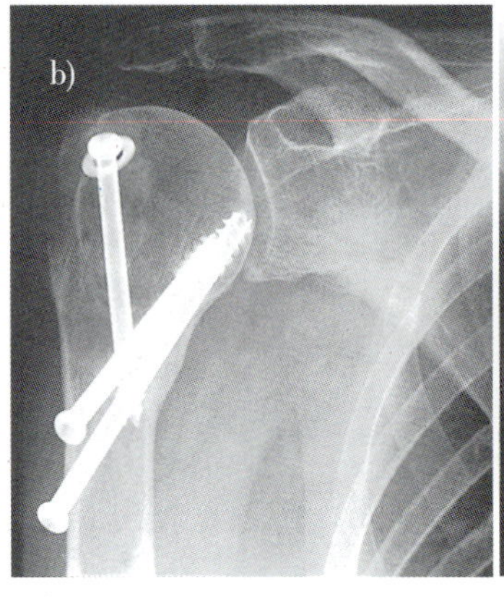

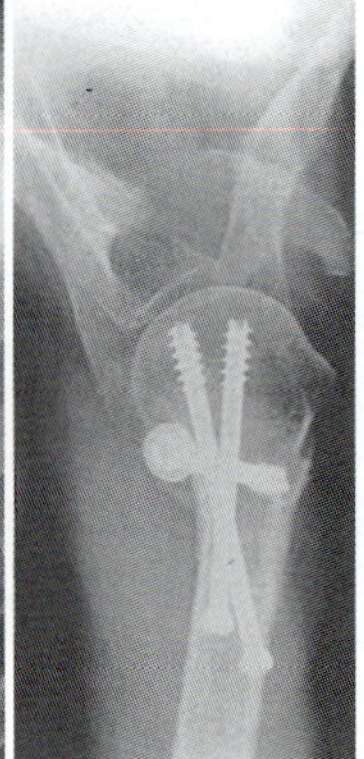

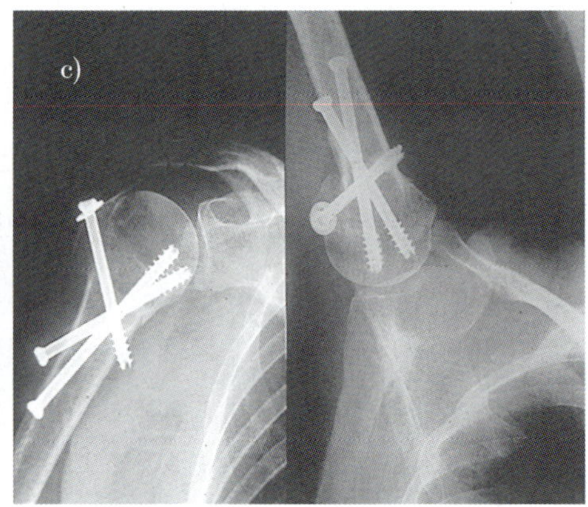

图 4.2.1-16

a) 中年妇女B1.3型近端骨折。

b) 复位后以三枚空心钉固定，术后片。

c) 6个月后随访，功能良好。

## 7 参考文献


[1] Plaschy S, Leutenegger A, Rüedi TP(1995) Humeruskopf C-Brüche beim jungen patienten:Kann die Kopfnekrose vermieden werden? *Unfallchirurg*; 92: 63-68.

[2] Cornell CN Levine D, Pagnani MJ (1994) Internal fixation of proximal humerus fractures using the screw tension band technique. *J Orthop Trauma*; 8 (1) : 23-27.

[3] Gerber C, Schneeberger AG, Vin H (1990) The arterial vascularization of the humeral head. *J Bone Joint Surg* [Am]; 72 (10) : 1486- 1494.

[4] Szyszkowitz R, Seggl W, Schleifer P, et al. (1993) Proximal humeral fractures. Management techniques and expected results. *Clin Orthop*; (292) : 13–25.

[5] Jakob RP, Miniaci A, Anson PS, et al. (1991) Four–part valgus impacted fractures of the proximal humerus. *J Bone Joint Surg* [*Br*]; 73 (2) : 295–298.

[6] Jaberg H, Warner JJ, Jakob RP (1992) Percutaneous stabilization of unstable fractures of the humerus. *J Bone Joint Surg* [*Am*]; 74( 4) : 508–515.

[7] Speck M, Regazzoni P (1997) [4–fragnment fractures of the proximal humerus. Alternative strategies for surgical treatment]. *Unfallchirurg*; 100 (5) : 349–353.

[8] Ochsner PE, Ilchmann T (1991) [Tension band osteosynthesis with absorbable cords in proximal comminuted fractures of the humerus]. *Unfallchirurg*; 94 (10) : 508–510.

[9] Schippinger G, Szyszkowitz R, Seibert FJ (1997) Current concepts in the treatment of proximal humeral fractures. *Curr Orthop*; 11 :2 03–214.

[10] Szyszkowitz R, Schippinger G (1999) Die Frakturen des proximalen Humerus. *Unfallchirurg*; 102: 422–428.

[11] Bigliani LU (1996) Fractures of the proximal humerus. In: Rockwood CA, Green DP, Bucholz RW, et al. , editors. *Fractuers in Adults*. 4th ed. Philadelphia: Lippincott –Raven: 1055–1109.

[12] Resch H, Povacz P, Fröhlich R, et al. (1997) Percutaneous fixation of the three– and four–part fractures of the proximal humerus. *J Bo ne Joint Surg* [*Br*]; 79 (2) : 295–300.

[13] Neer CS, Ⅱ(1990) Fractures. Shoulder Reconstruction. Philadelphi a: W. B. Saunders Co. : 363–364.

[14] Kuner EH, Siebler G (1987) [Dislocation fractures of the proximal humerus –results following surgical treatment. A follow–up study of 167 cases]. *Unfallchirurg*; 13 (2) : 64–71.

[15] Kasperczyk WJ, Engel M, Tschnerne H (1993) [4–fragment fracture of the proximal upper arm]. *Unfallchirurg*; 96(8) : 422–426.

[16] Böhler J (1962) Perkutane Osteosynthese mit dem Röntgenbildverstärker. *Wien Klin Wchnschr*; 74: 482–485.

[17] Münst P, Kuner EH (1992) [Osteosynthesis in dislocated fractures of the humerus head]. *Orthopade*; 21 (2) : 121–130.

[18] Siebler G, Walz H, Kuner EH (1989) [Minimal osteosynthesis of fractures of the head of the humerus. Indications, technic, results]. *Unf allchirurg*; 92 (4) : 169–174.

## 8 新进展

本章节的新进展和附加参考资料可从网上获得：

http://www.aopublishing.org/PFxM/421.

# 4.2.2 肱骨:骨干

罗门斯(Pol M. Rommens),恩德里齐(Donald P. Endrizzi),
布卢姆(Jochen Blum),怀特(Raymond R. White)

## 1 骨折及软组织评价

### 1.1 一般情况

肱骨干骨折大约占全身骨折的1%。其为典型的直接暴力所致。也可发生在旋转暴力较大的体育运动，尤其是棒球、摔跤[1]。肱骨近端骨折可导致腋神经损伤。肱骨干中1/3和下1/3骨折可导致桡神经损伤。肱骨干骨折合并血管损伤所占比例较小。

骨折后应仔细检查上臂肿胀、淤血及畸形情况。仔细检查整个上肢血管及神经的变化。复位前检查桡神经至关重要[2]。

需拍两个平面的X-线片。如果骨折涉及肩或肘关节，斜位片有一定帮助。在治疗选择上应仔细评价患者的合并损伤及现患疾病。

### 1.2 手术指征(总的)

文献报道了很多肱骨干骨折保守治疗方法，包括管形石膏、夹板、Velpeau制动及其他方法。目前，功能支具可能是最广泛应用的治疗方法，已经报道了很多良好结果[3，4]。中度成角(向前成角小于20°，内翻成角小于30°)、旋转及短缩(小于3cm)均可接受。

手术固定有绝对和相对的手术指征，(见表4.2.2-1)。必须考虑患者的年龄、骨折类型、伴随损伤和疾病以及患者对手术的耐受程度。

虽然髓内针正获得广泛应用，接骨板固定可以用于所有肱骨骨折，特别是骨干的远近端骨折，尤其是伴有关节的粉碎骨折。

接骨板能使医生复位固定关节及临近关节周围的骨折。虽然接骨板固定有一定技术难度，要求医生有一定的经验，但结果良好，接骨板固定后很少残留肩肘关节的僵硬[5-9]。畸形愈合后矫正畸形，接骨板可维持良好的固定；肱骨干骨折不愈合后，使用接骨板重新固定仍是一个标准治疗方法。

髓内针作为肱骨干骨折的一种治疗手段正在获得广泛应用。这是由于某些骨折类型保守治疗很难获得满意效果，或者某些情况下接骨板接骨术有一定的技术困难[10]。肱骨髓内针较小并有一定弯曲，可采用非扩髓锁定形式，顺行或逆行插入，使用髓内针较为安全（图 4.2.2–2)。使用髓内针时，骨折需位于外科颈到骨干与远端干骺端移行部之间。各种骨折类型，包括假关节形成和病理骨折，均可应用髓内针[11]。正确使用下，髓内针可获得良好的对线及稳定程度。术后康复时间短，骨折愈合顺利，功能结果良好[12，13]。

肱骨干骨折中，外固定架主要应用于严重的软组织损伤、骨缺损及感染，例如枪伤或农业机械事故。

## 2 应用解剖

肱骨干近端起自外科颈，远端到达肱骨髁。近端为圆柱体，中间部分为圆锥型，远端则变前后扁平形状。

肱骨头位于髓腔近端，且成一线。肱骨髁与髓腔远端不在一线上。近端解剖颈将肱骨头与大小结节分开。远端背侧为三角形，两侧为内外髁上脊，下为鹰嘴窝。

**表 4.2.2–1 手术指征**

| 绝对指征 | 相对指征 |
|---|---|
| ·多发创伤 | ·长螺旋骨折 |
| ·开放骨折 | ·横断骨折 |
| ·双侧肱骨干骨折 | ·臂丛神经损伤 |
| ·病理骨折 | ·主要神经麻痹 |
| ·漂浮肘 | ·闭合复位不满意 |
| ·血管损伤 | ·神经缺损，帕金森病 |
| ·闭合复位后桡神经麻痹 | ·酒精或药物成瘾而不能配合治疗 |
| ·不愈合 | ·肥胖 |

肌肉分为屈肌和伸肌两个间隔。如果骨折位于肩袖与胸大肌之间，肱骨头外展内旋。如果骨折位于胸大肌与三角肌之间，近折端内收，远折端外侧移位。如果骨折位于三角肌止点以远，近折端外展。如果骨折位于肱桡肌和伸腕肌近端，远折端外旋。

肱动静脉和正中神经、尺神经走行于前肌间隔。位于二头肌腱沟内侧。

桡神经穿过三头肌，在后方骨干中段走行于桡神经沟内，穿过肌间隔向远端走行。该神经在肌间隔处较固定，骨折移位时容易受到损伤。腋神经和旋肱后动脉起自偏后的位置，在肩峰下 5~6 厘米处饶过外科颈。

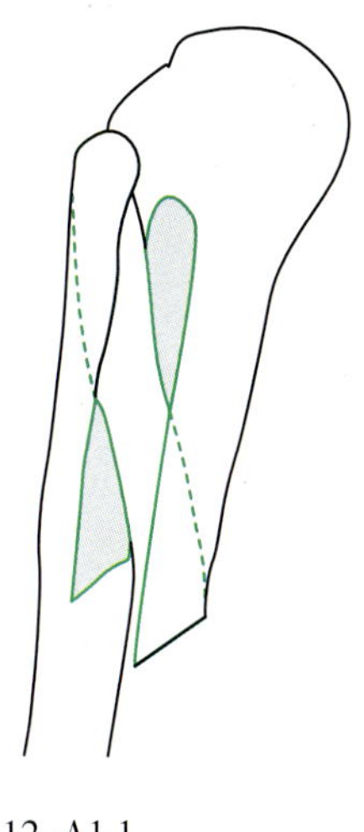

12-A1.1

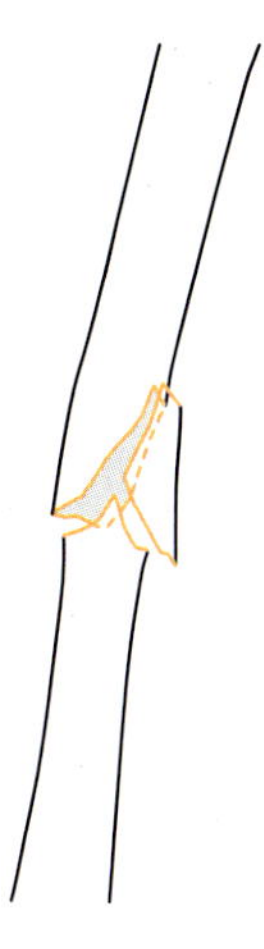

12-B2.2

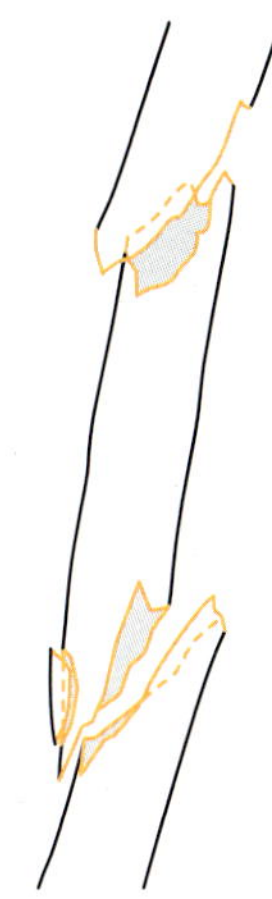

12-C2.2

图 4.2.2-1AO Müller 分型

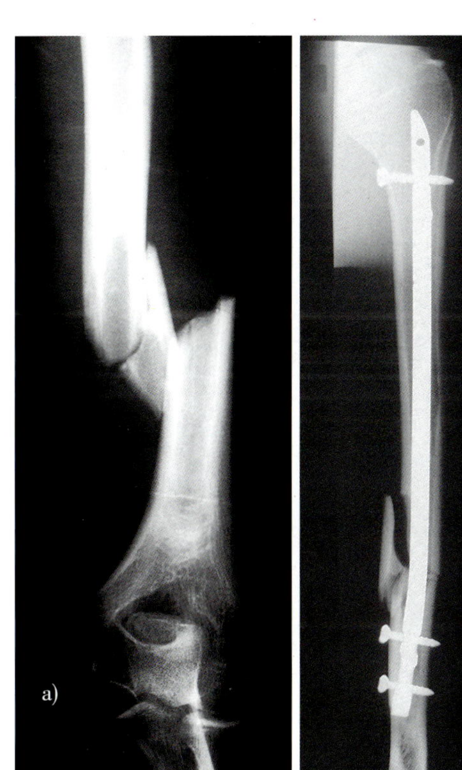

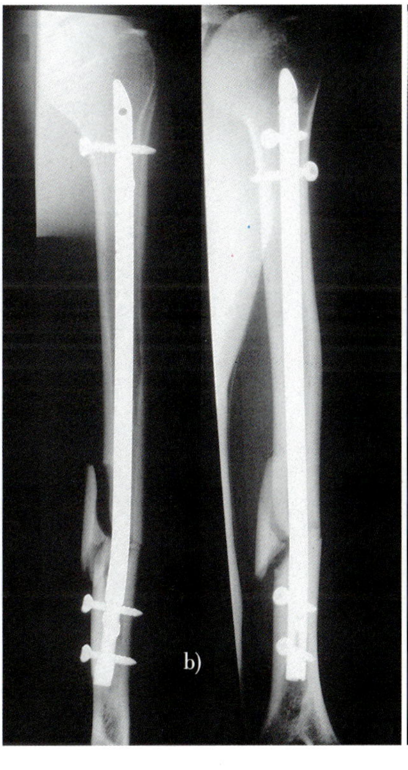

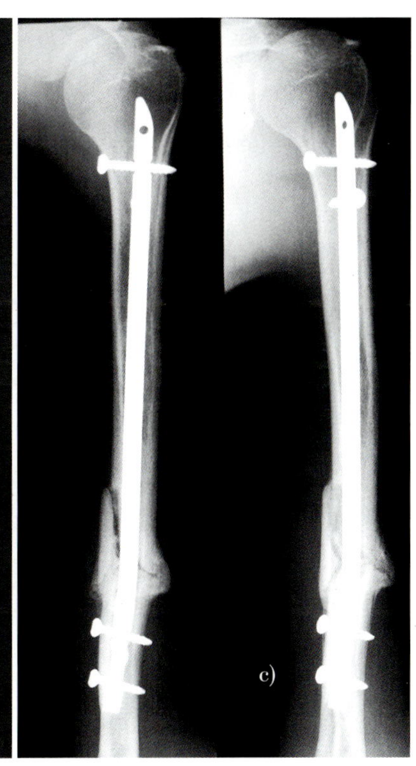

图 4.2.2-2

a) 26 岁男性，12-B2 型肱骨干骨折。无神经血管损伤。

b) 实心髓内针 (UHN) 逆行固定后对线良好，静力锁定。

c) 术后 8 周，骨痂连接成桥，蝶形骨块愈合。

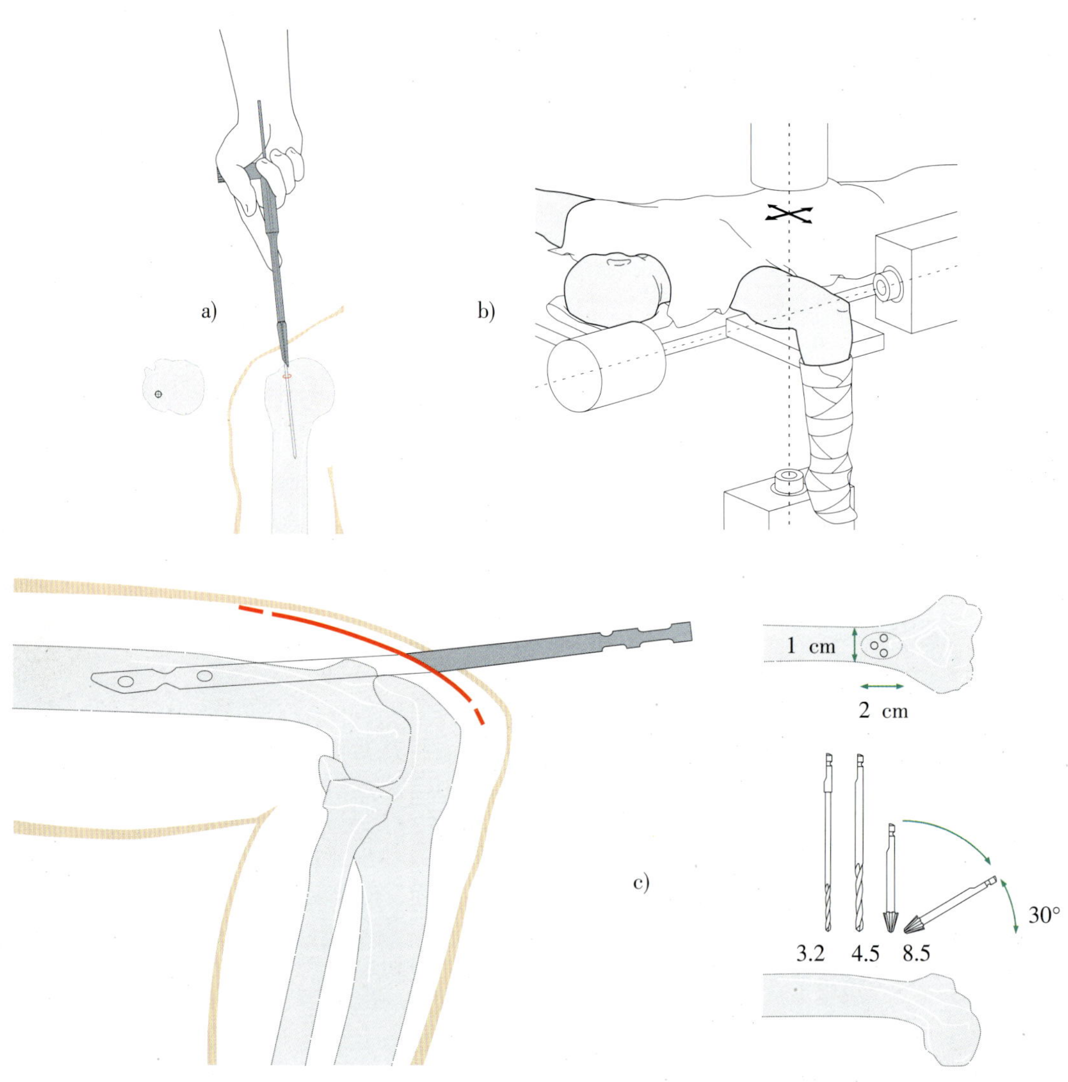


**图 4.2.2–3**

a) 经三角肌入路顺行插入髓内针。患者仰卧位，或半坐位躯干前倾 30 度（图 4.2.1–2）。紧贴肩峰前缘，劈开三角肌显露大结节和肱骨头（图 4.2.1–6）理想入点位于大结节内侧。

b) 逆行肱骨干髓内针入路，患者俯卧位，患肢置于可透 X–线的手术桌上。必须在两个平面上可透视肱骨干近端和肱骨头，以便近端锁定。

c) 肱骨远端后方、尺骨鹰嘴上方 8cm 皮肤切口。劈开三头肌，显露肱骨远端后方的三角形区域。不切开肘关节囊。入点位于三角形区域中心。为顺利进入髓腔，远端开孔必须足够倾斜和足够大。先用 3.2mm 钻头垂直骨干钻三个孔；再用 4.5mm 钻头钻孔扩大；随后用 8.5mm 圆钻扩孔到长 20mm、宽 10mm。圆钻钻孔时逐渐倾斜，直到与髓腔接近。

## 3 术前计划

### 3.1 体位及手术入路

肱骨干骨折接骨板固定可采用前外侧入路和背侧入路。髓内针固定可采用近端经三角肌入路和远端背侧入路。髓内针顺行固定时，患者取仰卧位或半坐位，躯干向前倾斜 30°。采用背侧入路时，患者取俯卧位，患肢置于床边，头转向对侧。患肢置于可透 X-线手术桌上，前臂悬垂 (图 4.2.2-3b) [14，15]。

#### 3.1.1 经三角肌入路

此入路用于顺行髓内针固定 (图 4.2.2-3a)。

#### 3.1.2 前外侧入路

肱骨干上端骨折接骨板固定可采用前外侧入路。此入路可延伸用于肱骨干中 1/3 骨折。远 1/3 骨折使用此入路时必须加以小心，因桡神经包饶肱骨干外侧皮质，在远端容易压在接骨板下 (图 4.2.2-4~5)。

#### 3.1.3 背侧入路 (Henry)

最常用于肱骨干远端骨折 (图 4.2.2-6 和图 4.2.2-7)。但是，一旦桡神经显露清楚后，根据需要可轻松向近端延长。逆行髓内针固定远端背侧切口约 8 厘米 (图 4.2.2-3b/c，录像 AO40080a)。

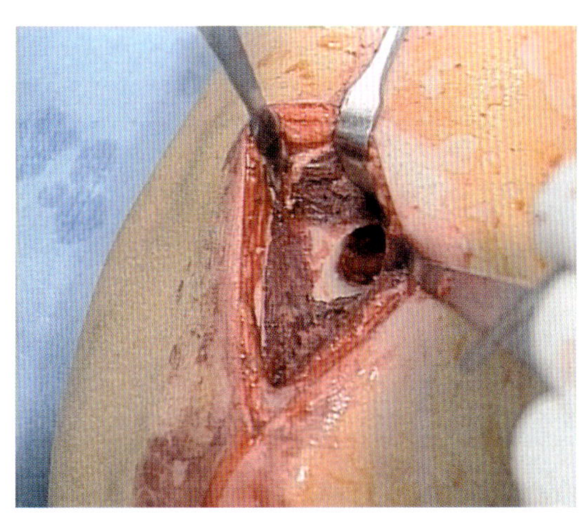

录像 AO40080a

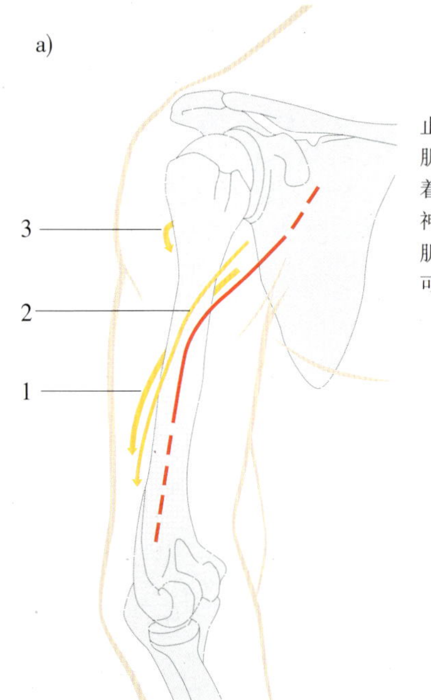


1 桡神经
2 肌皮神经
3 腋神经

**图 4.2.2-4 前外侧的延伸入路**

a/b) 切口起自喙突，经三角肌胸大肌间隙到三角肌止点处。切口沿二头肌外侧缘弧向远端，到达肘窝肱桡肌前缘。近端骨折经三角肌胸大肌间隙显露肱骨干。随着切口向远端走行，切开肱肌显露肱骨远端前缘。两根神经有受到损伤可能：穿过肌间隔的桡神经，和在二头肌与肱桡肌间走行的前臂外侧皮神经。远端前外侧入路可利用肱桡肌和肱肌间隙。桡神经必须显露。

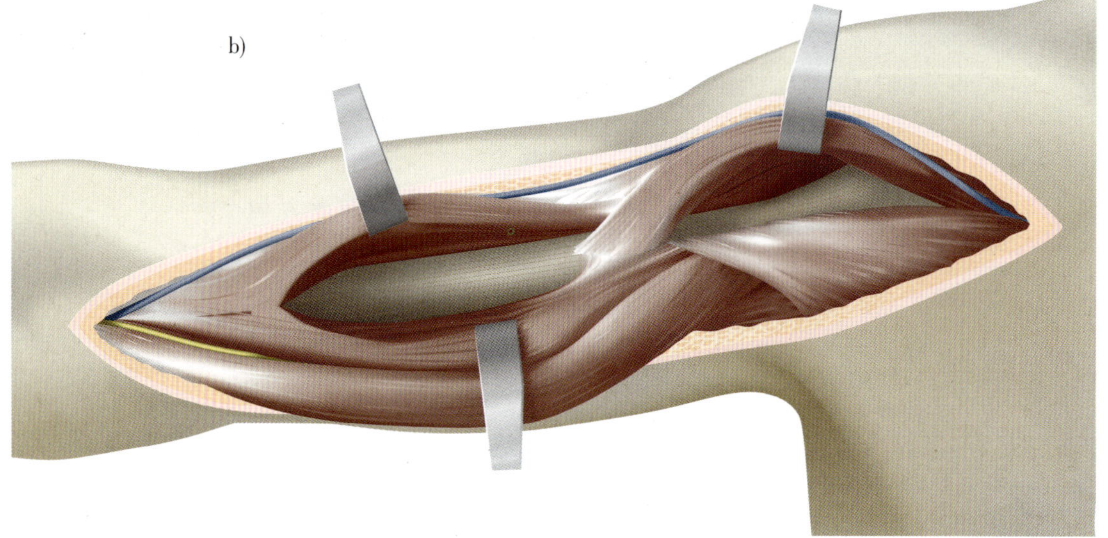

### 3.2 复位技术及器械

接骨板固定时复位需无创操作。通过仔细牵引维持长度，对于斜形和螺旋形骨折，可使用点状复位钳维持。横断骨折使用接骨板维持复位。接骨板放在骨膜外。

闭合髓内针固定，复位通过一端插入髓内针帮助完成。用它作为复位工具，把住另一端完成复位。也可用其他整复方法来帮助完成。

在切开复位中，可使用常规器械。

### 3.3 内植物选择

过去，接骨板固定时建议使用宽 4.5 系列 DCP 接骨板。现今建议使用窄 4.5 系列 LC-DCP 接骨板（图 4.2.2-7）。此接骨板适用于后方和外侧。重要的是螺丝钉多方向固定，而不是平行依次固定，可避免当受到旋转暴力时发生疲劳骨折。

实心肱骨髓内针有三种直径规格：6.7，7.5 和 9.5mm。长度为 190~325mm。插入髓内针前，必须确定其长度和直径。手术中可用透放射线尺子测量长度和直径。直径 7.5mm 髓内针为标准髓内针。

## 4 手术技巧及注意事项

为获得合适的接骨板固定，骨折的上下两端各需固定 6~8 层皮质（通常 3~4 孔）。在任何可能的情况下，一定要使用折块间加压固定，可通过接骨板使用加压螺钉，可通过加压孔轴加压固定，或使用联结张力（articulated tension device）装置固定。术中使用神经刺激装置可帮助发现桡神经[16]。但是直视下更安全，尤其是在接骨板远端，可确保其不被压在接骨板下。

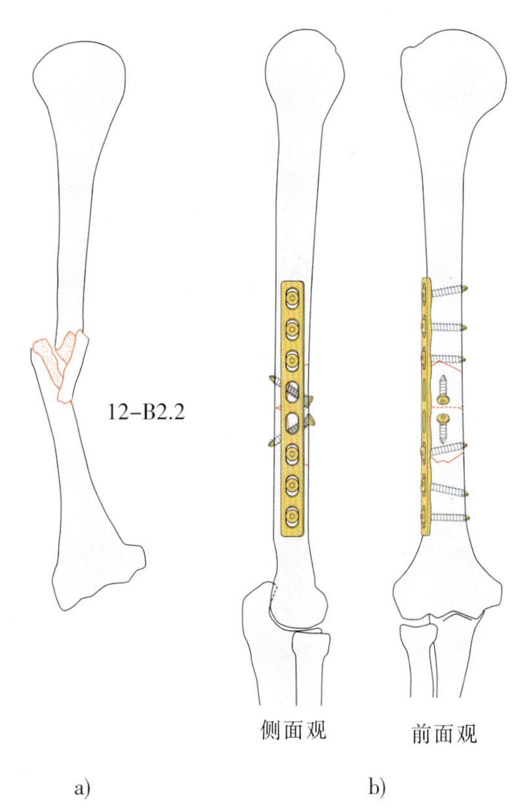


图 4.2.2-5

a) 右侧肱骨干中 1/3 骨折，12-B2.2 型。

b) 前外侧入路。切开复位内固定，使用两个独立的拉力螺钉和一块 8 孔 4.5mm 系列 LC-DCP 作为中和接骨板保护。

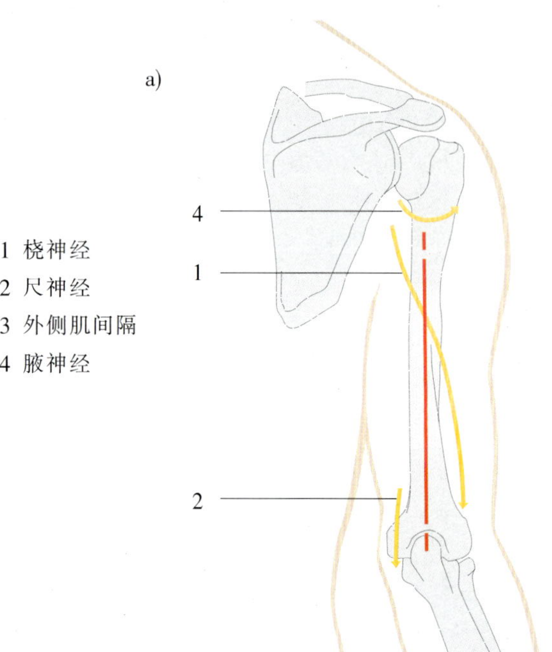


**图 4.2.2–6 肱骨干远端 1/3 背侧入路**

a) 直切口起自尺骨鹰嘴尖，沿后正中向近端延长

b) 在三头肌长头与外侧头之间钝性劈开三头肌肌腹。远端腱性部分锐性劈开。肱深动脉与桡神经走行于桡神经沟内，也有损伤可能。桡神经 (1) 必须显露。尺神经 (2) 虽然不常规显露，有可能在拉钩时受到损伤。外侧肌间隔 (3)。

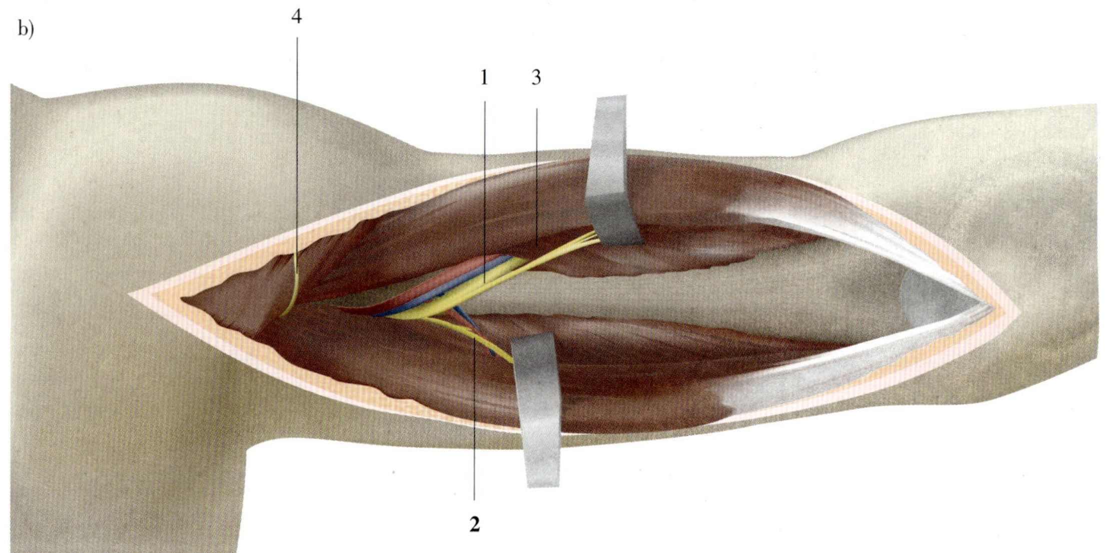

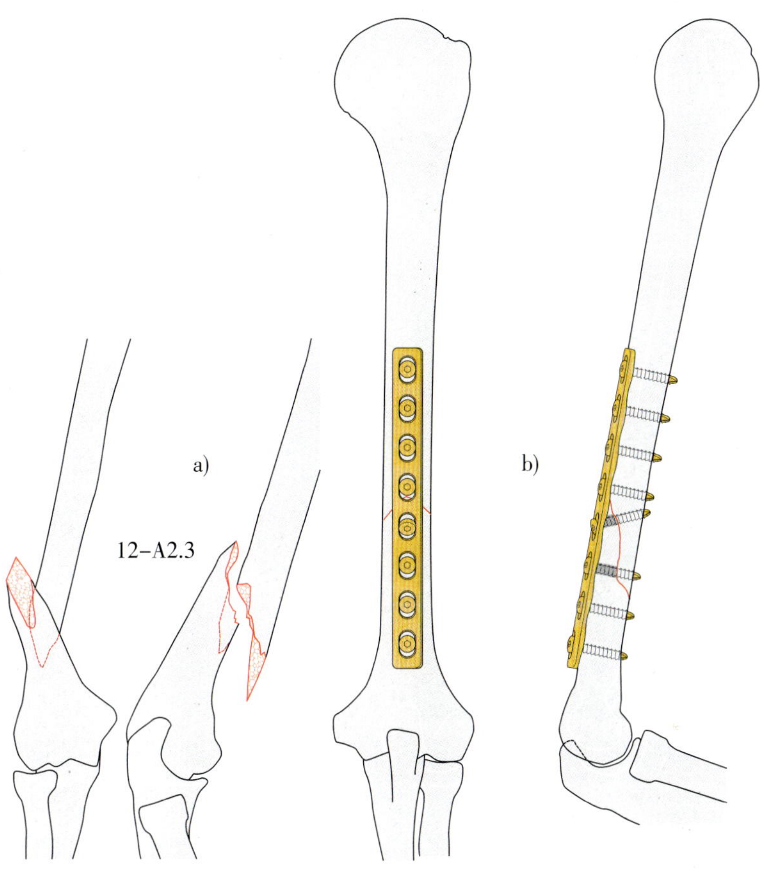


**图 4.2.2–7**

a) 肱骨干远端骨折，12–A2.3 型。

b) 肱骨干远端 1/3 骨折背侧入路。切开复位内固定，使用一块 8 孔 4.5mm 系列 LC–DCP 作为中和接骨板保护，经接骨板中心孔用拉力螺钉固定。

有两种不同类型的髓内针。为折块间加压和增加旋转稳定性,对横断骨折和短斜形骨折可使用特殊的加压装置。该装置必须在开始时与插入手柄和髓内针相连。如果不需要加压,仅插入手柄与髓内针相连。使用很小的力量即可将髓内针插入。

复位后,无须使用手锤,仅用扭转力量即可将髓内针穿过骨折端(录像 AO40080b)。近端锁定可通过锁定装置完成,远端锁定可在透视下徒手完成。

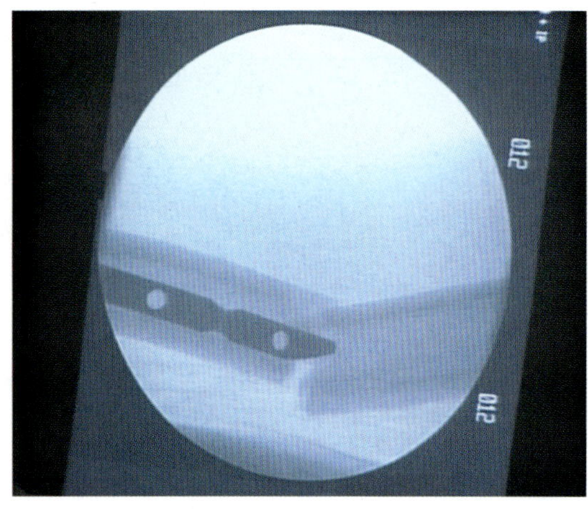

录像 AO40080b

远近端有各种锁定组合。作者建议**远近端各锁定两枚螺钉**(图 4.2.2–8)[15]。

逆行髓内针 (图 4.2.2–3a/b):当髓腔很窄时,可用手动髓腔扩大器扩髓。无须使用暴力插入髓内针,插入过程必须在透视监视下进行。髓内针头需要插入肱骨头下。手动锁定近端锁定孔,锁定钉位于近端 1/3 骨干处,此处皮质较厚,有足够的把持力。

远端通过手柄锁定装置前后锁定 (录像 AO40080c)。

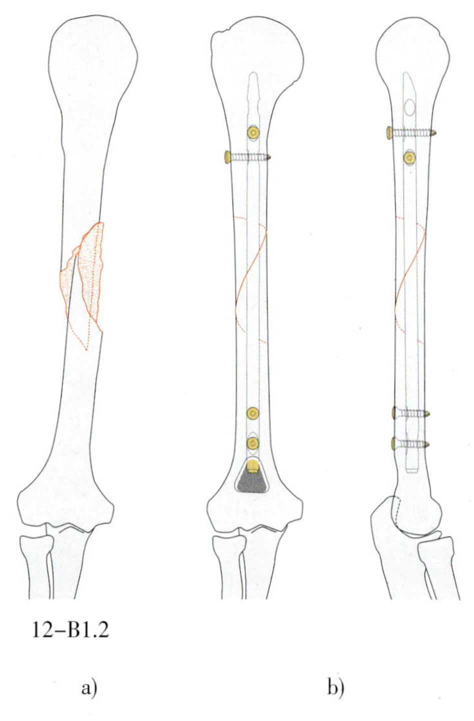


**图 4.2.2–8**

a) 肱骨干螺旋型骨折,12–B1.2 型。

b) 背侧入路:使用逆行 9.5mm 实心髓内针 (UHN) 固定,远端两枚 3.9mm 锁定钉锁定,近端相互垂直的两枚 3.9mm 锁定钉锁定,未使用加压装置。15 周后骨膜下坚强愈合。

外固定架采用单侧、半针结构(half–pin frame)足可以稳定骨折端。外固定架针必须在安全区域使用(图 4.2.2–9)。因为血管和神经的走行不一致,建议有限切开置入外固定架针。小切口钝性分开显露骨皮质,将外固定架针穿入[17,18]。

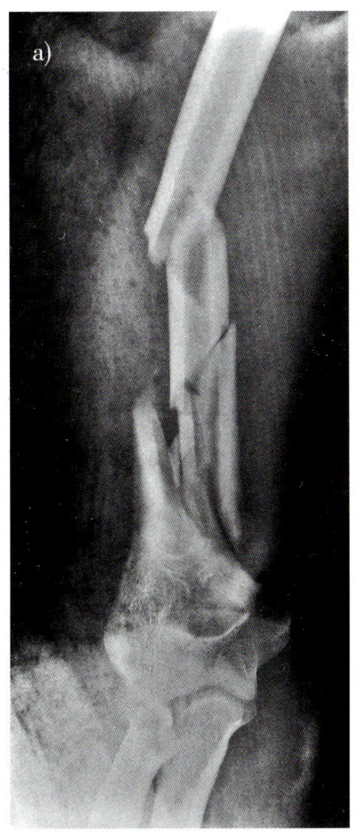


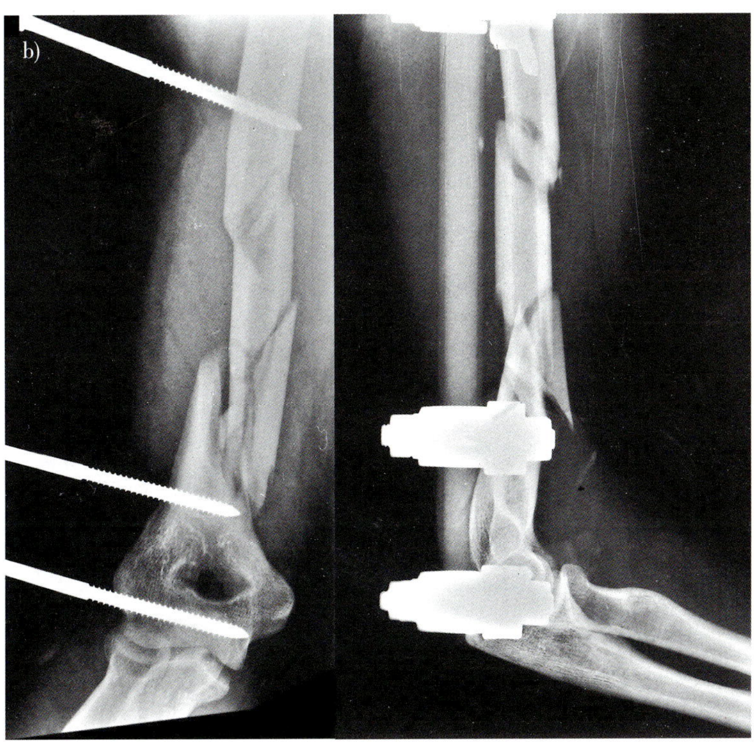


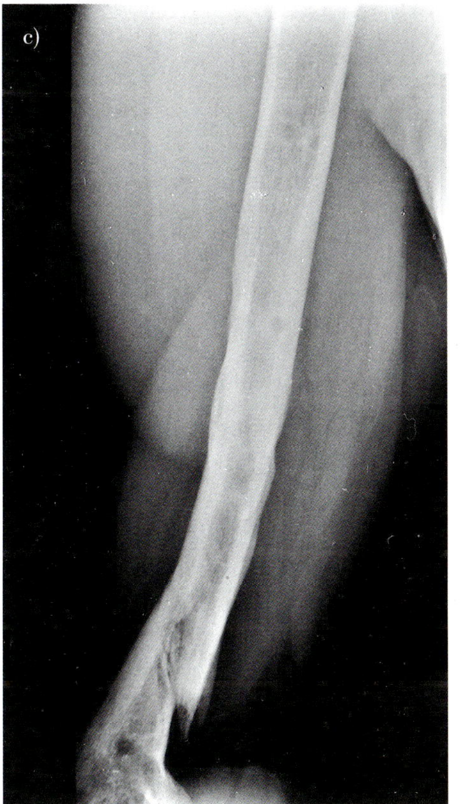


**图 4.2.2–9 外固定架固定**

a) 复杂的闭合肱骨干骨折 (12–C3.1 型)。

b) 单侧外固定架固定。最远端的 Schanz 针经鹰嘴窝远端固定。

c) 一年后随访坚强愈合

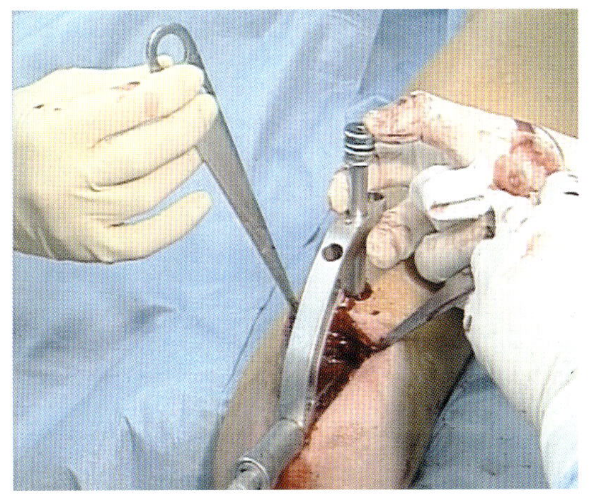

录像 AO40080c

## 5 术后治疗

接骨板稳定固定后的功能锻炼较为直接。早期开始辅助下主动练习肩肘关节活动 (ROM)，直至伤口愈合。随后开始主动锻炼。当 X-线上出现骨痂连接成桥的迹象后，开始抗阻力锻炼。

髓内针固定后，很少需要使用吊带制动。术后即可行肩肘功能锻炼，但避免抗阻力旋转运动。当 X-线上出现骨痂连接成桥的迹象后，才可开始抗阻力旋转。

可以用外固定架维持到骨愈合。外固定架置入时间较短时，小于 4~5 天，可直接更换接骨板或髓内针。如果固定针置入时间已较长，直接置换内固定不安全。去除外固定架后，可用支 具保护，直到临床情况稳定、软组织恢复。

## 6 失误及并发症

不适当的固定、较差的软组织处理及周围骨膜的剥离均可导致不愈合的发生。使用接骨板时，最重要的原则是注意软组织保护。

使用逆行髓内针最可怕的并发症是造成髁上骨折。因为一个无弹性的髓内针需经过异样的小孔插入髓腔，因此开孔一定要足够大，以便选择髓内针。髓内针一定要徒手插入，不能使用锤子打入。

另一严重的并发症是桡神经麻痹。继发桡神经麻痹时需切开探查。为避免腋神经损伤，建议局部切开，钝性进入显露骨皮质后再钻孔锁定。注意软组织保护，避免肩袖及肘关节后方关节周围骨化。

## 7 临床疗效

### 7.1 髓内针固定

在一个多中心的前瞻性研究中，104 例患者使用 UHN 治疗肱骨干骨折 (表 4.2.2-2)。平均年龄 56.9 岁。7 例患者有严重的闭合性软组织损伤，6 例开放骨折。原始桡神经损伤 7 例 (6.7%)。医生评价此手术优良率达 90%，患者评价达 95% (表 4.2.2-3)。

接骨板固定在闭合及开放骨折中有持续良好的结果。复习文献报道的 214 例肱骨干骨折使用接骨板固定 [7-9, 19]，复杂的粉碎骨折 I 期植骨，愈合率达 98%。感染率小于 1%，医源性桡神经损伤为 3%。97%的患者自诉完全恢复功能 (其所需功能)。

表 4.2.2-2 104 例髓内针固定指征（前瞻性多中心研究）

| 骨 折 类 型 | | 分布 | |
|---|---|---|---|
| 新鲜骨折 | 84 | 近端 1/3 | 24 (23%) |
| 假关节形成 | 11 | 中 1/3 | 68 (66%) |
| 病理骨折 | 7 | 远端 1/3 | 12 (11%) |
| 再骨折 | 2 | | |

表 4.2.2-3 104 例髓内针（UHN）前瞻性结果

| | 术后关节功能 | |
|---|---|---|
| 顺行髓内针 41 例 | | 逆行髓内针 63 例 |
| | 肩关节 | |
| 35 (85%) | 优秀 | 57 (90%) |
| 4 (10%) | 中等 | 5 (8%) |
| 2 (5%) | 差 | 1 (2%) |
| | 肘关节 | |
| 37 (90%) | 优秀 | 56 (89%) |
| 3 (7%) | 中等 | 5 (8%) |
| 1 (3%) | 差 | 2 (3%) |

## 8 参考文献

[1] DiCicco JD, Mehlman CT, Urse JS (1993) Fracture of the shaft of the humreus secondary to muscular violence. *J Orthop Trauma*; 7 (1): 90–93.

[2] Pollock FH, Drake D, Bovill EG, et al. (1981) Treatment of radial ne uropathy associated with fractures of the humerus. *J Bone Joint Surg* [*Am*]; 63 (2) : 239–243.

[3] Sarmiento A, Kinman PB, Galvin EG, et al. (1977) Functional bracing of fractures of the shaft of the humerus. *J Bone Joint Surg* [*Am*];59 (5) : 596–601.

[4] Zagorski JB, Latta LL, Zych GA, et al. (1988) Diaphyseal fractures of the hunerus. Treatment with prefabricated braces. *J Bone Joint Surg* [*Am*]; 70 (4) : 607–610.

[5] Gregory P, Sanders R (1997) Compression plating verus intramedullary fixation of humeral shaft fractures. *J Am Acad Orthop Surg*; 5 : 215–223.

[6] Rodrigucz Mcrchan E (1995) Compression plating verus hackenthal nailing in closed humeral shaft fractures failing nonoperative reduction. *J Orthop Trauma*; 9 (3) : 194–197.

[7] Bell MJ, Beauchamp CG, Kellam JK, et al. (1985) The results of plating humeral shaft fractures in patients with multiple injuries. The Sunnybrook experience. *J Bone Joint Surg* [*Br*]; 67 (2) : 293–296.

[8] Dabezies EJ, Banta CJ, Murphy CP, et al. (1992) Plate fixation of the humeral shaft for acute fractures, with and without radial nerve injuries. *J Orthop Trauma*; 6 (2) : 10–13.

[9] Vander Griend R, Tomasin J, Ward EF (1986) Open reduction and internal fixation of humeral shaft fractures. Results using AO plating techniques. *J Bone Joint Surg* [*Am*]; 68 (3) : 430–433.

[10] Riemer B (1996) Intramedullary nailing of the humerus. In: Browner B, editor. The *Science and Practice of Intramedullary Nailing*. Baltimore: William & Wilkin: 241–263.

[11] Redmond BJ, Biermann JS, Blasier RB (1996) Interlocking intramedullary nailing of pathological fractures of the shaft of the humerus. *J Bone Joint Surg* [*Am*]; 78 (6) : 891–896.

[12] Blum J, Rommens PM, Janzing H (1997) The unreamed humeral nail–a biological ostesynthesis of the upper arm. *Acta Chir Belg*; 97 (4) : 184–189.

[13] Blum J, Rommens PM, Janzing H et al. (1998) [Retrograde nailing of humerus shaft fractures with the unreamed humerus nail. An international mult icenter study]. *Unfallchirurg*; 101 (5) : 342–352.

[14] Rommens PM, Verbruggen J, Broos PL (1995) Retrograde locked nailing of humeral shaft frautures: a review of 39 patients. *J Bone Joint Surg* [*Br*]; 77 (1) : 84–89.

[15] Ingman AM, Waters DA (1994) Locked intramedullary nailing of humeral shaft fractures. Implant design, surgical technique, and clinical results. *J Bone Joint Surg* [*Br*]; 76 (1) : 23–29.

[16] Jupiter JB (1990) Complex non–union of the humeral diaphysis. Trea tment with a medical approach, an anterior plate, and a vascularized fibular graft. *J Bone Joint Surg* [*Am*]; 72 (5) : 701–705.

[17] Smith DK, Cooney WP (1990) External fixation of high–energy upper extremity injuries. *J Orthop Trauma*; 4 (1): 7–18.

[18] Zinman C, Norman D, Hamoud K, et al. (1997) External fixation for severe open fractures of the humerus caused by missiles. *J Orthop Trau ma*; 11 (7) : 536–539.

[19] Heim D, Herkert F, Hess P, et al. (1993) Surgical treatment of humeral shaft fractures–the Basel experience. *J Trauma*; 35 (2) : 22 6–232.

## 9 新进展

本章节的新进展和附加参考资料可从网上获得：

http://www.aopublishing.org/PFxM/422.htm

# 4.2.3 肱骨：远端

霍尔兹沃思(Brian J.Holdsworth)

## 1 概述

在选择肱骨远端骨折的治疗方法上常出现困难。其中一部分骨折，如关节外骨折以及涉及单髁活双髁部分关节面的骨折，其预后相对良好。那些完全的关节内骨折以及粉碎型髁上骨折的预后较差。

无论是成人或儿童患者，对骨折的不正确的治疗皆可导致显著的僵硬、疼痛以及残留关节畸形。制动或牵引时间过长将导致关节的僵硬。为避免这一问题就需要对骨折进行牢固的切开复位内固定，以利关节早期的主动活动，从而达到良好的功能恢复。

除骨折本身外还有一些其他的因素影响预后。患者的年龄与发生骨质疏松的风险性显著相关。任何内固定最薄弱的环节是其与骨的接触情况，内固定很难牢固地把持存在骨质疏松的骨质，因而无法达到牢固的固定以及早期的功能锻炼。

骨折涉及关节面的程度，即骨折的类型亦对预后有显著的影响，若关节面粉碎严重则预后较差。骨折为开放或闭合以及伴随的软组织损伤的情况亦可影响骨折后的功能恢复。其他软组织损伤尤其是血管损伤，对于整个肢体的功能十分重要。

在尽可能地达到牢固固定和早期功能锻炼的同时，也要综合考虑这些因素的影响，但要牢记：关节的良好重建和牢固固定，以及术后早期积极的功能锻炼是得到良好结果的保证。

## 2 骨折和软组织损伤的评估

### 2.1 分型

肘关节骨折的形态不尽相同，对不同骨折类型的理解有助于医生作出正确的分型，这对选择适当的治疗方式至关重要 (图 4.2.3-1)。其中一些重要的类型需要特殊说明。

A 型骨折 (关节外骨折) 中髁的撕脱骨折常伴有肘关节脱位，应优先处理关节脱位。必须避免将骨折块 (无论是否存在神经或软组织附着) 卡于复位的关节内，复位后肘关节应稳定。

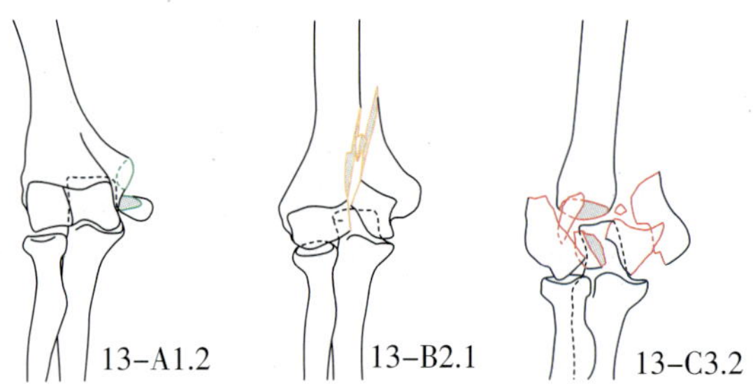


图 4.2.3-1 AO Müller 分型

B3 型骨折：此型骨折可能粉碎较严重，尤其是老年患者，固定极为困难。

C1 型骨折：此型骨折的固定较容易，但较少见，需仔细检查是否存在隐裂的骨折线。

### 2.2 神经血管问题

肱骨远端骨折时可能导致任何行经肘关节的神经或血管的损伤。神经的割裂伤较罕见，但可出现牵拉伤或神经卡压的情况。应在轻柔扶助患肢的情况下检查手指的运动和感觉状况。严重的肿胀可威胁肢体的血运，但通常情况下可通过伸展和上举患肢而改善血运。

严重的疼痛以及在主动或被动的情况下不能耐受手指的背伸，都提示筋膜间隔综合征的存在 (见 1.5 章)。若肱动脉分叉处于损伤的近端，则良好的侧枝循环可维持前臂的血运，因此可对损伤的动脉进行简单结扎以缓解侧枝动脉的痉挛，而不必进行显微外科血管修复。小型贯通伤很常见，但在日常医疗中合并大面积皮肤缺损的情况十分罕见，急诊进行手术可降低感染率。除脱套伤外压砸伤发生大面积皮肤坏死的危险较高，因此应仔细计划皮肤切口的位置。由于肘关节不能耐受长时间的制动，因此为判断软组织活性而延长制动时间不作为常规的选择。

### 2.3 病史及损伤机制

仔细的病史询问有助于分析损伤时组织所受到外力的能量的大小。患者骨质的强度是关键因素，对于老年患者可能一次简单的摔倒即可造成粉碎性骨折。内固定在存在骨质疏松的情况下较为困难，但仍然可行 [1]。患者的总体医疗病史同样十分重要。达到良好的结果需要患者对内固定术后进行的主动功能锻炼具备良好的合作性。这一点对于合并严重颅脑损伤、痴呆、酗酒以及毒品成瘾的患者来讲很难达到。尽管会出现关节僵直，对内固定失败的患者应采取非手术的治疗方式。

异位骨化可出现于颅脑损伤后，但最常见于骨折内固定的延误以及肘关节的被动牵拉。

### 2.4 影像学

应拍摄骨折部位的X线平片（正侧位±斜位）。镇静剂或麻醉可允许在拍片时施加轻柔的牵引。这可有助于辨别骨折的形态以制订术前计划，投照健侧作为对比亦对术前计划有所帮助。隐蔽的骨折块可导致术前计划不足，对其正确的诊断需要丰富的临床经验。目前CT和MRI的应用价值较为有限，但3-D重建扫描对诊断有帮助。内固定的方式和手术入路因不同的骨折类型而异，因此对骨折进行精细分型十分关键。**应力像可有助于骨折分型和术前计划。**

## 3 应用解剖

肱骨远端呈现为一个强壮的骨性三角区。桡侧柱的前表面为肱骨小头，而其后部无关节软骨覆盖，因此常作为接骨板置放的位置。绕线架形状的滑车位于中心而非内侧，旋转轴则位于肱骨干稍前方。

肘关节屈曲时较小的前窝容纳桡骨头，在肘关节的完全活动范围内前窝和后方的鹰嘴窝不能存在内固定的阻挡。侧副韧带是维持肘关节的关键，尺侧副韧带贴近滑车壁，可因过度的剥离而造成损伤（图4.2.3-2）。

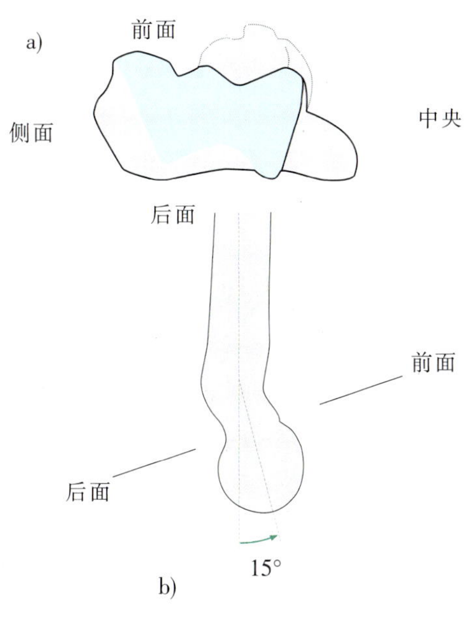


**图 4.2.3-2 应用解剖**

a) 肱骨远端下面观。注意：只有肱骨小头前方有软骨关节面。

b) 滑车位于内外侧柱之间的中心并轻度前倾（15°）。

## 4 术前计划

根据骨折类型仔细进行术前计划。术前计划应包括整个手术操作过程（抗生素应用、手术入路、植骨等等）（图4.2.3-3）。如果不能精确地计划内固定方式，应对所有可能采用的方法做充分的准备[2]。

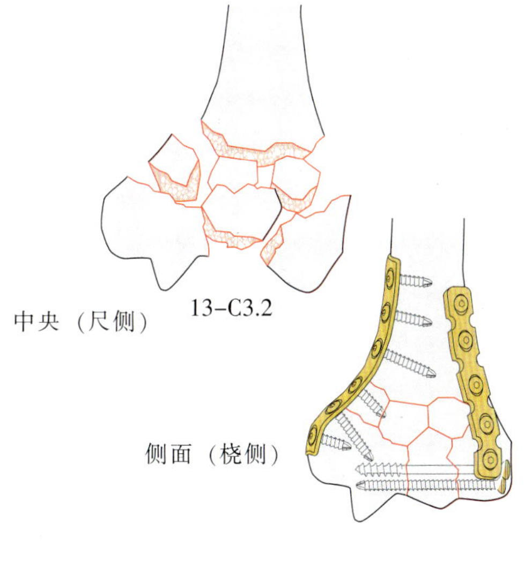


**图 4.2.3-3**

术前计划：以健侧作为模版在透明纸上画出各个骨折块并将其复位。然后画出接骨板（3.5mm的重建接骨板、LC-DCP或1/3管接骨板）的适宜的长度和位置

## 4.1 体位与手术入路

由于大多数骨折为C2或C3型骨折，因此常采用侧卧位。对于肘关节骨折最好采用俯卧位。对于严重粉碎的C3型骨折，俯卧位可提供良好的显露。术前将患肢置于直径为4cm的支架轴上，保证肘关节可达到120°屈曲 (图4.2.3-4)。一般极少需要进行植骨，但对于C3型骨折最好预先备好供骨区。

大多数情况下可应用止血带，最好为消毒止血带，置于上臂根部并封好其下方边缘以避免皮肤消毒液的化学灼伤。止血带并非必需，但有助于分离显露尺神经。若肱骨过短或骨折线向上延伸至肱骨干时可不予应用。止血带充气时间最长不得超过2小时。

手术入路皆采用鹰嘴旁肘后轻度弧形正中切口。尖端向下的V形尺骨鹰嘴截骨是显露骨折的最佳方式[3] (录像AO20142Ba)，并可进行牢固地固定 (图4.2.3-5,4.2.3-6)。轻柔地分离显露尺神经后可由内上髁区域移开。

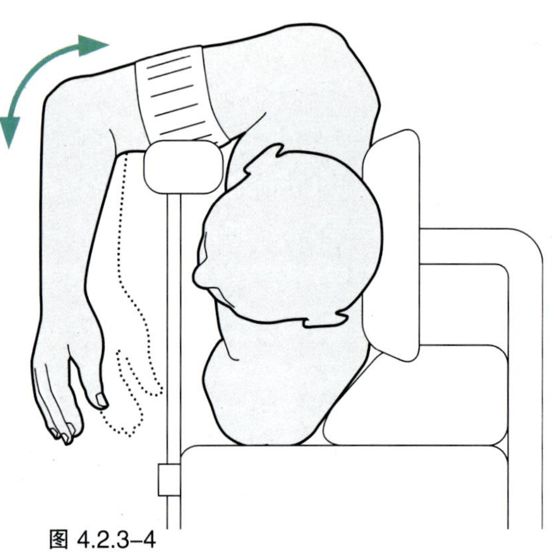

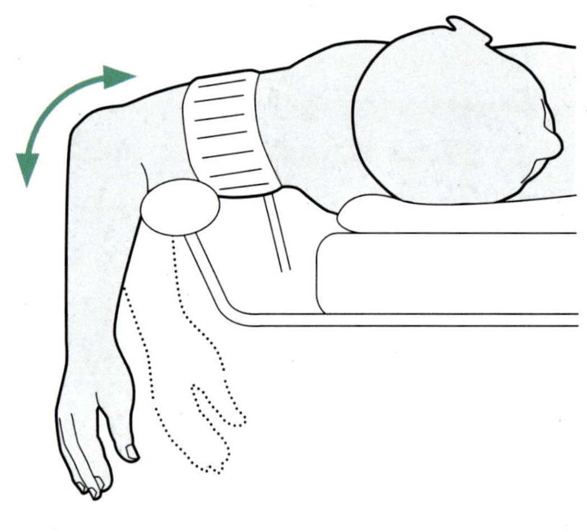

图 4.2.3-4

a) 患者处于侧卧位，患肢架于包裹完好的支架上。

b) 患者处于俯卧位，患肢置于透X线的支架上或(如图) 托上。二者都可提供良好的显露。

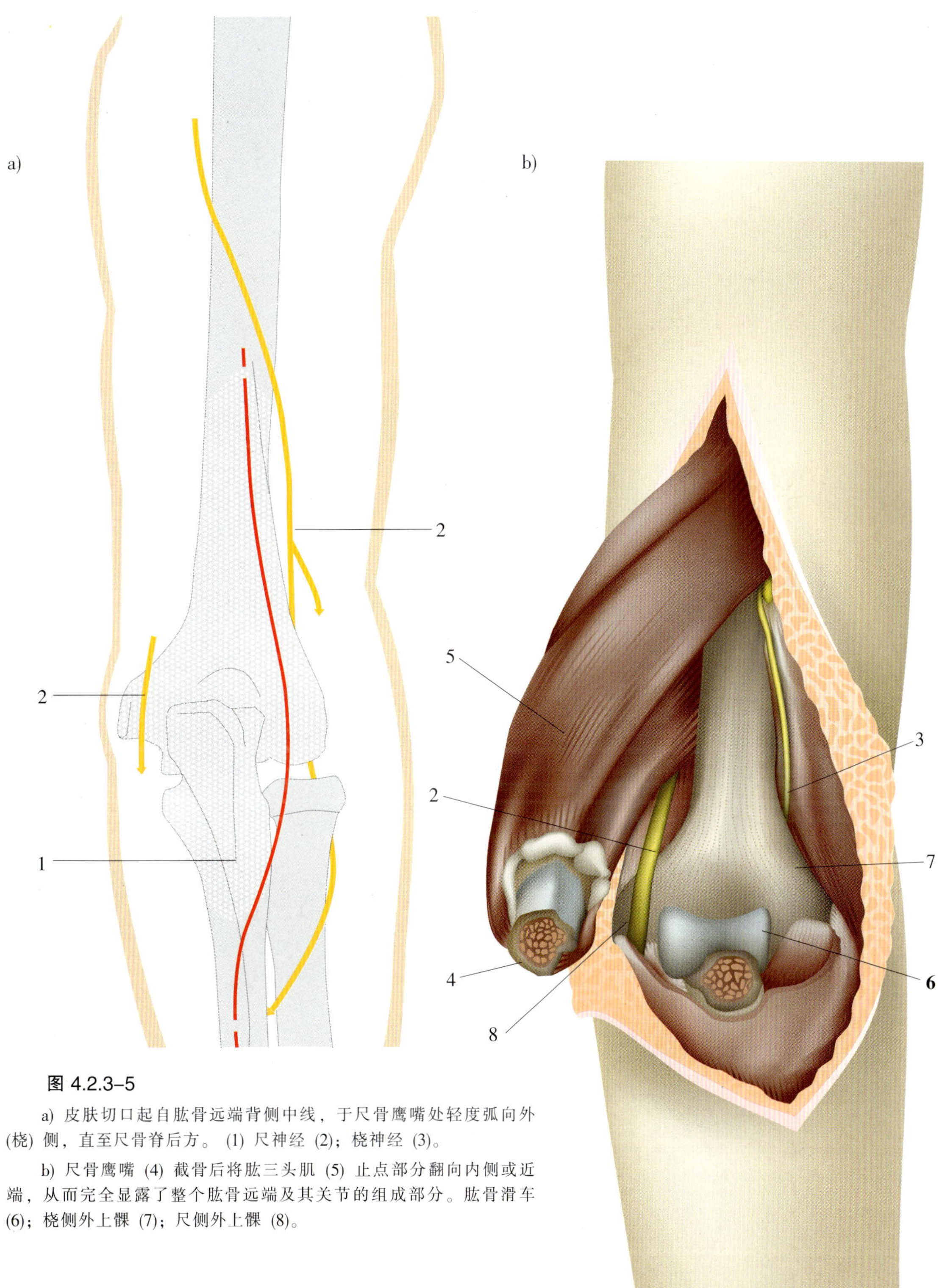


图 4.2.3–5

a) 皮肤切口起自肱骨远端背侧中线，于尺骨鹰嘴处轻度弧向外（桡）侧，直至尺骨脊后方。(1) 尺神经 (2)；桡神经 (3)。

b) 尺骨鹰嘴 (4) 截骨后将肱三头肌 (5) 止点部分翻向内侧或近端，从而完全显露了整个肱骨远端及其关节的组成部分。肱骨滑车 (6)；桡侧外上髁 (7)；尺侧外上髁 (8)。

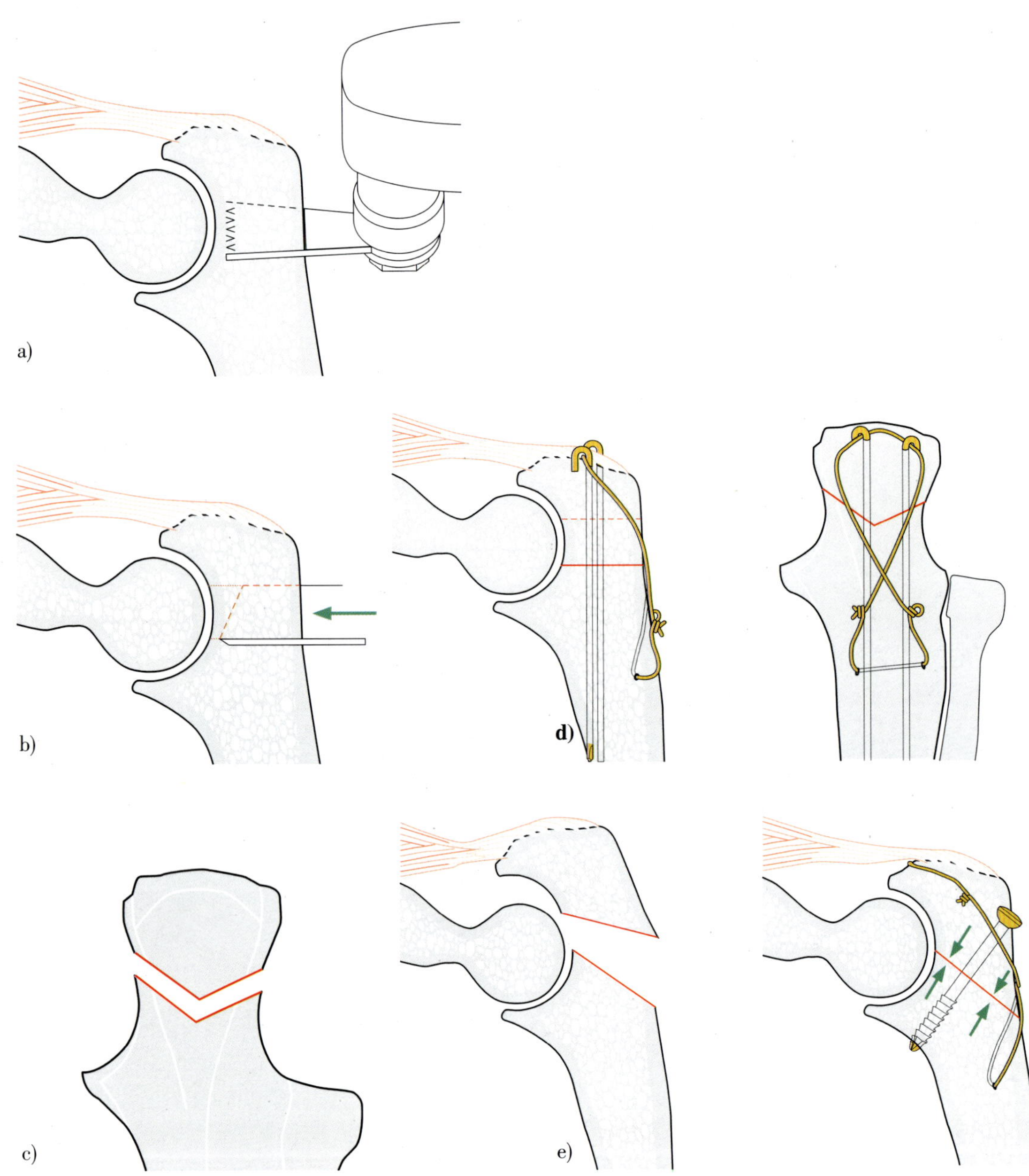


**图 4.2.3–6　尺骨鹰嘴的 V 形截骨**

开始时使用精细的震荡骨锯 (a) 进行截骨，在差几毫米即将锯断之前用骨刀完成截骨 (b 和 c)。重建时使用 2 枚克氏针和张力带 8 字钢丝 (d) 或 3.5mm 拉力螺钉结合张力带钢丝进行固定 (e)。

尺骨鹰嘴截骨后翻起肱三头肌是显露肱骨滑车和肱骨小头的最佳方式

## 4.2 复位方法及器械

**复位是手术过程中最困难的部分**。在复位阶段即手术的关键阶段由一位经验丰富的助手帮助控制骨折块。有些时候牵开器可能有所帮助。临时的克氏针固定可在复位过程中提供帮助，但不能作为最终的固定。手术过程中应作出充分的计划，以保证临时的内固定物不会妨碍最终的内固定的置放位置。大、小巾钳是最重要的复位器械。标准的方法是首先复位和固定髁间骨折，但如果存在大块骨折块与肱骨干对合关系明显，则无论其涉及关节面的大小应先将其与肱骨干复位和固定。人工骨模型可帮助熟悉肱骨远端的复杂解剖构型(录像 AO20142Bb)。

## 4.3 内植物的选择

应根据不同的骨折类型选择不同的内固定物：

A 型骨折：由于主要的损伤是脱位，因此极少需要对骨折进行固定。对于骨折块较大的情况，应用 3.5mm 或 4.0mm 的螺钉固定较克氏针固定更为牢固，空心螺钉的使用则使骨折的固定更方便。

B 型骨折：应注意是否存在涉及滑车间的骨折线，此时在侧位片上可见两个肱骨小头的轮廓[4]。对于单纯的外侧柱骨折，可应用一个接骨板或多枚螺钉由后向前进行固定，但不要穿透关节面。

C 型骨折：一般使用 2 块接骨板才可达到牢固的固定，接骨板相互垂直置放可增加固定的强度。日常功能锻炼可使无辅助保护的螺钉固定发生松动。要达到牢固的固定，外侧接骨板的位置应下至关节间隙水平。鉴于肱骨远端的形状十分不规则，因此需要全套的接骨板折弯和扭曲的器械。

骨折的固定需要 3.5mm 的 DCP 接骨板或重建接骨板。内侧的接骨板应置于较窄的肱骨髁上脊部位，此处可能需要轻度向前的弧线。亦可应用 1/3 管接骨板，但并不推荐使用，3.5mm 的重建接骨板是较好的选择。对于肱骨小头骨折，可通过桡侧接骨板应用全螺纹松钉进行固定 (图 4.2.3-7)。对于肱骨骨折来讲，克氏针只应作为临时的固定手段。

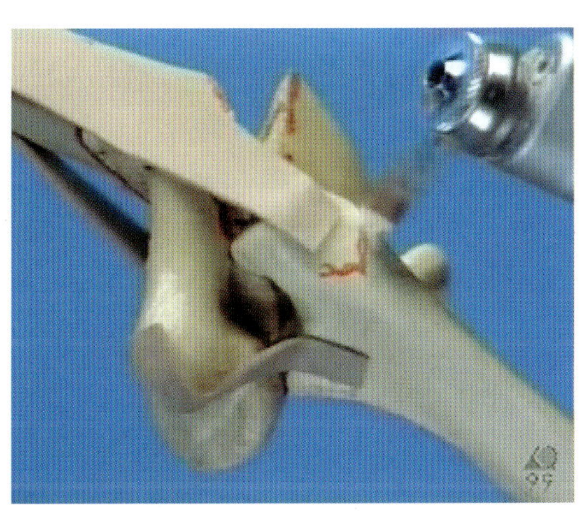

录像 AO20142Ba

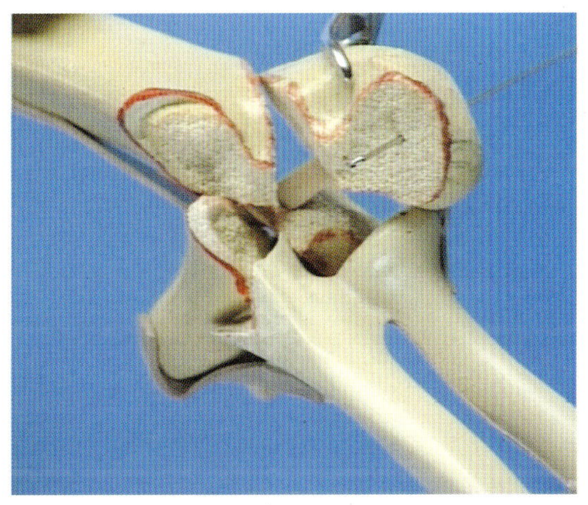

录像 AO20142Bb

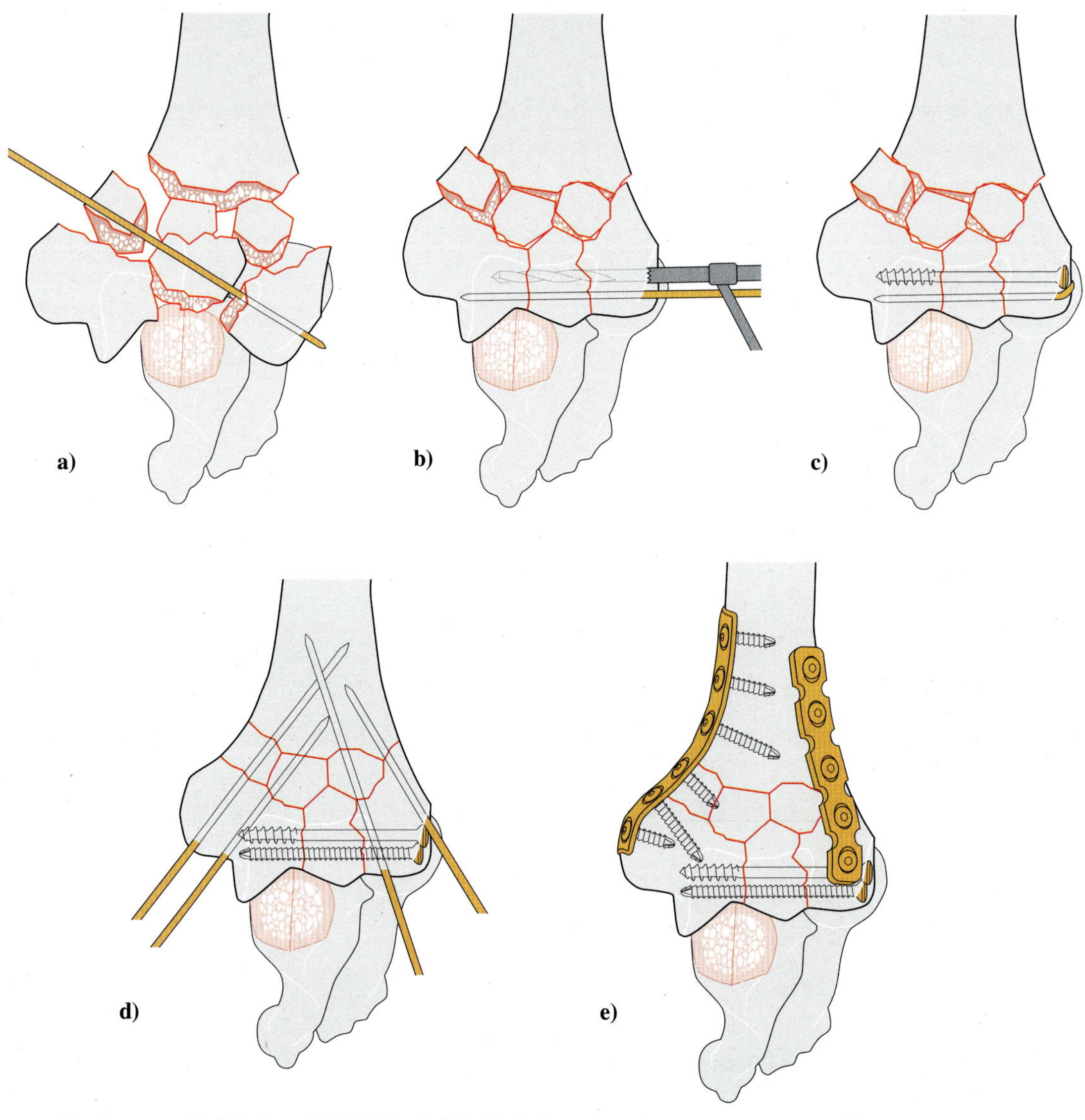


**图 4.2.3–7 重建复杂、粉碎肱骨远端骨折的步骤**

a) 使用 1.6mm 的克氏针进行由里及外 (inside–out) 地重建肱骨滑车和肱骨小头。

b) 完成 3 个关节面骨折块的复位之后，由相反方向置入克氏针。其可作为 3.5mm 空心螺钉的导针，或使用螺钉平行于克氏针进行固定 (c)。

d) 将关节面骨折块稳固地固定为一个整体后，再应用克氏针将其与肱骨干进行复位和临时固定。

e) 首先将一块精确塑形的 3.5mm 重建接骨板置于肱骨远端的后外侧，接骨板可根据肱骨小头的形状进行弯曲而贴附于肱骨小头后方无关节面覆盖区域。内侧的固定可将接骨板置于骨脊上 (与外侧的接骨板垂直) 以增加稳定性。同样也可使用重建接骨板和 1/3 管接骨板进行固定，后者可更好地贴附于骨脊上。

## 5 手术治疗——技巧与体会

成人的肘关节不能耐受甚至是几天的制动，手术延误一周以上出现异位骨化的风险也将增加，因此应及时对骨折进行固定。对于开放骨折应进行急诊清创并施以牢固的内固定。若存在大范围的软组织缺失，应立即请整形科医生进行相应的创面处理。

**肱骨远端骨折需要经典的切开复位内固定达到解剖复位和牢固的内固定。**所谓“极微创”（minimalist）的治疗方式不能满足早期主动积极的功能锻炼，因此只应用螺钉或钢丝进行不确实的固定是不可取的。

术后24小时内即开始肘关节的主动活动。儿童患者对肘关节制动的耐受能力相对较强，因此有时可能采取较少内固定辅以外固定制动的治疗方式[5]。

为达到适宜的固定应在整个手术过程中根据充分的术前计划进行固定，其目的是通过接骨板在骨折线两侧置放2枚或最好3枚螺钉，并且螺钉不能穿入鹰嘴窝。在可能的情况下，应尽量使2块接骨板垂直置放以构成梁样结构而增加内固定的稳定性（图4.2.3-7）。首先进行后外侧接骨板的固定，其在屈肘时起到张力带的作用，并应根据骨骼的外形对其进行预弯以重建肱骨小头的前倾，这可能需要接骨板达到关节面水平。对肱骨远端骨性三角区域的最初固定应只是暂时性的固定，仅仅是滑车骨折块的轻度旋转复位不佳即可阻碍整个骨性三角的完全复位，因此需要对初始的内固定进行调整。只有在内侧接骨板固定完毕之后才可对外侧接骨板进行最终的固定。一个横行通过内侧接骨板的长拉力螺钉可产生牢固的加压作用。但如果存在中央关节面的粉碎骨折或间隙，这枚拉力螺钉将导致关节面的不平滑。接骨板位置的精确性是良好固定的关键。不应轻易丢弃任何骨折块，有时一个很小的骨折块也可对骨折的精确复位提供帮助。若其他部分固定牢固，小的骨折块可安全地置于原位。对于关节面的缺损极少需要植骨（录像 AO20142Bc）。

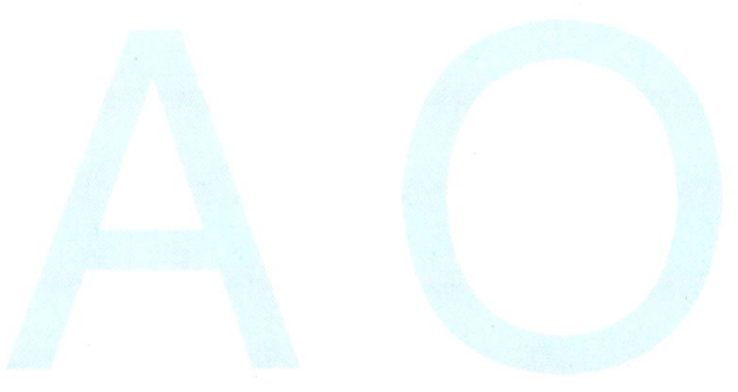

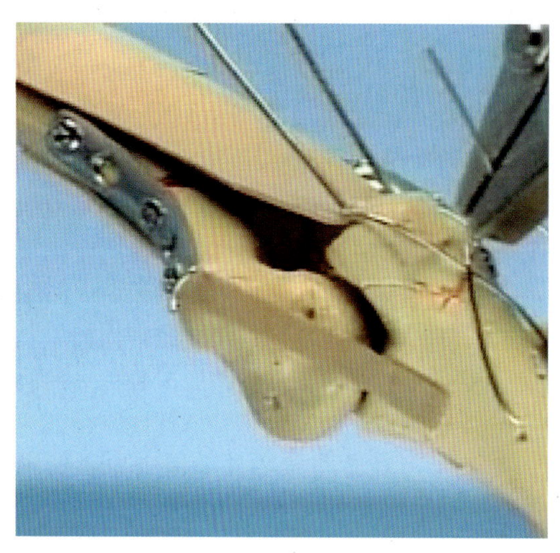

录像 AO20142Bc

应尽量保护软组织的附丽，即使骨折块已完全游离，只要固定牢固，一般极少发生后期的并发症，除非是开放骨折存在严重的污染。钢针埋入良好的张力带固定可允许肱三头肌的全范围活动，并对尺骨鹰嘴截骨进行可靠的固定。一些作者认为应用直克氏针固定过分坚强而建议只使用2根钢丝进行8字固定。应用粗的松质骨螺钉固定，即使辅以钢丝固定也不能产生张力带的作用，而且截骨的不愈合率较高 (图4.2.3-6) [6,7]。

固定完成后对肘关节进行全范围的关节活动，包括前臂的旋转。仔细检查是否存在螺钉或钢针穿出关节面而发生撞击的情况，并检查骨折块之间是否存在活动。

即使有时十分邻近接骨板，通常也将尺神经置回原位，并在手术记录中作详细的记录。

患者在麻醉复苏之前应进行术中X线摄片，并仔细检查复位和固定的情况，观察不仔细可能漏掉一些不易察觉的问题。

随着临床经验的积累，应用上述方法可对绝大多数骨折进行固定。但是对于那些粉碎严重、骨质疏松明显以及非常远端位置的老年骨折患者，全肘关节置换可能是较好的选择 [8]。

全肘关节置换并不适用于年轻患者或那些肱骨髁上区域粉碎严重的患者。对于上髁水平的低位骨折，张力带固定可作为一种选择。

伤口的关闭：手术切口可用缝合线或钉皮机关闭，注意避免过分的张力。伤口内置引流管并维持24小时。开放骨折的皮肤裂伤不要I期闭合，72小时后延期关闭伤口较为安全。小的刺穿性皮肤创口不需特殊处理，肘关节的主动功能锻炼如常。

## 6 术后处理

对骨折进行有效的固定之后不需要石膏的辅助外固定。术后肿胀十分常见，绷带或石膏缠绕过紧可增加发生筋膜间隔综合征的风险。术后24小时拔除引流管后开始肘关节的主动活动，但禁止对肘关节进行间断性的被动牵拉。CPM的使用相对安全，但并非必需。使用颈腕吊带可帮助缓解主动功能锻炼后的肿胀。允许进行辅助下的主动功能锻炼，但抗阻锻炼需延迟至术后4周开始。

## 7 失误与并发症

### 7.1 关节僵直

最常见的错误是内固定不够牢固，这意味着需要制动数周，从而导致严重并且通常是持久的僵直。异位骨化的严重程度各不相同 [9]，X 线片上侧副韧带附近的小的骨化影并不代表存在临床症状。合并颅脑损伤的患者更易出现异位骨化，尤其是手术延迟 5 天以上者。可使用放疗进行治疗，但年轻患者可能在之后的较长时间里出现不可预知的并发症 [10]。

### 7.2 不愈合

内固定不充分将不能承受早期主动功能锻炼所产生的应力，因此可能发生骨折不愈合。内固定折断亦可导致不愈合，因此不推荐常规使用 1/3 管状接骨板 [11]，除非较坚强的接骨板已经在桡侧达到了牢固的固定。

### 7.3 感染

尽管软组织覆盖较薄并可能在原始损伤时已经被骨折块刺破，感染的发生相对少见。可预防性应用抗生素，对于开放骨折可持续应用最多不超过 48 小时或直至伤口干燥。如果伤口出现炎性反应，早期的处理和清创可能防止灾难性结果的发生。

### 7.4 尺神经麻痹

沿尺神经分布区的麻刺感十分常见，但很少持续较长时间。尺神经最易受伤，术中应避免对尺神经进行过度的牵拉。偶然情况下晚期的尺神经麻痹需要手术减压，因此需要详细记录尺神经与内固定的位置关系。不推荐预防性尺神经前移，其可导致术后尺神经麻痹时间的延长并且没有明显的必要性。

### 7.5 初始固定牢固的内固定失效

可通过将钢针充分埋入肱三头肌深面来避免在老年患者中常见的固定尺骨鹰嘴的张力带松动。在骨质疏松情况下的螺钉固定可能失效，因此应避免患肢的早期持重。

## 8 结果

在牢固内固定技术成熟之前，有很多观点反对手术介入治疗。通过“一包骨”(bag of bone) 的治疗方法得到肘关节平均活动度为 90°的结果使早期的治疗趋于保守 [12]，当时认为肘关节功能完全恢复正常是不可能的，因此肘关节存在任何的活动度都被视为“良好”的结果。有限的切开复位必然需要辅助的外固定，因此同时结合了保守治疗和手术治疗的缺点 [13]。

由于对“良好”、“一般”的定义各不相同，因此无法对不同病例系列进行比较。但 Casseb aum 评分有较好的应用价值 [3]，规定“优良”的定义为无疼痛并且屈肘或伸肘活动度丧失在 15o 以内；“良好”的定义为活动度 40~120°；“一般”的定义为屈肘小于 110°。

应用此评分方法，最近报道的结果为 75%~80%患者的评分至少为“良好” [13~15]。肱骨远端骨折十分复杂，没有任何报道的结果不满意率低于 15%。

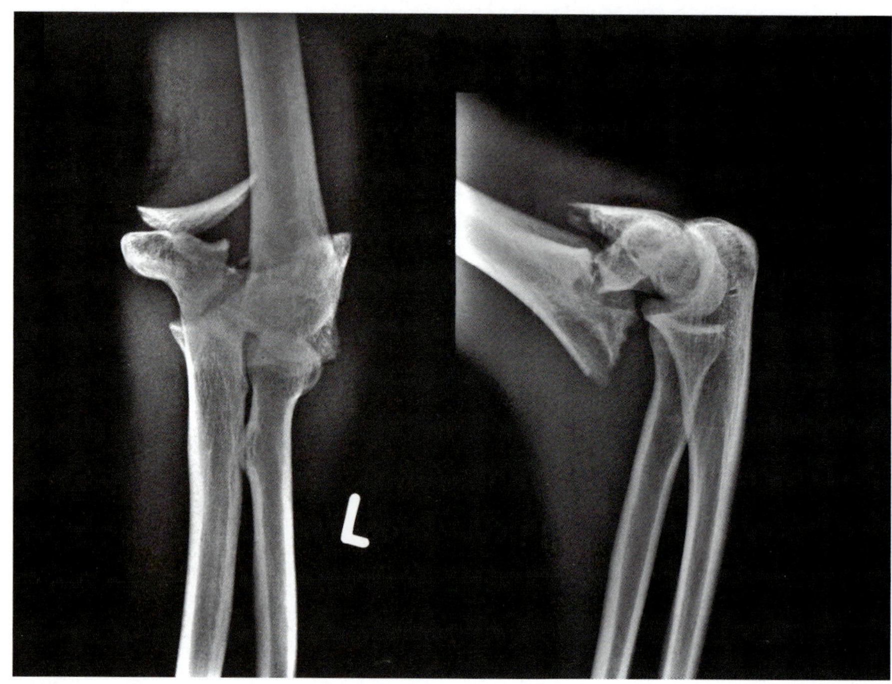


图 4.2.3–8a　18 岁男性，肱骨远端骨折,13–C

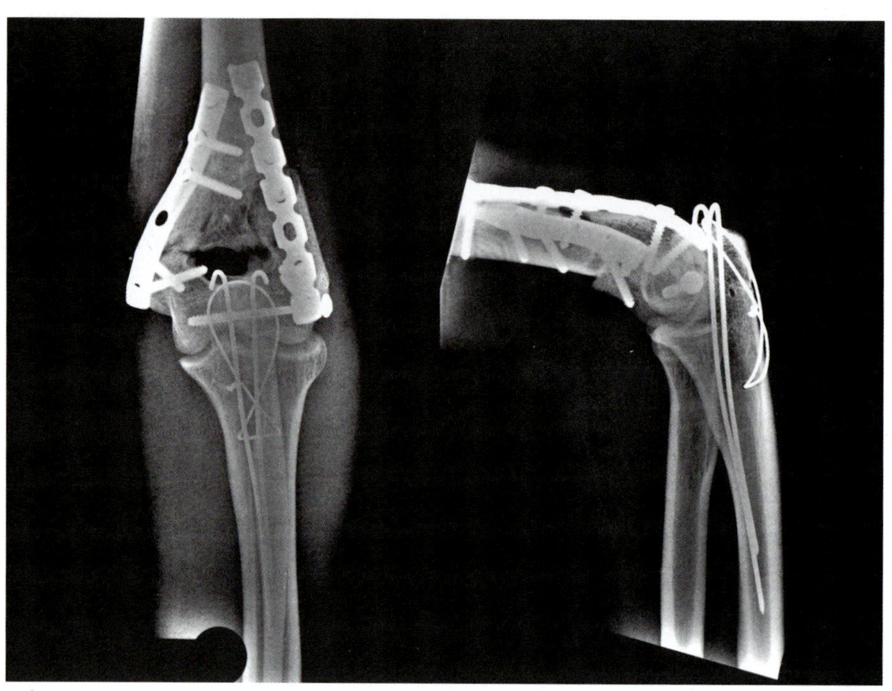

图 4.2.3–8b　稳固内固定后的术后 X 线片

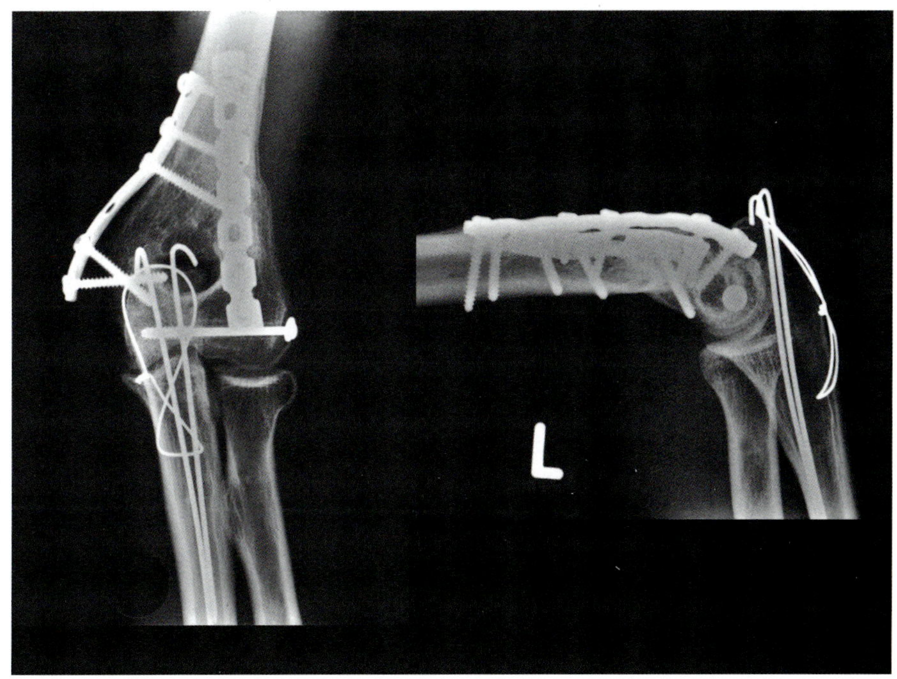


图 4.2.3-8c 随访 1 年后功能结果优良

### 8.1 结论

必须进行术前计划，如果无法对内固定进行精确地计划，则应向对肘关节损伤经验丰富的医生求教。

牢固的内固定和早期主动的功能锻炼是获得良好结果的关键。如无法达到这一目的，则不能仓促进行手术。

通过成熟的手术技术和患者的充分合作，根据相对严格的功能评分，至少应有80%的患者的结果为优良或良好。

## 9 参考文献

[1] John H, Rosso R, Neff U, et al. (1994) Operative treatment of distal humeral fractures in the elderly. *J Bone Joint Surg* [*Br*]; 76 (5) : 79 3–796.

[2] Holdsworth BJ (1989) Planning in fracture surgery. In: Bunker TD, Colt on CL, Webb JK, editors. *Frontiers in Fracture Management*. London: Martin Dunitz: 1–15.

[3] Cassebaum WH (1969) Open reduction of T & Y fractures of the lower end of the humerus. *J Trauma*; 9 (11): 915–925.

[4] McKee MD, Jupiter JB, Bamberger HB (1996) Coronal shear fractures of t he distal end of the humerus. *J Bone Joint Surg* [*Am*]; 78 (1) : 49 –54.

[5] Sodergard J, Sandelin J, Bostman O (1992) Postoperative complications of distal humeral fractures. 27/96 adults followed up for 6 (2–10) years. *Acta orthop Scand*; 63 (1) : 85–89.

[6] Gainor BJ, Moussa F, Schott T (1995) Healing rate of transverse osteot omies of the olecranon used in reconstruction of distal humerus fractures. *J South Orthop Assoc*; 4 (4) : 263–268.

[7] Letsch R, Schmit –Neuerburg KP, Sturmer KM, et al. (1989) Intr–aarticular fractures of the distal humerus. Surgical treatment and results. *Clin Orthop*; (241) : 238–244.

[8] Cobb TK, Morrey BF (1997) Total elbow arthroplasty as primary treatme nt for distal humeral fractures in elderly patients. *J Bone Joint Surg* [*Am*]; 79 (6) : 826–832.

[9] Summerfield SL, DiGiovanni C, Weiss AP (1997) Heterotopic ossification of the elbow. *J Should Elbow Surg*; 6 (3) : 321–331.

[10] Jupiter JB (1994) Complex fractures of the distal part of the humer us and associated complications. *J Bone Joint Surg* [*Am*]; 76: 125 2–1263.

[11] Henley MB, Bone LB, Parker B (1987) Operative management of intra–art icular fractures of the distal humerus. *J Orthop Trauma*; 1 (1) : 24– 35. Riseborough EJ, Radin EL (1969)

[12] Intercondylar T fractures of the humerus in the adult. A comparison of operative and non–operative treatment in twen ty–nine cases.*J Bone Joint Surg* [*Am*]; 51 (1) : 130–141.

[13] Rommens PM (1996) Fractures of the distal third of the humerus. In: F latow EC, editor. Muskuloskeletal Trauma Series–Humerus. 1st ed. Oxford:Butterworth Heinemann: 156–183.

[14] Holdsworth BJ,Mossad MM (1990) Fractures of the adult distal humerus. Elbow function after internal fixation. *J Bone Joint Surg* [*Br*]; 72 (3) : 362–365.

[15] Jupiter JB, Neff U, Holzach P, et al. (1985) Intercondylar fractures of the humerus. An operative approach. *J Bone Joint Surg* [*Am*]; 67 (2) : 226–239.

## 10 新进展

本章节的新进展和附加参考资料可从网上获得：

http://www.aopublishing.org/PFxM/423.htm

# 4.3 前臂与手

## 4.3.1 尺骨鹰嘴 / 桡骨头 / 复杂肘关节损伤

昆特罗 (Jaime Quintero)

### 1 前臂近端损伤概论

前臂近端骨折可造成严重的功能障碍，包括创伤后不稳定、撞击、畸形愈合或不愈合。这些损伤可能涉及构成肘关节的 3 个关节中的一个或多个，即：肱尺关节、肱桡关节以及上尺桡关节 [1-6]。

肘关节的结构解剖如图 4.3.1-1。

骨软骨骨折及关节内游离体并不少见，尤其是桡骨头损伤合并肱骨小头挫伤的情况。较高能量的骨折可能合并诸如前臂双骨折、骨间膜断裂、桡骨远端骨折以及下尺桡关节损伤等前臂远端的损伤，这些损伤皆应及时得到诊断，因此 X 线摄片最好包括前臂全长。

为达到**早期功能治疗的目的，对整个环状结构的解剖重建是关键** [2]。**这不仅要求骨性结构的复位，而且还需恢复韧带和关节囊的正常张力。**

偶然情况下，若不合并韧带损伤所导致的肘关节不稳定，可将粉碎严重的骨折块切除。对于严重粉碎的尺骨鹰嘴骨折的老年患者，如果不合并冠状突骨折或前关节囊撕脱，可将粉碎的骨折块切除而只重建肱三头肌的止点。同样，对于粉碎严重无法修复的桡骨头骨折可予切除并植入桡骨头假体，这样在不损害肘关节及前臂功能的情况下，为损伤的韧带及关节囊的修复提供条件 [2, 6-8]。

前臂近端骨折的分型见图 4.3.1-2。

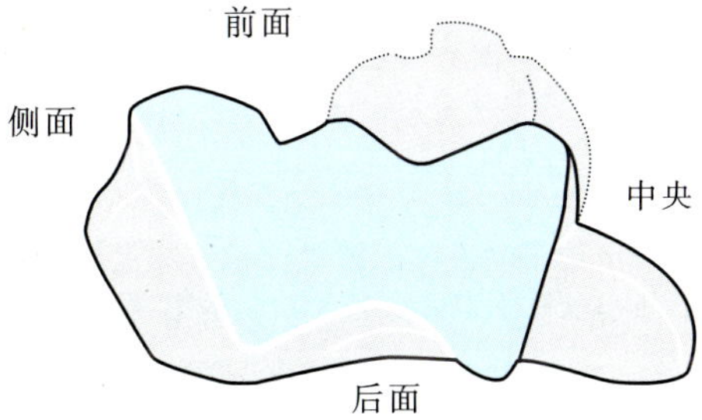

前面
侧面
中央
后面

**图 4.3.1-1 肱骨远端下面观的软骨分布情况，亦见图 4.2.3-2。**

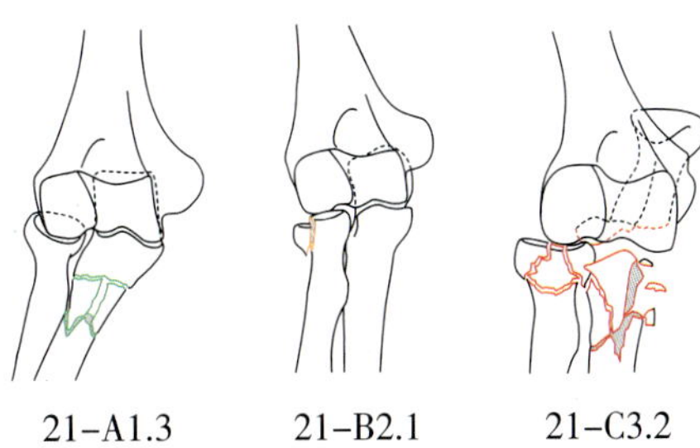


**图 4.3.1-2 AO Müller 分型**

## 2 尺骨鹰嘴

由于其位置紧贴皮下，使其容易因直接创伤、过伸及扭转而造成骨折。尺骨鹰嘴骨折是肘关节损伤中最常见的损伤。

### 2.1 骨折与软组织损伤的评估

骨折通常因作用于肱骨滑车远端的弯曲动量而导致伸肘装置的破坏，表现为典型的横断和斜形 B1 型骨折。随着外力的增强可造成尺骨鹰嘴关节面中央部位的粉碎和嵌压，甚至出现冠状突的撕脱骨折 [5]。

患者主诉疼痛和无法活动肘关节，局部皮肤可表现为肿胀、瘀伤或挫伤。X 线侧位片可清晰地显示骨折线、骨折的移位程度以及粉碎程度。侧位断层像可显示关节面压缩的程度。复杂骨折可合并前臂的前脱位 (经尺骨鹰嘴骨折脱位) 或 II 型的后方孟氏损伤 [4, 9]。

关于肘关节骨折存在数种分型方法，**但需要强调简单的横断或斜形骨折并不一定代表典型的稳定型骨折，而可能伴有肘关节或前臂的脱位**。同样，若骨折粉碎区域集中于滑车部位，则可能保持良好的稳定性，而若涉及冠状突或尺骨近端则会造成肘关节的极度不稳定 [8]。

### 2.2 术前计划

#### 2.2.1 体位与手术入路

患者应置于俯卧位或侧卧位，将肘关节屈曲置于托架上 (图 4.2.3–4)。仰卧位将前臂置于胸前的体位亦可作为一种选择 (图 4.3.1–3)，尤其适用于操作外侧柱时所采用的扩展入路。消毒铺巾后应用无菌的止血带。

皮肤切口采用后方切口，由肱骨外上髁向下至骨折线远端 4~5cm。皮肤切口可轻度弧向桡侧以保护桡神经或避开皮擦伤或皮裂伤的区域。**应避免皮瓣过大而造成皮肤愈合不佳** (图 4.2.3–5)。

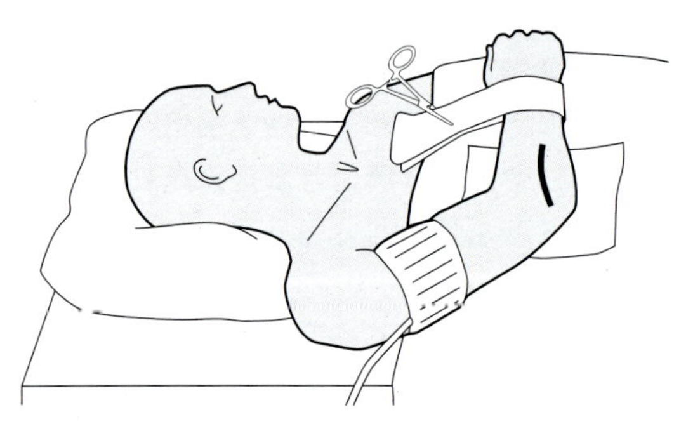

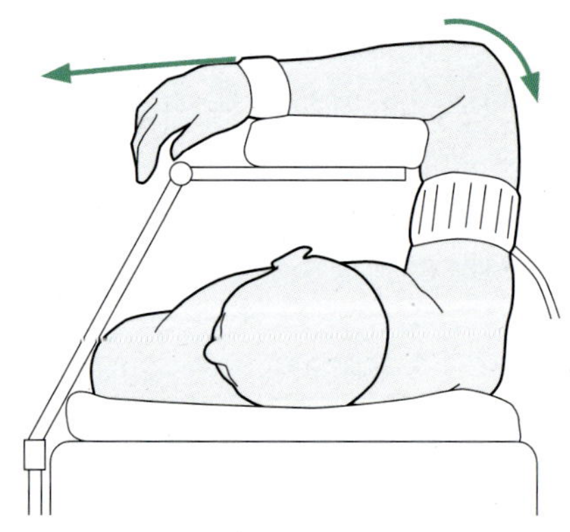

图 4.3.1–3 患者仰卧位，患肢置于胸前或支架上，可较方便地采用后方入路复位和固定尺骨鹰嘴骨折。术中常规分离显露尺神经后保护，必要时可分离部分肘后肌以改善关节和嵌压骨折块的显露

### 2.2.2 复位技术与器械

对关节内骨折的复位可使用尖钩、巾钳或克氏针进行直接复位 (图 4.3.1-4)，而粉碎骨折可使用间接复位技术。

### 2.2.3 内固定物的选择——张力带原则

对于简单的横断或斜形骨折的固定可应用 2 枚克氏针 (1.8mm 或 1.6mm) 作中央夹板以及一根 1.0mm 的钢丝作环绕固定 (录像 AO00072)。对于一些特定类型的斜形骨折应附加一枚拉力螺钉固定以达到均衡的加压 (图 4.3.1-5)。应用一枚折块间加压的松质骨螺钉以及钢丝固定是另一种可选择的固定方式。对于粉碎骨折推荐使用后方的接骨板 (1/3 管接骨板、3.5mmLC-DCP 接骨板或重建接骨板) 固定 (图 4.3.1-6)。

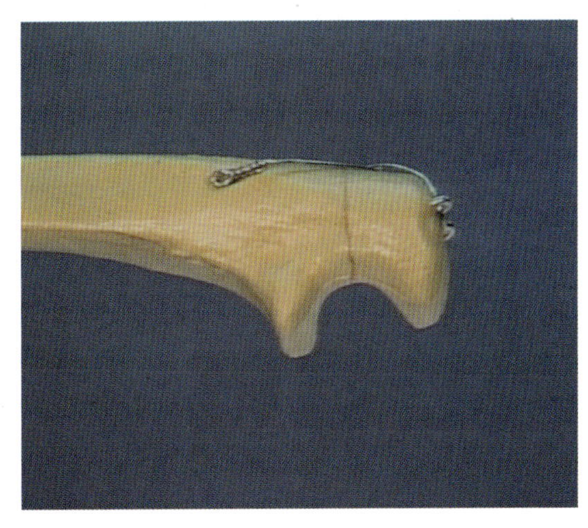

录像 AO00072

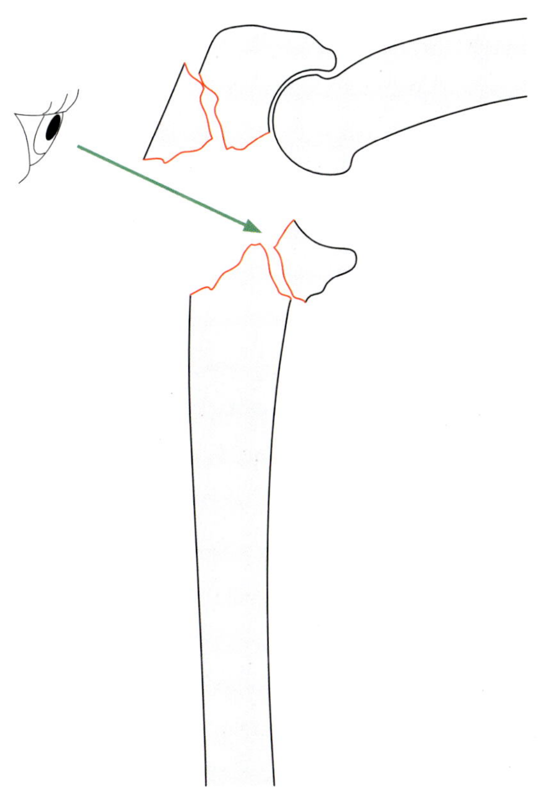

a) 粉碎关节内骨折的直接复位技术。

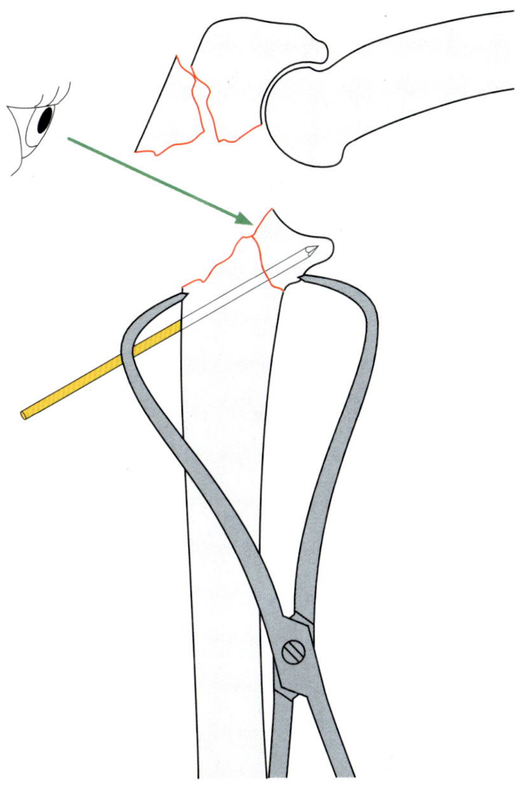

b) 应用克氏针固定尺骨冠状突之前应检查其复位情况。

图 4.3.1-4

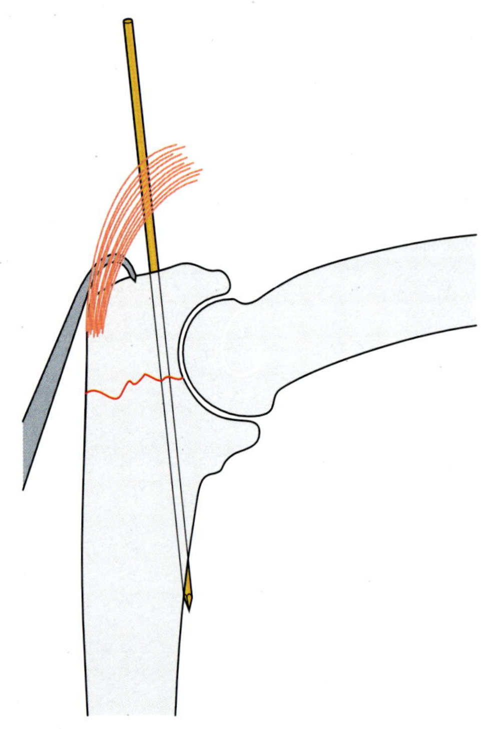

a) 简单的尺骨鹰嘴骨折可使用尖钩进行复位，之后用 1.6mm 克氏针平行固定，并且克氏针必须穿透对侧皮质。

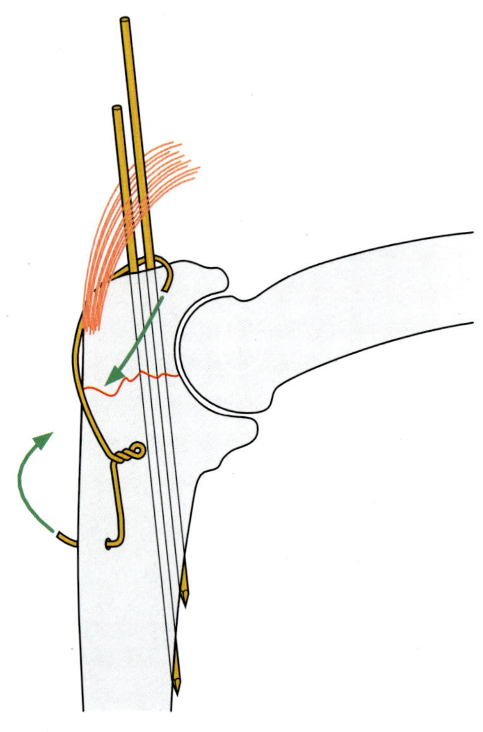

b) 在尺骨上钻 2.0mm 孔后穿入 1.0mm 的不锈钢丝，穿过肱三头肌在尺骨鹰嘴的止点进行 8 字固定。

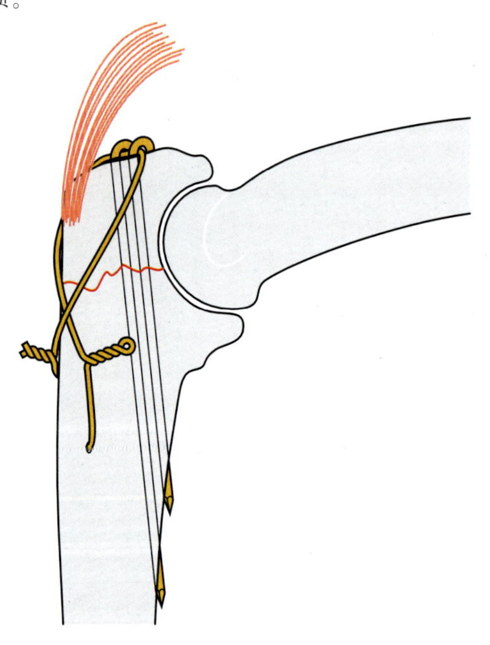

c) 完成张力带固定后的情形。

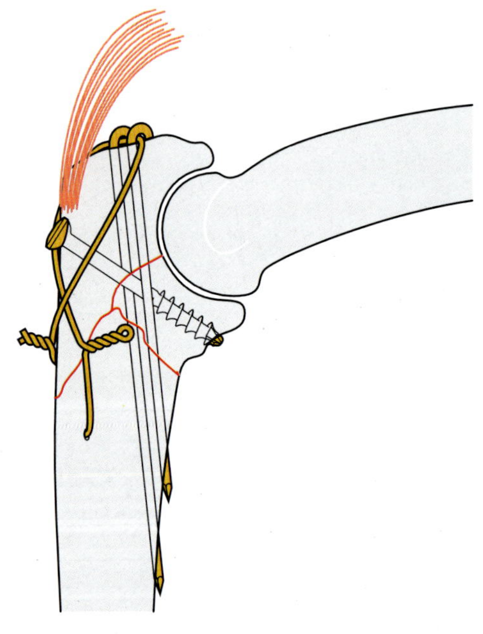

d) 对于绞紧钢丝后易产生剪切移位的斜形骨折，可使用 4.0mm 的拉力螺钉进行辅助固定。

图 4.3.1–5

## 2.3 手术治疗——技巧与体会

### 横断及斜形骨折

屈肘并部分剥离肘后肌外侧的止点可显露骨折和关节面。冲洗清理骨折端后复位骨折。

骨折的复位应用直接复位技术，在伸肘的同时应用巾钳复位并固定骨折块，巾钳置于尺骨干上预先钻好的小洞内。固定的方法为应用 2 枚克氏针进行张力带固定。见图 4.3.1-5。

对于斜形骨折，在应用张力带之前可首先使用一枚垂直于骨折线的拉力螺钉进行辅助固定。对于更为远端的骨折或合并不稳定的情况，后方的接骨板固定是较好的选择。

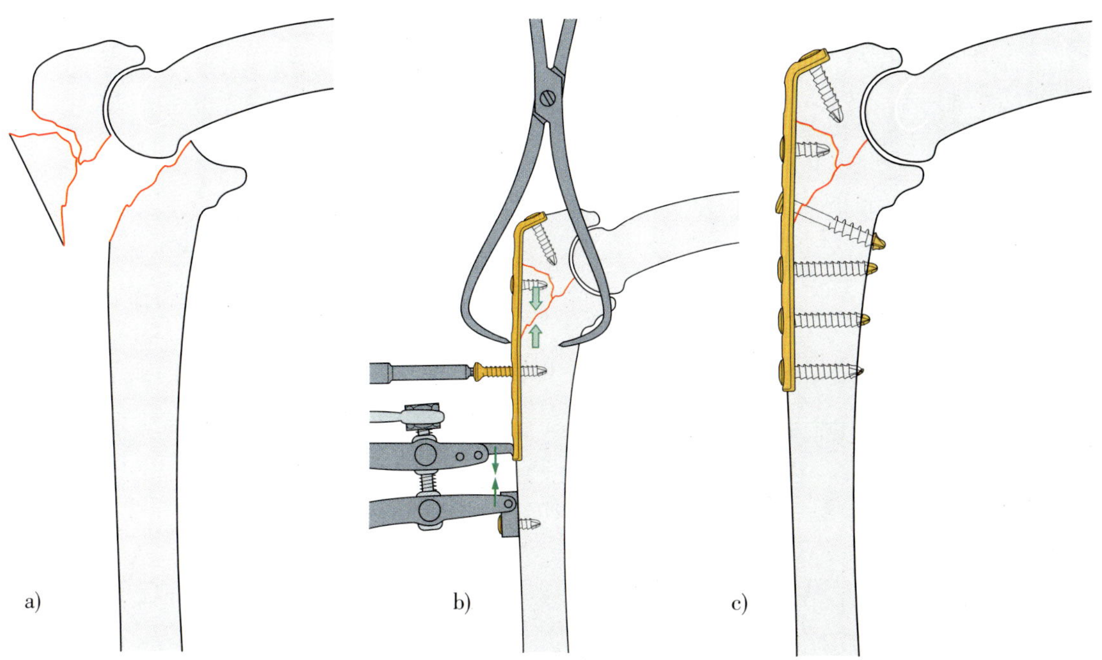


a) 对于较粉碎的尺骨鹰嘴骨折，可能无法进行张力带固定，因此可应用小型接骨板（1/3 管接骨板、3.5mmDCP、LC-DCP 或重建接骨板）固定。

b) 接骨板需要充分塑形以适合尺骨鹰嘴的形状。首先使用 2 枚螺钉将接骨板固定于近端尺骨鹰嘴上，再应用牵开器对骨折进行加压。

c) 完成固定后的情形，拉力螺钉经接骨板固定骨折。

图 4.3.1-6

**粉碎骨折**

若压缩的骨折块可直接复位并用 1 或 2 枚克氏针固定，则仍可应用标准的张力带固定方式，而如果骨折粉碎较严重则应使用间接复位的方法，最终的固定应用 3.5mm 的 DCP 或 LC-DCP 接骨板塑型后固定尺骨近端。最近端的固定螺钉的方向应指向尺骨髓腔并与其他螺钉的方向垂直，从而产生一种交锁的结构 [9-11]。

另一种固定方式为应用改进的 1/3 管接骨板，将其最末端的螺钉孔打开并处理成双钩形状，这样可把持住近端的骨折块并可辅以螺钉的固定（图 4.3.1-7）。如果没有牵开器，则可利用此接骨板对尺骨干近端的骨折进行复位。由于此接骨板较薄而不能耐受过大的应力，应附加张力带固定或另一块接骨板的辅助固定 [12]。

## 2.4 术后处理

术后置管引流并对肘关节进行充分的包扎。术后 24~48 小时内可使用背托夹板来改善患者的舒适度，但并非必须。**术后第一天即开始辅助下的主动功能锻炼，**包括患者处于仰卧位时进行重力辅助下的屈肘活动。术后 1 周内应密切监控患者的主动功能锻炼情况以避免发生肘关节粘连僵直。3~4 周后开始抗阻功能锻炼，此时患者已重返工作岗位。

## 2.5 失误与并发症

骨折愈合后，突起的克氏针尾可造成疼痛而需要取除内固定。通过上述方法进行固定后骨折大多愈合，不愈合的情况较罕见 [10, 13]。

## 2.6 结果

大多数尺骨鹰嘴骨折愈合良好，肘关节的活动度得到功能性恢复。尽管常合并伸肘的轻度受限，但多无明显的功能障碍。

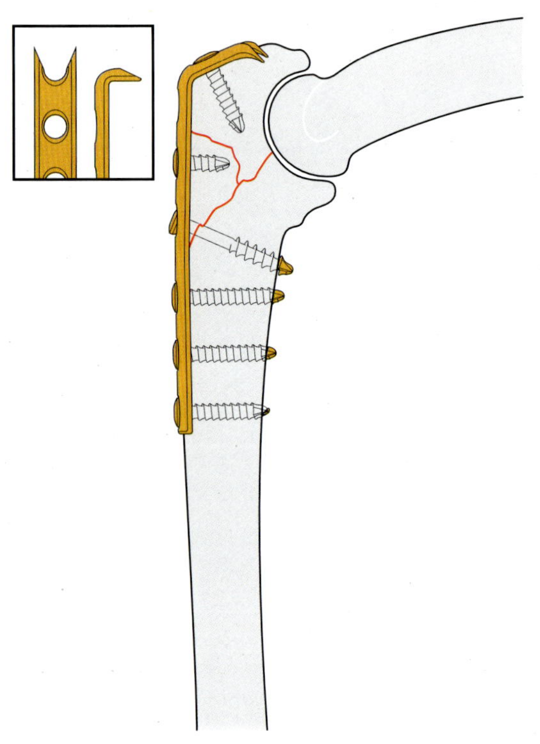

图 4.3.1-7 另一种使用接骨板固定的方法。将 1/3 管接骨板的一端修剪成 2 个尖钩状，以便接骨板更好地把持尺骨鹰嘴尖端

## 3 桡骨头

### 3.1 骨折与软组织损伤的评估

桡骨头骨折通常发生于摔倒时手以伸展姿势撑地，前臂轻度屈曲并旋前。骨折的形态不尽相同，从简单的无移位骨折到严重粉碎压缩的骨折。肘关节脱位及伴随的软组织损伤并不少见，如并发桡骨远端骨折。

患者通常主诉疼痛严重并且不能旋转前臂。由于疼痛同样造成伸肘困难，拍摄桡骨头前后位 X 线片球管应垂直于前臂 (图 4.3.1–8)，并同时拍摄肱桡关节侧位及斜位片。但单纯 X 线片很难对骨折形态及相关损伤进行精确地评估，而只有在手术过程中才能确定。通常很少应用辅助的影像学手段 (断层、CT 及 MRI) [14]。

**能够进行早期功能锻炼是对不影响前臂旋转功能的稳定型骨折的最佳治疗方式。**

不稳定骨折 (图 4.3.1–9) 包括骨折块移位或游离，合并肱骨小头、尺骨鹰嘴或冠状突骨折，肘关节脱位，韧带撕脱伤以及远端腕关节损伤。最佳的治疗方法应进行手术内固定或桡骨头置换 [5~8, 15~19]。

### 3.2 术前计划

#### 3.2.1 体位与手术入路

患者处于仰卧位，消毒范围由腋窝至手部以利于术中对前臂的旋前旋后以及肘关节的屈伸活动。通常应用标准的外侧入路 (图 4.3.1–10)，应注意避免桡神经深支的损伤，其走行于关节囊和桡骨头的前方。为降低术中外侧副韧带损伤的风险，切开关节囊的位置应位于肘后肌前缘的前方并平行于尺侧伸腕肌的筋膜方向。由外侧或稍偏前方打开环状韧带——即关节囊增厚的部分——以充分地观察骨折的情况。在一些选择性的病例中可进行肱骨外上髁截骨以达到更广泛的显露 [19, 20]。

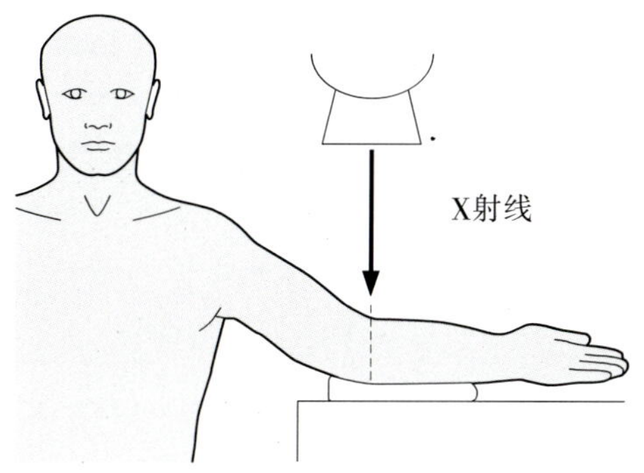


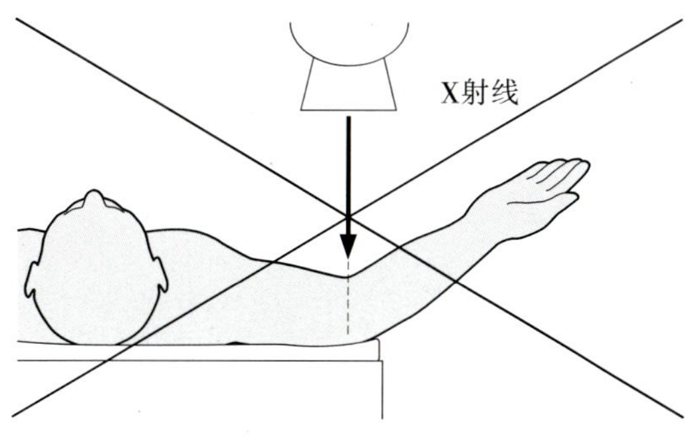


**图 4.3.1–8　拍摄桡骨头正位 X 线片时，由于损伤时肘关节不能完全伸直，射线球管必须保证垂直于桡骨头**

### 3.2.2 复位技术

应用牙科用尖钩和巾钳对骨折进行直接复位和临时固定。轻柔地旋转前臂可利于检查桡骨头和桡骨颈的全周长情况，之后应用 1.0mm 克氏针进行临时的固定（图 4.3.1–11）。

### 3.2.3 内固定物的选择

应用微型骨折块固定螺钉进行折块间加压可达到稳定的固定，通常应用 1.5 和 2.0mm 的螺钉对边缘型骨折块或楔形骨折块进行拉力螺钉固定。对于存在压缩的骨折可应用相同的螺钉，但应作为位置螺钉而非拉力螺钉进行固定，以避免过分的加压导致桡骨头的缩窄和变形。对于粉碎、压缩的桡骨头骨折或合并桡骨颈的骨折，应使用微型的 T 板或 L 板作辅助的支持固定。

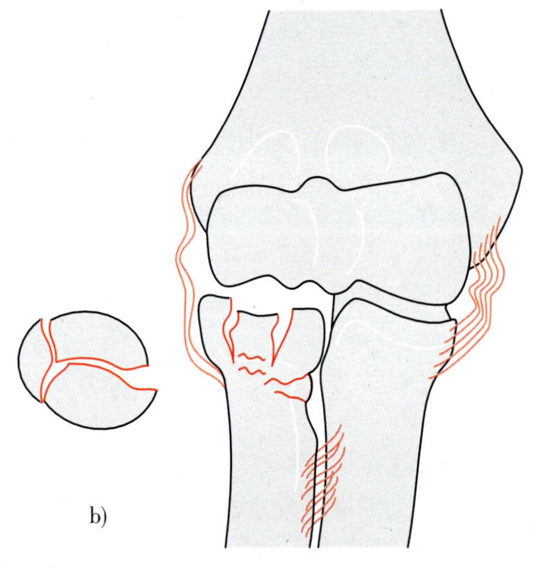


b) 粉碎的关节内压缩骨折 B3。

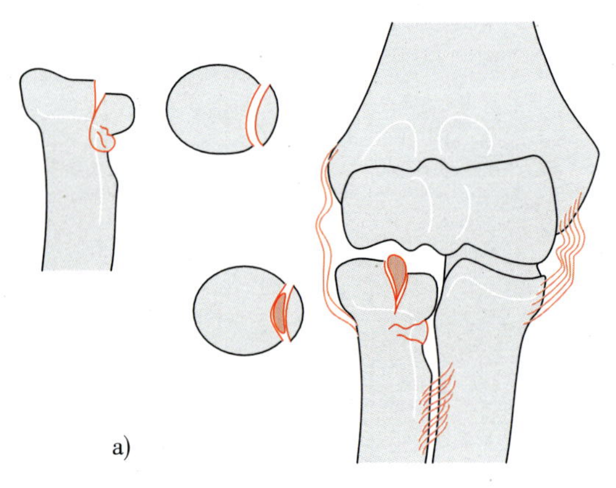


a) 移位的剪式骨折 B2。

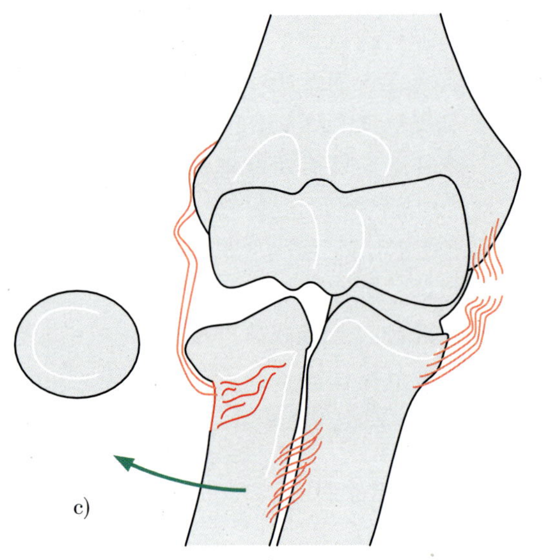


c) 存在桡骨头倾斜的关节外骨折 A2 常合并韧带的撕脱损伤。

图 4.3.1–9 典型的桡骨头骨折（21–A 和 21–B）

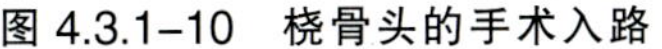

图 4.3.1-10　桡骨头的手术入路

a)　切口起自肱骨外上髁近端 2~3cm 并弧向背侧平行于桡骨跨越肱桡关节，长度为 3~4cm。

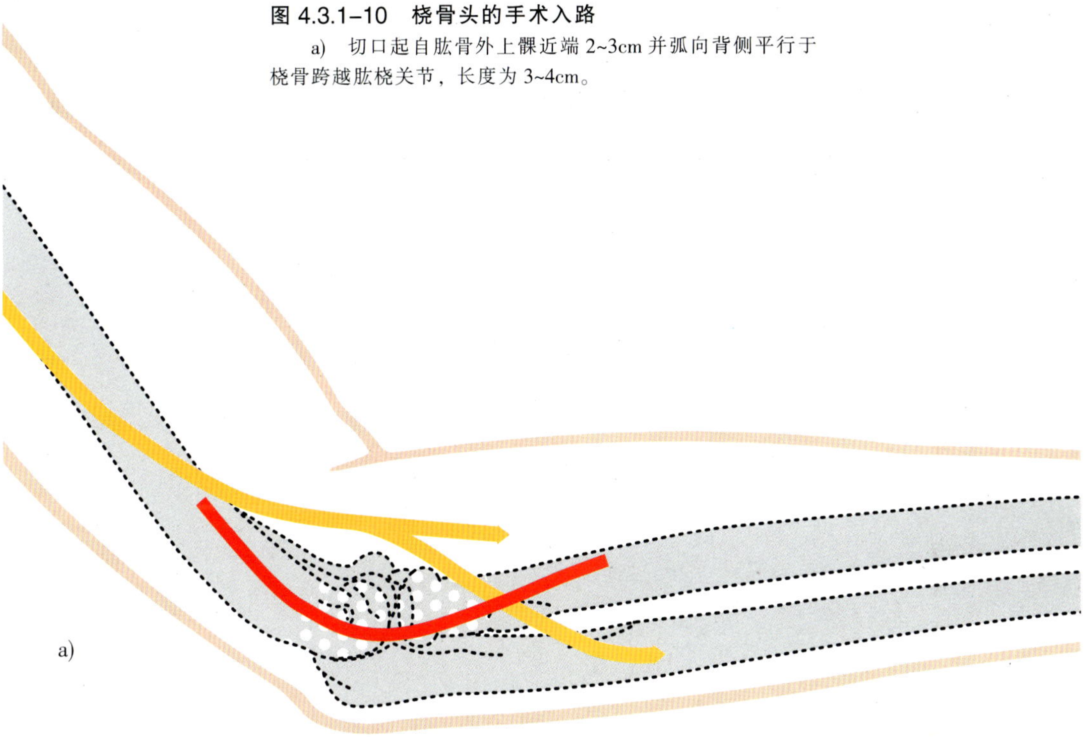

a)

b)　切开深部组织以及环状韧带显露桡骨头。注意不要伤及邻近的桡神经深支。

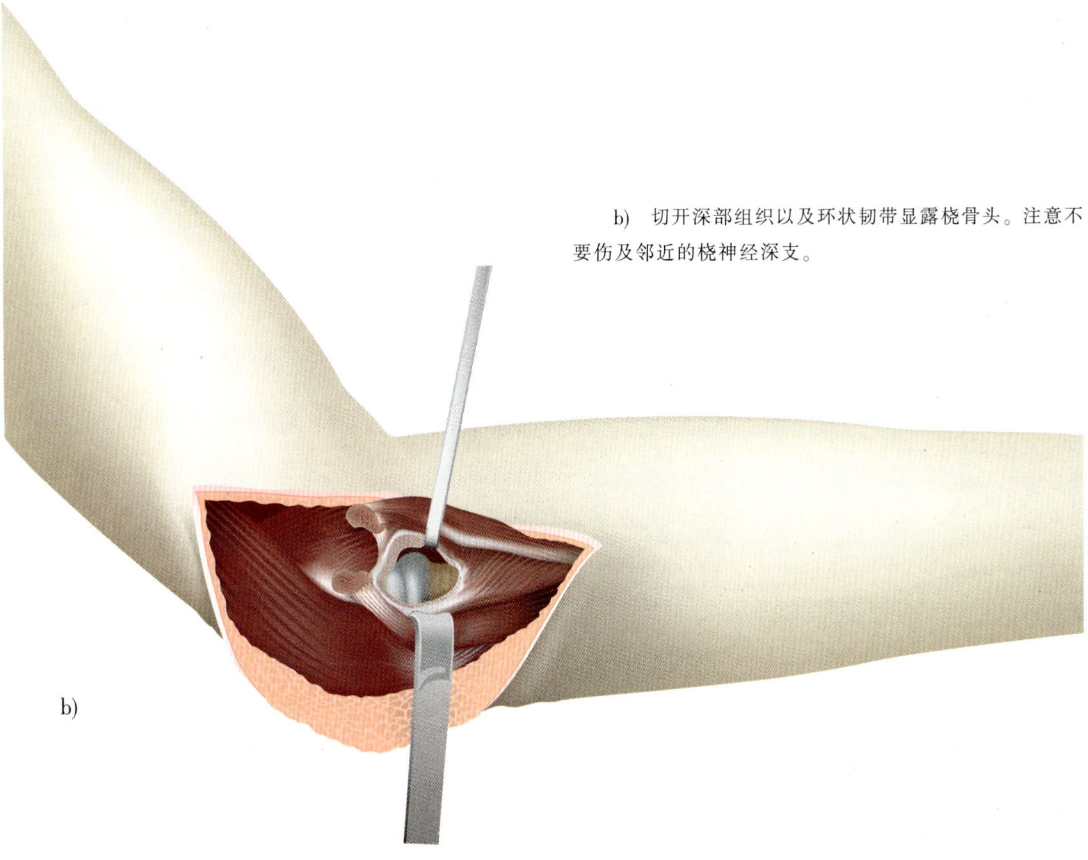

b)

**图 4.3.1–11**

a) 必须彻底清除关节面骨折块间的嵌压骨块，并应用克氏针进行精确地复位和固定。最后拧入 1 或 2 枚 1.5mm 或 2.0mm 的皮质骨拉力螺钉，螺钉帽处应进行适当地埋头处理。

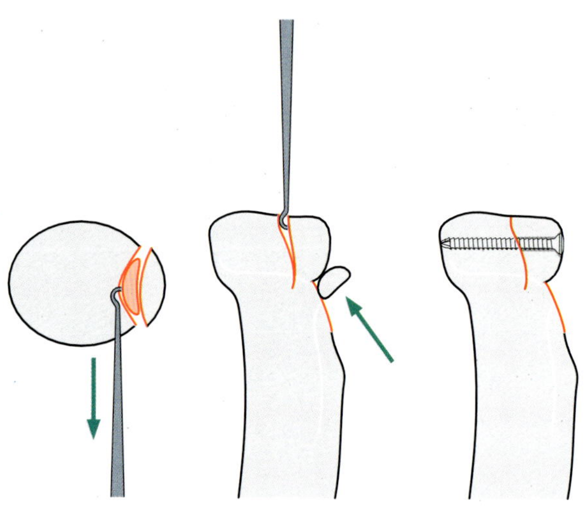

a)

b) 骨折粉碎时可能需要植骨 (取材于肱骨外上髁)，并使用数枚小螺钉从不同方向固定。

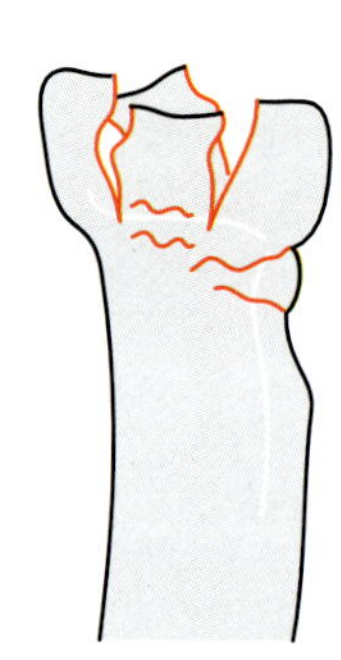

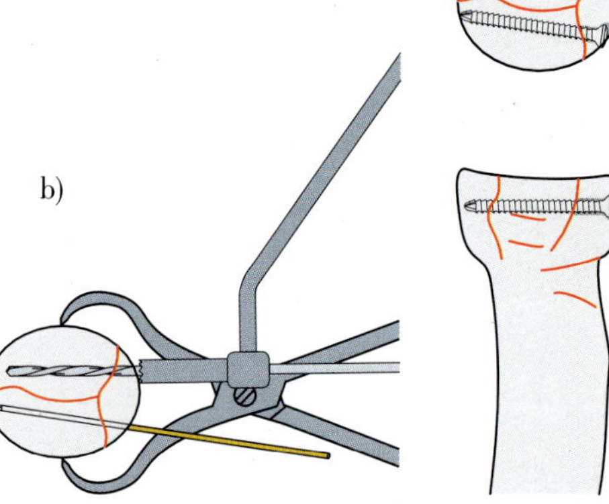

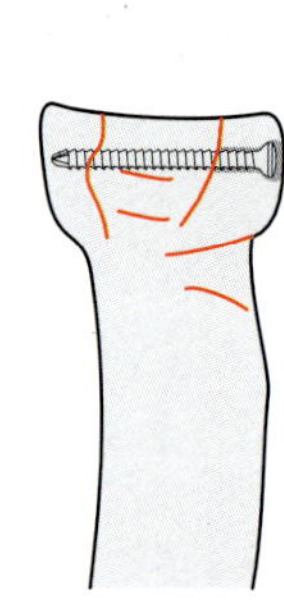

b)

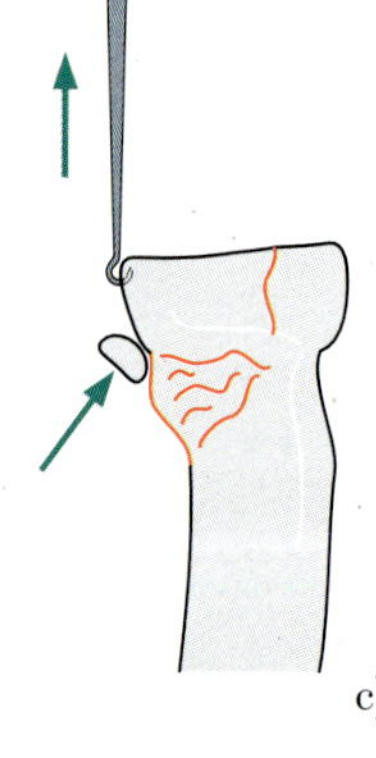

c) 如果桡骨头倾斜角度超过 20o，则应将其撬起复位并固定，并同时需要植骨。固定选用 1.5mm 或 2.0mm 的螺钉即足够，或选用 1.5 或 2.0mm 的接骨板或 1.5mm 的 T 形接骨板进行固定。

c)

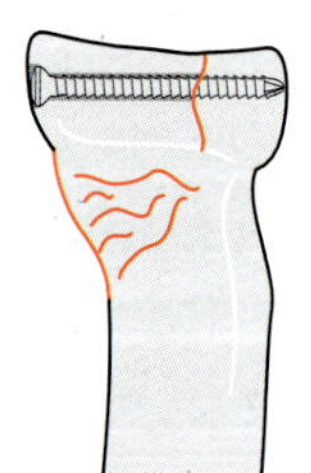

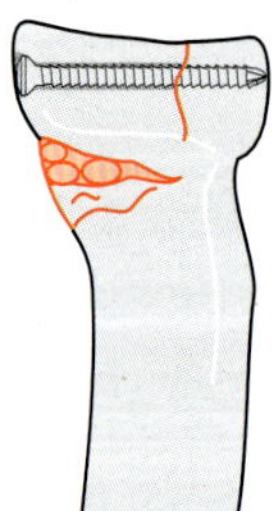

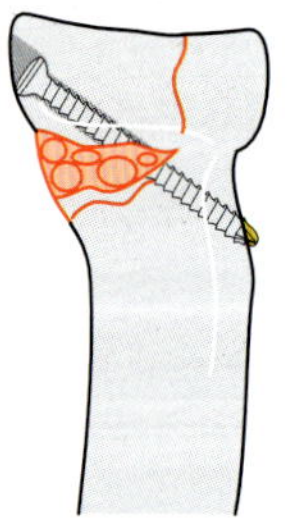

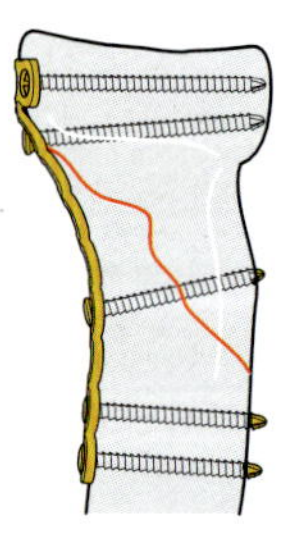

d)

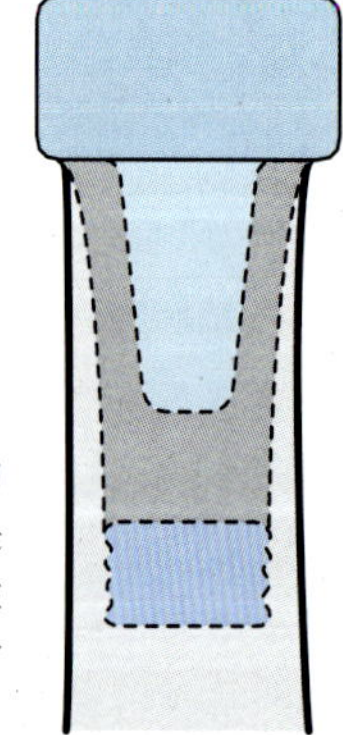

d) 无法重建的桡骨头骨折，尤其是在波及肘关节稳定性的情况下应进行桡骨头假体置换。

### 3.3 手术治疗——技巧与体会

基于手术重建的出发点，应确定 4 种骨折类型[20]：**楔形骨折，压缩骨折，粉碎骨折以及桡骨颈骨折** (图 4.3.1-11a~c)。

- 楔形骨折：骨折易复位并可应用 1 或 2 枚 2.0mm 的拉力螺钉进行固定。来自肱骨小头的关节 软骨碎片常嵌插于关节间隙中，应予以取除。螺钉帽应进行埋头以利前臂的旋转。
- 压缩骨折：压缩的位置可以是桡骨头周边的部分或中心区域，可应用牙科尖钩或小骨膜起子轻柔地将其撬起复位。必要时可在肱骨外上髁处取少量松质骨植于骨质缺损部位。应用 1.0mm 的克氏针作临时固定，并可应用小型螺钉作为位置螺钉固定或应用小型固定以维持复位。
- 粉碎骨折：仔细复位骨折块并用克氏针临时固定，之后用 2 或 3 枚 2.0mm 的螺钉固定。通常 一侧柱的桡骨头可保持完整，并且骨折块之间可通过骨膜相连，在复位时应注意保护这些组织。在粉碎骨折中仍应将 T 形或 L 形接骨板预弯而适应局部骨骼的形态，从而避免在上尺桡关节部位发生撞击。人工桡骨头置换可作为治疗严重粉碎骨折的一种选择。
- 桡骨颈骨折：此种骨折在成人中较少见。复位骨折后植骨以填充骨缺损，并应用小螺钉或微型接骨板作支持固定以防止骨折移位。

固定骨折后修复环状韧带，并在全程活动范围内检查肘关节的稳定性。对于合并肘关节脱位的病例应修复外侧副韧带复合结构，若仍存在不稳定则应探查及修复内侧韧带结构。

### 3.4 术后处理

与尺骨鹰嘴骨折相似，术后应用衬垫良好的上臂后托将肘关节制动于伸直位以减轻肿胀。术后第 2 天开始功能锻炼，患者处于仰卧位进行主动前臂上举的练习，并依靠重力的作用屈曲肘关节。可随时取下的上臂后托维持至术后 3~4 周。

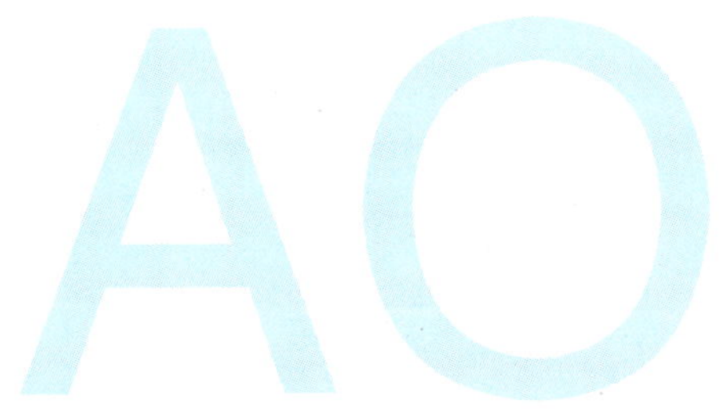

### 3.5 失误与并发症

若术中无法重建桡骨头，采用人工桡骨头置换以避免继发的外翻畸形及骨折移位是较好的选择 (图 4.3.1–11d)。

最近的一篇文献报道了 73 例应用切开复位内固定治疗的粉碎严重的桡骨头骨折病例，骨折不愈合及内固定失效的比率达 13%。在这些病例中重建的桡骨头起到间隔物的作用，并且后期桡骨头切除后功能良好 [21]。

### 3.6 结果

近期的文献显示，通过手术重建治疗桡骨头骨折甚至是粉碎严重的骨折，功能结果优良。一些患者不能完全伸直肘关节，但并不影响肘关节的整体功能 [15~19, 21]。

除非突起于皮下的螺钉帽造成疼痛或患者的不适，一般不需要取除内固定。

## 4 复杂肘关节损伤

### 4.1 前方或经尺骨鹰嘴骨折脱位

此种损伤发生于屈肘 90°位时高能量暴力直接作用于前臂背侧。必须将其与前方孟氏损伤相鉴别，其特点是尺桡骨同时向前方移位，保持完整。尺骨近端通常为粉碎骨折，并存在一较大的冠状突骨折块，合并桡骨头骨折的情况并不常见。手术采用后方入路，采用与粉碎尺骨鹰嘴骨折的复位方式相似的间接复位方法进行复位。应用螺钉固定冠状突骨折可增强肘关节稳定性。骨折的固定可应用预弯的 3.5mm LC–DCP 或 1/3 管钩状接骨板置于尺骨背侧进行固定，并应辅以张力带固定 [9,12]。

### 4.2 后方孟氏骨折脱位

(图 4.3.1–12)

其损伤机制与肘关节后脱位相似，但尺骨近端骨折粉碎并且合并一个涉及冠状突或位于较远端的三角形或四方形骨折块。桡骨头常发生骨折并向后外侧脱位 [4]。

应用后方接骨板重建尺骨近端可复位上尺桡关节的脱位，由后方使用拉力螺钉可对冠状突骨折进行直接固定。有时通过牵引可使骨折自行复位。重建尺骨前方皮质是保证接骨板起到张力带固定作用的关键。固定桡骨头骨折并重建外侧韧带结构可为外侧柱提供足够的稳定性。

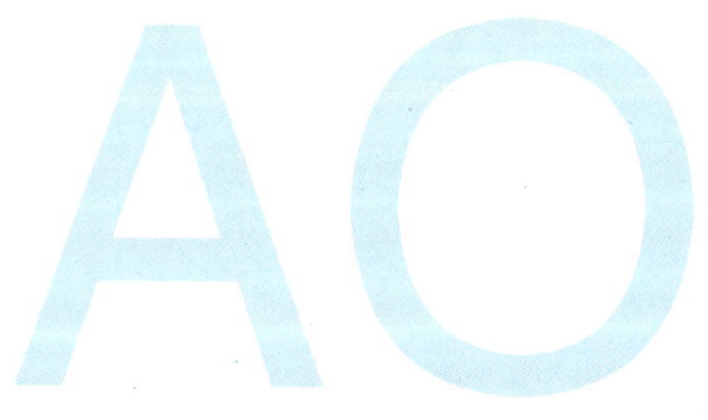

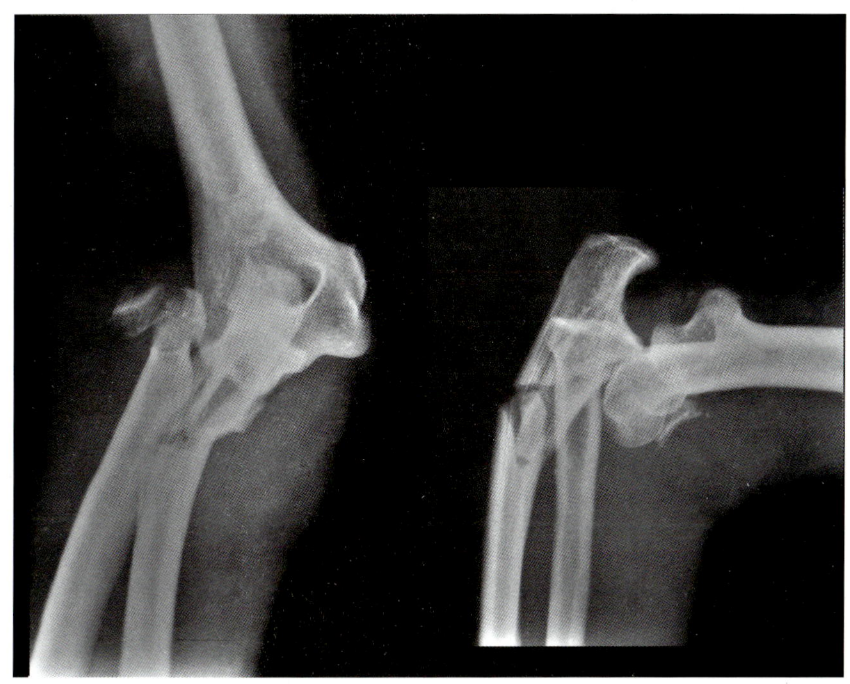

a) 年轻女性复杂肘关节骨折脱位 (利手侧)，尺骨鹰嘴骨折粉碎合并桡骨头劈裂。无神经血管损伤。

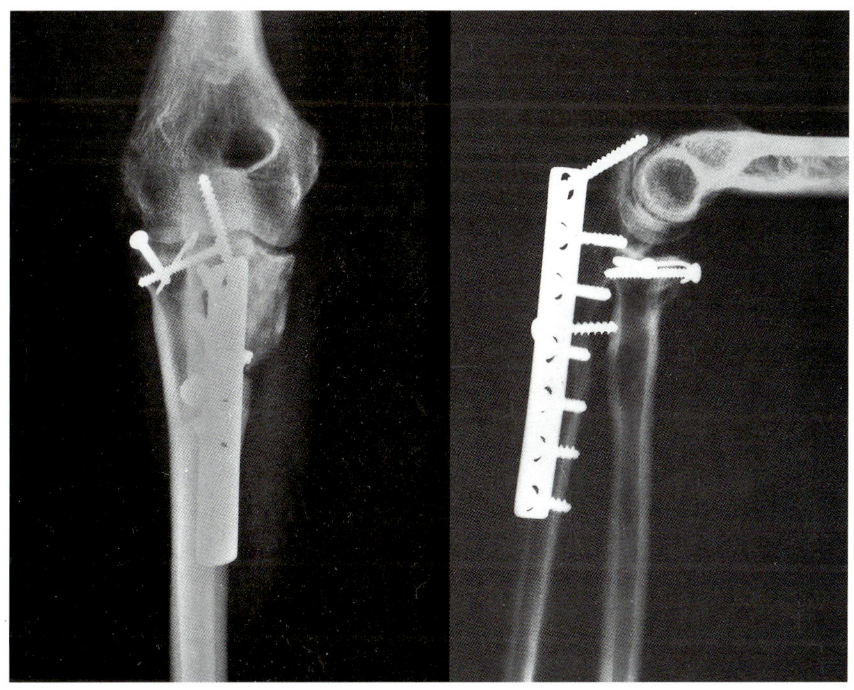

b) 急诊手术重建尺骨鹰嘴 (7 孔 3.5mm DCP) 和桡骨头 (2 枚小螺钉及克氏针)，疼痛缓解后即鼓励患者进行肘关节和前臂的功能锻炼。

图 4.3.1–12 a/b：重建复杂桡骨头骨折 21–B3 的临床病例

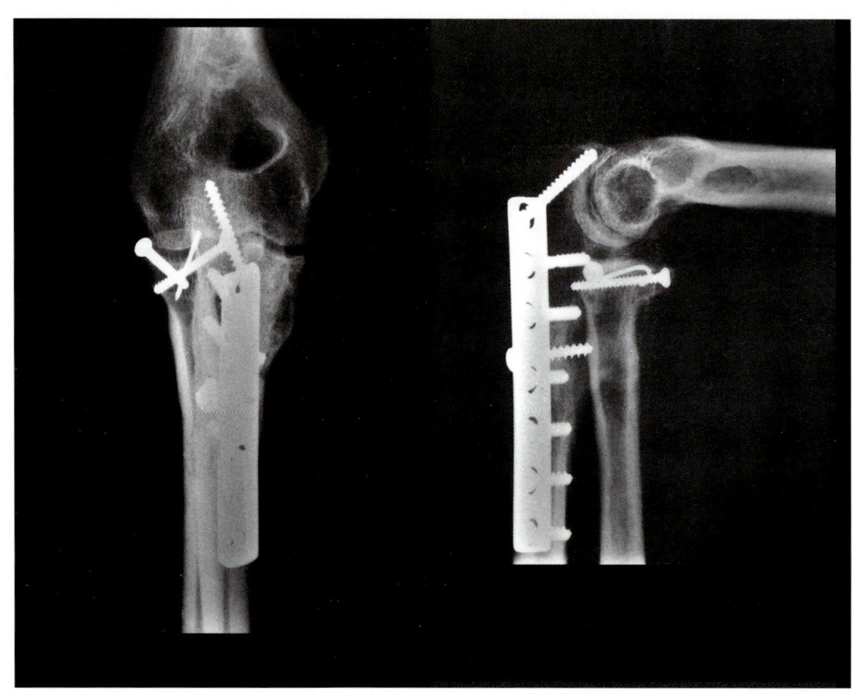

c) 术后 28 周骨折愈合良好，肘关节稳定并且功能恢复满意。1 年后取除内固定。

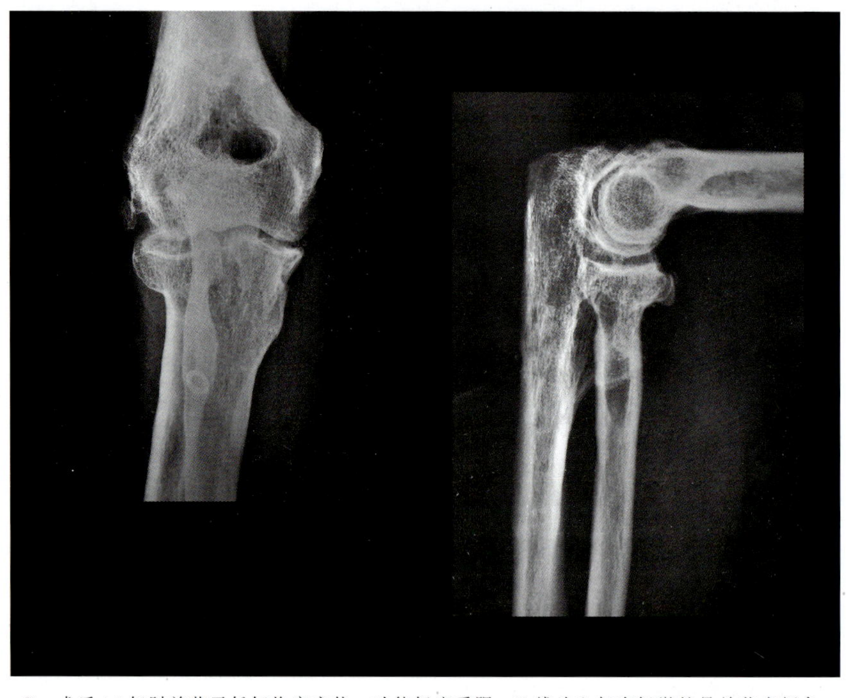

d) 术后 14 年肘关节无任何临床症状，功能轻度受限，X 线片上仅有轻微的骨关节炎征象。

图 4.3.1–12 c/d

### 4.3 双极骨折脱位

这种复杂的损伤包括肘关节的骨折脱位并且合并桡骨远端骨折脱位或下尺桡关节的破坏。桡 骨骨折呈节段性或“漂浮”状，加之上下尺桡关节的破坏，可导致严重的功能障碍。可应用 治疗孟氏骨折及盖氏骨折的固定方法治疗双极骨折脱位[22]。

## 5 参考文献


[1] Teasdall R, Savoie FH, Hughes JL (1993) Comminuted fractures of the proximal radius and ulna. *Clin Orthop;* (292) : 37-47.

[2] Ring D, Jupiter JB (1998) Fracture dislocation of the elbow. *J Bone Joint Surg* [*Am*] *;* 80 (4) :566-580.

[3] Modabber MR, Jupiter JB (1995) Reconstruction for post-traumatic cond itions of the elbow joint. *J Bone Joint Surg* [*Am*] *;* 77 (9) :1431- 1446.

[4] Jupiter JB, Leibovic SJ, Ribbans W, et al. (1991) The posterior Monteg gia lesion. *J Orthop Trauma;* 5 (4) :395-402.

[5] Heim U (1998) [Combined fractures of the radius and the ulna at the elbow level in the adult.Analysis of 120 cases after more than 1 year] . *Rev Chir Orthop Reparatrice Appar Mot;* 84 (2) :142-153.

[6] Heim U (1994) Kombinierte Verletzungen von Radius und Ulna im proxim alen Unterarmsegment. *Unfallchirurg;* 241: 62-79.

[7] Knight DJ, Rymaszewski LA, Amis AA, et al. (1993) Primary replacement of the fractured radial head with a metal prosthesis. *J Bone Joint Surg* [*Br*] ; 75 (4) : 572-576.

[8] Jupiter JB (1994) Internal fixation for fractures about the elbow. Operative Techniques in *Orthopaedics;* 4 (1) : 31-48.

[9] Simpson NS, Goodman LA, Jupiter JB (1996) Contoured LCDC plating of th e proximal ulna. *Injury;* 27 (6) :411-417.

[10] Healy W (1991) Tension band plating for nonunion of proximal ulna a nd olecranon. Techniques in Orthopaedics; 6 (2) :51-54.

[11] Webb LX (1991) Use of a hook plate technique in the management of p roximal ulna fractures.Techniques in Orthopaedics; 6 (2) :45-50.

[12] Gerber C, Stokar P, Ganz R (1991) The technique of open reduction and tension band augmented plate fixation of comminuted fractures of the olecranon.*Techniques in Orthopaedics;* 6 (2) : 41-44.

[13] Papagelopoulos PJ, Morrey BF (1994) Treatment of nonunion of olecran on fractures. *J Bone Joint Surg* [*Br*] *;* 76 (4) : 627-635.

[14] Quintero J (1994) Fractura de la cúpula radial. In: Malagón V, Soto D, editors.*Tratado de Ortopediay Fracturas*. Bogotá Celsus: 1497- 1507.

[15] Ebraheim NA, Skie MC, Zeiss J, et al. (1992) Internal fixation of radi a l neck fracture in a fracture dislocation of the elbow. A case report. *Clin Orthop;* (276): 187–191.

[16] Khalfayan EE, Culp RW, Alexander AH (1992) Mason type ll radial head fractures:operative versus nonoperative treatment. *J Orthop Trauma;* 6 (3): 283–289.

[17] King GJ, Evans DC, Kellam JF (1991) Open reduction and internal fixat ion of radial head fractures. *J Ortrhop Trauma;* 5 (1): 21–28.

[18] Morales LC, Quintero J, Bustillo E (1989) Osteosíntesis estable en fracturas conminutas de la cúpula radial. *Rev Colom Ortop Traumatol;* 3 (1): 1497 – 1507.

[19] Heim U (1992) [Surgical treatment of radial head fracture]. *Z Unfallchir Versicherungsmed;* 85 (1): 3–11.

[20] Heim U (1988) The elbow. In: Heim U, Pfeiffer KM, editors. *Int er nal Fixation of Small Fractures*. Berlin Heidelberg New York: Springer–Ver lag: 107–137.

[21] Ring D, Kharrazi FD, Jupiter JB, et al. (1998) Non–union following ORIF of radial head fractures. *Am Soc Surg Hand.*

[22] Jupiter JB, Kour AK, Richards RR, et al. (1994) The floating radius in bipolar fracture –dislocation of the forearm. *J Orthop Trauma;* 8 ( 2):99–106.

## 6 新进展

本章节的新进展和附加参考资料可从网上获得：

Http:/www.aopublishing.org/PFxM/431.htm

# 4.3.2 前臂骨干骨折

海姆 (Dominik Heim)

## 1 骨折的评估

根据 AO 组织的病例统计 (1980~1996)，前臂骨折占全部骨折的 10%~14%。由于尺桡骨之间的关系对肘关节和腕关节十分重要，因此通常采用手术方法治疗成人的前臂骨折。

### 1.1 治疗的目的

• 重建长度、轴向对位以及旋转对位以保证前臂旋前旋后的功能。

• 稳固的固定以保证术后邻近关节的活动。

### 1.2 总体考虑

手术的适应证：

• 尺桡骨双骨折。

• 存在移位的单骨骨折 (旋转畸形)。简单无移位的骨干部位骨折可作为例外而进行保守治疗。

• 所有孟氏骨折及盖氏骨折。

• 所有开放骨折

放射学检查：传统的前臂正侧位 X 线平片即足够，应包括肘关节和腕关节以排除合并的关节损伤及一些特殊类型损伤，例如孟氏骨折或盖氏骨折。一般很少需要 CT 或 MRI 检查。手术时机：与全身其他部位的骨干骨折一样，闭合及开放前臂骨折应在伤后 6~8 小时内手术，延期手术可能增加尺桡骨间骨桥形成的风险 [1~2]。

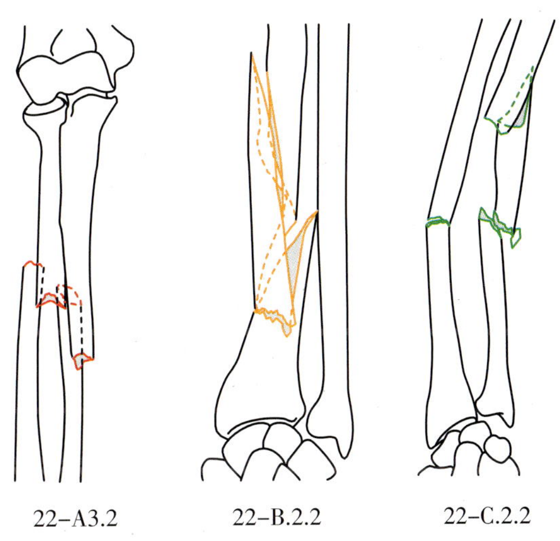


图 4.3.2-1 AO Müller 分型

## 2 应用解剖

前臂的解剖十分复杂，应进行严格的术前计划。具体内容见章节 2.4。

## 3 术前计划

### 3.1 体位与手术入路

患者处于仰卧位，患肢外展置于小桌上。应用止血带可有所帮助，但应根据每个病例的特点作具体的处理。应将其尽量置于上臂近端以备切口向近端延伸的需要。

若预计需要取髂骨植骨应预先消毒取材区域；若术中发现只需要少量植骨，肱骨外髁亦可作为取材部位。

#### 手术入路

以下的几种入路可用于前臂骨折的固定：

(1) 尺骨干全长：简单的直切口，接骨板位于尺骨的背外侧。

(2) 桡骨中段及远端：外侧切口，接骨板置于桡骨背外侧，或采取掌侧的 Henry 切口。

(3) 桡骨近端：掌侧 Henry 入路[3]，接骨板置于桡骨掌侧。

(4) 尺桡骨双骨折：2 个独立的切口分别应用于尺桡骨，注意切口间保持足够的距离。**通过一个切口同时固定尺桡骨会增加神经损伤及尺桡骨间骨桥形成的风险**[1, 4]。

#### 尺骨入路

解剖标志：尺骨鹰嘴，尺骨茎突 (图 4.3.2–2a)。

皮肤切口平行于尺骨脊 (图 4.3.2–2b)，分离尺侧伸腕肌和尺侧屈腕肌之间的间隙显露尺骨干。为在背侧置放接骨板而将剥离部分伸肌的止点。最远端切口部位应注意避免损伤尺神经背侧支。

#### 桡骨背外侧入路

解剖标志：肱骨外上髁，桡骨茎突 (图 4.3.2–3a)。

按 2 个解剖标志间的连线作皮肤切口，在桡侧腕短伸肌和伸指肌之间的间隙分离显露桡骨干。

沿肌间隙分离 2 组肌肉直至位于切口远端的外展拇长肌肌腹的近端。应用接骨板固定较远端的桡骨干骨折时可分离此肌肉以利接骨板在其下滑过而进行固定 (图 4.3.2–3b，录像 AO2 2022)。应注意不要伤及位于切口远端内沿肱桡肌走行并穿过外展拇长肌到达皮下水平的桡神经浅支。

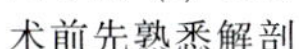

**图 4.3.2–2 尺骨的手术入路**

a) 解剖标志：尺骨鹰嘴 (1)，尺骨脊 (2)。切口：延尺骨脊纵轴。

b) 根据骨折类型以及接骨板放置位置向深层分离掌侧 (3) 或背侧 (4) 肌肉群。

术前先熟悉解剖

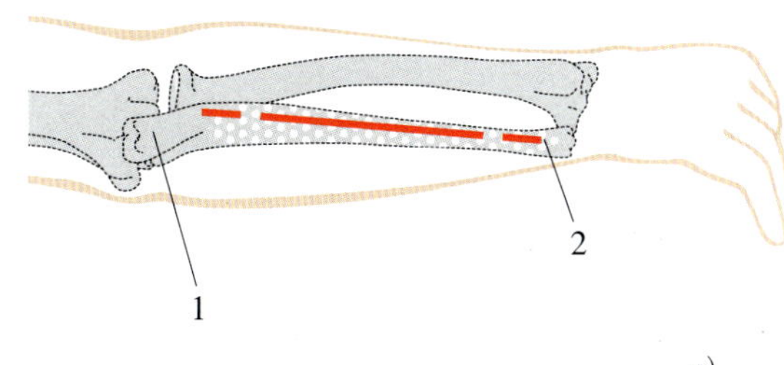


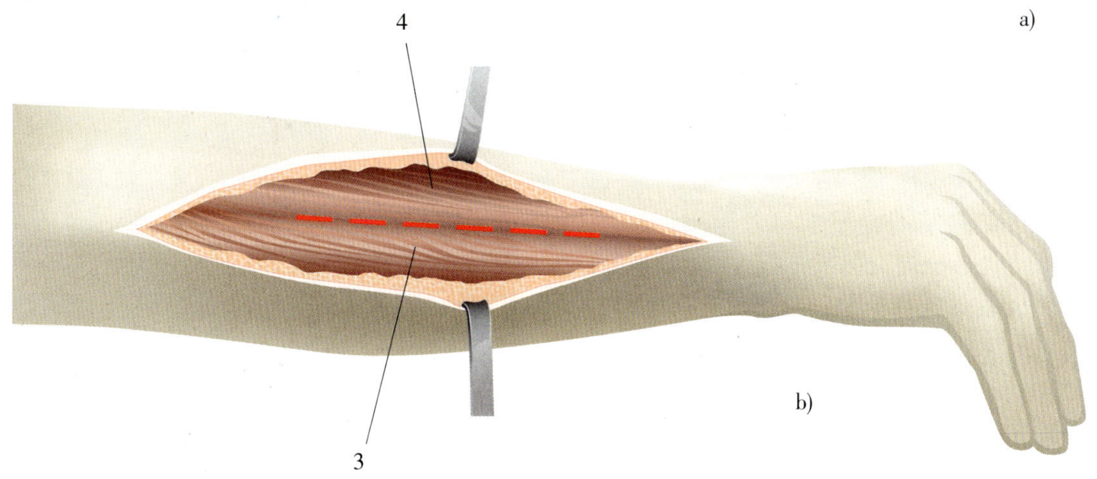


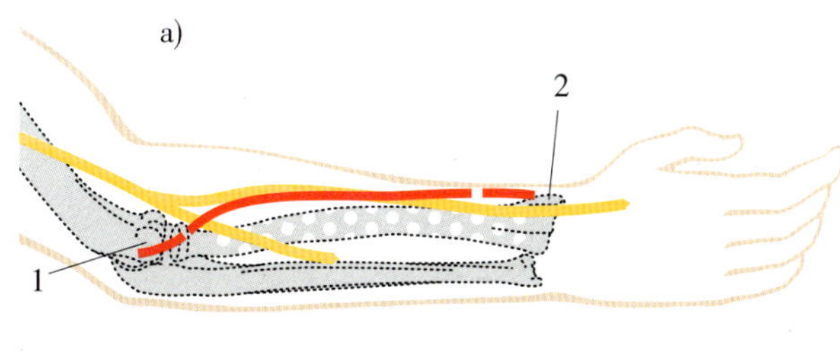


**图 4.3.2–3 桡骨干的背外侧入路**

a) 解剖标志：肱骨外髁 (1)，桡骨茎突 (2)。Henry 的可移动的 3 个肌肉束（"mobile wad of three"）：切口（肱桡肌，桡侧腕长伸肌，桡侧腕短伸肌）。

b) 深层显露：在桡侧腕短伸肌 (3) 与伸指总肌 (4) 之间分离显露。在切口的近端 1/3 桡骨被旋后肌覆盖，旋后肌内还包含桡神经深支（运动支）(5)，必须确定其位置以避免损伤。桡神经浅支 (6)。

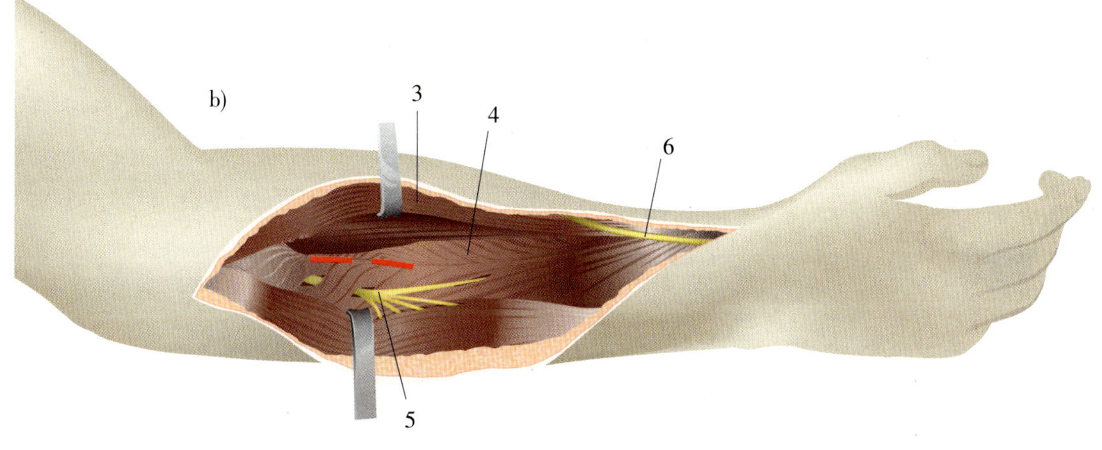

显露桡骨近端时可能伤及垂直穿过旋后肌的桡神经深支 (骨间背侧神经)，于桡骨头下 3 横指处可触及肌肉内的神经。确认神经后 (必要时劈开肌肉纤维) 贴近桡骨剥离旋后肌的止点。

**掌侧入路 (Henry)** [3]

患肢外展置于小桌上，使肘关节完全伸直并且前臂充分旋后。

解剖标志：肱桡肌与肱二头肌之间的间隙，桡骨茎突 (图 4.3.2–4a)。

于前臂掌侧作直切口并弧向肘关节，在肱桡肌与桡侧屈腕肌之间分离皮下筋膜。前臂前方皮神经与桡神经浅支沿肱桡肌方向走行。继续向深层分离显露供应肱桡肌血运的桡动脉分支并予以结扎 (图 4.3.2–4b)，将肱桡肌拉向桡侧，桡动脉肌伴行静脉拉向尺侧，保护旋前圆肌。确认骨间背侧神经穿入旋后肌的位置 (Frohse 弓) 后，在充分旋后的状态下尽量贴近桡骨剥离内含神经的旋后肌。**在手术过程中可通过旋转前臂来改善手术野的显露。**

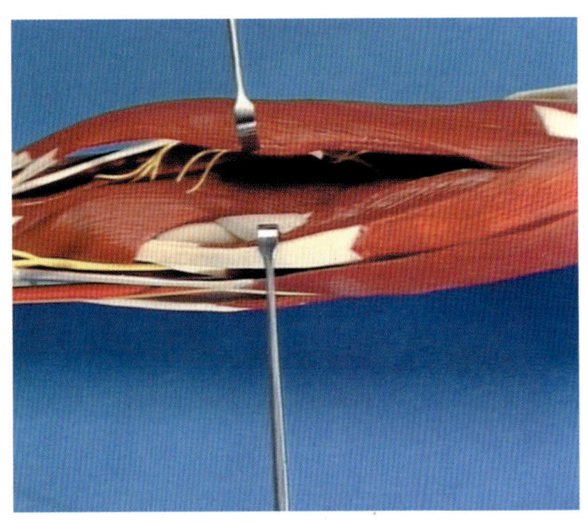

录像 AO 22022

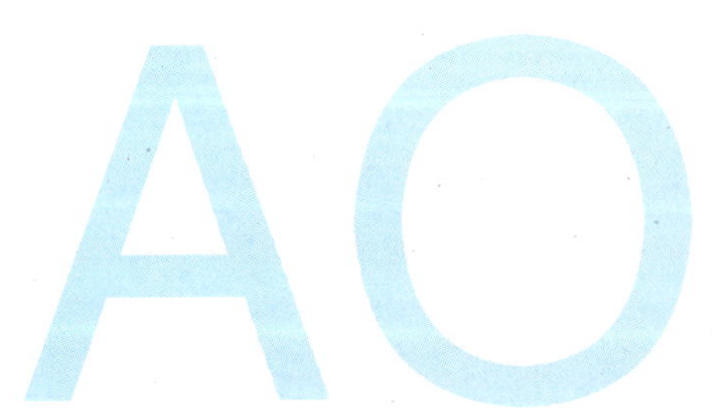

### 3.2 复位(器械与技术)[5]

总体上讲，对骨折进行切开复位可保证重建解剖位置的旋转对位。显露和复位时尽量减小骨膜剥离的范围（各骨折端 1mm 左右），并严格避免骨膜的环行剥离。使用通过接骨板或单独的拉力螺钉将已与骨膜剥离的较大骨折块固定于主骨上（图 4.3.2-5）。主要骨折块复位和固定后，去除那些已丧失血运的小骨折块而采用植骨的方法代替。

简单的横断骨折可通过两把前臂复位钳分别把持两骨折端进行复位，复位必须精确以保证完全地纠正旋转畸形。

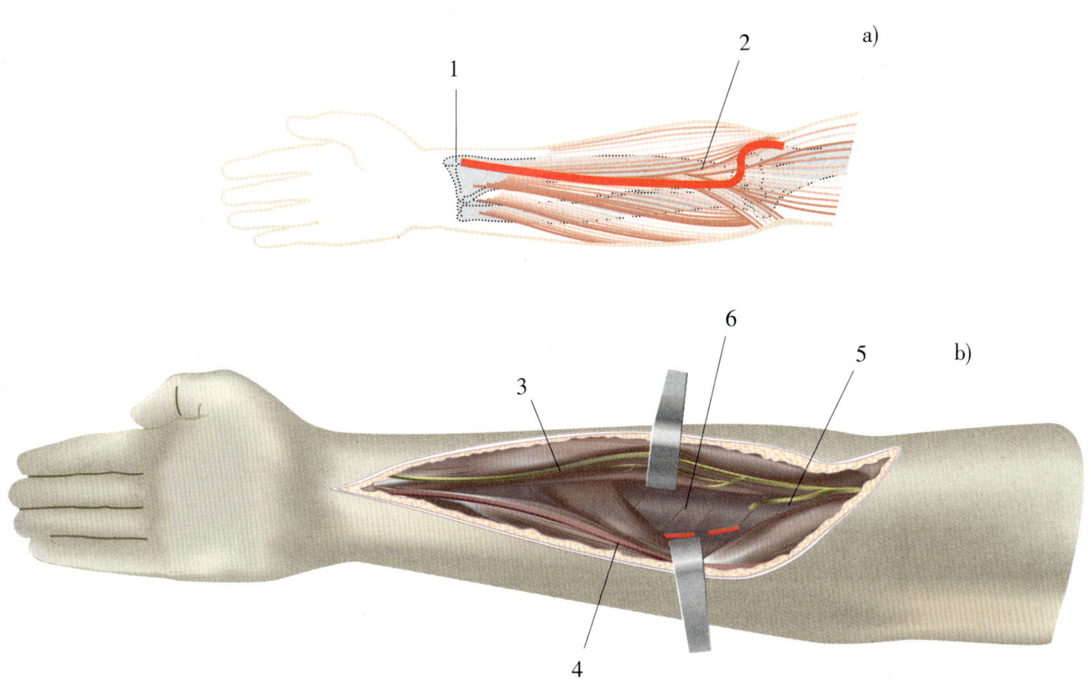


a) 解剖标志：桡骨茎突 (1)，肱桡肌与肱二头肌止点之间的间隙 (2)。切口：基本为直切口，呈 S 形跨越肘关节。
b) 深层显露：在肱桡肌与桡侧腕屈肌间分离显露-注意不要伤及桡神经浅支（感觉支）(3) 以及前臂外侧皮神经。结扎近端的桡动脉 (4) 分支。在此水平可剥离旋后肌 (6) 的止点显露桡骨（注意勿伤及桡神经深支[5]），远端部分切口可采取同样措施剥离旋前肌。为改善显露可将前臂旋前或旋后。

**图 4.3.2-4 桡骨的掌侧入路 (Henry)**

亦可先将接骨板固定于一侧的主骨上并在另一侧主骨上靠近骨折线处拧入一枚螺钉，在接骨板与螺钉间应用分离器牵开骨折端（录像 AO20099）——推拉技术(push-pull，详见 3.3.3 章)。

对于粉碎骨折 (C 型骨折) 可应用单边外固定架牵开骨折端，并使用牙科尖钩对各个骨折块进行复位。

### 3.3 内固定物的选择

至此我们已通过切开复位、接骨板内固定达到了预定治疗目的 (见 1.1 节)。

多年的临床经验证明 3.5mm **接骨板是固定前臂骨折的最理想的接骨板型号**。可供选择的器械包括 DCP (动力加压接骨板) 或更附合生物学的 LC-DCP (有限接触动力加压接骨板)。对骨与接骨板间有限接触概念的研究最终导致了 PC-Fix 的发展 (见 3.4 章)。

**应用接骨板固定的目的之一即中和扭转应力**，由于在前臂旋转过程中存在桡骨绕尺骨旋转，接骨板必须足够长。因此在每侧主骨上皆至少有 3 枚螺钉固定 6 层皮质。对于简单骨折，根据是否应用接骨板外的拉力螺钉**一般使用 7 孔或 8 孔接骨板进行固定**。

无论是接骨板外固定还是经接骨板固定应尽可能地应用拉力螺钉 [6]。在通过接骨板进行拉力螺钉固定时，应用较 3.5mm 直径小的螺钉如 2.7mm 更为方便。

带锁髓内针在前臂骨折治疗中的地位仍需进一步探讨，尤其是其控制骨折旋转的能力。

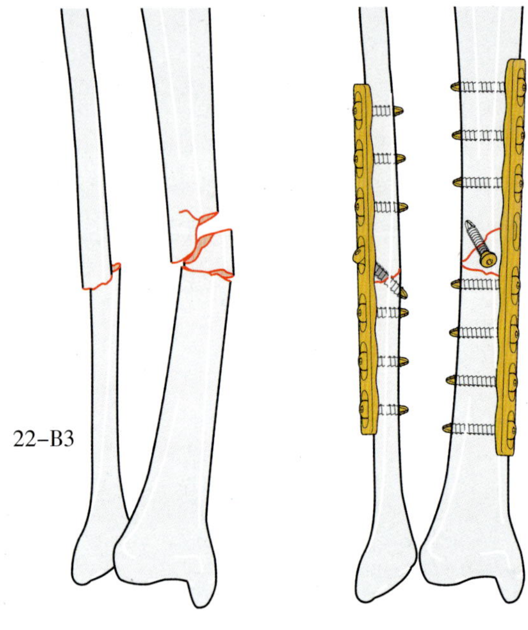


应用 2 块 3.5mm 的 LC-DCP 接骨板进行折块间加压。(对桡骨进行经接骨板的拉力螺钉固定，而在接骨板外应用 2.7mm 的拉力螺钉固定尺骨。)

**图 4.3.2-5 简单的前臂双骨折 (22-B3)**

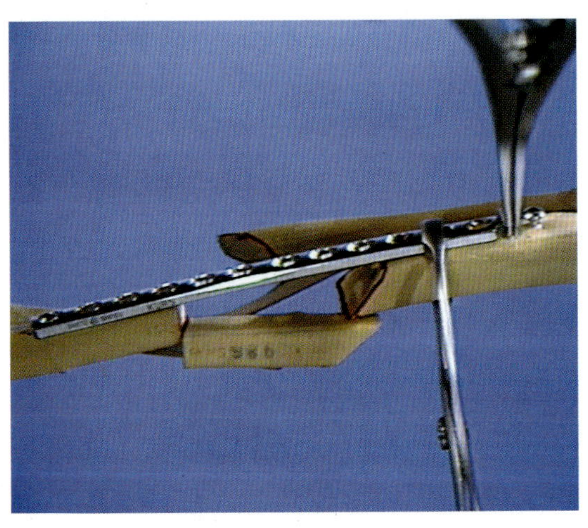

录像 AO200099

## 4 手术治疗

若为前臂双骨折 (图 4.3.2-6a)，**应首先对骨折类型较简单的一侧进行复位**，先用 1 或 2 枚螺钉或复位钳暂时固定接骨板，再显露另一处骨折进行复位。若无法复位则松动或卸下第一个骨折的内固定，重新调整后再进行复位和固定，之后再对前者进行复位和固定。**在整个手术过程中应随时检查前臂的旋转情况** (图 4.3.2-6b)。

如果一个简单的横断骨折或短斜形骨折难以用复位钳维持复位——这是经常遇到的问题——则可先将接骨板固定于一侧主骨上 (通常多为近端)，之后将另一侧骨折端通过接骨板进行复位。此时必须将接骨板在避免扭转应力作用下或在骨折端产生不均衡加压的情况下进行固定。

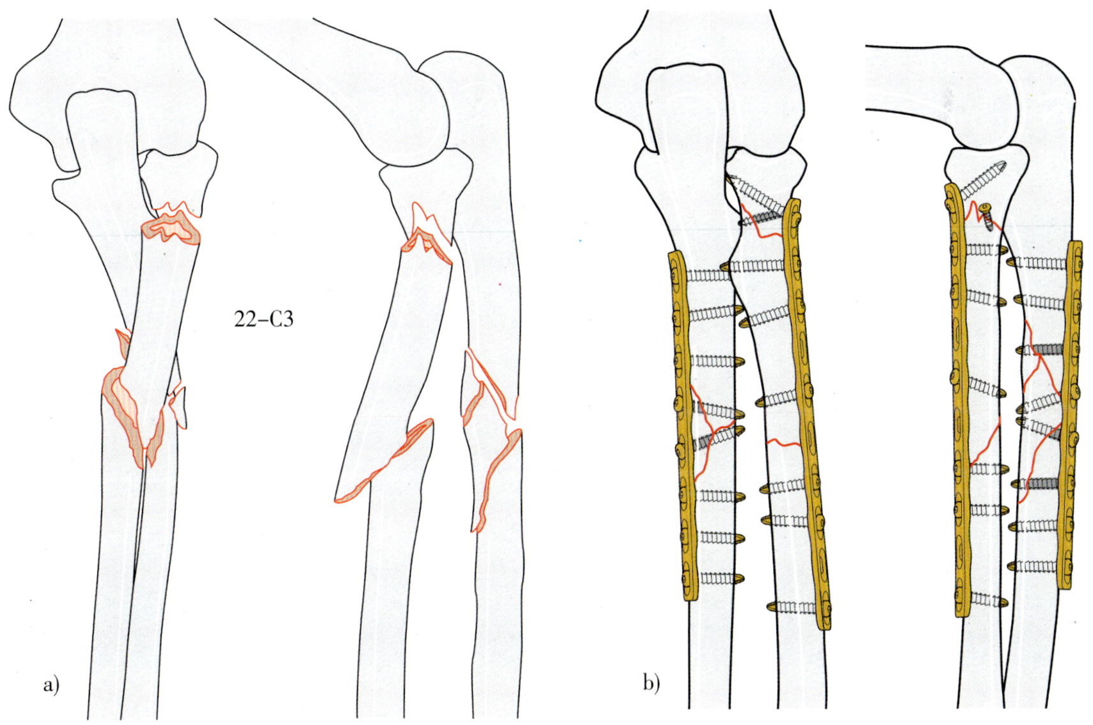


应用 2 块 3.5mm 长 LC-DCP 接骨板固定，并使用独立的 2.0mm 的拉力螺钉固定桡骨头骨折。(本图描自真实病例，骨折愈合良好且功能恢复满意)。

图 4.3.2-6 复杂前臂双骨折 (22-C3)

对于简单骨折，通过拉力螺钉进行折块间加压可大大增加固定的稳定性。**若要通过接骨板孔进行拉力螺钉固定则应预先计划好接骨板的位置。**

对于简单骨折应进行接骨板的预弯（录像 AO00090a），否则可能在接骨板对侧产生间隙从而导致加压的不均衡（见 3.2.2 章）。通过在骨折线一侧或两侧的接骨板孔内偏心钻孔而达到轴向加压（录像 AO00090b）。一般在进行接骨板外拉力螺钉固定之前通过接骨板已达到了一定程度上的加压，因此手术医生可根据具体情况按不同的顺序拧紧螺钉以灵活地调节折块间加压和轴向加压之间的相互关系。

完成内固定后再次检查前臂旋转活动，并用影像增强器（C 型臂）检查复位和固定的情况。

伤口的关闭：通常不缝合筋膜层，缝合伤口前置放引流管。除非肿胀十分严重，**一般极少保持伤口开放。**

### 植骨

过去对于前臂骨折固定后植骨有些过分强调，只要术中进行有限地显露并尽量避免破坏蝶形骨块的血运，在很多情况下植骨并非必须。在术后的愈合阶段，小骨折块大多整合于骨折愈合时产生的骨痂中。

若需要植骨，如 C 型骨折，则植骨位置应远离骨间膜边缘。

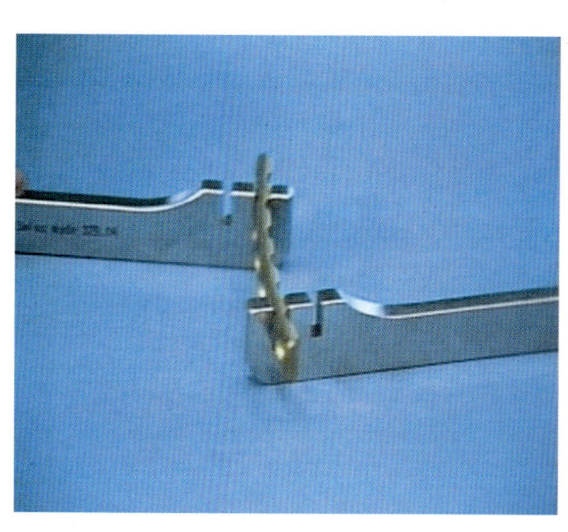

录像 AO00090a

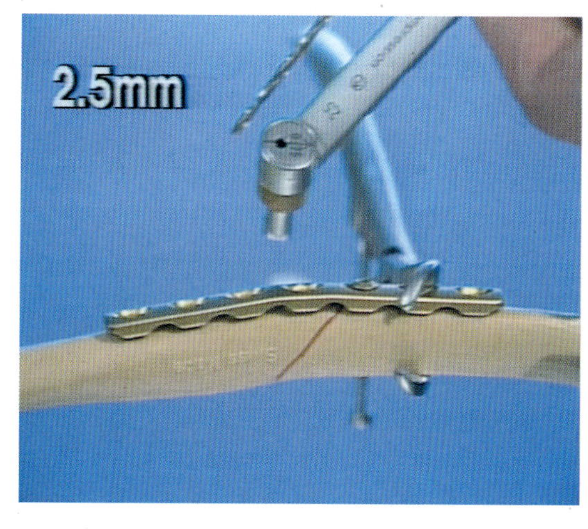


录像 AO00090b

## 5 术后处理

稳固地固定骨折后即开始术后功能性治疗，对那些不很合作的患者可使用掌托进行保护，而石膏管型制动可能会造成关节活动受限。术后抬高患肢，术后 24~48 小时拔除引流管。术后第一天开始手指、腕关节、肘关节以及监督下的前臂旋转活动。术后 6 周、12 周和 1 年时拍摄 X 线片。患肢的持重通常自术后 8 周开始 (根据术后 6 周时拍摄的 X 线片情况)。

考虑到血管神经损伤以及再骨折等并发症的危险，对于无症状的患者**不需取除内固定物**[7]。若需要取内固定则应至少术后 2 年以上并经过有经验的医生仔细检查确认骨折愈合后才可进行。有时只需取一侧的接骨板 (通常为尺侧接骨板，因为其软组织覆盖较差)。若需要取除两侧的接骨板，则应考虑分步手术。

## 6 失误与并发症

### 6.1 开放骨折

I 型开放骨折依照闭合骨折的治疗原则进行治疗 (见 5.1 章)。

甚至一些更严重的开放骨折，通过仔细清创并且软组织覆盖良好的情况下，进行切开复位内固定治疗得到的结果可与闭合骨折的结果相比[8~10]。关于开放创面治疗，可应用浸有抗菌液的敷料覆盖伤口，并且仅关闭手术延长的切口部分，数天后根据具体情况 II 期关闭伤口。

如果因软组织缺损而无法覆盖接骨板，则应考虑其他固定方法[11]。可进行临时外固定架固定，与固定另一处骨折的内固定结合应用。

手术技术：与其他长管状骨相比，尺桡骨的直径较小，因此需要特殊的 Schanz 针，其螺纹直径为 3.0mm，杆径为 4.0mm。为避免血管神经损伤，建议切开置入 Schanz 针，应用 2.5mm 和 3.5mm 的钻头分别在远近端皮质上钻孔。之后用 1 根连接杆进行单边外固定或用 3 根连接杆做管对管的组件型单边外固定 (见 3.3.3 章节)。

由于单独使用外固定架进行治疗骨折愈合较困难[12]，并且假关节和旋转畸形的发生率较高[13]，一般多采取分步治疗的方法，即早期将固定方式更换为接骨板内固定并结合松质骨植骨。若更换内固定在原始外固定后的 3 周内，则无须在去除外固定后等待一段时间 (即无内固定期)。对于大面积的软组织缺损，应用显微血管皮瓣可能有所帮助。

## 6.2 前臂骨折脱位

这一类损伤常因原始 X 线片上未包括或未仔细检查肘关节或腕关节的情况而造成漏诊。

### 6.2.1 孟氏骨折

孟氏骨折为尺骨干骨折，大多位于尺骨近端，合并桡骨头向前方或外侧脱位 (图 4.3.2-7)。延期固定将导致患肢的功能受限，因此必须尽早进行固定。正确复位尺骨后，大多情况下桡骨头会自行复位。检查前臂旋前和旋后的活动度，若存在脱位的倾向或诊断桡骨头背侧脱位，则需要切开探查，可在外侧单独作一切口或将原切口延长，卸下肘后肌和旋后肌在尺骨上的止点而显露桡骨头。清除关节内的软骨碎片并修复环状韧带。

术后使用可随时拆下的上臂后托将前臂制动于旋后位 3 周，之后开始进行限制性的肘关节功能锻炼。

### 6.2.2 盖氏骨折

盖氏骨折为桡骨干骨折合并下尺桡关节脱位。

正确复位和固定桡骨骨折后，大多情况下**下尺桡可自行复位 (图 4.3.2-8)，必须通过术中拍摄 X 线片来检查复位情况**。之后使用石膏托在中立位制动腕关节、前臂以及肘关节 3 周 [14]，但亦有其他作者反对这种做法 [15]。

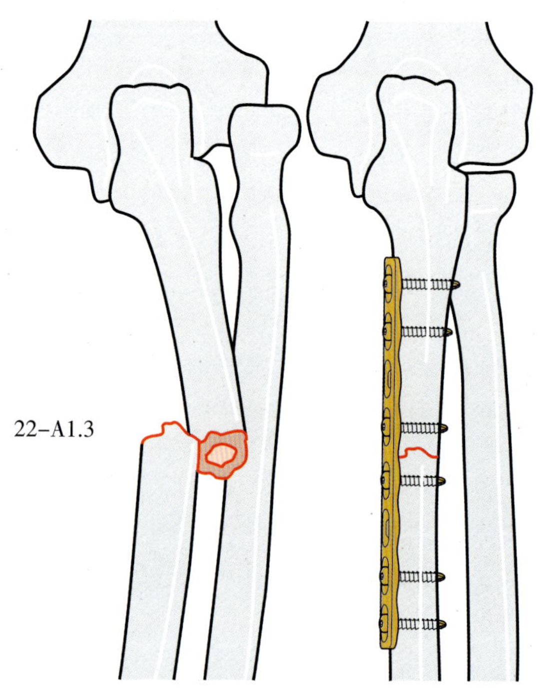


将尺骨骨折精确复位后桡骨头脱位多可自行复位。选用 8 孔 3.5mm 的 LC-DCP 接骨板进行加压固定，必要时可修复环状韧带。

**图 4.3.2-7 尺骨近端骨折合并桡骨头脱位 (22-A1.3) ——孟氏骨折**

只有在固定骨折后下尺桡仍不稳定或复位不满意[15]或下尺桡脱位无法纠正的情况下，才需要采用背侧切口切开探查腕关节，使用克氏针在旋后位将尺骨远端固定于桡骨上以复位下尺桡，固定维持3周[14]。这种情况下必须使用石膏后托制动前臂及肘、腕关节，否则克氏针可能在3周内发生折断。

### 6.3 骨桥与骨痂

对前臂骨折进行切开复位内固定是一种难度较大的手术，可能会遇到以下问题。

**创伤后尺桡骨骨桥形成（交叉愈合）虽并不常见，一旦发生则难以处理，但只要及时固定骨折，其发生率并不高。**文献报道其发生率为2.6%[4]~6.6%[2]。

可能的风险因素包括：

(1) 尺桡骨骨折发生于同一水平[1]，骨间膜损伤[16]，软组织损伤严重以及骨折粉碎严重[7]。

(2) 骨折延期固定[2]，单一切口固定双侧骨折[4]，植骨[2]以及术后石膏管型制动[2]。

(3) 同时合并颅脑损伤而存在异位骨化的倾向[16,17]。

治疗的方法包括尺骨远端切除——Darrach法，切除骨桥并在骨间置放人工间隔物（Silastic®）或自体组织[18]，以及切除骨桥后辅以低剂量放疗[19]。

骨折固定后早期常无骨痂形成的表现，但据文献报道其术后发生率可高达39%[20]。骨痂形成的高峰时期常在术后第3至4个月，1年后出现部分吸收。手术技巧粗糙以及术后因功能锻炼而产生的机械应力是骨痂形成的常见原因，因此更应强调骨折端的充分加压以及使用足够长度的接骨板以对抗扭转应力的重要性。夹板外固定对骨痂形成无明显的影响作用[20]。

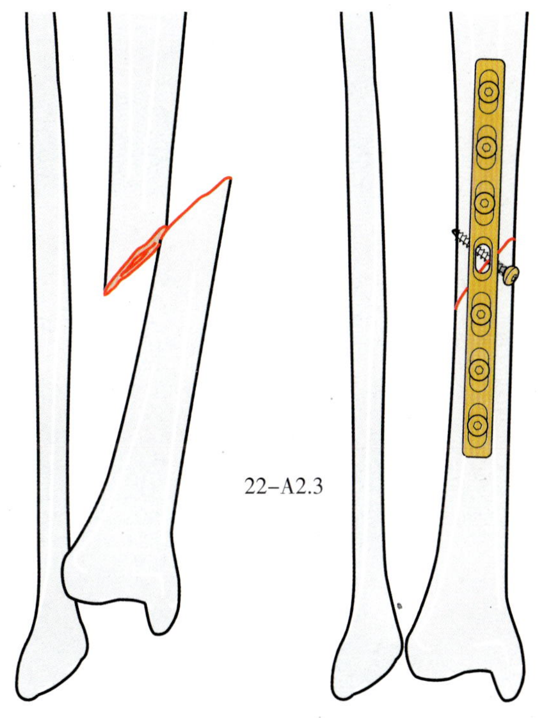


解剖复位骨折后应用3.5mm的LC-DCP或DCP接骨板固定，可同时复位下尺桡关节脱位，无须进行特殊处理。

图 4.3.2-8　桡骨远1/3骨折合并下尺桡关节脱位（22-A2.3）——盖氏骨折

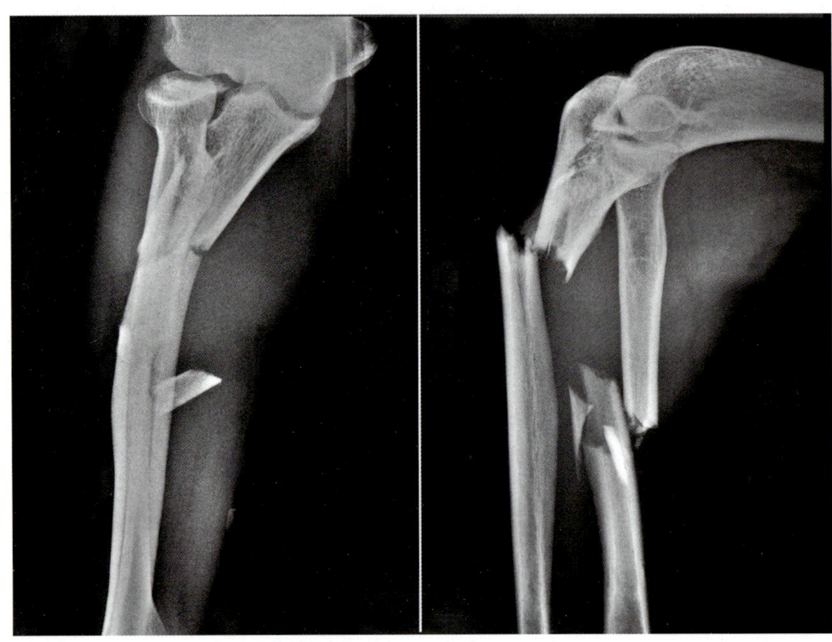

a) 复杂前臂双骨折合并软组织捻挫 (22-B3)。

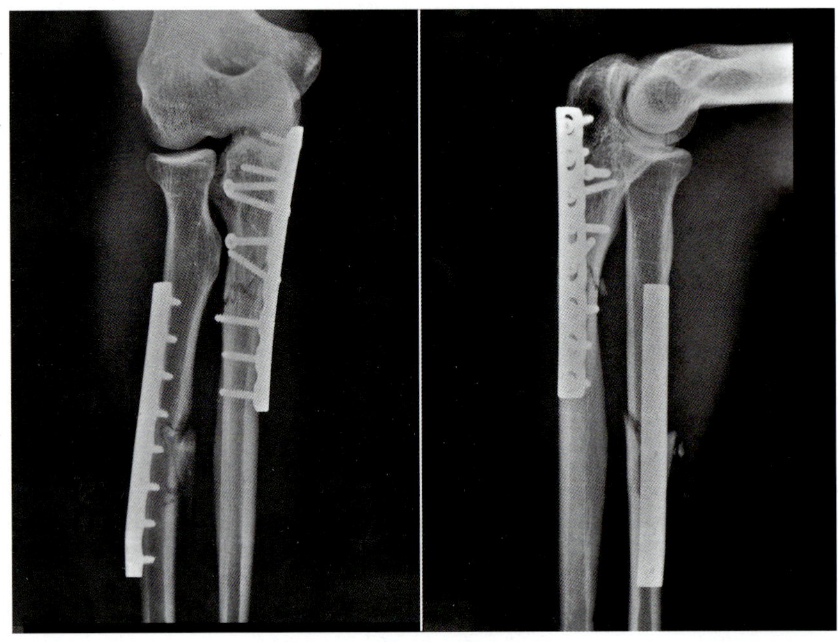

b) 术后 X 线片：应用 3.5mm 的 LC-DCP 固定尺骨，8 孔的 PC-Fix 固定桡骨 (单层皮质固定)。

图 4.3.2-9 男性，34 岁，前臂骨折

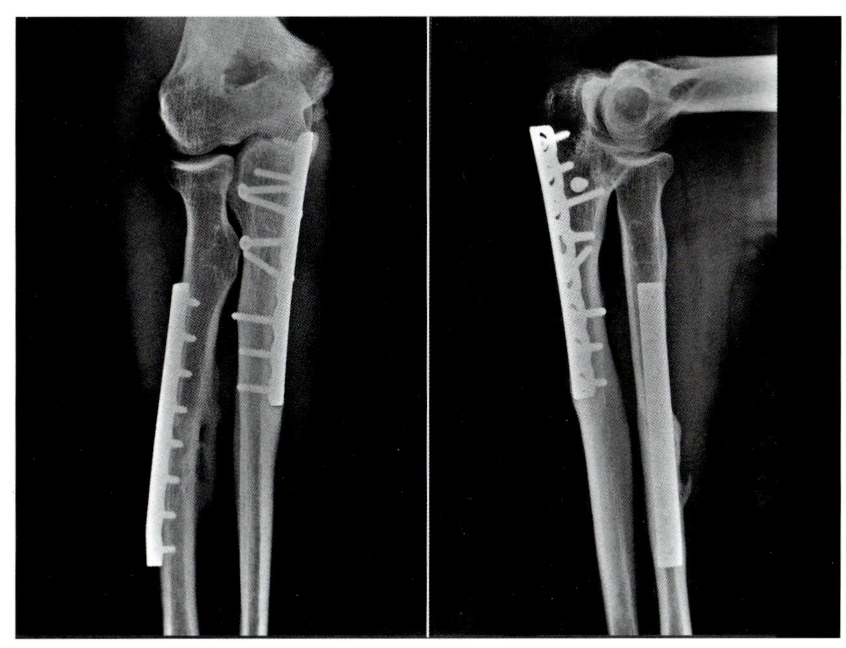

c) 术后 1 年的结果，功能恢复满意。

### 6.4 不愈合 / 假关节

文献报道不愈合的发生率为 3.7% [2] ~ 10.3%，其中最常见的因素还是手术操作的失误 [20]。一些作者主张积极地进行 I 期松质骨植骨 [20]，但仍需强调足够的接骨板长度。发生不愈合后进行松质骨植骨，不论是否更换内固定一般都可达到愈合 [21]。

### 6.5 内固定取除后再骨折

考虑到再骨折的风险，对前臂骨折术后是否取内固定始终存在争论。文献报道再骨折的发生率在 3.5% [22] 和 25%之间，并且有证据表明使用 3.5mm 的接骨板可降低再骨折的发生率 [8]。

粉碎骨折、开放骨折、骨缺损以及手术操作的失误（过分剥离骨膜、加压不充分）是发生再骨折的风险因素，另一个因素为骨折的原始移位程度。过早取除内固定（术后 12 个月内）亦可增加再骨折的风险 [22]。

前臂骨折术后是否应取除内固定仍存在争论。取内固定之前应仔细在 X 线片上检查骨折部位是否存在透明线，尤其是桡骨骨折。任何透明线的征象都是内固定取除的禁忌证。

原则上对前臂骨折来讲，只有对有症状的患者进行内固定物取除术，时间至少在术后 2 年以上。应由经验丰富的医生作出决定并进行手术。

## 7 参考文献

[1] Vince KG, Miller JE (1987) Crossunion complicating fracture of the fo rearm.Part I: *Adults. J Bone Joint Surg* [*Am*]; 69 (5): 640–652.

[2] Oestern HJ, Tscherne H (1983) [Results of a collective AO follow-up of forearm shaft fractures] .*Unfallheilkunde*;86 (3): 136–142.

[3] Henry AK (1927) *Exposures of long bones and other surgical methods.* Bristol: John Wright.

[4] Bauer G, Arand M, Mutschler W (1991) Post-traumatic radioulnar synosto sis after forearm fracture osteosynthesis. *Arch Orthop Trauma Surg*; 110 (3):142–145.

[5] Mast J, Jakob R, Ganz R (1989) *Planning and Reduction Technique in Fracture Surgery.* Berlin Heidelberg New York:Springer-Verlag.

[6] Claudi BF (1979) *Untersuchungen zur Frage der stabilitätsve rbesserung von Druckplattenosteosynthesen durch schräge Zugschraube und Platten überbiegung*.München. (Thesis).

[7] Bednar DA, Grandwilewski W (1992) Complications of forearm -plate removal.*Can J Surg*; 35 (4): 428–431.

[8] Chapman MW, Gordon JE, Zissimos AG (1989) Compression-plate fixation of acute fractures of the diaphyses of the radius and ulna. *J Bone Joint Surg* [*Am*]; 71 (2): 159–169.

[9] Duncan R, Geissler W, Freeland AE, et al. (1992) Immediate internal fix a tion of open fractures of the diaphysis of the forearm. *J Orthop Trauma*; 6 (1):25–31.

[10] Moed BR, Kellam JF, Forster RI (1986) Immediate internal fixation of open fractures of the diaphysis of the forearm.*J Bone Joint Surg* [*Am*]; 68 (7):1008–1017.

[11] Müller ME, Allgöwer M, Schneider R, et al. (1991) *Manual of Internal Fixation.* 3rd ed. Berlin Heidelberg New York: Springer-Verlag.

[12] Wild JJ, Jr., Hanson GW, Bennett JB, et al. (1982) External fixation use in the management of massive upper extremity trauma. *Clin Orthop*; (164): 172–176.

[13] Josten CH, Lies A, Knopp W (1989) Verfahrenswechsel bei offener distaler Unterarmfraktur. *Hefte Unfallheilkd*; 201:116–119.

[14] Macule Beneyto F, Arandes Renu JM, Ferreres Claramunt A, et al. (1994) Treatment of Galeazzi fracturedislocations.*J Trauma*; 36 (3): 352– 355.

[15] Lechner J, Steiger R, Ochsner P (1993) [Surgical treatment of Galeazzi fracture]. *Unfallchirurg*; 96 (1):18–23.

[16] Garland DE, Dowling V (1983) Forearm fractures in the head-injured adult.*Clin Orthop*; (176):190–196.

[17] Stern PJ, Drury WJ (1983) Complications of plate fixation of forearm fractures. *Clin Orthop*; (175):25–29.

[18] Failla JM, Amadio PC, Morrey BF (1989) Post-traumatic proximal radioulnar synostosis. Results of surgical treatment. *J Bone Joint Surg* [*Am*]; 71 (8): 1208-1213.

[19] Cullen JP. Pellegrini VD, Jr., Miller RJ,et al. (1994) Treatment of traumatic radioulnar synostosis by excision and postoperative low-dose irradiation. *J Hand Surg* [*Am*]; 19 (3); 394-401.

[20] Heim U, Zehnder R (1989) Analyse von Misserfolgen nach Osteosynthesen von Unterarmschaftfrakturen. Hefte Unfallheilkd; 201: 243-258.

[21] Hertel R, Pisan M, Lambert S, et al. (1996) Plate osteosynthesis of diaphyseal fractures of the radius and ulna. *Injury*; 27 (8): 545-548.

[22] Rosson JW, Shearer JR (1991) Refracture after the removal of plates from the forearm. An avoidable complication. *J Bone Joint Surg* [Br]; 73 (3): 415-417.

## 8 新进展

本章节的新进展和附加参考资料可从网上获得：

http://www.aopublishing.org/PFxM/432.htm

# 4.3.3 桡骨远端/腕关节

费尔南德斯 (Diego L.Fernandez)

## 1 桡骨远端骨折

### 1.1 骨折与软组织损伤的评估

桡骨远端骨折的类型不尽相同，从简单骨折到十分复杂且很难处理的粉碎骨折。

**对于移位不明显的关节内骨折和关节外骨折，以及短缩不明显的稳定型嵌插骨折，可通过闭合复位、石膏管型或石膏托外固定的方法进行治疗。**但多数情况下桡骨远端骨折常涉及桡腕关节和/或下尺桡关节，表现为部分关节内骨折 (B 型) 或完全关节内骨折 (C 型)。为了降低创伤后关节炎的发生率并尽可能地恢复腕关节的功能，需要对骨折移位的关节面进行解剖复位[1, 2]。

因此**无法通过闭合复位保守治疗的骨折需要手术方法治疗。**

对一个急性桡骨远端骨折的患者应首先考虑其年龄、是否利手、职业、运动水平以及全身一般情况。对骨折的评估包括判断开放或闭合骨折、是否存在血管神经损伤、骨折移位的程度以及骨折为关节外骨折还是关节内骨折。评估时除应根据损伤机制判断是低能量损伤或是高能量损伤外，还应考虑骨质情况 (是否存在骨质疏松)。与骨折相伴的韧带损伤、半脱位、临近的腕骨骨折以及软组织损伤的情况都与致伤暴力的性质与程度直接相关[3]。而且了解损伤机制还能指导复位，即应按逆损伤外力的方向进行复位。

通过腕关节正、侧位 X 线片可评估关节外骨折以及判断短缩情况、骨折移位方向和干骺端粉碎的程度。斜位片 (45°旋前和旋后) 可分别改善舟骨和月骨关节面的显像，因此对评估关节内骨折有所帮助。牵引应力像或牵引状态下的显像可帮助评估关节内骨折的粉碎情况。三螺旋断层像 (trispiral tomograms) 可显示关节内骨折的移位情况，因此对于粉碎的关节内骨折 (C 型) 有较好应用价值。CT 检查尤其是冠状面 CT，对显示月骨关节面、骨折是否波及下尺桡关节以及下尺桡关节半脱位很有帮助。MRI 常应用于后期研究腕骨骨间韧带的损伤损失以及三角纤维软骨损伤的情况，一般很少用于新鲜骨折的检查。

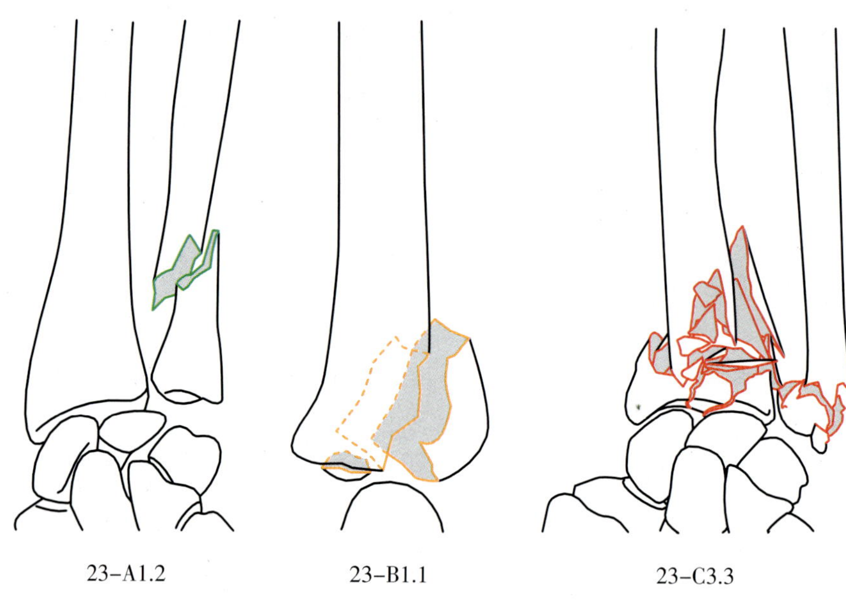


图 4.3.3-1 AO Müller 分型

**下面的 X 线征象提醒医生意识到石膏固定并不能始终维持原先满意的复位**[4,5]（所谓不稳定型骨折）：

- 背侧粉碎的范围超过掌背侧距离的 50%；
- 干骺端掌侧骨折粉碎；
- 原始背倾角<20°；
- 原始骨折移位（横向移位）>1cm；
- 原始骨折短缩>5mm；
- 关节内骨折；
- 合并尺骨骨折；
- 严重骨质疏松。

根据长管状骨骨折的综合分型系统（图 4.3.3-1）制订了桡骨远端骨折的治疗原则（表 4.3.3-1）。由于软组织损伤的程度影响到骨折的处理方式，因此对于桡骨远端骨折来讲，软组织损伤的评估与骨折本身的评估同等重要。表 4.3.3-2 列出了根据预后情况对下尺桡关节损伤进行的分型（基于 AO Müller 分型），并阐述了治疗建议，分型所依据的参数主要为下尺桡关节的稳定性和/或关节面的平滑程度[6,7]。对桡骨远端骨折合并腕骨骨间韧带断裂的情况亦应进行仔细地分析评估，因为其既可合并于关节外骨折，也可合并于关节内骨折。掌侧韧带的损伤必然与桡腕关节骨折脱位相伴随，舟月韧带损伤伴随于位于舟骨与月骨之间的桡骨茎突的移位骨折。桡骨远端骨折中舟月韧带断裂的发生率为 30%，月骨三角骨韧带断裂的发生率为 15%[8]。

存在严重移位的桡骨远端骨折的患者最初可表现正中神经受压的症状。如果闭合复位满意则需观察 48 小时，若症状持续则应进行腕管减压并使用适宜的微创方法感到骨折。

## 2 应用解剖

远端的桡骨结构位置表浅，可经背侧、掌侧或联合入路予以显露。可触及的体表标志包括：桡骨茎突，Lister 结节和尺骨远端。浅表神经包括桡神经浅支和尺神经的背侧皮支，在掌侧沿桡侧向远端延切口时易伤及正中神经的掌侧皮支。

桡骨远端的关节面边缘坡向掌尺侧并呈凹陷状：乙状切迹、舟骨窝和月骨窝，这些结构分别与尺骨头、舟骨和月骨相关节。桡骨远端的掌侧面较平，存在轻度向前的弧度；而背侧面则呈凸起状，Lister 结节作为伸拇长肌腱的作用支点（图 4.3.3-2）。了解伸指肌支持带、6 个伸指肌间隔以及桡骨远端背侧皮质之间的相互关系对手术入路（图 4.3.3-3a）和接骨板在桡骨远端背侧置放的位置有极为重要的意义。

**表 4.3.3-1 治疗常规**

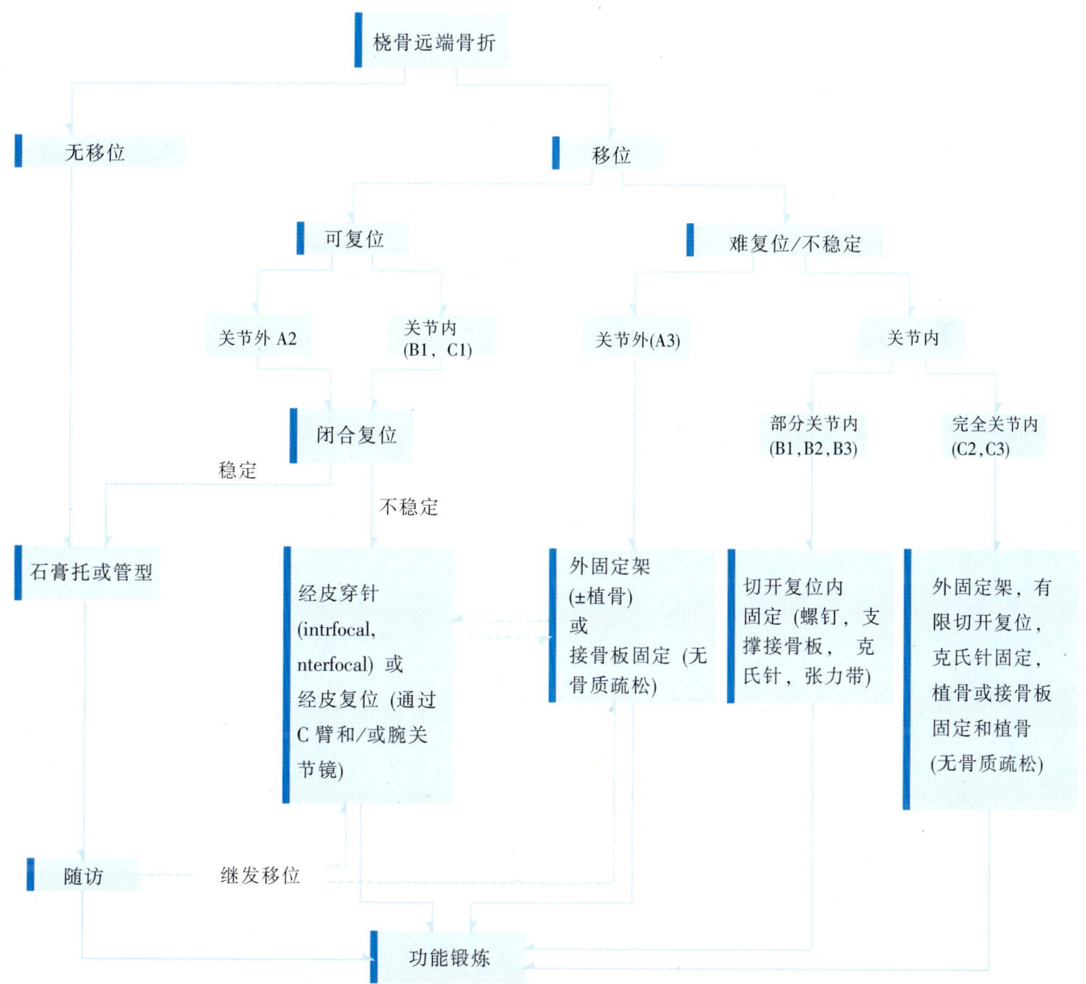

表 4.3.3-2

| | 病理解剖 | 涉及关节面 | 预 后 | 治 疗 |
|---|---|---|---|---|
| I型<br>稳定型（骨折复位后稳定而平滑） | 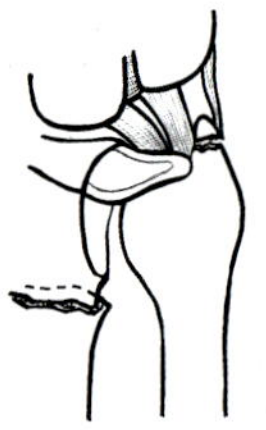 A-尺骨茎突尖端骨折 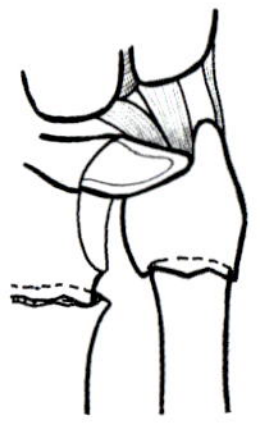　B-稳定的尺骨远端颈部骨 | 无 | 良好 | A+B 功能治疗<br>鼓励早期进行旋前旋后活动<br>注意尺骨干骺端或骨干远远端的不稳定的关节外骨折需稳固固定 |
| II型<br>不稳定型<br>(尺骨头半脱位或脱位) | 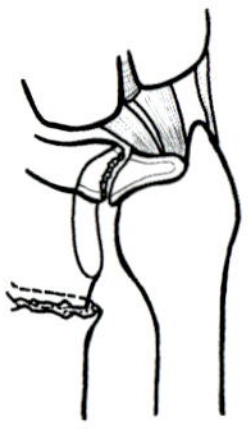 A-三角纤维软骨复合损伤/或掌背侧关节囊韧带损伤 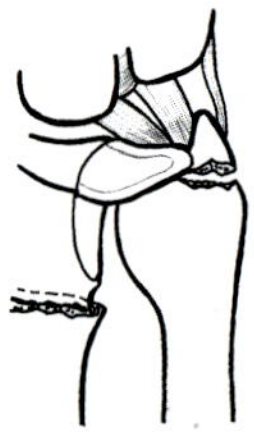　B-尺骨茎突尖端基底撕脱骨折 | 无 | -慢性不稳定<br>-若不复位则将因疼痛而旋后受限<br>-晚期可能出现关节退行性改变 | A保守治疗<br>复位半脱位，石膏托制动于旋后 45°位，维持 4 至 6 周<br>A+B 手术治疗<br>修复三角纤维软骨或应用张力带固定尺骨茎突骨折。石膏管型将腕、肘关节制动于旋后位或应用克氏针固定尺桡骨并使用前臂石膏管型 |
| III型<br>潜在不稳定型（可能出现半脱位） | 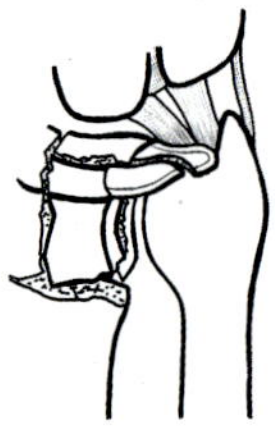 A-乙状切迹的关节内骨折 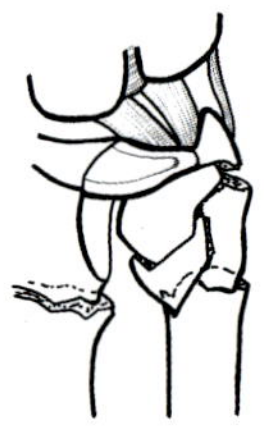　B-尺骨头关节内骨折 | 有 | -可能出现背侧半脱位，合并背侧移位的骨年块或尺骨背侧骨折块<br>-早发退行性改变，若不予复位则严重影响前臂的旋转活动 | **A 解剖复位掌背侧乙状切迹**的骨折。若仍残留半脱位倾向则同Ⅱ型损伤的处理<br>**B 功能性治疗以促进尺骨头的再塑形。**<br>如果仍下尺桡关节疼痛：部分尺骨切除，晚期可行 Darrach 或 Sauvè - Kapandji 手术。 |

在额状面尺骨的倾斜度的范围是 13°~30°，平均 23°；掌倾角平均为 10°~12°（4°~22°）。尺骨方差（ulnar variance）或尺桡骨指数代表尺桡骨间的长度关系。在大约 61%的情况下，尺骨头与桡骨内角处于同一水平（零差异，neutral variance）。尺骨正差异（长尺骨）和尺骨负差异（短尺骨）可以是正常的生理变异，因此需要与健侧 X 线片对比来判断正常的尺骨长度。

尺桡骨远端的掌侧是支持腕骨的外源性限制性韧带的起点，强韧的桡腕斜韧带和尺腕韧带维持桡腕关节的正常活动。起自桡骨远端背侧的背侧支持结构较为纤弱，且重要性低于掌侧结构。

起自月骨关节面尺侧的三角纤维软骨止于尺骨茎突基底，是下尺桡关节的重要的稳定结构，其他间接的稳定结构包括骨间膜、旋前方肌以及尺侧伸腕肌的肌腱和鞘管。

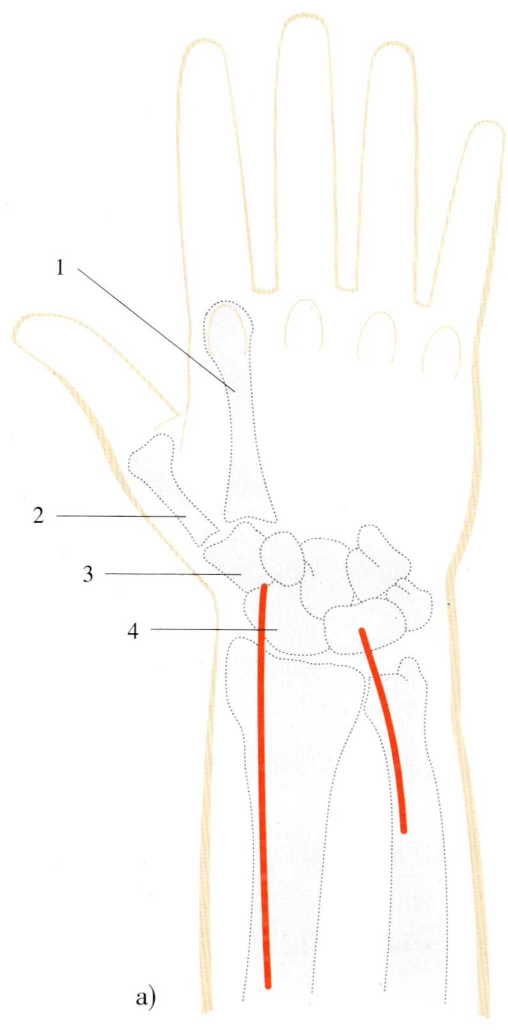


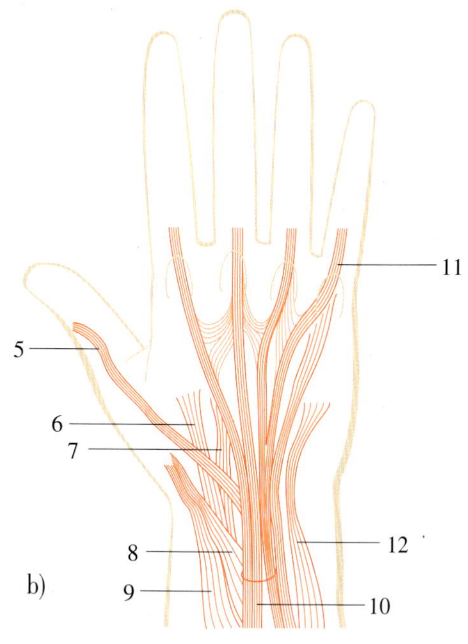


**图 4.3.3–2 桡骨的应用解剖**

a) 背侧入路：皮肤切口。第 2 掌骨 (1)，第 1 掌骨 (2)，大多角骨 (3)，舟骨 (4)。

b) 腕关节背侧的应用解剖：(5) 伸拇长肌 (EPL)，(6) 桡侧腕长伸肌 (ECRL)，(7) 桡侧腕短伸肌 (ECRB)，(8) 伸拇短肌 (EPB)，(9) 外展拇长肌 (APL)，(10) 伸指肌 (EDC)，(11) 伸小指肌 (EDQ)，(12) 尺侧伸腕肌 (ECU)。

## 3 术前计划

术前计划主要包括纠正畸形 (骨折移位) 的“几何练习”、显露以及内固定的选择。首先描出骨折的图形，按正常的解剖位置进行复位 (对照健侧的 X 线片可有所帮助)，最后选择适宜的接骨板置于正确的位置。另外还需列出可能需要的器械和设备，如术中照相、微型 C 臂以及关节镜设备。之后按适宜骨折的方式摆放体位、选择切口以及手术分离显露。

## 4 体位与手术入路

### 4.1 概述

约 35%~43%的桡骨远端骨折/损伤需要手术治疗。原则上手术入路应充分、无创并尽可能地保护周围的软组织。治疗的目的是在尽可能地保护骨折块血运、减少支持韧带破坏的基础上达到解剖复位并予以稳定的固定。一般采取腋窝臂丛阻滞麻醉，如果需要取髂骨植骨，可在取骨和关闭伤口阶段附加局部阻滞麻醉或短期全麻。只有在高能量损伤或合并其他损伤而估计手术时间较长时才应用全麻的方法。

### 4.2 桡骨远端的手术入路

#### 4.2.1 背侧入路

(图 4.3.3–3)

此入路一般应用于向背侧移位、背侧干骺端粉碎的关节内和关节外骨折，桡骨茎突骨折以及涉及桡骨远端月骨关节面尺背侧的骨折。通常在不同的伸肌间隔之间作纵形的皮肤直切口 [5,9]。

治疗桡骨茎突骨折 (B1.1 和 B1.2) 的切口位于第 1、2 伸肌间隔之间 (图 4.3.3–3a)，应特别小心显露和保护桡神经浅支的众多分支，并在手术过程中避免过度地牵拉。对桡动脉也要给予充分的重视，它绕过桡骨茎突进入鼻咽窝部位，若向远端延长切口时易伤及此动脉。最好在第 2、3 伸肌间隔之间进行关节部分切开术以观察关节面复位的情况，并且还能了解当桡骨茎突骨折向近端明显移位时是否存在舟月韧带的损伤。

内固定物 (克氏针或空心螺钉) 的入点位于外展拇长和伸拇短肌肌腱背侧的桡骨茎突尖端。

显露桡骨干骺端背侧和关节面中央骨折需采用经 Lister 结节的纵形桡背侧切口。此入路跨越第 3 背侧间隔 (图 4.3.3–3b)，向桡侧错开伸拇长肌腱，之后紧贴骨膜下将第 2 和第 4 间隔从骨折块背侧缘上游离下来。若计划使用接骨板固定，则沿第 2 间隔的桡侧打开支持带作基底位于尺侧的筋膜瓣，显露伸拇长肌和第 4 间隔的桡侧半。固定完毕后一部分接骨板位于第 4 间隔深面，其余部分位于第 2 和第 3 间隔的深面。关闭伤口时使用支持带筋膜瓣向桡侧覆盖接骨板，因此将伸拇长肌腱置于皮下位置。

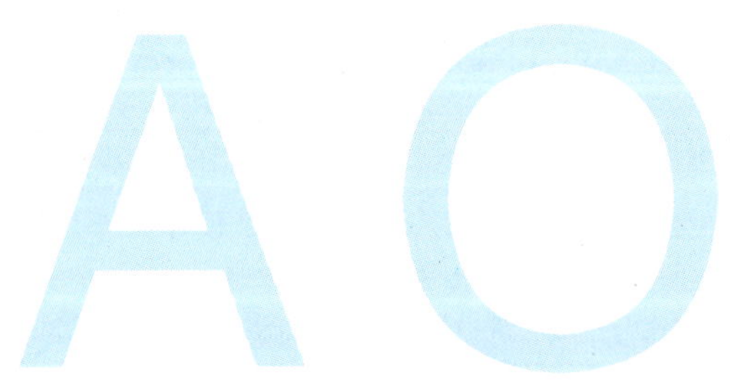

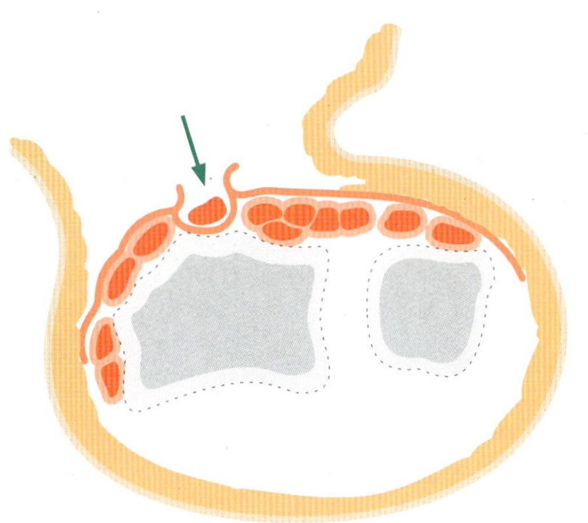

a) 治疗桡骨茎突骨折采用第 1、2 伸肌间隔之间的间隙显露。

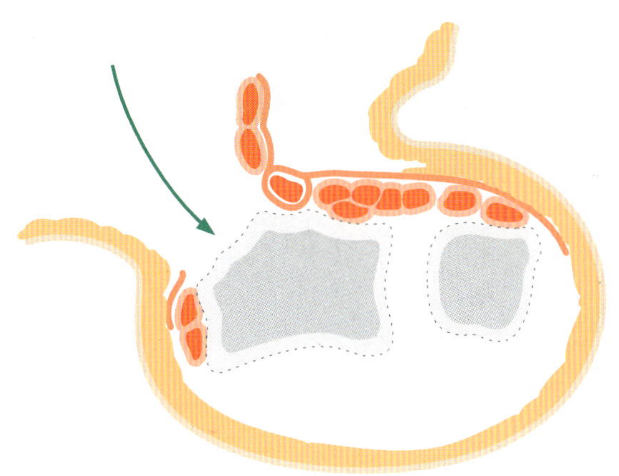

b) 经第 3 背侧间隔显露（EPL）。

图 4.3.3–3 腕关节背侧入路

在固定尺骨茎突骨折、修复三角纤维软骨或固定尺骨头骨折时，需采用位于第 5、6 伸肌间隔之间的尺背侧切口。当切口延伸至尺腕关节以远时，应注意保护尺神经的背侧皮支。

### 4.2.2 掌侧入路

(图 4.3.3–4)

此入路适用于所有向掌侧移位的骨折 (A2.3) 以及 B3 型骨折中的掌侧边缘型骨折。掌侧入路亦适用于桡腕关节骨折脱位、腕关节韧带损伤的修复以及正中神经切开减压或屈肌间隔筋膜切开减压。对于同时存在向掌侧和背侧移位的骨折块的罕见情况，有时可联合应用掌背侧入路。

存在两个经典的掌侧入路用于显露、复位和使用掌侧接骨板。

最常用的是经典 Henry 切口的远端部分。在位于桡侧屈腕肌的桡侧作纵形皮肤切口（图 4.3.3–4a），在桡侧屈腕肌腱与桡动脉之间分离显露旋前方肌，并由桡骨外侧边缘卸下此肌肉翻向尺侧（图 4.3.3–4b）。屈拇长肌腱位于切口的近端部分，如果使用的接骨板较长可部分卸下其在桡骨上的附丽点以利接骨板的置放。此切口对处理 B3 型骨折来说已足够，如果需要进行腕管减压，则最好采取单独的掌侧切口而不要将 Henry 切口延伸至手掌，否则将危及正中神经的掌侧皮支。

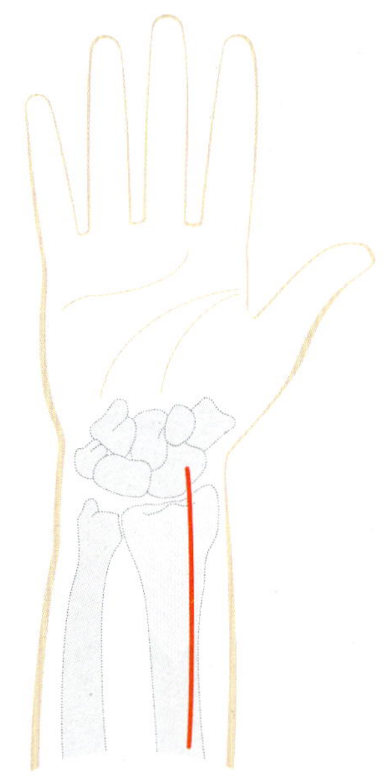

a)

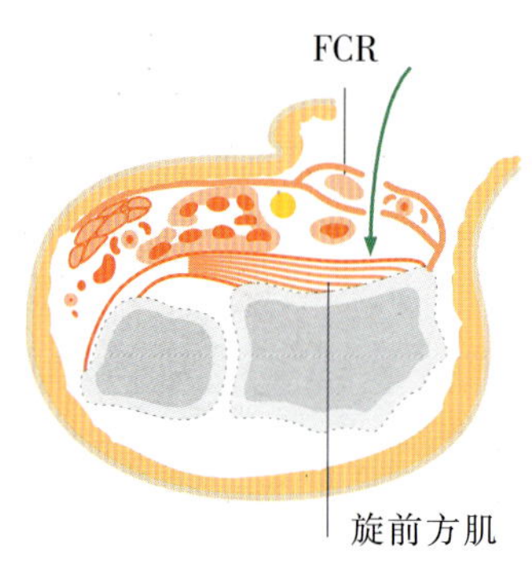


a) 桡骨远端的掌侧入路 (Henry)，注意应用此切口很难显露腕管

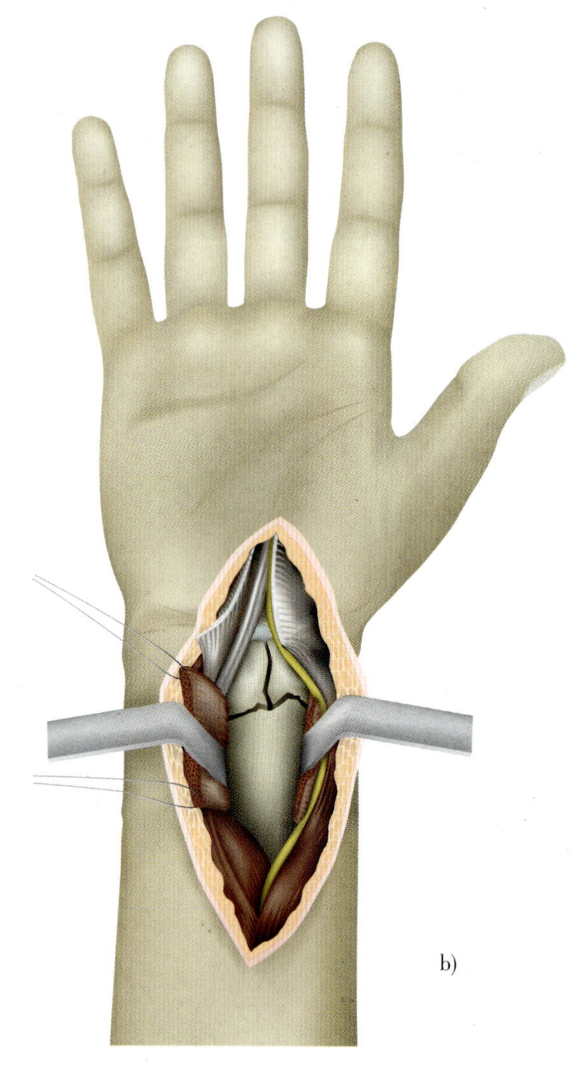

b)

b) 剥离旋前方肌拉向外侧可充分地显露桡骨远端

图 4.3.3–4 腕关节的掌侧入路

另一个常用的掌侧入路显露更为广泛，实际上是腕管减压切口向近端的延伸（图 4.3.3–5），主要应用于需要显露尺骨掌侧缘和下尺桡关节的情况，如有限切开复位存在尺掌侧骨折块显著移位的 4 部分骨折。亦可将此切口由尺侧斜向桡侧延伸至前臂中下段来治疗更为复杂的损伤，如桡腕关节骨折脱位、桡骨远端骨折合并月骨周围损伤、骨折粉碎并向掌侧移位以及干骺端甚至波及桡骨干的严重粉碎骨折。对于严重压砸伤的患者可将此切口向近端延伸直至肘横纹水平以进行掌侧间隔的筋膜切开减压。

皮肤切口由掌中横纹开始，呈之字形跨越腕横纹直至腕关节尺侧，若需要暴露桡骨干则可向近端沿尺侧腕屈肌桡侧缘延伸切口。可在腕管部位进行正中神经减压，以及在 Guyon 管部位进行尺神经减压。在尺侧神经血管束与深屈肌腱之间进行分离显露，并分别将其拉向尺、桡侧，根据不同的骨折类型将旋前方肌的尺骨或桡骨附丽点卸下。但是此切口很难显露桡骨远端的大部分区域，包括桡骨茎突。

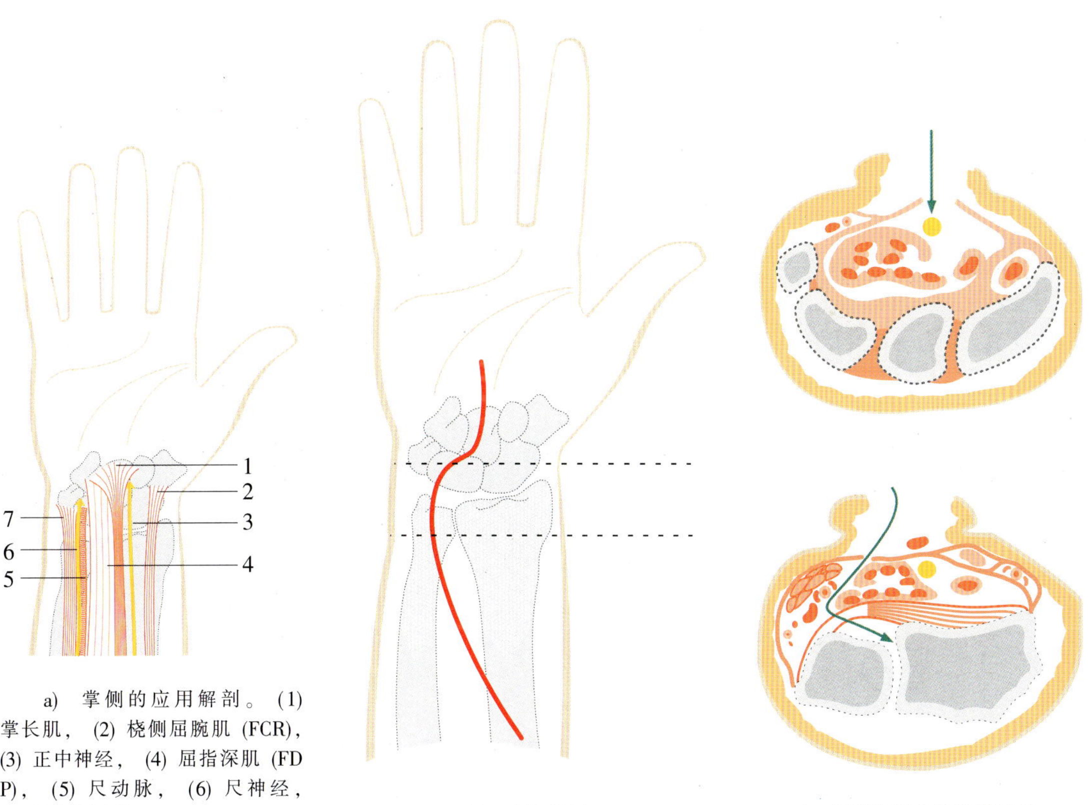


a) 掌侧的应用解剖。(1) 掌长肌，(2) 桡侧屈腕肌 (FCR)，(3) 正中神经，(4) 屈指深肌 (FDP)，(5) 尺动脉，(6) 尺神经，(7) 尺侧屈腕肌 (FCU)。

b) 皮肤切口。

c) 近排腕骨水平的横切面。

图 4.3.3–5 腕关节掌侧入路向远端延伸跨越腕横纹，可安全地进行腕管切开 (详见正文)

最后还有一种应用于显露远端尺骨的掌侧入路。切口位于尺侧屈腕肌腱和尺侧伸腕肌腱之间，应注意保护在尺骨茎突水平跨越切口的尺神经背侧皮支。通过此切口可固定远端尺骨干骨折、尺骨头以及尺骨茎突骨折。

## 5 处理与手术治疗——技巧与体会

### 5.1 概述

根据骨折综合分型来制订治疗和固定的方法，**但在选择内固定方式时应根据骨折的具体情况和特点、局部软组织情况以及骨质情况而灵活掌握。**

### 5.2 A 型骨折——关节外骨折

A1 型骨折 (单纯关节外尺骨远端骨折) 如尺骨茎突骨折，当同时存在下尺桡关节不稳定时需切开复位内固定 (见表 4.3.3-2)。单纯的尺骨远端骨折可选择保守治疗，亦可应用 3.5mm 或 2.7mm 的 DCP 进行切开复位接骨板内固定。对于紧贴尺骨头基底位置的骨折可选用 2.7mm 的髁接骨板进行固定。

A2 型骨折为存在嵌插或稳定型的关节外 Colles 骨折或 Smith 骨折，一般经保守治疗可得到良好的结果。存在背侧皮质粉碎时的骨折为不稳定型骨折 (A3)，骨质较好时可采取经皮穿针固定或 Kapandji 推荐的 intrafocal 方法 [10,11] 固定 (图 4.3.3-6a)。当干骺端骨折粉碎严重时使用上述方法可能出现短缩及不稳定的情况，因此一般采取闭合复位、外固定架固定 [12]。不稳定型或难复型关节外骨折若骨质良好，应根据畸形的方向在掌侧或背侧应用接骨板进行固定 (图 4.3.3-6c)，并同时考虑植骨。相对于外固定架固定，应用接骨板固定的优点为可在拆线后立即开始腕关节的功能锻炼。

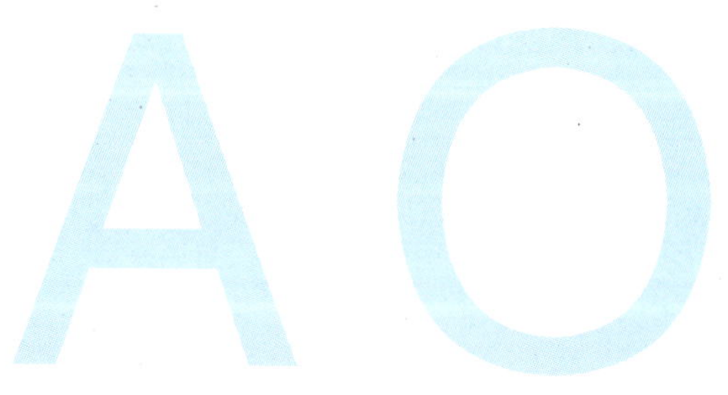

## 5.3 B 型骨折——部分关节内骨折

此型骨折的特点是一部分桡骨干骺端保持完整并且与桡骨远端关节面连续，因此可将移位的骨折块精确复位并固定，所以此型骨折的最终预后良好。另外在年轻患者的损伤机制中常存在剪切应力的作用，由于年轻患者的骨质情况良好，因此内固定的把持力较好。

B1 型骨折包括桡骨茎突骨折和楔骨关节面的骨折，可通过闭合复位、经皮穿针内固定或腕关节镜辅助下经皮空心钉内固定的方法进行治疗（图 4.3.3–6b）。若骨折块存在明显的近端移位则应除外舟月分离的情况。如果骨折难以闭合复位，则宜采用位于第 2、3 间隔之间的桡掌侧入路进行切开复位内固定。对于楔骨内侧骨折或单独的“die punch”难复性骨折可采用第 4、5 伸肌间隔之间的较小的切口进行显露。

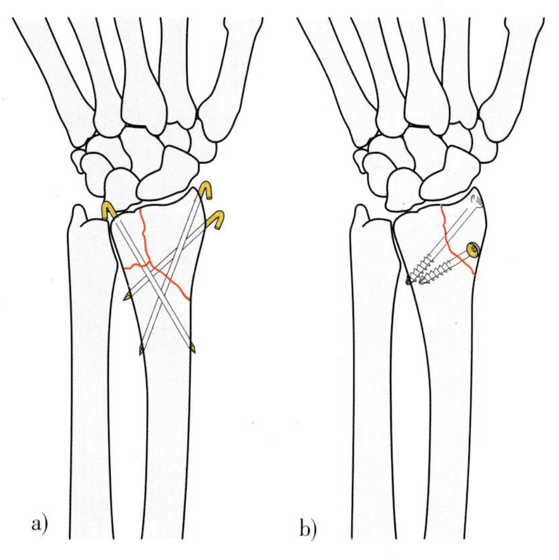

a) 经皮克氏针固定可维持不稳定型骨折的复位；一般需要辅助石膏管型固定。

b) 经皮 4.0mm 空心松质骨螺钉固定不稳定型桡骨茎突骨折。

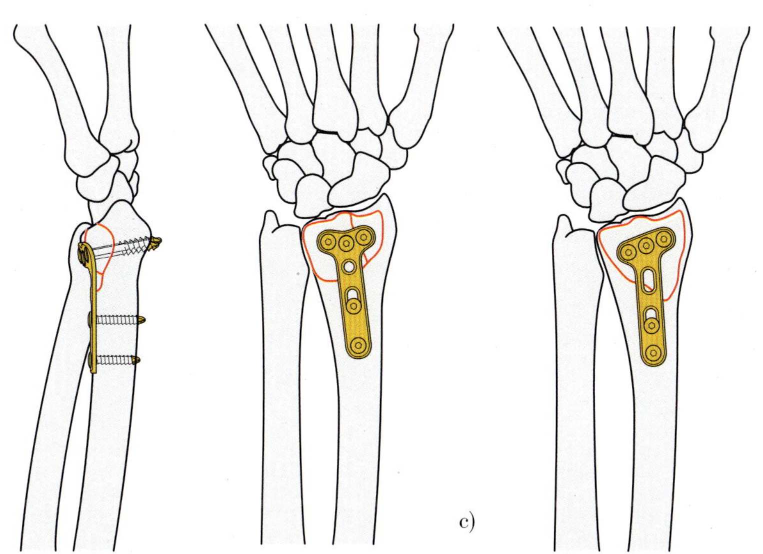

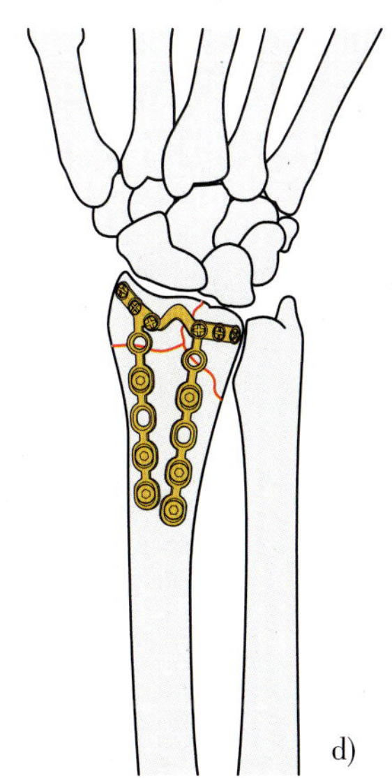

d) π 形接骨板（桡骨远端接骨板 2.4mm/2.7mm）适用于背侧固定。

c) 掌侧 T 形接骨板（直角 3.5mmT 形接骨板，斜角 3.5mmT 形接骨板）。

**图 4.3.3–6**

B2 型背侧缘 Barton 骨折很少单独存在，通常合并桡骨茎突骨折。可根据骨折块的大小决定采用克氏针或螺钉进行固定。对于不稳定型背侧缘骨折可使用 2.7mm 的小型支撑接骨板进行固定。B 型骨折还包括桡腕关节骨折脱位 (B2.3)，这是一种高能量损伤，除腕骨完全脱位之外还合并小的边缘撕脱骨折以及尺骨茎突和桡骨茎突骨折。治疗包括最初的闭合复位，掌侧关节囊修补，以及**通过扩展的腕管切口进行正中神经减压**。对于尺桡骨的撕脱骨折推荐使用张力带进行固定。根据软组织损伤的情况，可适时采用外固定架临时固定 4 周以利伤口护理。

**掌侧边缘型骨折 (B3) 是应用掌侧支撑接骨板的典型适应证** (图 4.3.3–7a)。通过过伸腕关节复位骨折后使用预弯的 3.5mm 斜 T 形接骨板进行固定，从而使接骨板与干骺端之间存在 1~2mm 的间隙。确定接骨板的位置紧邻骨折的远端边缘后首先拧入最近端的螺钉，再拧入中心椭圆形孔内的螺钉，从而产生最佳的支撑效果 (图 4.3.3–7b) [3]。为控制关节面的复位不要打开掌侧关节囊，这是因为应保持桡舟头韧带和桡月钩韧带的完整性。在初步复位和克氏针临时固定之前应首先确定嵌压的关节内骨折块。存在独立的桡侧骨折块的掌侧关节内骨折应在桡骨茎突部位附加经皮克氏针固定。通过将旋前方肌缝合于骨干的桡侧面可覆盖掌侧的接骨板。

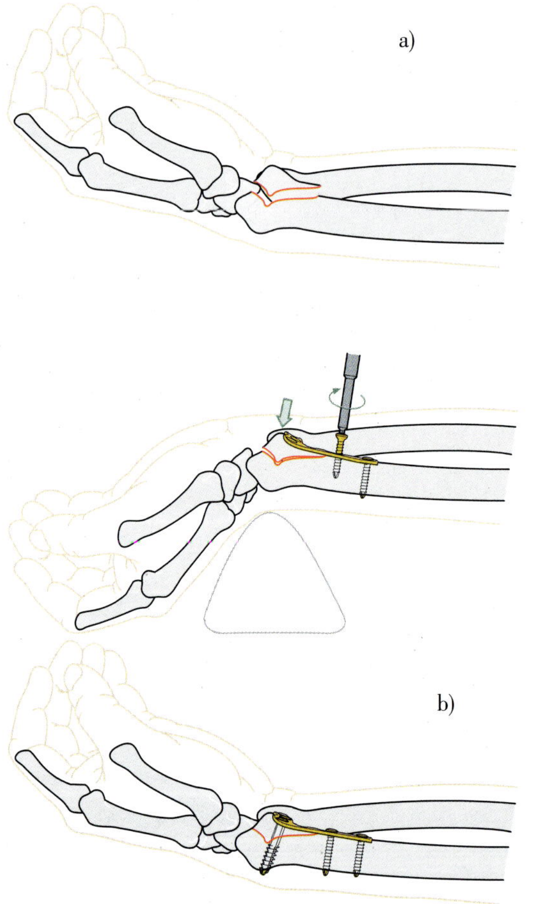


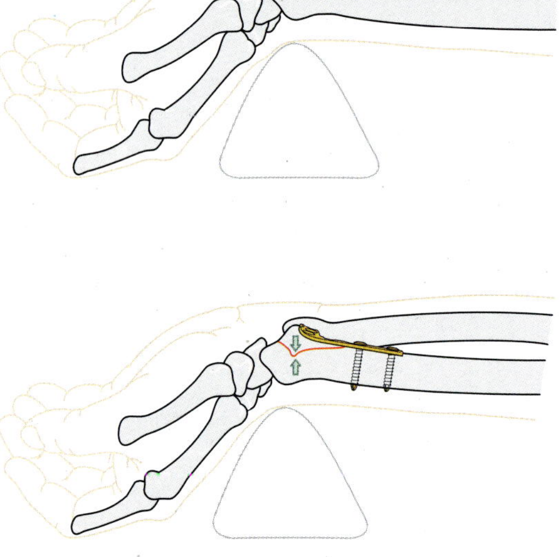


a) 过伸腕关节复位骨折。

b) 将 3.5mmT 形接骨板按支撑方式固定。首先在椭圆形接骨板孔内固定第 1 枚螺钉以便接骨板可滑动至最佳位置。

**图 4.3.3–7 应用掌侧接骨板固定 B3 型骨折**

### 5.4 C 型骨折——完全关节内骨折

若骨折为简单的关节内骨折，无干骺端骨质的粉碎且不超过 2 个骨折块 (C1)，则多可通过保守方法或经皮穿针固定的方法治疗而无须进行传统的切开复位内固定。进行经皮切开复位时可在 C 型臂透视指导下，应用尖锥或小骨膜起子经小的皮肤切口进入关节内撬拨复位带关节面的骨折块，之后采用经皮穿针的方法进行固定 (图 4.3.3-8)。

若骨折为**简单关节内骨折且合并干骺端的严重粉碎骨折 (C2)，可选择外固定架固定，**以控制桡骨的短缩和干骺端的成角畸形 (图 4.3.3-9 和图 4.3.3-10，录像 AO220 24)。若通过外固定架牵开的韧带整复作用 (ligamentotaxis) 不能达到满意的关节面复位，则.应采用经皮和/或有限切开复位的方法进行固定，并同时植骨 [13~15]。在这种情况下采用位于第 3、4 背侧间隔之间的小型背侧入路进行切开显露，将骨折块撬起紧贴腕骨的关节面，之后进行经皮穿针固定。由于植骨可稳定带关节面的小骨折块固定的力学强度，从而改善整个结构的稳定性并促进骨折愈合，因此应强调进行自体骨植骨的重要性。通过上述手段，可于 5 周后拆除外固定架 [6]。

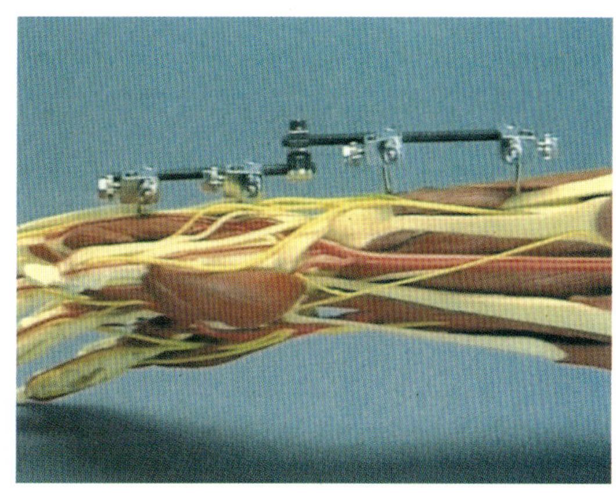

录像 AO22024

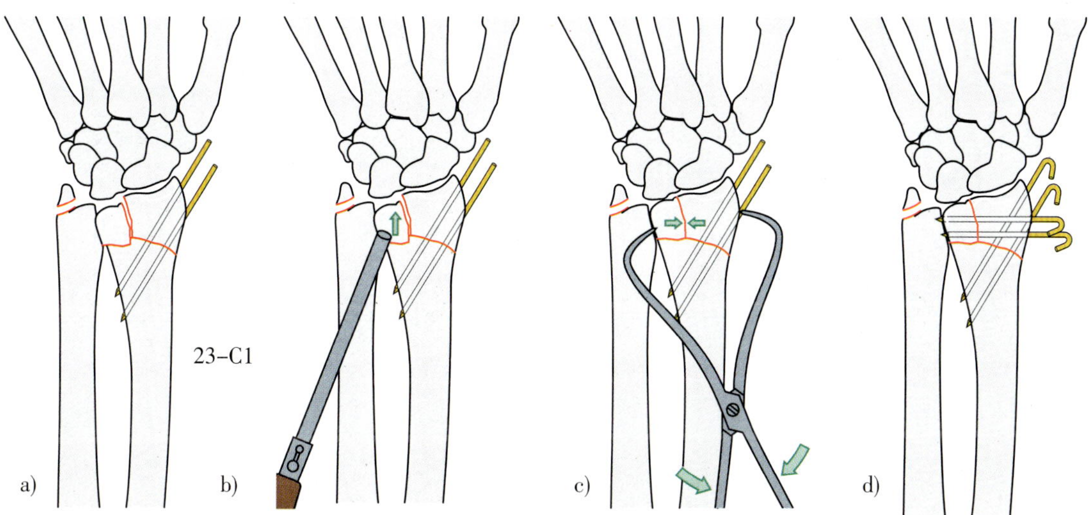


图 4.3.3–8 经皮复位、克氏针固定 C1 型骨折的手术技术

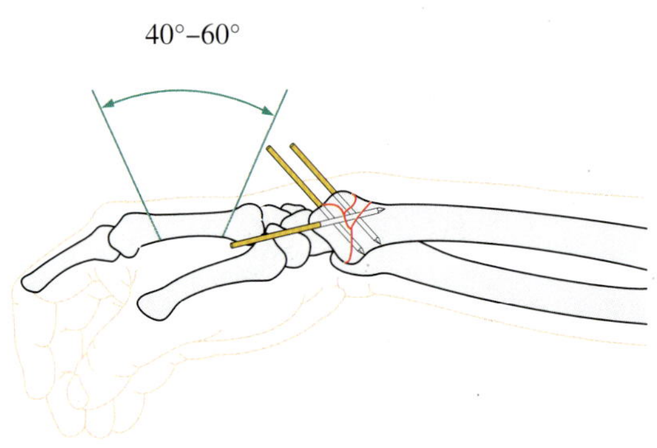


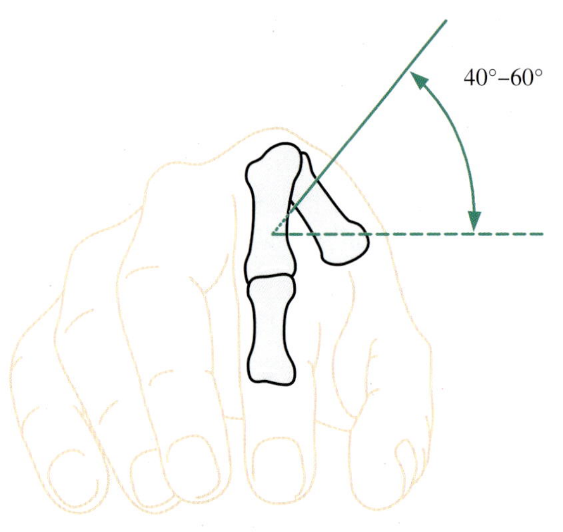


a) 应用克氏针经皮复位固定。成 40°~60°角置入外固定针的概念 (两个平面)。

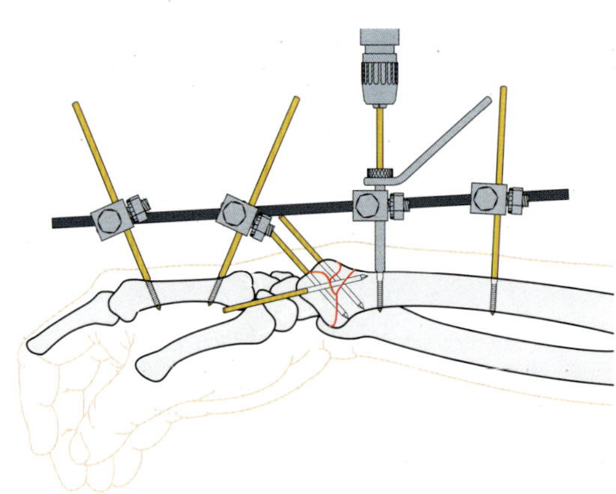

b) 使用外固定架桥接骨折区域，桡骨远端与第 2 掌骨中各置入两枚外固定针。

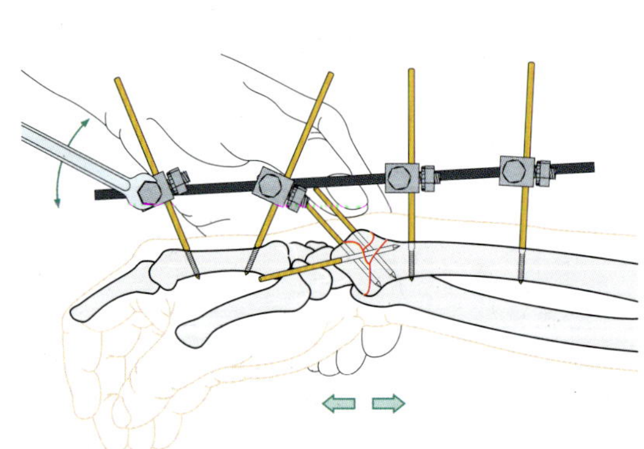

c) 完成复位后固定外固定架的连接。

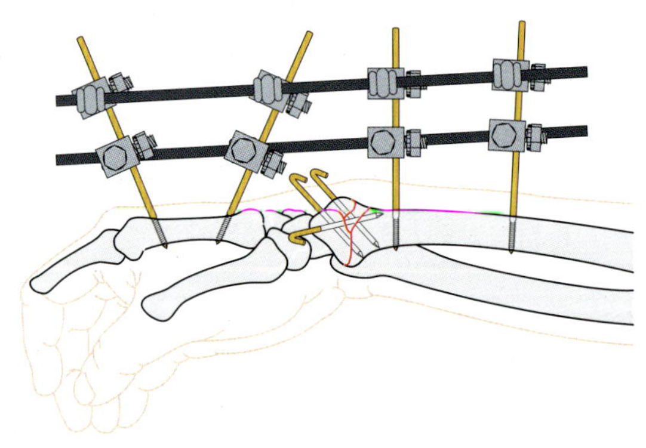

d) 附加一条连接杆可增加强度。

图 4.3.3-9 外固定架

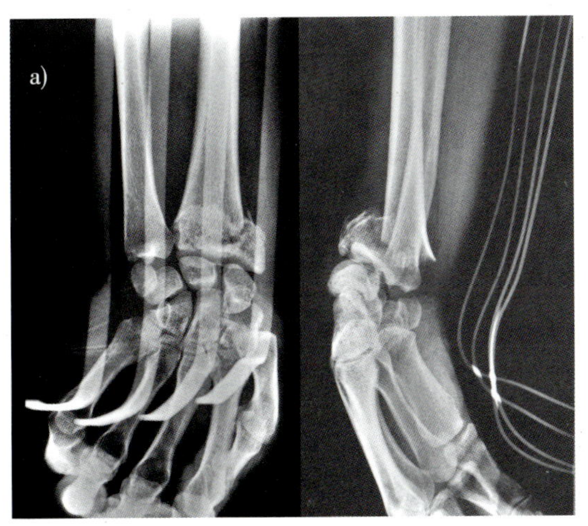

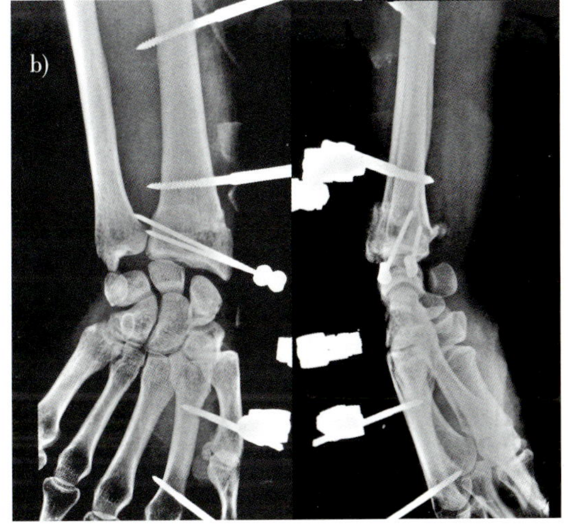

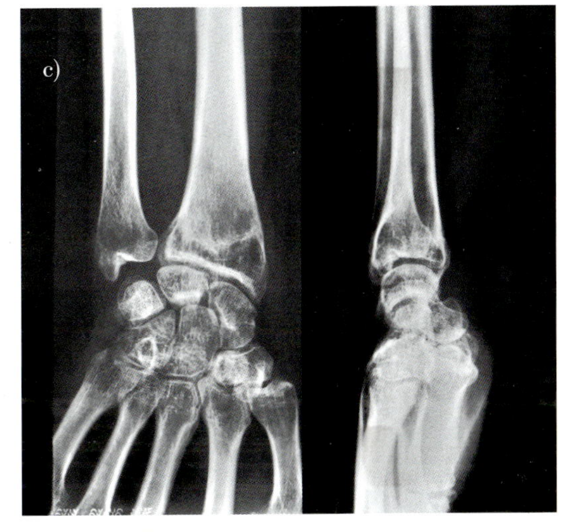

**图 4.3.3–10　外固定架**

a) 存在移位的桡骨远端关节内骨折 (23–C2)。

b) 经皮克氏针固定术后的 X 线片。

c) 术后 3 年双侧腕关节功能对称。

对于关节面破坏更为严重的骨折 (2 个骨折块以上，C3 型骨折)，以及通过韧带整复作用不能达到复位的骨折 (因为韧带整复作用不总是能使压缩的中央关节面骨折块复位，也不总能将存在明显旋转移位的掌尺侧缘骨折块复位)，需采用广泛切开复位内固定和植骨的方法进行治疗。此型骨折包括了那些治疗难度极大的骨折，其治疗难度大的原因为：

- 关节面破坏严重；
- 干骺端骨折粉碎严重；
- 由骨折本身特点造成的不稳定性和难复性；
- 前臂远端严重的骨质缺损 (枪击伤、开放伤以及压砸伤)；
- 合并腕骨损伤和/或尺骨远端骨折，或同侧上肢其他部位的骨折。

移位明显的 4 部分骨折可能需要掌尺侧的联合入路。根据我们的经验，最好首先复位和固定掌尺侧的骨折块，并应用掌侧支撑接骨板恢复掌侧皮质的力学连续性 [5,16]，这也为尺背侧骨折块和桡骨茎突骨折块的复位打下了坚实的基础。之后通过外固定架的韧带整复作用以及有限切开的背侧入路进行背侧骨折的复位，并取自体髂骨植骨。

在一些特定情况下选择接骨板[16~18]而非外固定架进行固定，前提是：

- 接骨板对侧的皮质精确复位；
- 螺钉在骨折块内固定稳固；
- 对骨质缺损区域或粉碎严重区域植骨；
- 可保证Ⅰ期应用软组织覆盖内固定物。

进行背侧接骨板固定时较薄的 π 形接骨板是较好的选择，其横臂既可应用螺钉固定，亦可应用固定针进行固定，并通过接骨板孔的螺纹与接骨板契合而起到接骨板的效果[18]。接骨板的设计允许通过其2个纵臂分别对骨折块进行固定，从而使接骨板达到桥接干骺端骨折的作用（图 4.3.3-11，录像 AO22027）。应用此接骨板时应强调间接复位的重要性，可通过术中应用无菌指套牵引、骨折牵开器或临时的腕关节外固定架装置进行间接复位。使用克氏针临时固定并经 C 型臂验证复位后，由于接骨板进行固定并植骨。按手术入路一节中提到的方法，使用伸肌支持带覆盖接骨板可避免接骨板对第 2、3 间隔内的肌腱产生摩擦刺激。

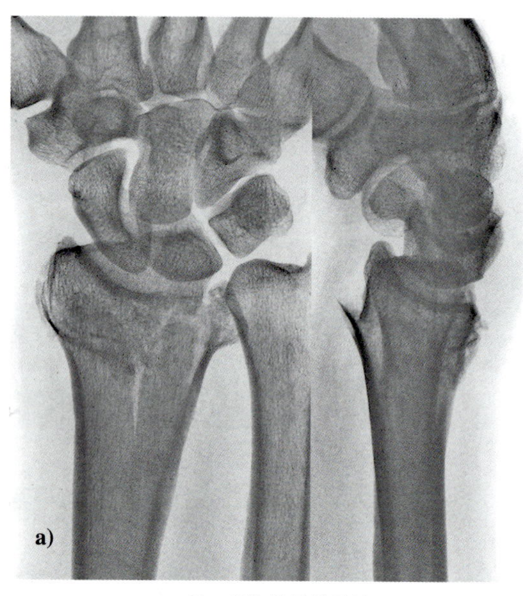

a） C2.1 型桡骨远端骨折。

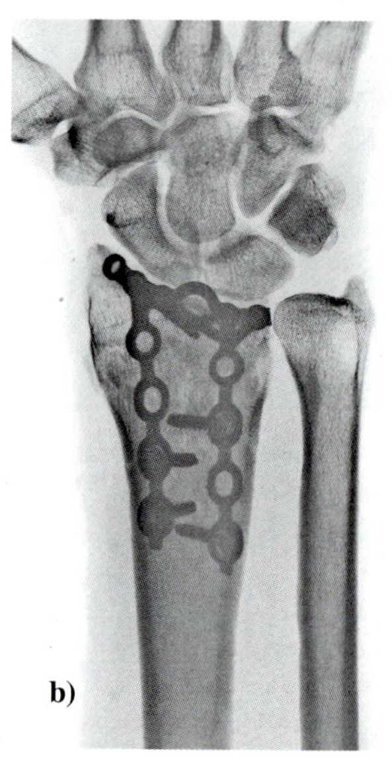

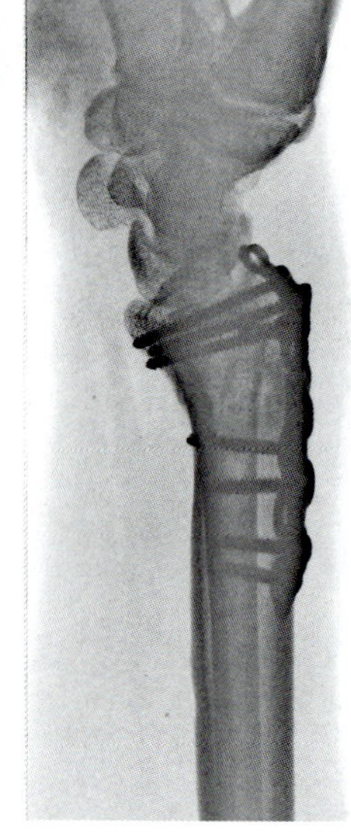

b） π 形接骨板（桡骨远端接骨板 2.4/2.7）固定术后 6 个月。

图 4.3.3-11

## 6 术后处理

根据骨折是否合并其他软组织、韧带的损伤以及其他骨折 (如腕骨骨折或同侧上肢其他部位的骨折)，术后处理也不尽相同，因人而异。对于应用经皮穿针固定或简单切开复位、克氏针或小型接骨板固定的简单关节外骨折和关节内骨折，术后使用石膏托制动 2 周，之后改为石膏管型再固定 3 周，并在石膏管型上开窗以利针道护理。

应用掌侧支撑接骨板和空心钉固定的 B 型骨折，若固定稳固拆线后即可进行功能锻炼。对于应用切开复位、植骨、外固定架固定的患者，外固定架维持 5 周，若术后腕关节固定于掌屈尺偏位，则在固定后 3 周改为中立位以利手指的活动。拆除外固定架后间断应用保护性的腕关节支具 3 周。

治疗桡骨远端骨折的同时可能还进行了三角纤维软骨的修复以及尺骨茎突的固定，这种情况下术后应用石膏托将前臂制动于旋后 45o 位 3 周。这是为了保护下尺桡关节韧带的纤维愈合过程，无论是否采用外固定架都需制动。

如果治疗还包括舟月韧带的修复，拆除外固定架后需应用石膏管型制动直至术后 8 周。对于桡骨远端骨折合并腕骨骨折并且进行螺钉固定的患者，术后 5 周拆除外固定架后即开始腕关节的功能锻炼。

- 应用外固定架制动腕关节超过 5 周的适应证包括：
- 未做植骨；
- 复杂损伤合并严重软组织缺损需 II 期进行整形手术覆盖伤口；
- 骨折后急性感染。

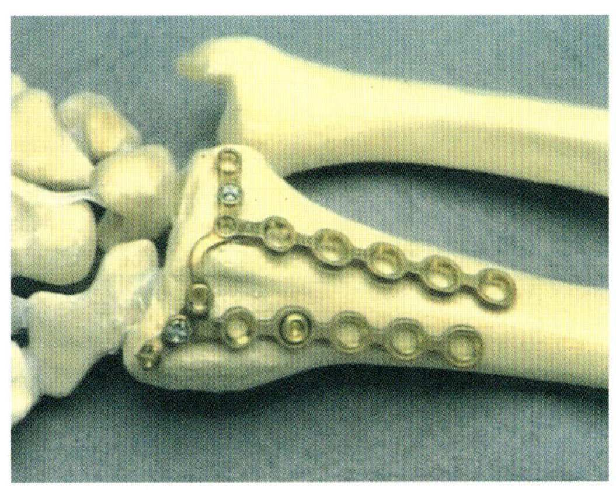

录像 AO22027

## 7 失误与并发症

如果手术医生对骨折类型作出正确的诊断，仔细分析适应证和禁忌证，并且具有丰富的腕关节解剖知识，可避免大多数桡骨远端骨折治疗方面的失误，另外医生还应熟悉内固定和外固定的技术。为避免诊断上的失误，当X线平片不能明确诊断时需要进行腕关节的特殊影像学检查（CT，断层像）。

术前评估亦应包括软组织损伤、腕骨骨折及相关韧带损伤。在多发创伤中由于高速损伤而导致桡骨远端骨折移位明显，并且常合并上述损伤。

应注意除外神经血管损伤、软组织严重肿胀以及前臂筋膜间隔综合征的情况，并对软组织进行充分地评估以选择最佳的手术时机。尽管理论上应尽早手术复位关节面，但严重的软组织肿胀可能会导致无法I期关闭伤口。在这种情况下可延期5~6天进行手术，前提是已将原始的骨折移位初步复位并应用石膏托制动。开放骨折及存在正中神经受压症状是急诊手术的绝对适应证。对于开放骨折，复位后不应尝试I期关闭伤口，一般留置开放伤口换药，并用网状人工皮覆盖创面，直至肿胀消退并且无感染征象后再关闭伤口。

最常见的问题是术中打开关节后发现关节面的粉碎程度比术前X线片上所显示的严重。此时手术医生应在尽可能保护周围软组织的情况下重建关节面的平滑，并在软骨下植骨以填充骨缺损。之后必须应用外固定架以保持桡骨的长度并维持下尺桡关节的复位。

应用外固定架或经皮穿针固定时应避免损伤肌腱和神经血管组织。在前臂远端桡背侧插入外固定针时极易伤及桡神经浅支。足够长度的皮肤切口，钻孔前钝性分离皮神经和肌腱组织可避免不必要的损伤。对于针道感染的预防性措施包括防止发生皮肤坏死和固定针周围皮肤张力过大，并指导患者进行日常的针道清洁护理。

由于伸肌腱与桡骨远端背侧骨质十分贴近，因此应用背侧接骨板固定的患者常出现与内固定物有关的问题，为避免此问题应强调使用伸肌腱支持带覆盖接骨板。有报道发现由掌侧向背侧置入的螺钉过长可导致肌腱的严重磨损甚至断裂。

桡骨远端骨折的并发症常与外固定时间过长、腕关节非生理位置制动时间过长以及过度牵引有关，这可导致正中神经损伤和掌指关节僵硬。有报道认为腕关节过度屈曲可引发反射性交感神经性萎缩，为保持桡骨长度而对骨折进行过度牵引也可造成医源性骨折不愈合的危险。因此在植骨以促进愈合和/或附加内固定以辅助固定强度的前提下，应尽量减少外固定的使用。

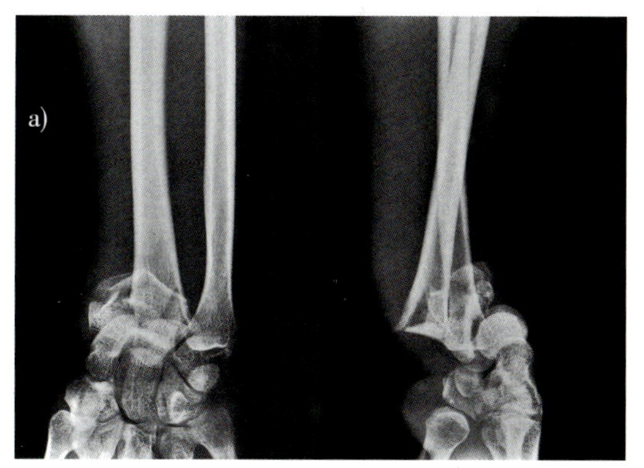

a) 年轻患者，利手复杂、严重移位的桡骨远端骨折 23–C2。

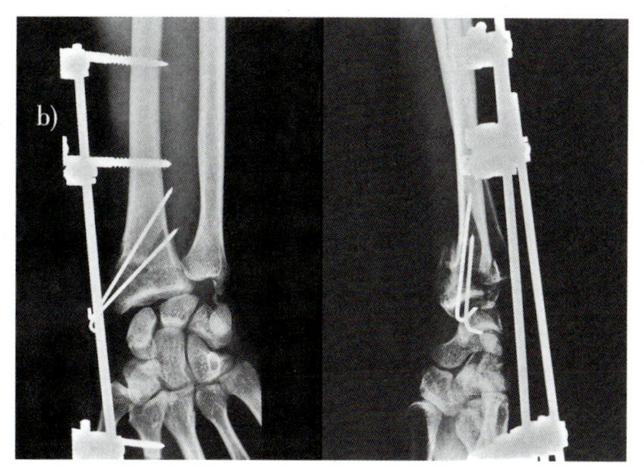

b) 首先尝试闭合复位、经皮克氏针固定并结合前臂外固定架固定，侧位片上复位欠满意。

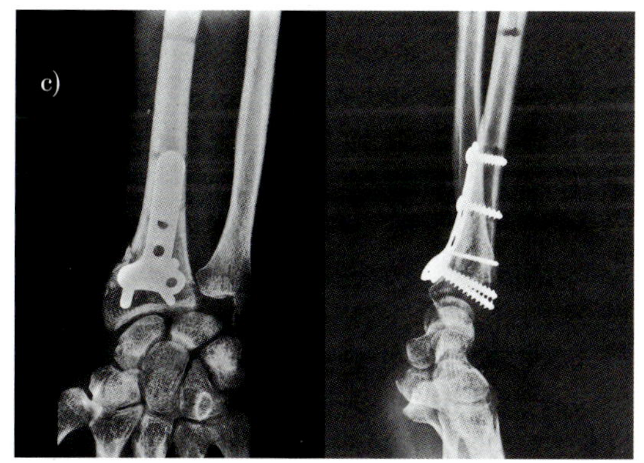

c) 2 周后采用掌侧入路重新切开复位内固定，使用小型 T 形接骨板取代外固定架固定。

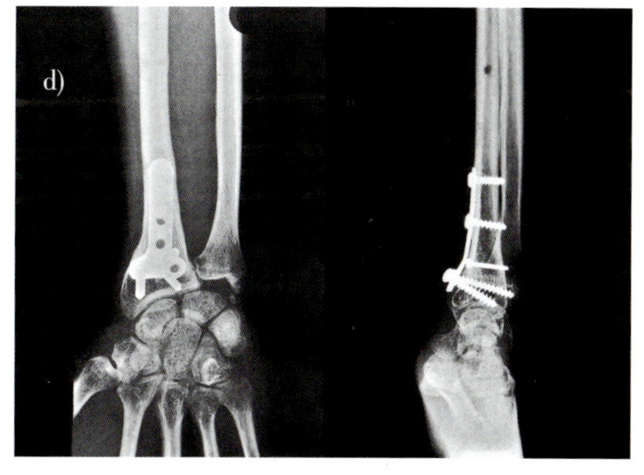

d) 术后 23 周，患者无疼痛，功能恢复满意，骨折愈合。

图 4.3.3–12

## 8 结果

回顾手术治疗桡骨远端骨折的相关文献，发现复杂关节内骨折的预后较简单骨折的预后更为明确，因此最终的预后取决于解剖结构的恢复情况。

可接受的结果需满足以下条件：

- 关节面不平整<2mm（理想的情况为达到解剖复位）；
- 桡骨短缩<5mm；
- 残余背倾<10°。

长期随访的结果显示腕关节功能与创始后畸形密切相关。近期的研究表明，结合使用内固定、植骨及外固定可得到良好的结果[9,14,15,19]。我们回顾了40例应用有限切开复位进行治疗的桡骨远端关节内骨折的病例，92%的患者复位后关节面不平整在1mm以内，平均随访4年后桡腕关节炎的发生率仅为5%。最近一篇文章报道了应用手术方法治疗的49例掌侧边缘型关节内骨折[20]，根据Gartland & Werley评估方法，31例结果优良，10例良好，8例一般。

复杂桡骨远端关节内骨折的治疗仍是较为困难的问题，但在近10年中由于结合应用内固定和外固定、植骨以及接骨板设计的发展，治疗的结果有了显著的改善（图4.3.3-12）。

## 9 参考文献


[1] Knirk JL, Jupiter JB (1986) Intra-articular fractures of the distal end of the radius in young adults. *J Bone Joint Surg* [*Am*]; 68 (5) :647-659.

[2] Melone CP, Jr. (1986) Open treatment for displaced articular fractures of the distal radius. *Clin Orthop*; (202) :103-111.

[3] Fernandez DL (1993) Fractures of the distal radius: operative treatment. In:Heckmann JD, editor. Instructional Course Lectures: *Amer Acad Orthop Surg*; 42: 73-88.

[4] Altissimi M, Mancini GB, Azzara A, et al. (1994) Early and late displacement of fractures of the distal radius.The prediction of instability. *Int Orthop;* 18 (2) : 61-65.

[5] Fernandez DL, Jupiter JB (1995) *Fractures of the distal Radius.* Berlin Heidelberg New York: Springer-Verlag.

[6] Fernandez DL (1995) Treatment of articular fractures of the distal radius with external fixation and pinning.In: Saffar P, Cooney WP, editors. *Fractures of the Distal Radius.* London: Martin Dunitz Ltd: 104-117.

[7] Geissler WB,Fernandez DL,Lamey DM (1996) Distal radioulnar joint injuries associated with fractures of the distal radius. *Clin Orthop;* (327) :135-146.

[8] Fernandez DL, Geissler WB, Lamey DM (1996) Wrist instability with or following fractures of the distal radius .In: Büchler U, editor. Wrist Instability. London: Martin Dunitz Ltd: 181-192.

[9] Hastings H, II, Leibovic SJ (1993) Indications and techniques of open reduction. Internal fixation of distal radius fractures. *Orthop Clin North Am*; 24 (2) : 309-326.

[10] Benoist LA, Freeland AE (1995) Buttress pinning in the unstable distal radial fracture. A modification of the Kapandji technique. *J Hand Surg* [*Br*] ;20 (1) : 82-96.

[11] Kapandji AI (1995) Treatment of articular distal radial fractures by intrafocal pinning with arum pins.In: Saffar P,Cooney WP, editors. Fractures of the Distal Radius. London: Martin Dunitz Ltd:160-166.

[12] Fernandez DL, Jakob RP (1982) The treatment of wrist fractures with the small AO external fixation device. In:Uhthoff HK, editor. *Current Con cepts of External Fixation.* Berlin Heidelberg New York: Springer-Verlag: 307-314.

[13] Fernandez DL, Geissler WB (1991) Treatment of displaced articular fractures of the radius. *J Hand Surg* [*Am*] ; 16 (3) : 375-384.

[14] Seitz WH, Jr., Froimson Al, Leb R, et al. (1991) Augmented external fixation of unstable distal radius fractures. *J Hand Surg* [*Am*] ; 16 (6) : 1010-1016.

[15] Jakim I, Pieterse HS, Sweet MB (1991) External fixation for intra-articular fractures of the distal radius. *J Bone Joint Surg* [*Br*] ; 73 (2) : 302-306.

[16] Axelrod TS, McMurtry RY (1990) Open reduction and internal fixation of comminuted, intra-articular fractures of the distal radius. *J Hand Surg* [*Am*] ;15 (1) : 1-11.

[17] Rikli DA, Regazzoni P (1996) Fractures of the distal end of the radius treated by internal fixation and early function. A preliminary report of 20 c ases. *J Bone Joint Surg* [*Br*] ;78 (4) :588-592.

[18] Ring D, Jupiter JB, Brennwald J, et al. (1996) Multicenter prospective trial of a new distal radius plate. *Book of abstracts*. Boston: Or thopedic Trauma Assoc: 263-264.

[19] Steffen T, Eugster T, Jakob RP (1994) Twelve years follow-up of fractures of the distal radius treated with the AO external fixator.Injury; 25 (Suppl 4) :44-54.

[20] Jupiter JB, Fernandez DL, Toh CL, et al. (1996) Operative treatment of volar intra-articular fractures of the distal end of theradius. *J Bone Joint Surg* [*Am*] ; 78 (12) :1817-1828.

## 10 新进展

本章节的新进展和附加参考资料可从网上获得：

http://www.aopublishing.org/PFxM/433.htm

# 4.3.4 手部骨折：手术治疗的评价与概念

丘辟特(Jesse B. Jupiter)

## 1 治疗目的与骨折类型

**人体没有哪个部位像手一样功能和形式如此紧密地相关。**手部小关节的稳定性，内在肌与外在肌的动力平衡，以及其复杂的肌腱系统都需要一个稳定而有序的骨骼系统的主持。相对于骨折愈合而言，手部骨折的预后更多地取决于这些软组织结构的功能恢复情况。

进行术前评估时应尽量取得患者的合作，以便评价和记录肌腱、运动、感觉以及血管的情况。15A 尽管运用的方法不同，治疗掌骨骨折和指骨骨折的目的是相同的，即[1~5]：

- 恢复关节面的正常解剖；
- 避免成角或旋转畸形；
- 固定骨折；
- 可接受的手术切口；
- 术后可早期进行功能锻炼。

虽然手部的很多管状骨骨折可通过保守方法治疗，但也有很多骨折由于其本身的性质、部位以及相关结构的特点需要稳定的固定。这些骨折包括[6~10]：

- 骨折：粉碎，移位明显，多发掌骨骨折，短斜形或螺旋形掌骨骨折，合并软组织损伤；
- 特定部位的骨折：髁下，近端指骨，中段指骨掌侧基底；
- 移位的关节内骨折：Bennett 骨折，Rolando 骨折，单髁骨折和双髁骨折；
- 特定损伤类型：完全或不完全截肢，一些骨折脱位。

对于所有手部骨折来讲，骨折的稳定性是根据特定的骨折类型、部位、活动时的反应情况以及合并的损伤而决定的(图 4.3.4-1)。

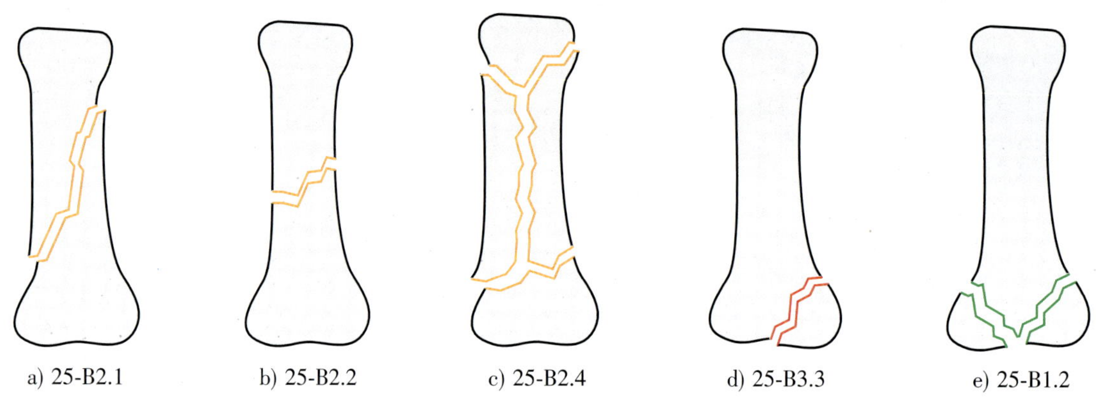


图 4.3.4-1 手部常见骨折

a) 螺旋形掌骨骨折。b) 斜形掌骨骨折。c) 粉碎掌骨骨折。d) 简单关节内骨折。e) 双髁骨折。

## 2 应用解剖

4 根掌骨构成了手掌的结构，坚强的中央柱正对食指和中指。手的远端掌横弓位于掌骨深层韧带之间，并与掌骨头相关联。对应于拇指、环指和小指的掌骨存在活动 (图 4.3.4-2)。

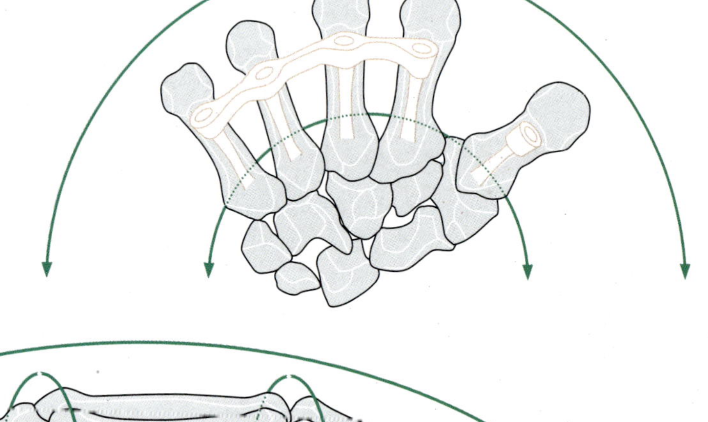

掌骨干远端存在轻度的背侧凸起，凹陷的掌侧皮质的密度较背侧高，提示掌侧为压力侧，背侧为张力侧。

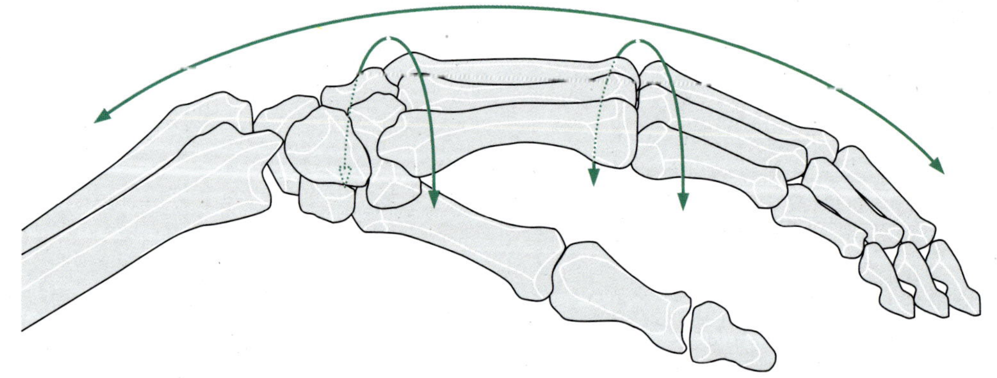

图 4.3.4-2 由掌骨构成的掌横弓和掌纵弓

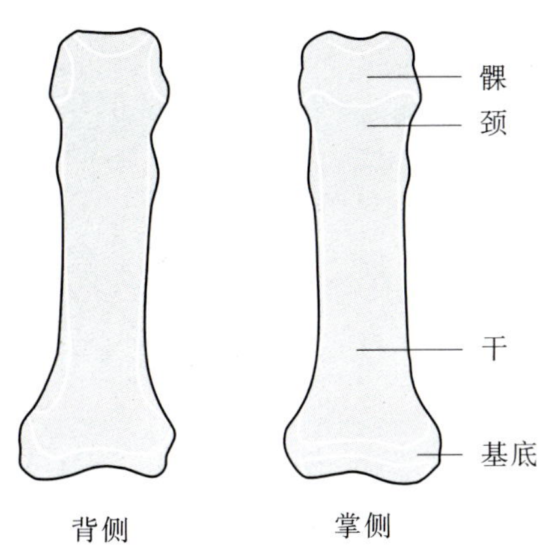

图 4.3.4–3 近端指骨的应用解剖

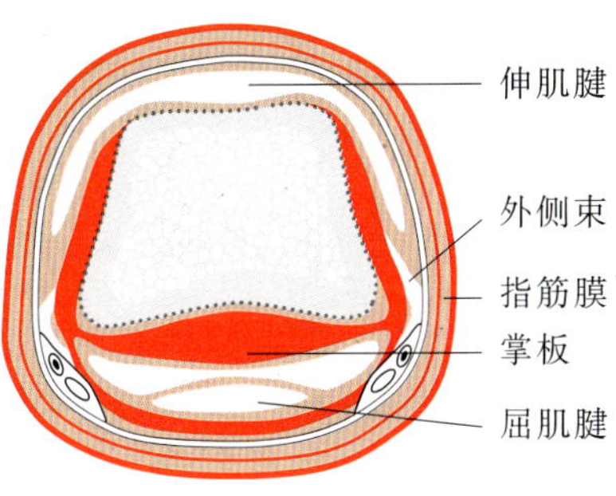

图 4.3.4–4 滑动的肌腱与指骨骨骼间的关系

近节指骨和中节指骨从结构上可分为指骨基底、指骨干、指骨颈和指骨头 (指骨髁)。与掌骨相比，指骨包被于内在肌和外在肌肌腱的滑动面之内 (图 4.3.4–3 和图 4.3.4–4)。

近端指间关节远端的解剖形态呈髁状构形，趋于类似带沟的滑车，其掌侧面的宽度是背侧的近 2 倍。动力学稳定性依靠关节内的压应力，并在捏和紧握时增高，而被动活动的稳定性依靠侧副韧带的张力，关节屈曲时张力增高 (图 4.3.4–5)。

在矢状面上掌骨头呈现出直径逐渐增大的弧度，而在冠状面上呈梨形。**由于侧副韧带呈偏心状附丽于掌骨头上，因此关节处于屈曲时较稳定而伸直时较松弛** (图 4.3.4–6)。

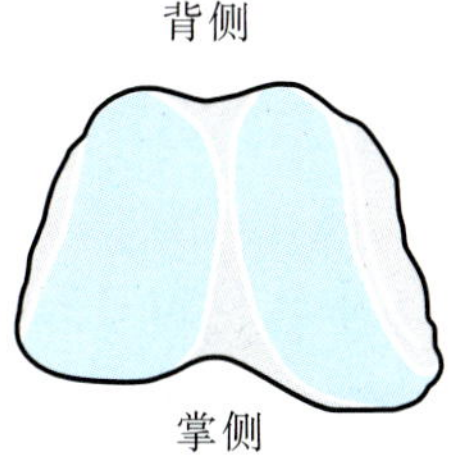

图 4.3.4–5 近端指骨远端关节面的解剖

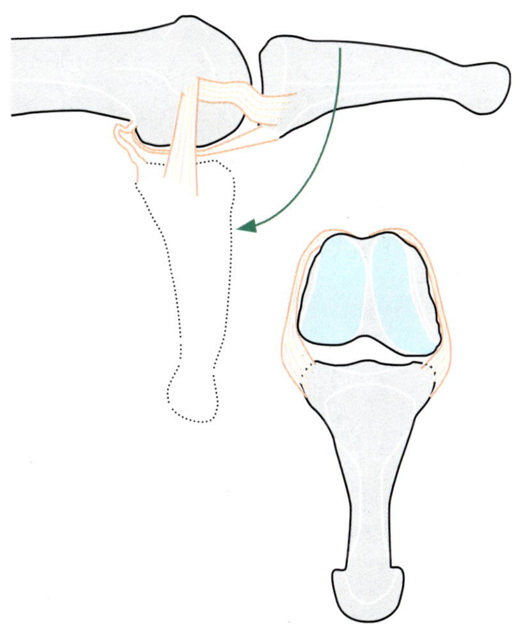
图 4.3.4–6 掌指关节

第一腕掌关节为相互契合的双凹形鞍状关节，拇指的活动度很大是因为掌指关节（掌骨）和腕掌关节（大多角骨）关节面之间的角度几近 90°（图 4.3.4–7）。

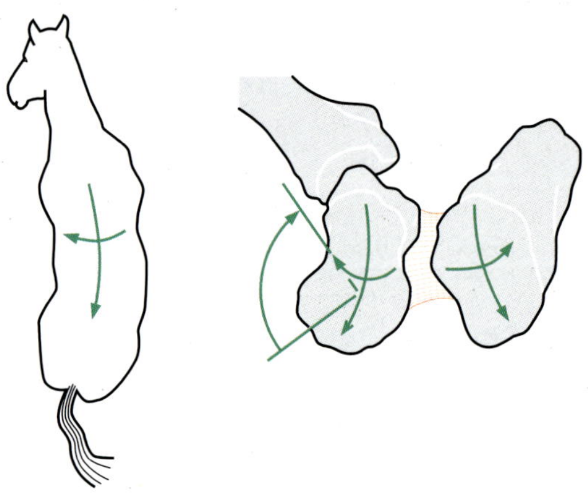
图 4.3.4–7 拇指的鞍状关节

## 3 术前计划

常规的术前计划同样适用于手部的骨折。由于骨骼较小以及显露困难，内固定物的选择至关重要。

### 3.1 内固定物

（图 4.3.4–8）

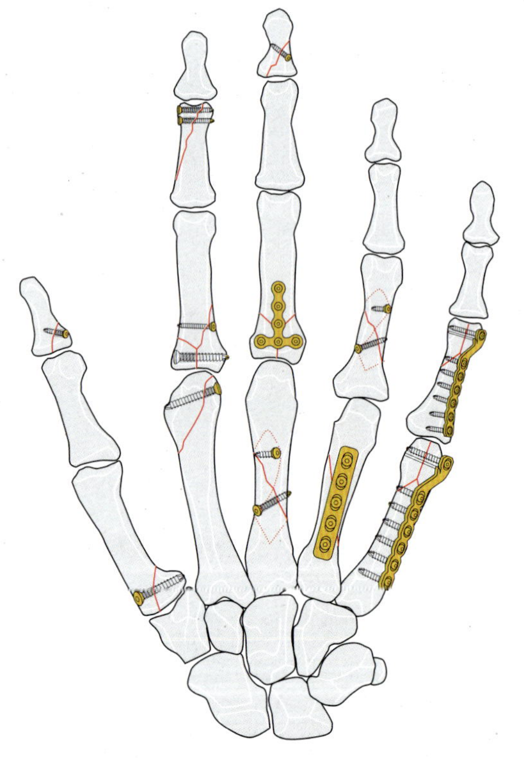
图 4.3.4–8 手的骨骼结构以及可供选择的内固定物[11~14]

内固定物：螺钉

| 适应证 | 型号 |
|---|---|
| 远节指骨或中节指骨 | 1.1mm |
| 远节指骨或中节指骨 | 1.3mm |
| 单髁骨折 | |
| 指骨干 | 1.5mm |
| 掌骨干 | 2.0mm |
| 掌骨或腕骨 | 2.4mm |
| 掌骨或腕骨 | 2.7mm |

内固定物：接骨板

| 适应证 | 型号 |
|---|---|
| 中节指骨或近节指骨 | 1.5mm Cage |
| 中节或近节指骨断指再植 | 1.5mm H 形接骨板 |
| 中节指骨干或近节指骨干 | 1.5mm 直接骨板 |
| 近节指骨基底 | 1.5mm T 形接骨板 |
| 近节指骨基底或指骨颈 | 1.5mm 微型髁接骨板 |
| 掌骨干 | 2.0mm 直接骨板 |
| 掌骨干 | 2.0mmLC–DCP |
| 掌骨颈或掌骨基底 | 2.0mm 微型髁接骨板 |
| 掌骨基底 | 2.0mm T 形接骨板 |
| 掌骨水平断指再植 | 2.0mm H 形接骨板 |
| 第一掌骨 | 不同形状的 2.4mm 接骨板 |

# 4 手术治疗

## 4.1 入路

采用直切口，必要时可在切口一端做弧形处理。注意保护指背的静脉汇流系统。

### 4.1.1 掌骨

### 4.1.2 近端指骨

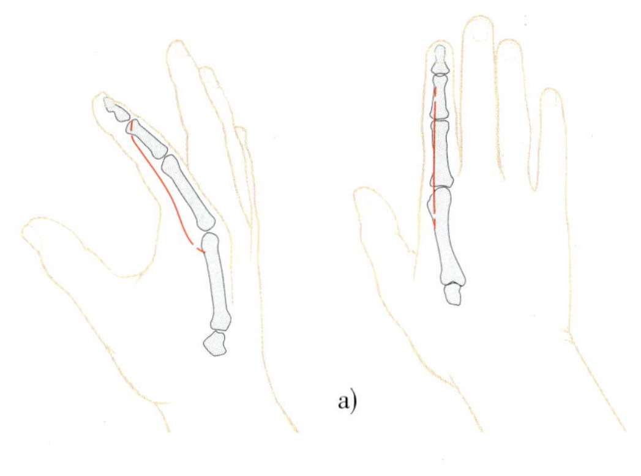


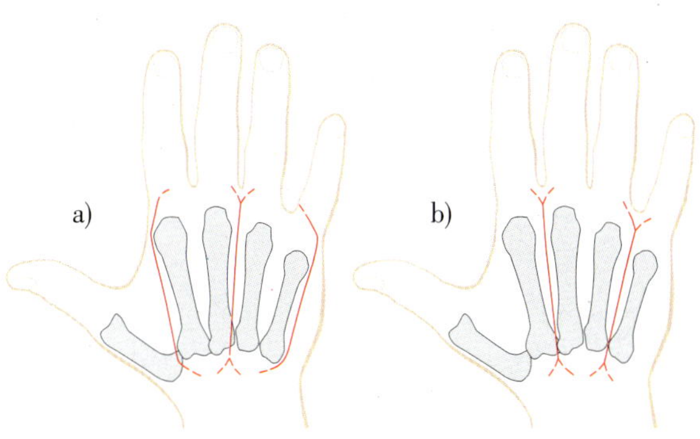


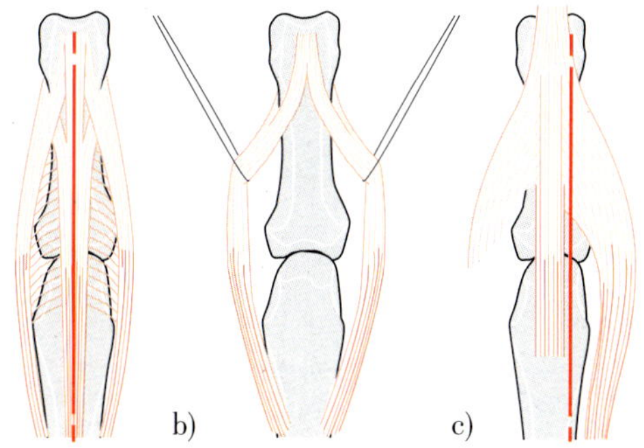


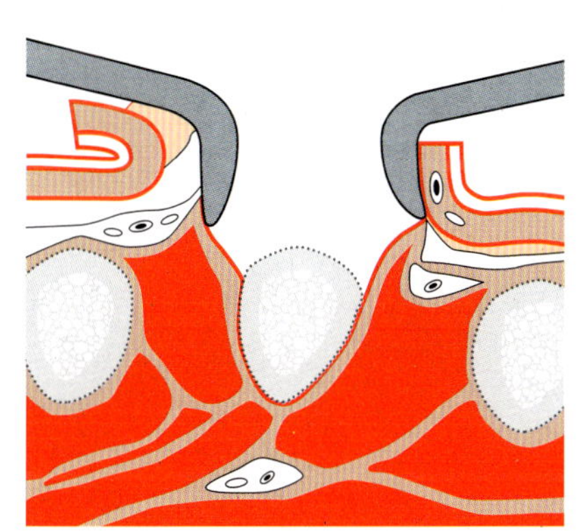


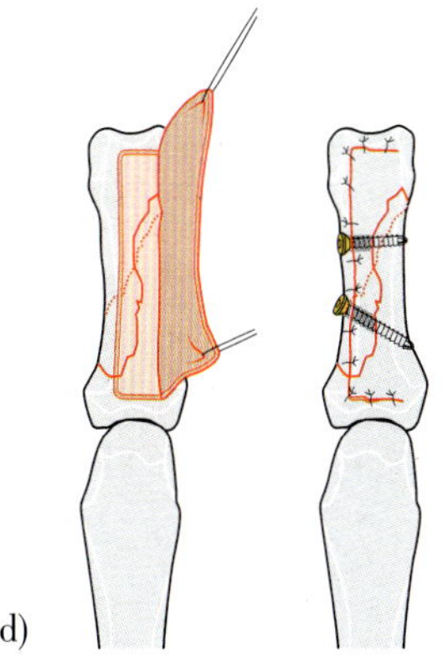


图 4.3.4–9 掌骨

a) 显露单根掌骨的切口。
b) 显露全部 4 根掌骨的切口。
c) 显露掌骨时仅轻度剥离骨膜。

图 4.3.4–10 近端指骨

a) 中轴线或背侧纵形切口。
b) 纵劈伸指装置显露指骨。
c) 在外侧束与伸指装置之间显露指骨。
d) 以宽蒂筋膜瓣的方式剥离骨膜，骨折固定后再将其缝回原处。

### 4.1.3 近端指间关节的背侧入路

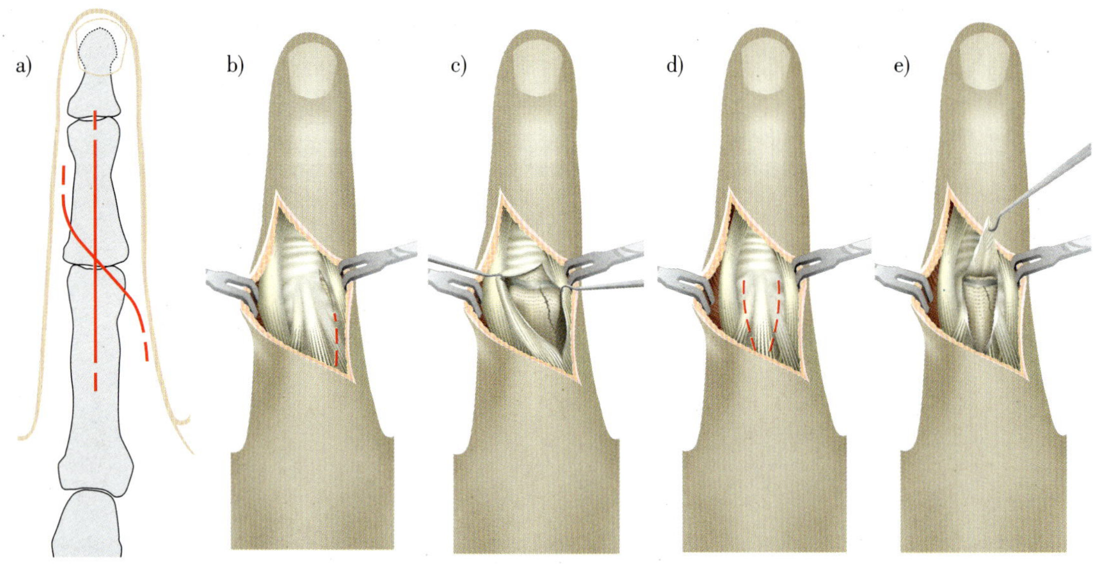


图 4.3.4–11 近端指间关节

a) 采用纵形皮肤切口。
b/c) 在外侧束与中央伸指装置之间显露关节。
d/e) 以蒂位于远端的筋膜瓣方式剥离中央伸指装置显露关节。

### 4.1.4 拇指基底的掌侧入路

手术方法：

- 于掌骨基底撬起外展拇短肌和拇对掌肌
- 打开第一腕掌关节，直视下复位骨折
- 临时克氏针固定
- 应用 2.7mm 或 2.0mm 的螺钉固定 (图 4.3.4–8)

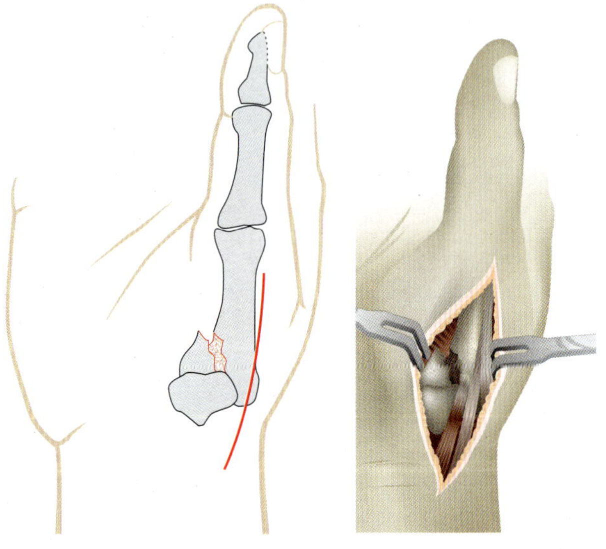

图 4.3.4–12 拇指基底的改良扩展入路

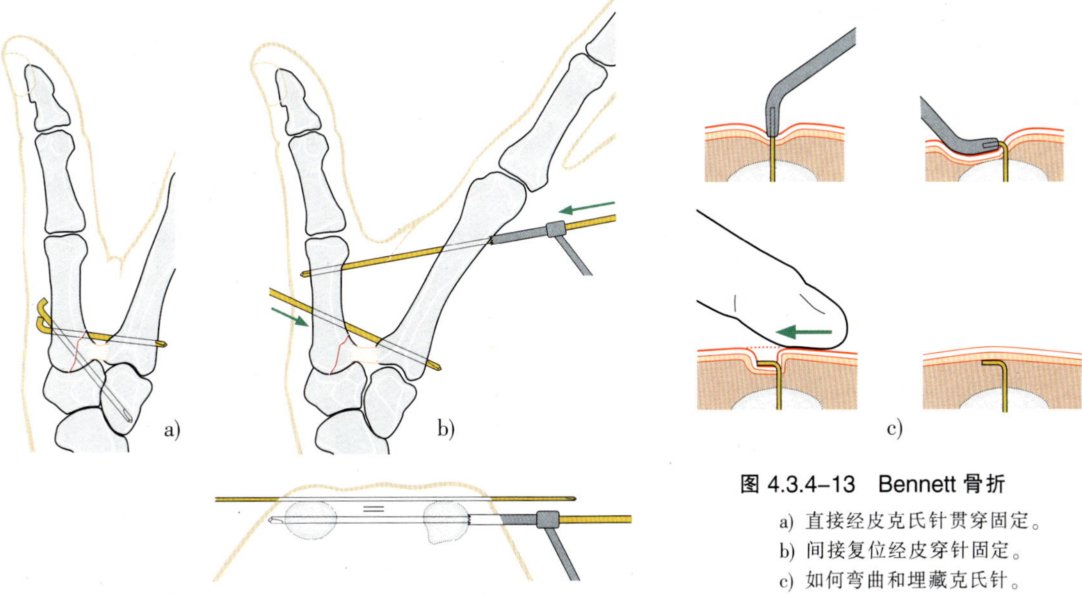

图 4.3.4-13 Bennett 骨折

a) 直接经皮克氏针贯穿固定。
b) 间接复位经皮穿针固定。
c) 如何弯曲和埋藏克氏针。

## 4.2 指骨骨折的坚强内固定

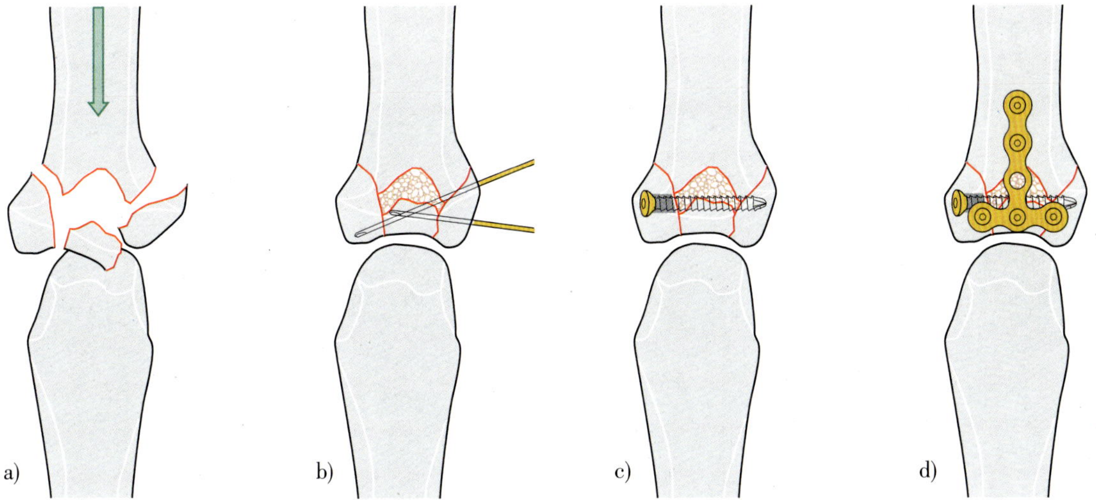

图 4.3.4-14 近端指骨基底压缩骨折——经伸指装置的扩展入路

a) 中央压缩塌陷合并内外侧关节面移位。
b) 复位骨折后应用细克氏针临时固定。
c) 应用 1.5mm 拉力螺钉固定并进行松质骨植骨以支持关节面复位。
d) 使用 1.5mm 的 T 形小接骨板支撑固定。

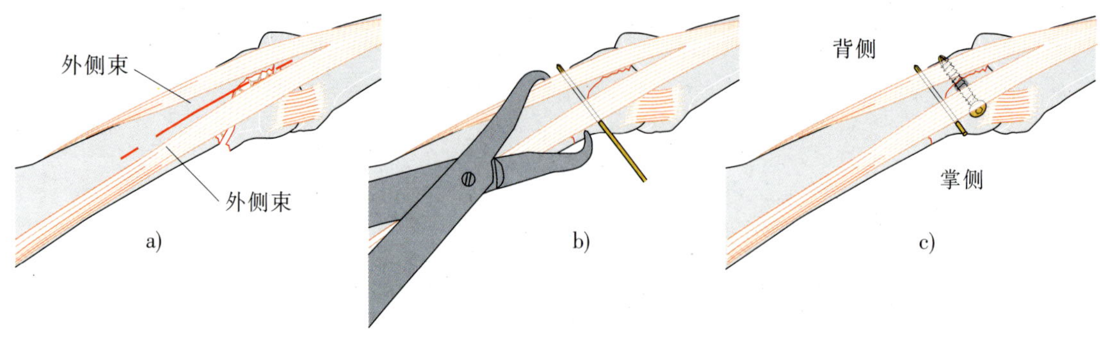


图 4.3.4-15 单髁骨折——近端指骨头

a) 在外侧束与伸指肌腱之间显露。
b) 复位骨折块后克氏针固定。
c) 若使用螺钉则骨折块大小至少应为螺钉螺纹径的 3 倍以上。螺钉置放的位置应轻度偏背侧，位于侧副韧带止点的近端。

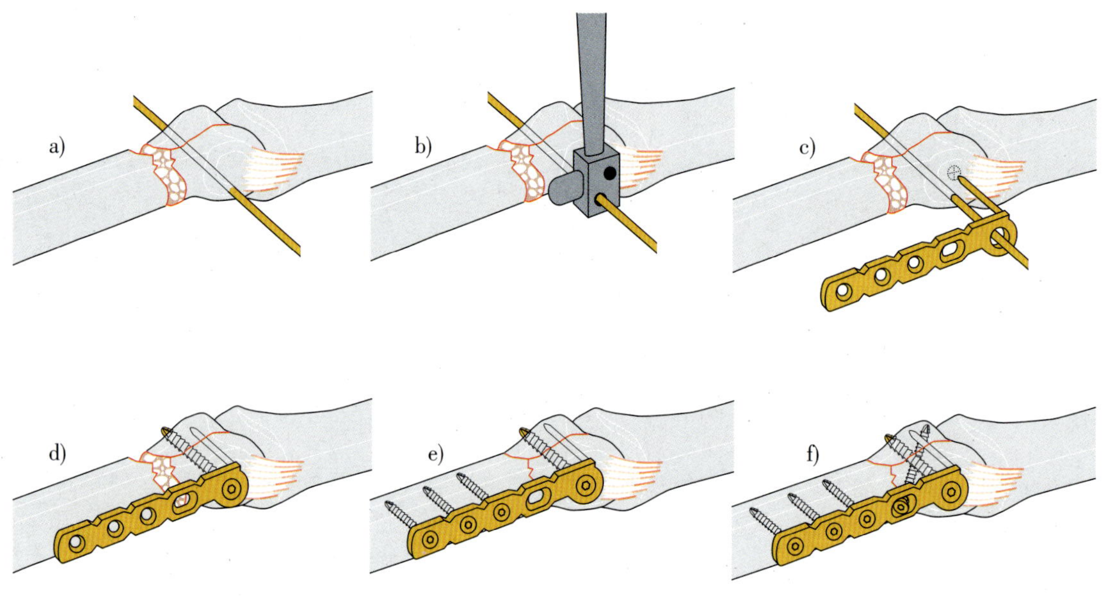


图 4.3.4-16 双髁骨折——近端指骨头

a) 复位髁骨折块后应用细克氏针平行关节面固定。
b) 借助导向器使用 1.5mm 钻头在指骨基底处为接骨板刃钻孔。
c) 置入 1.5mm 微型髁接骨板。
d) 根据指骨干形状塑形接骨板，固定骨折，使用经接骨板的 1.5mm 拉力螺钉跨髁间骨折线加压固定。
e) 骨折近端使用 3 枚螺钉 (1.5mm) 固定接骨板。
f) 最后可经接骨板孔斜形拧入折块间加压螺钉。

## 5 术后处理

如果骨折固定稳固，术后为减轻疼痛可予石膏托制动，但应于术后 2~3 天内开始手指的主动活动。

## 6 手术技术、失误与并发症

### 6.1 拉力螺钉

- 单独使用拉力螺钉固定要求骨折线的长度至少在骨干直径的 2 倍以上。
- 切开显露骨折后应仔细探察有无隐蔽的骨折线；在骨折复位前应计划螺钉固定的位置。
- 严格的解剖复位可保证应用拉力螺钉加压时不会出现剪切移位。
- 避免反复钻孔和攻丝。
- 螺钉应垂直于骨折线拧入，不要因手术显露的限制而偏斜。
- 应用螺钉固定某个骨折块时，骨折块的宽度至少应为螺钉螺纹直径的 3 倍以上。

### 6.2 应用接骨板固定中的失误

- 相对于骨来讲接骨板过大。
- 固定接骨板前未进行充分的塑形。
- 接骨板影响肌腱在指骨上的滑动，需要再次手术。

## 7 结果

随着内固定技术的不断发展，骨折的治疗结果得到了显著提高，尤其是合并软组织和/或滑动肌腱损伤，或波及关节内的骨折。本章列出的参考文献中有相当数量的文章报道满意的结果，其主要原因是稳固的固定保证了术后早期而充分的功能锻炼 [4,6,11,15~18]。但必须注意，应用接骨板和螺钉对手部的管状骨进行固定要求医生具备较高的手术技巧，一些文章也报道了一部分病例需进行第二次手术取除接骨板并进行肌腱松解术 (tenolyses) 和/或关节松解术 [1,8]。

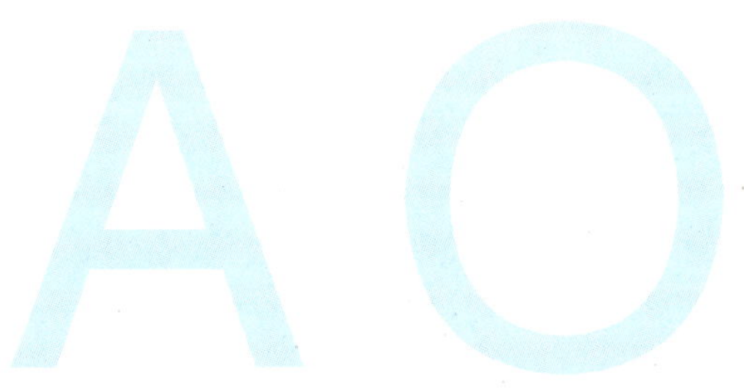

## 8 参考文献


[1] Chen SH, Wei FC, Chen HC, et al. (1994) Miniature plates and screws inacute complex hand injury. *J Trauma*; 37 (2): 237–242.

[2] Jupiter JB, Silver MA (1988) Fractures of the metacarpals and phalang es. In: Chapman M, editor. *Operative Orthopedics*. Philadelphia: J. B. Lippincott Co.

[3] Jupiter J, Axelrod T, Belsky M (1997) Fractures and dislocations of the hand. In: Browner B, Jupiter J, Levine A, editors. *Skeletal Trauma*. 2nd ed. Philadelphia: W. B. Saunders Co.

[4] Rüedi TP, Burri C, Pfeiffer KM (1971) Stable internal fixation of fractures of the hand. *J Trauma*; 11 (5): 381–389.

[5] Segmüller G (1988) Principles of stable internal fixation in the hand. In: Chapman M, editor. *Operative Orthopedics*. Philadelphia: J. B. Lippincott CO.

[6] Breen TF, Gelberman RH, Jupiter JB (1988) Intra–articular fractures of the basilar joint of the thumb. *Hand Clin*; 4 (3): 491–501.

[7] Crawford GP (1988) Screw fixation for certain fractures of the phalanges and metacarpals. *J Bone Joint Surg* [*Am*]; 58 (4): 439–451.

[8] Dabezies EJ, Schutte JP (1986) Fixation of metacarpal and phalangeal fractures with miniature plates and screws, *J Hand Surg* [*Am*]; 11 (2): 283–288.

[9] Segmüller G (1977) *Surgical Stabilization of the Skeleton o f the Hand*. Baltimore: Williams & Wilkins.

[10] Segmüller G, Schönenberger F (1980) Fractures of the hand. In: Weber BG, Brunner C, Freuler F, editors. *Treatment of Fractures in Children and Adolescents*. New York: Springer–Verlag.

[11] Büchler U, Fischer T (1987) Use of a minicondylar plate for metacarpal and phalangeal perariticular injuries. *Clin Orthop*; (214): 53–58.

[12] Freeland AE, Jabaley ME, Hughes JL (1987) *Stable Fixation of the Hand and Wrist*. New York: Springer–Verlag.

[13] Hastings H II (1987) Unstable Metacarpal and phalangeal fracture treatment with screws and plates. *Clin Orthop*; (214): 37–52.

[14] Nunley JA, Goldner RD, Urbaniak JR (1987) Skeletal fixation in digita l replantation. Use of the "H" plate. *Clin Orthop*; (214): 66–71.

[15] Black DM, Mann RJ, Constine RM, et al. (1986) The stability of internal fixation in the proximal phalanx. *J Hand Surg* [*Am*]; 11 (5): 672–677.

[16] Foster RJ, Hastings H II (1987) Treatment of Bennett, Rolando, and ver tical intraarticular trapezial fractures. *Clin Orthop*; (214): 121– 129.

[17] Hastings H II, Carroll C (1988) Treatment of closed articular fractures of the metacarpophalangeal and proximal interphalangeal joints. *Hand Clin*; 4 (3): 503–527.

[18] Vanik RK, Weber RC, Matloub HS, et al. (1984) The comparative strengths of internal fixation techniques. *J Hand Surg* [*Am*]; 9 (2): 216–221.

## 9 新进展

本章节的新进展和附加参考资料可从网上获得：

http://www.aopublishing.org/PFxM/434.htm

# 4.4 骨盆环损伤：手术治疗的评价与概念

波利曼(Tim Pohlemann)

## 1 骨折与软组织损伤的评估

与身体其他部位的损伤相比骨盆损伤较少见，占全身骨折的 3%，其发生率为每年每100,000 人中 19~37 例。而在“多发创伤”患者中其发生率升至 25%，在因交通伤致死的患者中骨盆骨折所占的比率可高达 42%，因此在确定排除其他相关损伤之前必须将骨盆骨折看作严重创伤的标志。由于骨盆的骨性结构与韧带结构紧邻盆腔器官、神经血管结构、空腔脏器以及泌尿生殖系统，若未得到早期的诊断和治疗将产生大量严重的并发症和后遗症。对骨盆损伤患者的评估应包括反复检查患者的生命体征 (血液动力学)，详尽的临床查体 (骨盆的稳定性、合并的骨盆周围损伤、神经系统情况) 以及仔细的放射学分析。可根据骨盆前后位平片作出急诊诊断，得到其他投照位置 (出口位和入口位，图 4.4–1a/b) 的 X 线片和 CT 后再进行更为详细的分型。在诊断不清或无法确定是否存在后方骨盆环损伤的情况下，CT 扫描检查是目前诊断的“黄金标准”。

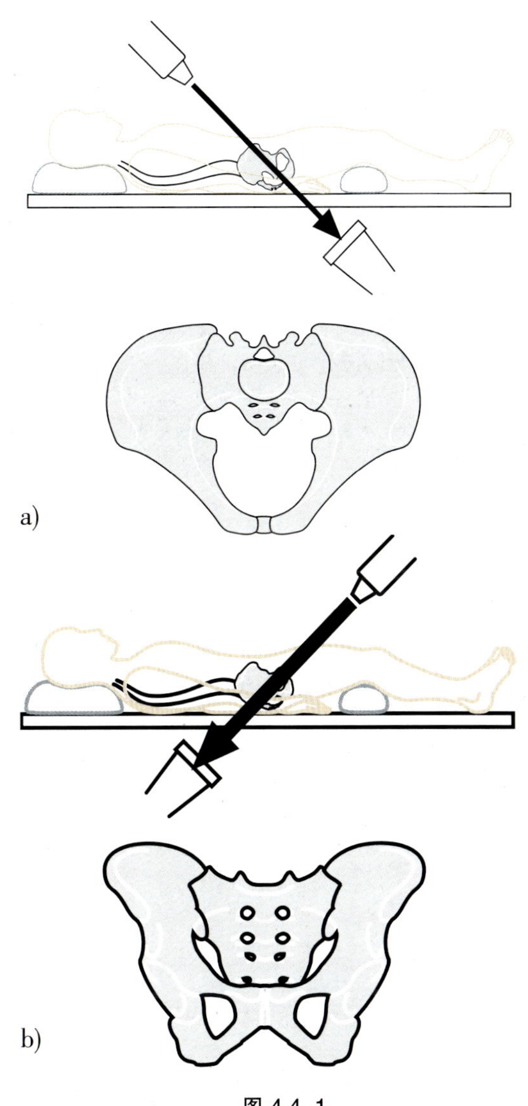


图 4.4–1

a) 投照骨盆入口位的体位以及图示 X 线表现。
b) 投照骨盆出口位的体位以及图示 X 线表现。

在早期或晚期怀疑某些特定的损伤时应进行诸如B超、膀胱尿道造影、EMG等其他辅助检查手段。

治疗计划的制订可分为两个阶段：

I：检查并治疗危及生命的损伤（“急诊常规，algorithm”）。

II：对骨性结构和韧带结构的损伤作出详细的诊断和分型，若需要手术则应进行术前计划。

由于骨盆手术存在很多潜在的危险，因此强调制订治疗计划、解剖和手术技术的训练，最好是在一所专业医院内进修一段时间。本章将回顾一些目前已被广泛接受的概念和技术，更多的知识可从经典的教科书中获得[1-3]。

## 2 应用解剖

### 2.1 骨盆的骨性结构与韧带结构

骨盆具有坚强的骨性及韧带组成的环状结构（骶髂关节和耻骨联合），仅在负荷情况下允许少量的活动度。绝大部分的负荷由后方骨盆环结构传导，因此在评估骨盆环稳定性时具有重要的意义。由于骨盆的骨骼本身不具有任何稳定性因素，因此韧带结构的完整性对维持骨盆环的稳定性起十分重要作用（图4.4-2）。

### 2.2 软组织与神经血管结构

除了韧带结构对骨盆环具有重要的稳定作用之外，大量而密集的盆腔器官以及软组织情况对骨盆损伤的急性（出血）以及晚期（神经损伤、泌尿系统损伤）的预后也有十分重要的意义。就骨盆骨折的治疗而言，对易受损伤结构的充分了解是十分必要的。

骨盆环骨性及韧带结构的损伤合并骨盆周围相关软组织和器官的损伤（空腔脏器、泌尿生殖系统以及神经血管损伤），导致骨盆骨折的死亡率较高，因此被定义为“复杂骨盆损伤”。如果存在危及生命的大出血而出现血液动力学不稳定的情况，则死亡率更高，因此对于失血量超过2000ml的患者应给予特别的重视。

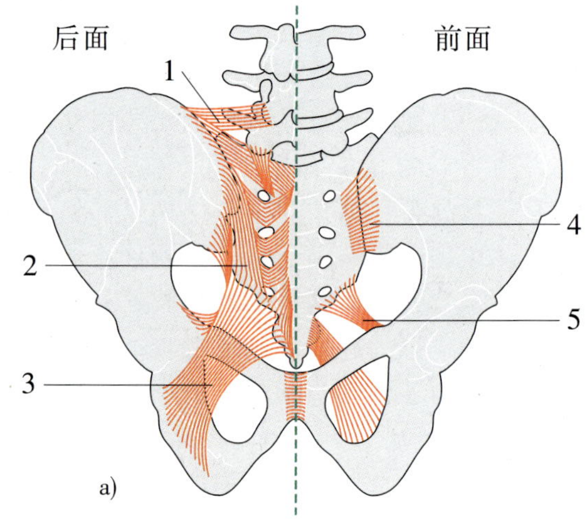


**图4.4-2 骨盆环的骨与韧带结构的解剖**

a) 维持骨盆环稳定的重要韧带结构

b) 骶髂后韧带是维持骨盆环后方稳定性的关键结构。

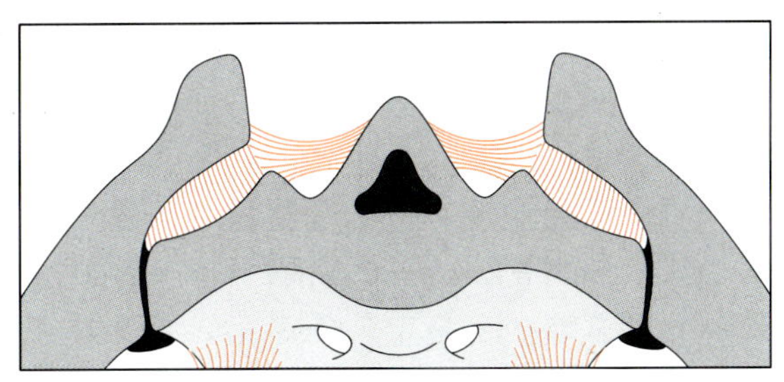

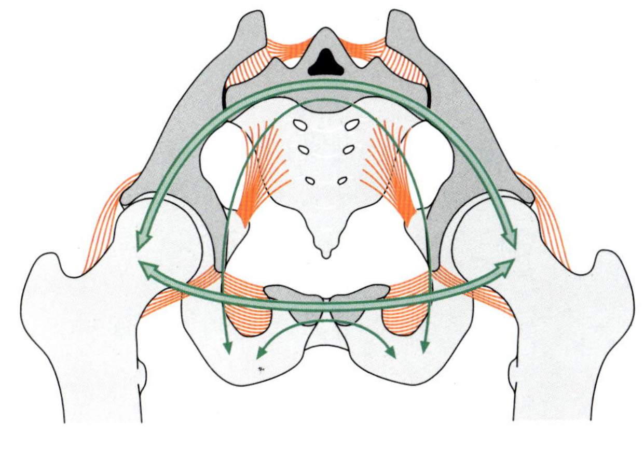

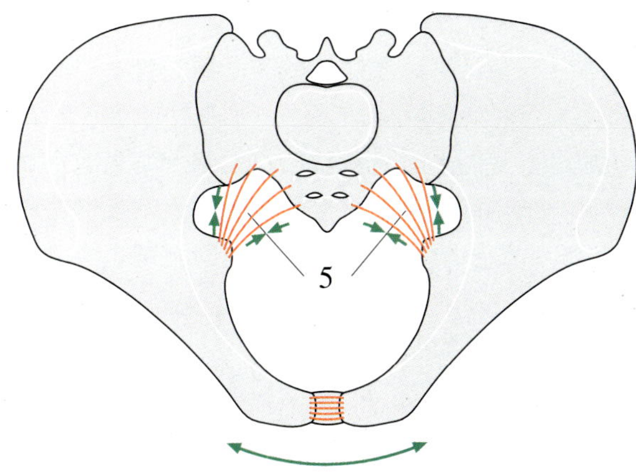


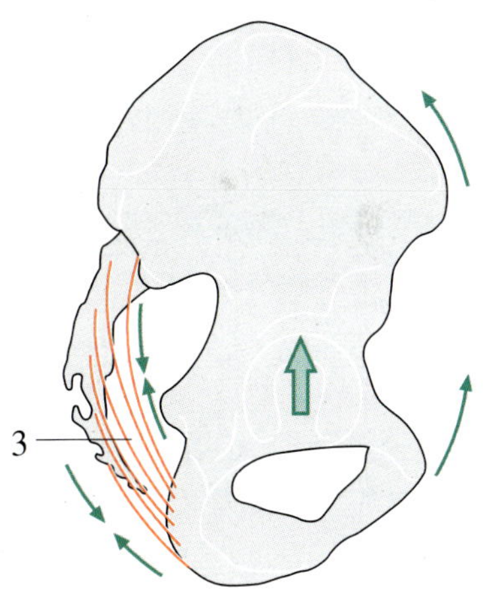


1 髂腰韧带
2 骶髂背侧韧带
3 骶结节韧带
4 骶髂腹侧韧带
5 骶棘韧带

c) 施加于骨盆环的外力以及在外力作用下移位的方向。

## 3 术语和骨折分型

**基于骨盆骨折的稳定或不稳定程度进行临床和放射性分析评估是制订下一步治疗计划的基础**。由稳定向不稳定转变的过程是连续的。根据实际需要以及作为判断适应证的依据，一般将稳定/不稳定的程度划分为 3 个不同的级别 [4]：

- 骨盆环的力学结构完整：A 型损伤，发生率为 50%~70%。
- 部分性后方结构稳定，旋转不稳定：B 型损伤，发生率为 20%~30%。
- 前后联合不稳定，横向不稳定：C 型损伤，发生率 10%~20%。

决定是否采取手术治疗可依据骨折的类型：

- A 型损伤：只有在特殊情况下才需要手术切开复位内固定。
- B 型损伤：仅固定骨盆环前方结构即可。
- C 型损伤：需要对骨盆环做充分的固定，以避免继发的移位。

判断是部分不稳定损伤还是完全不稳定损伤 (B 型和 C 型) 可能十分困难，因此必要时应重新对骨盆损伤进行分析评估，重新进行诊断和分型以及制订治疗计划。

过去的 30 年中有超过 40 种的分型系统。与其他部位的骨折相比，骨盆损伤具有更多的形态，包括前方和/或后方损伤、右侧和/或左侧损伤，以及涉及各种不同解剖位置的损伤。

下面要介绍的骨盆损伤的分型系统基于 AO Müller 分型系统 (图 4.4–3)，用以分析评估损伤机制以及导致的骨盆环的“稳定性/不稳定性” [4,5]。它将基本的骨折分为 A、B、C 三组，再进行进一步的亚型、特殊类型的分类，这样每一种损伤及其合并损伤的情况皆可由字母和数字代表，从而可进行简单的分类和归纳 (见 1.4 章)。

## 4 初步评估与治疗计划的制订

评估骨盆损伤最基本的目的是：

- 判断严重“内出血”的原因：是否由骨盆骨折造成？
- 对骨盆环的力学稳定性进行临床和放射学分析评估。
- 诊断骨盆周围软组织与器官的损伤。

一旦作出骨盆源性的血液动力学不稳定的诊断则应进行手术抢救复苏，并最好按照一定的“治疗原则”或“治疗常规”进行操作，如图 4.4–4 所示。

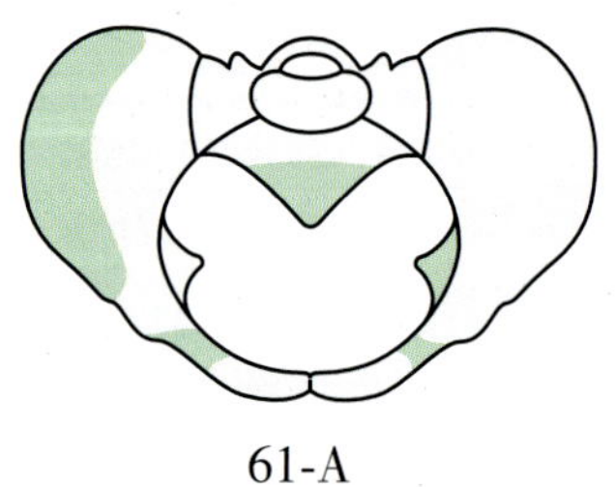
61-A

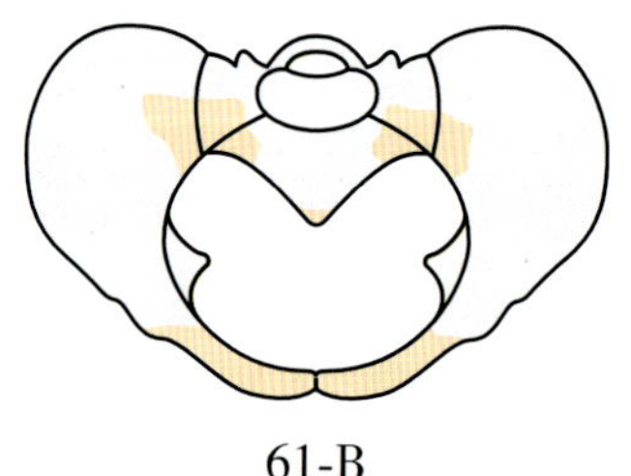
61-B

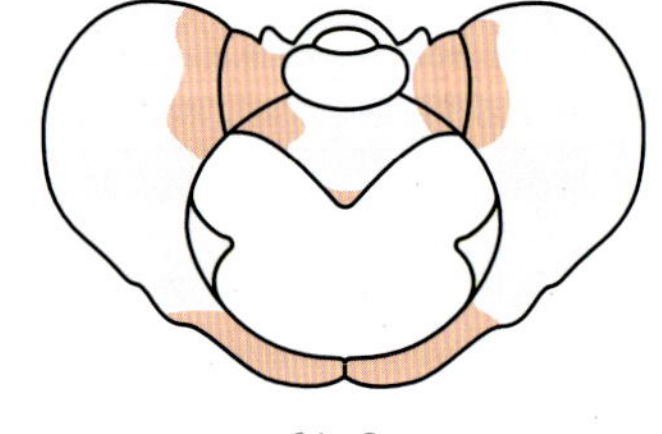
61-C

图 4.4–3 AO Müller 分型

绝大多数骨盆损伤的患者合并轻微或不存在血液动力学不稳定的情况，但是通过仔细的临床和放射学检查以及对骨盆损伤进行分级仍十分必要。

**临床检查**

手法进行前后方向和侧方的骨盆挤压试验检查，有时可辅以下肢的推拉检查。存在不稳定的情况下应避免反复进行手法检查，以防诱发进一步的出血。

**放射学检查**

骨盆损伤的诊断基于放射学检查。**骨盆正位平片作为必备的放射学检查，可对90%的病例作出正确的诊断。**

为进行三维分析，需拍摄斜位片（出口位和入口位）以帮助分析前方、后方、头尾侧以及旋转方向上的移位情况。

**为确定后方骨盆环的损伤情况以及是否合并髋臼骨折，应对所有病例进行 CT 检查。CT 检查并非作为急诊评估的手段，大多情况下可在患者的一般情况稳定后延期进行。**

## 5 不稳定型骨盆环损伤合并血液动力学不稳定

对于这种情况，治疗的重点应集中在紧急控制骨盆内的出血方面。有数种进行急诊止血的治疗原则，方法各异（表 4.4–1）。没有任何一种单一的方法可以有效地控制出血，只有根据“常规流程图”将各种方法结合应用（早期固定骨盆骨折，必要时再进行手术切开探查止血）才能提高患者的生存几率。对治疗常规进行进一步的研究以评价其对挽救患者生命的有效性十分必要。

**表 4.4–1 一些控制骨盆骨折出血的方法**

| 方 法 | 评 价 |
|---|---|
| “自我压塞” | 对于非复杂性骨盆骨折有效，但在严重损伤合并不稳定时无效，因为所有的“间隔边界”都已破坏（“烟囱效应”）[6]。 |
| 抗休克裤 | 对生存率无影响，曾有发生严重并发症的报道（筋膜间隔综合征、截肢），若需要则应及时应用[7]。 |
| 栓塞 | 动脉损伤的发生率仅为 10%~20%[8]，需要专业人员，血液动力学不稳定情况持续（失血>2000ml!），作为备选方按。 |
| 骨盆固定 | 对急诊的处理以及晚期的愈合皆有益处[9,10]。急诊固定所应用的器械包括骨盆 C 形钳[11]和/或外固定架，特殊情况下（粉碎髂骨骨折是应用 C 形骨盆钳的禁忌证）可采用内固定。 |

与不稳定型骨盆骨折直接相关的血液动力学不稳定患者的数量并不大。由于个体差异较大，且目前尚无公认的合并损伤情况的分型系统，因此一些文章经常会造成误解。此表是基于作者自身的角度和经验来进行评价的，仅供参考。

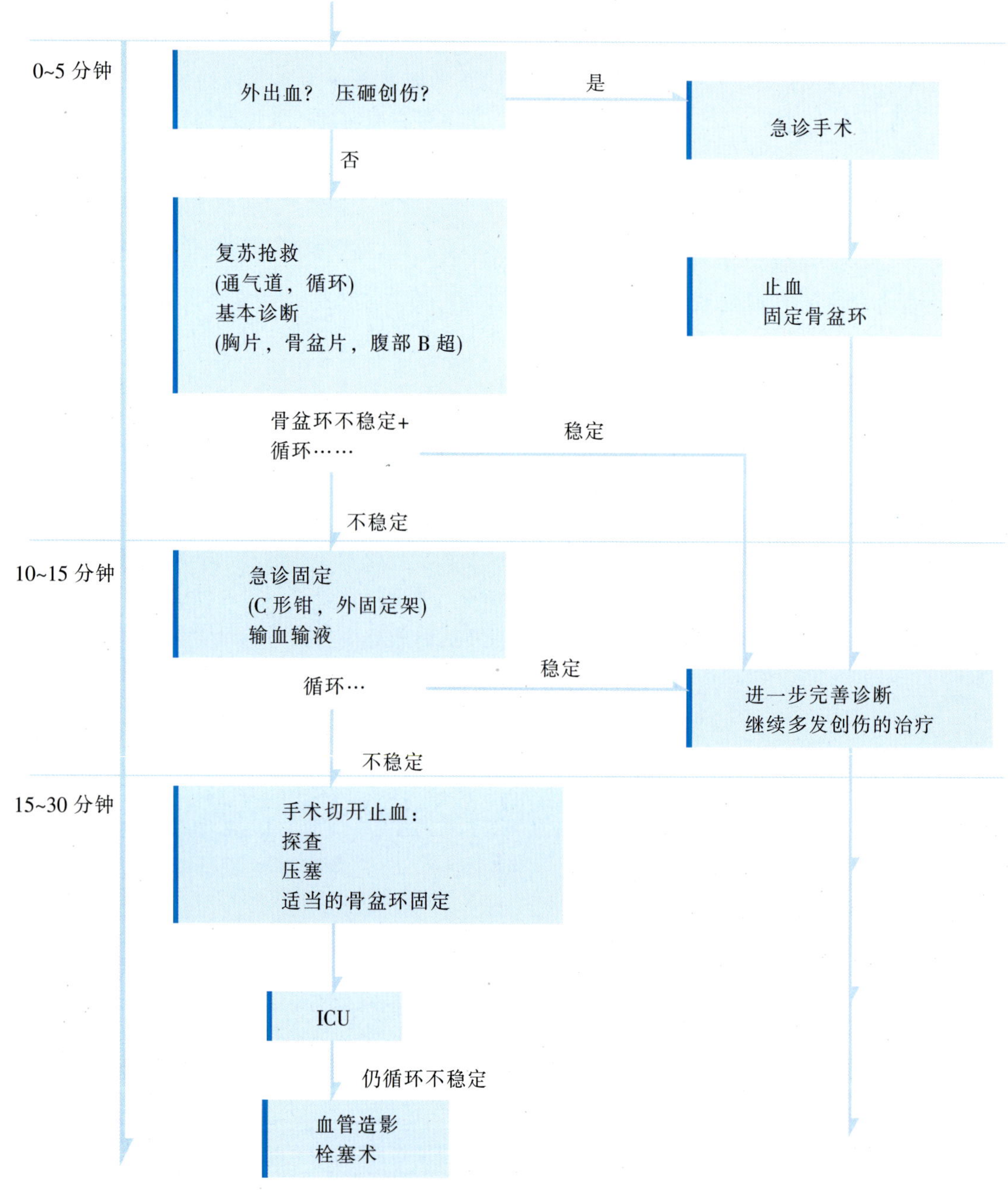


图 4.4-4 骨盆损伤的急诊处理常规

### 5.1 治疗原则

作为多发创伤而收治的患者皆应按标准化的治疗原则进行治疗。如果骨盆骨折导致了血液动力学不稳定，此时的治疗原则应扩展为“复杂骨盆骨折治疗模式”，这是建立在患者收治后 30 分钟内作出的 3 个决定的基础上的治疗模式 (图 4.4–4)。尽管对于骨盆出血十分汹涌的极端情况必须立即进行手术切开探查止血，大多数患者还是需要经过常规的检查 (临床查体、骨盆正位平片、腹部超声检查) 而作出初步诊断。**如果血液动力学不稳定是由骨盆不稳定所造成，则应立即固定骨盆。**应用骨盆 C 形钳或简单的外固定架，可在 10~15 分钟内于抢救室内迅速完成有效的骨盆固定 (图 4.4–4 和图 4.4–5)。若现场没有这样的器械，可应用其他非介入性的方法 (牵引、骨盆吊带、充气抗休克裤以及真空夹板等) 进行急诊固定。一般采用力学固定的方法可减少骨盆的出血量，但不能达到完全止血的目的。若采取上述措施 10~15 分钟后患者仍存在血液动力学不稳定的征象，则必须立即进行手术切开探查止血，同时进行骨盆腹膜后的修补。

### 5.2 骨盆压塞止血技术在血液动力学不稳定患者中的应用

患者置于仰卧位，腹部和骨盆区域消毒铺巾。如果经腹腔穿刺或超声检查没有或仅有少量的腹腔内游离液体，则可基本明确出血来源于骨盆区域，因而采用较低位的正中切口。如合并腹腔内出血，则可进行常规的开腹探查，切口延伸至耻骨联合区域。

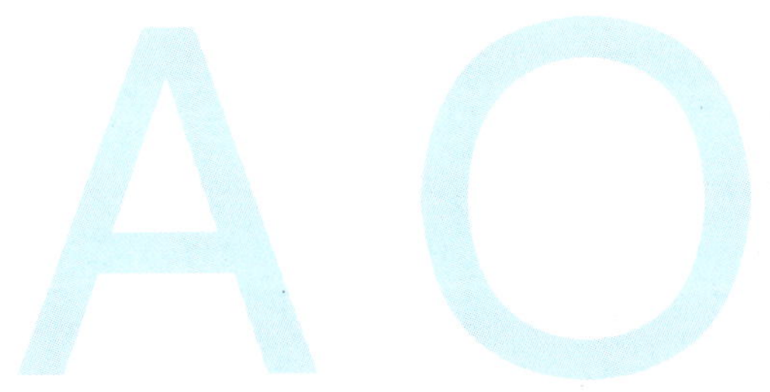

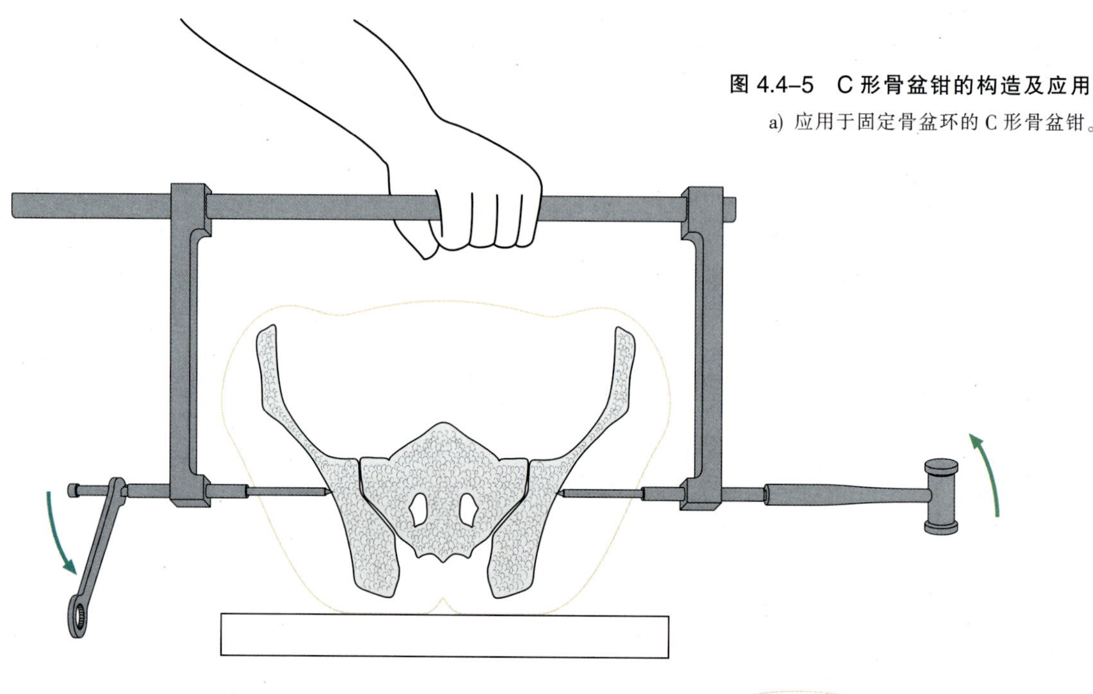

**图 4.4–5 C 形骨盆钳的构造及应用**

a) 应用于固定骨盆环的 C 形骨盆钳。

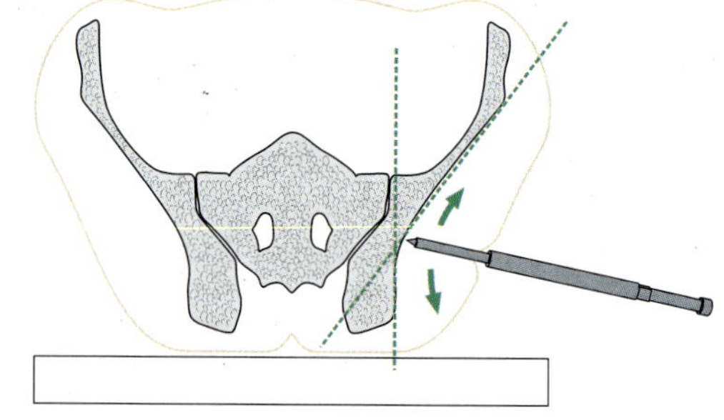

b) 与应用外固定架固定骨盆环前方相比，使用 C 形骨盆钳直接固定后方骨盆环具有更好的生物力学稳定性。作为复苏抢救的一部分，可在急诊室内进行 C 形骨盆钳的固定。当存在横向移位时，可通过牵引和内旋来辅助 C 形骨盆钳的固定。

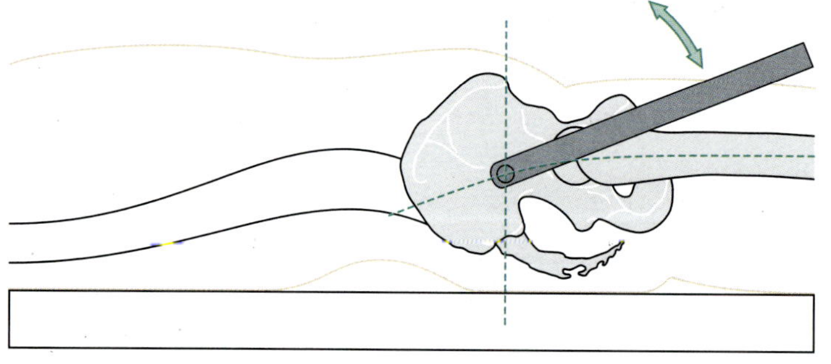

c) 固定针的入点位于股骨干纵轴延长线与经髂前上棘下缘垂线的交点。

大多数情况下所有骨盆内外的筋膜间隔都遭到破坏，因此可不做分离而直接通过左侧或右侧的肠旁间隙进入到骶前区域。手术的基本目的包括寻找出血的动脉，并通过钳夹、结扎或血管修补的方法进行止血，对于难以控制的汹涌出血可暂时夹闭肾下主动脉（infrarenal aorta，需开腹探查！）。但大多数情况为来自静脉丛和骨折端的渗血，因而无法确定具体的出血点。对于外旋型损伤，出血部位多位于临近骨盆前方；C型损伤的出血部位多位于骶前区。在骶前区和盆腔内应用压塞的方法控制出血，需强调只有在骨盆环后方存在足够的稳定性的情况下（C形钳固定）才会产生有效的压塞作用（录像 AO53030）。如果仍存在明显的后方移位（通过触摸），则可将C型钳松开后进行进一步的复位，之后再进行压塞治疗。

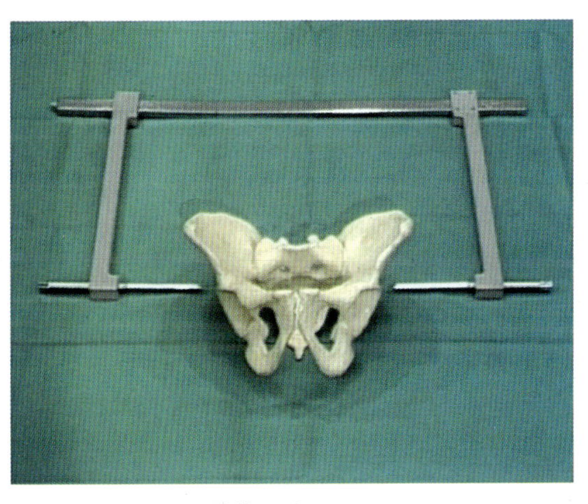

录像 AO53030

- 在手术过程最后，应用耻骨联合接骨板或外固定架（存在经耻骨联合不稳定的情况）对前方骨盆环进行固定。
- 合并腹内器官损伤时，按普通外科原则进行修复，但应注意进一步的手术与患者的一般情况直接相关。在损伤早期有时仅需"控制损伤"的急诊处理（如耻骨联合上尿液引流，插入 导尿管，存在泌尿系统损伤时修补膀胱，以及存在直肠损伤时做肠造瘘及顺行冲洗和引流）。
- 压塞物留置 24~48 小时，之后将其取除或在"二次手术"探查时更换。
- 如果经过压塞方法仍存在明显的骨盆出血的情况，则推荐应用血管造影和血管栓塞的方法进行止血。

## 6 血液动力学稳定情况下的不稳定型骨盆环损伤

这是临床中最常见的情况。对于血液动力学情况稳定的患者，在决定适应证及选择适当的固定方法之前应仔细分析评估骨盆环损伤的性质，作出完善的诊断（见 2.1 和 5.3 章）。

### 6.1 适应证与手术计划的制订

进行手术固定或保守方法治疗的适应证取决于骨折的类型：

**A 型（“稳定”环）**

**一般不需要手术治疗**。功能性治疗不会导致进一步的骨折移位。治疗的具体方法包括卧床休息数天并早期开始下地活动。

只有在个别情况下才考虑手术切开复位内固定（开放或明显移位的髂骨脊骨折，移位的耻坐骨支骨折，年轻体育运动员的撕脱骨折等）。

**B 型（旋转不稳定，背侧部分稳定）**

**固定骨盆环的前方结构即可保证患者在部分负重情况下早期下地活动**。在初步评估阶段有时很难鉴别“B 型损伤”和“C 型损伤”，尤其是无明显移位的“侧方挤压型骨折”合并经骶骨孔的骨折。因此在伤后 8 至 14 天或开始下地活动后为确保不会出现后方的骨折移位，应再次进行放射学检查。

**C 型（前方和后方不稳定）**

为达到解剖复位、早期活动以及避免并发症，**需要在前方和后方同时固定骨盆环**。

应对骨盆环的每一个被诊断为“不稳定”的部位（不仅仅是存在骨折线的部位!）进行手术切开固定，从而为早期活动提供足够的稳定性。例如 C 型骨折中除固定后方结构外还应对前方骨盆环进行固定。但具体的固定方法应根据特定的骨折类型而定。

### 6.2 术前准备与内固定的选择

#### 6.2.1 器械、内固定物与手术时机

由于解剖关系复杂，术中误伤其他器官组织的风险很大（血管损伤、神经损伤、邻近器官损伤以及软组织损伤等等），因此骨盆手术是一种十分复杂的手术。必须强调应根据每个病例的具体情况进行仔细的分析评估和制订治疗计划。对局部解剖关系、复位和固定技术的充分了解和掌握是避免发生并发症的重要因素。每一个创伤科医生都应了解处理骨盆创伤的基本原则，但骨盆手术是一种“专家级”手术，如果本身经验不足，应考虑将“稳定”的患者转至更专业的医院。

下列注意事项和准备是进行骨盆手术所必须具备的：

- 术后入 ICU 监护；
- 血源充足；
- 减少失血量的措施（手术技巧、血液回吸收）；
- 经验丰富的手术小组，配合默契；
- 标准及骨盆专用器械（如含复位器械和内固定物的骨盆专用器械）。

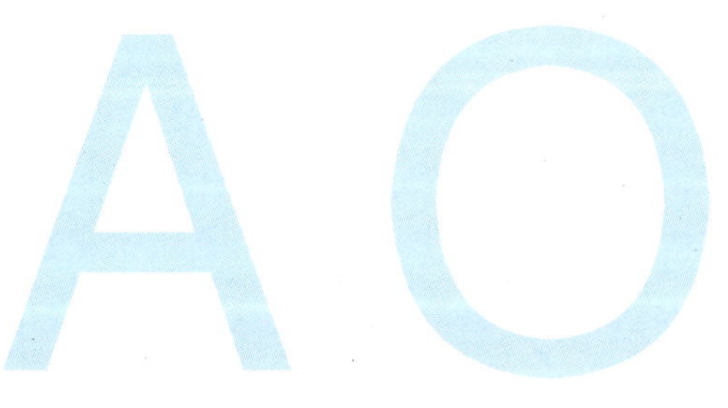

手术时机取决于患者的一般情况。前文已经讨论过进行急诊手术固定的适应证，一般来说应尽早固定不稳定的骨盆损伤。由于很大比例的骨盆损伤患者为多发创伤患者，因此早期确实的固定不仅利于其他进一步的处理，而且能改善总体的预后情况。对于血液动力学稳定的患者应在伤后14天内，最好是7天内，进行手术。14天以后手术复位的难度明显加大，导致相当一部分病例复位不足。若产生畸形愈合或不愈合则后期手术纠正极为困难，因此应对骨折进行解剖复位和充分的固定。另外一个选择是将患者转至更专业的医疗中心。

### 6.2.2 外固定相对内固定

对不同的骨盆损伤类型应用内固定或外固定的适应证选择至今尚无统一的意见。外固定架在骨盆环不稳定的急诊治疗中有很重要的地位，在一些特定类型的骨折如旋转不稳定、开书型损伤中，外固定架也可作为辅助的固定方式。但外固定架能否作为最终的治疗方式还需进一步探讨[2]。因此，我们应采取“互补”而非“并行”的观点来对待外固定和内固定在骨盆损伤中的应用。插入外固定针的技术和外固定架的构型考虑见图 4.4-6 (录像 AO52004a)。

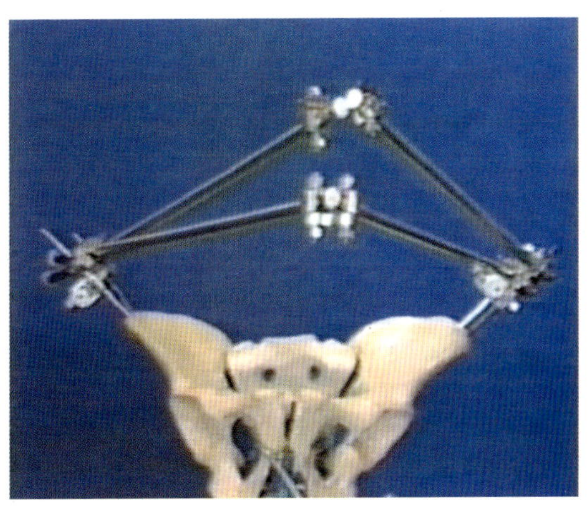

录像 AO52004a

## 6.3 推荐的固定方法

骨盆骨折的内固定方法很多，下面介绍的方法在正确选择适应证和正确操作的前提下都能达到良好的结果。

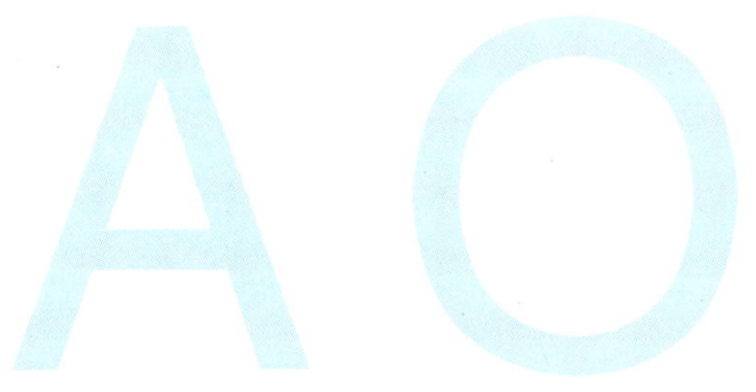

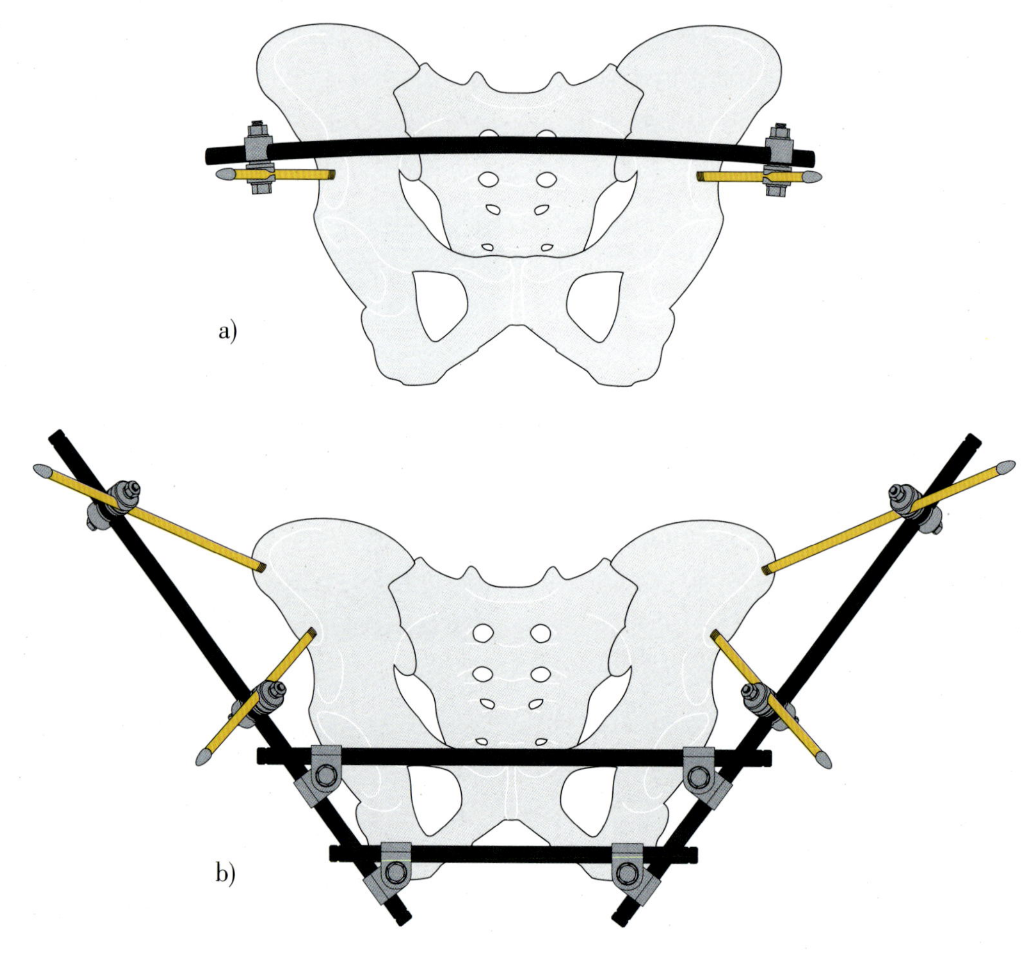


图 4.4-6 外固定架固定

a) 简单的单臂外固定架，连接杆位于髋臼上方（“low route”），Schanz 针置于髂前下棘处——注意不要穿入髋关节！

b) Schanz 针固定于髂脊内的外固定架构型（“high route”）。尽管可较容易地辨别髂脊的位置，但 Schanz 针固定位置错误仍很常见。

### 6.3.1 后方骨盆环稳定的经耻骨联合不稳定（耻骨联合分离）

标准的固定方法是应用 2 孔或 4 孔的 4.5mmDCP 进行切开复位内固定（ORIF，入路见图 4.4-7），对体重较小的患者可改用 3.5mm 的 DCP 或重建接骨板。为达到最佳的稳定性，接骨板螺钉的方向应处于头尾方向，以使其在耻骨内达到最长的固定距离（图 4.4-8a~d，录像 AO53027）。

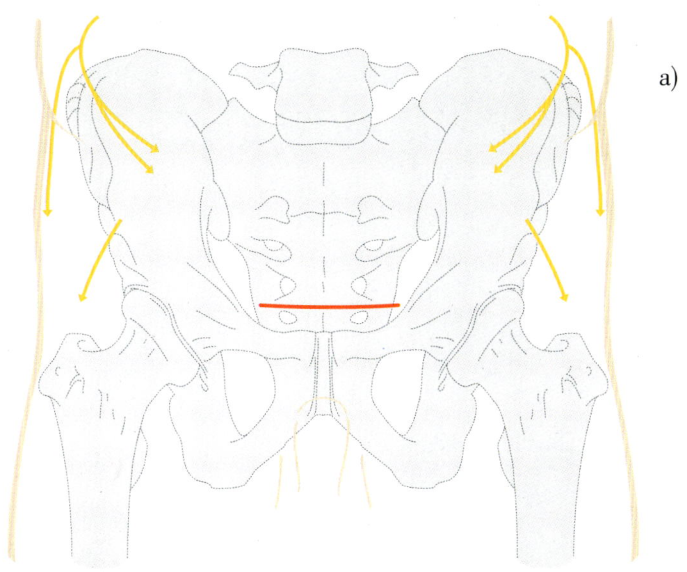


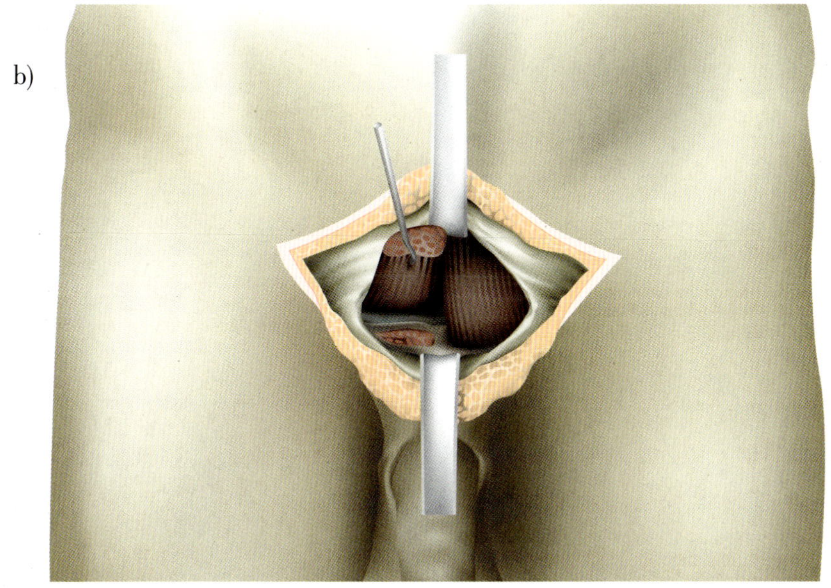


**图 4.4–7 耻骨联合入路**

a) 水平的 Pfannesteil 切口 (7~12cm 长) 位于耻骨联合上方 2 横指处，显露腹壁以及强韧的腹直肌筋膜。

b) 劈开腹直肌筋膜后无须过多分离即可显露损伤。一般腹直肌的止点仅在一侧发生撕脱，置放接骨板时不需剥离另一侧的腹直肌止点。

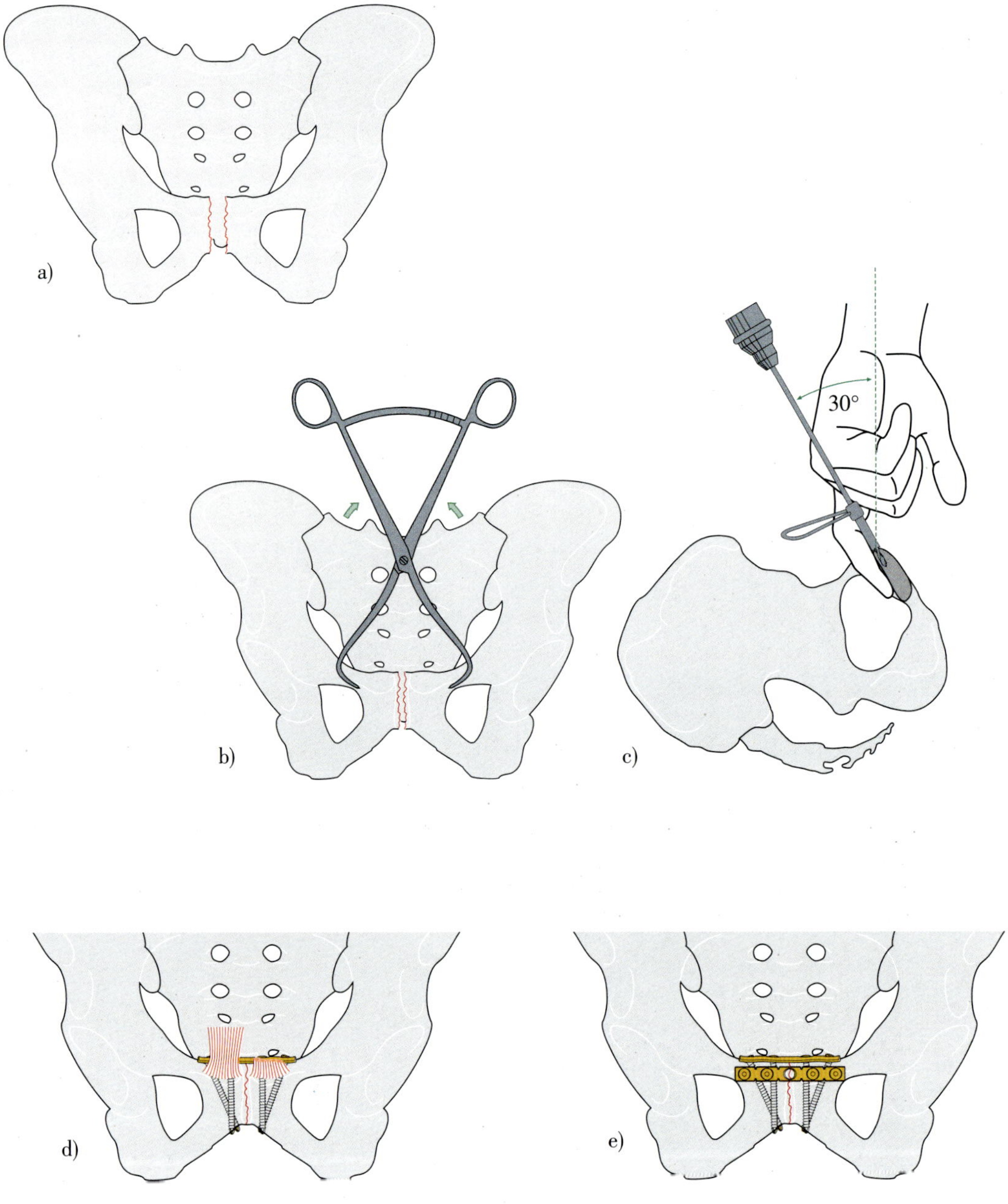

a)

30°

b)

c)

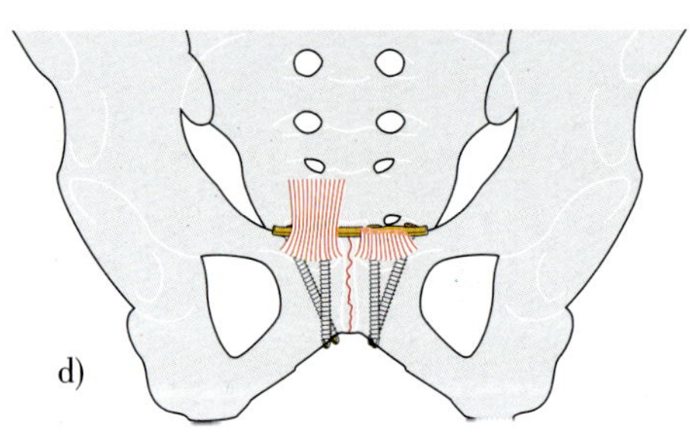


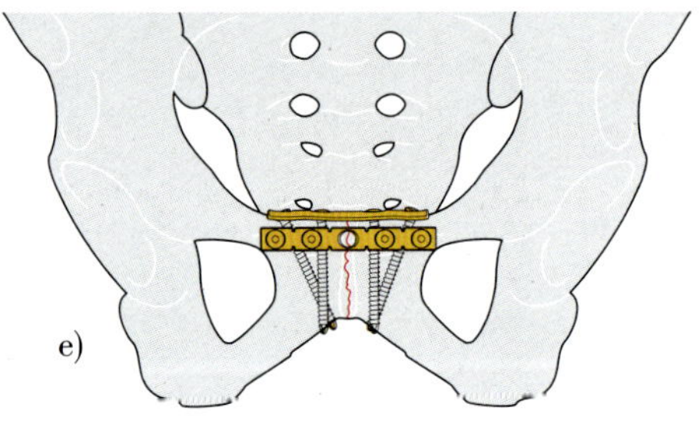


**图 4.4–8**

a) 复位和固定耻骨联合分离。

b) 应用大骨盆复位巾钳复位耻骨联合。应避免过度剥离腹直肌的止点以防止继发性疝的发生。

c) 在示指的指引下将螺钉沿耻骨支内侧面拧入。

d) 在“顶部”应用 4.5 或 3.5mm 的 DCP 接骨板，或 4.5、3.5mm 的 LC–DCP 接骨板固定耻骨联合。

e) 如果使用 2 块接骨板以增加强度，则在上方使用一块 3.5mm 的 4 孔接骨板，在前方使用一块 3.5mm 的重建接骨板固定。

### 6.3.2 耻坐骨支的固定

由于周围存在大量肌肉的覆盖，耻坐骨支骨折的愈合较理想，在充分稳定的条件下3周左右即可愈合。大多数情况下其坚韧的骨膜、韧带支持以及周围肌肉的包裹可提供足够的稳定性，只有在骨折移位显著或固定后方骨盆环结构（C型损伤）之后需要进行前方结构固定时才需手术固定。标准的器械——尤其是急诊情况下，是简单的2针外固定架（图4.4–6a）。

“经耻骨不稳定”合并耻骨联合分离的固定可应用超长螺钉（3.5mm或4.5mm的皮质骨螺钉）置于耻骨支内进行固定（图4.4–9）。应注意螺钉不要穿入髋关节，因此术中需要使用影像增强器（C型臂）来指导螺钉的置放（录像AO53027）。

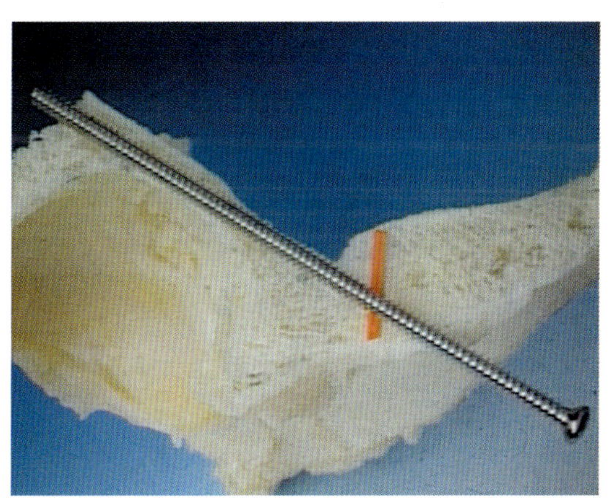

录像 AO53027

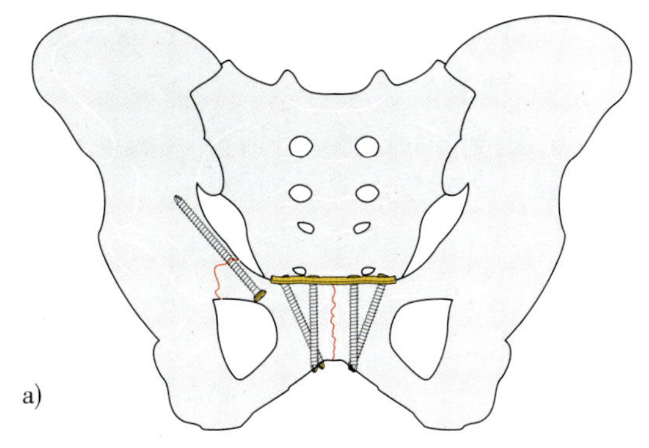

a)

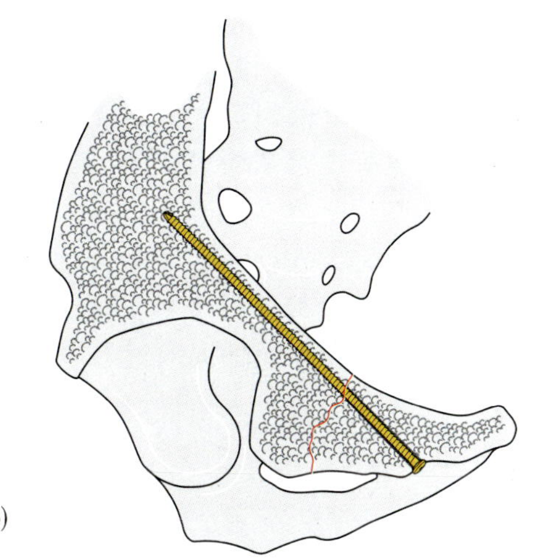

b)

**图 4.4–9　应用螺钉固定经耻骨不稳定/骨折**

对于经耻骨不稳定合并耻骨联合分离的情况，可应用同一切口使用长3.5mm皮质骨螺钉固定耻骨支骨折。为确保位置正确需在C型臂指导下操作。

a) 螺钉固定后整个骨盆的情形。

b) 断面上显示螺钉在前柱内的正确的位置。

### 6.3.3 髂骨翼不稳定

髂骨骨折有很多形态，应根据每个病例的具体情况而制订治疗计划。髂骨脊区域的骨折可应用拉力螺钉 (3.5mm) 固定，骨盆缘区域的髂骨骨折可应用 3.5mm 的 DCP 接骨板或重建接骨板固定 (图 4.4-10)。

### 6.3.4 骶髂关节不稳定

骶髂关节不稳定可发生于骶髂关节损伤 (骶髂关节脱位) 或涉及髂骨 (经髂骨不稳定) 或骶骨 (经骶骨不稳定) 的骨折脱位。

根据每个医生不同的习惯，可采用前方或后方的入路固定骶髂关节。**其中的一种方法为前方接骨板固定，由前外侧入路线路髂窝可良好地暴露骶髂关节** (图 4.4-11)。大多数情况下复位较容易，因为通过此入路可同时显露骨盆环前方的损伤 (即耻骨联合分离)。而且仰卧位也易于对多发创伤患者进行监测，并允许同时进行其他部位的手术。

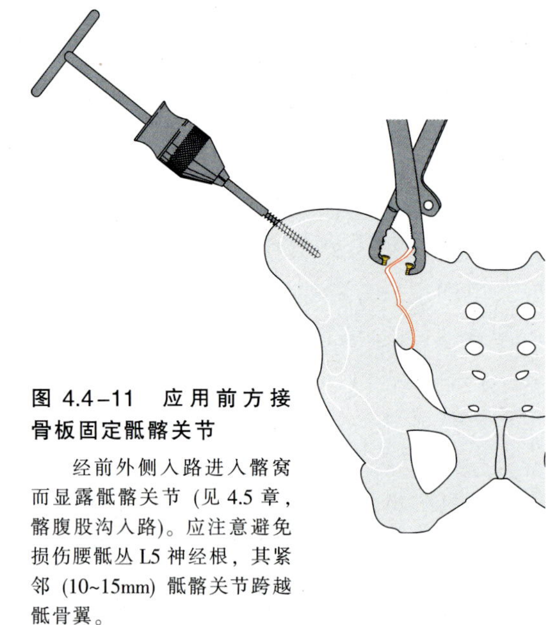

**图 4.4-11 应用前方接骨板固定骶髂关节**

经前外侧入路进入髂窝而显露骶髂关节 (见 4.5 章，髂腹股沟入路)。应注意避免损伤腰骶丛 L5 神经根，其紧邻 (10~15mm) 骶髂关节跨越骶骨翼。

可通过外侧挤压骨盆或将 Schanz 针穿入髂骨翼内协助复位。在陈旧病例中复位较困难，可应用骨盆复位钳 (小号或中号) 进行复位。

推荐使用 4.5 或 3.5mm 的窄 3 孔接骨板进行固定。令两接骨板之间存在 60°~90°的夹角可使之分别固定于骨质致密的区域，并且可避免剪切移位。直视下在骶骨上钻孔拧入螺钉，方向与骶髂关节平行。

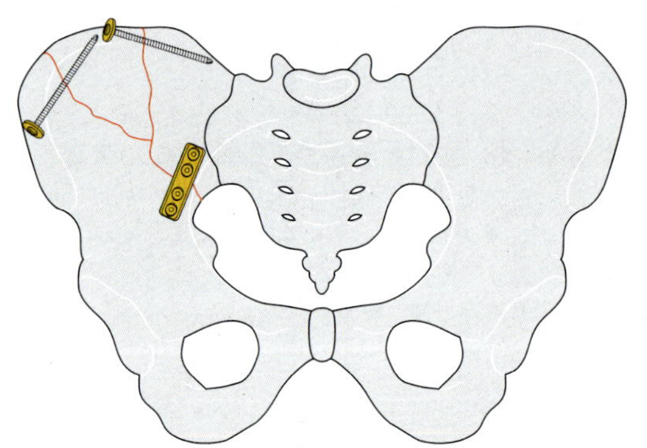

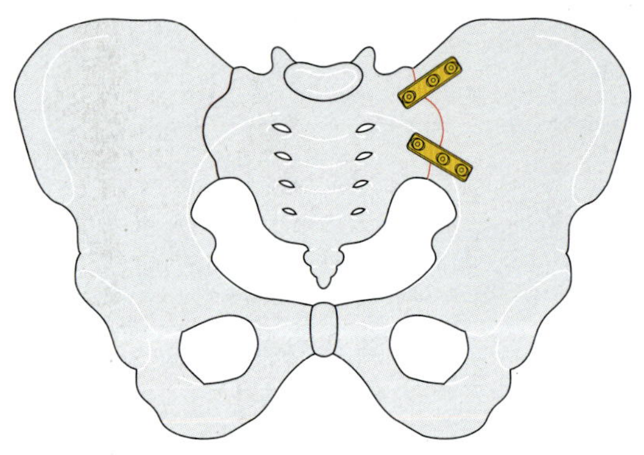

**图 4.4-10 髂骨翼的固定**

由于髂骨翼骨折的形态差异很大，应根据具体情况个体化地确定固定方式。一般应用 3.5mm 的皮质骨拉力螺钉(特殊情况下应用 6.5mm 螺钉)固定髂脊骨折。

通过此入路可清晰地显露骶髂关节，并直视下在骶骨上钻孔。使用2块标准的3.5或4.5mmDCP接骨板（3孔或4孔）进行固定，两接骨板之间成60°~90°角度置放，使接骨板固定于骨质致密的骨盆缘区域和背侧髂骨脊区域（录像AO53028）。应进行仔细的分离显露以避免伤及腰骶干（$L_5$），其位置距骶髂关节前方区域仅1.5cm。

若存在骶髂关节骨折脱位，则应根据骨折的构型选择内固定的方式。最好采用前外侧入路联合应用接骨板和螺钉进行固定。

另外一个很有价值的方法是经骶髂关节拉力螺钉固定（使用6.5mm的松质骨螺钉或7.5mm的空心钉），患者处于仰卧位或俯卧位。Matta建议[12]使用的影像增强器的监控对避免骶神经丛的医源性损伤有重要的意义（图4.4-13）。有时甚至可以经皮进行骶髂关节的拉力螺钉固定。

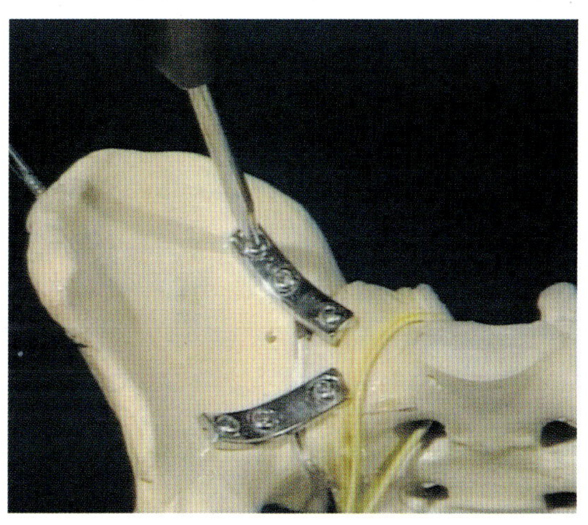

录像 AO53028

### 6.3.5 经骶骨不稳定

骶骨骨折的手术治疗仍存在争论。一个重要的问题是与骨折与骨盆环不稳定同时存在将直接影响到马尾神经，因此神经系统的并发症发生率较高。治疗应强调早期认识到导致神经系统损伤的潜在危险因素（骨折移位，临床检查方向神经系统损伤的征象，CT显示骨折块侵及神经根等），并对骨折进行充分的固定。

对于不稳定的骶骨骨折，我们的治疗原则是经后方入路进行显露（图4.4-12），这样可直视骨折线，并同时进行骶神经丛的减压。固定时在骶骨范围内使用接骨板在骶骨的“安全区”进行直接固定（“局部固定”）。

其他的固定方法包括经骶髂关节拉力螺钉固定（图4.4-13，录像AO52004b），跨骶骨髂骨间固定（图4.4-14），内固定器以及骶骨棒固定。骶骨棒固定要求骶髂关节稳定，否则将产生骨折的剪切移位。不论采取何种固定方式，都应确保对骶骨进行充分地减压和精确地解剖复位，并进行牢固地固定。

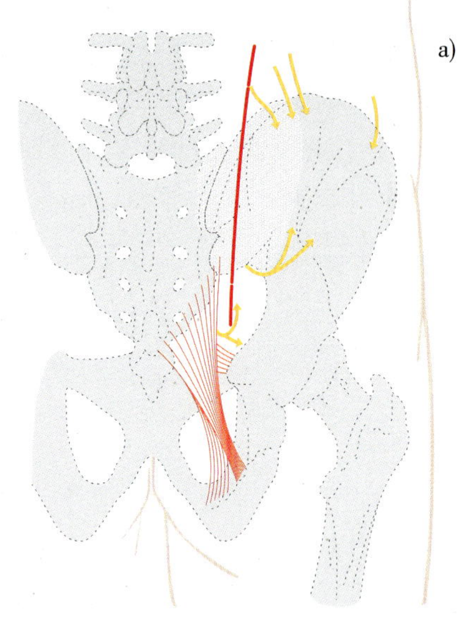
a)

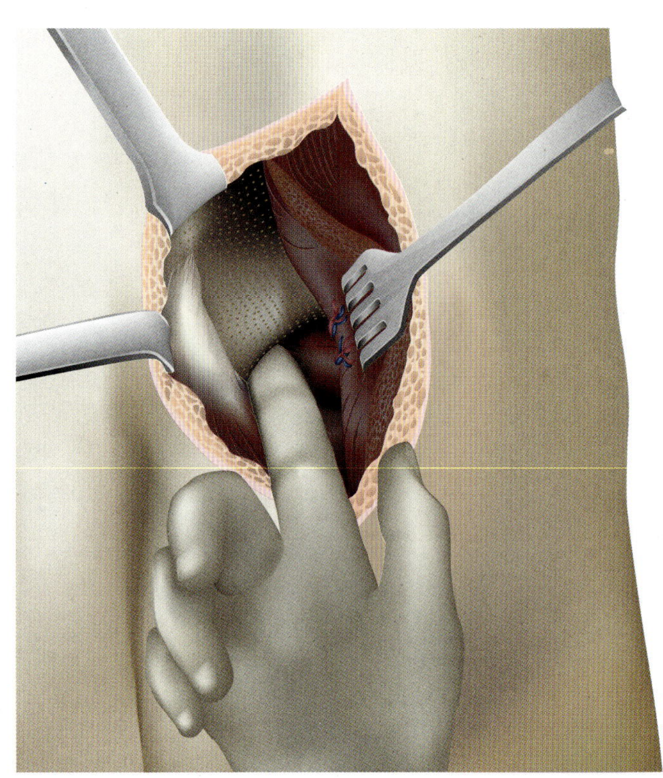
b)

**图 44–12 骶髂关节的后方入路**

a) 切口起自髂后上棘远端外侧 2 横指处，直向近端(10~15cm 长)。

b) 剥离臀大肌在后方髂脊上的止点，即可显露髂骨翼和臀中肌，拉开臀中肌以利深层的显露。注意切勿伤及由坐骨大切迹穿出的血管和坐骨神经。

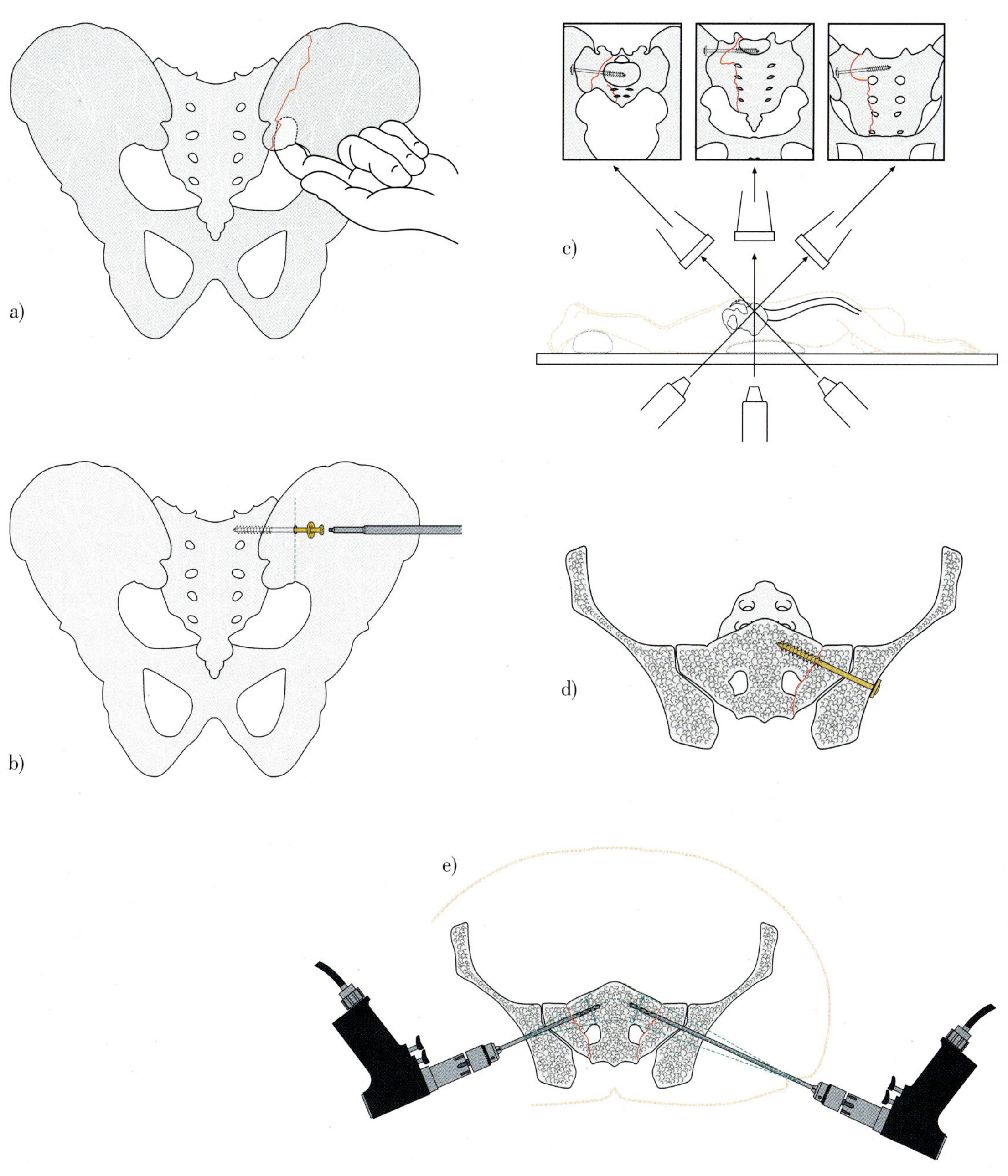


图 4.4-13 后方骶髂螺钉固定的技术

a) 骶髂螺钉的入点及定向(臀肌止点前方 15mm 处连线的内 1/3)。

b) 对于单纯的骶髂关节脱位,可用手经坐骨大切迹触摸骶骨翼来指导螺钉的固定方向[1]。

c) 使用 Matta 技术需透视下操作(出口位和入口位),确保螺钉正确地置入 $S_1$ 骶骨体内。通过次技术还可固定骶骨骨折。

d)用于治疗 $S_1$ 骶骨骨折的 6.5mm 松质骨螺钉的正确位置。只有在确定有足够的椎弓根直径时才可将螺钉拧入 $S_2$ 椎体中。

e) 应用此技术发生神经血管损伤的危险性较高,一旦发生将导致严重的后遗症。最近出现了一些导向装置,尤其适用于经皮固定。

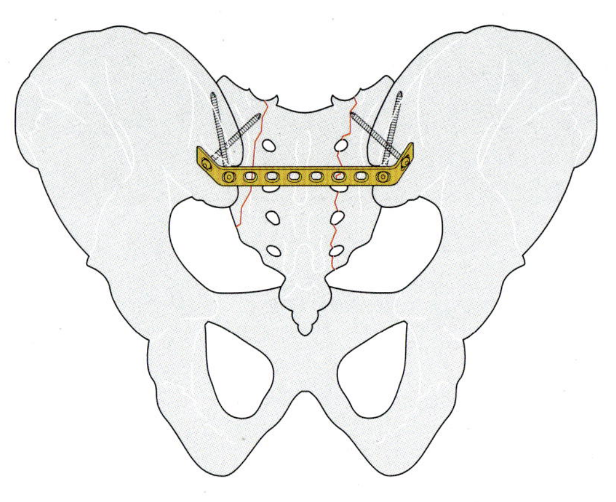

**图 4.4–14 后方跨骶骨的接骨板或螺钉固定**

a) 对于双侧骶骨骨折或粉碎严重的情况，单一的螺钉固定不能提供足够的稳定性，跨骶骨的髂骨间接骨板固定可作为挽救性的固定方式，螺钉固定于坚硬的后方髂脊处。

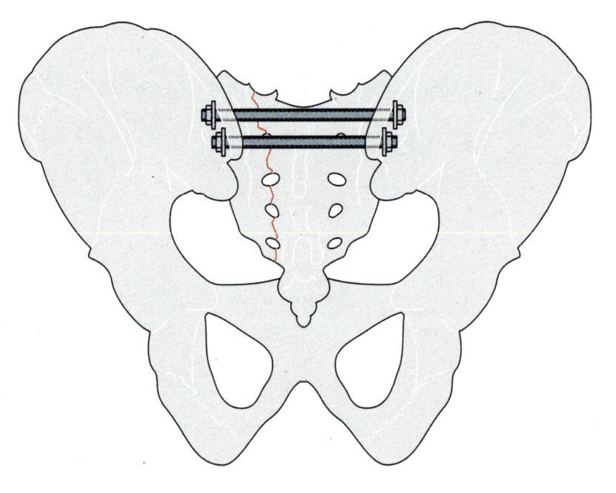

b) 有时亦可应用骶骨棒固定，但其稳定性较接骨板差。

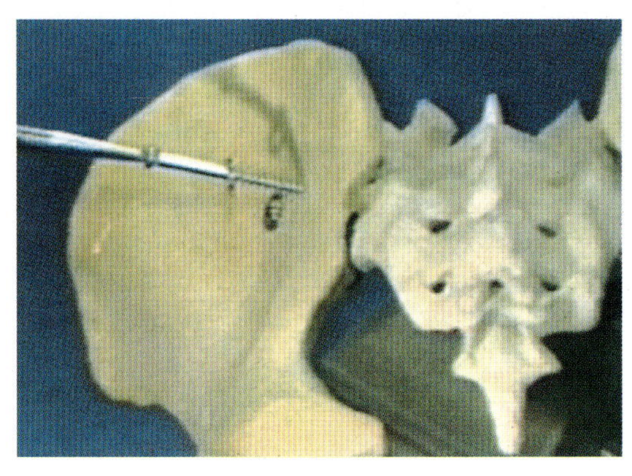

录像 AO52004b

## 7 术后处理

固定骨盆的目的是令患者进行早期活动。在手术操作正确的前提下，上述固定方法可在保护性部分负重的情况下保证骨盆环有足够的稳定性。

术后开始功能锻炼后应进行放射学检查，以确定是否存在因分型错误 (B 型还是 C 型?) 或手术技术失误造成的晚期骨折移位。保护性部分负重的时间在 B 型损伤中为 6 周，在 C 型损伤中为 8~10 周。

若手术固定了骨盆的关节 (骶髂关节和耻骨联合)，内固定物可在术后 6~12 个月后取出，但并非必须。

## 8 失误与并发症

骨盆损伤术后发生并发症的范围很广：

- 由于骨盆损伤后血栓栓塞性并发症的发生率较高，应将其视作“高危”而采取预防措施，并应进行术前的全面检查（彩色多普勒超声、MRI 及静脉造影等）。
- 正确的手术技术以及围手术期的预防性抗生素应用可降低发生感染的危险。术后若发现血肿存在应立即清除。
- 必须通过精确的术前计划、充分掌握相关的解剖知识（尸体标本解剖、进修）以及使用影像增强器来避免医源性的神经血管损伤。

大多数情况下的失误是由于原始诊断不足和分型错误，骨折类型复杂难以处理也是重要的原因。这些可导致适应证和固定方法的选择错误。严格精确的术前分析评估和对损伤“性质”的充分理解是手术治疗成功的关键。鉴于骨盆稳定性的问题十分复杂，仅能列出下列有限的几条指导原则：

- 对于 C 型损伤，单独使用外固定架固定后方结构是不充分的。
- 存在完全的骨盆环后方结构破坏时，前方的固定不能代偿后方固定的不足。
- 即使在“侧方挤压型损伤”中也可能出现完全的后方不稳定（C 型损伤）。
- B 型损伤（无须固定后方骨盆环）和 C 型损伤（需要固定后方骨盆环）的鉴别可能十分困难。早期复查放射学检查可显示骨折的继发移位，因此可进行早期（较容易）手术纠正（<14 天）。
- 早期的手术切开复位内固定可避免出现畸形愈合而需要高风险、高难度的后期矫正手术。

## 9 结果与长期随访评估

骨盆骨折尤其是不稳定型骨盆骨折，晚期出现后遗症的比例较高。近期的研究包括一个多中心调查，发现只要正确选择适应证，应用上述方法可使 80%以上的骨盆骨折得到解剖重建，甚至是 C 型损伤[13]。然而从临床的角度分析，结果的优良率不足 60%。通常情况下长期的神经系统和泌尿系统的功能障碍是患者不满意的主要问题，但骨盆环后方的不确定的疼痛也十分常见。

因此对骨盆创伤的患者应采用特殊的随诊计划，并且最好在组织严密、功能完备的医疗机构进行。

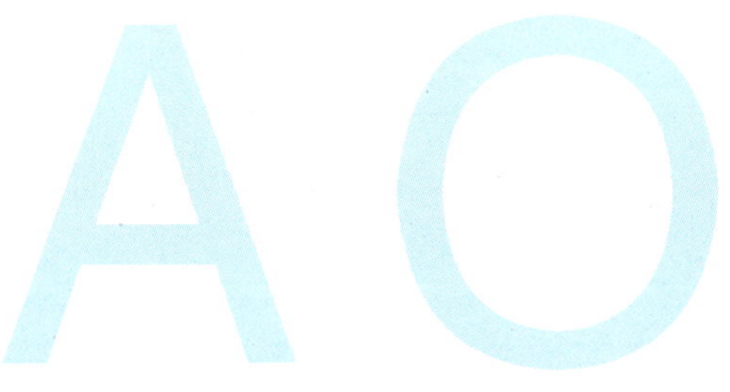

## 10 参考文献

［1］ Letournel E, Judet R (1981) *Fractures of the Acetabulum.* Berlin Heidelberg New York: Springer-Verlag.

［2］ Tile M (1995) *Fractures of the Pelvis and Acetabulum.* Baltimore: Williams & Wilkins.

［3］ Tscherne H, Pohlemann T (1998) *Becken und Acetabulum.* Berlin Heidelberg New York: Springer-Verlag.

［4］ Tile M, Pennal GF (1980) Pelvic disruption:principles of management. *Clin Orthop*; (151): 56–64.

［5］ Pennal GF, Tile M, Waddell JP, et al. (1980) Pelvic disruption: assessme nt and classification. *Clin Orthop*; (151): 12–21.

［6］ Trentz O, Bühren V, Friedl HP (1989) ［Pelvic injuries］. *Chirurg*; 60 (10): 639–648.

［7］ Flint LM, Jr., Brown A, Richardson JD, et al. (1979) Definitive control of bleeding from severe pelvic fractures. *Ann Surg*; 189 (6): 709–71 6.

［8］ Huittinen VM, Slatis P (1973) Postmortem angiography and dissection o f the hypogastric artery in pelvic fractures. *Surgery*; 73 (3): 454–462.

［9］ Goldstein A, Phillips T, Sclafani SJ, et al. (1986) Early open reduction and internal fixation of the disrupted pelvic ring. *J Trauma*; 26 (4): 325–333.

［10］ Ward EF, Tomasin J, Vander Griend RA (1987) Open reduction and intern al fixation of vertical shear pelvic fractures. *J Trauma*; 27 (3): 291–295.

［11］ Ganz R, Krushell RJ, Jakob RP, et al. (1991) The antishock pelvic clamp. *Clin Orthop*; (267): 71–78.

［12］ Matta JM (1996) Fractures of the acetabulum: accuracy of reduction a nd clinical results in patients managed operatively within three weeks after the injury. *J Bone Joint Surg* ［*Am*］; 78 (11): 1632–1645.

［13］ Pohlemann T, Gänsslen A, Hartung S (1998) *Beckenverletzungen/Pelvic injuries: Results of the German Multicenter Study Group.* Berlin H eidelberg New york: Springer-Verlag.

## 11 新进展

本章节的新进展及附加参考资料可从网上获得：

http://www.aopublishing.org/PFxM/44.htm

# 4.5 髋臼骨折
## 评估/分类/治疗概念和入路

赫尔费特 (David L. Helfet)，巴特利特 Ⅲ (Craig S. Bartlett Ⅲ)

## 1 引言

在过去的三十年间，髋臼骨折的治疗有很大进展，死亡率下降、预后得到改善[1-6]。这在很大程度上，应归功于 Judet[7, 8] 和 Letournel[1, 5] 所倡导的技术革命。然而，正确的诊断、合适的进路和良好的手术技巧，仍然缺一不可。

## 2 评估和诊断

### 2.1 患者

髋臼骨折患者如同所有的创伤病例一样，首先要保持气道通畅、呼吸和循环稳定，然后才是仔细检查。这是必须遵循的原则，因为髋臼骨折这类高能量损伤，常合并有骨盆环和四肢长骨骨折、脊柱和颅脑外伤，以及腹腔、盆腔脏器损伤，死亡率很高[1]。髋臼骨折通常是间接损伤所致，例如对大粗隆、屈曲的膝关节或膝关节处于伸直位时足部的打击，伤力经股骨传递至髋臼而发生骨折。因此，髋臼骨折常伴有下肢骨折。大粗隆或髂嵴的挫伤和擦伤，常预示有“Morel-Lavalle”病损。由于大血肿、脂肪坏死、液化积聚于皮下，使该区域常有波动感。尽管理论上讲这是一种闭合损伤，但仍有相当高的继发性细菌感染率，因此最终治疗骨折以前，需要手术减压、清创和引流。

开放性骨折要注意排除直肠和阴道损伤。即使没有骨盆骨折，如果有血尿也应仔细检查。涉及坐骨大切迹的骨折和手术均有可能累及臀上动脉[1,3,9]。如果患者有无法解释的血液动力学不稳定或红细胞压积下降，应该行骨盆血管造影以排除骨盆血管损伤。精确的神经学检查同样也是关键，术前检查可以发现髋臼骨折累及坐骨神经（常为腓总神经部分）的比例约占 12%~38%[1,2,10-12]。

合并的髋关节脱位是骨科急症，须马上复位。如果有再脱位倾向，需要做胫骨近端或股骨远端的骨牵引。当膝关节韧带情况不明了时，股骨远端骨牵引较合适。牵引力量不要超过体重的六分之一，髋关节应保持伸直和轻度外旋。

### 2.2 骨折

严重创伤患者均应拍摄骨盆前后位 X 线片（图 4.5-1）。如果有，或怀疑有髋臼骨折，应附加三个投照位摄片：

(1) 患侧髋关节正位。

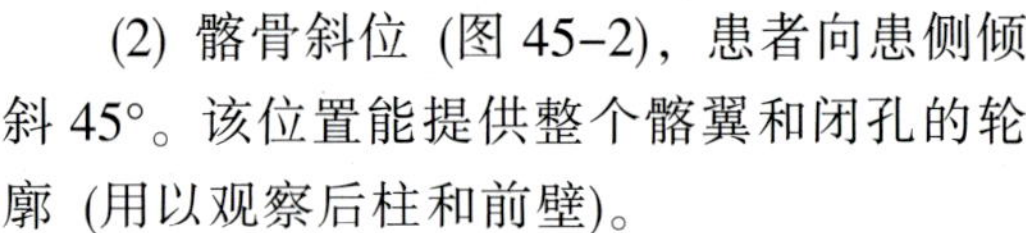

(2) 髂骨斜位 (图 45–2)，患者向患侧倾斜 45°。该位置能提供整个髂翼和闭孔的轮廓 (用以观察后柱和前壁)。

(3) 闭孔斜位 (图 4.5–3)，患者向健侧倾斜 45°。该位置能够提供整个闭孔以及髂翼的轮廓 (用于观察闭孔、前柱和后壁)。

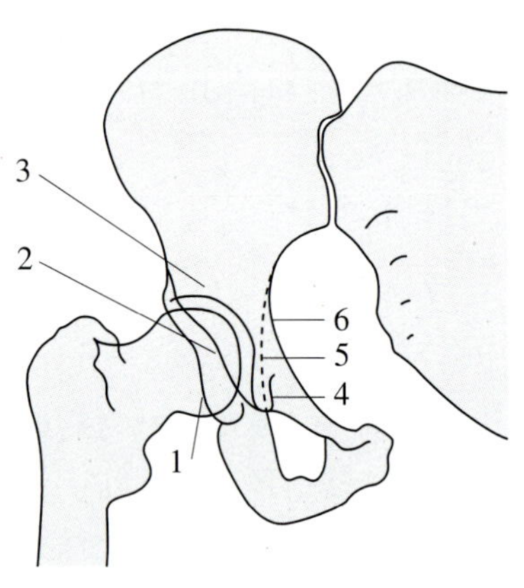


患者体位

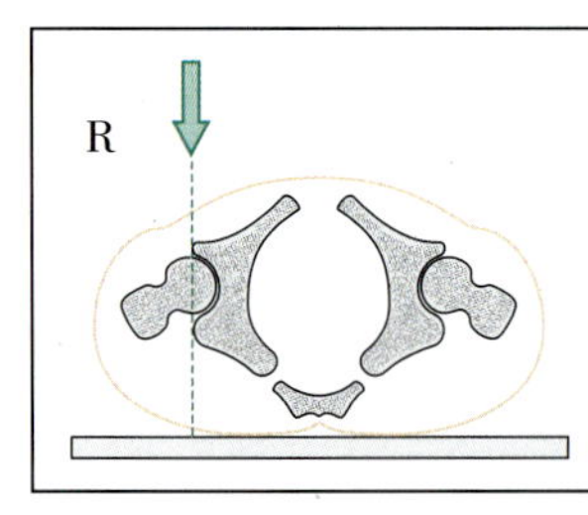


**图 4.5–1 六个基本的 LetournelX 线标志**

1) 髋臼后壁 (边界或盂唇)
2) 髋臼前壁 (边界或盂唇)
3) 髋臼顶
4) 泪滴
5) 髂坐线 (后柱)
6) 骨盆边缘 (前柱)

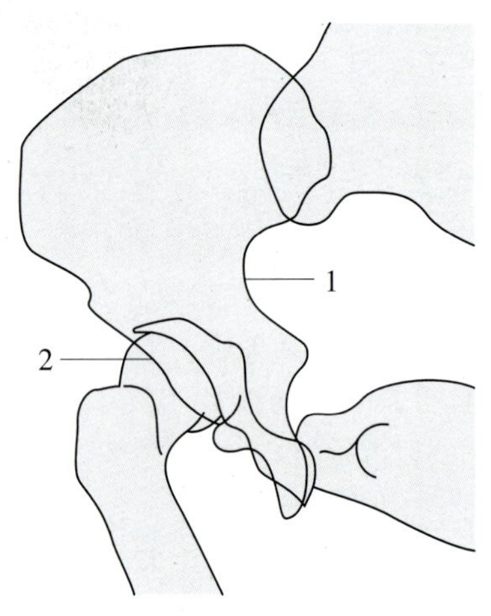


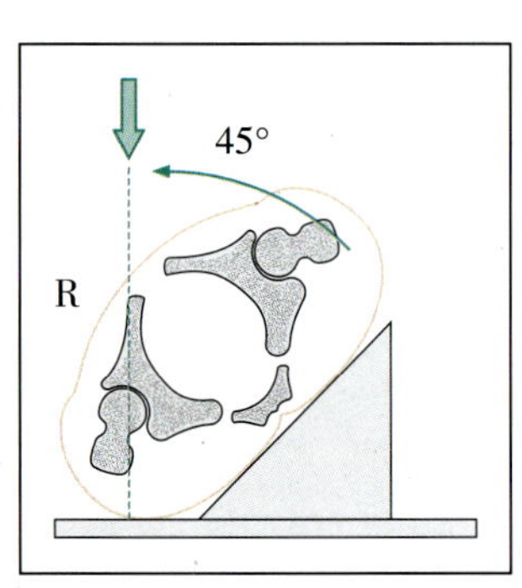


**图 4.5–2 右侧髂骨斜位 (Judet)**

1) 后柱
2) 前壁

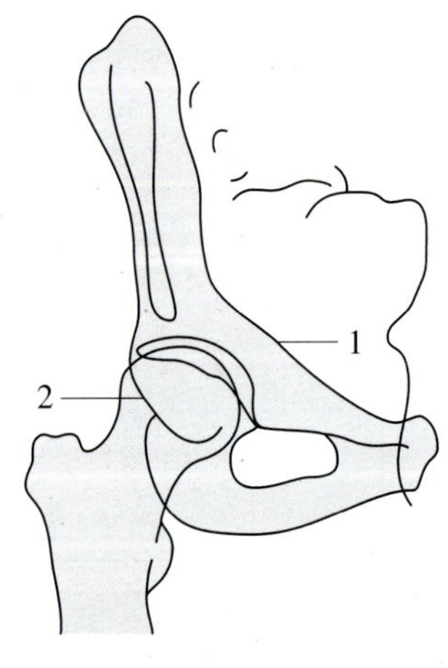


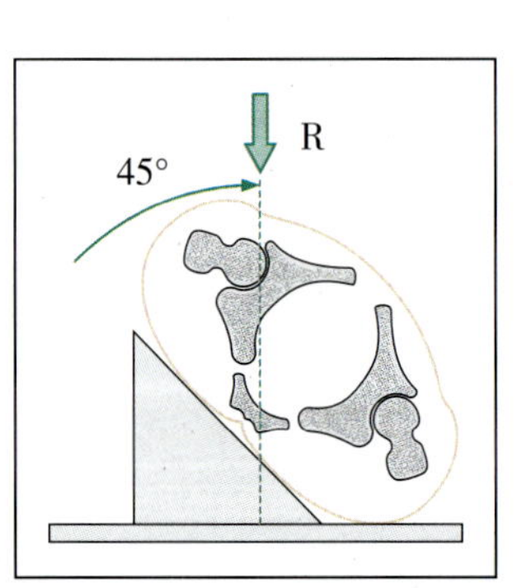


**图 4.5–3 右侧闭孔斜位 (Judet)**

1) 前柱
2) 后壁

轴位或三维 CT **扫描有助于对损伤广泛程度的了解，**尤其是判断后壁碎片的大小和数量、边缘嵌插骨折、髋臼前后柱的旋转移位、关节内碎片以及股骨头骨折（图 4.5-4）。该方法同样可以判断骨盆后方的损伤，诸如骶髂关节破裂或骶骨骨折。较好地了解骨折线走向也有助于内固定器械的正确安放。

## 3 分类

Judet 和 Letournel 创立的髋臼骨折分类系统仍被广泛采用（图 4.5-5 和图 4.5-6），它的解剖概念是基于髋臼有二个骨柱组成（图 4.5-7）。这一概念已经被融合到了更详尽的 AO Müller 分类[13]（图 4.5-8）：

A 型：部分关节，仅涉及二柱中之一柱

A1 后壁骨折

A2 后柱

A3 前柱或前壁

B型：部分关节，涉及横向结构

B1 单纯横行

B2 T-型

B3 前柱和后方半横行

C 型：骨折（全关节：双柱）

C1 高位，延伸至髂嵴

C2 低位，延伸至髂骨前方边缘

C3 延伸至骶髂关节

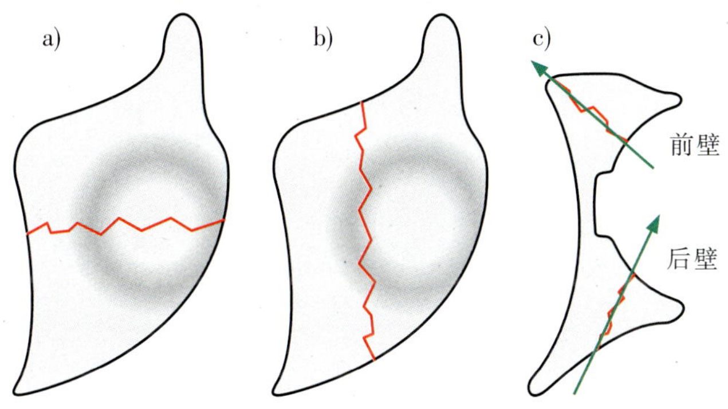


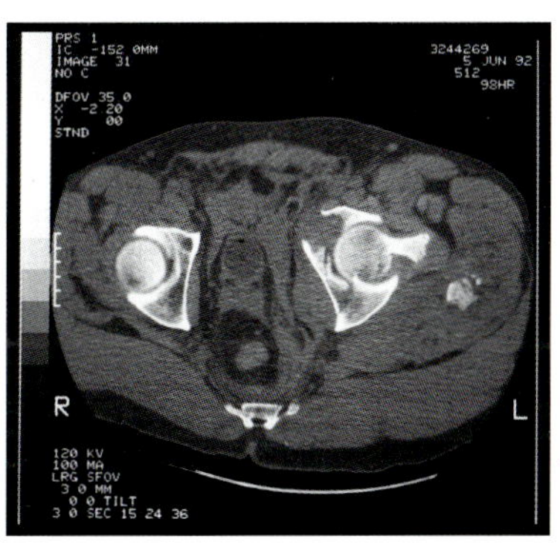


图 4.5-4 轴位 CT 能更好地分辨骨折类型

a) 通过髋臼顶的直骨折线（冠状面）；
b) 横行骨折线；
c) 骨折线穿越前后壁。

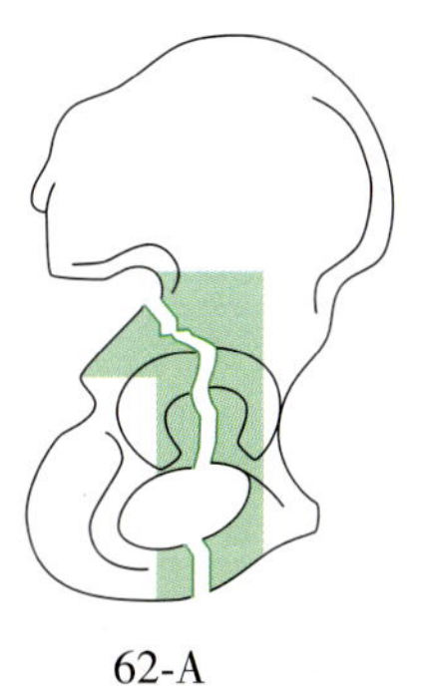
62-A

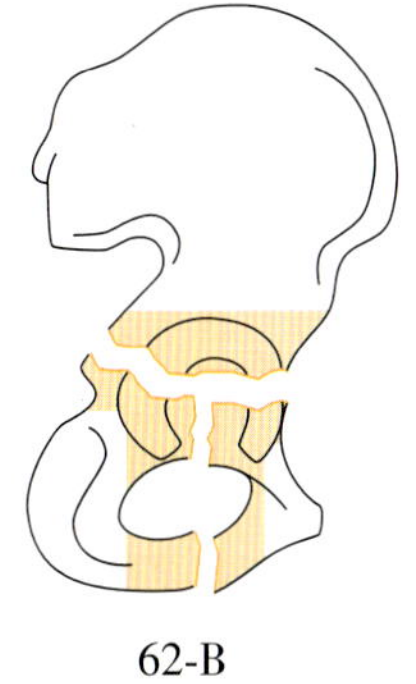
62-B

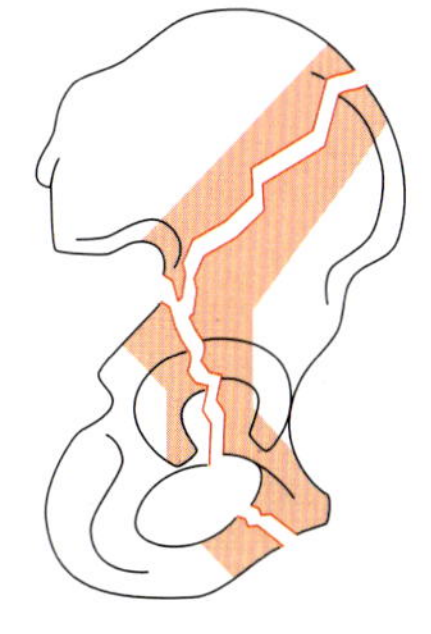
62-C

图 4.5-8 AO Müller 分类

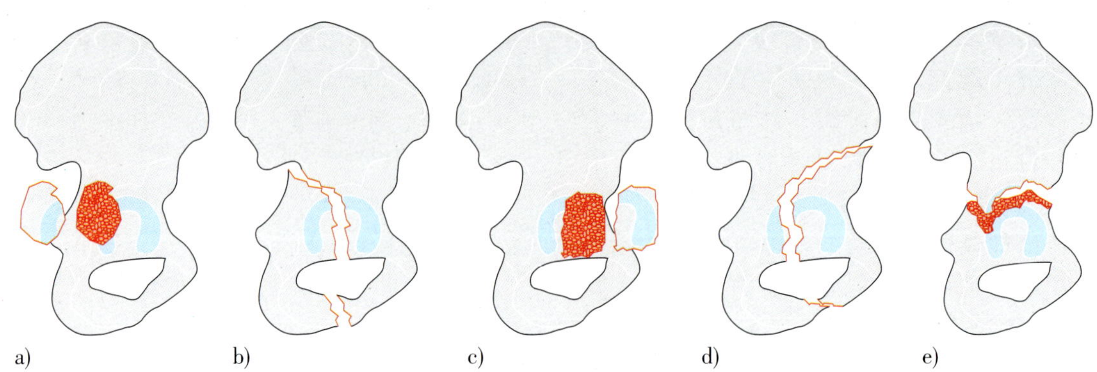


图 4.5-5 五种基本骨折类型 (Letournel)

a) 后壁； b) 后柱； c) 前壁； d) 前柱； e) 横行。

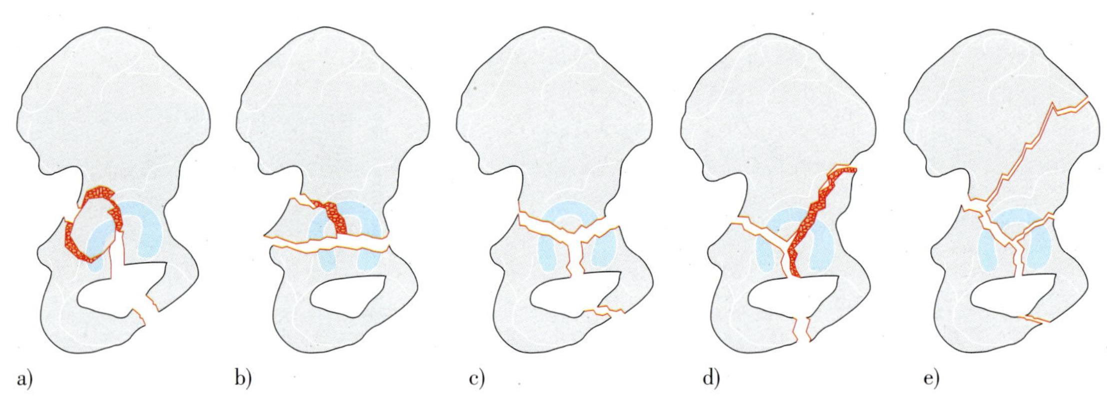


图 4.5-6 五种复合骨折类型 (Letournel)

a) 后柱和后壁；b) 横行和后壁；c) 前柱和后方半横行；d) T-型；e) 双柱。

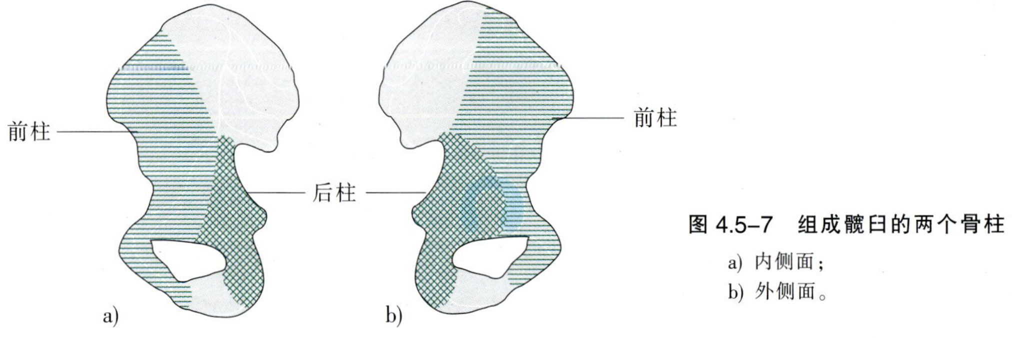


图 4.5-7 组成髋臼的两个骨柱

a) 内侧面；

b) 外侧面。

# 4 治疗

## 4.1 手术指征和时机

是否行稳定手术，取决于诸多因素。具体而言包括骨折类型、医生经验、内脏情况、骨和软组织损伤以及术前计划所需的影像学资料。然而，当股骨头脱位或闭合复位后有碎骨片嵌夹于关节内时，必须立即处理以降低股骨头缺血坏死和创伤性骨关节炎的发生率。

其他的手术指征有关节面移位、关节不匹配和髋臼顶复位不佳。总之**手术指导原则是关节面需要准确复位以达到关节的最佳匹配，保留关节正常的力学性能**。临床长期随访证实，复位手术的质量与预后呈正相关[1, 2, 14, 15]。**髋关节复位不佳或半脱位会导致关节软骨受力异常和随后的创伤性关节炎**。目前还没有允许有多少程度移位能够接受的统一标准，一般认为如果移位或不匹配程度超过1~2mm，则预后不理想[1, 2, 14]。

由于大多数无移位骨折有稳定的和同中心的髋关节，一般毋需手术。保守治疗也可选择性地用于某些有移位的骨折病例。这些骨折包括未延伸至负重区的骨折、低位前柱骨折、小的后壁骨折 (不涉及脱位或髋臼后上方) 和在三维放射影像学上髋臼顶角大于45°的低位横行骨折。对于要求较低的患者，匹配良好的双柱骨折的非手术治疗也可取得满意疗效。

**严重的骨质疏松症会限制固定的牢度和持久性，因此是最主要的内固定禁忌证**。如果有明显的骨关节炎或股骨头损伤，可以考虑行全髋关节置换术。术前患者的全身情况不佳可能会导致麻醉或失血风险的增加，此时须保守治疗。但是，**非手术治疗也有其固有的风险，导致后期重建畸形或骨不连接相当困难**。

## 4.2 术前准备

术前的X线摄片和CT扫描图像应该进行三维重建。积极改善患者全身状况以备手术。**应该预防性治疗深静脉血栓**[16]**，但是至今为止没有证据表明其能有效降低致命的肺栓塞风险**。对高危患者应行静脉超声检查、磁共振静脉造影或者增强CT对照扫描，如有阳性发现应推迟手术。

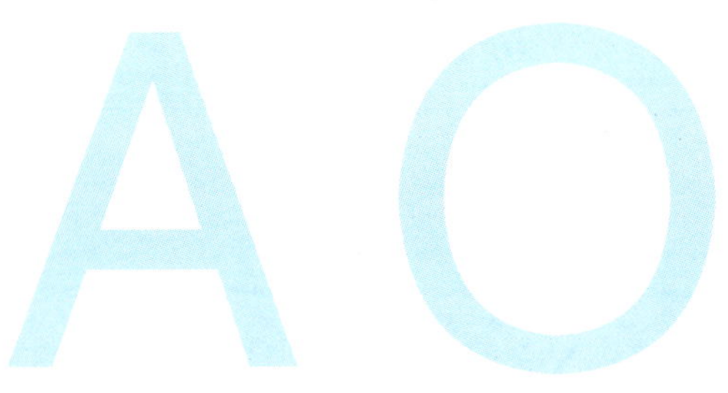

### 4.2.1 合适进路的选择

**通常根据手术医生的经验选择手术进路，但是该进路应该能够提供最佳的解剖复位和关节面固定的机会。**Mayo[3] 提出有5个影响选择的因素：骨折类型、局部软组织情况、伴有的全身主要系统损伤、患者的年龄和功能状态以及延迟手术。

四个最常用的进路是：

(1) **Kocher-Langenbeck** 进路 (图 4.5-9)，可以到达髋臼后方并显露坐骨和坐骨大切迹。经过坐骨大小切迹可以触及四边形板的表面，了解四边形板和前柱骨折复位后的情况。坐骨大切迹还提供安放复位钳的通道。该进路中，臀上神经血管束会限制髂翼上部的显露。

(2) **髂腹股沟进路** (图 4.5-10) 由 Letournel 倡导[1, 4, 5]。该进路可直接观察到髂翼、骶髂关节前方、整个前柱和耻骨联合。

(3) **髂股延伸进路** (图 4.5-11)，也是由 Letournel 提出的[1, 5]。该进路是一个解剖进路，进路介于不同神经支配的肌间隙之间，即前方的股神经支配的肌肉和后方由臀上、臀下神经支配的肌肉。后方皮瓣可以整体翻转而不伤及神经血管束[1]。该进路可直接暴露整个髂骨外侧面、后柱、坐骨和髋关节。向内侧进一步牵拉髂腰肌和腹肌 (有损伤血管风险)，可以显露髂骨的内侧面。

(4) 联合应用 Kocher-Langenbeck 进路和髂腹股沟进路。

AO Müller 分类可为手术切口的选择提供指导。

A1 (后壁) Kocher-Langenbeck 进路——侧卧位。

A2 (后柱) Kocher-Langenbeck 进路。

A3 (前壁或前柱) 髂腹股沟进路。

B1 (单纯横行) 进路取决于横行骨折的倾斜度、旋转方向和移位的骨柱。对于大多数骨折，俯卧位 Kocher-Langenbeck 切口都能取得成功。对经背侧的单纯横行骨折 (B1.2)、伴有横行骨折和后壁骨折 (B1.3) 的困难情况，髂股延伸进路可以提供很大便利。

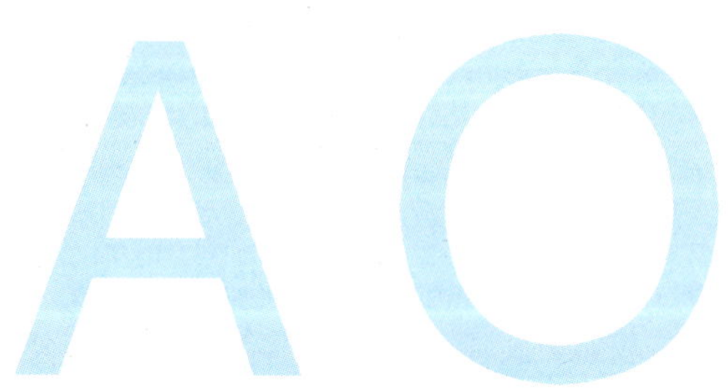

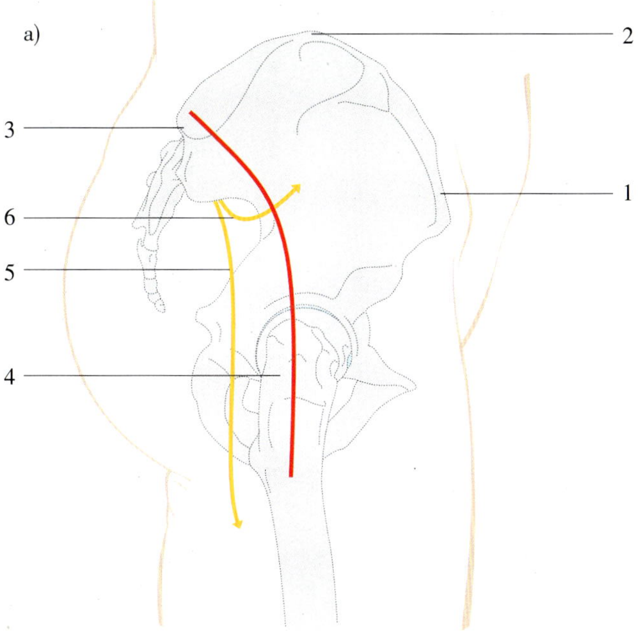


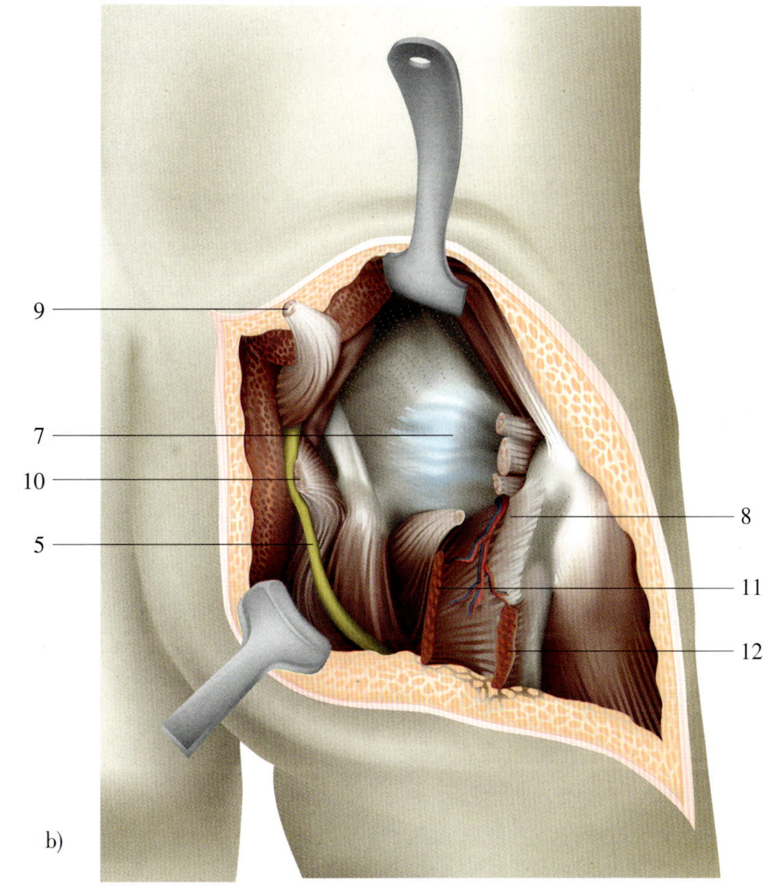


图 4.5–9 Kocher–Langenbeck进路

a) 皮肤切口
b) 深部显露

1. 髂前上棘
2. 髂嵴最高点
3. 髂后上棘
4. 大粗隆
5. 坐骨神经
6. 臀上神经
7. 关节囊
8. 旋股内血管
9. 已松解的梨状肌
10. 已松解的联合肌腱
11. 股方肌
12. 已松解的臀大肌

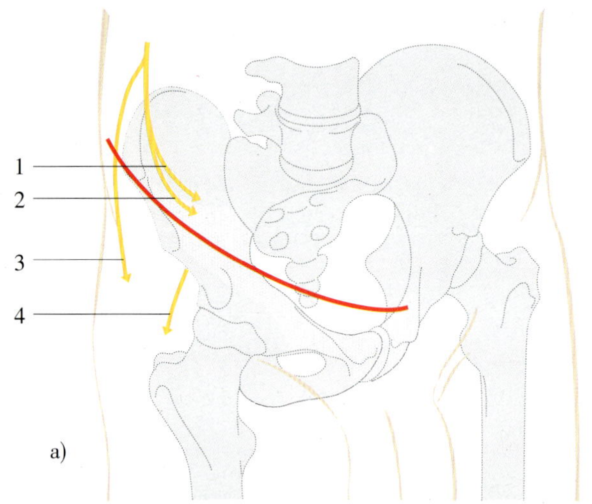


1. 髂腹下神经
2. 髂腹股沟神经
3. 髂腹下神经的外侧皮支
4. 股外侧皮神经
5. 环绕髂腰肌和股外侧皮神经的 Penrose 引流管
6. 环绕股血管的 Penrose 引流管
7. 环绕腹股沟内容物的 Penrose 引流管

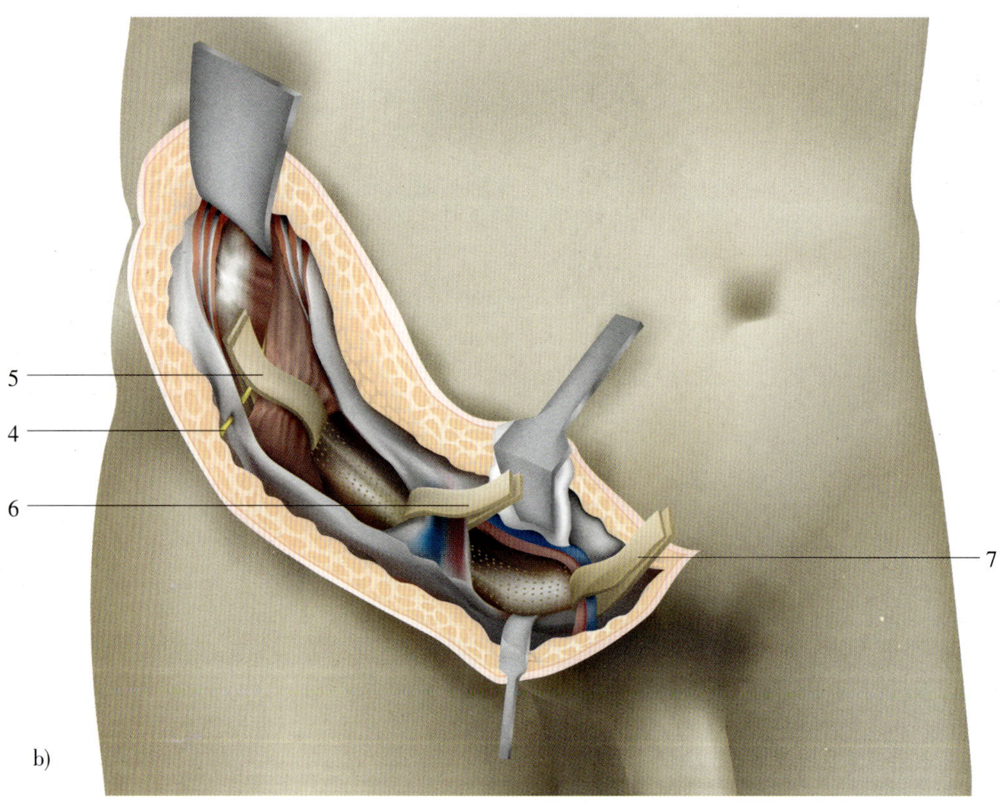


**图 4.5-10 髂腹股沟进路**

a) 皮肤

b) 深部显露

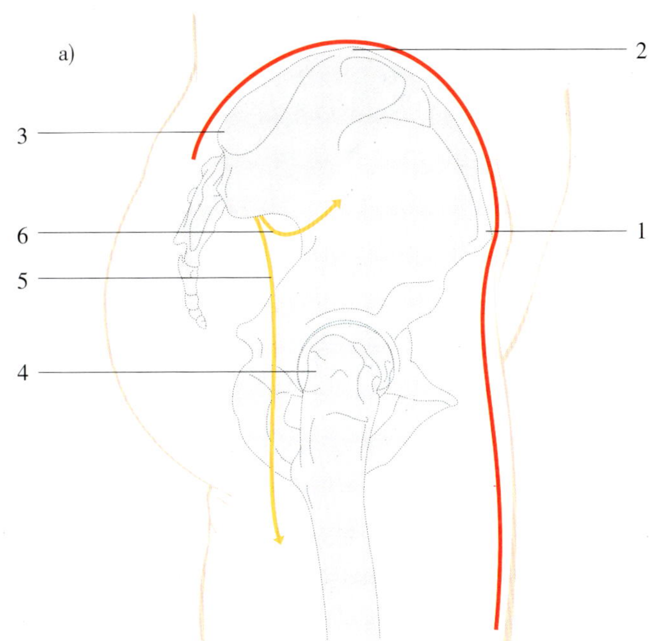


图 4.5-11 延伸的髂股进路

a) 皮肤切口

b) 深部显露

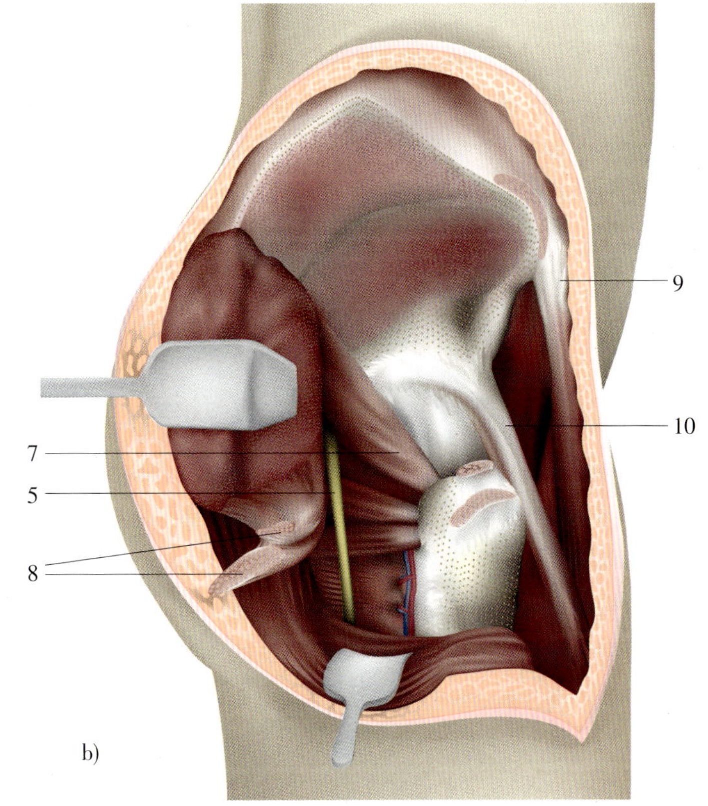


1. 髂前上棘
2. 髂嵴最高点
3. 髂后上棘
4. 大粗隆
5. 坐骨神经
6. 臀上神经
7. 外旋短肌
8. 臀中肌和臀小肌
9. 缝匠肌
10. 股直肌

B2 (T 型) 如果在后方尤其是髋臼顶下方或髋臼顶附近的骨块有较大的移位，并伴有后壁骨折，应该采用 Kocher–Langenbeck 进路。但是，如果较大移位或旋转是在前方，则应采用髂腹股沟进路。如果有额外显露要求，要准备同时采取两个进路。

B3 (前柱和后半横行) 如果较大移位在前方而后柱骨折位置较高，采用髂腹股沟进路。如果后柱骨折位置较低，可能需要同时采用两个切口或者延伸的髂股进路。

C1/C2 (双柱骨折=全关节骨折) 采用髂腹股沟进路，除非是涉及后柱和/或后壁的骨折，需要髂股延伸进路。

C3 (双柱骨折延伸至骶髂关节) 延伸的髂股进路。

当有切开复位指征时，经过彻底的术前评估，**多数髋臼骨折可采用单一进路**[14,17]。对于涉及双柱的髋臼骨折，需要延长前进路或后进路，**或者联合应用双进路**[1,5,11,18,19]。与单纯的前进路或后进路相比，广泛的显露会延长手术时间、增加出血量、并增加感染、神经损伤、外展肌乏力、关节僵硬以及异位骨化等风险[1~3,11,19~21]。但是，考虑到临床上外展肌瓣的坏死率远低于理论上的风险[1,15]，因此，当有耻骨上膀胱造瘘或结肠造瘘 (会明显增加髂腹股沟进路感染机会)，或者髋臼骨折的治疗已延迟超过 2~3 周时[1,22]，应该考虑延伸的髂股进路。该进路主要的技术缺陷是显露低位的前柱骨折[3]，分离髂耻隆起内侧面时手术操作较困难，且较危险。

### 4.2.2 手术室准备

患者卧于能透射 X 线的骨科手术床上，这样术中可以进行牵引和透视。所有的手术都采用选择性低压全身麻醉以减少出血。也可选择性联合使用硬膜外插管以减少全麻的吸入剂量、出血和术后止痛。所有患者都应该留置 Foley's 导尿管，开放两路通畅的静脉通路。老年患者或伴有其它严重疾病时还需增加动脉插管或中心静脉插管。术中血液回收大约可以保留 20%~30%的有效失血，减少库血使用量。躯体感觉诱发电位和肌电图[10]可以提供不同程度的保护性监护。神经监护并不能替代正确的手术操作。

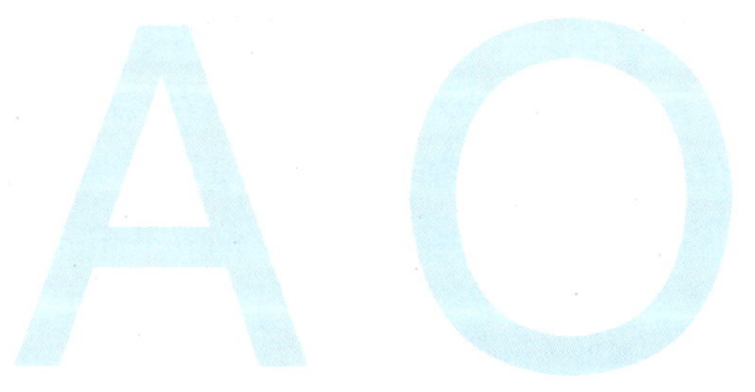

### 4.3 手术进路

#### 4.3.1 后方：Kocher–Langenbeck 进路

(图 4.5–9)

患者可采用侧卧位或俯卧位。前者术中管理比较方便，尤其是对麻醉医生，用于 A1 型和简单的 A2 骨折。对于 B1 型骨折，采用该体位时肢体重量常妨碍骨折的复位，故而俯卧位较适宜。术中保持膝关节屈曲 90°和髋关节伸直有助于降低坐骨神经张力。

切口起于大粗隆中点的后半部分，沿股骨干向远端延伸 8cm，近端弯向髂后上棘，亦为 8cm。切开阔筋膜和臀大肌筋膜，钝性分离臀大肌，在股方肌筋膜内侧找到坐骨神经，必要时分离部分臀大肌止点以降低张力 (录像 4.5–1)。

内旋髋关节以紧张外旋肌群，将其从肌骨止点松解，并向上牵开。牵开闭孔内肌肌腱进入坐骨小切迹，注意保护肌腱浅面的坐骨神经。牵开梨状肌腱可进入坐骨大切迹，但很难保护从其深面发出的坐骨神经。将钝性拉钩小心置于二肌腱之间可以显露整个后髋臼。注意辨认和保护从坐骨大切迹发出的臀上神经血管束。对于高位横行骨折或 T 型骨折，有时可行大粗隆截骨以便于显露髋臼上方负重面 (录像 4.5–2)。但是这会带来潜在的骨不连接和异位骨化风险。

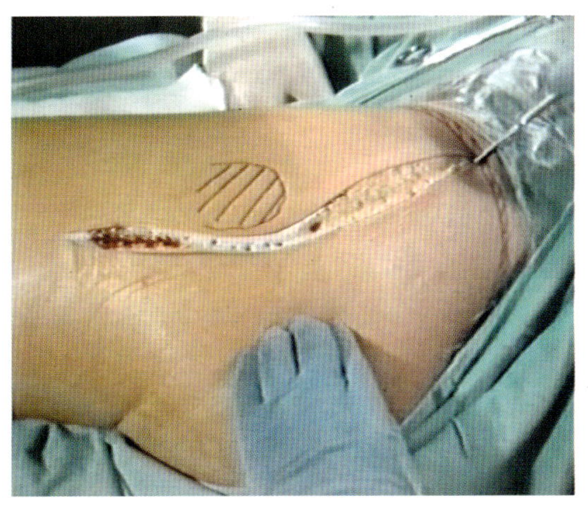

录像 4.5–1

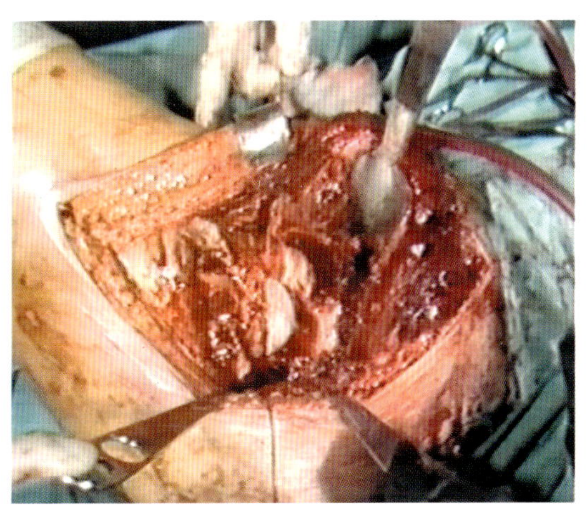

录像 4.5–2

关闭切口时，将外旋肌缝回大粗隆。如果术中分离臀大肌止点，也需修复。如果需要，放置深层和浅层引流管，缝合阔筋膜和臀肌筋膜。

### 4.3.2 前方：髂腹股沟进路

(图 4.5–10)

患者仰卧位，切口起自髂嵴中点弯向髂前上棘，平行于腹股沟韧带延伸，止于耻骨联合上 2cm。切开髂嵴的骨膜，骨膜下剥离腹肌和髂肌，髂窝内纱布填塞。在前方，切口延至闭孔外腱膜水平，辨别分离腹股沟内容物，沿髂前上棘到腹股沟外环方向，在腹股沟韧带止点处切开闭孔外腱膜 5mm。在外侧，从腹股沟韧带上切开联合肌腱 (保留 2mm 边缘)，仔细保护深面的股外侧皮神经。当切口延向内侧时，会遇到髂耻筋膜的反折，必须极其小心其内侧的股血管束，保持联合肌腱完整，避免不必要的分离，从而保留其覆盖股血管和淋巴管功能。如有必要可以切开股血管内侧的联合肌腱，同侧的腹直肌可以从耻骨结节分离到耻骨联合，进入膀胱前间隙。**留置 Foley's 导尿管保持膀胱空虚，以免误伤。**骨盆环前方损伤有时需要跨耻骨联合固定，必要时可行部分对侧腹直肌松解。

仔细地将外侧的髂腰肌、股神经和内侧的股血管、淋巴管从髂耻筋膜上分离。一旦这些结构分离成功，沿骨盆边缘从耻骨隆起到骶髂关节前方切开。小心牵开股血管，以免损伤介于髂外动脉和闭孔动脉或腹壁上深动脉之间的耻骨后交通支。

关闭切口时，如有较多出血，可将引流管放置于膀胱前间隙、四边形区及内侧髂窝部。将腹直肌重新缝回耻骨前方，用非吸收线缝合联合肌腱和腹股沟韧带，修复腹股沟管的底部。修补腹外斜股腱膜和腹股沟外环以使腹股沟管顶部复原，置放浅部引流管，然后缝合皮肤。

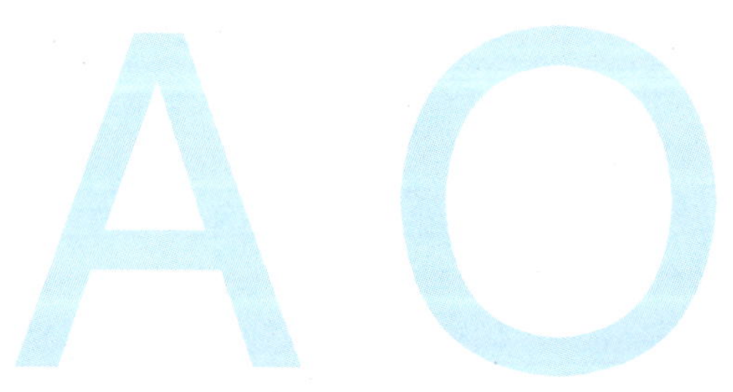

### 4.3.3 可扩展：延伸的髂股进路

(图 4.5–11)

患者侧卧位。切口如同“倒 J”形，起于髂后上棘，沿髂嵴延伸至髂前上棘，然后沿大腿前外侧向下延伸 15~20cm [1，3]。辨认并切开髂嵴上无血管的筋膜、骨膜，沿髂翼的外侧面剥离肌肉直到坐骨大切迹的上缘和髋关节囊的前上部分。必须注意保护从坐骨大切迹发出的臀上神经血管束。

为保护股外侧皮神经和其主要分支，远端切口经阔筋膜张肌筋膜鞘，翻转后方筋膜并向外侧牵开，显露股直肌腱鞘和筋膜。分离、结扎髂前上、下棘周围由旋髂浅动脉分出的小血管 [1]，切开股直肌筋膜，将股直肌的反折头和直头牵向内侧，显露股外侧肌浅面的腱膜，电凝附近的小血管蒂 [1]。纵向切开股外侧肌浅面的腱膜，分离、结扎旋股外动脉的升支。随后，纵向切开薄薄的髂腰肌腱鞘，用骨膜起子推开髋关节前下方的肌肉，标记、横断臀小肌和臀中肌肌腱，并牵开以显露髋关节外旋肌群。至此，随后的步骤与 Kocher–Langenbeck 进路类同。为进一步显露髂窝内侧和髋臼，骨膜下剥离、切断缝匠肌和股直肌直头，或者行髂前下棘截骨。如果关节囊没有破裂，为显露髋臼关节面，可部分切开关节囊，保留边缘以备缝合。可将 Schanz 螺钉拧入股骨颈或采用股骨牵开器牵张髋关节(图 4.5–12)。整个手术过程中，必须保持皮瓣的湿润。

关闭前，将负压引流沿髂窝外侧面置于髋关节后柱和股直肌附近。如果术中暴露过内侧髂窝，第三根引流管置于该处。所有的引流管必须从肢体前方穿出。首先缝合关节囊，然后将外旋短肌肌腱缝回，并将臀肌缝回大粗隆，最后将阔筋膜张肌和臀肌缝回其髂嵴的起点。如果曾经采用过内侧显露，那么缝匠肌和股直肌直头也需要缝回原处。关闭大腿近端的筋膜，放置皮下引流管，最后关闭皮肤切口。

延伸髂股进路经常被采用，但该进路存在固有的危险性。

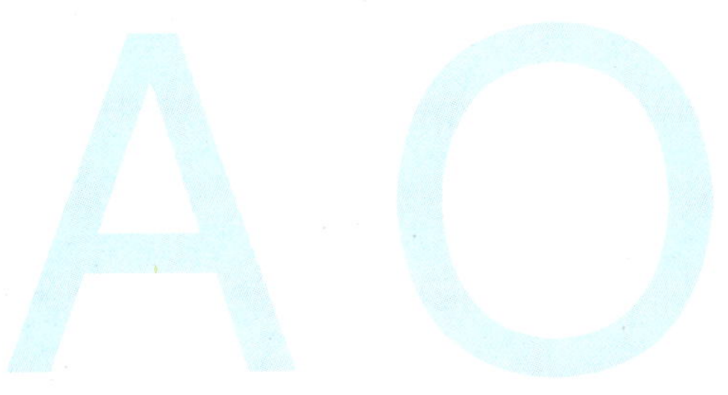

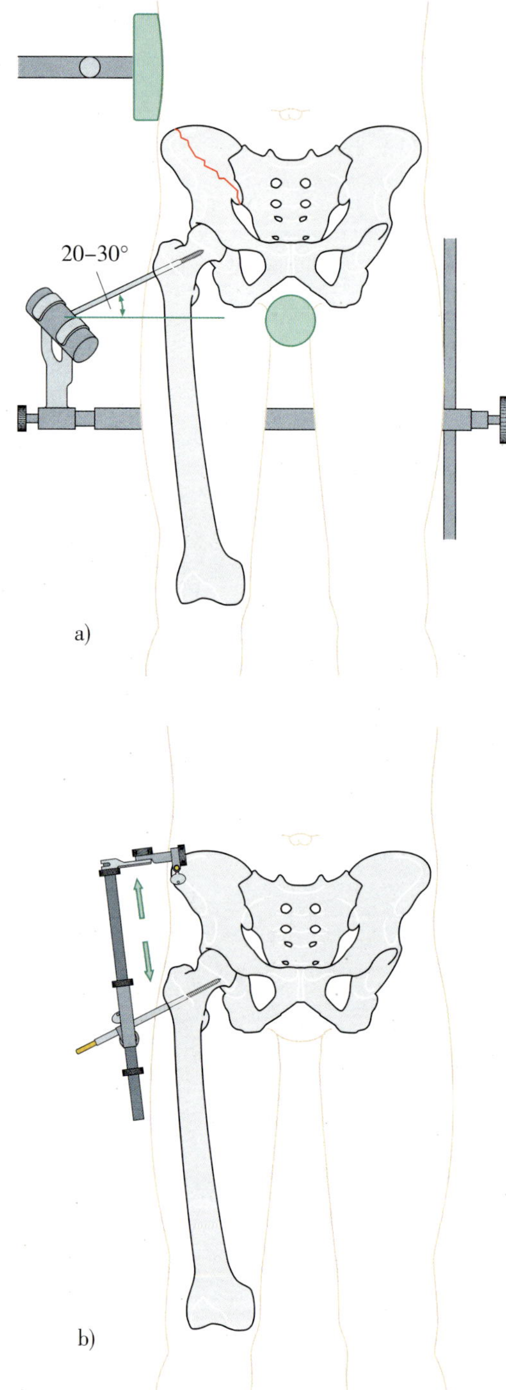


### 4.3.4 其他

尚有其他手术进路可供选用[23,24]。其中最有用的是 Mears 和 Rubash 的延伸“丫”形三维进路[23]以及 Cloe 和 Bolhofner 的改良 Stoppa（前方）进路。

## 4.4 复位技术和内固定

**术中牵引可以将仍与关节囊或软组织相连的碎骨片间接复位，**同时还可牵开股骨头以便探查关节腔。将患者安置于 Judet 骨折手术床[1]或透 X 光的手术床上，整个肢体消毒铺巾，随后直接用手法牵引大腿、Schanz 螺钉从外侧拧入股骨头或采用较大的牵开器撑开关节（图 4.5-12）。

有大量的复位工具可用于骨盆的复位。某些器械可用于纠正每个碎骨片的移位。“唐王”（King Tong）和“唐后”（Queen Tong）复位夹具可固定骨盆的外侧和内侧面，或从坐骨大切迹钳夹到髂前下棘；Lambotte–Farabeuf 和大的骨盆复位钳可用于把持位于主要骨折线两侧骨折块中的螺钉，提供复位骨折块的杠杆力量并控制旋转。

有些骨块可用螺钉固定，这包括髂嵴、臀嵴、坐骨壁以及前柱和后柱。**通常骶髂关节脱位和移位的骶骨骨折首先得到复位和固定，然后再复位髋臼骨折。**

图 4.5–12 基本复位工具

a) 经典的 Judet 手术床。

b) 通用的大牵开器，一枚 Schanz 螺钉拧入大粗隆，另一枚置于骨盆。

### 4.4.1 经后进路切开复位内固定

在该进路，将一枚 5mm 的 Schanz 螺钉置于坐骨近端，第二枚螺钉置于股骨小粗隆水平，采用大的通用牵开器牵开髋关节。这样可以显露关节、摘除游离骨块和复位边缘的嵌插骨折。当放松牵开器时，股骨头可作为髋臼关节面复位的模板。在大粗隆处开一小窗，取自体松质骨支撑复位的边缘骨折 (图 4.5–13)。

对于 A1 型骨折，每个骨块内侧面的软组织要清除干净，以便直视下复位，但是关节囊的附着部要尽可能保留以保存血液供应。然后进行骨折复位，用球形顶棒维持位置，随后用克氏针暂时固定。重建接骨板 3.5 置于髂骨近端和坐骨远端，支撑复位的后壁。按照髋臼后壁的形态预弯接骨板，有助于骨折的复位和重建 (图 4.5–14，录像 AO20134)。为了防止骨折移位，一枚或多枚拉力螺钉可经过接骨板和后壁拧入后柱。如粉碎严重，单一的拉力螺钉难以固定每一关节面骨片，则可用弹簧钩板 (spring hook plate) 来固定 (图 4.5–15)。恰当预弯接骨板，使其以股骨头为模板复位小的碎骨片。注意不要将弹簧钩板刺穿盂唇，并且离开关节边缘足够远，以免刮伤股骨头。最好不要将钩钉置于边缘而仅将其作为支持接骨板使用。

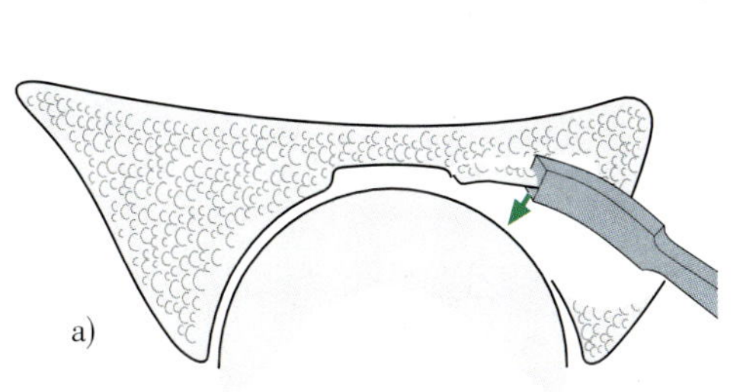


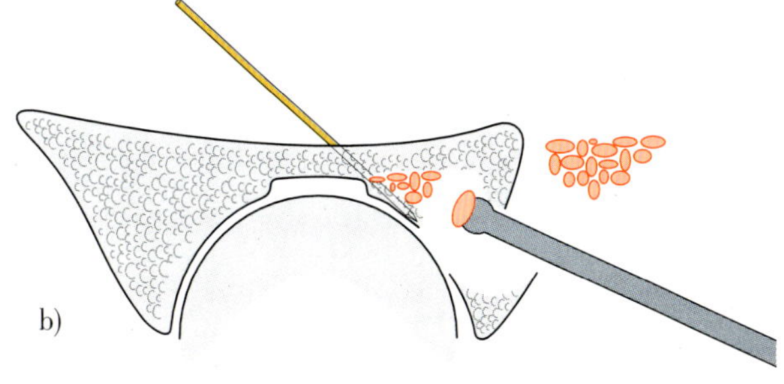


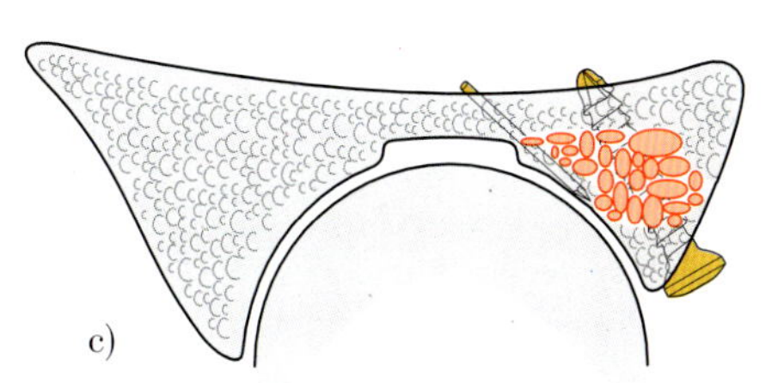


**图 4.5–13 后壁骨折**

a) 当关节面有塌陷时，该区域必须用股骨头作模板仔细抬起。

b) 抬起后留下的空隙必须用自体松质骨或骨替代物填充。可吸收钉、克氏针或螺钉可用于维持复位。

c) 为了维持固定位置，可采用可吸收钉、克氏针，或一枚螺钉将它固定。

A2 型骨折，后柱常常向后内移位并伴有内旋。复位时，将 4.5mm 双皮质骨螺钉拧入骨折两端，用持钉钳夹住螺钉复位。用 5mm 的 Schanz 螺钉拧入坐骨或者用带阻挡的尖齿骨盆复位钳置于坐骨切迹，纠正后柱下方的旋转移位 (录像 AO20135)。在此过程中，臀神经血管束易于损伤，术中必须监护。复位后暂时用克氏针固定，然后将重建接骨板 3.5 置于坐骨和髂骨之间。长的拉力螺钉跨过骨折直达前柱，可以防止新的移位。

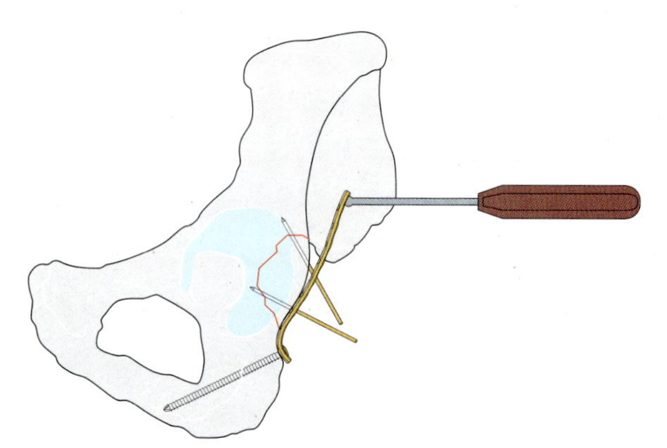

图 4.5-14 当后壁骨折复位时，预弯的接骨板置于后方，在骨折断端产生直接的加压力，有效维持复位

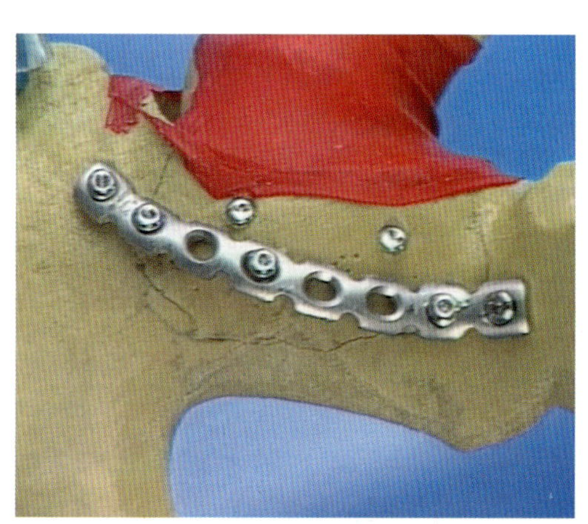

录像 AO20134

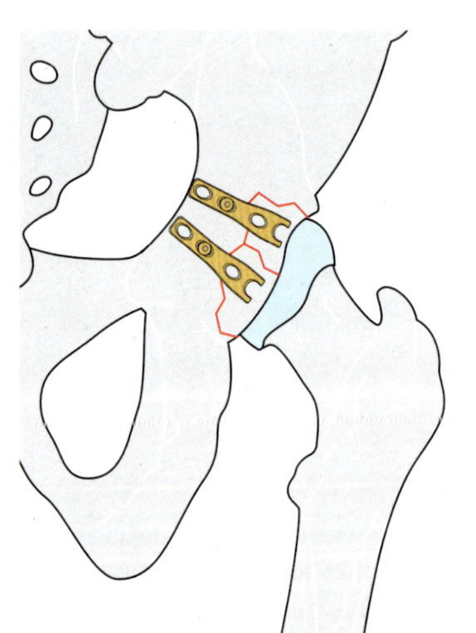

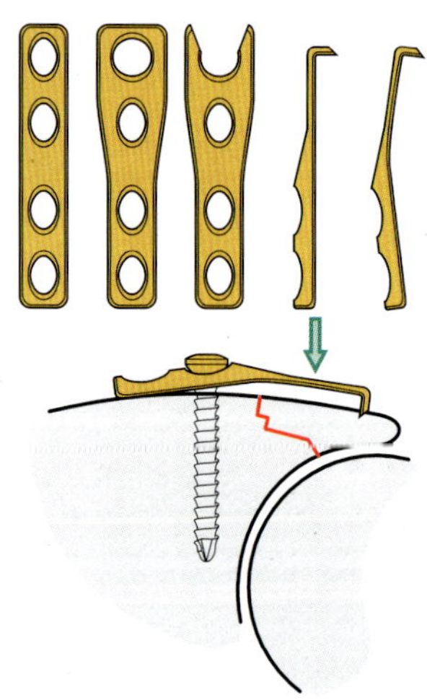

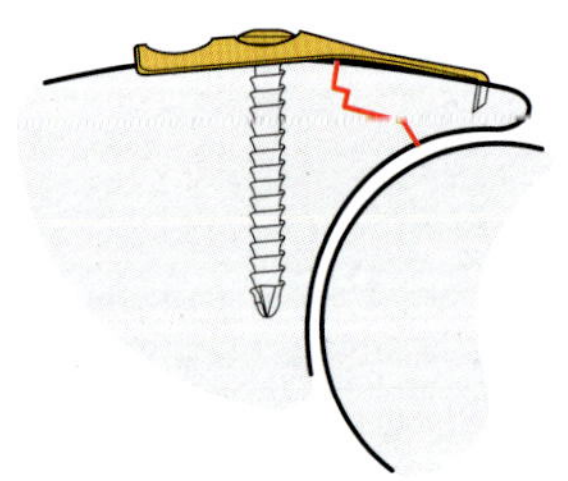

图 4.5-15 用于后壁小骨片的弹簧钩板技术

很少有孤立性的A2骨折，其常伴有后壁骨折。此时，可单独用接骨板固定后壁骨折。

B1骨折所需的技术与A2相似，但是因为另有前柱骨折，因此复位相当困难。行之有效的方法是先用一块接骨板固定一侧的骨折块，用其作为复位工具，暂时固定并探查复位情况，然后改用重建接骨板3.5和拉力螺钉固定髋臼后方。该接骨板应该过度预弯以使其压紧后柱的同时对前柱骨折块产生加压作用（图4.5–16）。预弯不足的接骨板，例如A1型骨折病例使用的，将会导致B1骨折的前柱牵张。从后柱向前柱的拉力螺钉可以防止前柱的移位。螺钉可以经过后方支持接骨板，平行于四边形板表面拧入以避免关节穿透（图4.5–17）。如果有关节面的嵌插骨折，必须解剖复位并用自体松质骨（或骨替代物）填充。并用可吸收钉、克氏针或螺钉暂时固定（见图4.5–13）。

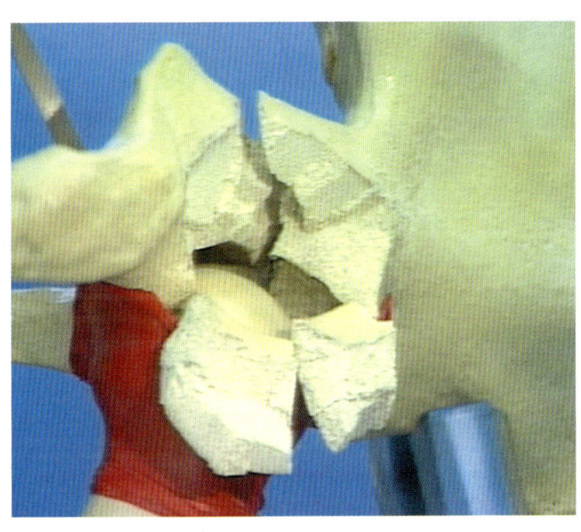

录像 AO20135

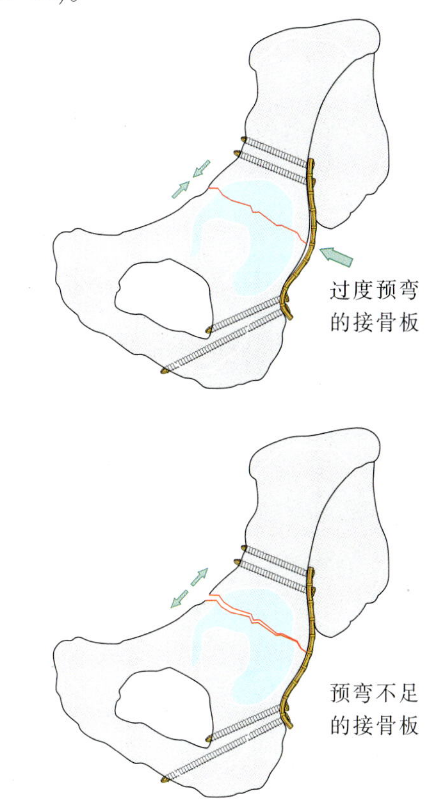


图 4.5–16

a) 固定横行骨折时，在后方放置过度预弯的接骨板可以在骨折块前方产生加压力并有助于复位。

b) 相反，固定横行骨折时采用预弯不足的接骨板会使骨折前方牵张。

**B2 型（横行和 T 型）骨折是所有髋臼骨折中最难治疗的类型。**由于髋臼下方节段垂直分为前后两部分，要想从后方进路成功地固定该类骨折，取决于医生是否能够经坐骨大切迹触摸到前柱和垂直的骨折线。作用于后柱骨块的复位力量不可能控制前柱的骨块，因此必须熟悉如何将复位器械经坐骨大切迹置入，并在后柱暂时固定后用器械来复位前柱骨块。尽管有可能，但是后柱的固定接骨板跨越至前柱，会使复位非常困难。如同 B1 型骨折，后方的支持接骨板和拉力螺钉可以牢靠固定骨折。

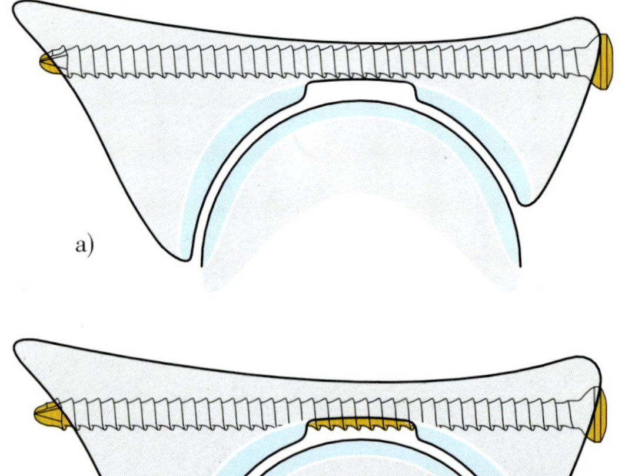


**图 4.5-17　拉力螺钉平行于四边形板的示意图**
进入髋臼窝的螺钉可以保留直至骨折愈合。

### 4.4.2 经前方进路切开复位内固定

屈曲髋关节以放松跨越关节前方的结构，有助于骨折复位。将一枚 Schanz 螺钉从股骨外侧拧入股骨头进行手法牵引，利用韧带整复性有效地复位骨折。因为本进路不能直接见到关节面，手术的每一步骤，包括所有骨折碎片的准确复位关系到手术的预后。每一骨折线都需仔细冲洗和清理，以去除血肿和小的碎片。通过骨折的移位部位冲洗髋关节腔并去除碎骨块。

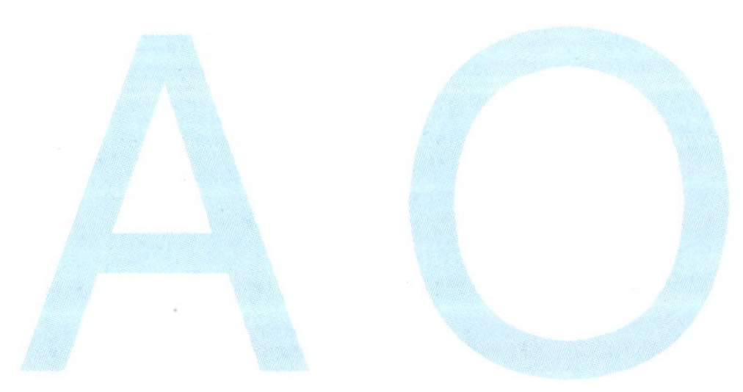

**A3、B3 和 C 型骨折的复位始于将周边的碎骨块固定**于完整的骨盆上。从边缘向关节面方向进展，逐步复位碎骨块并暂时固定。本步骤需要耐心和对骨盆三维解剖结构的理解。髂嵴可用拉力螺钉和重建接骨板 3.5 固定。

在 A3 和 B3 骨折，随后将前柱固定于完整的髂翼上，用克氏针或 3.5mm 拉力螺钉暂时固定于坐骨壁。最后复位和固定前壁以及耻骨上支骨折。

对于 C 型骨折，从髂嵴到耻骨联合必须完全复位，为随后的后柱和前柱的复位提供解剖模板。前柱骨折也需完全复位。前柱骨折节段常有典型的缩短和外旋移位，为了将前柱节段整合到未骨折的髂翼（"马刺"征-"spur" sign），常需纵向强力牵引。

**大多数骨折确切固定需要用重建接骨板 3.5 沿髂窝轮廓，**跨越髂耻隆起到耻骨结节和耻骨梳安放（图 4.5-18）。一般毋需跨越耻骨联合，除非有耻骨支骨折或涉及耻骨联合的骨盆损伤。接骨板必须恰当预弯，不然骨盆侧的固定会导致髋臼骨折复位欠佳。接骨板用 3.5mm 皮质骨螺钉固定于内侧髂窝，近端到达髋臼上方，内侧到达耻骨结节和耻骨支。髂窝中央区域骨板纤薄，应该避免螺钉固定。相反，坐骨壁、四边形板和髋臼近端，是将前柱固定到髂翼和后柱的理想部位。螺钉平行于四边形板可以防止穿透关节。

C型和 B3 型骨折，先解剖复位和固定

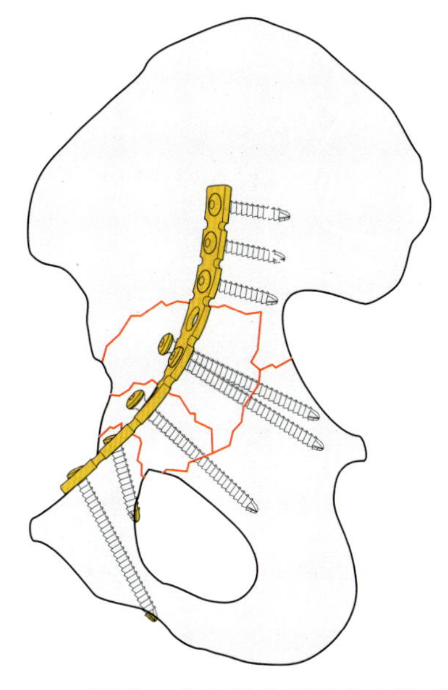

图 4.5-18 通常，前方固定时至少在耻骨和未损伤的髂翼中各有两颗螺钉，并用双皮质骨螺钉和拉力螺钉通过按骨盆缘预弯的重建接骨板固定

本图中，一枚螺钉通过接骨板、另两枚螺钉在接骨板外固定后柱。

前柱，然后复位旋转的和内侧移位的后柱，这常常需要用股骨头中的 Schanz 螺钉和特殊设计的骨盆复位钳在髋关节的侧方和前方牵引。复位钳的一齿通过一有限切口置于髂骨外侧面，另一齿置于四边形板和/或后柱。用一小的骨钩将四边形板拉向坐骨棘，后柱靠向前柱。一旦后柱复位成功，用 3.5mm 拉力螺钉从髋臼上方的骨盆缘拧入后柱，螺钉必须平行于四边形板瞄准坐骨棘（图 4.5-18，图 4.5-19）。另外的方法和技巧请参见 3.1 章。

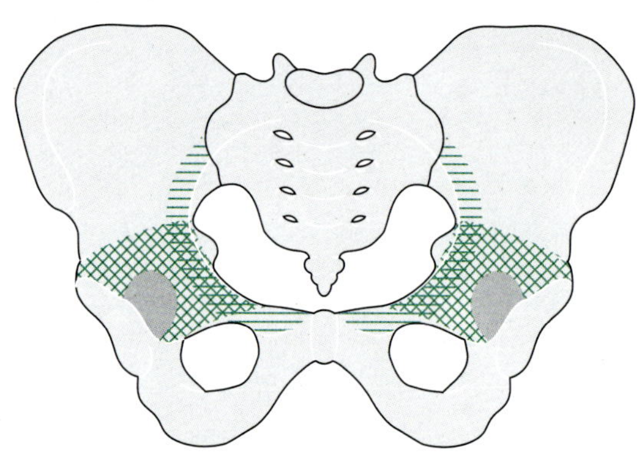

图 4.5-19 经髂腹股沟进路拧入螺钉的危险区域，位于髂耻隆起的前缘到髂前下棘的前缘。在该区域采用螺钉常会伤及关节。因此，如果确实需要，螺钉必须精确定位（平行于四边形板）或仅穿透一层皮质

### 4.4.3 经延伸进路的切开复位内固定

对于 B2 型和严重粉碎的骨折，首先参照残留的髋臼顶进行前柱复位[23]，在后柱的上下方各拧入一 4.5mm 螺钉，并使用持钉钳帮助牵引、骨折块表面的清理和复位。在骨折部位采用椎板撑开器同样有效。另外，在坐骨上打入 Schanz 螺钉、坐骨大切迹上使用骨盆夹也有助于控制骨块。在正式复位前，在后柱的上方从上至下钻一导引孔，保证 4.5mm 或 3.5mm 皮质骨拉力螺钉理想定位于后柱中部。按后柱预弯的重建接骨板 3.5 可以提供额外的稳定性。在髂翼的外侧缘，从后上到前下拧入一枚拉力螺钉直至耻骨上支，可以固定髋臼前柱。必须确保螺钉没有穿透关节以及髂耻隆起区域的耻骨上支前方（该处有股血管附着）。

**C 型骨折需要有步骤地从周边向髋臼复位。**当髂翼用拉力螺钉或重建接骨板 3.5 固定后，在髋臼关节面直视情况下复位后柱，然后复位前柱，用 4.5mm 拉力螺钉从髂前 上棘向坐骨壁固定和/或从髂翼外侧固定前柱。

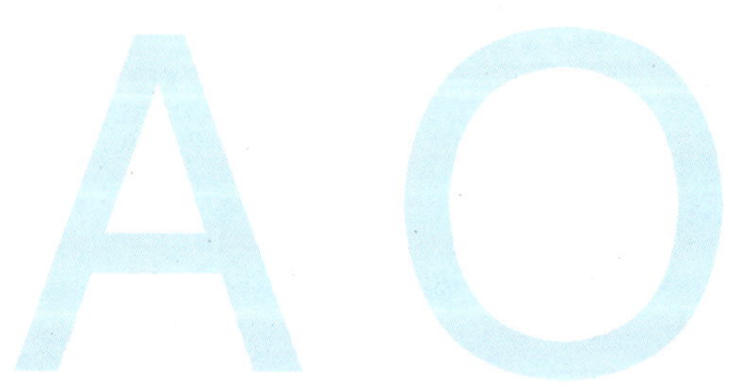

### 4.5 复位和固定的评估

关闭切口前，复位的髋臼必须进行X线透视和术中摄片（骨盆前后位、闭孔位和髂骨斜位），以证实骨折已理想复位、关节内没有内固定器械。按照不同的进路，用手指沿四边形板表面或者经坐骨大、小切迹触摸前后柱，以确保充分复位。将手指置于四边形板表面，活动关节可以探明关节内有无捻挫感，如有则说明关节内有残留碎骨片或内固定物。

### 4.6 术后处理和康复

术后静脉使用头孢唑啉（先锋V号）48~72小时。应该与患者讨论有关预防深静脉栓塞的问题，目前并没有证据表明预防用药可以防止致命的肺栓塞。如果不加鉴别地预防用药可能有严重并发症发生。当髂翼外侧有过多剥离时，每天口服消炎痛（75mg缓释剂）一次，连续6周，以防止异位骨化形成。

应该强调早期活动的重要性，鼓励患者在术后24~48小时坐起。通常术后第三天去除引流管，允许患者扶拐足趾负重，在理疗师指导下进行强度操练和步态训练。但是，术后6~8周内不提倡负重锻炼。采用髂股进路或使用大粗隆截骨情况下，术后6~8周避免主动外展活动。术后第三个月，根据X线骨折愈合情况，允许患者在耐受情况下完全负重。

**术中的X线或许不能完全发现关节有残留的不匹配、内固定物穿透或关节内游离骨片。**因此，术后还需行X线摄片（骨盆前后位、闭孔位和髂骨斜位），仅当X线平片不能证实复位是否充分或需要证实关节内有无螺钉时，才需要进行CT扫描。

### 4.7 并发症

#### 4.7.1 早期

**术中并发症包括神经血管损伤、复位不够充分、关节面被内固定物穿透和肺栓塞，**使得手术复杂化。术后早期并发症有深静脉栓塞、皮肤坏死、感染、再移位、关节炎和死亡。感染率介于4%~5%[1,2,14,15]。医源性坐骨神经损伤或原有损伤症状加重可能会导致严重问题。有经验的医疗组[1,2]，甚至最有经验的医生[2]亦有2%~3%的损伤率。下肢近端深静脉栓塞的发生率约在30%左右，这对术后的病残甚至死亡起重要作用。然而，治疗方法的改进和术前用磁共振静脉造影[25]查明深静脉栓塞，可降低肺栓塞的发病率。

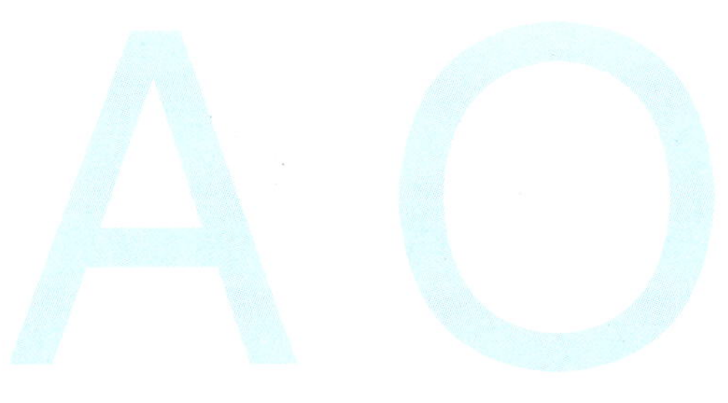

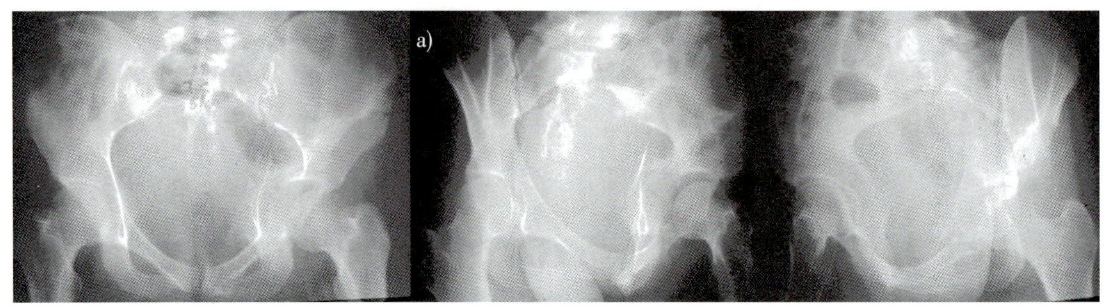


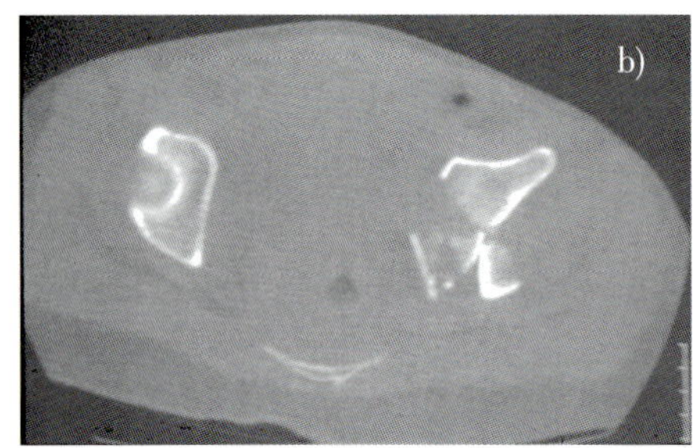


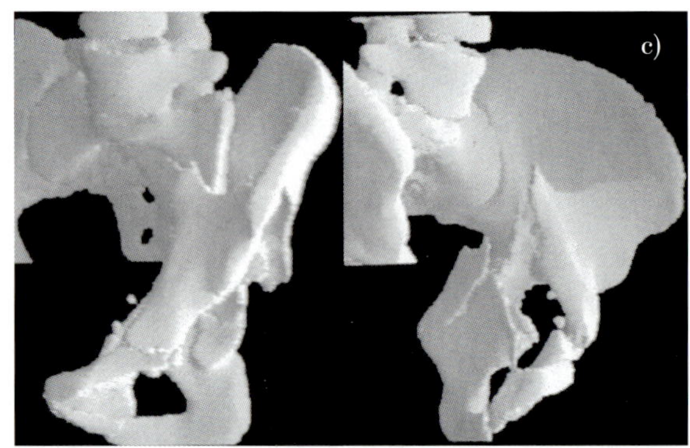


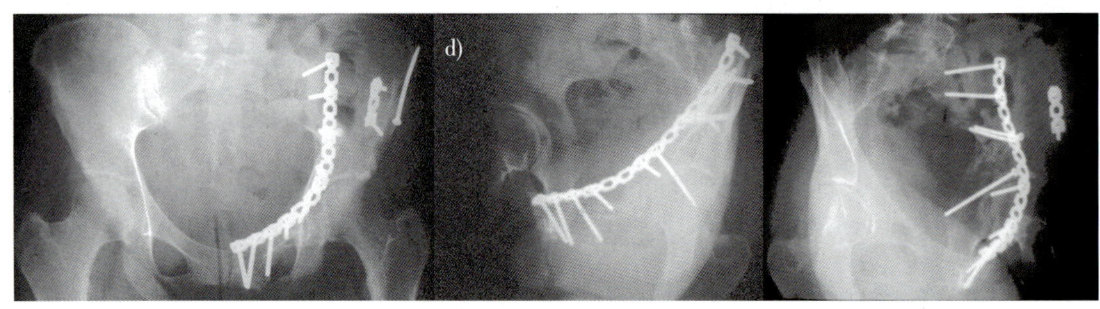


图 4.5–20 22 岁女性，车祸

a) X 线摄片 (前后位、闭孔斜位、髂骨斜位) 显示左侧髋臼有移位的双柱骨折。髂骨斜位显 示病理性马刺征 (spur sign)。

b) CT 扫描显示双柱的移位/旋转。

c) 三维 CT 重建图像显示双柱的旋转畸形和移位。

d) 随访 X 线摄片 (前后位、闭孔斜位、髂骨斜位) 显示经前方进路的解剖复位、恢复之关节面以及骨折愈合。

#### 4.7.2 后期

**后期并发症包括异位骨化、软骨溶解、缺血坏死和创伤性关节炎。**异位骨化是髋臼骨折切开固定术后很常见的并发症，发病率为18%~90% [1, 2, 21]，最常 见于延伸进路病例 [1, 2, 15, 21]。早期使用消炎痛 [1] 和低剂量放射疗 法 (单次或分多次) 可以预防异位骨化 [1, 21]。髋臼骨折术后股骨头缺血坏死的发病率为3%~9% [1, 2]。创伤性关节炎与复位质量直接相关——复位越佳，优良结果的机会越多。

## 5 参考文献


[1] Letournel E, Judet R (1993) *Fractures of the Acetabulum*. 2nd ed. Berlin Heidelberg New York: Springer-Verlag.

[2] Matta JM (1996) Fractures of the acetabulum:accuracy of reduction and clinical results in patients managed operatively within three weeks after the jnjury. *J Bone Joint Surg* [*Am*]; 78 (11): 1632-1645.

[3] Mayo KA (1990) Surgical approaches to the acetabulum. *Tech Orthop*; 4: 24-35.

[4] Letournel E (1987) Surgical treatment of acetabular fractures. *Hip*; 157-180.

[5] Letournel E (1980) Acetabulum fractures: classification and management. *Clin Orthop*; (151): 81-106.

[6] Tscherne H, Pohlemann T (1998) *Tscherne Unfallchirurgie*. Becken und Acetabulum. Berlin Heidelberg: Springer-Verlag.

[7] Judet R, Lagrange J (1958) La voie postero externe de Gibson. Presse Med; 66: 263-264.

[8] Judet R, Judet J, Letournel E (1964) Fractures of the acetabulum: classification and surgical approaches for open reduction. *J Bone Joint Surg*; 46: 1615-1646.

[9] Johnson EE, Eckardt JJ, Letournel E (1987) Extrinsic femoral artery occlusion following internal fixation of an acetabular fracture. A case report. *Clin Orthop*; (217):209-213.

[10] Helfet DL, Anand N, Malkani AL, et al. (1997) Intraoperative monitoring of motor pathways during operative fixation of acute acetabular fractures. *J orthop Trauma*; 11 (1): 2-6.


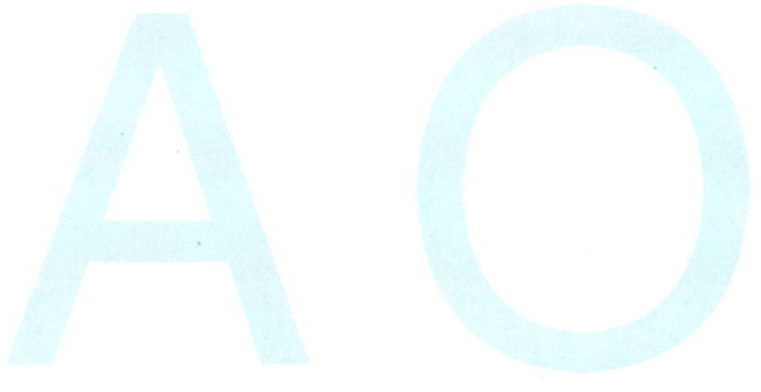

[11] Pennal GF, Davidson J, Garside H, et al. (1980) Results of treatment o f acetabular fractures. *Clin Orthop*; (151): 115-123.

[12] Matta JM, Mehne DK, Roffi R (1986) Fractures of the acetabulum. Early results of a prospective study. *Clin Orthop*; (205): 241-250.

[13] Tile M, Helfet DL, Kellam JF, et al. (1995) *comprehensive Classification of Fractures in the Pelvis and Acetabulum*. Berne: Maurice E. Müller Foundation.

[14] Helfet DL, Schmeling GJ (1994) Management of complex acetabular frac tures through single nonextensile exposures. *Clin Orthop*; (305): 58-68.

[15] Alonso JE, Davila R, Bradley E (1994) Extended iliofemoral versus tri radiate approaches in management of associated acetabular fractures. *Clin Orthop*; (305): 81-87.

[16] Geerts WH, Code KI, Jay RM, et al. (1995) A prospective study of venou s thromboembolism after major trauma. *N Engl J Med*; 332: 1448-1449 .

[17] Helfet DL, Bartlett CS, Lorich D (1997) The use of a single limited posterior approach and reduction techniques for specific patterns of acetabular fractures. Op Tech Orthop; &: 196-205.

[18] Routt ML, Jr., Swiontkowski MF (1990) Operative treatment of complex acetabular fractures. Combined anterior and posterior exposures during the same procedure. J Bone Joint Surg [Am]; 72 (6): 897-904.

[19] Tile M, Burgess A, Helfet DL, et al. (1995) Fractures of the Pelvis and Acetabulum. Baltimore: Williams & Wilkins.

[20] Leenen LP, van der Werken C, Schoots F, et al. (1993) Internal fixation of open unstable pelvic fractures. J Trauma; 35 (2): 220-225.

[21] Bosse MJ, Poka A, Reinert CM, et al. ( 1988) Heterotopic ossification as a complication of acetabular fracture. Prophylaxis with low-dose irradiation. J Bone Joint Surg [Am]; 70 (8): 1231-1237.

[22] Johnson EE, Matta JM, Mast JW, et al. ( 1994) Delayed reconstruction of acetabular fractures 21-120 days following injury. Clin Orthop; (305): 20-30.

[23] Mears DC, Rubash HE (1983) Extensile exposure of the pelvis. Contemp orthop; 6: 21-31.

[24] Reinert CM, Bosse MJ, Poka A, et al. ( 1988) A modified extensile exposure for the treatment of complex or malunited acetabular fractures. J Bone Joint Surg [Am]; 70 (3): 329-337.

[25] Montgomery KD, Potter HG, Helfet DL (1995) Magnetic resonance venogra phy to evaluate the deep venous system of the pelvis in patients who have an ace tabular fracture. J Bone Joint Surg [Am]; 77 (11): 1639-1649.

## 6 新进展

本章节的新进展和附加参考资料可从网上获得：

http://www.aopublishing.org/PFxM/45.htm

# 4.6 股骨

## 4.6.1 股骨：近端

霍夫曼 (Reinhard Hoffmann)，哈斯 (Norbert P. Haas)

### 1 引言

根据 AO Müller 分类法（图 4.6.1-1），股骨近端骨折可分为三种类型：

- 31-A：关节囊外的转子间骨折
- 31-B：关节囊内的股骨颈骨折
- 31-C：关节囊内的股骨头骨折

### 2 转子间骨折（31-A）

#### 2.1 概要

**转子间骨折是股骨近端最常见的骨折，**主要发生于老年病人，故而围手术早期的死亡率相当高。转子间骨折在关节囊外，极少影响股骨头的血供。大多数病人可通过手术治疗获得良好的预后。

考虑到分类方法的不同，通常用稳定和不稳定来描述骨折固定的难易程度。AO 的 Müller 分类法将转子间骨折分为三种亚型。A1 骨折是简单的二部分骨折，内侧骨皮质仍有良好的支撑。A2 骨折是粉碎骨折，内侧和后方骨皮质在数个平面上破裂，但外侧骨皮质保持完好。A3 骨折时，外侧骨皮质也有破裂（逆向骨折）。如果骨折的中心低于股骨小转子远端水平线（股骨转子区的下限标志），就是股骨转子下骨折，将在 4.6.2 章中讨论。

#### 2.2 手术治疗

需要拍摄标准的股骨近端正位和侧位 X 线片以评估骨折。如果采用股骨近端髓内钉（PFN）来治疗不稳定骨折，摄片还要包括股骨干以测量股骨髓腔宽度及骨干的形状。PFN 不宜用于股骨干过度前弓的病人，因为髓内钉的尖端会穿出股骨干的前方骨皮质，造成骨折。

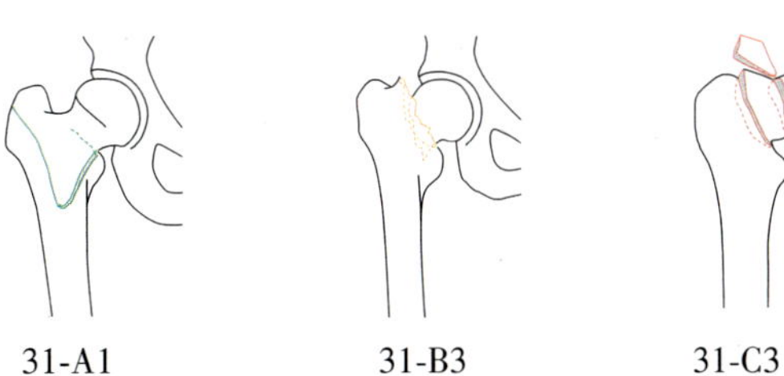


图 4.6.1-1 AO 的 Müller 分类

**病人的全身情况一旦得到控制，就应进行内固定。**在可透 X 线的手术床或在骨折牵引床上进行骨折复位和固定均可（图 4.6.1–2）。这两种技术各有优缺点。手术中必须在两个平面上行 C 臂电透机监控。

成功治疗转子间骨折需要正确使用内植物和器械以获得坚强的内固定。转子间骨折内固定在过去十年中得到了极大的发展。如使用得当，各种不同类型的内固定均能取得良好的治疗效果 [1~5]。**动力髋螺钉〔DHS〕可选作稳定骨折（A1 和 A2.1）的内固定物。**这种装置可使骨折沿滑动的股骨颈螺钉移动而嵌压 (图 4.6.1–3)，所以 DHS 必须放置于股骨头的中心 [6]。如果 DHS 位于股骨头的上方 1/4，则可能因螺钉拉出而失败，特别在骨质疏松时这种可能性更大。**内固定手术应当尽早实施。**正确置入导引钢针并在两个平面上仔细核对（录像 AO20156B），可避免 DHS 位置不当。

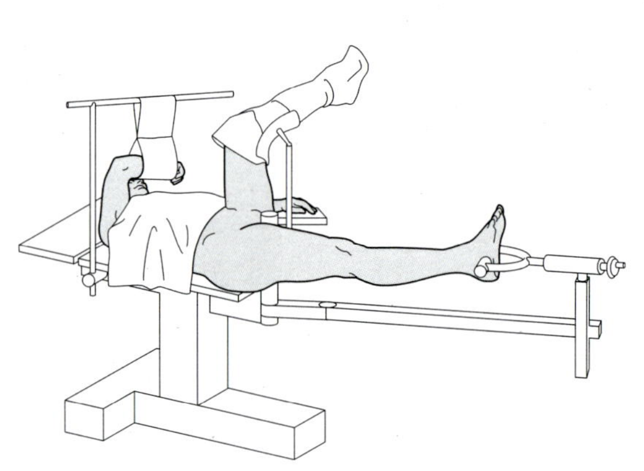

**图 4.6.1–2 骨折牵引床上病人的体位。在可透射 X 线的手术床上取仰卧位亦可**

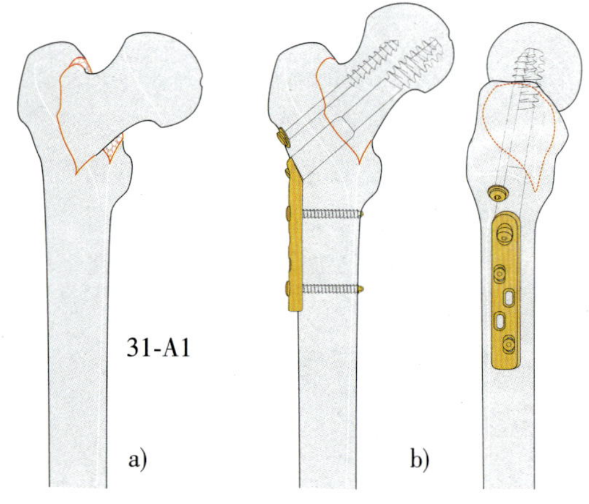


**图 4.6.1–3**

a) 股骨转子的两部分骨折 (A1)。

b) DHS 固定。近端加用一枚松质骨螺钉可增加抗旋转稳定性。

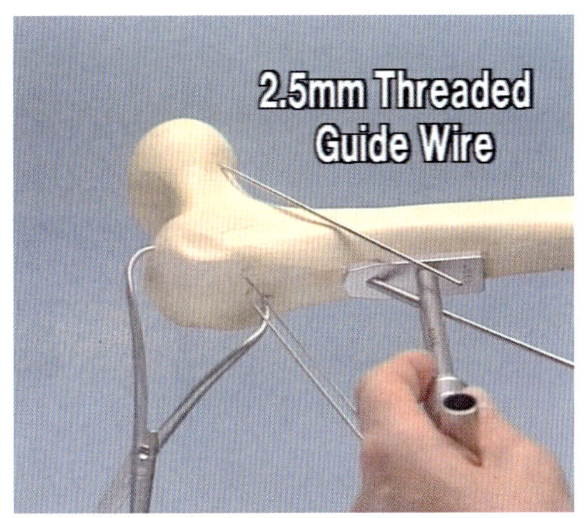


录像 AO20156B

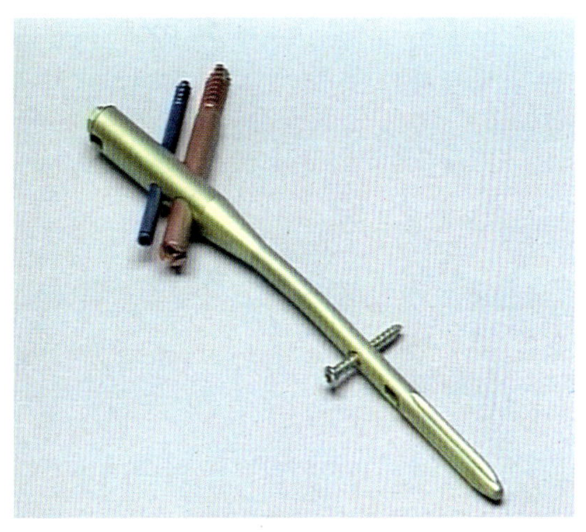

录像 AO20173B

由于生物力学的特性，新型的股骨近段带锁髓内钉特别适用于严重粉碎的不稳定骨折（A2.3 和 A3）（图 4.6.1-4，图 4.6.1-5）。远端交锁应当是静力性的（录像 AO20173B）。

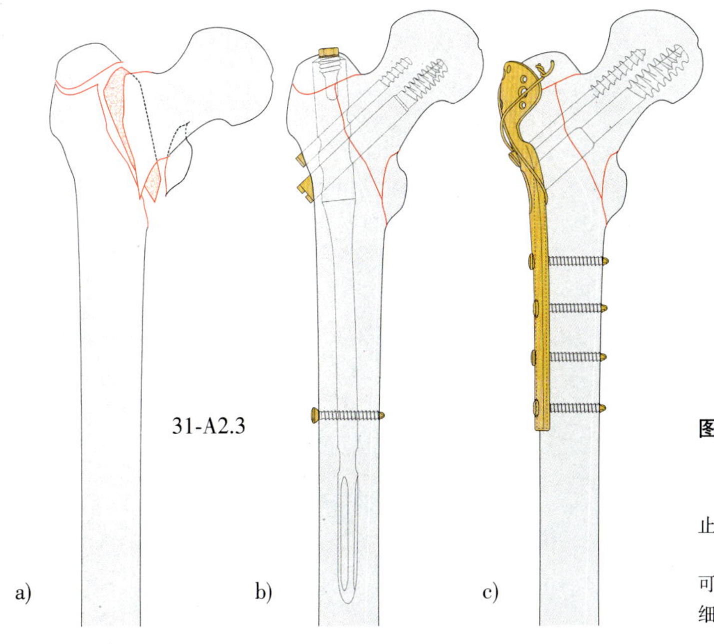


**图 4.6.1-4**

a) 股骨转子的粉碎骨折 (A2.3)。

b) 不稳定骨折用 PFN 治疗。髓内钉可防止骨片向外移位。

c) DHS 固定。加用大转子稳定接骨板，可防止骨片向外移位。大转子可经接骨板以细螺钉或张力带钢丝固定。

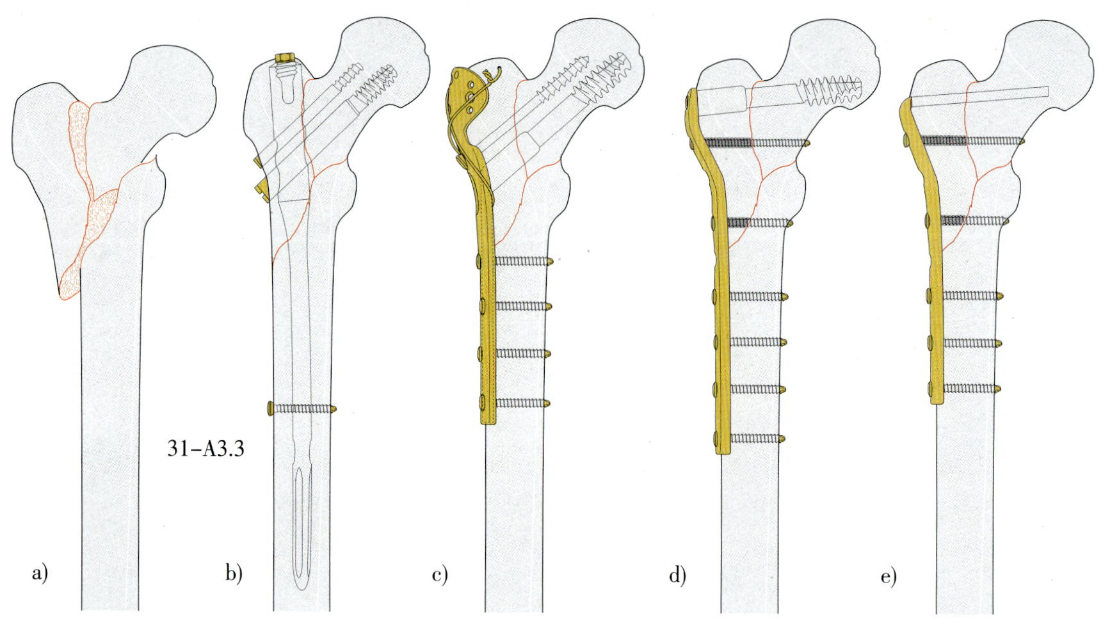


图 4.6.1–5

a) 逆向的股骨转子间骨折 (A3.3)。
b) PFN 更适用。
c) 带大转子稳定接骨板的 DHS 固定，加用张力带钢丝。
d/e) DCS 或髁接骨板固定。DCS 的加压螺钉或髁接骨板的刀刃应安装于近端骨片的近端。接骨板在张力下放置。

动力髁螺钉 (DCS)、髁接骨板和带有大转子稳定接骨板的 DHS (图 4.6.1–4c) [7, 8] 一样都可供选择使用。三者之中 DCS 较易安装 (4.6.2 章)。

如果病人已经有明显的骨关节炎症状，可以考虑施行全髋关节置换手术。对于转子间骨折来说，假体置换手术是困难的，且并发症很多。对大多数病人而言，最初选用骨折内固定更可取。骨折愈合后如若关节炎症状仍存在，再施行假体置换手术较新鲜骨折更方便。

## 2.3 术后处理

**内固定术后第一天，患者就应在助步器内或扶拐行走**。由于大多数老年病人难以做到部分负重，内固定应当坚强到允许近乎完全的负重。骨折在 3~5 个月内完全愈合。

如果内固定使用正确，即使是对于骨质疏松的病人，也能起到固定作用。若内固定失败或骨折再移位，则应根据失败的类型、骨骼质量、年龄、病人的要求及期望决定如何处理。年轻患者，如果股骨头骨量良好、软骨完整、血供充分，应再进行内固定。老年患者则以假体置换更为合适。

## 3 股骨颈骨折(31-B)

### 3.1 概要

老年、眩晕、痴呆、恶性肿瘤和心肺疾病，以及年轻人遭受高能量损伤等均为股骨颈骨折的高危因素。**股骨颈囊内骨折可危及股骨头的血供**（图 4.6.1-6）。骨折可损 伤主要的营养血管，即骺外侧动脉。**股骨颈骨折需尽早切开复位内固定**。及早解剖复位，加强内固定，可降低股骨头缺血性坏死的发生率[9，10]。**由于血供影响，股骨颈骨折治疗有风险**。骨折血肿可增加关节囊内压力，妨碍关节囊静脉回流，减少股骨头动脉血供。关节囊切开可清除关节内血肿[10~13]。切开关节囊，直视下整复骨折有助于解剖复位。不必缝合关节囊。骨折复位前，用 2mm 钻头钻孔以判断股骨头活力。**若需保留移位的股骨头，待病人内科情况稳定后应尽早进行内固定手术**。为了用 MRI 随访股骨头的存活，建议使用钛质内固定。

如不能急诊手术，可穿刺关节，抽吸关节内血肿。髋关节应保持半屈和外旋姿势。儿童或老人股骨颈经颈或基底部骨折（B2.1）时，部分骨折在关节囊外，股骨头活力的损害与其说是关节内血肿造成，不如说是股骨头血供中断所致。

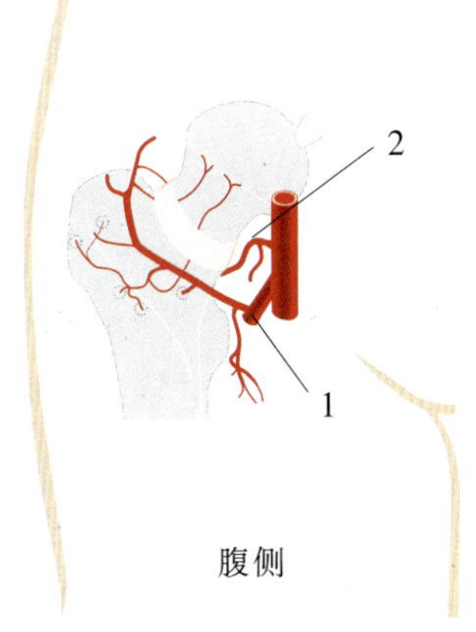


**图 4.6.1-6 股骨头血供**

股骨头血供主要来自于旋股内动脉（1），在转子间窝发出 3 或 4 支分支。这些分支沿股骨颈滑膜反折部分向后向上行走直达股骨头软骨边缘。圆韧带内的血管发自闭孔动脉。旋股外动脉的升支（2）供应股骨大转子，与旋股内动脉构成基底动脉环。

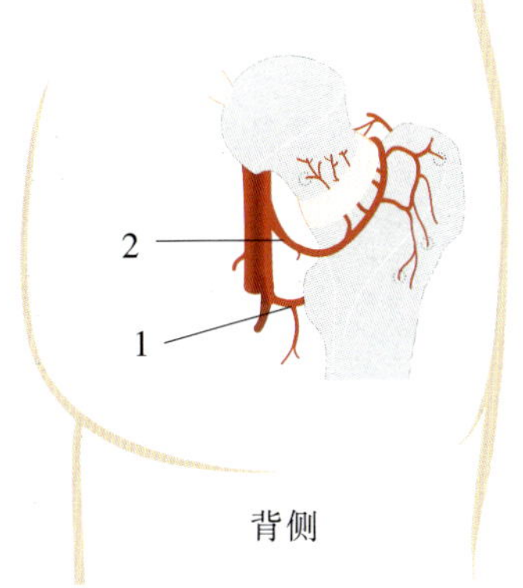

### 3.2 手术治疗

所有病人都应摄取两个平面的 X 线片。在侧位 X 光片上股骨头向后倾倒和后部粉碎很容易辨认。无移位的或外展嵌顿性头下骨折 (B1)，**即所谓的外展骨折，具有足够的稳定性，保守治疗即可**。这种骨折的稳定性必须在 C 臂电透机下加以确认，并不断随访监测。若以后骨折移位，股骨头坏死的危险性即随之增加。因此，对这类骨折强调使用内固定，特别是对年轻病人和活动较多的老年病人。

移位的不稳定股骨颈骨折的治疗选择主要取决于病人的全身情况。合理的治疗应根据病人年龄、活动情况、骨骼密度、其他疾病、预期寿命和依从性来决定[10]。全身情况稳定，没有慢性疾病的 65 岁以下病人应急诊手术，骨折切开复位内固定。75~80 岁的病人应行假体置换手术。**有较高功能要求且骨质量好的病人应选择内固定**。对功能要求较低、有慢性疾病、严重骨质疏松或依从性差的病人，推荐双极杯假体置换手术或全髋关节置换手术。任何年龄的病人，如有严重慢性疾病，预期寿命有限，应使用骨水泥假体。存活时间少于一年的病人可使用单极股骨头。一般而言，治疗选择更多取决于病人的生理状况，而不取决于年龄。

同样的原则也适用于多发性损伤病人，应优先考虑移位股骨颈骨折的治疗。如需假体置换，应在病人全身情况稳定后 24 小时内施行手术，减少术后病残率。

骨折闭合复位通常是在 C 臂电透机监控下牵引和内旋肢体。复位困难者，不要反复强行复位，应切开复位。患者仰卧，以外侧切口直达髋关节，切除前方关节囊。股骨头一般向后下方移位，可外展肢体或用骨钩向外牵拉，轻柔解除嵌顿。复位后用一至二枚 2.0mm 克氏针临时固定保护。年轻病人要求解剖复位；而骨质疏松的老者则需轻度外展位嵌顿。复位结果要用 C 臂电透机在两个平面上确认。

是否进行内固定以及使用何种内固定，取决于骨骼质量。任何内固定都应是安全和使用方便的。根据并发症及预后，DHS 和角接骨板是较好的内固定器材[14] (图 4.6.1-7)。为了恢复骨骼旋转稳定性和确切支持固定，可以在 DHS 的近端加用一枚螺钉。

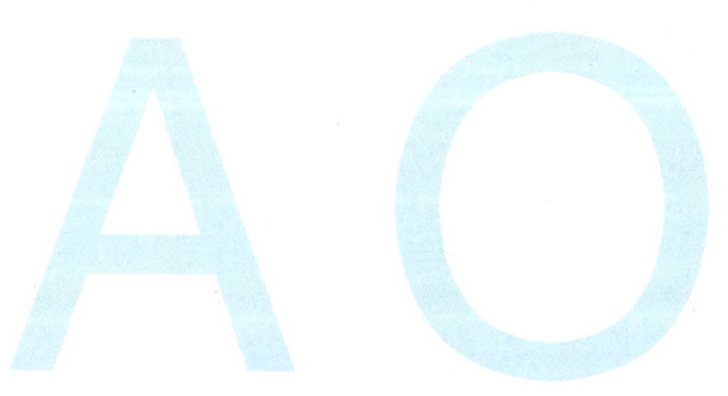

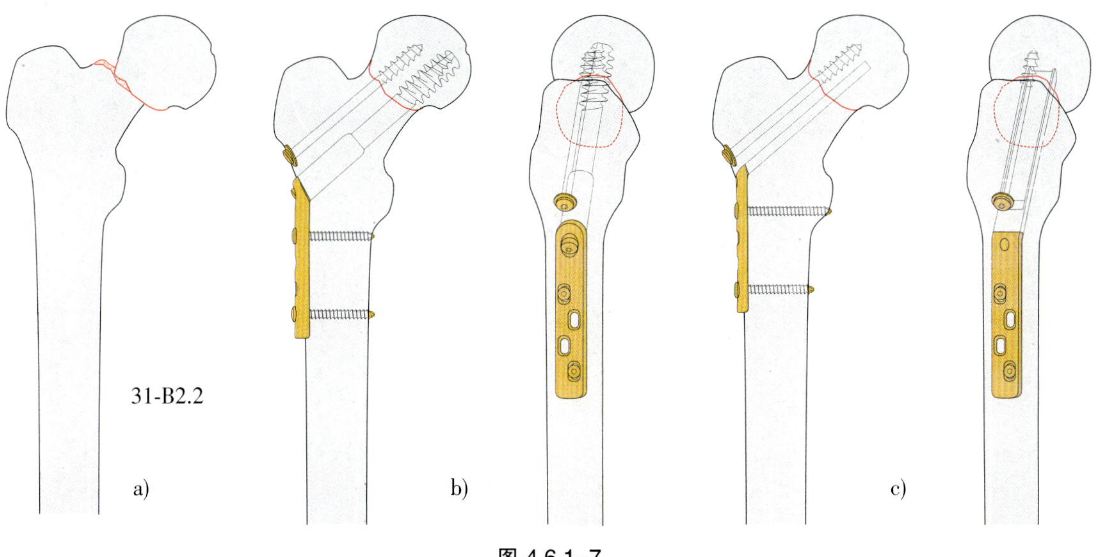


图 4.6.1–7

a) 移位的股骨颈骨折 (31–B2.2)。

b) 轻度外翻并纠正旋转，复位、嵌顿骨折。用 4 孔 135°的 DHS 内固定。也可用 2 孔接骨板固定。在 DHS 近端平行打入松质骨螺钉，可预防股骨头旋转。要确保松质骨螺钉的螺纹全部进入股骨头。某些头下型骨折病人负重后螺钉可能有些退出。

c) 带 1 至 2 枚螺钉的 130°角接骨板内固定。加用松质骨螺钉可增加固定的即时稳定性，缩小骨折间隙，需在术中使骨片嵌顿后打入螺钉。接骨板刀刃应安装于股骨头的下方 1/2 象限。

特别是后方有明显粉碎骨折者，也可使用 130°角接骨板，但手术要求更高。因骨片间需对合良好，防止骨折分离移位，特别是松质骨密度较高的年轻病人，可以加用拉力螺钉以确保骨片对合良好。骨骼质量好的病例，可使用三枚 7.0mm 或 7.3mm 空心松质骨螺钉固定 (图 4.6.1–8)。三枚螺钉互相平行，便于骨折滑动嵌顿。为加压固定骨折，要注意使三枚螺钉的螺纹都进入股骨头，而非跨越骨折线。术中螺钉都须拧紧，并反复确认（录像 AO00087)。如使用骨折牵引床，须放松牵引。空心螺钉也可以经皮打入。

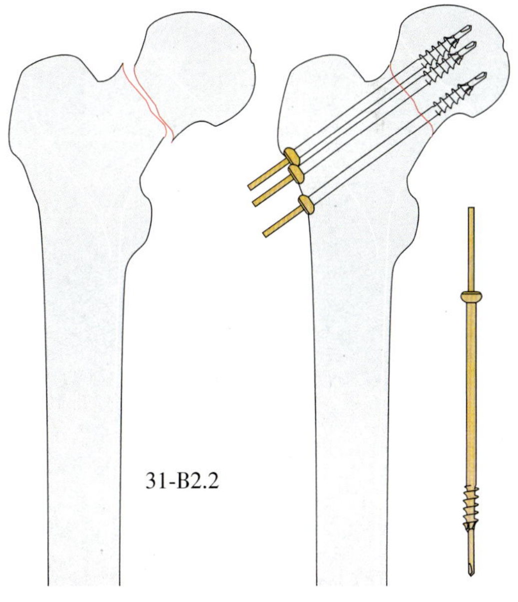


**图 4.6.1–8 3 枚 7.0 或 7.3mm 松质骨螺钉固定。螺钉相互平行，并确保螺纹全部进入股骨头。空心螺钉手术方便，如能闭合复位骨折，可经皮打入。**

少数垂直剪切应力较大的骨折难以复位，可外翻截骨，以120°角接骨板内固定(图 4.6.1–9)。如需进行假体置换，骨水泥型的双极杯人工股骨头优于单极股骨头，因髋臼磨损和脱位发生率较低[10, 15]。预期寿命有限、衰竭或病人极少活动，推荐使用单极假体。已有骨关节炎，活动量大的病人，全髋关节置换更为适宜 (图 4.6.1–10)。股骨颈骨折的假体置换应保留后方关节囊，以免髋关节脱位。

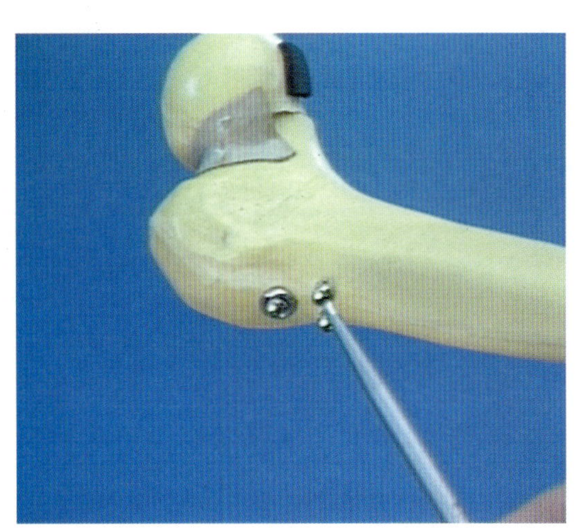

录像 AO00087

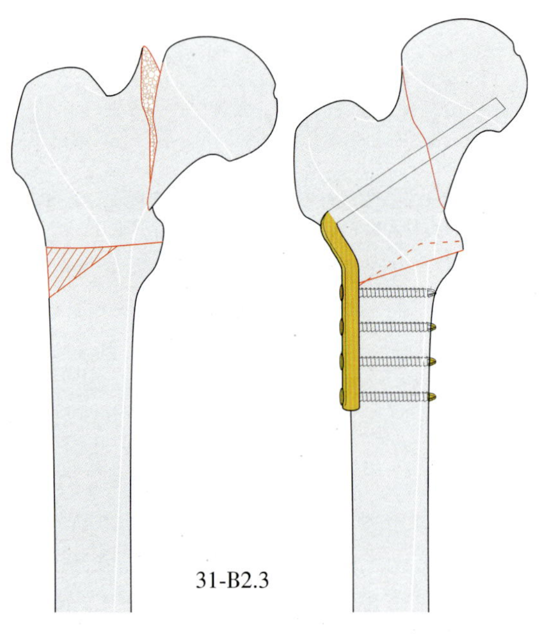


图 4.6.1–9 垂直骨折时，股骨转子间外翻 30°~40°截骨可将剪切力转为压缩力，用 120°角接骨板固定

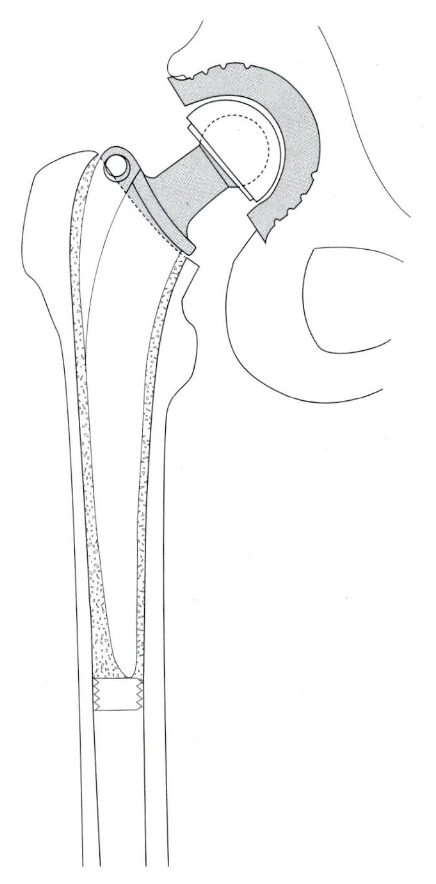

图 4.6.1–10 股骨颈骨折移位的老年病人和预期寿命有限者建议置换股骨头，使用双极人工股骨头或全髋关节假体

### 3.3 术后处理

根据内固定强度，病人在术后 24 小时内活动，部分或完全负重，但应牢记老年病人部分负重可能很困难。老年病人需可靠内固定或假体置换，以便早期负重行走。

如内固定失败或骨折再移位，应根据失败的类型、骨骼质量、年龄和病人的需要决定如何处理。年轻病人，如果股骨头仍存活，则应重新内固定。骨折不连接或内翻畸形可外翻截骨矫正。骨质量差、功能要求低的病人，可采用双极人工股骨头或全髋关节治疗。年轻病人股骨头无菌坏死，股骨头塌陷不超过 50%，可用转子间屈曲截骨缓解疼痛、改善功能，也可行髋关节融合。但由于有缺血坏死股骨头，手术技术更困难，则全髋关节置换更可取。

## 4 股骨头骨折(31–C)

### 4.1 概要

造成股骨头骨折需强大暴力，这时髋关节脱位或骨折脱位很常见，因而股骨头骨折或 Pipkin 骨折常是髋关节严重复合损伤的一个部分。股骨头骨折伴股骨颈和髋臼骨折相当常见。多见于机动车碰撞，常为多发性损伤，伴下肢的其他创伤。辨认髋关节骨折或脱位，须拍骨盆正位片。髋关节脱位应在病人全身情况允许时尽早复位。复位最好在全身麻醉、肌肉放松后进行。股骨头骨折常需切开复位内固定。复位后应检查关节稳定性，将下肢轻度外展，再施以一些轴向应力，拍摄骨盆正位片，与健侧对比关节间隙和匹配性。如有骨片嵌入关节内、盂唇撕裂翻转或韧带折叠，可使患髋关节间隙增宽。CT 可见股骨头嵌顿或撕脱骨折。CT 还可确认骨折脱位是否纠正，有无游离体以及精确区分髋臼骨折 (图 4.6.1–1)。二维 CT 重建对确证股骨头负重区域复位特别有帮助，该部位的骨损伤对预后影响重要，而其他检查方法难以发现。

### 4.2 手术治疗

圆韧带下的小骨片 (<1cm) 不必解剖复位，除非影响关节活动。**小骨片影响关节活动应摘除，较大的骨片要用小的拉力螺钉固定** (图 4.6.1–11)。骨片常附着在下方关节囊上，内固定时应保护骨片血供。游离骨片或软组织嵌入关节者，应摘除，否则关节会迅速退变。CT 应特别注意髋臼窝内小骨片。该骨片常附着于韧带，从股骨头上撕脱下来，不会移位进入关节内。如无其他手术指征，这种骨片可置之不理。CT 扫描可在损伤后一周时辨识髋臼窝内骨片位置。

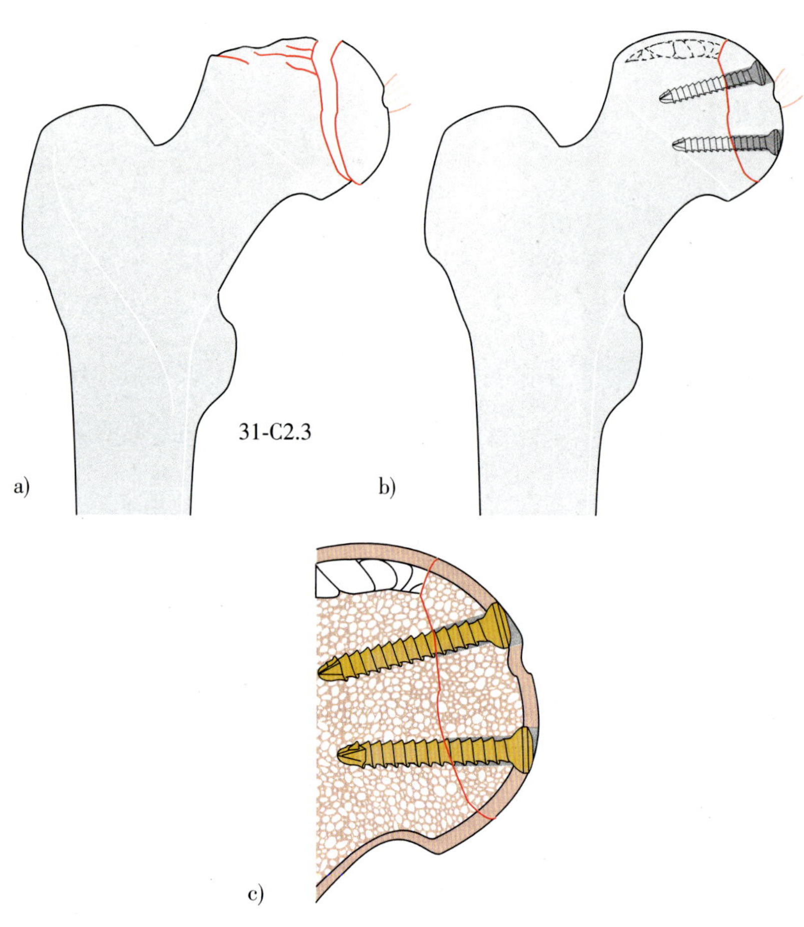


图 4.6.1–11 股骨头劈裂塌陷骨折 (C2.3)。撬起下陷骨块，松质骨植骨，软骨下螺钉固定骨片

连接圆韧带近端的骨软骨碎片往往是股骨头负重面的一部分 (C1.3, C3.1), 须解剖复位。即使骨片闭合复位成功, 仍可不稳定, 需切开复位内固定。小心保护骨片血供, 用 3.5mm、2.7mm 拉力螺钉或带垫圈的 3.0mm 空心螺钉固定。螺钉应埋入关节面下。股骨头凹陷骨折应撬起, 并以自体松质骨植骨。股骨头严重塌陷骨折手术方法相同 (C2.1–C2.3)。

股骨头劈裂伴股骨颈骨折 (C3.2, C3.3) 预后最差, 股骨头主要骨块会丧失血供[16]。股骨头骨折伴股骨颈骨折最佳治疗是全髋关节置换或关节融合术。根据股骨头主要骨块上钻孔后有无出血, 可判断其血供, 但该试验并不可靠。如血供有望保持, 固定股骨头骨折前, 先用 6.5mm 或 7.0mm 空心螺钉固定股骨颈骨折。传统观念是特别要保留年轻病人的股骨头。使用钛质内植物有助于用 MRI 来随访股骨头存活情况[17]。

如有髋臼骨折存在, 按同类骨折的处理原则来治疗 (见 4.5 章)。

切开复位内固定应在病人全身情况稳定后尽早进行。如急诊复位后关节仍不稳定或游离骨片残留于关节内, 而不能即时手术, 应进行下肢骨牵引, 直至手术。

单纯股骨头劈裂骨折可经髋关节前路或后路手术。如需固定股骨颈或髋臼骨折, 可视损伤类型决定手术入路。前方 Simth–Petersen 切口的优点是可以明显缩短手术时间, 减少失血量, 清楚暴露骨片。经前路可用螺钉直接固定劈裂骨折, 附着于关节囊或韧带的骨片得以保护。后方 Kocher–Langenbeck 切口直视复位骨折困难, 如需保护骨片血供只能间接进行固定。后路固定骨折时建议脱出股骨头, 游离骨片上的关节囊或韧带, 当然残留的血供就破坏了。据一些作者长期随访结果报告, 前路手术预后可能不好, 与后路手术相比, 前路手术异位 骨化更多[18]。

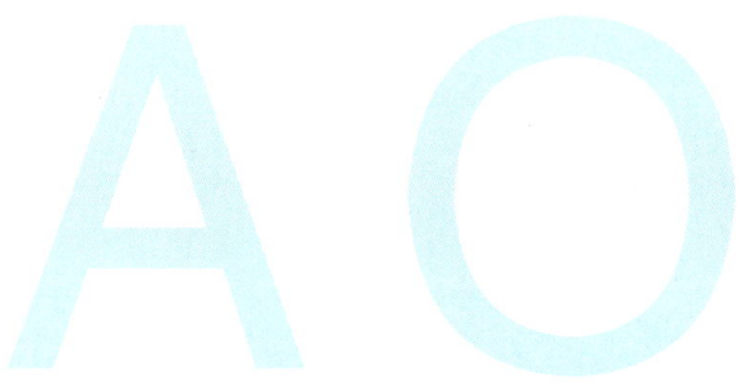

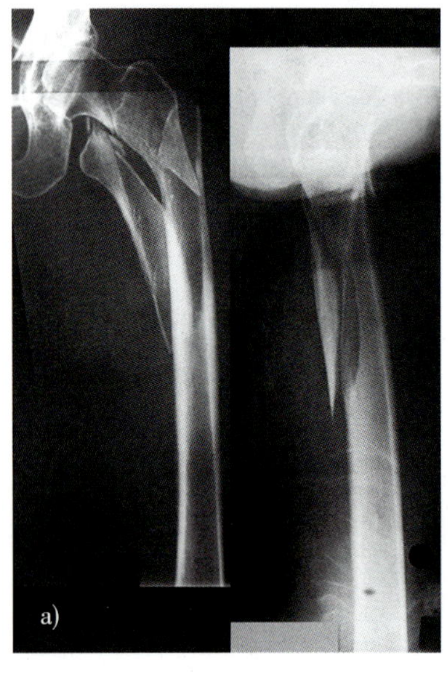

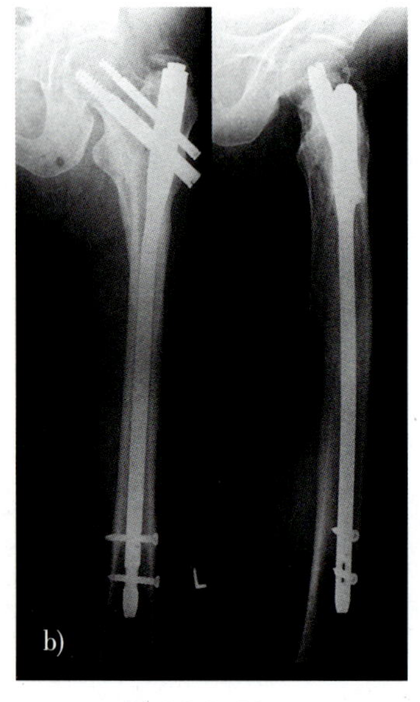

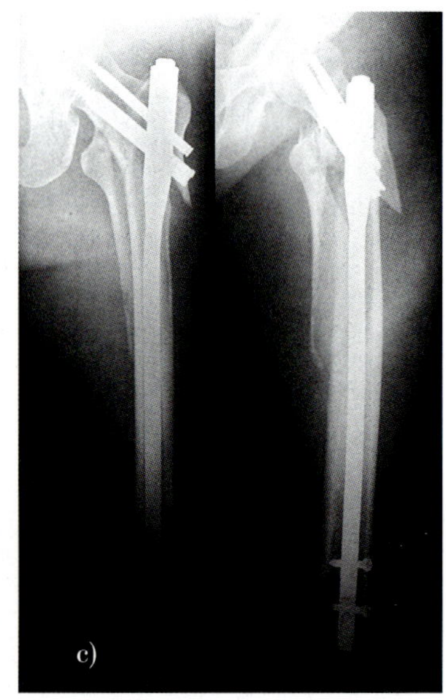


图 4.6.1–12

a) 一名 55 岁女性，滑雪事故后，不稳定的股骨转子间 A3 型骨折并延伸至骨干。
b) 急诊股骨近段髓内钉 (PFN) 固定后摄片。6 周内完全负重，功能完全恢复。
c) 一年后随访。

轻度移位的劈裂骨折也可经外侧入路或经皮空心螺钉固定。此时 CT 扫描必不可少。

### 4.3 术后处理

术后处理包括早期活动、CPM 操练、部分负重 6~12 周，以消炎痛预防异位骨化[18]。异位骨化高危病人 (多发性损伤病人伴头部创伤时，行前路手术) 的髋关节应进行一次放疗。

由于个体差异，**即使关节骨折解剖复位，也难以预料股骨头骨折的预后**。创伤性骨关节炎或股骨头缺血性坏死发生率取决于最初的关节软骨和软骨下骨撞击创伤程度。股骨头严重塌陷骨折或有部分股骨头坏死症状者，可行转子间截骨手术。股骨头完全缺血坏死或有骨关节炎症状者，可行全髋关节置换或髋关节融合手术。

## 5 参考文献

[1] Bridle SH, Patel AD, Bircher M, et al. (1991) Fixation of intertrochant eric fractures of the femur. A randomised prospective comparison of the gamma na il and the dynamic hip screw. *J Bone Joint Surg* [*Br*]; 73 (2): 330–334.

[2] Davis TR, Sher JL, Horsman A, et al. (1990) Intertrochanteric femoral f ractures.Mechanical failure after internal fixation. *J Bone Joint Surg* [*Br*]; 72 (1): 26–31.

[3] Larsson S, Friberg S, Hansson LI. (1990) Trochanteric fractures. Influ ence of reduction and implant position on impaction and complications. *Clin Orthop*; (259): 130–139.

[4] Leung KS, So WS, Shen WY, et al. (1992) Gamma nails and dynamic hip scr ews for peritrochanteric fractures. A randomised prospective study in elderly pa tients. *J Bone Joint Surg* [*Br*]; 74 (3): 345–351.

[5] O'Brien PJ, Meek RN, Blachut PA, et al. (1995) Fixation of intertrochan teric hip fractures: gamma nail versus dynamic hip screw. A randomized, prospective study. *Can J Surg*; 38 (6): 516–520.

[6] Baumgaertner MR, Curtin SL, Lindskog DM, et al. (1995) The value of the tip –apex distance in predicting failure of fixation of peritrochanteric fractur es of the hip. *J Bone Joint Surg* [*Am*]; 77 (7): 1058–1064.

[7] Babst R, Martinet O, Renner N, et al. (1993)[The DHS (dynamic hip scr ew) buttress plate in the management of unstable proximal femoral fractures]. *Schweiz Med Wochenschr*; 123 (13): 566–568.

[8] David A, Hüfner T, Lewandrowski Ku, et al. (1996) [The dynamic hip sc rew with support plate–a reliable osteosynthesis for highly unstable "reverse" trochanteric fractures?]. *Chirurg*; 67 (11): 1166–1173.

[9] Pauwels F (1935) Der Schenkelhalsbruch, ein mechanisches Problem. Gru ndlagen des Heilungsvorganges,Prognose und kausale Therapie. *Z Orthop Chir*; 6 (Suppl 3).

[10] Swiontkowski MF (1994) Intracapsular fractures of the hip. *J Bone Joint Surg* [*Am*]; 76 (1): 129–138.

[11] Bonnaire F, Gotschin U, Kuner EH (1992) [Early and late results of 200 DHS osteosyntheses in the reconstruction of pertrochanteric femoral fractures]. *Unfallchirurg*; 95 (5): 246–253.

[12] Gerber C, Strehle J, Ganz R (1993) The treatment of fractures of the femoral neck. *Clin Orthop*; (292): 77–86.

[13] Manninger J, Kazar G, Fekete G, et al. (1989) Significance of urgent (within 6h) internal fixation in the management of fractures of the neck of the femur. *Injury*; 20 (2): 101–105.

[14] Bonnaire F, Kuner EH, Lorz W (1995) [Femoral neck fractures in adult s: joint sparing operations. Ⅱ. The significance of surgical timing and implant for development of aseptic femur head necrosis]. *Unfallchirurg*; 98 (5): 259–264.

[15] Bray TJ, Smith–Hoefer E, Hooper A, et al. (1988) The displaced femoral neck fracture. Internal fixation versus bipolar endoprosthesis. Results of a prospective, randomized comparison. *Clin Orthop*; (230): 127–140.

[16] Pipkin G (1957) Treatment of grade IV fracture dislocation of the hip. A review. *J Bone Joint Surg* [*Am*]; 39: 1027–1042.

[17] Stockenhuber N, Schweighofer F, Seibert FJ (1994) [Diagnosis, therapy and prognosis of Pipkin fractures (femur head dislocation fractures)]. *Chirurg*; 65 (11): 976–981; discussion 981–972.

[18] Dreinhofer KE, Schwarzkopf SR, Haas NP, et al. (1996) [Femur head dis location fractures. Long–term outcome of conservative and surgical therapy]. *Unfallchirurg*; 99 (6): 400–409.

## 6 新进展

本章节的新进展和附加参考资料可从网上获得：

http://www.aopublishing.org/PFxM/461.htm

# 4.6.2 股骨：骨干(包括转子下)

赫茨奇 (Dankward H.ntysch)

## 1 诊断

根据成角畸形、短缩、反常活动和疼痛等临床症状，就能明确诊断股骨干骨折、股骨转子下骨折。

软组织损伤评估应该是临床完整体检不可缺少的一部分。由于大腿软组织覆盖很厚，因此股骨开放性骨折较少见。大腿损伤表皮完整，但深部肌层可撕裂。不要忽略皮下组织脱套损伤，需仔细检查神经血管功能 (见 2.1 章)。

标准 X 线检查包括两个平面摄片。摄片需包括相邻关节，以免遗漏患肢股骨颈或胫骨近端骨折。年轻病人股骨骨折往往是遭受严重暴力所致，因此常可伴其他损伤。多发性损伤或可疑伴有骨盆、脊柱、膝关节损伤，需仔细检查以明确诊断，这些创伤会影响整个治疗 [1] (见 5.3 章)。

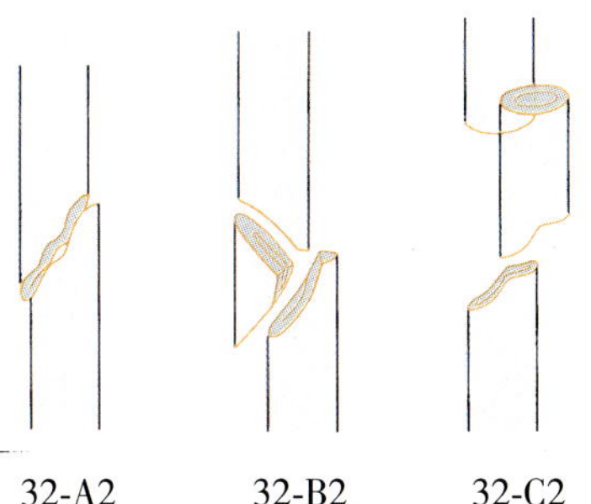


图 4.6.2–1 AO 的 Müller 分类

## 2 分类

(图 4.6.2–1)

分类应反映骨折和软组织损伤情况 (见 1.4 章)。根据 AO 的 Müller 分类法，股骨干骨折有 32 种 [2]。该区域从转子下 (小转子远端) 到股骨髁上。

## 3 解剖

股骨大转子、股骨外髁、髌骨和膝关节间隙是股骨主要的体表标志。股骨外侧最主要的软组织结构**是阔筋膜、髂胫束和股外侧肌，它们共同作用形成张力带**。根据手术进路的选择，股外侧肌常向腹侧回缩而远离股骨粗线或它可被轻柔提起形成微创内固定技术所谓的“通道”。

大多数间接手术中，骨盆和胫骨的额外骨性标志对评估肢体成角、旋转和长度很重要。粉碎性骨折时，健肢也应铺巾，以便手术中进行比较。

## 4 术前规划

单一骨折术前准备无特殊，粉碎骨折需仔细分析。需要两个平面的高质量 X 线片。骨干近端或股骨转子下骨折常极不稳定且伴疼痛，应在健髋屈曲 90°后，水平摄侧位片。使用髓内钉时，需拍摄高质量的骨盆和股骨近端 X 线片，排除股骨颈和转子的隐匿骨折。有了 X 线片，即可制订手术方案 (见 2.4 章)。粉碎骨折时，健肢正位片可作相互比较。

**肢体长度及对线 (向前成角、内翻和外翻、旋转畸形) 的恢复与纠正是治疗的主要目标。**简单骨折不必解剖复位就可纠正长度。根据 X 线片和临床检查即可判断向前成角、内翻和外翻 (3.3.1 章)。

**术中髋膝关节被铺巾覆盖，但将关节屈曲 60°，就可观察肢体有无旋转畸形。**

### 4.1 体位和复位

依术者的经验和偏好，可在普通可透射 X 线的手术床或骨科牵引床上进行手术，病人可以仰卧也可以侧卧。髓内钉手术时，C 臂电透机需获得两个平面的图像 (图 4.6.2–2)。

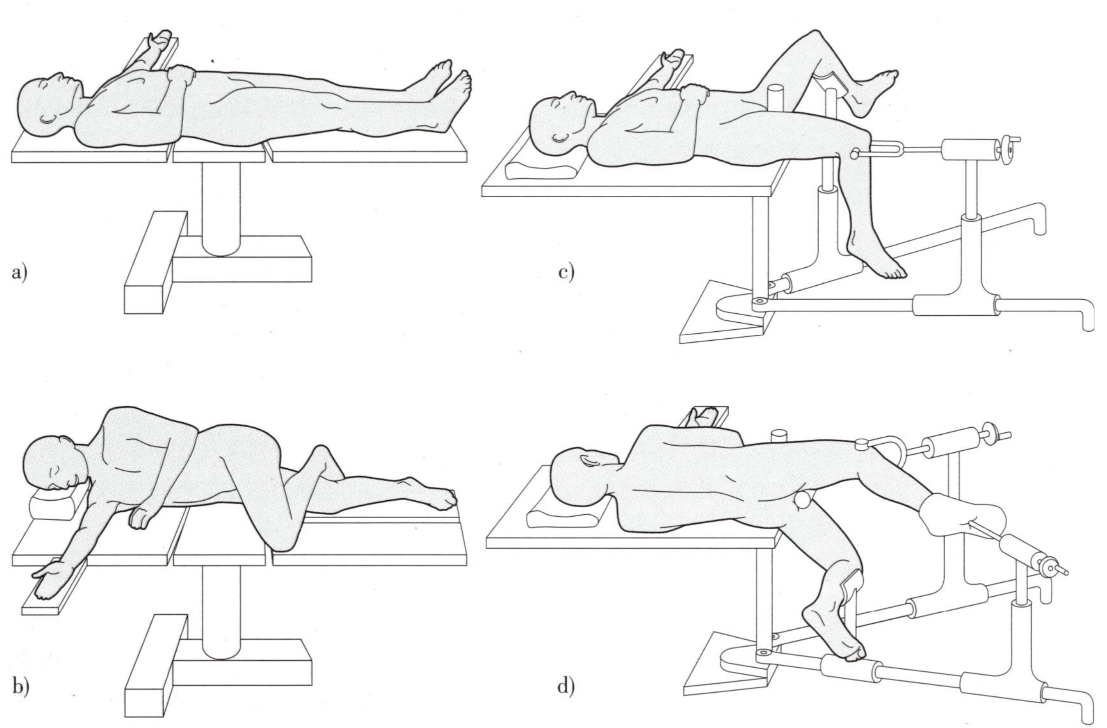


**图 4.6.2–2 股骨干和转子下骨折手术中的体位**

a) 仰卧位。
b) 髓内钉手术时，普通手术床上的侧卧位 (现在很少采用)。
c) 骨科牵引床上仰卧位适合股骨干或近端骨折髓内钉手术。
d) 骨科牵引床上髓内钉手术的侧卧位 (较为复杂)。

用骨科牵引床牵引或骨骼牵开器可闭合复位股骨干骨折 (图 4.6.2-3)。根据骨折的不同平面，可方便地采用骨骼牵开器纠正肢体的内收、外展畸形。髓内钉手术时用短的髓内钉采用所谓的“操纵杆技术”可控制近端股骨移位 (见 3.3.1 章)。粉碎性骨折可经韧带牵引复位。

## 4.2 手术切口

顺行髓内钉手术时，在股骨大转子顶点近端 12~15cm 处作 3~5cm 纵向切口即可 (见图 3.3.1-3 和录像 3.3.1-3)。根据各种不同品牌髓内钉设计，其进钉点有所不同。可钝性分离，暴露股骨大转子顶点 (图 4.6.2-4)。常规的顺行带锁髓内钉用于股骨中 1/3 骨折和股骨远端骨折。用 C 臂电透机确保进钉点在正、侧两个平面上均在股骨髓腔中央是最重要的。

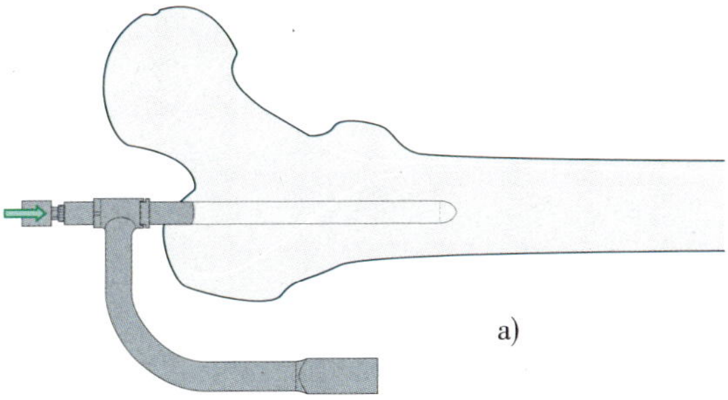

a)

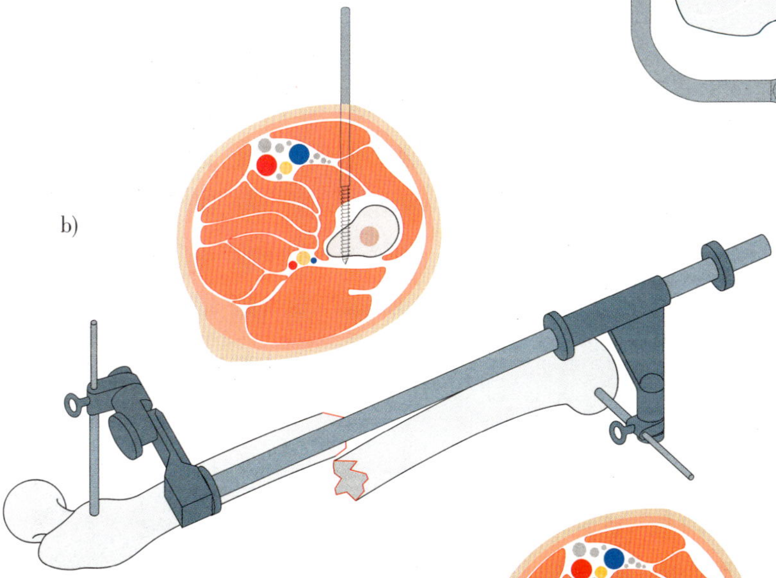

b)

c)

a) 带手柄的“模拟髓内钉”以操纵杆技术复位骨折或安装 Schanz 螺钉的瞄准器。

b) 在专用瞄准装置辅助下打入股骨近端 Schanz 螺钉，不影响髓内钉插入。断层切片证明这项技术不影响患肢的神经血管。

c) 骨骼牵开器的两枚 Schanz 螺钉均在冠状面打入股骨。

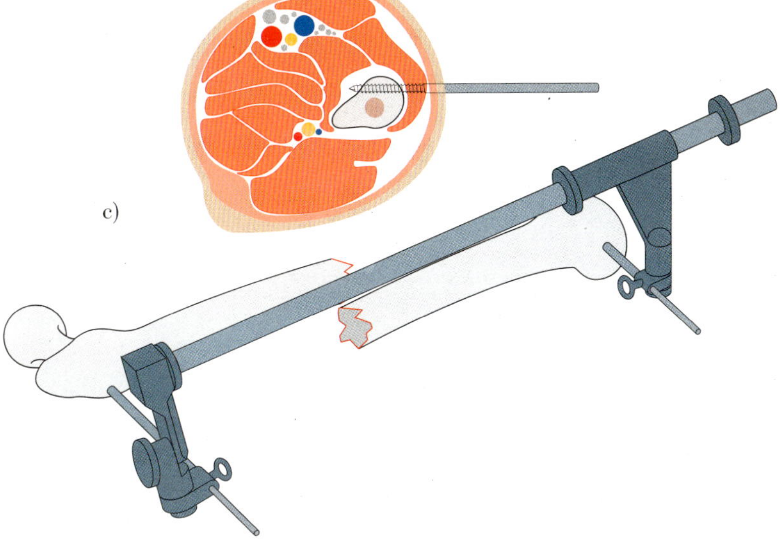

图 4.6.2-3 股骨干骨折时使用带有 Schanz 螺钉的骨骼牵开器，Schanz 螺钉在股骨的近端和远端

对于手术切开安放接骨板时，手术切口应在大腿外侧的股骨大转子和股骨外髁之间连线上。切开阔筋膜，沿肌间隔牵开股外侧肌，应保护股动脉穿支 (图 4.6.2–5)。

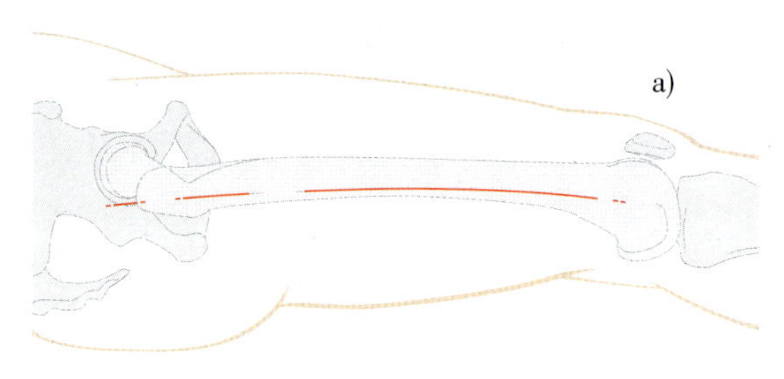


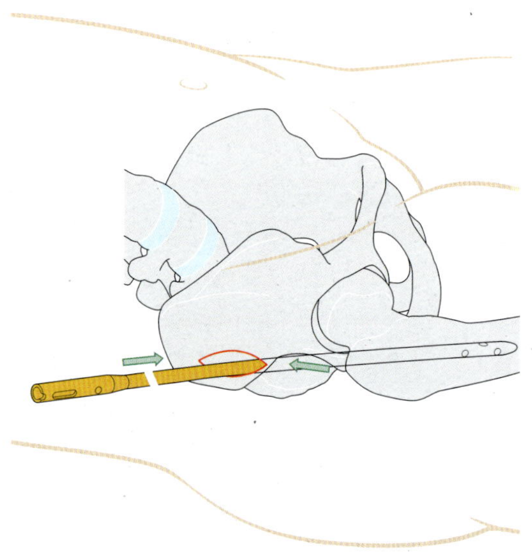

**图 4.6.2–4 股骨大转子近端切口在股骨髓腔延长线上。通常仅 3~5cm，位于股骨大转子顶点近端 8~10cm。**

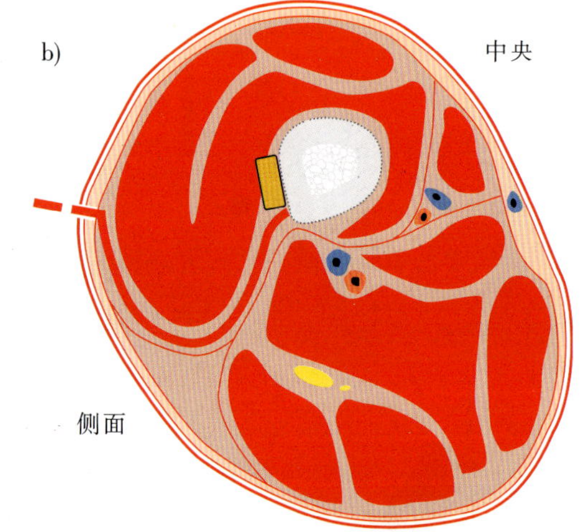


**图 4.6.2–5**

a) 股骨干标准切口是大腿外侧的直切口。

b) 沿肌间隔深部剥离至股骨。只暴露需放置接骨板的股骨，保护骨片血供。

如采用微创技术放置接骨板，手术切口在股骨外髁前外侧约 3~5cm。骨折间接复位 (股骨牵开器) 后，在肌腹下沿股骨干用骨膜剥离器分离并插入接骨板，接骨板的固定螺钉经小切口拧入。

### 4.3 内植物的选择

选择内植物的依据很多，包括：

- 骨折部位及形态。
- 髓腔大小，有无其他内植物 (假体)。
- 软组织状况 (见 1.5 章)。
- 病人情况 (多发性损伤，ISS 评分，见 2.1 章和 5.3 章)。
- 个人经验和爱好。
- 内植物的有效性、手术器械和术中 X 线检查。

股骨转子下骨折可用髁接骨板、动力髁螺钉 (DCS)、股骨近端髓内钉 (PFN) [3] 和带螺旋刀刃的实心股骨髓内钉 [4]。骨干骨折是髓内钉的指征 [5, 6]。单纯股骨中 1/3 骨折 (A 型和 B 型) 适用于通用髓内钉或新型的扩髓空心带锁髓内钉 [5]。对于复杂的 C 型骨折、股骨上下 1/3 骨折，实心或空心髓内钉均可使用。少数病例可用宽的有限接触加压接骨板 4.5、长的髁接骨板或动力髁螺钉 (图 4.6.2–6)。

无论是开放性还是闭合性损伤 [2, 7, 8]，如有严重软组织创伤，建议使用外固定支架、不扩髓髓内钉或有限扩髓髓内钉治疗。鉴于外固定支架对病人局部和全身影响最小，推荐在多发性损伤病人、ISS 评分超过 40 时采用，固定骨折 (见 5.3 章)。为避免钉道感染，可在 1~2 周内更换更可靠的内固定。

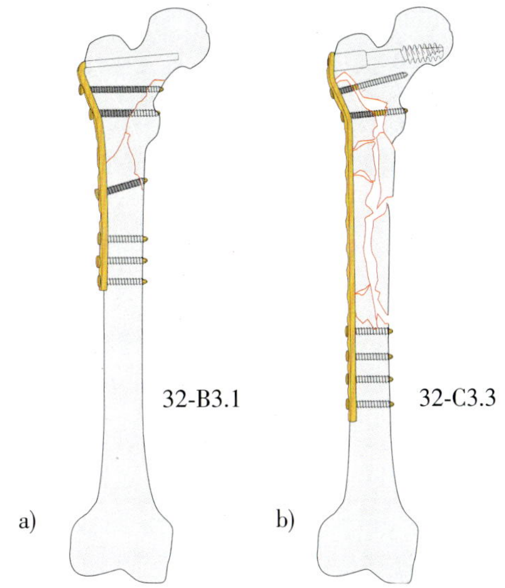


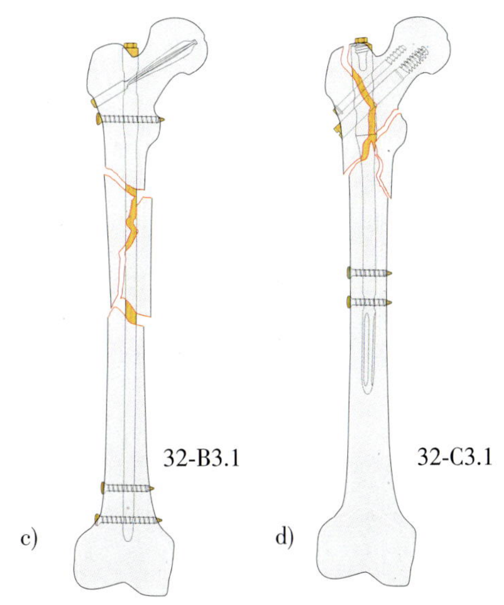


**图 4.6.2–6 股骨转子下骨折的四种固定**

a) 95°角接骨板，解剖复位坚强内固定。

b) 动力髁螺钉 (DCS) 桥式固定粉碎骨折区域。接骨板以管道技术安装。

c) 带螺旋刀刃的股骨髓内钉 (UFN)。

d) 近端股骨髓内钉 (PFN) 从股骨大转子顶点打入，非常稳定。

## 5 手术治疗——技巧和忠告

### 5.1 股骨转子下骨折的接骨板固定

目前，首选的手术技术是间接复位和微创操作，这可减少骨片血供破坏，对骨折愈合有利。即使是严重粉碎骨折，也很少需要植骨[9]。

仔细评估手术操作的优缺点和可行性。**简单骨折可以解剖复位坚强内固定，骨片间加压；而粉碎骨折最好还是间接复位，以桥式接骨板固定。**用带护套的骨凿凿开骨皮质以插入髁接骨板刀刃。使用专用导引钢丝打入 DCS 的加压螺钉 (见 4.6.1 章)。

用 C 臂电透机检查骨折部位的正侧位。一旦带护套的骨凿或导引钢丝位置正确，即可进行第二步操作，测量髁接骨板长度，插入髁接骨板刀刃；或用专用钻头钻孔打入动力加压螺钉。

上述接骨板很少进行桥式固定。一种新式装置，微创固定系统 (LISS) 已经出现，其主要的螺钉以固定角度与接骨板锁扣固定 (见 3.4 章)。

股骨转子下骨折也可用股骨近端髓内钉 (PFN) (录像 AO20173B)、带螺旋刀刃[10] (录像 AO20154) (见 3.3.1 章) 的实心髓内钉 (UFN) 固定。PFN 最适合不稳定骨折或骨质量很差的病例 (见 4.6.1 章，图 4.6.1–5b)。

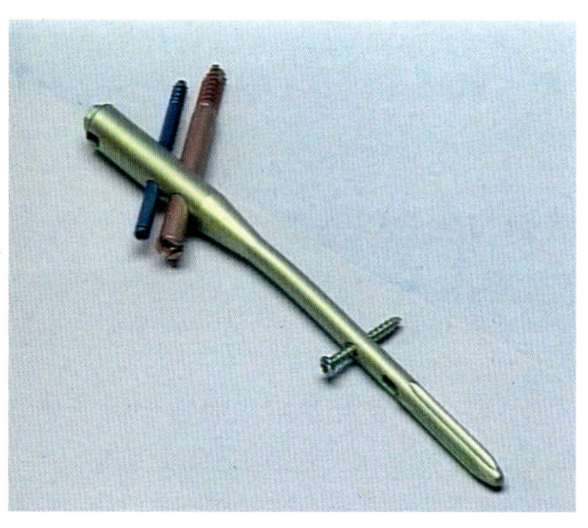

录像 AO20173B

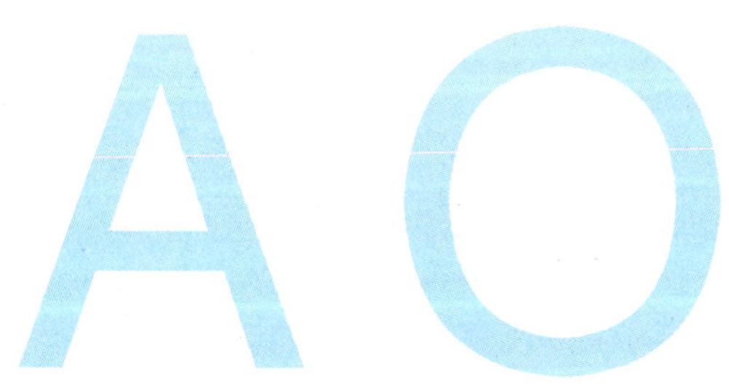

## 5.2 股骨干骨折

股骨干骨折是扩髓或不扩髓髓内钉的最好适应证之一 (图 4.6.2-7a) (见 3.3.1 章)。

实心股骨髓内钉可以是传统髓内钉，也可以是带锁髓内钉。不扩髓股骨髓内钉须在远端和近端进行交锁固定 (录像 AO20153a/b)。

股骨干骨折也可用接骨板固定，如股骨干骨折伴股骨颈骨折，多发性损伤和截骨矫形手术，可以用切开技术或半切开技术施行接骨板手术操作 (图 4.6.2-7b) (见 3.3.2 章)。

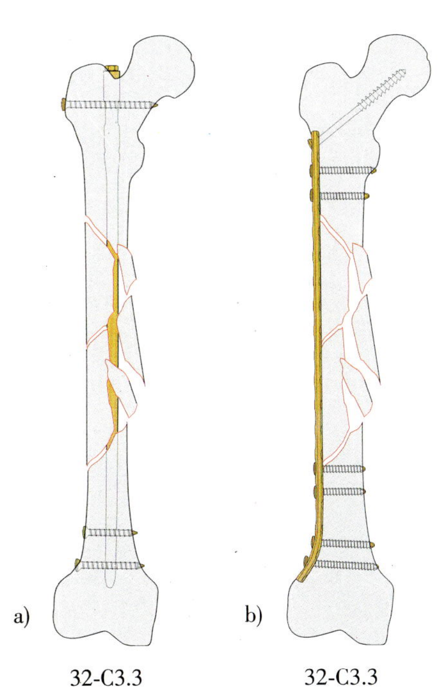


图 4.6.2-7

a) 股骨干粉碎骨折所用带锁髓内钉，可以是扩髓、不扩髓或空心髓内钉。

b) 也可用桥式接骨板 (宽加压接骨板 4.5 或宽有限接触加压接骨板 4.5)，在间接复位后以管道技术放入。

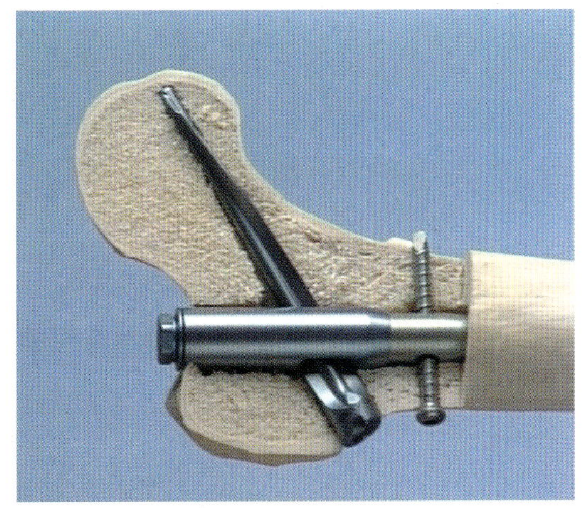

录像 AO20154

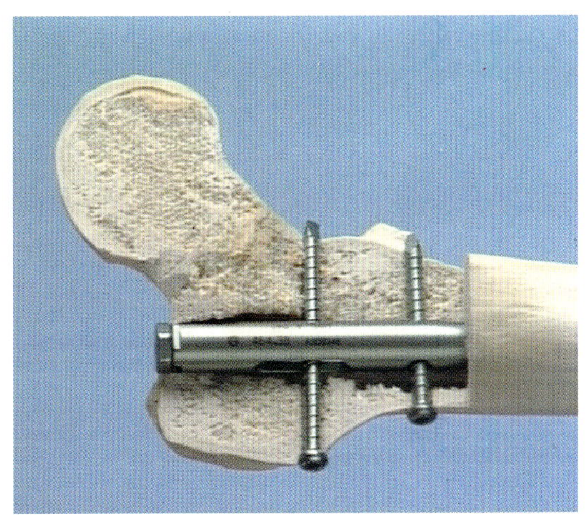

录像 AO20153a

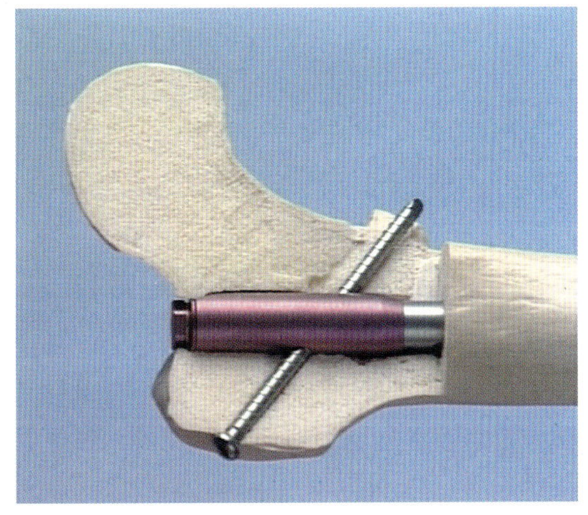

录像 AO20153b

## 6 术后护理

近端股骨骨折内固定后，应伸展髋关节以防屈曲挛缩。股骨干骨折内固定术后，肢体应取 90°–90° (髋关节屈曲 90°，膝关节屈曲 90°) 位置，防止挛缩，便于膝关节活动。股骨远端内固定后，应将膝关节屈曲 30°~60°置于 CPM 操练机上，以便活动 (见 5.7 章)。

**要即时开始理疗，不迟于术后第二天。**

根据病人全身情况、伴随损伤和依从性，术后几天即可开始行走。如病人能遵从医嘱，几乎所有病例均可部分负重 (10~15 公斤)。依照骨折类型和内固定方式，医生应根据病人个体情况逐渐增加负重。

## 7 并发症

### 7.1 髓内钉手术

髓内钉手术中的意外和并发症详见 3.3.1 章。至关紧要的是股骨大转子的髓内钉进钉点，特别是股骨近端或转子下骨折。需详细了解不同类型髓内钉使用方法。术中应特别注意骨片旋转移位，这是骨折错位或畸形愈合最常见的原因。

### 7.2 接骨板内固定

接骨板内固定术中，最应引起重视的是解剖复位时骨片游离失活。只有简单骨折方可解剖复位坚强内固定 (见 3.3.2 章)。严重粉碎骨折需用长接骨板桥式固定 [11]，使骨折部位不受干扰。股骨转子下骨折的治疗难题是接骨板疲劳，尤其是在无内侧骨皮质支撑时。植骨可在内固定失败之前使骨折愈合。

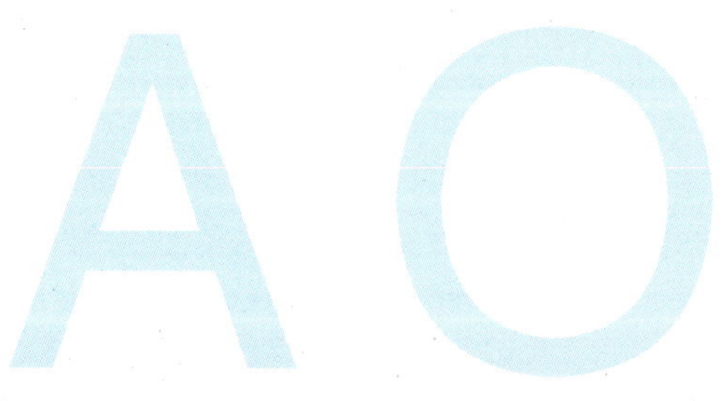

### 7.3 外固定支架

股骨骨折用 Schanz 螺钉复位相当困难，而采用组合式三套管技术或套管对套管连接持骨钳很容易达到骨折复位，即使是术后也易于调整。如多发性损伤，作为临时性固定装置，钉道不应妨碍以后的手术，也不应影响股外侧肌。螺钉应从股骨外侧肌间隔平面自后向前打入股骨干 (图 4.6.2–8) (见 3.3.3 章)。

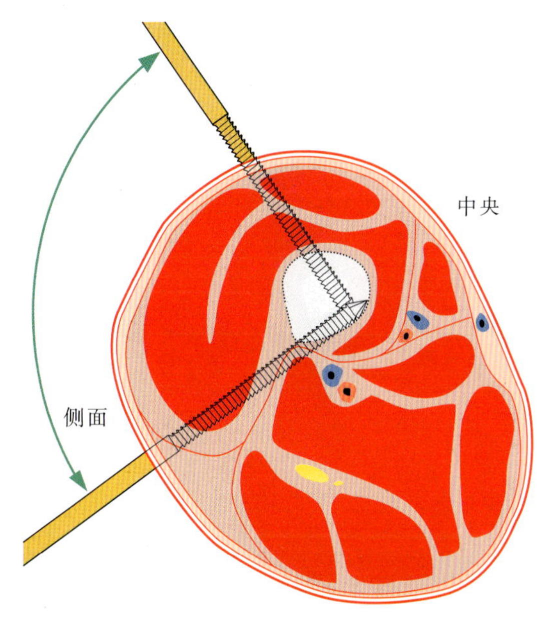


**图 4.6.2–8 外固定支架固定股骨骨折时打入Schanz螺钉**

外固定支架临时固定对以后的接骨板固定影响很小。外固定支架可长期使用，如儿童骨折。Schanz 螺钉应沿肌间隔打入股骨后外侧，不影响肌肉活动。

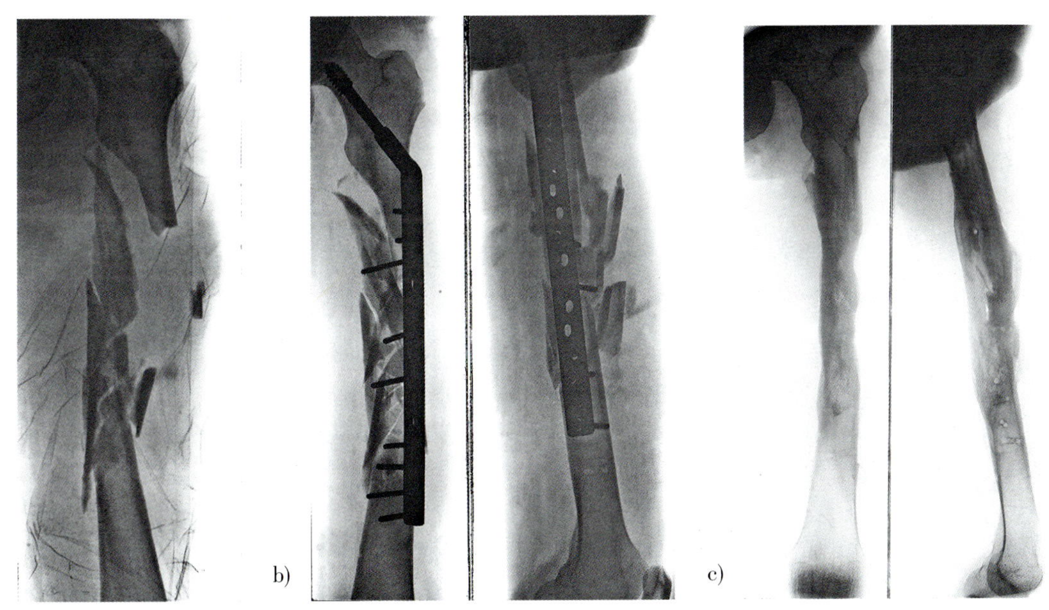


**图 4.6.2–9**

a) 一名 22 岁男性交通事故后左股骨近端 2/3 粉碎骨折。大腿急性筋膜间隔综合征需外侧广泛减压。

b) 可用的最长 DHS 微创桥式固定后摄片。骨片未复位。以临床检查判断其对线良好。两周后关闭髂胫束和皮肤切口。3 个月后顺利康复，完全负重。

c) 伤后 2 年随访时的 X 线片，不久取出接骨板。

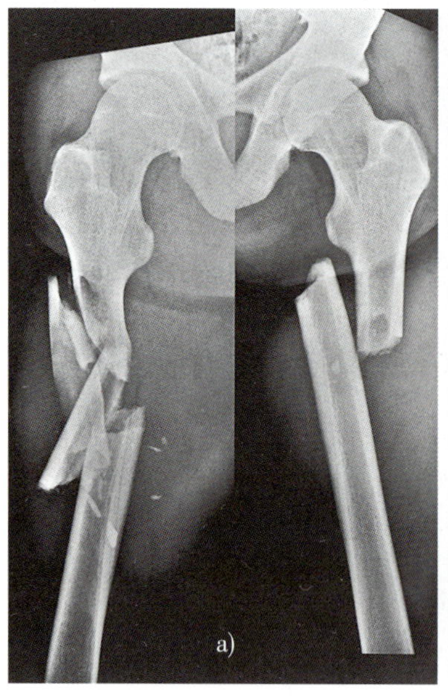
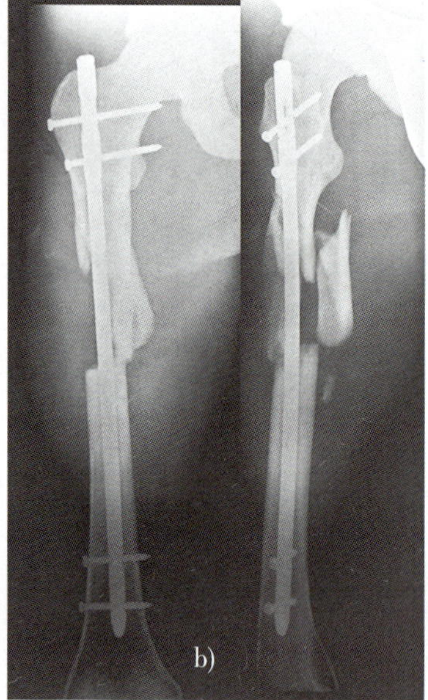
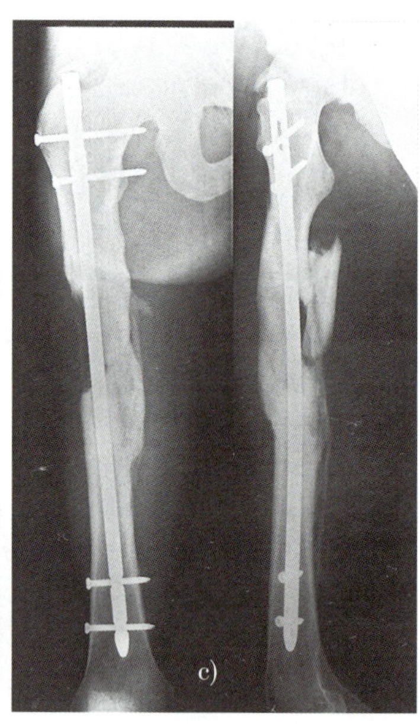
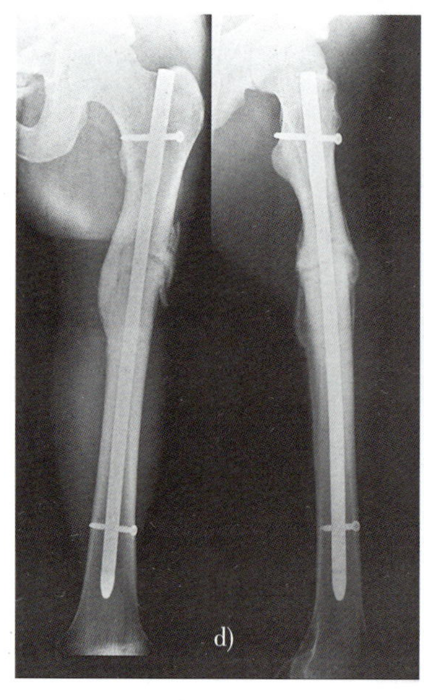
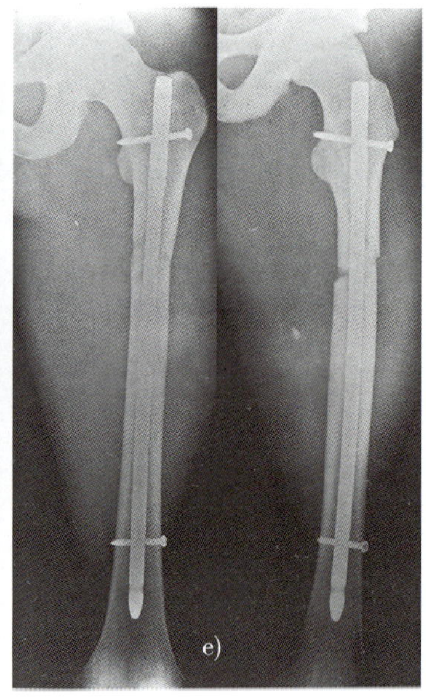

图 4.6.2–10

a) 一名 18 岁男性摩托车事故后双侧股骨骨折。右侧为 C3 型转子下骨折，左侧为 A2 型骨干骨折。双侧股骨伤后不久都用不扩髓带锁髓内钉 (UFNs) 固定。

b) 右侧股骨转子下骨折在闭合静力性髓内钉手术后摄片。

c) 右侧股骨术后 5 个月。病人已恢复学徒工作，无疼痛或活动限制。

d) 左侧股骨术后摄片。

e) 术后 5 个月随访，左股骨骨折已愈合。

## 8 参考文献

[1] Friedl HP, Stocker R, Czermak B, et al. (1996) Primary fixation and del ayed nailing of long bone fractures in severe trauma. *Techniques Orthop*; 11 (1): 59.

[2] Müller ME, Nazarian S, Koch P, et al. (1990) *The comprehensive classification of fractures of long bones*. Berlin Heidelberg New York: S pringer-Verlag.

[3] Simmermacher RK, Bosch AM, Van der Werken C (1999) The AO/ASIF-proximal femoral nail (PFN): a new device for the treatment of unstable proximal femoral fractures. *Injury*; 30 (5): 327-332.

[4] Krettek C, Schandelmaier P, Miclau T, et al. (1998) Techniques for control of axes, rotation and length in minimal invasive osteosynthesis. *Injury*; 29 (Suppl 2).

[5] Krettek C, Rudolf J, Schandelmaier P, et al. (1996) Unreamed-intramedul lary nailing of femoral shaft fractures: operative technique and early clinical experience with standard locking option. *Jnjury*; 27 (4): 233-254.

[6] Küntscher G (1958) *Praxis der Marknagelung*. Wien: W. Maudrich.

[7] Gustilo RB, Mendoza RM, Williams DN (1984) Problems in the management of type Ⅲ (severe) open fractures: a new classification of type Ⅲ open fractures. *J Trauma*; 24 (8): 742-746.

[8] Oestern HJ, Tscherne H (1983) [Physiopathology and classification of soft-tissue lesion]. *Hefte Unfallheilkd*; 162: 1-10.

[9] Kinast C, Bolhofner BR, Mast JW, et al. (1989) Subtrochanteric fracture s of the femur. Results of treatment with the 95° condylar blade plate. *Clin orthop*; (238): 122-130.

[10] Hoffmann R, Südkamp NP, Müller CA, et al. (1994) [Osteosynthesis of proximal femoral fractures with the modular interlocking system of unreamed AO femoral intramedullary nail. Initial clinical results]. *Unfallchirurg*; 97 (11): 568-574.

[11] Heitemeyer U, Hierholzer G, Terhorst J (1986) [Value of bridging pla te osteosynthesis in multiple fragment fracture damage of the femur in a clinical comparison]. *Unfallchirurg*; 89 (12): 533-538.

## 9 新进展

本章节的新进展和附加参考资料可从网上获得：

http://www.aopublishing.org/PFxM/462.htm

# 4.6.3 股骨：远端

金泽尔 (Lothar Kinzl)

## 1 引言

股骨远端骨折少见，占所有股骨骨折的 6%，**但需考虑有无伴随损伤**。典型患者往往是高能量创伤的青年或骨质疏松的老者。有 1/3 年轻患者为多发性创伤，只有 1/5 的股骨远端骨折是孤立性损伤。

通常要考虑软组织损伤,将近一半关节内骨折病例为开放性损伤。

## 2 解剖特点

除关节囊外,附着在股骨髁上面的肌腱和韧带作为复杂的应力传递系统，维持了膝关节的功能和稳定。

腓肠肌起点在股骨髁后方；交叉韧带位于髁间窝，腘肌腱进入股骨外髁，股骨髁侧面是关节囊和增厚的侧副韧带起点。

由于靠近神经血管，股骨远端骨折血管损伤约 3%，而神经损伤约 1%。

股骨远端骨折出现半月板损伤和骨软骨骨折的比例为 8%~12%，而伴有髌骨骨折者将近 15%。

## 3 临床表现和辅助诊断

一般情况下，临床检查即可诊断股骨远端骨折。必须仔细检查神经血管的状况。为确定腘动脉的通畅情况，可使用多普勒超声波或更精确的血管造影技术。如疑有骨筋膜间隔综合征，应早期测量筋膜间隔内压力。

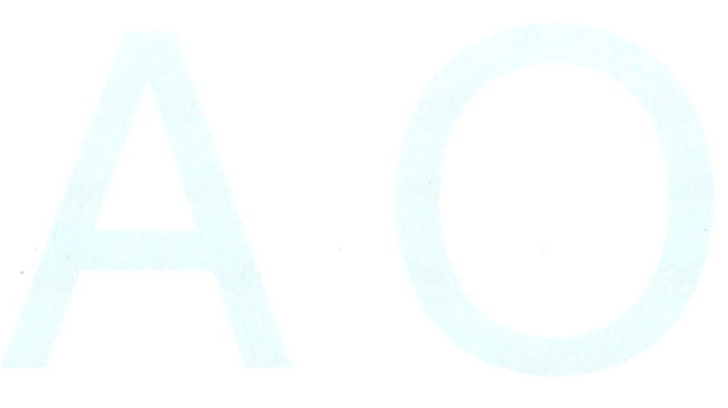

在骨折内固定之前检查韧带结构的稳定性会产生疼痛，且不可靠，因此应在麻醉下内固定手术前进行检查且在术后进行复查。

下肢疑有多发损伤，应拍摄股骨、胫骨和膝关节正位和侧位 X 线片。CT 和 MRI 以及三维 CT 重建能提供更多信息，但不常用。

### 3.1 骨折分类

骨折分类见图 4.6.3–1：

- 关节外骨折（A 型）
- 部分关节内骨折（B 型）
- 复杂的关节内骨折（C 型）(见 1.4 章)

## 4 手术治疗原则

**标准的手术治疗包括骨折复位和固定。**保守治疗仅适用于嵌顿的无移位关节外股骨远端骨折或不能耐受手术的病人。手术治疗目的是：

- 关节面解剖复位。
- 纠正旋转移位，恢复力线。
- 将股骨髁稳定地固定在股骨干上。
- 早期康复。

传统内固定需大范围暴露骨折区域，而目前的手术入路更强调生理性的微创技术，小心处理骨折表面软组织。仍需强调

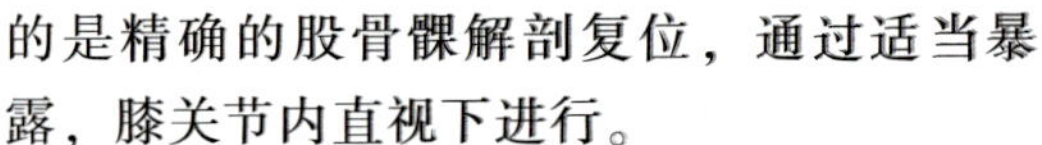

的是精确的股骨髁解剖复位，通过适当暴露，膝关节内直视下进行。

### 4.1 手术时机

孤立性损伤只要临床病情适宜即可治疗,而多发性损伤病人应尽早固定长管状骨骨折,便于患者护理和监控（见 5.3 章)。

伴随严重软组织损伤的开放性骨折，或早期手术有困难的病人（如多发性损伤），经关节的桥式外固定支架可迅速有效地固定骨折。

### 4.2 手术技术

#### 4.2.1 体位和复位

内固定前必须恢复骨骼长度和力线,关节面得到解剖复位。**膝关节完全伸直时,由于腓肠肌及内收大肌牵拉,骨折会成角和短缩。**膝关节屈曲约 60°时有助于股骨远端力线的恢复（图 4.6.3–2）。纠正短缩的最佳方法是徒手牵引或使用牵开器。严重的粉碎性骨折，解剖复位可能非常困难。利用健侧肢体，仔细制订手术方案，有助于复位。某些病例的少量缩短是可以接受的，特别是骨质疏松和干骺端有压缩的严重粉碎骨折。用 Schanz 螺钉铆接大骨块，可帮助复位（操纵杆技术）。

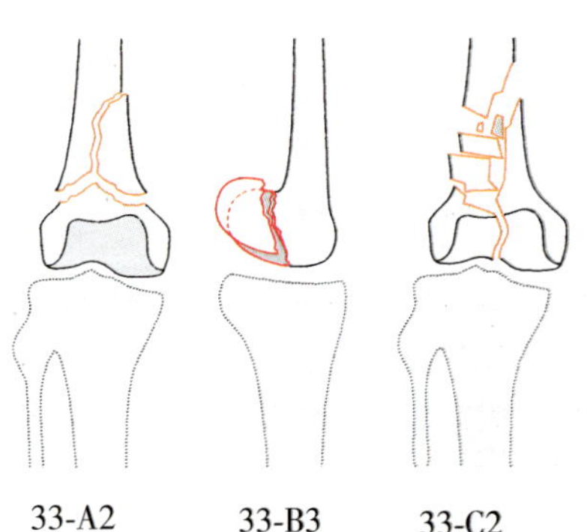


**图 4.6.3–1 AO 的 Müller 分类**

A2 关节外骨折，干骺端碟形骨片。
B3 冠状面部分关节面骨折（“Hoffa” 骨折）。
C2 关节面骨折，双髁骨折伴有髁上粉碎骨折。

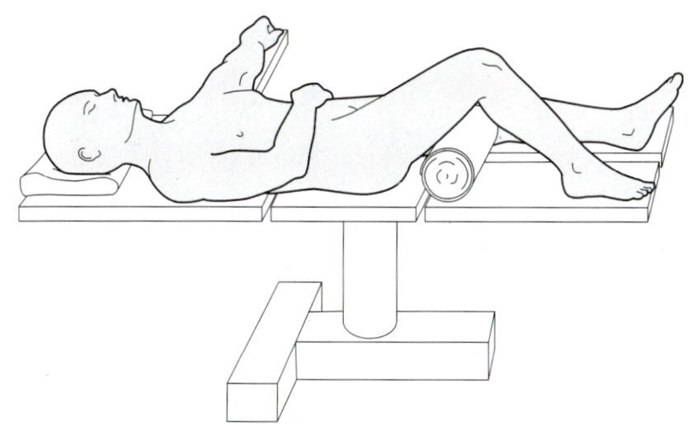

图 4.6.3–2 股骨远端骨折复位和手术时的肢体姿势

### 4.2.2 手术切口

标准的外侧切口 (图 4.6.3–3) 便于股骨干和干骺端的解剖复位，缺点是软组织剥离广泛和骨片游离。

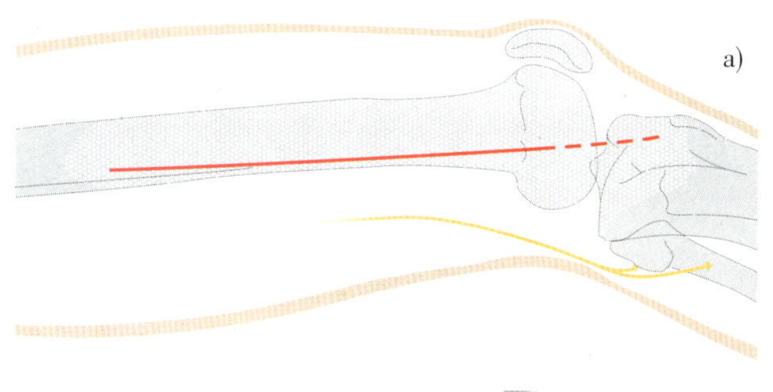


图 4.6.3–3 股骨远端外侧切口

a) 皮肤和筋膜的切口。
b) 最小限度分离股外侧肌。避免骨骼游离！

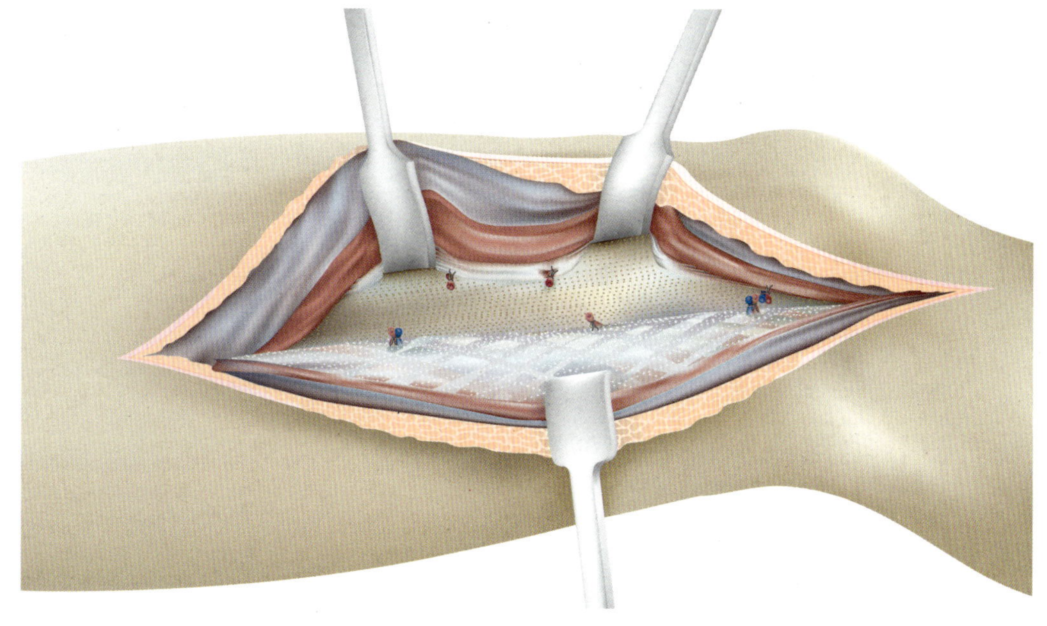

为关节面解剖复位，可加用短小的内侧或外侧髌骨旁切口。另一种选择是前方的髌骨旁切口 (图 4.6.3–4a/b) [1]。将髌骨向内侧牵拉，可帮助股骨髁重建。该切口也用于在肌肉下使用的桥式接骨板动力髁螺钉（DCS）或微创固定系统（LISS）。这个切口极少需要剥离胫骨结节的髌韧带止点和Z形的髌韧带成形术。开放性骨折常有软组织覆盖问题，如果不能无张力缝合创面，可以使用皮肤代用品或早期进行局部或游离皮瓣手术 (见 5.1 和 5.2 章)。

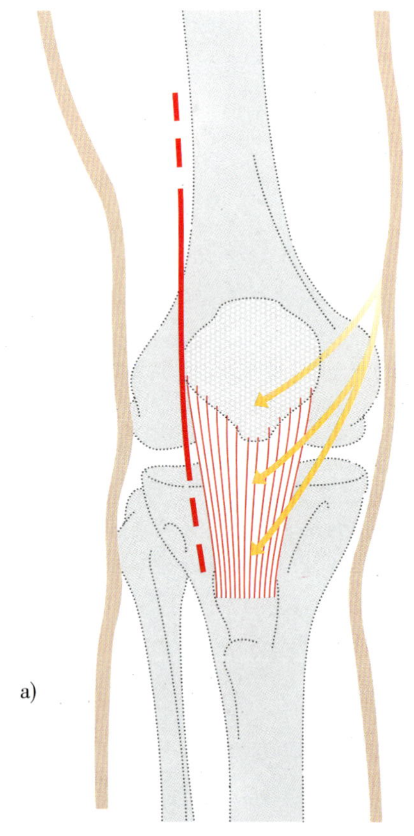


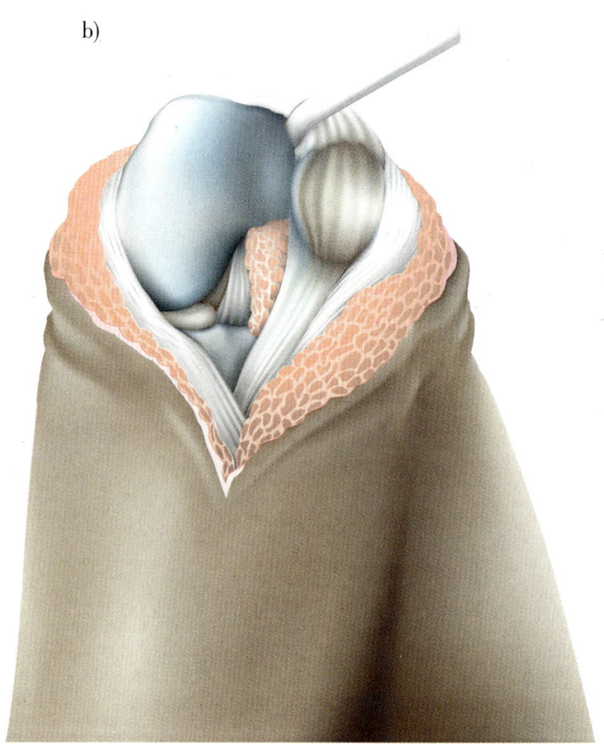


**图 4.6.3–4 外侧髌骨旁切口**

a) 皮肤切口。
b) 向内拉开髌骨，显露股骨髁。

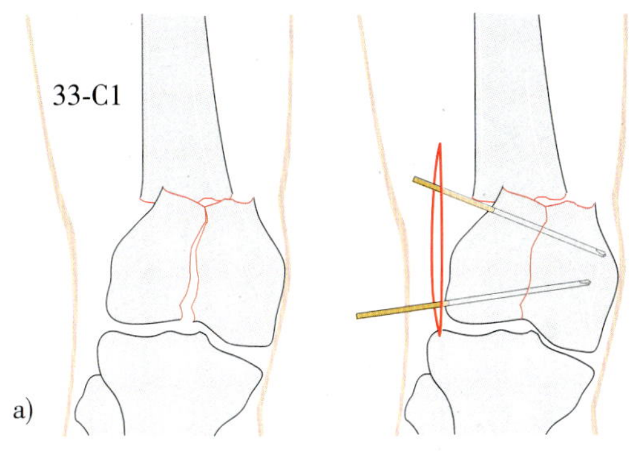


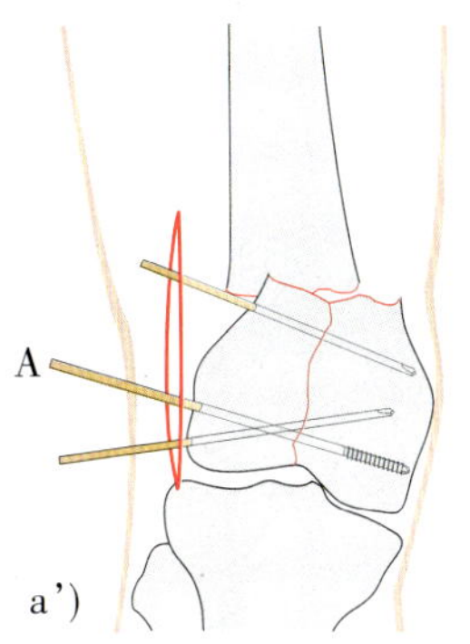


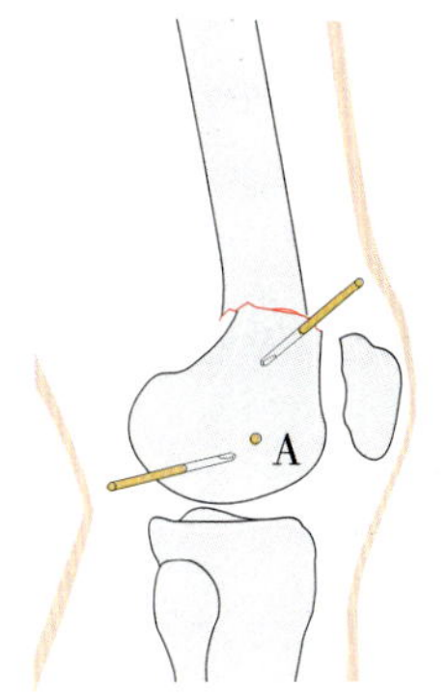


## 4.3 专用的固定技术和内植物

经关节面的股骨远端骨折应在直视下复位关节面骨片[1,2] (见 2.3 章)。克氏针临时固定后 (图 4.6.3–5)，用拉力螺钉进行骨片间加压固定 (一般是 6.5mm 的松质骨螺钉)，也可用皮质骨螺钉桥式支撑缺损的骨质 (无拉力作用)。继而根据骨折类型用另外的内固定器材将股骨髁固定于股骨远端。

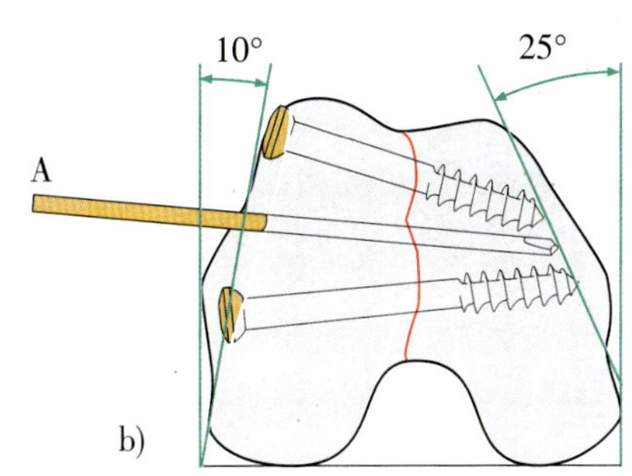


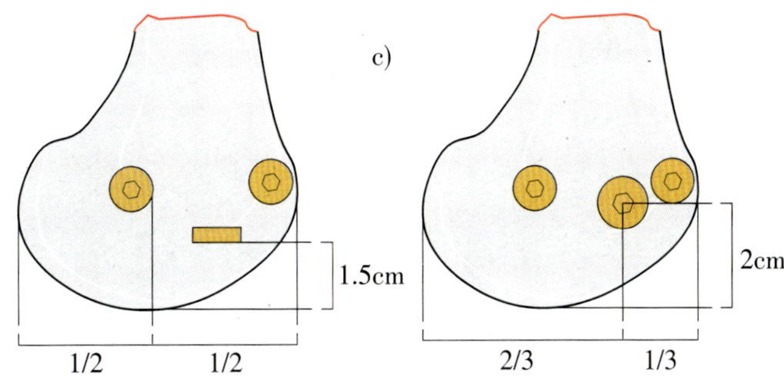


**图 4.6.3–5 股骨远端经关节面骨折**

a) 股骨髁经关节面的 33–C1 骨折的正位片，复位用克氏针临时固定。

a') 用于 DCS 的导引钢针 A，平行于关节面。

b) 关节面骨片用拉力螺钉固定后的冠状面视图。股骨远端的横截面呈梯形。其前缘和后缘不平行，内侧壁和外侧壁亦然。DCS 导引钢针或接骨板刀刃在股骨髁偏前打入，方向偏后，与股骨外侧缘成直角。

c) 拉力螺钉 (一或二枚) 及其垫圈的位置不能妨碍接骨板刀刃或 DCS 打入股骨髁。该部位在股骨远端前半部分中 1/3 处。髁接骨板刀刃距关节面 1.5cm，DCS 距关节面 2cm。

### 4.3.1 螺钉固定

用于重建股骨髁关节面的螺钉可以是粗的也可以是细的，可以是实心的也可以是空心的。只有B型骨折需要用接骨板支持固定，增加稳定性（图4.6.3-6）。

对于B型骨折，可以通过一个小切口，或在关节镜的控制下，插入螺钉进行固定；而对一个复杂的关节内骨折，正规的关节切开术是必要的。

### 4.3.2 髁接骨板或动力髁螺钉

这类器材是治疗关节外粉碎骨折（33-A型骨折和C1.2关节面简单骨折）的传统内植物，95°**髁接骨板（录像AO00051）和DCS可靠有效**。根据综合评估，DCS（录像AO20155）较髁接骨板略为方便，软组织剥离更少一些[3]。

关节面复位后在C臂电透机的监控下打入导引钢针，然后沿钢针打入髁螺钉（图4.6.3-7）。顺股骨干外侧将接骨板插入股外侧肌。用打击器将接骨板贴紧并固定于股骨干上，然后拧紧髁螺钉。通过小切口用螺钉将接骨板固定于股骨干上。

根据要求，应作长切口翻开股外侧肌打入髁接骨板（录像AO20194）。髁接骨板刀刃应平行于关节面，将关节面骨折块固定在股骨远端，纠正其冠状面和矢状面成角移位。若用松质骨螺钉经接骨板打入股骨髁，可增加髁接骨板刀刃稳定性（图4.6.3-8）。

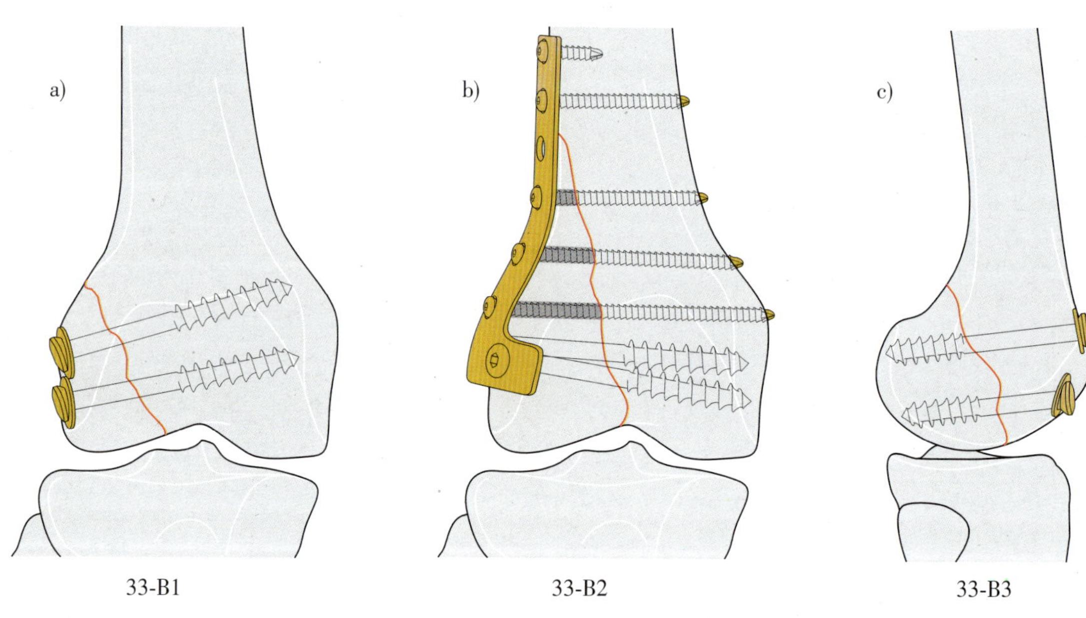


**图4.6.3-6 33-B型骨折螺钉固定**

a) B1骨折带小块髁骨片：以两枚6.5mm松质骨螺钉固定。
b) B2骨折伴大块髁骨片，使用支持接骨板（防滑）固定（T形接骨板4.5）。
c) B3 “Hoffa”骨折（冠状面）用两枚6.5mm或4.0mm松质骨螺钉固定。

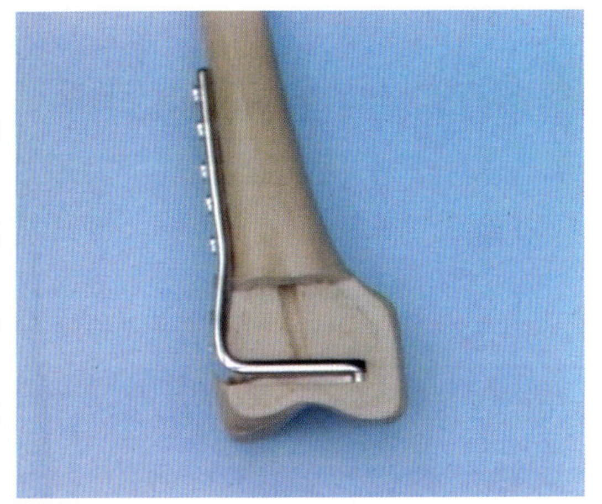

录像 AO00051

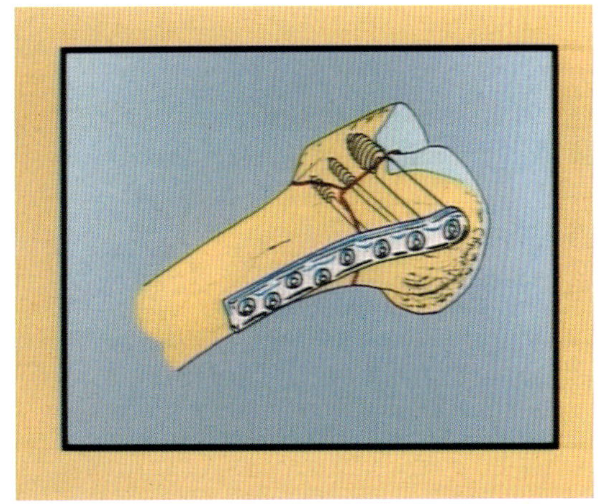

录像 AO20155

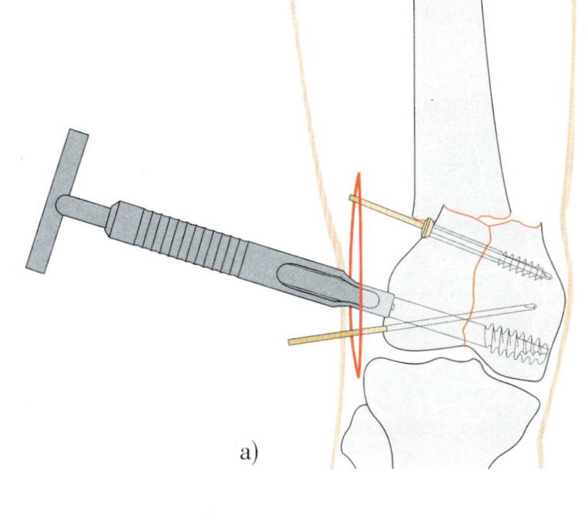

a)

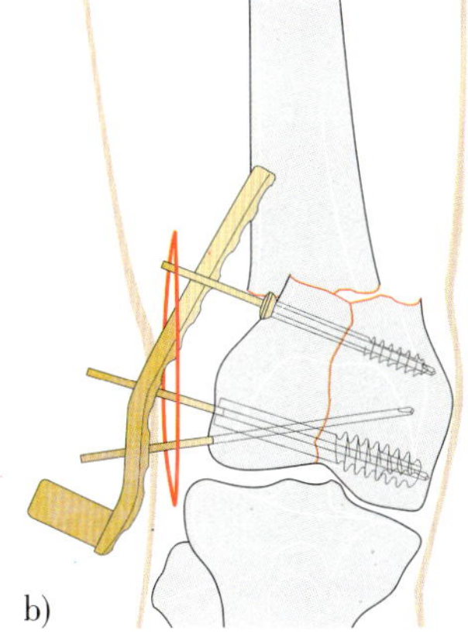

b)

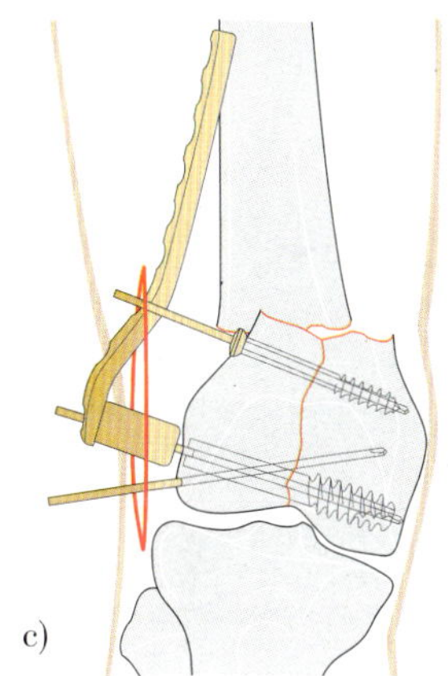

c)

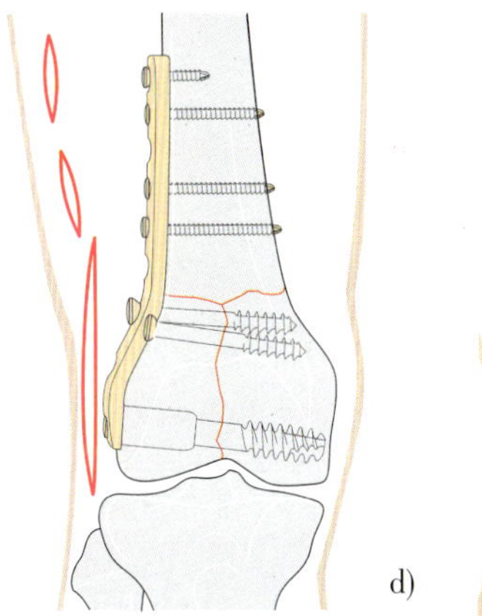

d)

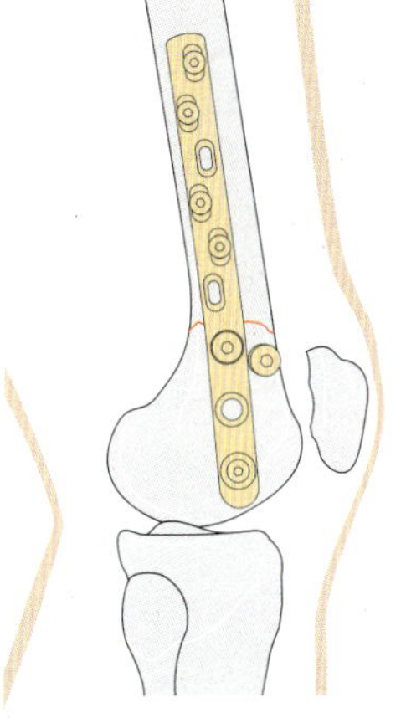

图 4.6.3–7 DCS 固定时最低限度的暴露

a) 股骨髁骨片复位后 DCS 沿导引钢针打入。

b) 经有限手术切口，DCS 在股骨外侧于肌层下插入。

c) 接骨板翻转 180°套入 DCS 的滑槽螺钉。

d) 如连接接骨板和螺钉有困难，可以咬短导引钢针至原来长度的 1/3，旋转接骨板套入螺钉底部。

d) 恢复股骨干对线后，经小切口通过接骨板打入皮质骨螺钉。

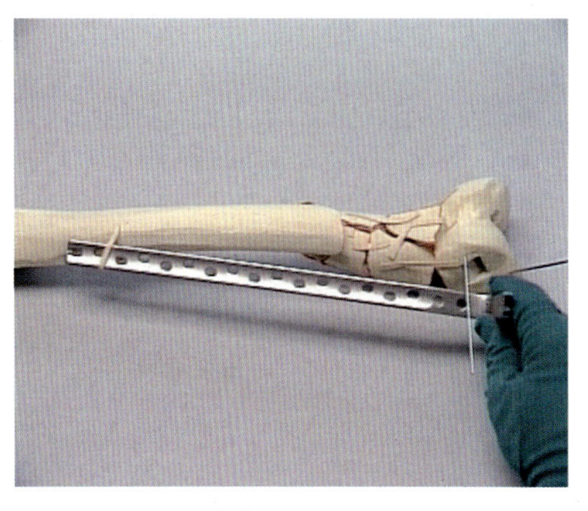

录像 AO20194

### 4.3.3 股骨髁支持接骨板

伴有冠状面受累的股骨髁粉碎骨折(33–C3) 首选股骨髁支持接骨板[4-6]。与髁接骨板和 DCS 比较，支持接骨板可视病人个体情况经接骨板护翼打入几枚螺钉用以固定。如接骨板位置正确，预弯的舌形接骨板护翼不需再塑形 (图 4.6.3–9)。由于螺钉和接骨板之间没有固定角度，如内侧骨皮质缺损，接骨板难以控制骨折内翻畸形。

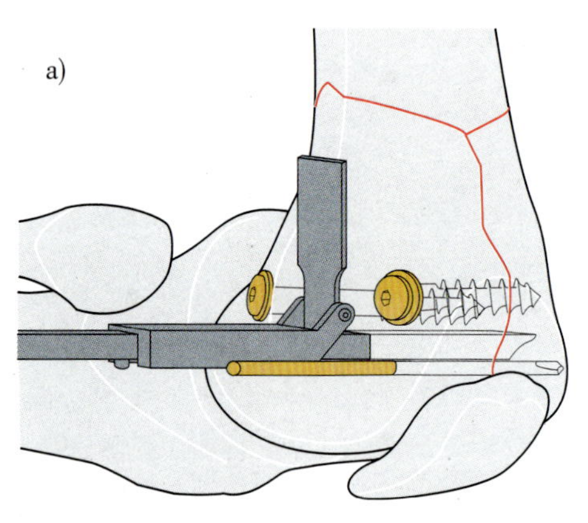


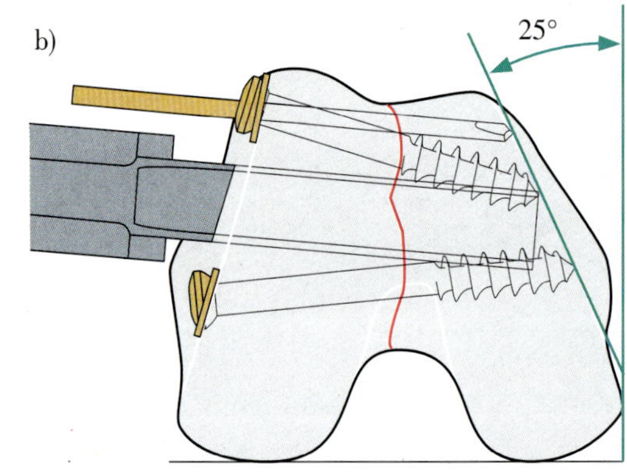


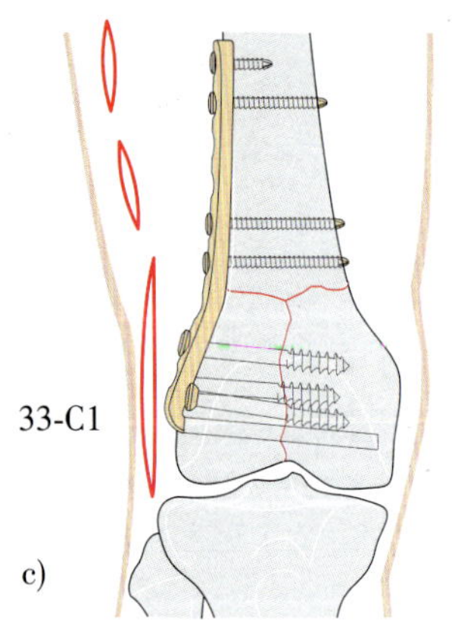


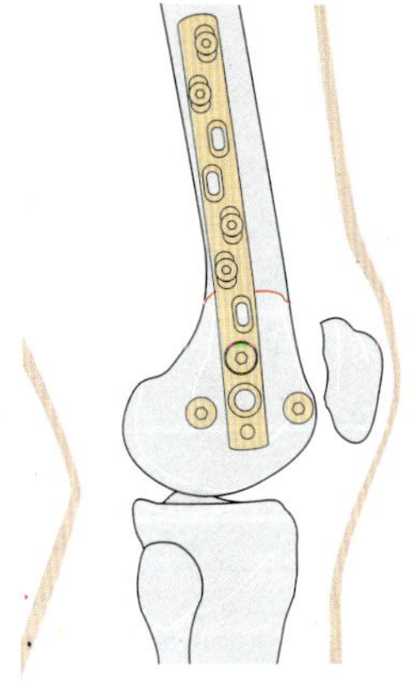

**图 4.6.3–8 髁接骨板固定**

a) 经克氏针正确定位后，平行于关节面打入带护套骨凿。关节面骨折事先用一或二枚拉力螺钉固定。

b) 螺钉和带护套骨凿在股骨髁的位置。图为水平面视图。

c) 髁上骨折以接骨板复位。接骨板用皮质骨螺钉固定于股骨。髁上横行骨折时以张力装置轴向加压。

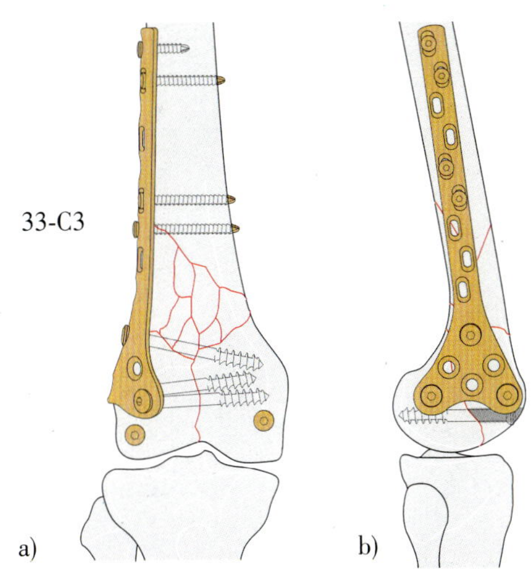


**图 4.6.3-9 股骨远端粉碎骨折 (33-3C)**

a) 带 6.5mm 松质骨螺钉的髁支持接骨板。如接骨板对侧无骨骼支撑可出现内翻畸形。

b) 状面股骨髁骨折以另外的螺钉固定 (6.5mm 或 4.0mm)。

要克服这一点可能需要在内侧放置接骨板。由于内侧软组织被剥离，可能需要植骨。新设计的 LISS (3.4 章) 内固定器材具有角度稳定性，有助于解决这个难题。

### 4.3.4 逆行髓内钉

逆行髓内钉适用于关节外骨折 (33-A)，有时也用于简单的关节内骨折 (33-C1，33-C2) [1, 7-9]。在 C 臂电透机指引下，屈曲膝关节切开髌骨内侧进入关节腔 [10]。在髁间窝 (后交叉韧带的起点) 的前缘开窗进入股骨髓腔，然后将连在瞄准装置上的微弯曲的股骨远端髓内钉 (DFN) 插入髓腔 (图 4.6.3-10)。

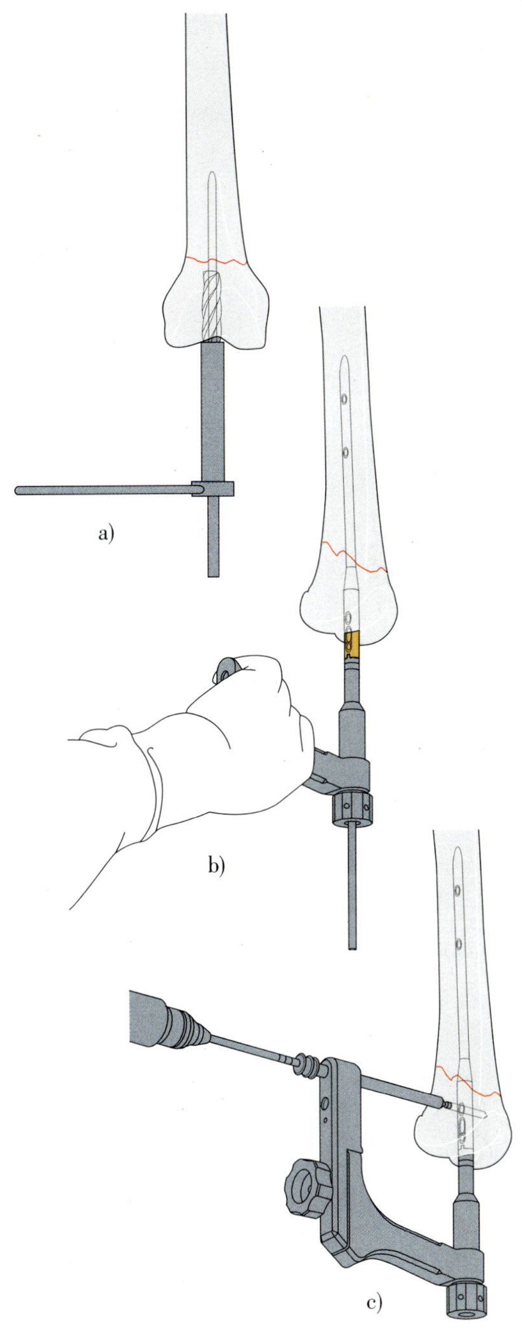


**图 4.6.3-10 股骨远端简单骨折 (33-A) 用逆行髓内钉固定 (DFN)**

a) 股骨髁间凹前缘开窗进入髓腔，沿导引钢丝扩髓。

b) 通过导引钢丝用手柄插入逆行髓内钉 (DFN)。

c) 经瞄准装置钻孔拧入远端交锁螺钉。

为防止交锁固定的螺钉放置错误，交锁固定应从远到近依次进行。必要的话可将近端骨片和远端骨片纵向加压固定。带锁髓内钉与带刀刃角接骨板或 DCS 不同，有轴向和侧弯稳定性，无需植骨即可维持较长时间的稳定性，甚至是股骨髁上的粉碎骨折[11, 12]。但另一方面，关节面骨片的正确复位则难以维持。

#### 4.3.5 外固定支架

多发性损伤、开放性骨折或伴严重软组织创伤的闭合骨折病人可用跨关节的外固定支架。如有可能可用少量的松质骨螺钉或空心螺钉来重建关节面。跨关节外固定支架可用 Schanz 螺钉安装，打入股骨外侧和胫骨前内侧。股骨和胫骨的固定装置通过套管对套管来连接 (图 4.5.3-11)，这样可提供足够的稳定性，直到进一步治疗。

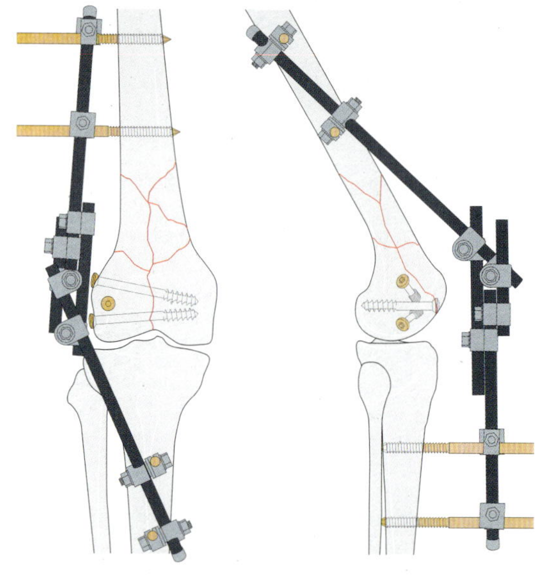

图 4.6.3-11 套管对套管的外固定支架临时跨膝关节固定。在股骨外侧和胫骨前内侧打入 Schanz 螺钉。膝关节屈曲约 20°。关节面骨折块以拉力螺钉固定

## 5 补充治疗

很少需要松质骨移植，术中干骺端骨折不必剥离软组织和游离骨片 (间接复位技术和生物性的桥式固定)。但植骨可刺激大块骨缺损区域的新骨形成，或增加股骨髁粉碎骨折的稳定性。另外，极其严重的骨质疏松，可用骨水泥以增加内固定的稳定程度。

股骨远端骨折伴内侧、外侧和交叉韧带损伤罕见。如有韧带损伤，应早期治疗，否则难以获得良好的效果。

## 6 并发症

股骨远端骨折治疗过程中常见的难题是成角和旋转畸形。

由于腓肠肌和内收肌的牵拉，膝关节常可出现反屈畸形，继而出现膝关节过伸和关节松弛。手术时屈曲膝关节有助于预防这种畸形。

用髁接骨板或DCS固定骨折比用支持接骨板更容易出现内翻和旋转畸形。**如果髁接骨板的刀刃（或DCS）靠后插入股骨髁，则股骨髁会向内侧移位，**产生内翻畸形。

使用逆行髓内钉罕有上述畸形，因为打入髓内钉时需膝关节屈曲，下垂小腿，使骨折部分地“自动复位”。但适用髓内钉治疗的关节面骨折太少了！

根据畸形角度和出现症状的严重程度可截骨矫形。内翻或外翻超过10°，旋转畸形超过15°应截骨纠正。

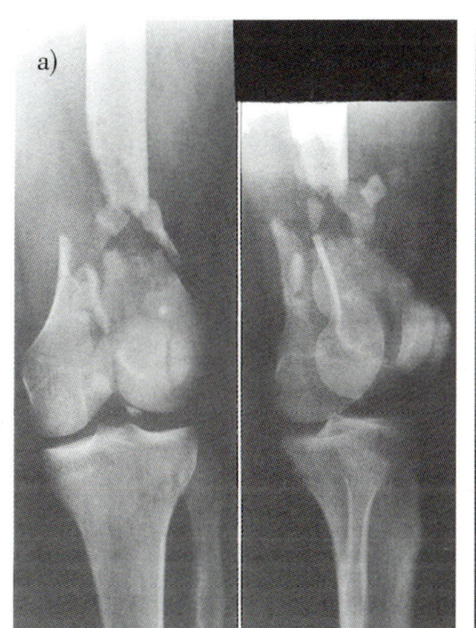


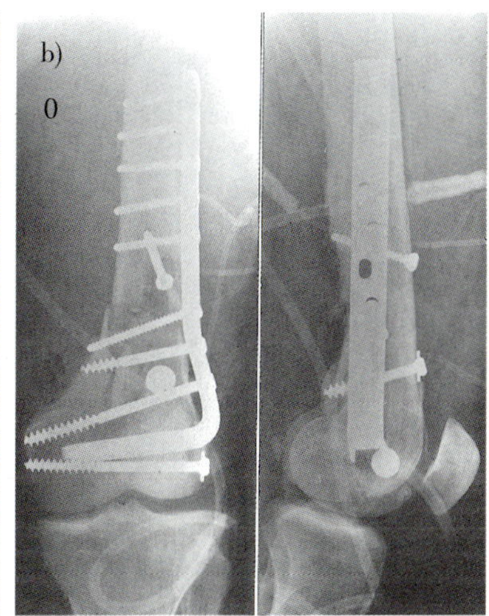


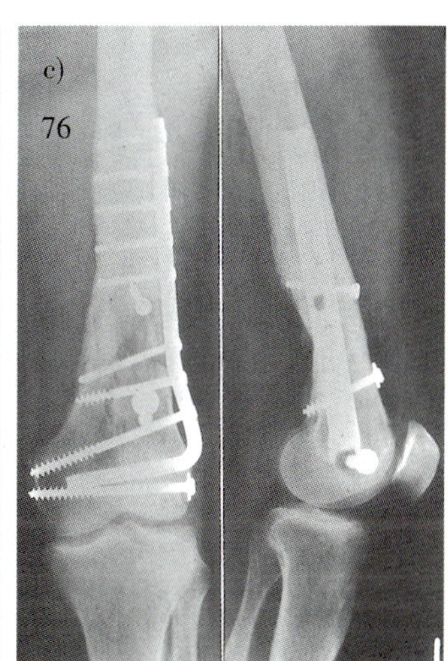


**图 4.6.3-12 一名36岁男性在摩托车事故后的33-C3骨折**

a) 术后摄片。
b) 用髁接骨板和6.5mm松质骨螺钉重建后的股骨髁。
c) 4个月后功能满意。

## 7 参考文献


[1] Krettek C, Schandelmaier P, Tscherne H (1996) [Distal femoral fractur es. Transarticular reconstruction, percutaneous plate osteosynthesis and retrogr ade nailing]. *Unfallchirurg*; 99 (1): 2–10.

[2] Stocker R, Heinz T, Vecsei V (1995) [Results of surgical management of distal femur fractures with joint involvement]. *Unfallchirurg*; 98 (7): 392–397.

[3] Sanders R, Regazzoni P, Püedi TP (1989) Treatment of supracondylarint racondylar fractures of the femur using the dynamic condylar screw. *J Or thop Trauma*; 3 (3): 214–222.

[4] Baumgaertel F, Gotzen L (1994) [The "biological" plate osteosynthe sis in multifragment fractures of the para-articular femur. A prospective study]. *Unfallchirurg*; 97 (2): 78–84.

[5] Bolhofner BR, Carmen B, Clifford P (1996) The results of open reductio n and internal fixation of distal femur fractures using a biologic (indirect) re duction technique. *J Orthop Trauma*; 10 (6): 372–377.

[6] Ostrum FR, Geel C (1995) Indirect reduction and internal fixation of supracondylar femur fractures without bone graft. *J Orthop Trauma*; 9 (4): 278–284.

[7] Danziger MB, Caucci D, Zecher SB, et al. (1995) Treatment of intercondylar and supracondylar distal femur fractures using the GSH supracondylar nail. *Am J orthop*; 24 (9): 684–690.

[8] Iannacone WM, Bennett FS, DeLong WG, Jr., et al. (1994) Initial experience with the treatment of supracondylar femoral fractures using the supracondylar intramedullary nail: a preliminary report. *J Orthop Trauma*; 8 (4): 322–327.

[9] Moed BR, Watson JT (1995) Retrograde intramedullary nailing, without reaming, of fractures of the femoral shaft in multiply injured patients. *J Bone joint Surg [Am]*; 77 (10): 1520–1527.

[10] Herscovici D, Jr., Whiteman KW (1996) Retrograde nailing of the femur using an intercondylar approach. *Clin Orthop*; (332): 98–104.

[11] David SM, Harrow ME, Peindl RD, et al. (1997) Comparative biomechanical analysis of supracondylar femur fracture fixation: locked intramedullary nail versus 95-degree angled plate. *J Orthop Trauma*; 11 (5): 344–350.

[12] Firoozbakhsh K, Behzadi K, DeCoster TA, et al. (1995) Mechanics of retr ograde nail versus plate fixation for supracondylar femur fractures. *J Orthop Trauma*; 9 (2): 152–157.


## 8 新进展

本章节的新进展和附加参考资料可从网上获得：

http://www.aopubilishing.org/PFxM/463.htm

# 4.7 髌骨

内利施(Michael Nerlich),韦格尔(Bernhard Weigel)

## 1 骨折和软组织情况的评估

### 1.1 解剖

髌骨是人体最大的籽骨，位于伸膝装置内。解剖结构包括髌骨近侧基底部、远侧关节外尖端下极部分及关节外髌骨前面和后侧的关节面。股直肌和股中间肌附着在髌骨近侧基底部，股内侧肌及股外侧肌分别附着于髌骨两侧。髌韧带起于髌骨下极而止于胫骨结节。

### 1.2 病史和体检

髌骨骨折约占所有骨折的1% [1]，绝大多数由膝前方直接暴力引起，例如高处坠落、跌倒、打击，受损时常常是在屈膝状态。肌腱的撕脱骨折，多由间接暴力引起。髌骨骨折的典型症状是肿胀、压痛及功能障碍，尤其是伸膝功能障碍。**但主动伸膝活动的存在并不能排除伸膝附属装置完整的髌骨骨折** [2]。如果骨折有移位，可触及两骨块间的缺损。常有关节积血。应同时注意评估软组织损伤情况以免忽略髌骨滑囊损伤或开放性骨折时遗漏损伤程度分级。

### 1.3 X线检查

除了标准的膝关节正、侧位片外，髌骨的切线位片是很有意义的。在正位片上，髌骨正常投影应在股骨髁间凹的中线，下极正好位于内外股骨髁远端连线上。在侧位片上，胫骨近端必须被拍摄到,以排除在胫骨结节处的髌韧带撕脱骨折。髌韧带断裂撕脱或髌骨位置异常可用Insall方法来判断（高位髌骨或低位髌骨）[3]，由髌骨的两极间最长长度与髌韧带长度比判断，此比率正常等于1。若比率小于1，常提示高位髌骨或髌韧带撕裂。膝关节屈曲45°时拍摄的髌骨30°切线位片也很重要，这对诊断髌骨纵向骨折和骨软骨骨折是有帮助的。断层摄片在某种特殊情况下有诊断意义，例如应力骨折，老年骨缺失和关节积血 [4]，髌骨不连或畸形愈合 [5]。CT仅用于检查骨折不愈合、畸形愈合和髌股关节排列异常。闪烁扫描（Scangraphic）检查对于诊断应力骨折也有帮助。白细胞检查可以提示骨髓炎 [6]。

应注意排除髌韧带撕裂、髌骨脱位和发育异常（双髌骨）。单纯股四头肌或髌韧带撕裂只能通过临床检查排除。侧位片也可以提示髌骨位置的异常。髌骨脱位，通常发生向外侧方移位，可以导致髌骨内侧缘骨软骨撕脱骨折。双髌骨、三髌骨是由于发育时未愈合的原因，常为双侧性。双髌骨常常局限在髌骨近端外侧的 1/4，其 X 线特征是圆钝的硬化线，若是尖锐线则为骨折线。

### 1.4 骨折分类

主要的骨折分类列于图 4.7–1。每个骨折类型都有代码，包括 3 个因子。例如 45–C1.3 ：第一个因子 45 是骨代码。

OTA 分类如下：

A 关节外骨折：伸膝装置撕裂，需手术治疗。

B 波及部分关节面：伸膝装置是完整的，如垂直纵向骨折可行保守治疗。若有关节不稳定或迟发性脱位倾向，可行手术治疗。

C 波及关节面、伸膝装置：需手术治疗。

### 1.5 治疗方案

治疗方案依据其骨折类型（图 4.7–1）主要有四种选择：

- 非手术法用于闭合的、伸膝装置完整的、未移位骨折（45–B）。
- 骨折断端间有间隙、关节面有台阶的骨折可在关节镜监视下行经皮螺钉固定。
- 绝大多数骨折需切开复位内固定术。
- 对于不能整复的骨折，髌骨切除术仍是一种保留手术方法（45–C3）。每种骨折类型的推荐疗法见表 4.7–1。

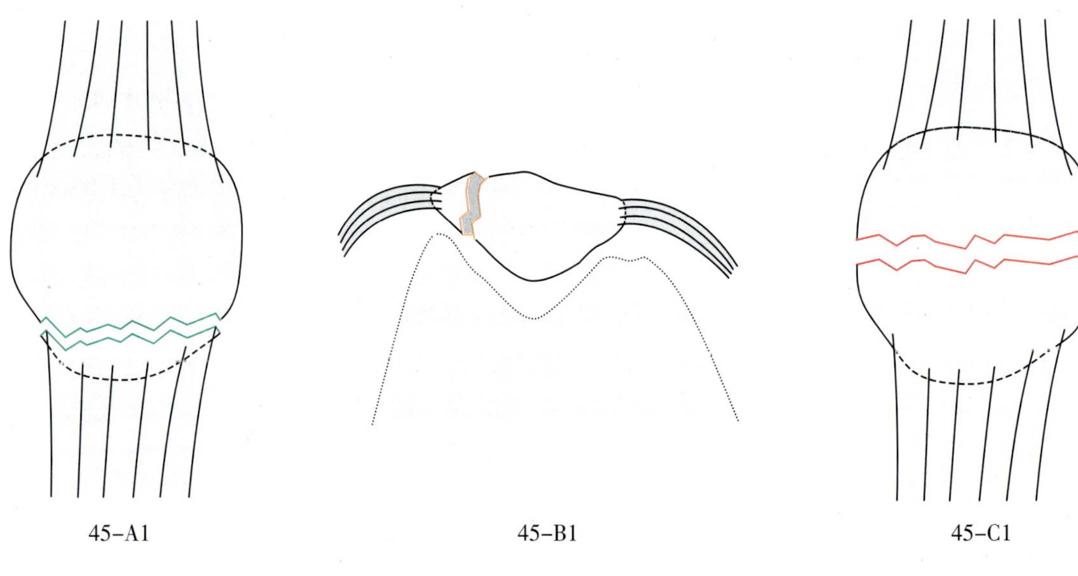


图 4.7–1 OTA 分类方法

表 4.7-1 治疗方案

| |
|---|
| 45-A 关节外"极"骨折<br>·拉力螺钉加张力带钢丝或钢丝环扎到胫骨结节；<br>·经骨缝合撕脱的韧带，并在髌骨和胫骨结节之间进行环扎达到安全缝合 |
| 45-B 累及部分关节面，纵向骨折<br>·无移位：非手术疗法；<br>·移位、简单骨折：拉力螺钉加钢丝环扎；<br>·多骨片骨折、星状骨折：钢丝环扎加张力带钢丝 |
| 45-C 累及全部关节面、横向骨折<br>·克氏钢针加张力带钢丝；<br>·超过 3 个骨片：拉力螺丝钉、克氏钢针加张力带钢丝；<br>·4 个或更多骨片：克氏针、螺钉加张力带钢丝；<br>·部分或全髌骨切除 |

## 2 外科解剖

髌骨的前方由髌骨外动脉环包绕，它来自膝关节动脉的分支。这个动脉环通过髌中血管和远端血管给髌骨供血。髌中血管给髌骨前中 1/3 供血，远端血管给髌骨极供血 [7, 8]。所以髌骨大面积坏死很少发生，但当髌骨损伤严重、过多切除髌骨两侧时可发生髌骨坏死。**髌前横切口时注意隐神经的髌下支。隐神经的髌下支从内侧穿到胫骨的前外侧面支配髌骨远端的感觉，它沿着皮下组织行走，若行横切口时易损伤该神经。**

### 2.1 生物力学

（见 3.2.3 章）

**增加伸膝装置的力臂，可以增加伸膝的力量。**髌骨作为伸膝装置中人体最大的股四头肌和附着在胫骨结节上的髌韧带两个杠杆臂的支点，**通过髌股关节传递巨大的力量。**经测量，作用在股四头肌的最大应力值是 3200N，而髌韧带的应力值达到 2800N。年轻人站立时可高达 6000N [9]。**这相当于自身体重的 3~7 倍，**这种负荷需要骨固定的牢度较高。在人体中髌骨软骨厚度最大，达到 4~5mm [10]，这是膝关节屈曲时产生的巨大压力造成的，特别是从蹲位站起时。髌股关节的形状及髌骨后关节面的个体差异很大。髌骨的轨迹也是由伸膝装置的结构及股四头肌的平衡性所决定的。在伸屈活动时髌骨关节面始终与股骨髁的变化相适应。从伸直到屈曲 45°，髌骨关节面与股骨的前面相接触，当膝关节屈曲超过 45°，股四头肌后面与股骨的髌骨凹形成关节 [10]，这就增加了杠杆的力臂，即从股四头肌肌腱与髌韧带的结合部到膝关节旋转轴的距离。**由于髌骨的高度，使伸膝装置力臂增加，这样膝关节完全伸直（最后 15°）时可另外增加 60%的力量** [11]。所以，在行髌骨切除时一定要把以上因素考虑在内，因为术后膝关节过伸的力量将明显减弱。

## 3 手术方案的制订

### 3.1 手术入路和体位

患者仰卧在透 X 线的手术床上，在患侧臀部下置一垫子，以助患肢内旋。上大腿止血带，压力为 250mmHg，以便视野清晰。外科医生必须考虑到**充气止血带会影响骨折的复位，因为股四头肌固定于缩短的位置上**，为了避免这点，在扎紧止血带前膝关节应屈曲超过 90°[6]，尽量向远端推髌骨,以保证股四头肌的长度。在某些情况下，放松止血带对髌骨复位是有帮助的。

**充气止血带会影响骨折的复位。**

**麻醉下临床检查**

在麻醉下行膝关节检查是非常重要的。必须排除伴发损伤，例如韧带损伤、脱位和不稳定。

**手术进路**

膝关节纵向切口和横向切口均可应用(图 4.7-2)。我们更喜欢用纵向切口，因为纵向切口的近远端可延长，而且万一以后须行翻修术也不受影响。横向切口较美观，因为与皮纹平行，但可能损伤隐神经的髌下支。髌旁切口有时也可以应用，特别是在开放性骨折，可结合皮肤裂口进入。切开浅筋膜，暴露伸膝装置，能够看到附属伸肌的撕脱。若有必要探查膝关节腔，则从髌旁内侧切开。对于开放性骨折或已有慢性滑囊炎、髌前滑囊需切除的患者可打开膝关节，而闭合骨折则不需要。

### 3.2 复位技术和工具

术中复位,大骨块用大的点式复位钳。在 A、C 型骨折中，膝关节在伸直或过伸位时复位较容易。纵向 B 型骨折，膝关节屈曲时较易复位。关节面的解剖复位应通过触摸来检查。如不探查，也不通过 X 线检查可能遗留关节面的不平整。如果需要采用从内向外技术，在骨折复位前应在关节面下插入一根克氏针，克氏针也可以用来帮助复位,同时可以用 1 或 2 个复位钳协助复位。

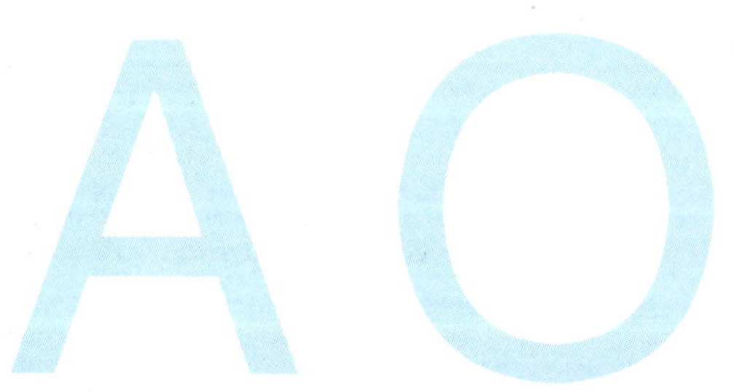

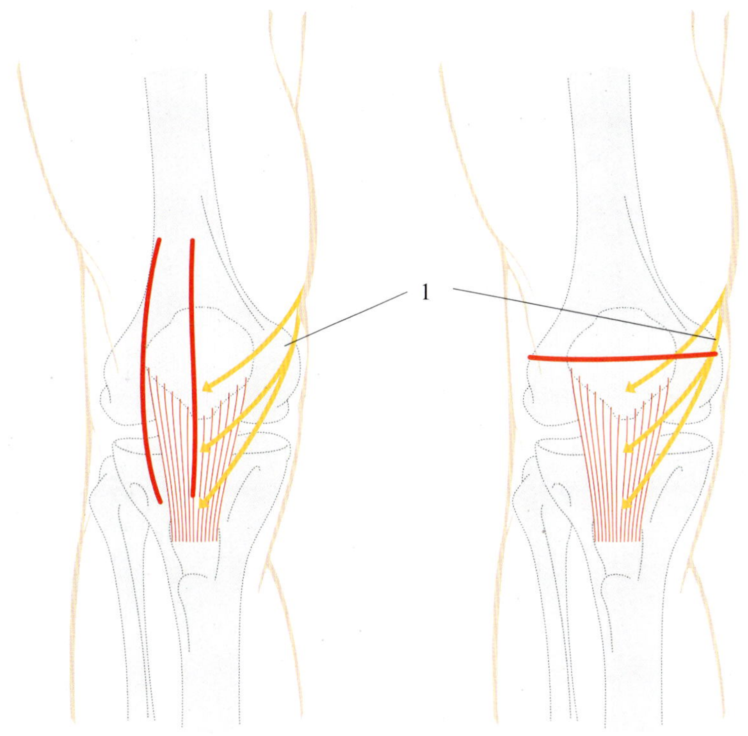


图 4.7-2 皮肤切口/手术进路

a) 正中纵向切口：允许延长切口，并保护隐神经的髌下支（1）。髌旁切口也可应用。

b) 横向切口：沿皮纹切口，内、外侧暴露较容易，但易损伤隐神经髌下支（1）。

### 3.3 内植物的选择

**通过髌骨的力量较大，所以髌骨需要耐受高张力的内固定。**张力带钢丝能有效地将张力转变为压力，也是最常用的固定方法；单独拉力螺钉若应用得当，也可以增加稳定性，但应结合张力带应用，可在纵向 B 型骨折中单独应用。关节软骨剥脱骨折应用生物降解材料固定直至愈合。

**张力带钢丝**

采用 1.0mm 或 1.25mm 钢丝结合 1.6mm、1.8mm 或 2.0mm 的克氏针。

**拉力螺钉**

小骨块骨折，采用皮质骨螺钉比用一根拉力螺钉更适合。也可以采用 4.0mm 的松质骨螺钉，不利因素是因为髌骨骨密度较高，在钻入螺丝钉时可能会发生骨折移位，拔除时可能也较困难。

**生物降解材料内植物**

骨软骨片可用 1.6~2.0mm 直径的可吸收针固定，而不是克氏针。这些内植物包括 PGA、PDS、PLA。PGA 在 1~2 周后失去稳定性，而 PLA 可以维持 6 个月。这些内植物仅仅用于不负重的骨片而不能用于机械张力较高的部位。同样也可以用吸收的缝合材料，但和金属钢丝的张力强度不能相比。由于内植物的生物相容性而发生的局部异物反应是人们担心的问题[12]，但优点就是可以避免二次拔除内植物。

**髌骨骨折需要耐受高张力的内固定**

## 4 手术技巧和体会

### 4.1 开放性骨折

开放性骨折通常是急症病例，而且需要尽快外科手术治疗。**对挫伤和污染严重的软组织清创应彻底，严重病例应用喷枪清洗。**注意保护骨片上的软组织以维护骨片的血供。(见 5.1 章)

**步骤**

首先要明确损伤的程度，有时术前 X 片不能揭示所有的骨折线。通过清除覆盖骨折边缘的组织（1mm 或 2mm），查明关节外骨折线。同时注意关节面的台阶、间隙及损伤或压缩的软骨。应清扫关节内游离的碎骨片并冲洗关节腔，检查相对应的股骨髁关节面。

### 4.2 张力带钢丝

当膝关节屈曲时将骨折端张力转变成压力（图 4.7–3）(录像 AO51049)。

术中可通过两种方法进行复位和固定。第一种是先用复位钳行骨折复位，然后用两枚克氏针固定（外–内技术）：先沿髌骨纵轴打入一枚克氏针，第二枚平行于第一枚穿过复位的骨片，但检查钻入克氏针是否在正确方向和正确位置上比较困难。第二种方法，可以从骨折处逆向穿入克氏针，在复位前，将克氏针的顶端剪成针形。骨折复位后用点状复位钳固定，再将克氏针穿过对侧的骨块（若骨密度较高，在钻入克氏针前应先钻孔）。克氏针较理想的位置应在髌骨的中央，距髌骨前面约 5mm 处，克氏针应更接近关节面。无论如何不能违反张力带原则。

然后，用足够长的环扎钢丝（1.0mm 或 1.25mm）尽可能接近骨边缘套扎穿出的克氏针端。环扎钢丝呈“0”或“8”字形，钢丝应尽可能地靠近骨。应用大弯针对穿钢丝有帮助（图 4.7–3c），“0”形环扎钢丝有较强的对抗力，但如钢丝太靠近髌骨的边缘，钢丝可能滑入支持带内，这样就失去了张力带的作用。所以，有些作者更主张用“8”字钢丝，尽管钢丝对下方的组织有压迫。环扎钢丝的尾结应打在内或外侧。

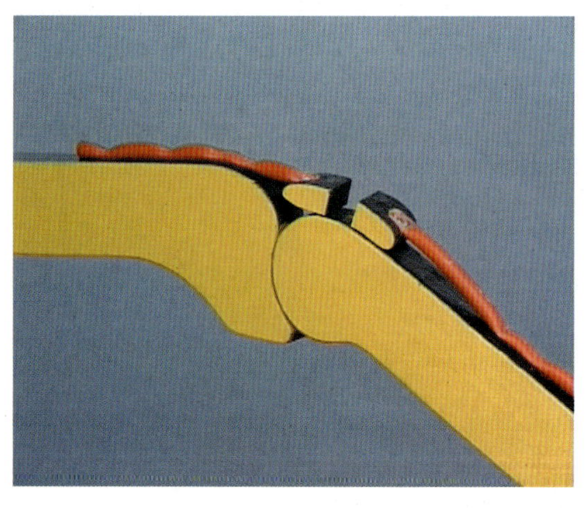

录像 AO51049

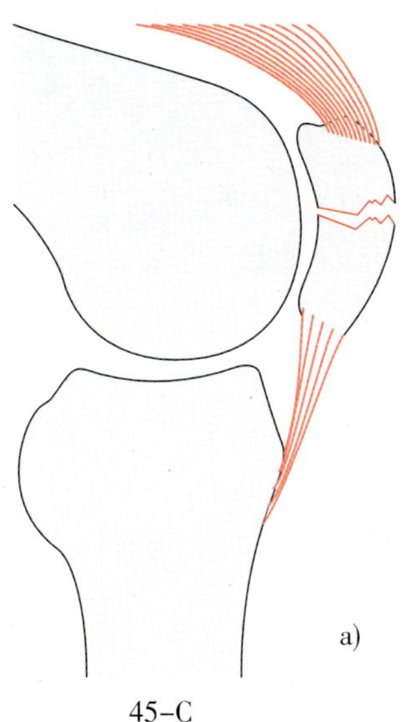


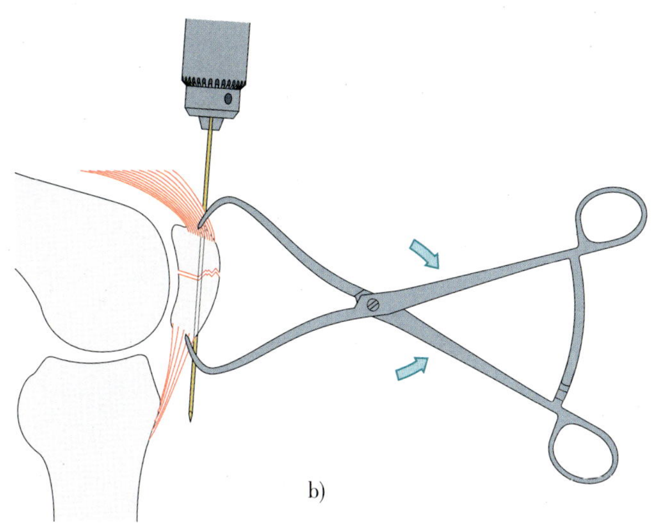


a) 45–c 横形骨折。

b) 用大的点状复位钳复位，再用两枚 1.6mm~2.0mm 平行的克氏针初步固定。

c) 用大弯针或套管环绕在克氏针顶端钻孔，钢丝穿过髌韧带在髌骨与胫骨结节间环扎。

d) 环扎的钢丝须位于髌骨前方，可充当张力带，环扎的钢丝最好是“8”字形。

e) 侧位片可证实内固定是否符合张力带原则，当膝关节屈曲时，张力可以转变成压力。

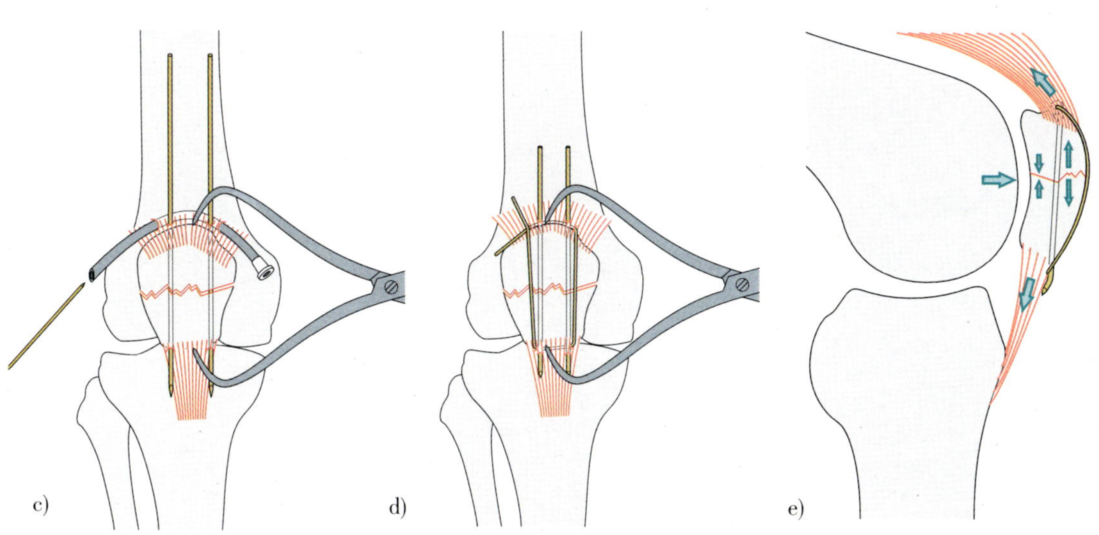


图 4.7–3

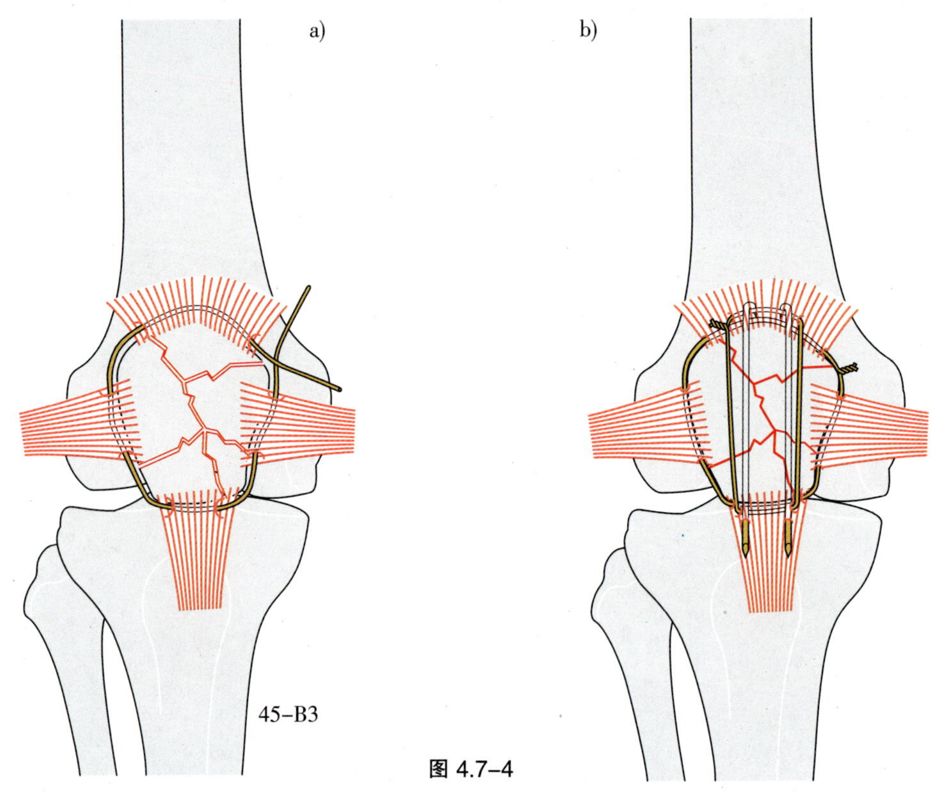


图 4.7–4

a) 相对未移位的星状骨折（45–B3）。第一步在髌骨周边 1mm“中纬线”处用环形钢丝固定。
b) 第二步纵向克氏针固定加标准的前方张力带结构。

#### 附加环扎钢丝

如果移位不很严重，再粉碎的骨折也能被张力带技术复位和固定（B3 型星状骨折）（图 4.7–4）。这些病例，因为有许多小骨快，所以在张力带钢丝固定的同时，必须在髌骨周围另外加用环扎钢丝。环扎钢丝可以初步稳定骨折，在行张力带固定时不会发生进一步的移位。

### 张力带结合拉力螺钉或克氏针

横行骨折病例，两个主要的骨片中可能仍有骨折 (图 4.7–5)。可先用螺钉固定，再加张力带钢丝固定。用点状复位钳复位和临时固定后，拉力螺钉应尽量接近髌骨表面植入 (3.2.1 章)，这样可以留有克氏针的空间。若骨片太小不能用螺钉，可以用 1.6mm 的克氏针，然后再用环形钢丝行骨片间的加压。

### 拉力螺钉加前方张力带钢丝

髌骨远端的骨折最好用拉力螺钉固定 (图 4.7–6)，前方的张力必须通过前面的张力带钢丝来对抗，否则内植物有被拉出或固定失败的可能。髌骨上极的骨折是稳定的，若有必要可将股四头肌腱另外经骨缝合到髌骨上。

### 经骨缝合修补韧带

很小的骨片应清除，通过经骨穿孔缝合修补韧带（图 4.7–6a）。我们主张先用较牢固的不吸收材料进行缝合，再用可吸收材料进行加强缝合。

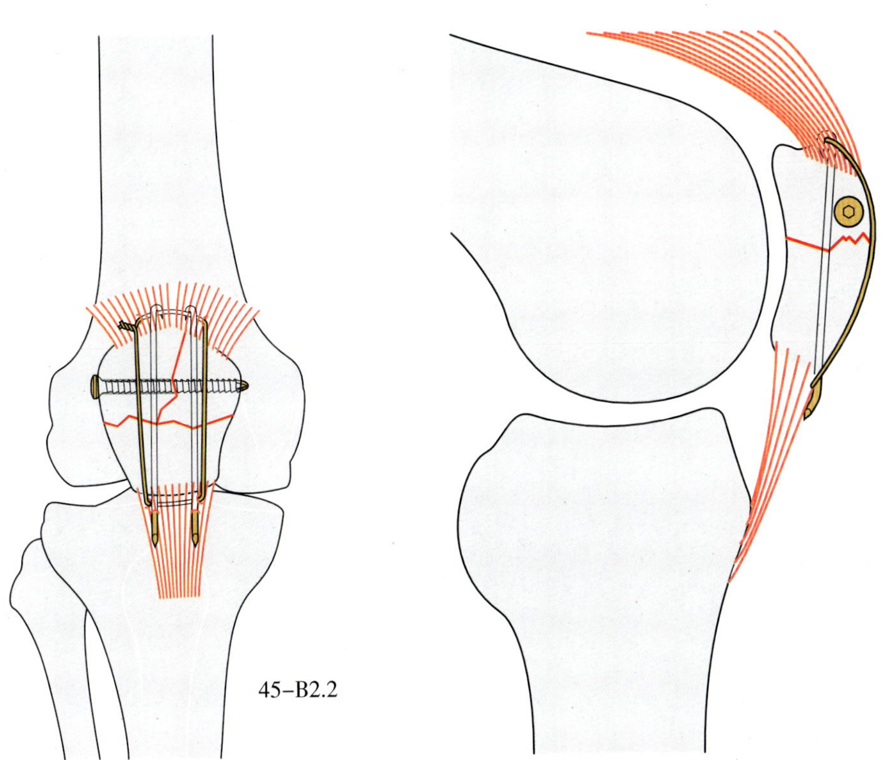


**图 4.7–5 45–C2.2 骨折**

采用一枚横向的 4mm 拉力螺钉结合标准的张力钢丝结扎 (见图 4.7–3) 治疗横向和纵向的髌骨骨折。

### 4.3 髌骨－胫骨环扎法

处理方法与髌骨下极骨折相同，但是若骨片太小或呈星状骨折，髌韧带起点固定不牢固，需加用经骨环行钢丝缝合来保护（图 4.7–6b）。固定钢丝应经过固定于胫骨结节 3.5mm 皮质骨螺钉或空心螺钉。当收紧钢丝时，应确保膝关节可屈曲到 90°，这意味着膝关节完全伸直时钢丝有些松弛。

### 4.4 髌骨部分切除术

**髌骨部分切除效果优于全切除，无论如何应保持力臂的完整性**（图 4.7–7）。一个下极、上极粉碎，甚至中央带粉碎的髌骨，通过切除碎骨片后再复位，可取得很好的效果。如果横行骨折，切除远端或近端，将主要骨片复位是可行的。若粉碎区在边缘，应切除部分碎骨片以防止骨赘形成。然后缝合邻近的韧带以保持伸膝的轴线处于中央，否则髌骨的平衡将被打破。同时必须加用髌骨–胫骨结节环形钢丝缝扎来固定骨折并保护髌韧带。

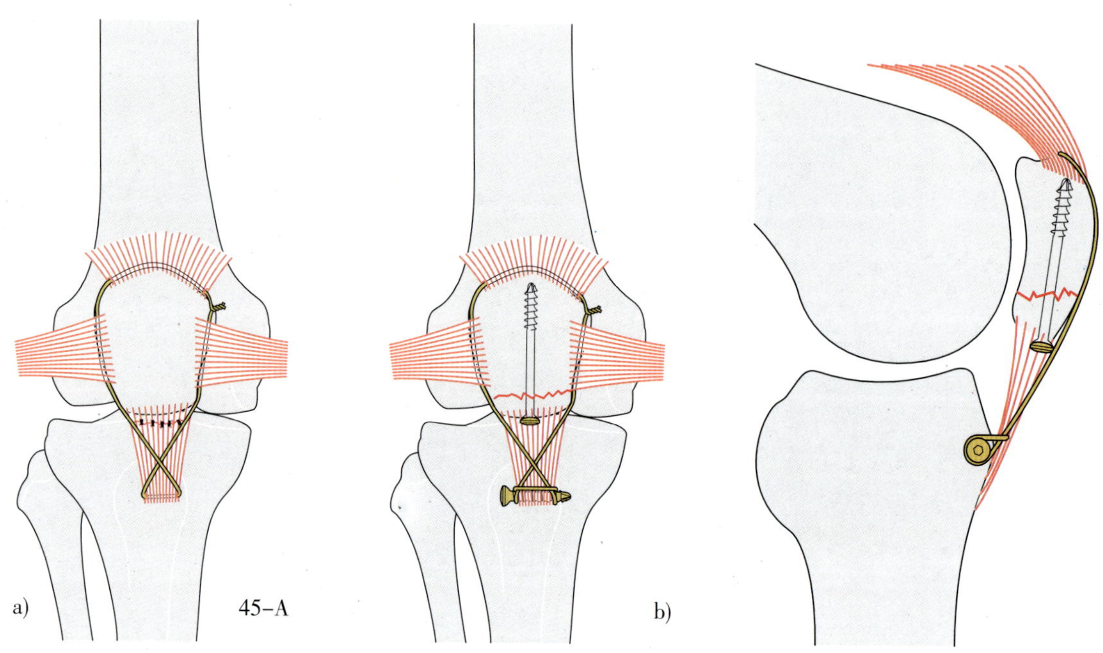


a) 髌骨下极的小骨片被去除，将髌韧带经骨缝合于髌骨上，在髌骨和胫骨结节间加用“8”字钢丝用以保护。
b) 保留骨片，用 4.0mm 空心螺钉固定，然后再加用“8”字钢丝加以保护。

**图 4.7–6 45–A 髌骨下极撕脱骨折。张力带钢丝经固定于胫骨结节处的螺钉或空心螺钉进行环扎，这样，钢丝不易被撕脱**

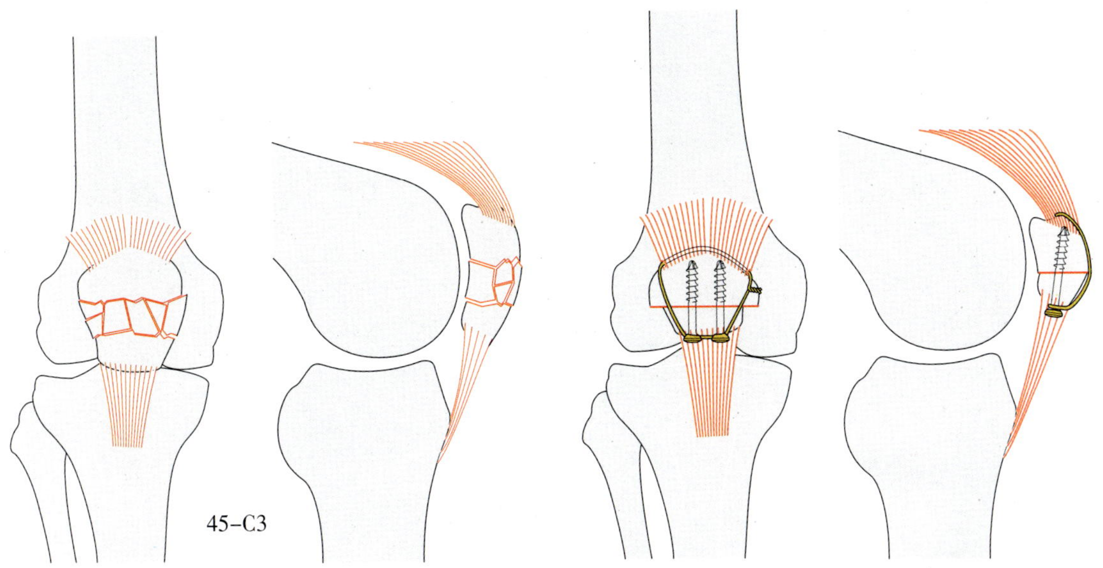


图 4.7-7 严重髌骨中央粉碎的病例，一种补救的办法就是切除碎骨片，用拉力螺钉和张力带钢丝将两个主要的骨块固定起来

### 4.5 髌骨切除术

对于严重粉碎、软骨广泛破坏的病例，髌骨切除可能是惟一的方法 (图 4.7-8)。将碎骨片和碎裂的软组织经仔细解剖后切除，尽可能地保护伸膝装置，然后进行肌腱重建。若缺损区在 3~4cm,可以行直接缝合。伸膝装置的缩短对增加肌肉的前负荷是有利的。若直接缝合不可能，建议采用倒 “V” 字成形缝合术 [6]。应注意，在髌骨切除术中尽可能保留一个较大的骨片，对维持力臂的作用是有利的。

#### 闭合切口

闭合切口时应放置引流管，用可吸收线关闭关节腔，缝合撕裂的支持带，关闭皮肤。开放性骨折中，内植物应被邻近的软组织覆盖，保持皮肤张力不大，这样即使有皮肤缺损也不会造成问题。

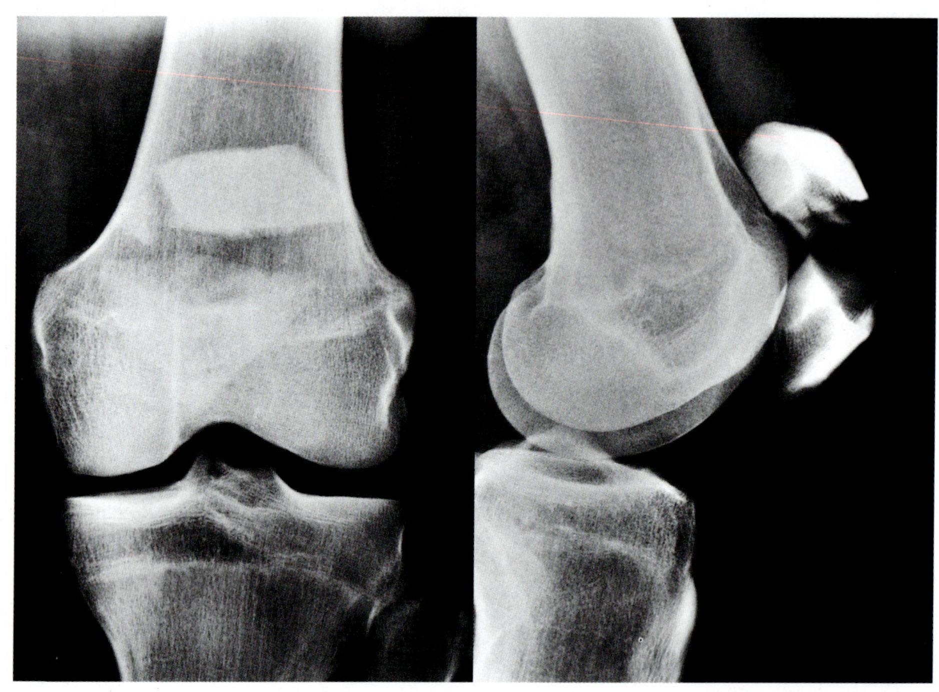

a) 髌骨闭合性骨折。

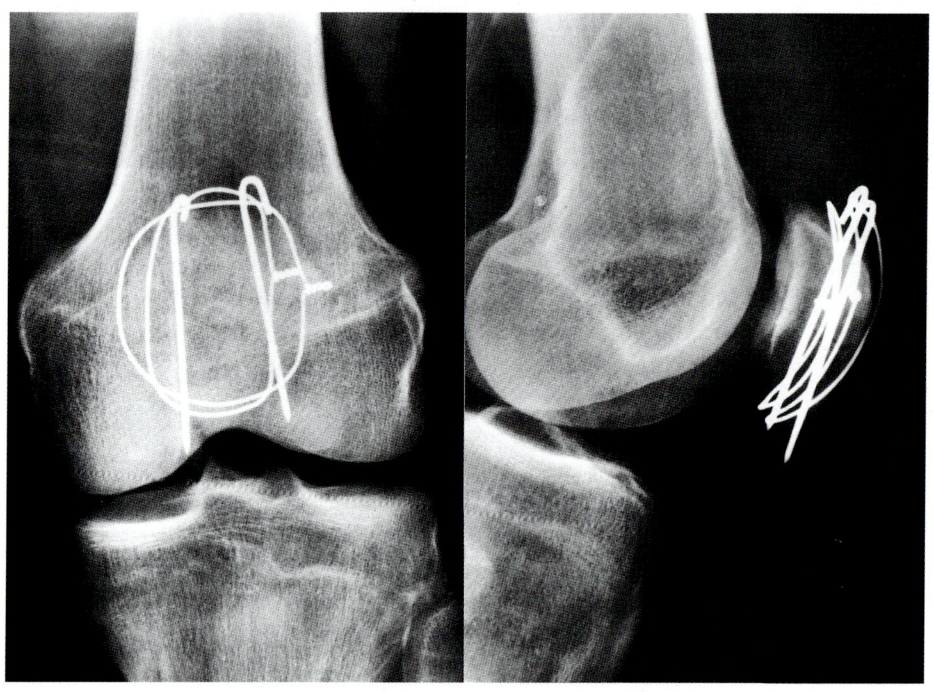

b) 切开复位用张力带钢丝内固定术后。

图 4.7-8 45-c 闭合性骨折

## 5 术后治疗

因为骨折固定可靠，内植物（不仅有克氏针而且有拉力螺钉）被前方的张力带保护，所以术后可以不用石膏或支架。但行走时，必须用支具保护，一直到股四头肌肌力恢复。早期康复锻炼，特别是主动操练，对关节软骨的康复是有利的，持续的被动活动（CPM）对此也有一定的促进作用。引流管可根据引流量的多少，在术后一两天拔除，然后开始操练和运动。若伤口没有问题，6周内可以允许部分负重 15kg 或体重的一半，并且从 0°到 90°主动屈曲活动。屈膝对于将前方拉力变成压力是最重要的，这也有利于骨愈合。去除内植物的平均时间是 1 年（6~24 个月）。如果屈膝不能达到 90°或钢丝断裂引起疼痛，髌骨胫骨结节间的环扎钢丝应在 12 周内去除。

## 6 并发症

### 伤口愈合不良

**较理想的组织解剖层次应在深筋膜和伸肌之间。**皮肤血供不受影响，不要分离皮肤和皮下筋膜之间的组织层。否则，会发生伤口边缘的坏死，不正确地应用皮肤拉钩也可产生如此结果。

### 深部感染

正确的方法是隔天清创、冲洗直至伤口愈合。对深部感染病人，主张长期（6 周）应用抗生素（5.5 章）。

### 生物降解材料引起的滑膜炎

结晶的分解产物可以产生中到重度的无菌性滑膜炎，它与感染是很难区分的。此时应用关节镜治疗[12]。

### 钢丝结对皮肤的刺激

**软组织层被穿破前，应剪短钢针尾端和钢丝结，**否则患者有感染的危险。

### 低位髌骨

这个并发症可以引起膝关节屈曲严重受限。对于需要用环扎钢丝来保护髌韧带的病例，若不能正确判断髌韧带的长度，就可能发生低位髌骨。这时应拍摄对侧膝关节 X 片以确定髌骨的正确位置。

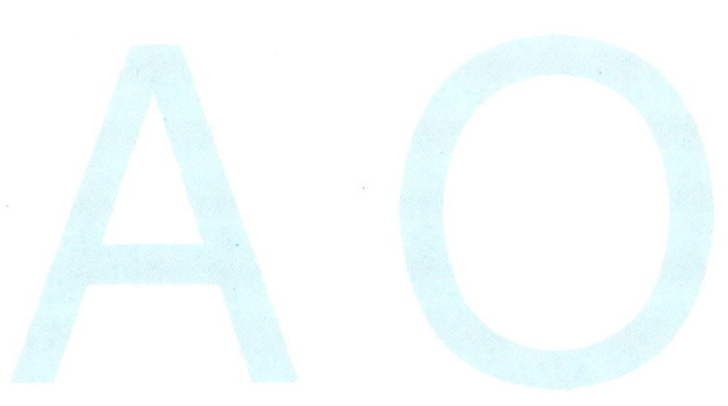

#### 内植物失败

当内固定失效引起主要骨片间移位或关节面不平整时，需重新手术。较常见的是克氏针向近端滑脱。为避免该并发症，可将克氏针的尾端弯成钩状，张力带钢丝通过弯钩，将克氏针固定在稳定的位置上[13]。断裂的钢针向关节内移位较少见[14]。

#### 活动的丧失

万一膝关节屈曲活动受限，可加强理疗。如数月后活动度仍未改善，可进一步在关节镜下行关节松解术，清除髌上囊粘连的疤痕。已行髌骨切除的病人，可能会发生肌腱的撕裂。

#### 创伤性骨关节炎

髌韧带固定太靠前，髌骨下极向后旋转，或由于粉碎骨折愈合后髌骨延长均可造成创伤性骨关节炎。第一种情况，可考虑将肌腱的止点重新固定在正常位置上。第二种情况，可行髌骨切除术。

## 7 参考文献

[1] Bostrom A (1972) Fracture of the patella.A study of 422 patellar fractures. *Acta Orthop Scand Suppl;* 143: 1–80.

[2] Carson WG , Jr., James SL, Larson RL, et al. ( 1984) Patellofemoral disorders: physical and radiographic evaluation. Pavt II: Radiographic examination. *Clin Orthop;* (185) :178–186.

[3] Insall JN (1984) Anatomy of the knee. *Suvgevy of the Knee*. New York: Churchill–Livingstone: 1–20.

[4] Weber BG, Cech O (1976) *Pseudarthrosis*. New York: Grune & Stratton: 224–225.

[5] Sanders R (1992) Patella fractures and extensor mechanism injuries. In: Browner BD, Jupter JB, Levine AM, et al., editor. *Skeletal Trauma* Philadelphia: W.B.Saunders Co.: 1685–1710.

[6] Arnoczky SP (1985) Blood supply to the anterior cruciate ligament and supporting structure. *Orthop Clin North Am*; 16 (1) : 15–28.

[7] Scapinelli R (1967) Blood supply of the human patella. Its relation to ischaemic necrosis after fracture. *J Bone Joint Surg* [*Br*] ; 49 ( 3) :563–570.

[8] Huberti HH, Hayes WC, Stone JL, et al. (1984) Force ratios in the quadriceps tendon and ligamentum patellae. J *Orthop Res*; 2 (1) :49–54.

[9] Kpandji IA (1985) *Funktionelle Anatomie der Gelenke*. Stuttgart :Enke Verlag.

[10] Goodefellow J, Hungerford DS, Zindel M (1976) Patello–femoral joint mechanics and pathology 1.Functional anatomy of the patello–femoral joint. *J Bone Joint Surg* [*Br*] ; 58 (3) :287–299.

[11] Hoffmann R, Weller A, Helling HJ, et al. (1997) [Local foreign body reactions tobiodegradable implants. A classification]. *Unfallchirurg*; 100(8):658-666.

[12] Gotzon L, Ishaque B, Morgenthal F, et al. (1997) [External patello-tibial transfixation. I: indications and technique]. *Unfallchirurg*; 100(1): 24-28.

[13] Us AK, Kinik H (1966)Self locking tension band technique in transverse patellar fractures. *Int Orthop*; 20: 357-358.

[14] Chen YJ, Wu CC, Hsu RW, et al. (1994)The intra-articular migration of the broken wire: a rare complication of circumferential wiring in patellar fract ures. *cheng Keng I Hsueh Tsa Chih*; 17(3): 276-279.

## 8 新进展

本章节的新进展和附加参考资料可从网上获得：

http://www.aopublishing.org/PFxM/4.7.htm

# 4.8 胫骨

## 4.8.1 胫骨：近端

沃森(J.Tracy Watson)

### 1 引言

考虑采用手术治疗胫骨近端骨折时，应以患者年龄、活动量、伤前全身情况及患者的期望为基础。为了避免日后不稳定、对线不良和膝关节面不平整，往往需作手术治疗。手术指征包括：

- 开放性胫骨平台骨折。
- 骨折伴骨筋膜间隔综合征。
- 经关节骨折移位超过 10mm，然而对于年轻或活动多的病人骨折移位超过 2mm [1~6] 或许已难以接受。
- 轴性对线不良。

### 2 骨折和软组织的评估

确定损伤的暴力非常重要，例如**高能量骨折**往往伴有**严重的软组织损伤** [7,8]。物理学检查应着重于软组织覆盖的完整性，尤其是存在水疱或表皮擦伤，这些都提示在软组织修复以前，该区域应避免手术切口经过。如果切口不能避开皮肤的裂伤和受损区，任何手术都应延迟。骨折暂时用外固定支架固定，以后再分阶段固定。尽管效果有限，仍应努力修复关节面。尤其是开放性骨折伴软组织缺损或严重的闭合性软组织损伤，可在关节面复位后用跨关节外固定支架维持。当软组织修复后，二期手术就可安全完成，而建立干骺端的稳定。

必须对神经血管情况作出评估，如系高能量骨折，必须排除骨筋膜间隔综合征和动脉损伤，通常采用间室内压力监测和动脉造影 [9,10]。

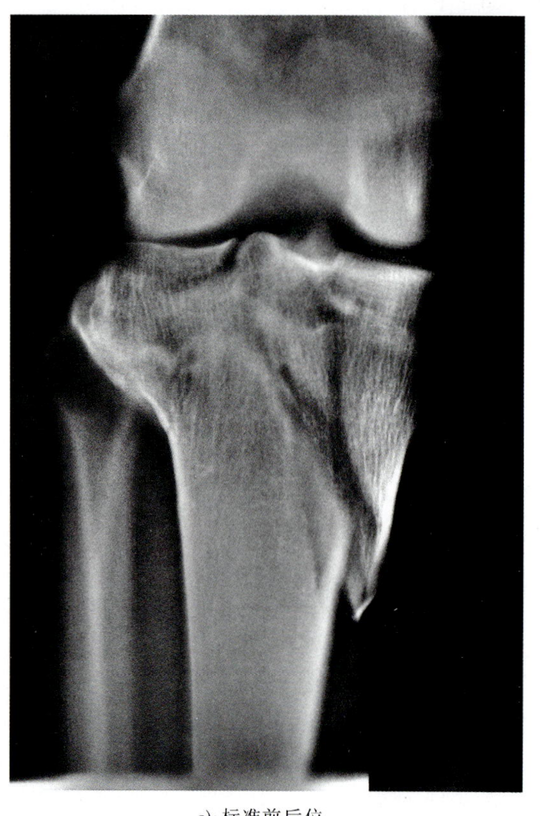

a) 标准前后位。

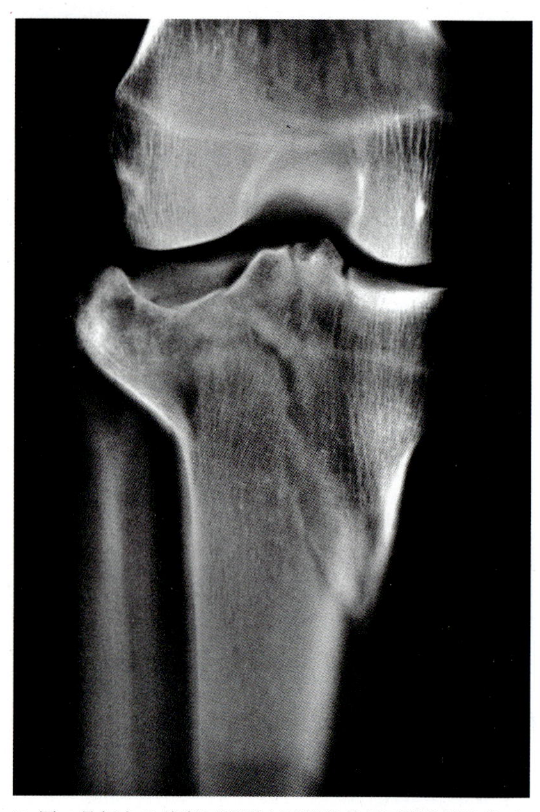

b) 同一骨折在 X 线断层摄影中可以清楚显示塌陷的关节面。

图 4.8.1–1 41–C3.1 双髁骨折

## 2.1 影像学研究

X 线摄片需包括前后位、侧位和内外侧斜位。追加牵引位摄片可以明确牵引的效果及韧带间接复位的可行性 (图 4.8.1–1) [11]。这些均有助于正确设计手术切口的位置和范围。要进一步对骨折进行分析，应选择 CT 扫描。当不能进行 CT 扫描时可选择 X 线断层摄影。CT 可以通过水平、冠状、垂直面影像的重组来描述骨折线的方向及骨折的严重程度 (图 4.8.1–2)。采用微创技术进行间接复位时非常有用，可避免暴露骨折线。

MR 对合并软组织损伤的评估比 CT 更具优越性，例如半月板和韧带的破裂，但 MR 的应用指征很少 [12，13]。

**高能量骨折或骨折脱位可伴有动脉损伤**。在可能有动脉损伤时，应考虑做动脉造影。合并动脉损伤的都是高能量骨折的 41–B1.3 和 41–B3.3 型，为严重的不稳定膝或骨折脱位。高能量骨折包括 41–C1，41–C2 和 41–C3，尤其碰到有一个后内侧角骨块时，更有必要进行动脉造影。

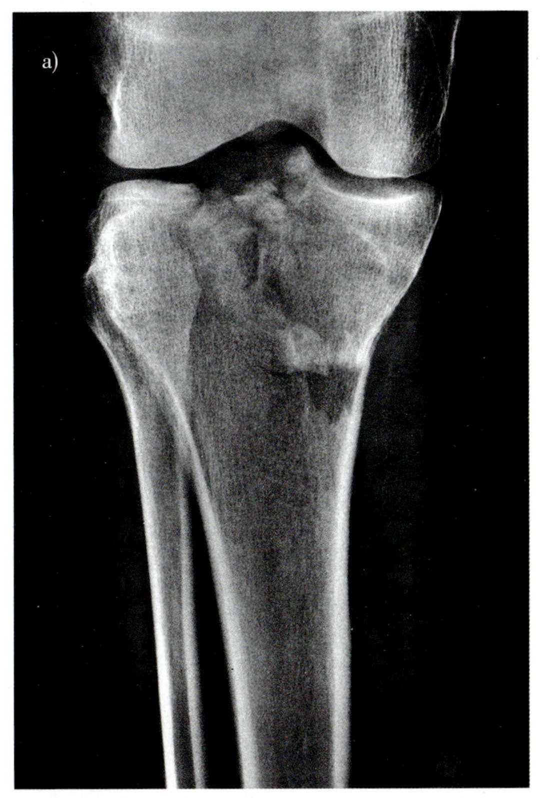


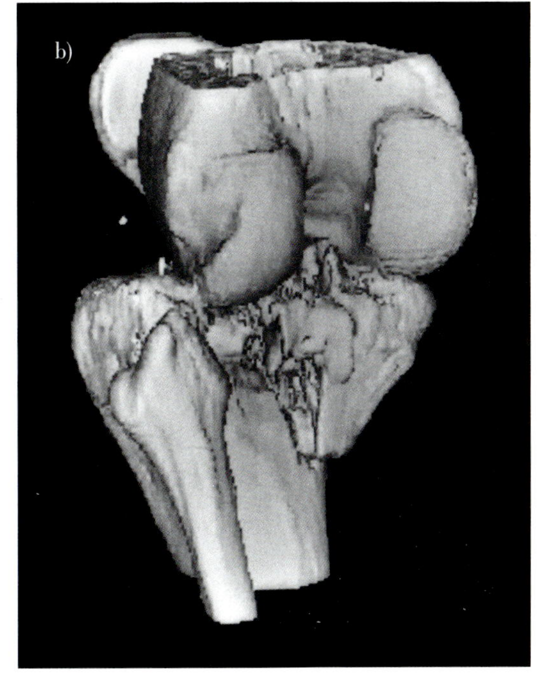


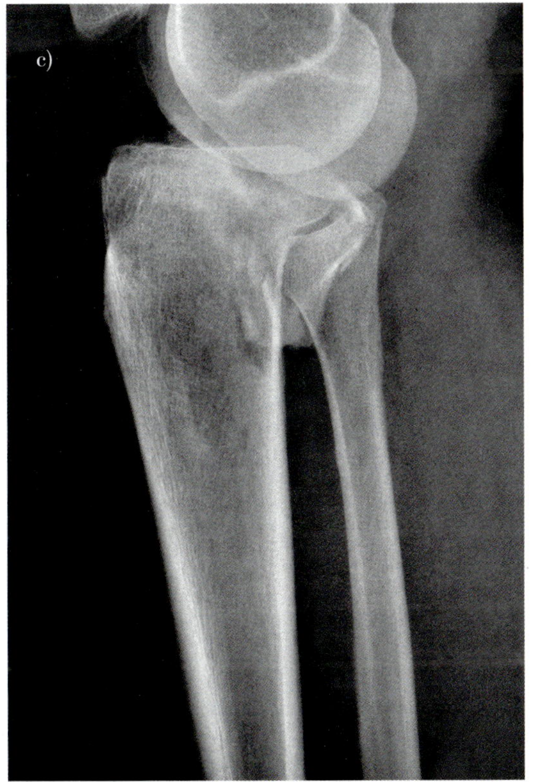


a) 标准前后位。
b) 后方三维影像。
c) 侧位。
d) 侧方三维影像。

**图 4.8.1–2 一例罕见的 41–B3.2 骨折**

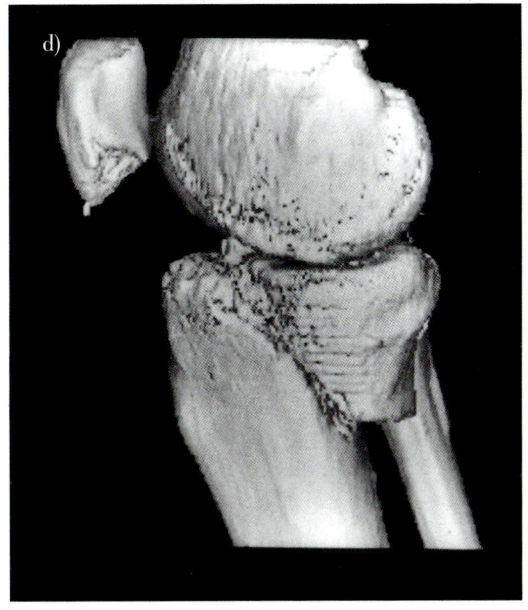

## 2.2 分类

AO Müller 分类：关节外骨折（typeA），单髁骨折（typeB）及双髁骨折（typeC）（图 4.8.1–3）。

## 3 外科解剖

胫骨内侧平台的关节面较外侧大，关节面为凹面，外侧平台较内侧更高更小且为凸面，可以从侧位片得到证实（图 4.8.1–4）。当从外侧向内侧置入螺钉时，必须注意这一点，切勿进入内侧关节面。胫骨平台中间没有关节软骨覆盖的髁间隆突有前交叉韧带附着，这个部位单纯骨折意味着前交叉韧带撕脱骨折，不属于通常所讨论的胫骨平台骨折的范围（41–A1）。胫骨结节和 Gerdy′s 结节是位于髁下方的骨性隆起，它们分别是髌韧带和髂胫束的附着点。这两个标志在设计手术切口时非常重要。内侧髁包括它的关节面都比外侧髁坚固，因此外侧平台的骨折较常见，而且多为关节面塌陷骨折和粉碎性骨折。内侧平台骨折块多为“整块”，且损伤的暴力更大（图 4.8.1–5），伴有更高程度的软组织损伤，例如侧副韧带破裂和神经血管损伤。

近端胫腓关节位于胫骨外侧髁的后外侧。腓侧副韧带和股二头肌附着于腓骨头，同样对胫骨近端的外侧部具有支持作用。

胫骨平台的外周部分被半月板所覆盖。外侧半月板覆盖的关节面面积比内侧的大。半月板胫骨韧带连接半月板与胫骨平台边缘。**术中识别非常重要，以便进行半月板下暴露，或在半月板边缘撕裂时能够准确定位和修复。**如果损伤造成半月板边缘撕裂，建议在骨折复位前先用缝线在半月板边缘作标记，否则复位后缝合可能会比较困难。

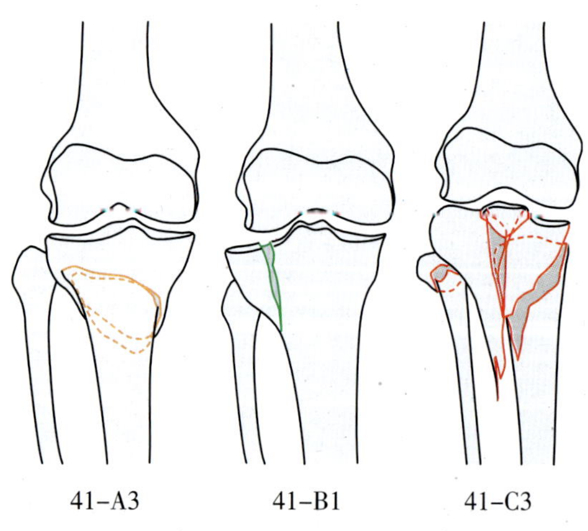


图 4.8.1–3 AO 的 Müller 分类

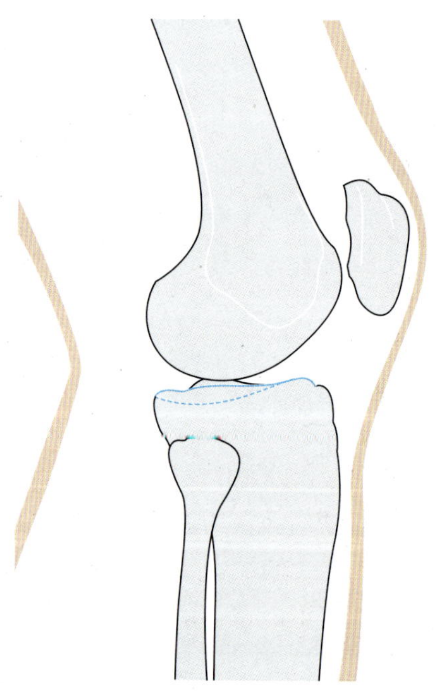

图 4.8.1–4 从矢状面上看到的胫骨内外侧髁的正常解剖

注意：外侧关节线为凸线，内侧关节线为凹线。

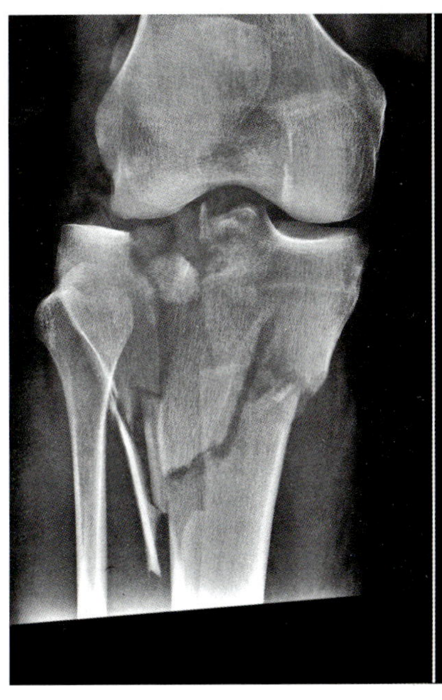
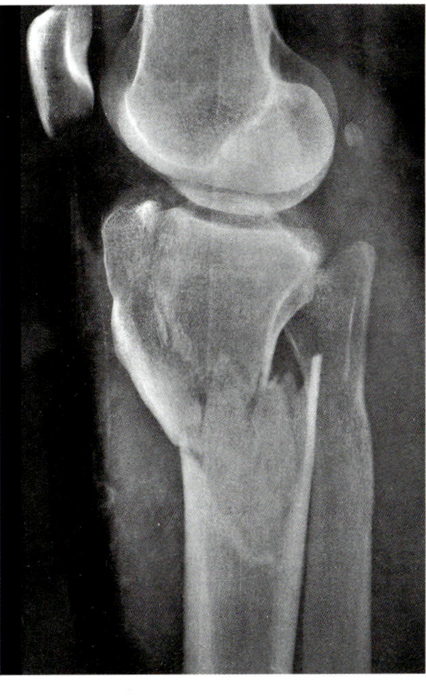

**图 4.8.1–5 41–C3.1 一个 44 岁的女性因滑雪事故造成骨折**

在这个双髁骨折中，内侧髁几乎是被“整块”（en bloc）切下，而关节面损伤不大。

## 4 手术前计划

术前必须完成伤后常规和牵引复位后的 X 线摄片，并对 CT 或 MR 进行全面彻底的分析，这样有利于确定合适的内植物和复位器械，而且也可以明确需要植骨的量。另外，术前计划还应该包括确定手术的入路，必须保证骨折暴露完全，且软组织损伤最小[14]。

### 4.1 手术入路

患者平卧于可透视的手术床上，最好床的远侧可拆卸，从而保证膝关节能屈曲 90°。当然也可以使用一个大的消毒枕垫来代替。屈曲膝关节，使得髂胫束滑向股骨外侧髁的后方，以便更好地暴露后外侧平台。利用肢体的重量作牵引。准备好 C 臂透视机，需要使用时可以从手术床的对侧插入。

大部分胫骨平台骨折主要涉及外侧部，因此外侧髌骨旁直切口最常用（图 4.8.1–6），切口可以根据需要向近端和远端延伸，再向深部分离外侧肌肉起点和髂胫束纤维直至骨表面。膝关节在外侧半月板的下方打开，以便获得良好的视野看清关节面。撕裂的半月板应该缝合而不是切除。此外，由于胫骨结节内侧的皮肤非常薄，因此除非绝对需要，切口不应越过胫骨结节。注意切口不能直接位于接骨板或螺钉的表面，或是没有生命的组织上。这需要一个良好的计划。对于双髁骨折（41C），较大的后内侧骨块需要良好的复位和支持，可选择辅助的后内侧切口[15]，以便从前方更广泛地暴露骨折（图 4.8.1–7）。后内侧切口是在鹅足结构的背侧暴露胫骨近端内侧边缘。简单的骨折可以用一块 DCP3.5、LC–DCP3.5 或 1/3 管状接骨板得到解剖复位和支持固定。不再建议使用髌下的 Z 字成形术，后侧入路也鲜有指征[16]。不管是内侧还是外侧，应避免任何多余的骨膜下暴露，否则会造成骨折块的坏死。

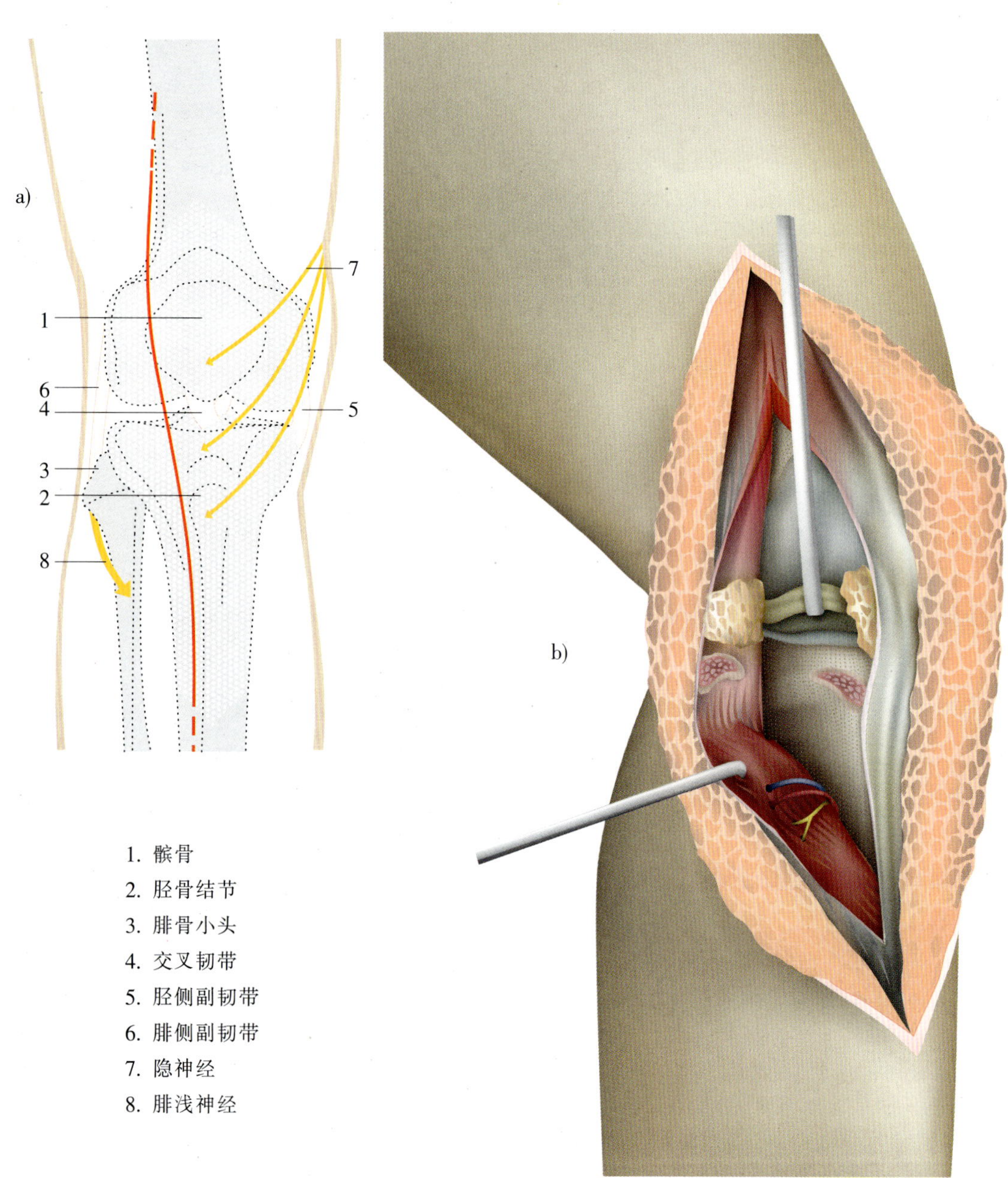


a) 标准胫骨平台入路是外侧髌骨旁切口。

b) 向深部直至骨，保留窄的筋膜边界附着于骨。同时劈开髂胫束。分离肌肉起点暴露胫骨外侧髁。将半月板掀起暴露关节面。半月板因损伤而撕裂，应给予修复而不是切除。

**图 4.8.1-6 外侧髌骨旁入路**

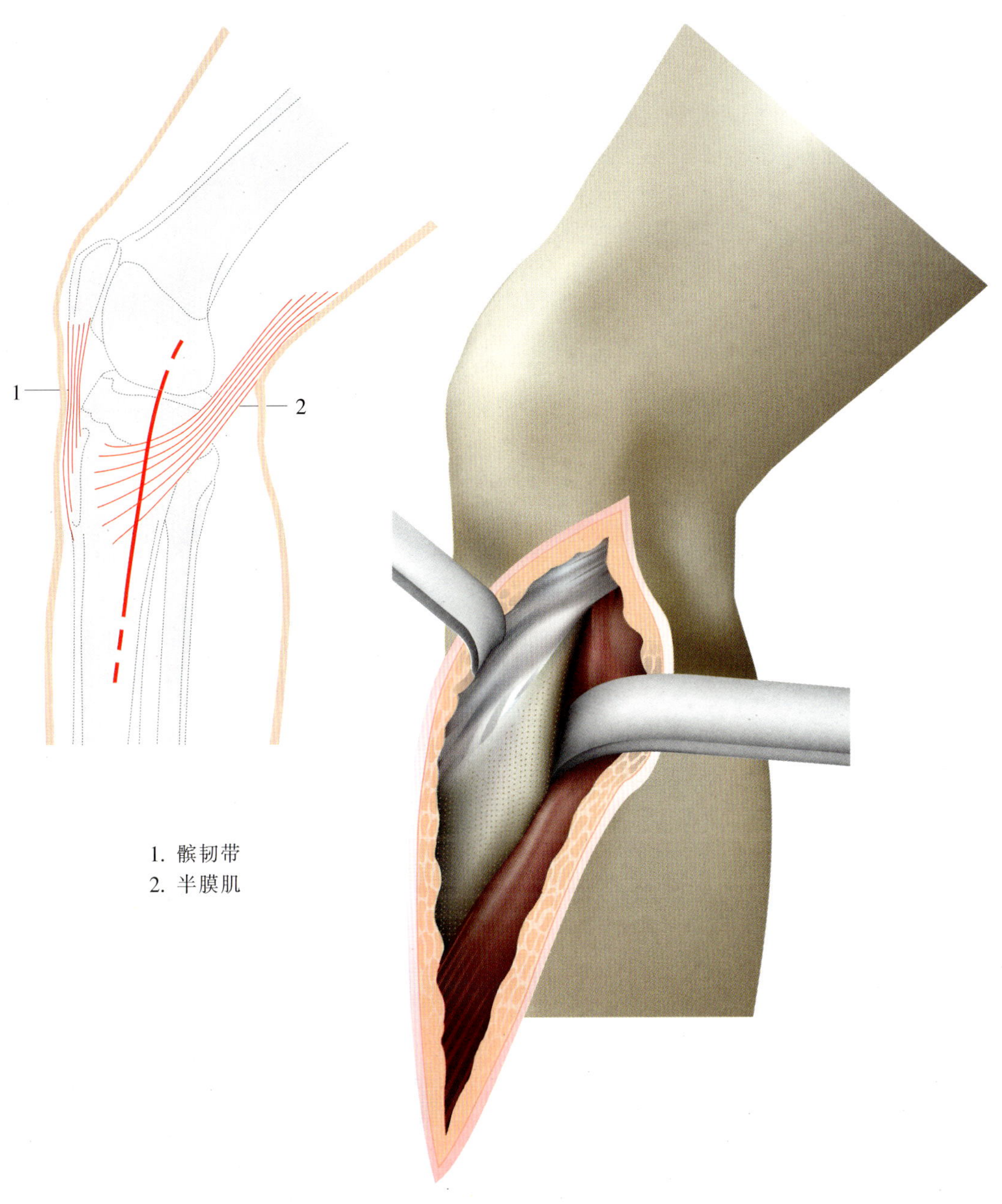


图 4.8.1–7 后内侧入路暴露胫骨近端内侧边缘。很少需要分离就可从鹅足结构的背侧暴露胫骨。仔细地剥离骨膜以暴露骨折线

### 4.2 复位技术和器械

胫骨近端的复位是按照间接复位的概念，利用骨折块与软组织的连接如韧带来复位。这些技术需要使用一个或两个大的牵引器置于轻度屈曲的膝关节上。依靠韧带整复方法可使主要的骨折块复位，同时纠正骨干与干骺端的对线。

经皮使用大型点状复位钳在骨折线间完成加压 (图 4.8.1–8)。

要暴露和重建塌陷的关节面，最好找到原始骨折线。外侧髁骨块可以依靠其所附着的软组织掀开，就像打开一本书 (录像 AO20144a)，可以看见塌陷的关节面。如果损伤造成一个单纯的中央压缩而无劈裂骨折，可以通过在胫骨髁的前外侧皮质上开窗而到达压缩区。通过标准的半月板下关节暴露，可以间接地观察关节面。从下向上完整地抬起骨块使关节面复位 (图 4.8.1–9)，复位后在干骺端区域所出现的骨缺损必须用自体松质骨填充或用皮质松质骨块支撑被抬起的骨块 (录像 AO20144b)。另外，也可采用新的骨替代物。

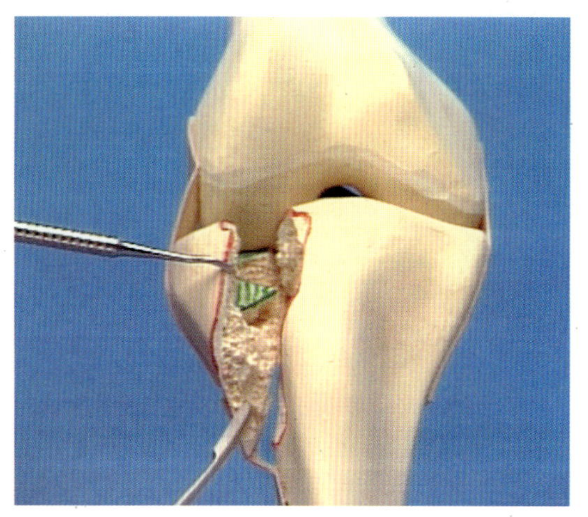

录像 AO20144a

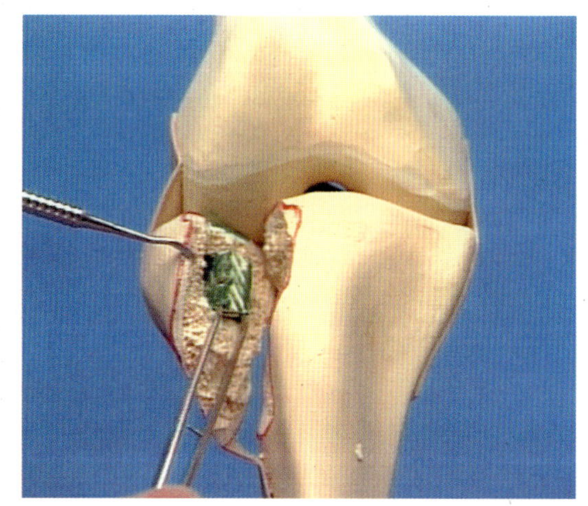

录像 AO20144b

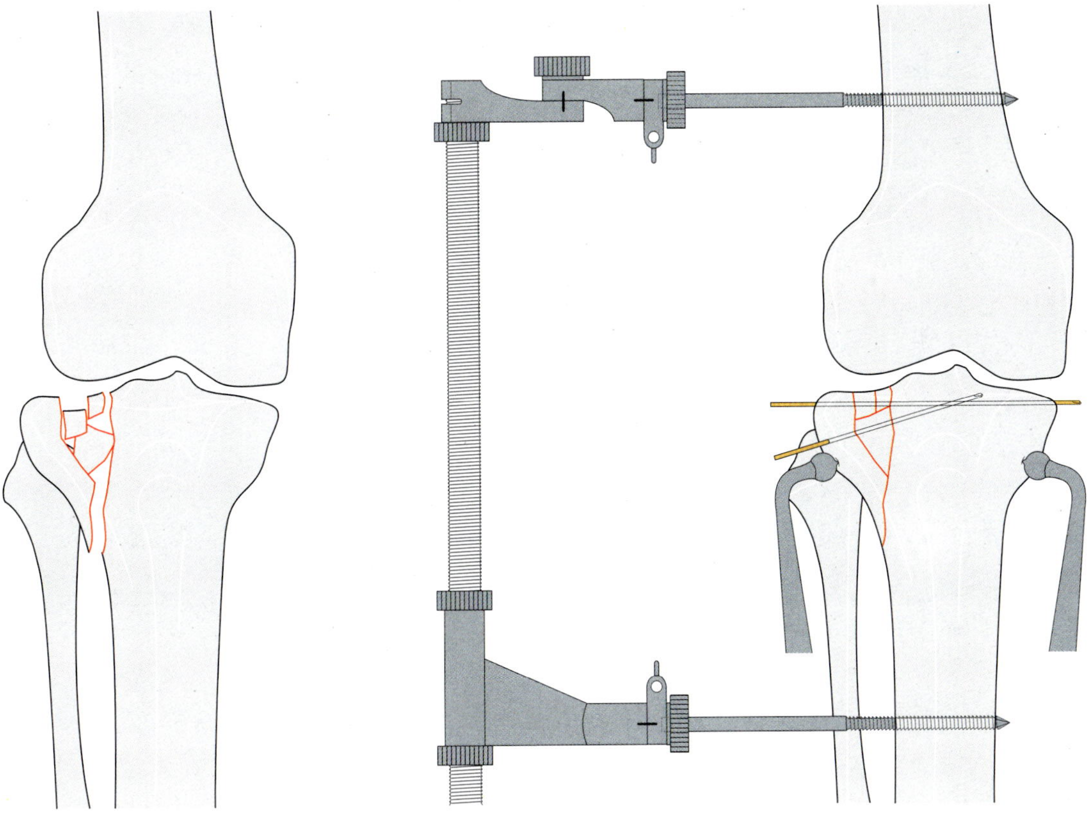

图 4.8.1-8 使用大的牵引器对外侧髁骨折 41-B3 进行间接复位，用长的骨盆复位钳加压。用克氏针初步固定

单纯的劈裂骨折，没有粉碎的骨块，可以使用若干枚 6.5mm 的空心螺钉，配合在骨块尖部使用抗滑动螺钉或小接骨板固定（图 4.8.1-10）。在粉碎性骨折（41-B3 和 C2）或骨质疏松病例中，仅使用松质骨螺钉不能提供足够的支持，这时需加用支持接骨板。“筏形接骨板”允许使用多枚 3.5mm 螺钉支撑已经抬起的塌陷骨块。这些螺钉可以通过或不通过支持接骨板置入，需尽量靠近关节面。严重的干骺端（骨干骨折-41-C3），需要大而坚强的桥式接骨板如胫骨外侧支持接骨板来跨越这些粉碎区。

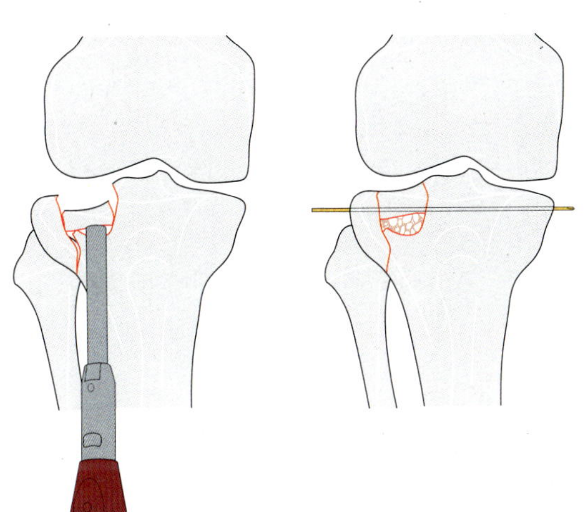

图 4.8.1-9 塌陷的关节面可用推子轻轻地抬起，推子可以通过骨折线或在皮质上开一个小窗而引入。最重要的是，关节面上抬后所遗留下来的空腔骨缺损必须用混合的自体松质骨和皮质松质骨填充，预防后期塌陷。另外，也可使用骨替代物

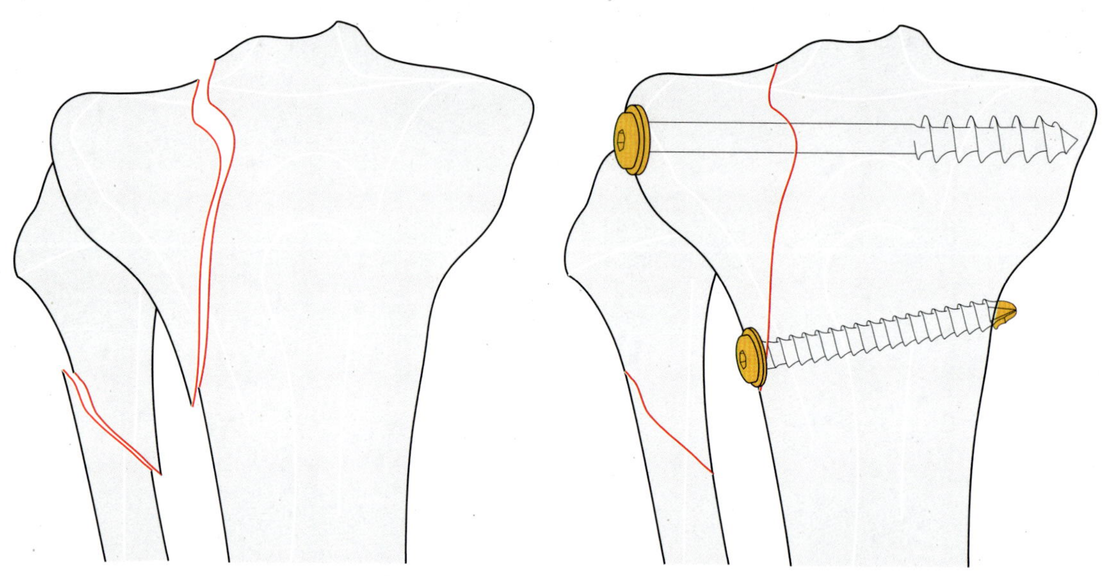

图 4.8.1–10 单纯的劈裂骨折 41–B1，可以用拉力螺钉固定。远端的 4.5mm 皮质骨螺钉加垫圈可以确实地防止骨块的尖部向远端移位

**广泛的粉碎性骨折或软组织损伤，为避免伤口问题，禁止对软组织做多余的剥离。**固定后内侧髁可以用简单的半针外固定器或一个内侧接骨板，通过内侧小切口来完成。当严重的软组织挫伤伴严重干骺端–骨干粉碎骨折时，关节面的复位必须采用微创技术并且用碎片间加压来固定，可以用混合型 (hybrid) 外固定支架固定干骺端–骨干 (图 4.8.1–11) (见第 3.3.3 章) [3，17~22]。或者延期手术，直到软组织条件允许为止。

## 5 手术治疗

### 5.1 关节外 A 型骨折

41–A1 骨折是关节外撕脱骨折，一般可以非手术治疗或用简单拉力螺钉固定。A2 型骨折是单纯的干骺端骨折，允许采用骨牵引、石膏等保守疗法固定矫形 [23]。对于高能量骨折 (41–A2.3) 和干骺端粉碎性骨折 (41–A3)，则需要手术治疗。如果软组织条件允许，可用简单的 DCP 接骨板或胫骨外侧支持接骨板。高能量骨折伴严重软组织损伤适合使用混合型 (hybrid) 外固定支架。两或三枚贯穿钢针就可以可靠地固定近端骨折块，远端则可以采用斯氏钉。这样，一个简单的框架就建立了，允许即刻负重，并且快速稳定骨折。

### 5.2 胫骨髁劈裂骨折(B1 型)

**"单纯使用螺钉"仅适合于单纯的劈裂或楔形骨折。所有其他情况则需要接骨板扶持。**外侧平台的单纯劈裂或楔形骨折(41-B1)，通过关节镜或透视机确认骨折复位，然后采用经皮固定。用一或两枚 6.5mm 松质骨螺钉尽量贴近关节面的下方置入，并且在骨折块的尖部使用抗滑螺钉或接骨板(见图 4.8.1-10)。如果是**粉碎性**髁骨折(41-B1.3)，应该用**外侧支持接骨板或抗滑接骨板**代替拉力螺钉。

### 5.3 单纯压缩骨折(B2 型)

41-B2.1 和 41-B2.2 是单纯的压缩骨折，可能涉及任何部位的关节面，可以通过 CT 或 MR 明确塌陷部位和塌陷程度。手术时骨折的复位可以直接或通过关节镜观察到[24~27]。通过有限的外侧暴露在皮质上开一个小窗，用一个导针经过此小窗可以到达塌陷的关节面骨块。用带弧度的骨冲击器可以从下方抬起塌陷的骨块。填入植骨块并用经皮空心螺钉固定。(见图 4.8.1-9)。

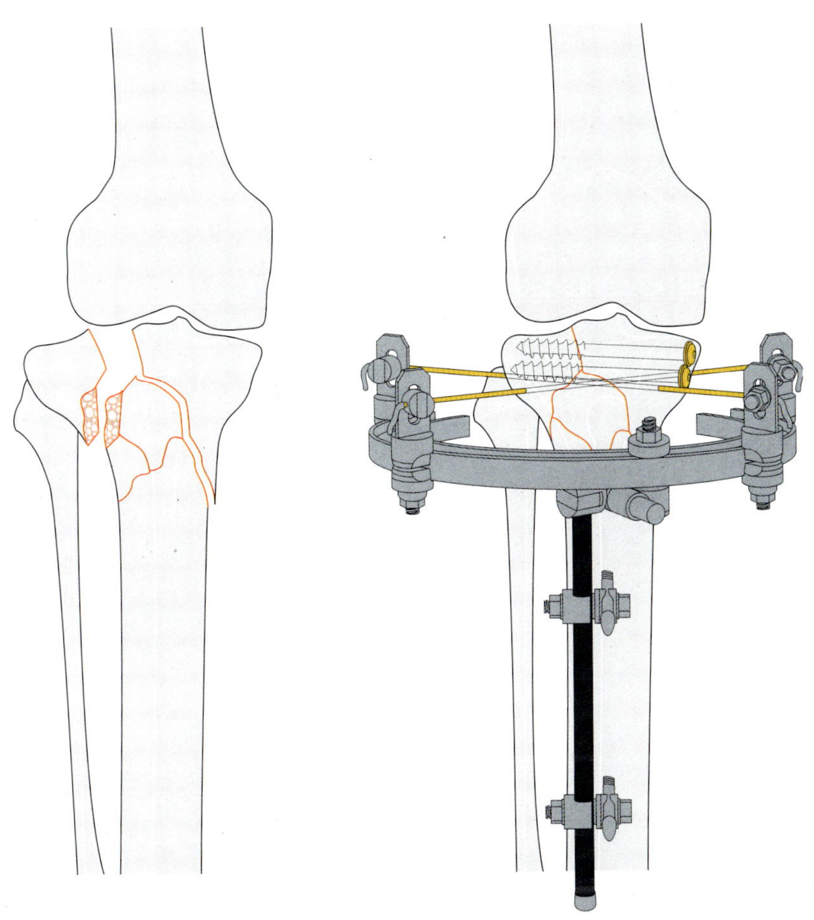

图 4.8.1-11　伴有严重软组织损伤的关节外骨折 41-A3 或关节面移位很小的骨折 B1 或 C1 最适合使用混合型(hybrid)外固定支架。关节面骨块可以用一或两枚松质骨螺钉固定

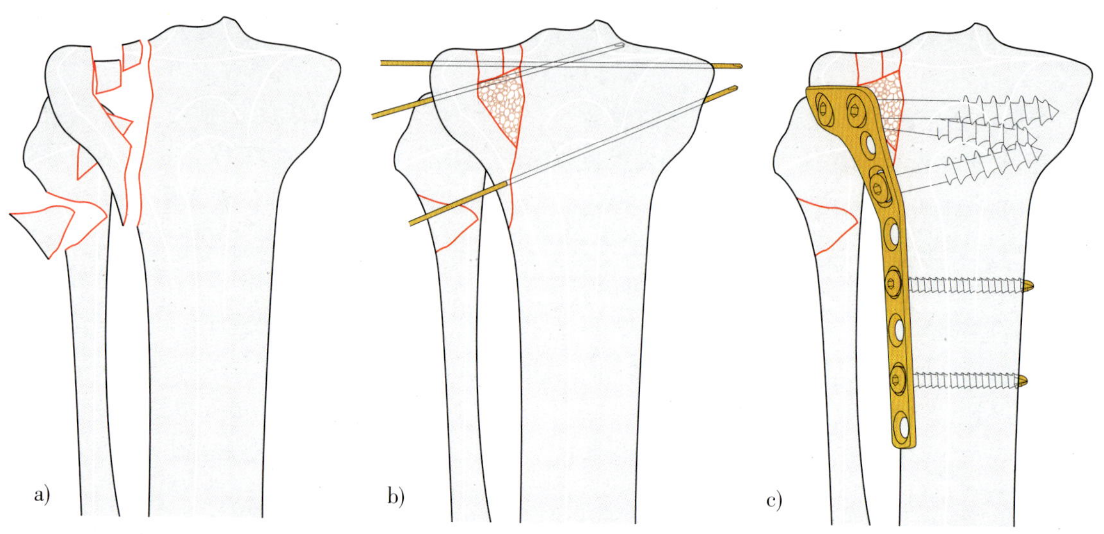


a) 典型的 41-B3 骨折伴关节面塌陷。

b) 复位后用克氏针临时固定。软骨下骨缺损用自体松质骨或皮质松质骨填充。

c) 最后使用胫骨外侧支持接骨板固定。

图 4.8.1-12

### 5.4 劈裂 - 压缩骨折(B3 型)

更严重的骨折是外侧髁骨折合并关节面塌陷 (41-B3.1)，即劈裂-压缩骨折。手术前的影像学研究对于明确塌陷关节面的部位及范围至关重要。还必须重视可能伴有的韧带及半月板损伤。塌陷骨折复位后用克氏针临时固定 (录像 AO20144c)。用松质骨拉力螺钉和支持接骨板在骨块之间建立加压固定。拉力螺钉可以与接骨板联合或分别使用，可以用直接骨板预弯后作支持方式使用。另外特殊设计的如 L 形、T 形支持接骨板也允许与螺钉组合使用 (图 4.8.1-12) (录像 AO20144d)。大范围的关节面塌陷，筏形接骨板与 3.5mm 皮质骨螺钉同时使用可以提供极好的软骨下支持，防止关节面重建后的再次移位 [28]。任何骨缺损均应用自体松质骨或皮质松质骨或其他骨替代物填充。

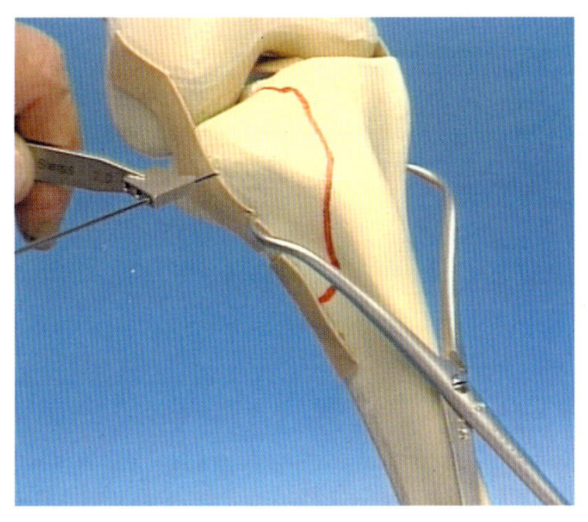

录像 AO20144c

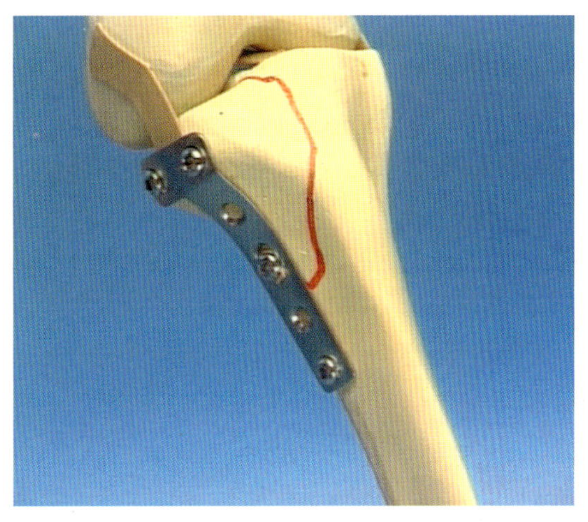

录像 AO20144d

### 5.5 内侧平台骨折(41-B2.2/B3.2)

单纯的内侧平台损伤很少，但往往是由高能量暴力所致。可能伴有半月板撕裂，韧带断裂，神经血管损伤和骨筋膜间隔综合征。如果骨折不是粉碎性的或移位很小，用大的复位钳复位，采用经皮螺钉和支持接骨板固定通常就可以了。如果骨折是粉碎性的并延伸至髁间部，则不宜使用经皮治疗法，尤其是有内侧髁后侧劈裂的楔形骨折。修复髁间部粉碎骨折，用拉力螺钉固定撕裂的韧带或用钻头在胫骨前方皮质钻孔后钢丝环形缝合。

### 5.6 双髁骨折(C 型)

**C 型骨折涉及双侧胫骨髁。这一类型的特点是骨折涉及内外侧平台 (41-C1，41-C2 和 41-C3)，常由高能量损伤造成。**除双髁粉碎骨折之外，干骺端可能与骨干分离。在这种严重损伤的外科处理中，重要的是限制对已经十分脆弱的软组织造成额外损伤。牵引可以以韧带复位法增进骨折的对位，大的经皮复位钳可以改善髁间骨块的位置甚至达到完全复位。鉴于以上原因，外科医生应该仔细地计划入路、复位和固定技术。

与踝关节骨折中先固定腓骨一样，可以通过后内侧的单独切口先固定内侧平台（通常是大的骨块）（见图 4.8.1-7）。这有助于建立关节面的正确高度，为其他骨折的复位提供依靠和支持。为了保护内侧平台的复位，用一块 LC-DCP3.5 或 1/3 管状 3.5 接骨板，应用抗滑固定模式（图 4.8.1-13，录像 AO20190a）来固定。然后，更粉碎的外侧平台通过标准的外侧髌骨旁切口暴露。必须注意保留最脆弱的软组织覆盖以及不触及胫骨结节内侧的皮肤。外侧平台骨折的复位原则在前面已经提及，用坚强的内置物（L 形接骨板、胫骨支持接骨板或 LC（DCP）支撑这一侧（图 4.8.1-14，录像 AO20190b）。必须记住干骺端骨折的固定是一个难题 ，需要很好地计划，无论是内固定还是外固定，都必须在软组织条件允许时才进行。

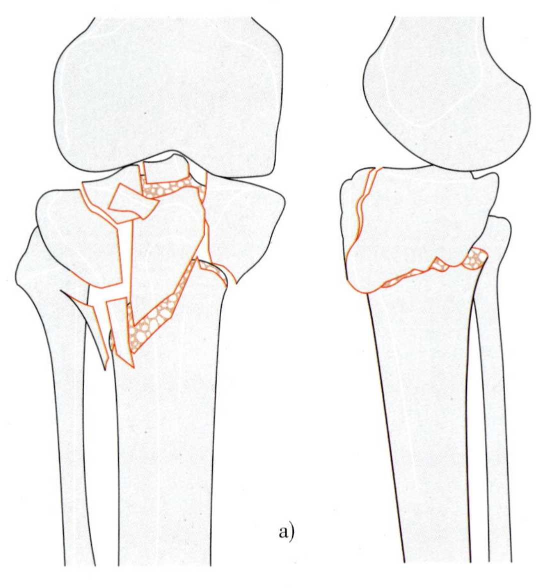

a) 高能量双髁骨折 41-1C3.1（见图 4.8.1-5）。

图 4.8.1-13

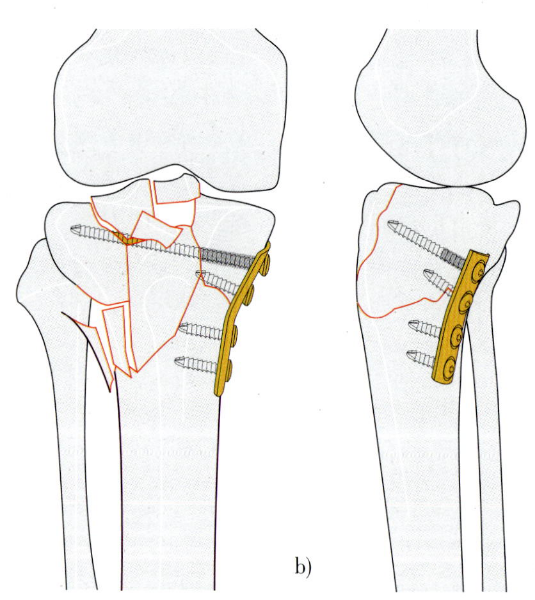

b) 第一步：通过单独的后内侧切口用 1/3 管状接骨板将内侧块复位后固定（图 4.8.1-7）。

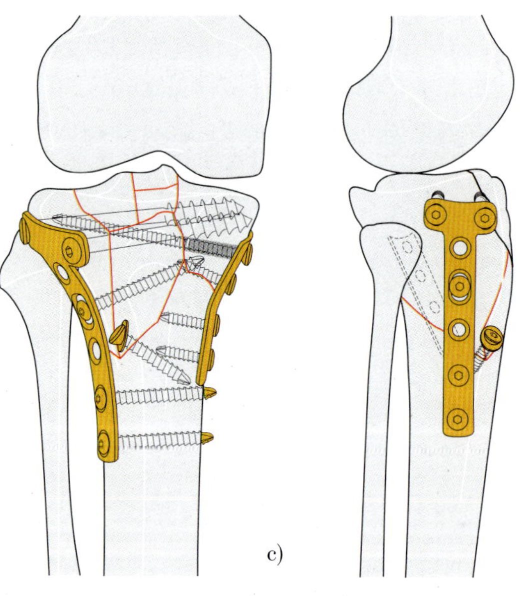

c) 通过标准外侧切口将外侧骨块复位。用双侧皮质骨植骨维持复位，外侧用 T 形接骨板 4.5 支持固定。

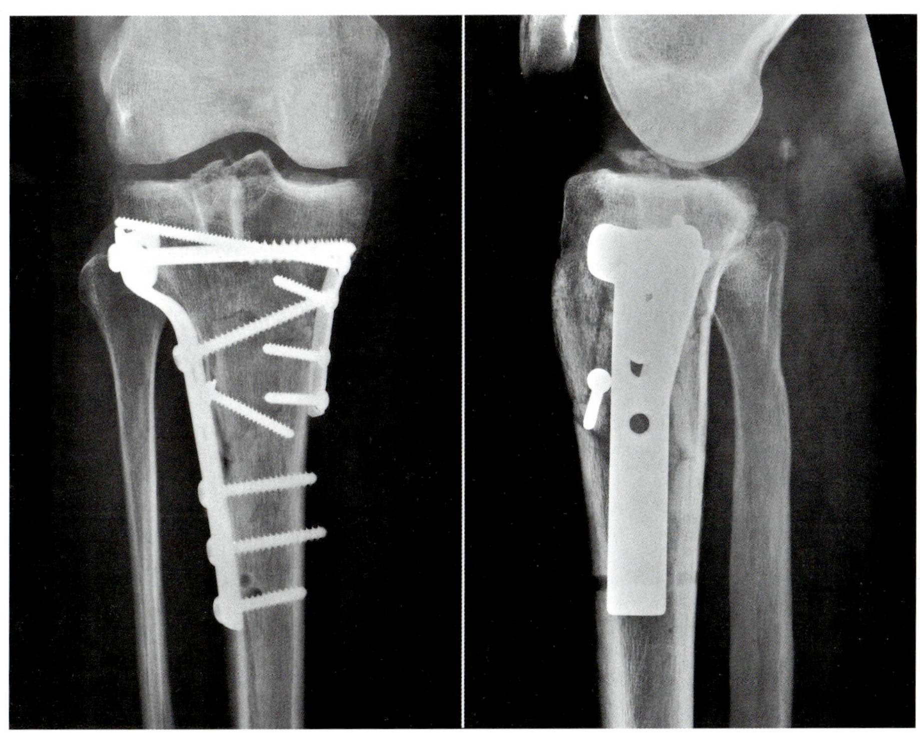

图 4.8.1–14　图 4.8.1–5 的病例术后 7 周的前后位及侧位 X 线片
注意：外侧的双面皮质移植骨与周围骨已完好组成一体。

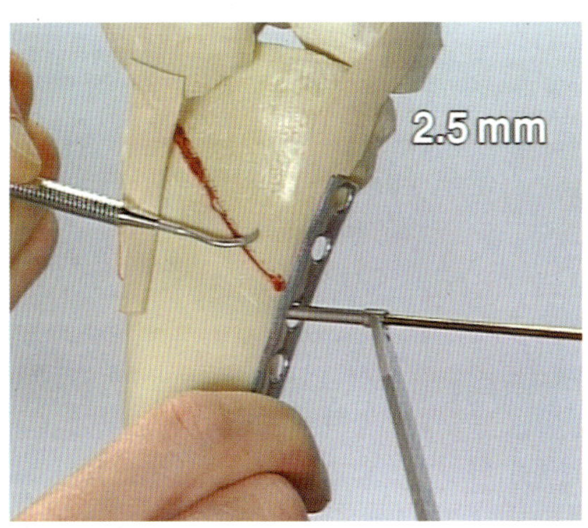


录像 AO20190a

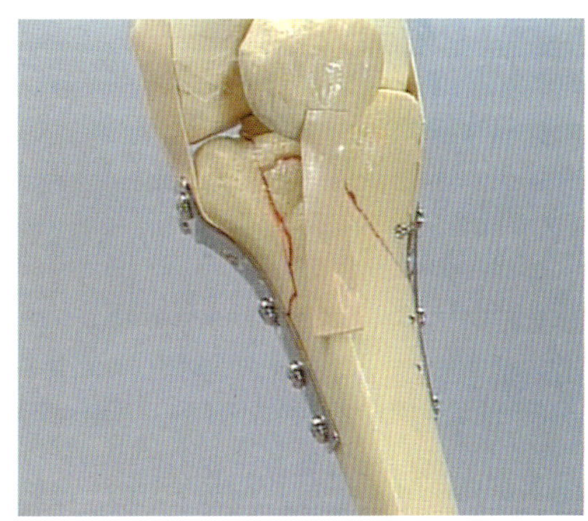

录像 AO20190b

## 6 手术后处理

术后，肢体用架子抬高 5 天或置于 CPM 机，屈曲 20°~60° [29]。也可以将肢体置于膝关节固定装置上，第三天开始主动活动。当患者恢复对股四头肌的控制后，停止使用膝关节固定装置。通常 7 至 10 天膝关节至少要达到 90°的屈曲活动。术后 24~48 小时必须保证抗生素的使用。负压吸引，如果有必要至少保持 24 小时。如果缝合口有明显的肿胀，须延迟物理治疗至肿胀消退。B 和 C 型骨折须保证部分负重（10~15kg）或不负重约 6~8 周 [30]。最终的目标是在术后一个月膝关节屈曲达到 120°。6~8 周负重可以增加至 50%，但必须根据 X 线摄片上骨折的愈合情况来决定。高能量损伤（B3 和 C3），完全负重必须延迟至 8~12 周。低能量损伤 8~12 周可达到完全负重，4~6 个月有望重新恢复从事大部分简单活动。干骺端骨干的愈合通常较慢，如果没有愈合的迹象就需要植骨。更严重程度的损伤，通常需要 12~18 个月才能恢复日常活动。

## 7 失误和并发症

高能量胫骨平台骨折治疗中最重要的并发症就是伤口问题 [31]。如果能对覆盖软组织仔细地评估，再加上精确适时的手术、全厚皮瓣技术的使用、骨折块的骨膜外暴露以及骨折处最少的软组织剥离，就可使伤口并发症减到最小程度。万一表浅伤口溃破，则应立即手术。反复冲洗和清创，伤口二期关闭，旋转皮瓣，或者在很少的情况下，需要带血管游离皮瓣。

畸形愈合会导致晚期创伤性骨关节炎或干骺端骨干连接部畸形。如果肢体机械轴线受影响，有指征进行截骨术恢复机械轴线。如果主要的关节面骨块在术后早期移位，应该立即纠正，否则一旦大的关节面骨块在移位的位置上愈合，就不可能再获得解剖复位。

严重的骨折或术后没有立即开始早期关节活动的病例可能产生关节粘连。对于术后 4 周内没有达到屈曲 90°的患者，可在麻醉下关节镜内粘连松解并用软柔的手法，有望获得功能改善。

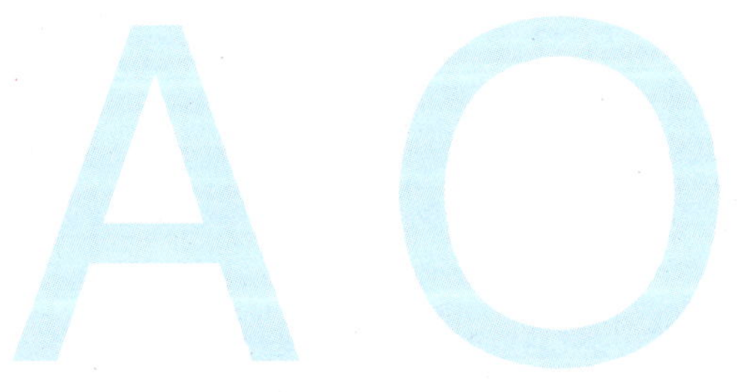

## 8 结论

对于低能量损伤的胫骨平台骨折（41-B1.1，41-B2 和 41-C1.11），有许多研究报道表明手术效果非常好。对低能量损伤骨折，与非手术治疗相比采用内固定治疗更好，术后结果可获得 75%~90%满意率[6, 32, 33]。一般低能量损伤型骨折伴少量的粉碎骨块且软组织条件好的患者内固定术后预后很好，功能能够完全恢复或活动轻微受限。研究显示，高能量粉碎性骨折切口需要延长，并用一至两块支持接骨板固定，术后发生皮肤坏死、深部感染和畸形愈合/不愈合等并发症的比率明显增高。

高能量胫骨平台骨折的患者，给予有限切开，用抗滑接骨板和桥式接骨板内固定，同时应用后内侧骨膜外接骨板，能够明显降低并发症，改善预后。

对严重关节面粉碎骨折或干骺端骨干分离的患者，采用有限切开关节面固定，联合使用混合型（hybrid）外固定支架，也被证明术后并发症最小，在这些严重的骨折中术后 70%~80%获得了良好的预后。

## 9 参考文献


[1] Benirschke S (1991) Open reduction internal fixation of complex proxim al tibial fractures. *J Orthop Trauma*; 5: 236.

[2] Bolhofner BR (1995) Indirect reduction and composite fixation of extra articular proximal tibial fractures. *Clin Orthop*; (315) :75-83. [ ZK) ]

[3] Duwelius PJ, Rangitsch MR, Colville MR, et al. (1997) Treatment of tibial plateau fractures by limited internal fixation. *Clin Orthop*; (3 39) :47-57.

[4] Hohl M, Luck V (1956) Fractures of the tibial condyle. *J Bone Joint Surg* [*Am*] ; 38: 1001-1018.

[5] Honkonen SE ( 1994) Indications for surgical treatment of tibial condyle fractures. *Clin Orthop*; (302) :199-205.

[6] Schatzker J, McBroom R, Bruce D (1979) The tibial plateau fracture. The Toronto experience1968 -1975. *Clin Orthop*; (138) :94-104.

[7] Bennett WF, Browner B (1994) Tibial plateau fractures: a study of associ ated soft tissue injuries. *J Orthop Trauma*; 8 (3) : 183-188.

[8] Tscherne H, Gotzen L (1984) *Fractures with Soft Tissue Injuries*. Berlin Heidelberg New York: Springer-Verlag.

[9] Andrews JR, Tedder JL, Godbout BP (1992) Bicondylar tibial plateau fracture complicated by compartment syndrome. *Orthop Rev*; 21 (3) :317-31 9.

[10] Watson JT (1994) High-energy fractures of the tibial plateau. *Orthop Clin North Am*; 25 (4) :723-752.

[11] Chan PS, Klimkiewicz JJ, Luchetti WT,et al. (1997) Impact of CT scan on treatment plan and fracture classification of tibial plateau fractures. *J Orthop Trauma*; 11 (7) :484–489.

[12] Barrow B, Fajman WA, Parker LM, et al. (1994) Tibial plateau fractures: evaluation with MR imaging. *Radiographics*; 14 (3) :553–559.

[13] Brophy D, O′ Malley M, Lui D, et al. (1996) MR imaging of tibial plateau fractures. *Clin Radiol*; 51 (12) :873–878.

[14] Mast J, Ganz R, Jakob R (1989) *Planning and Reduction Techniques in Fracture Surgery*. Berlin Heidelberg New York: Springer–Verlag.

[15] Georgiadis GM (1994) Combined anterior and posterior approaches for complex tibial plateau fractures. *J Bone Joint Surg* [*Br*] ; 76 (2) :2 85–289.

[16] De Boeck H, Opdecam P (1995) Posteromedial tibial plateau fractures.O perative treatment by posterior approach. *Clin Orthop*; (320) :125–128.

[17] Blake R (1993) Treatment of complex tibial plateau fractures with the Ilizarov external fixator. *J Orthop Trauma*; 7:167–168.

[18] Gaudinez RF, Mallik AR, Szporn M (1996) Hybrid external fixation of com minuted tibial plateau fractures. *Clin Orthop*; (328) :203–210.

[19] Marsh JL, Smith ST, Do TT (1995) External fixation and limited internal fixation for complex fractures of the tibial plateau. *J Bone Joint Surg* [*Am*] ; 77 (5) :661–673.

[20] Murphy CP, D′ Ambrosia R, Dabezies EJ (1991) The small pin circular fixator for proximal tibial fractures with soft tissue compromise. *Orthopedics*; 14 (3) : 273–280.

[21] Stamer DT, Schenk R, Staggers B, et al. ( 1994) Bicondylar tibial plateau fractures treated with a hybrid ring external fixator: a preliminary study. *J Orthop Trauma*; 8 (6) :455–461.

[22] Weiner LS, Kelley M, Yang E, et al. (1995) The use of combination internal fixation and hybrid external fixation in severe proximal tibia fractures. *J Orthop Trauma*; 9 (3) : 244–250.

[23] Apley A (1956) Fractures of the lateral tibial condyle treated by skeletal traction and early mobilization. *J Bone Joint Surg* [*Br*] ; 3 8: 699–702.

[24] Fowble CD, Zimmer JW, Schepsis AA (1993) The role of arthroscopy in the assessment and treatment of tibial plateau fractures. *Arthroscopy*; 9 (5) : 584–590.

[25] Holzach P, Matter P, Minter J (1994) Arthroscopically assisted treatment of lateral tibial plateau fractures in skiers: use of a cannulated reduction sy stem. *J Orthop Trauma*; 8 (4) : 273–281.

[26] Perez Carro L (1997) Arthroscopic management of tibial plateau fractu res: special techniques. *Arthroscopy*; 13 (2) : 265–267.
[27] Vangsness CT, Jr., Ghaderi B, Hohl M, et al. (1994) Arthroscopy of meniscal injuries with tibial plateau fractures. *J Bone Joint Surg* [*Br*] ; 76 (3) :488–490.
[28] Koval KJ, Polatsch D, Kummer FJ, et al. (1996) Split fractures of the lateral tibial plateau:evaluation of three fixation methods. *J Orthop Trauma*; 10 (5) :304–308.
[29] Gausewitz S, Hohl M (1986) The significance of early motion in the treatment of tibial plateau fractures. *Clin Orthop*; (202) :135–138.
[30] Segal D,Mallik AR,Wetzler MJ,et al. (1993) Early weight bearing of l ateral tibial plateau fractures.Clin Orthop; (294) : 232–237.
[31] Young MJ, Barrack RL (1994) Complications of internal fixation of tibial plateau fractures. *Orthop Rev*; 23 (2) : 149–154.
[32] Christensen K, Powell J, Bucholz R (1990) Early results of a new technique for treatment of high grade tibial plateau fractures. *J Orthop Trauma*; 4: 226.
[33] Waddell JP, Johnston DW, Neidre A (1981) Fractures of the tibial plateau: a review of ninety–five patients and comparison of treatment methods. *J Trauma*; 21 (5) : 376–381.

## 10 新进展

本章节的新进展和附加参考资料可从网上获得：

http//www.aopublishing.org/PFxM/481.htm

# 4.8.2 胫骨：骨干

怀特 (Raymond R.White)，巴比基恩 (George M.Babikian)

## 1 骨折与软组织的评估

**软组织的覆盖是对胫骨骨折的评价和随后的处理中最为重要的部分。**三分之一的胫骨没有肌肉覆盖而直接位于皮下，因此，胫骨骨折往往都伴有表面皮肤的损伤。

首先评估肿胀和挫伤的范围和部位。骨折部位表面的水疱是软组织广泛肿胀的重要标志，应该是延迟手术的警告。其次必须评估有无真皮肿胀。真皮肿胀时，正常皮纹消失，表皮发亮。这种情况对于常规的外科手术是不安全的，必须延迟，直到皮肤重新出现褶皱。在等待肿胀消退期间应适当考虑实施一些软组织固定、牵引或桥式外固定支架等措施。

应监测脉搏。如果健康的肢体出现脉搏消失必须怀疑有血管损伤，特别是胫骨近端有移位的骨折。多普勒信号的检测也许有帮助，但并不可靠。如果不能确定，应该做动脉造影。而且这一检查也适合于已确定或有潜在血管疾病的老年病人。在胫骨骨折中，神经损伤比血管损伤少见，但是仍须仔细检查。

胫骨骨折伴发骨筋膜间隔综合征远比在其他长干骨常见。原因是局部肿胀、出血、缺血或血供恢复后的反跳性水肿（缺血再灌注损伤）。前间室最常被累及。如出现剧烈疼痛、被动牵伸痛以及局部的感觉丧失等表现时必须立即采取措施，包括测定间室压力或者实施间室手术减压，后者必须结合适当的骨折固定。（见 1.5 章）

胫骨的 X 线摄片通常限于标准的前后位和侧位片，应包括膝关节和踝关节。对于新鲜骨折很少需要额外的摄片。

### 1.1 分型

在骨干，A、B、C 分型区别在于简单（A），带楔形骨片（B）和复杂骨折（C）（图 4.8.2-1）。更详细内容见 1.4 章和 2.2 章。

### 1.2 非手术治疗

稳定的、仅仅轻微移位的胫骨干骨折，初期可通过石膏固定。当病人能够负重时，更换早期可负重的 PTB（髌腱负重）石膏，直到骨折愈合，通常可以获得很好的功能。

然而，在许多病例中，按照目前的标准来衡量，似乎手术切开复位内固定更有益于不稳定和有移位的骨折。

## 2 接骨板固定

**有移位的不稳定胫骨近端和远端三分之一骨折，**无论涉及关节面与否，**采用接骨板固定治疗是最佳的选择，**特别当难于插入髓内钉或者要求精确的解剖复位时，例如那些成绩突出的田径运动员或滑雪运动员（图 4.8.2-2 和图 4.8.2-3）。

然而，对于软组织严重受损或者有缺损的病人，接骨板固定是禁忌的。如果早期负重的可能性比获得良好对线更重要，应该选择髓内钉治疗 [1]。Tscherne 所叙述的以下原则是合理的。

- 接骨板表面应该有健康的软组织覆盖。
- 建立稳定的骨-接骨板结构，允许有效愈合。
- 使用接骨板时应该不过多剥离骨膜和软组织。

### 2.1 外科解剖

胫骨很适合于接骨板固定，特别是沿着它的内侧皮下组织表面，接骨板不会有干扰骨血供的危险。此外，内侧的平整表面使得接骨板容易塑形。（见 3.2.2 章）

胫骨外侧表面亦可使用接骨板，但是需要分离肌肉和当心血管神经损伤，且要求接骨板更好地塑形。

### 2.2 术前准备和切口

胫骨接骨板固定要求准备基本的手术器械包，包括窄的 DCP4.5 接骨板或 LC-DCP4.5 接骨板以及复位器械。病人仰卧在普通的、适合透射 X 线的手术床上。很少需要用止血带，但在大腿上放置一条未充气的止血带或许是一个明智的措施。

标准切口为沿胫骨嵴外侧 1~2cm（特殊情况下可沿内侧，图 4.8.2-4）。由于接骨板额外的体积，在皮肤关闭和肿胀消退后，一个直接位于胫骨嵴的切口将最终位于内侧表面。

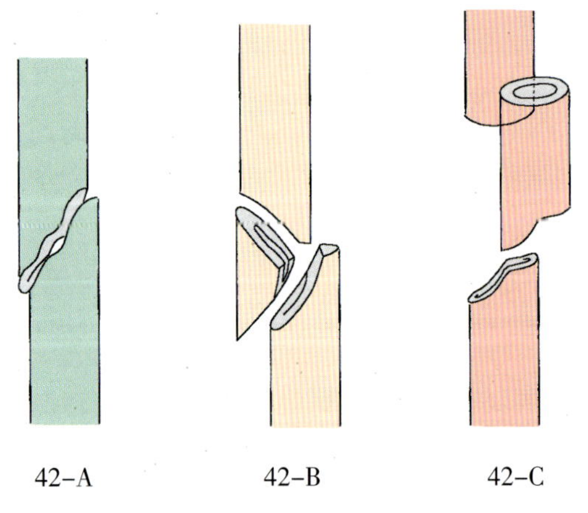


图 4.8.2-1 AO Müller 分型

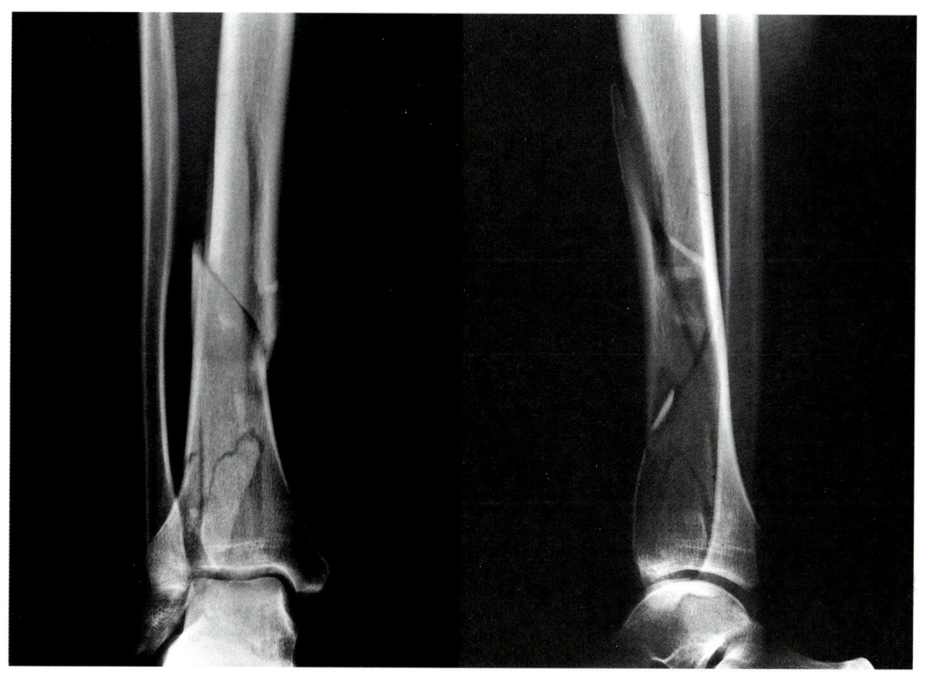

图 4.8.2-2 胫骨远端三分之一骨折（42-C1），骨折线延伸进入关节，这一类病例髓内钉是不适合的，相反，采用接骨板固定更为适当

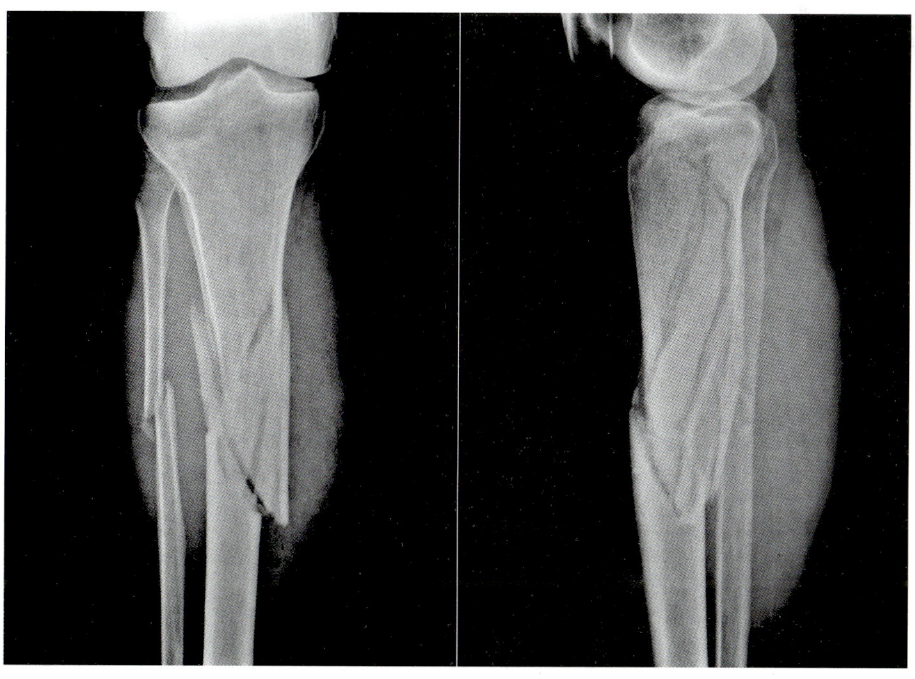

图 4.8.2-3 胫骨近端骨折（42-C1）适合采用接骨板固定

胫骨近端和骨干中间区域切口是直的，而向远端呈轻微弧形转向内踝。切口将直达深筋膜而无须分离皮下组织。必须避开胫骨前方的腱旁组织。骨折间隙水平的骨膜要被剥离，但仅限于清理骨折端和判断骨折复位所必须的范围之内。此外接骨板将被置于未剥离的骨膜的表面。除非在延迟运用接骨板固定时，可以在骨膜下放置接骨板。

新型接骨板，例如窄的 LC-DCP4.5 和 PC-Fix（见 3.2.2 章），适用于骨膜外放置，因为它与骨的微小接触是被设计用来保存骨膜血供的。

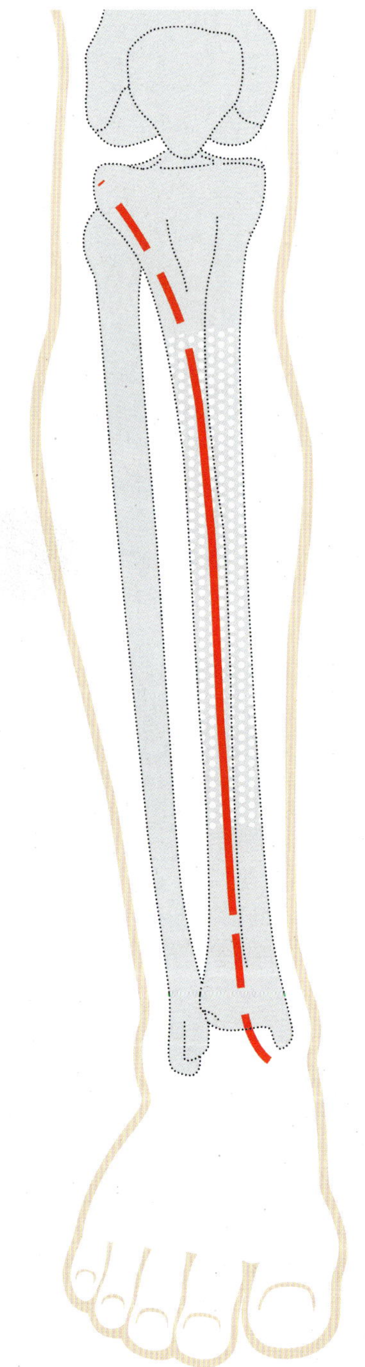

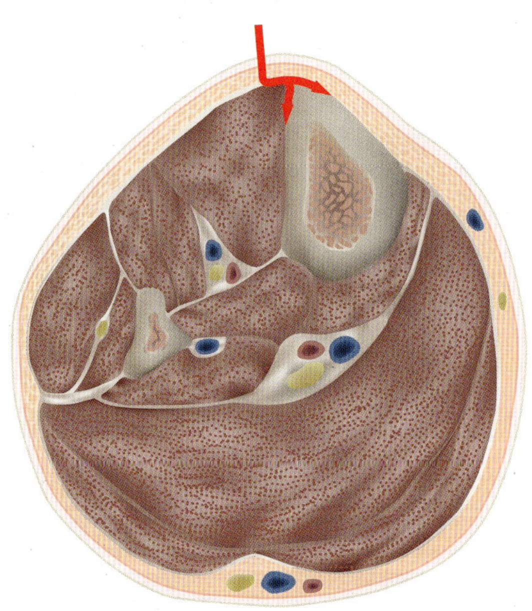

a) 胫骨嵴外侧 1~2cm 的标准切口，切口远端跨过胫骨嵴后以一个轻柔的弧形转向内踝。

b) 小腿下部的横断面显示该切口可以很好地进入胫骨内侧和外侧面。

图 4.8.2-4

胫骨外侧入路和内侧入路是相同的。覆盖在肌肉上的筋膜可在远离胫骨嵴数毫米处切开，留下边缘便于以后再缝合。为了放置接骨板，可将肌肉从胫骨上轻柔地剥离。

## 2.3 复位技术

**正确复位技术的选择可能是固定手术中最重要**的部分。无论通过直接还是间接的方式（见 3.1 章），目的是得到小腿轴线在各个平面的良好对合，包括旋转。为了不危及骨折碎片的自身血供，整复的操作必须轻柔而且无创。

对于一个简单的骨折形式，例如螺旋形的、斜形的、弯曲的或者带螺旋楔形骨片的，直接的解剖整复后应该按照传统的 AO 原则，采用碎片间拉力螺钉加压的接骨板固定方法（图 4.8.2–5）。

在复杂的粉碎骨折（C 型），不要求精确的复位，用最小显露和间接复位技术（生物型或桥式接骨板）（图 4.8.2–6c），接骨板仅仅桥接骨折区域[2, 3]，（见 3.3.2 章）。必须恢复肢体的长度，纠正旋转和对线。

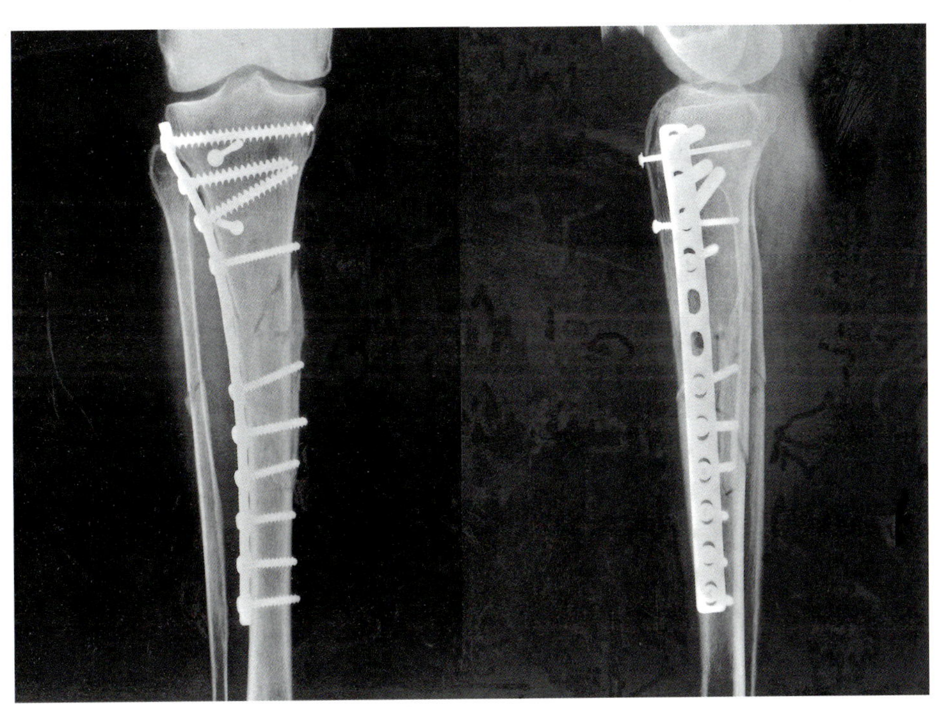

图 4.8.2–5 图 4.8.2–2 显示的骨折的内固定采用两枚 3.5mm 皮质骨加压螺钉以骨折块间加压的传统原则固定，加上 DCP4.5 中性化接骨板。由于软组织的情况，接骨板放置于胫骨外侧面

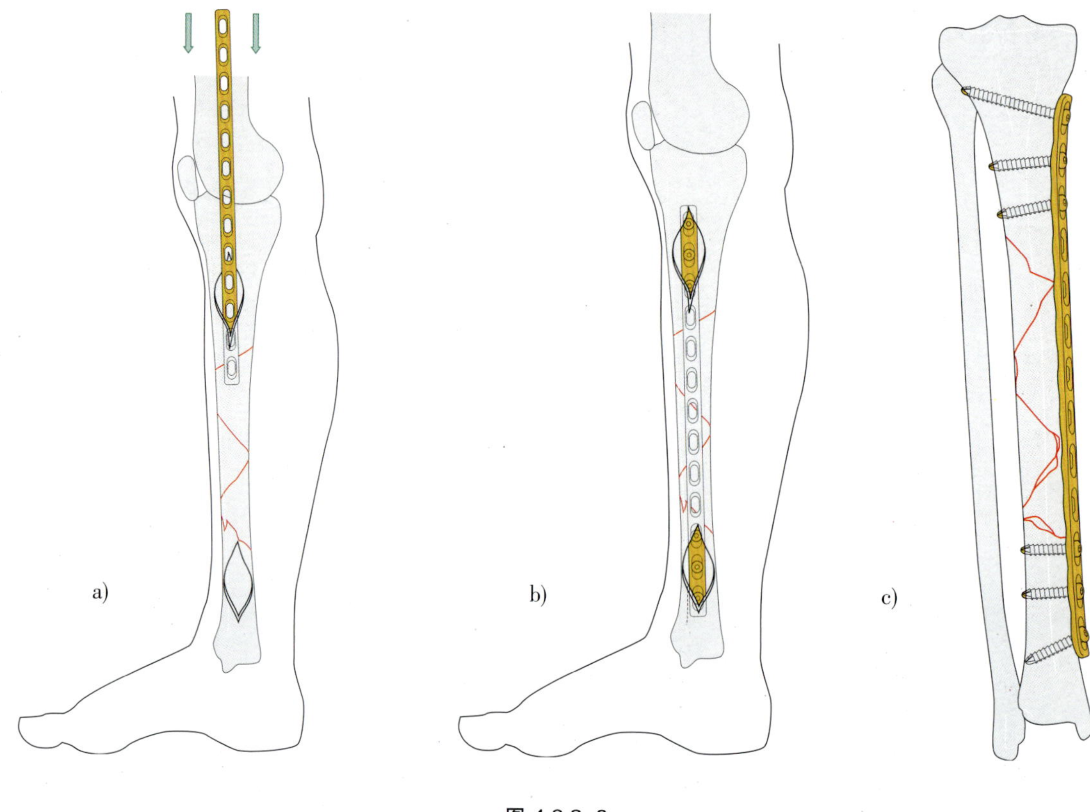


图 4.8.2-6

a) 通过间接复位使骨折对线。

b) 接骨板通过一个小切口被引至内侧面并推向远端，通过透视检查正确的位置。

c) 桥式接骨板仅仅在骨折的近端和远端用很少的几枚（2~3 枚）螺钉固定。

## 2.4 内植物的选择

胫骨干骨折，最常使用窄的 DCP4.5 或者 LC-DCP4.5 接骨板[4,5]。标准的接骨板固定，要求在骨折的任何一边至少有 6 层皮质的固定。不应使用阔接骨板，因为它们太硬而且体积太大。小接骨板（DCP3.5）偶尔适用于胫骨远端，但是作为单个内植物使用不够坚强。6 层皮质原则仍然适用。

目前趋向**使用长接骨板（8~10 孔），但不必固定每一个钉孔**。如果能够保证螺钉间隙分开，且固定在质量好的骨上，骨折线两端各用两到三枚螺钉就足够了。使用更多的螺钉没有错，但可能不必要。（见 3.2.2 章）

### 2.5 外科治疗技巧和提示

经皮接骨板的应用是近期被认为传统的ORIF技术的另一种选择[6]。它需要术者有在间接复位技术方面的实践和经验（用大的牵引器，或者外固定支架）。接骨板放置前，正确的轴向对线是必需的。胫骨远端骨折，间接复位和进一步的稳定性可能通过腓骨的接骨板固定来完成。必须精确复位，否则将导致胫骨对线不良。一旦骨折复位，接骨板塑形后放置在胫骨，引入接骨板的切口或位于骨折近端，或位于骨折远端（图 4.8.2–6a/b）。用一个锋利的骨膜剥离子，准备一个引入接骨板的隧道，通过透视控制他们的正确位置，随后螺钉通过小切口打入。（见 34 章）（录像 AO20191）

### 2.6 术后处理

肢体抬高，踝关节置于 90°，维持 5~7 天，或者直到恢复主动的背屈活动。在理疗师的帮助下，鼓励踝关节和膝关节的主动活动。当水肿消退后，即可允许起床足尖负重（10~15kg），否则肢体需要用短腿的支具或石膏保护。4~6 周可逐步增加负重，根据原来的骨折类型、影像学和临床的随访，术后 10~12 周可以达到完全负重。6 周和 12 周应复查 X 线片。骨痂是骨折修复的标志，采用桥式接骨板，术后骨痂常见，而那些以绝对稳定为目的的切开复位内固定病例，骨痂不会出现。

### 2.7 失误和并发症

胫骨骨折的治疗中，接骨板固定术后最为重要的是获得一个愈合良好的软组织覆盖，特别是对不良处理最为敏感的皮肤。**为避免皮肤问题，需要手术的正确时机，微创的软组织处理技术和伤口的无张力缝合。**无创的缝合技术（根据 Allgöwer 改良的 Donati 缝合技术）同样是必需的（图 4.8.2–7）。

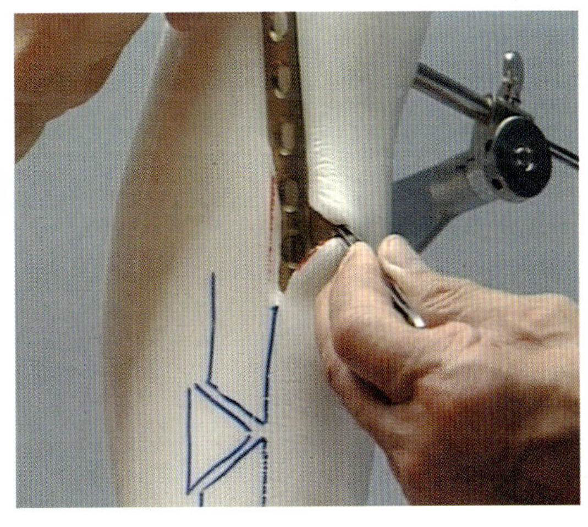

录像 AO20191

## 3 髓内钉固定

### 3.1 指征

**大部分闭合性的胫骨中段骨干骨折，髓内钉治疗是有指征的，是较好的选择。**它同样适用于有足够的软组织覆盖的开放性骨折[7~9]。在干骺端骨折，髓内钉可能很难控制和维持小骨片的正确对线，所以在这种情况下更多地选择接骨板。扩髓的髓内钉适合于闭合性骨折，允许采用大直径、坚强的髓内钉，提供更多机会的无干扰愈合。实心钉被称为“非扩髓髓内钉”，目前它的使用比外固定支架更普及，常常作为许多开放性胫骨骨折首选的内植物[10]（见 3.3.1 章）。

### 3.2 术前计划

根据外科医生的爱好和经验，病人可放置在骨折床上或透 X 光的手术床上，腿部铺巾使之能自由活动。大腿下放置一个支架，或者完全屈曲膝关节（图 4.8.2-8），踝关节处远端横锁钉的手术切口部位应很好显露。

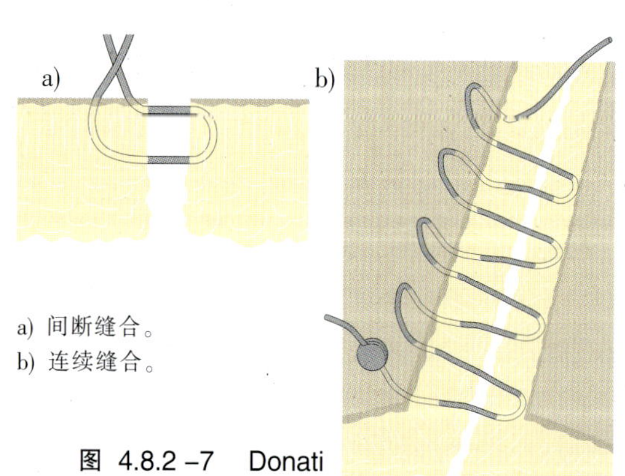


a) 间断缝合。
b) 连续缝合。

图 4.8.2-7 Donati 改良的 Allgöwer 缝合技术

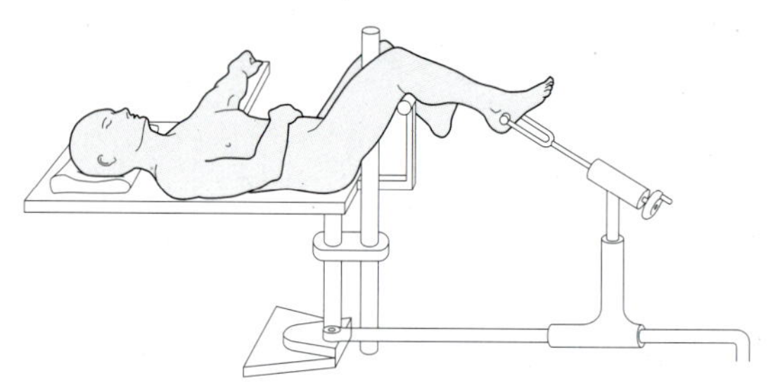

a)

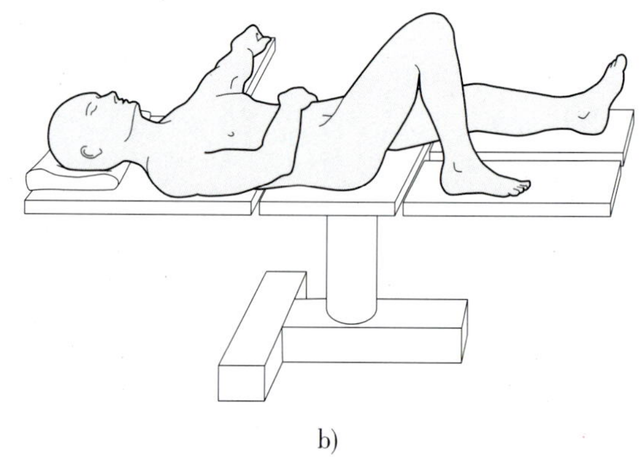

b)

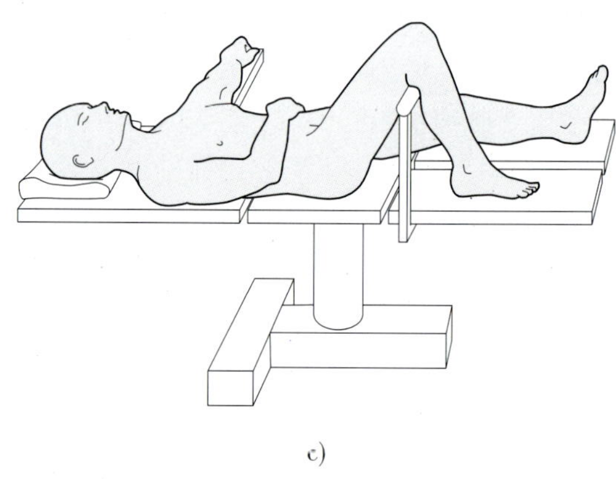

c)

a) 卧于骨折床上。
b) 在可透 X 光的手术床上，膝关节完全屈曲。
c) 带垫的膝关节支架上，尽可能屈曲膝关节。

图 4.8.2-8 胫骨髓内钉手术的体位

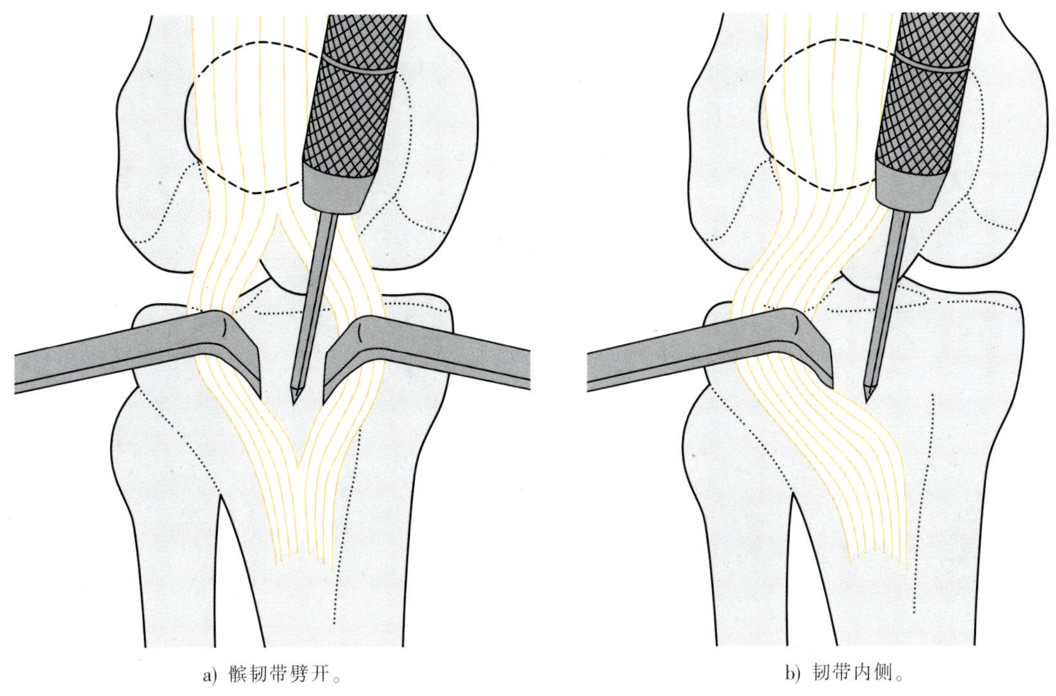

a) 髌韧带劈开。　　b) 韧带内侧。

图 4.8.2-9　髓内钉进钉点的纵向切口

对于不扩髓的带锁髓内钉，为了选择一个正确的直径，必须仔细测量髓腔的尺寸。同样仔细测量实心钉长度。如果没有可用于直接测量的导引钢丝，可以用标尺代替。(见 3.3.1 章)

### 3.3 外科解剖和入路

因为近端进钉点在矢状面上与髓腔不在一条直线上，精确的位置可根据钉的设计和硬度而变化。因此必须仔细研究并且采用所推荐的不同种类髓内钉的进钉点。通常，在额状面上关节外的进钉点必须与髓腔中心轴一致，特别是当髓内钉近端臂较短的时候。偏心性插入将导致近端骨片的内翻或外翻倾斜。

一个最安全的切口应是在髌韧带轴线上的直切口，中间劈开，并小心向两侧牵开(图 4.8.2-9a)。一些作者为了不影响髌韧带而选择髌韧带内侧切口 (图 4.8.2-9b)。如果不在透视控制下这可能导致一个错误的进钉点。当胫骨向外侧移位时，为保证正确插入近端骨折，可选择髌韧带旁的外侧切口。

横锁螺钉通常被从内侧面或者从前后向插入。在远端横锁时容易损伤隐静脉和神经。

### 3.4 复位技术

胫骨骨干骨折可以用多种方式达到整复，包括卧于骨折床上，徒手，用一个经皮钳、一个大的牵引器或者一个很宽的止血带协助整复。骨折床提供了非常好的肢体控制和X线机球管的接近，但是术中透视不是很有必要的，因为它在手术过程中增加了相当多的时间和费用。往往在徒手牵引下，扩髓钻或髓内钉能够顺利通过骨折断端，从而使骨折达到满意复位。有时可不需要牵引，经皮放置尖的复位钳，或者用很宽的止血带能够协助钉的插入复位或者维持骨折块位置(录像 AO20149Ba)。在充气的止血带下可以不扩髓。使用不扩髓的实心钉时，钉子插入时预先良好的轴线对位是十分重要的，因为相对较细的髓内钉不能像使用通用胫骨髓内钉的病例那样自动完成骨折复位（图4.8.2-10）。有些短缩，特别是在不新鲜的骨折病例中，用牵引器来恢复长度最为有用。牵引器的使用方法可见图 4.8.2-11。此外，要注意防止膝内翻或膝外翻。

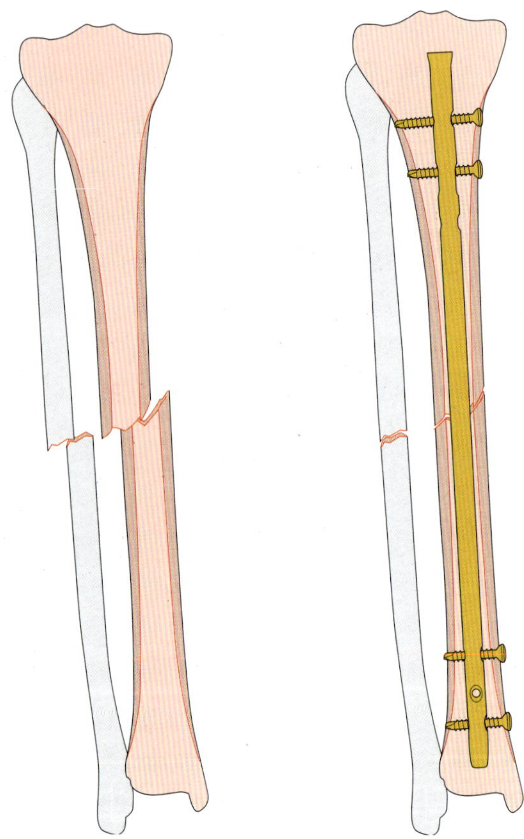

图 4.8.2-10　用一个与髓腔紧密匹配的通用扩髓髓内钉使有移位的横断骨折达到整复

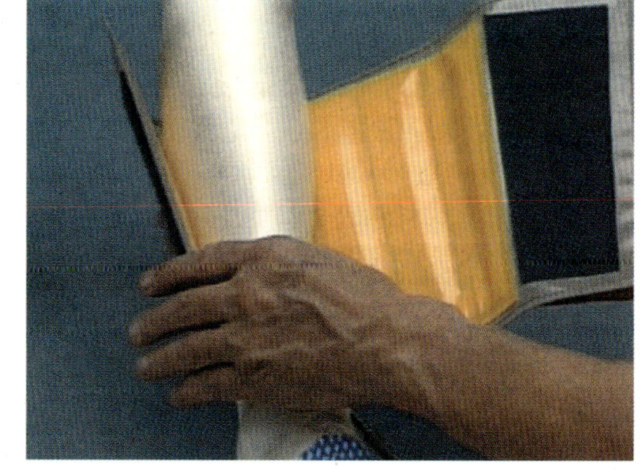

录像 AO20149Ba

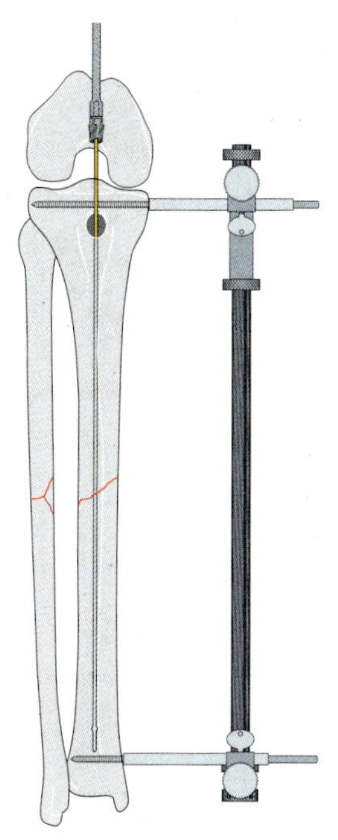

图 4.8.2–11 在插钉前预先用一个大的牵引器，纠正长度，恢复轴向及旋转的对线

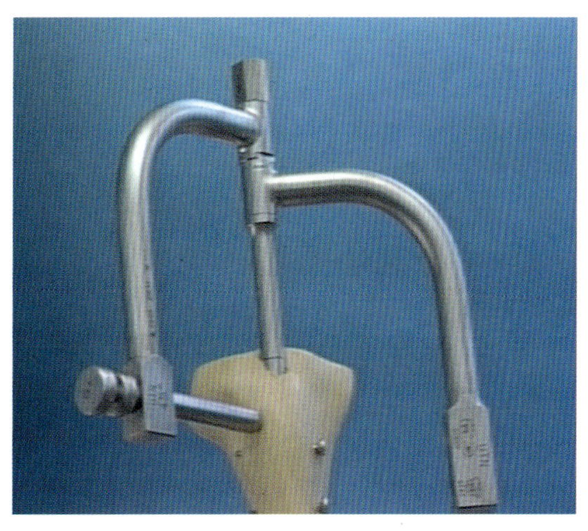

录像 AO20149Bb/AO20139e

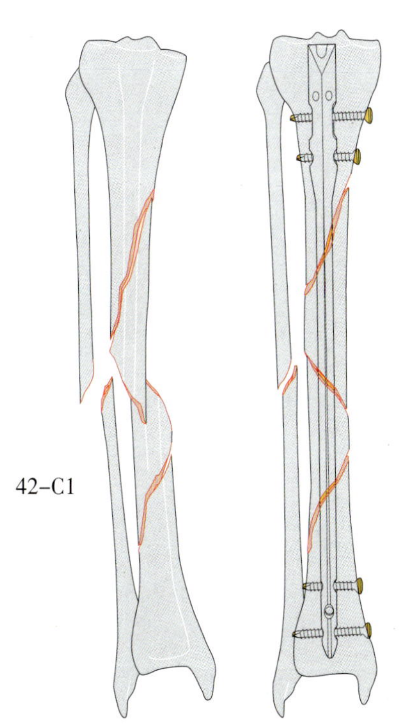


图 4.8.2–12 节段性 42–C1 骨折，用 9mm 的不扩髓的实心胫骨髓内钉（UTN）固定

**最困难的是决定正确的旋转**。其关键在于在 X 线片上使两端皮质厚度相匹配。正确位置上骨折尖端的放置，确保皮肤张力线没有“扭曲”。在严重的粉碎骨折病例中，对侧肢体的准备使之在术中能够比较长度和旋转情况，因此是明智的。

### 3.5 内植物的选择

髓内钉可以是空心的，也可以是实心的。扩髓和不扩髓的髓内钉在本质上都是从内部达到骨的稳定，区别在于植入技术。扩髓钉是管状的，往往要用较大直径。它们有一个较长的已被证明的成功记录，对于闭合性骨折及骨不连接效果很好。不扩髓钉有实心的，也有空心的，直径比较小（8~10mm），它们更多应用在开放性骨折，伴有相当严重的软组织损害的闭合性骨折病例也有应用（图 4.8.2–12）（录像 AO20149Bb/AO20139e）。

**对髓内钉进行交锁对于小直径髓内钉是必要的，**它可增加在宽大的髓腔内的稳定性。除非稳定的中段骨干骨折，髓内钉的上下两端均已取得非常好的髓腔壁接触，否则在其他任何情况下均推荐交锁。扩髓的次数应该控制在确保髓内钉能够轻易地通过最狭窄的部位，并允许有足够大的髓内钉来提供稳定性。在大部分病例，这意味着在急性骨折使用直径 11~12mm 的钉子。在延迟连接和不连接，甚至要求使用直径更大的髓内钉来得到良好的稳定性。

因为交锁可以抑制或阻挡有益的骨折负荷，建议根据骨折类型采用动力型交锁。很少需要静止性带锁髓内钉动力化，除非是 4~6 月后的肥大型延迟连接。如果存在萎缩型的延迟愈合或者缺乏血管化愈合反应，其他刺激骨折愈合的方法是必要的。

胫骨远端同时伴腓骨的骨折，用一块三分之一的管状接骨板固定腓骨以增加稳定性和保证复位是明智的[11]（图 4.8.2-13）。

### 3.6 髓内钉的技巧和提示

见 3.3.1 章

### 3.7 术后处理

术后的最初几天肢体抬高直到肿胀消退，病人能够舒适地进行踝关节和膝关节的活动。负重的时间取决于骨折的类型和病人的适应能力。大直径髓内钉固定且轴向稳定的骨折，允许即刻负重。轴向不稳定的骨折，可以有 20~25kg 的部分负重，8~10 周内可以达到完全负重。如果到时候骨折部位没有出现任何骨痂，病人抱怨疼痛，髓内钉可能要动力化，甚至要被更换。

### 3.8 失误和并发症

大约 30% 的病人通常因为进钉点不适当而有膝关节疼痛。一个很满意的髓内钉也可引起髌韧带明显的刺激症状，膝前方的任何切口通常都会导致疼痛和不适，尤其在跪下时。

交锁螺钉的断裂很常见，特别是使用小直径髓内钉病例或者愈合时间很长的开放骨折病例。闭合插钉的一个特点就是高愈合率和低感染率。这些并发症在本章节不再分开叙述。

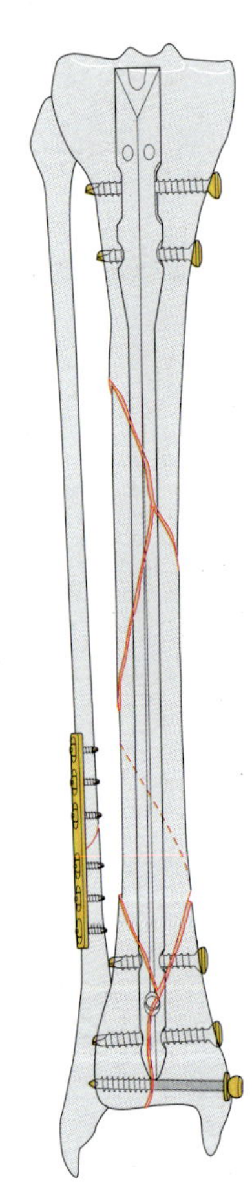

图 4.8.2-13 远端胫腓骨双骨折的病例，用一块三分之一管状接骨板固定腓骨能帮助控制胫骨骨片的对线

## 4 外固定支架

**外固定支架常被使用在严重的开放性骨折（Gustillo 分级 3b,3c）、有骨缺损的开放性骨折**以及同时伴有其他内植物如接骨板和髓内钉外露的病例。此外，外固定支架适用于危及生命的复合创伤，其中骨折必须简便快速地固定，且不对病人造成额外的伤害。外固定支架还可以被用于内固定的辅助治疗（外侧桥式接骨板，内侧外固定支架）或者作为一个桥接装置。所有这些情况下，外固定支架可作为一个临时的固定装置，随后再用其他形式的内固定。

### 4.1 外科解剖

胫骨外固定支架的相关解剖涉及所谓“安全区”，即各种器械包括半钉、贯穿钉或 Schanz 螺钉，在这一区域操作不影响肌肉、肌腱、神经或血管[12]。半钉的安全区域在胫骨近端约 220°幅度范围内，在骨干为 140°，在远端为 120°（见 3.3.3 章）。为了贯穿，只能使用细钢针（1.8~2.0mm 直径）。

### 4.2 术前计划

运用外固定支架的主要意图在于提供软组织安全修复的稳定状态，达到临时的伤口控制。因此，框架结构应该尽可能简单，允许伤口的续后处理，包括二期软组织处理的可能性，例如植皮、皮瓣、游离组织转移，同样也包括必要的最后内固定。

为了节省时间，在应用前预先装配框架的不同组合是明智的。

### 4.3 复位技术

外固定支架可以在骨折复位后使用，就像应用接骨板或髓内钉固定那样。外固定支架也可以作为一个复位工具，特别是运用管对管原则时(图 4.8.2–14,见 3.3.3 章)。

### 4.4 内植物的选择

在大部分情况下,单侧半钉支架对于骨干骨折是最好的选择。环形支架带张力细钢丝,包括混合支架,适合于近端或远端胫骨骨折。它们允许近关节部位的骨折达到稳定而不影响关节活动。如果最后治疗阶段是计划使用髓内钉，那么早期应该尽可能使用一个无钉的支架来作为临时支架。(见 3.3.3 章)

作为外固定方式，外科医生可以根据病情需要定制一个支架。为了增加稳定性，下列选择可供考虑，例如：

- 螺钉固定尽可能远离骨折部位。
- 增加钉的数量。
- 减小杆和骨之间的距离。
- 增加第二根杆。
- 增加第二个支架来建立“V”形结构。

太坚强的固定可能会由于骨折区域的负荷减小而延迟骨折愈合。

## 4.5 外科治疗技巧和提示

有关外固定支架应用的更详细的说明见3.3.3章。

严重软组织危象的病例中，在第一跖骨增加一根钉，置足于踝关节背屈90°，来防止跖屈挛缩是很有帮助的（图4.8.2-15）。作为选择，可以在支架上绑一个踏板来保持足于中立位。

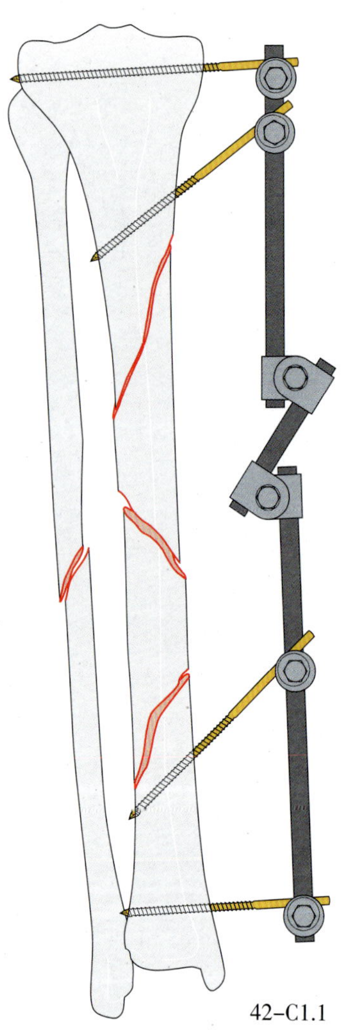


**图4.8.2-14　42-C1.1的例子**
用“管对管”钳的外固定支架稳定骨折。

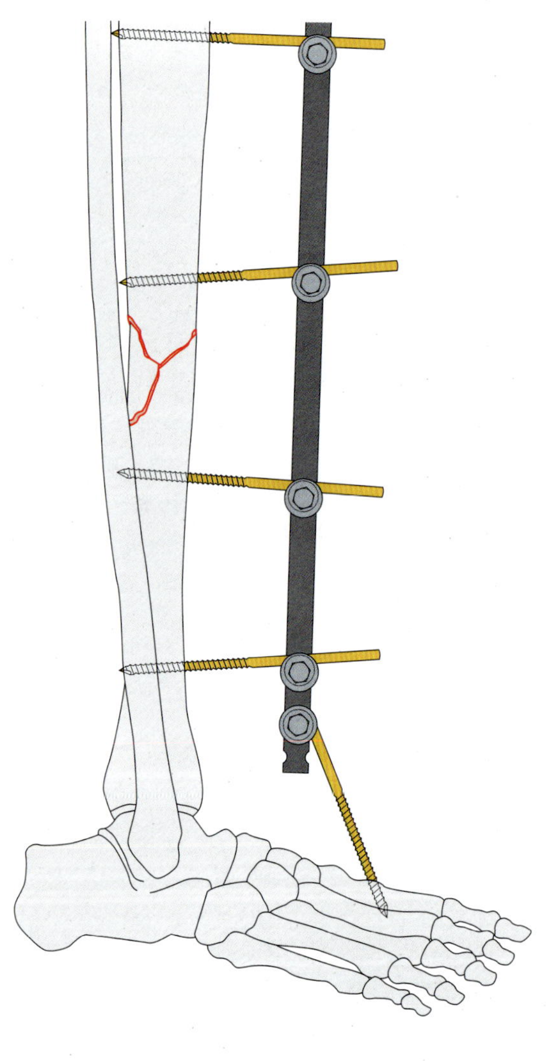

**图4.8.2-15　为防止足的跖屈挛缩，一根钉可以放置在第一跖骨，通过一根简单的棒和主支架相连**

### 4.6 术后处理

根据治疗计划和软组织情况，术后处理变化相当大。如果外固定支架考虑作为最终的固定，应该早期鼓励从 10~15kg 开始的负重。像接骨板固定一样，一旦骨痂明显形成且同时没有不稳定的临床征象，病人可以开始完全负重。在移除外固定支架后，应该谨慎地用夹板或支具临时保护肢体。

当最终计划是用内固定来替代外固定时，第二次手术的时间是非常重要的，尤其当考虑使用髓内钉时。最初支架的运用和髓内钉固定的时间间隔不能超过 14 天，因为钉道感染的危险在那个时间后似乎增加得相当明显。一旦出现钉道刺激的任何迹象，就应放弃髓内钉或者甚至用接骨板来替代支架。应该给病人示范怎样通过经常的清洁和消毒敷料的运用来照顾钉道伤口。

### 4.7 失误和并发症

正像前文提到的那样，钉道的感染和固定钉的松动是外固定支架最为经常遇到的问题。两者通常相关而且一方可以引起另一方的病情加重。几乎总是它们导致整个支架的不稳定。因此必须重新放置感染或松动的固定钉，有时需要口服抗生素。

太坚强的外固定支架会导致延迟连接，因为丧失了骨折所必需的负荷。因此，相当于髓内钉的动力化概念，有序减低支架强度是明智的。

## 5 总结

胫骨干骨折有不同的处理方式[13]。每一种都有其特别的指征，各有优缺点，每一种技术必须正确应用才能获得成功。尽管髓内钉已经得到很广泛的应用，多少要感谢插入时无须扩髓的细直径实心髓内钉，现在钟摆似乎又转回来，更钟情于接骨板，尤其在胫骨近端和远端应用了更多的所谓“生物型”理念。现在，比以往任何时候更强调由软组织的状态决定使用哪一种固定器械。

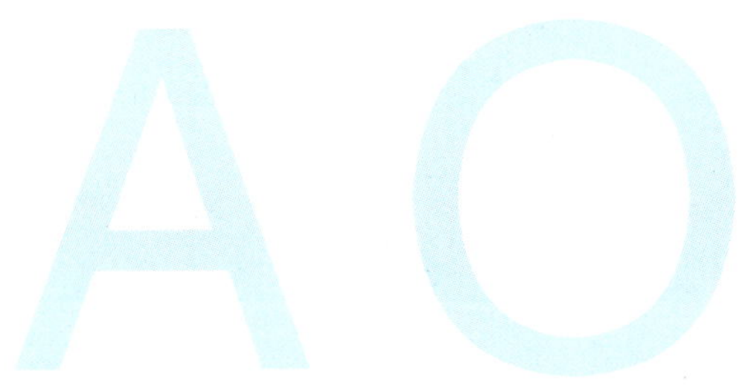

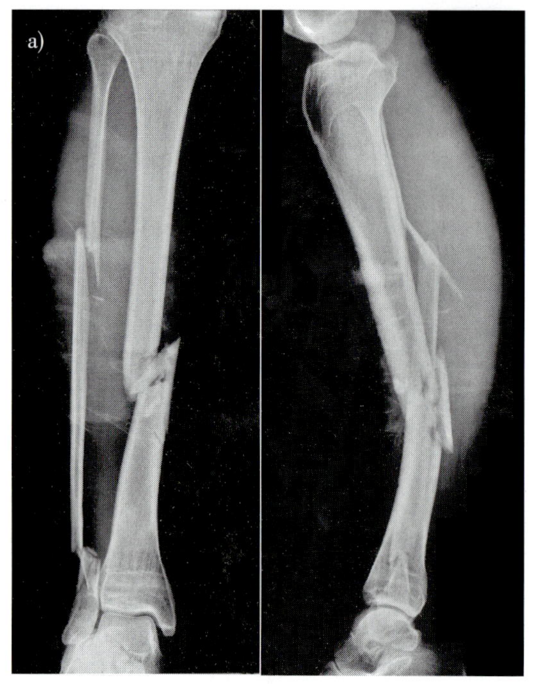


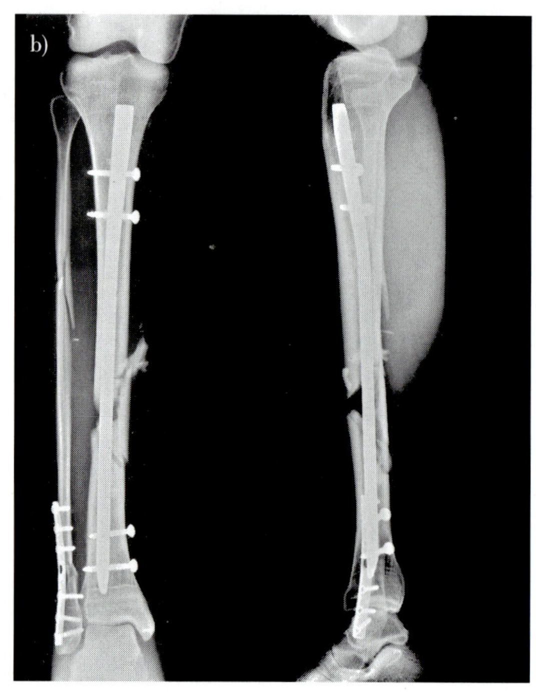


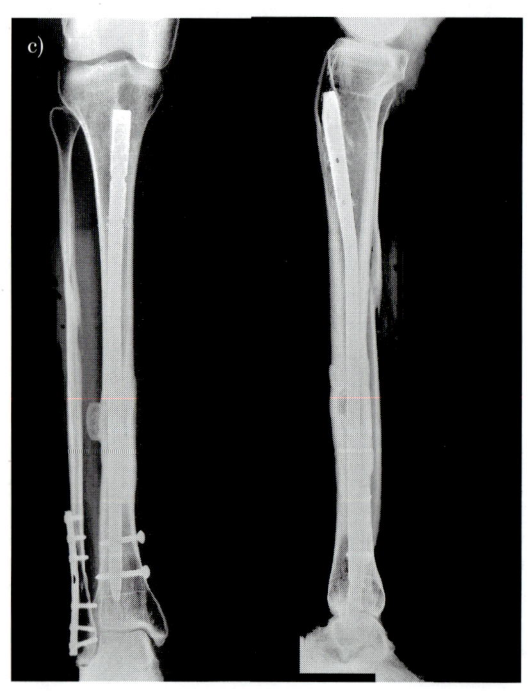


图 4.8.2-16

a) 胫骨干复杂骨折伴远端腓骨骨折（42-C1.1）。

b) 术后 X 线显示腓骨用一块三分之一管状接骨板固定，胫骨用 8mm 实心髓内钉近、远两端交锁静止性固定。

c) 一年后的随访。

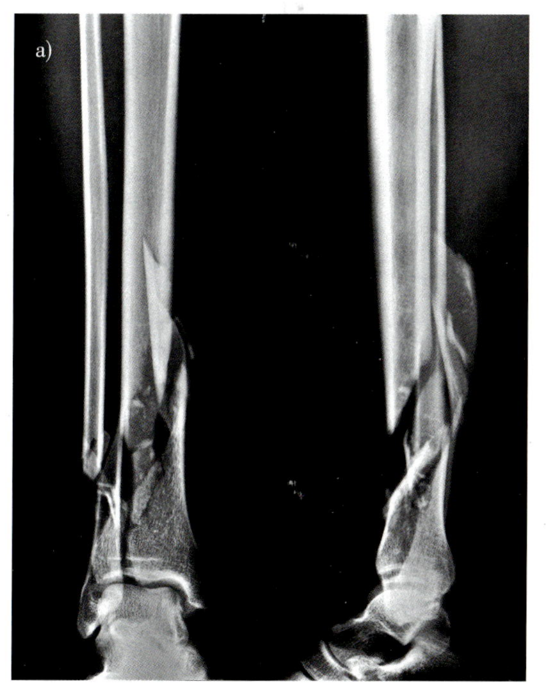

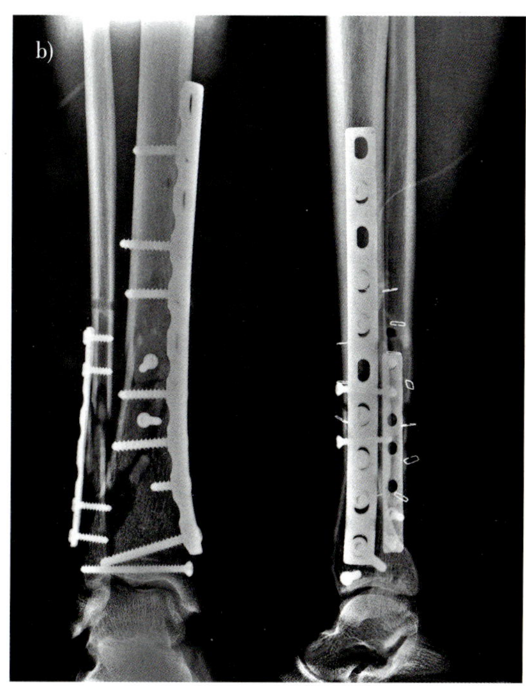

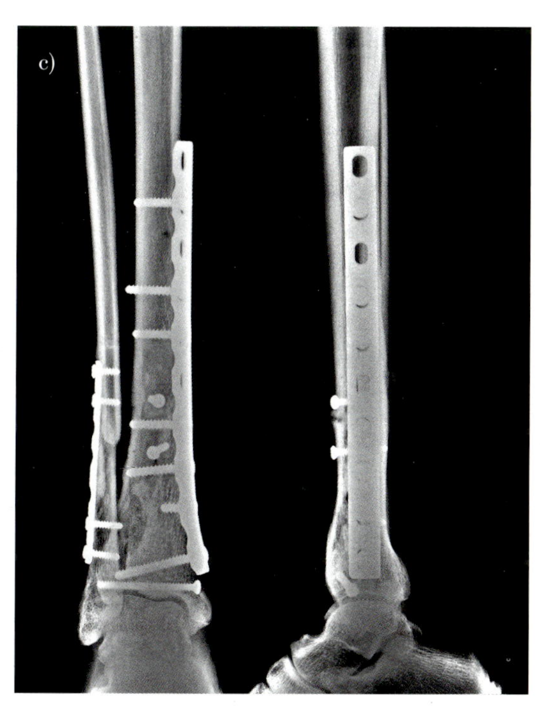

图 4.8.2-17

a) 胫骨远端粉碎的复杂骨折（42-C1.3）不易于用髓内钉处理。

b) 胫骨用窄的 LC-DCP4.5，腓骨用三分之一管状接骨板固定后的术后影像。

c) 随访 1 年，功能良好。

## 6 参考文献


[1] Lang GJ, Cohen BE, Bosse MJ, et al. ( 1995) Proximal third tibial shaft fractures. Should they be nailed? *Clin Orthop*; (315) : 64–74

[2] Brunner C, Weber B (1982) " Biologic" fixation of the fractured tibia . Special Techniques in internal fixation. Berlin Heidelberg N ew York: Springer–Verlag: 160–161.

[3] Mast J, Jakob R, et al. (1989) *Planning and Reduction Techniques in Fracture Surgery*. Berlin Heidelberg New York: Springer–Verlag.

[4] Matter P, Schultz M, Bühler M, et al. (1994) [Clinical results wit h the limited contact DCP plate of titanium–a prospective study of 504 cases] . *Z Unfallchir Versicherungsmed*; 87 (1) : 6–13.

[5] Rüedi T, Webb JK, Allgöwer M (1976) Experience with the dynamic compression plate (DCP) in 418 recent fractures of the tibial shaft. *Injury*; 7 (4) : 252–257

[6] Krettek C (1997) concepts of minimally invasive plate osteosynthesis. *Injuty*; 28 (Suppl 1) :805–809,

[7] Alho A, Ekeland A, Strømsøe K, et al. ( 1990) Locked intramedullary nailing for displaced tibial shaft fractures [published erratum appears in (1991) *J Bone Joint Surg* [*Br*] ; 73 (1) :181] . J Bone Joint Surg [Br] ; 72 (5) :805–809.

[8] Count–Brown CM, Christie J, Mcqueen MM ( 1990) Closed intramedullary tibia nailing. Its use in closed and type I open fractures. *J Bone Joint Surg* [*Br*] ; 72 (4) : 605–611.

[9] Bone LB, Sucato D, Stegemann PM, et al. (1997) Displaced isolated f ractures of the tibal shaft treated with either a cast or intramedullary nailing. An outcome analysis of matched pairs of patients. *J Bone Joint Surg* [*Am*] ; 79 (9) : 1336–1341.

[10] Keating JF, O′ Brien PJ, Blachut PA, et al. ( 1997) Locking intramed ullary nailing with and without reaming for open fractures of the tibia shaft. A prospective, randomized study. *J Bone Joint Surg* [*Am*] ; 79 (3) : 334–341.

[11] Schweighofer F, Fellinger M, Wildburger R (1992) [Combined tibial and ankle joint fractures] . *Unfallchirurg*; 95 (1) : 47–49.

[12] Behrens F, Searls K (1986) External fixation of the tibia. Basic c oncepts and prospective evaluation. *J Bone Joint Surg* [*Br*] ; 68 ( 2) :246–254.

[13] Szyszkowitz R ( 1992) *Tibial shaft fractures*. Berlin Heidelberg New york: Springer–Verlag: 574–576.

## 7 新进展

本章节的新进展和附加参考资料可从网上获得：

http://www.aopublishing.org/PFxM/482.htm

# 4.8.3 胫骨：远端(Pilon)

萨默 (Cristoph Sommer)，鲁迪 (Thomas P.Rüedi)

## 1 骨折及软组织的评估

### 1.1 诊断

#### 1.1.1 病史及临床检查

**Pilon 骨折的治疗结果依赖于关节重建的质量 [1] 和软组织覆盖的状况。**了解损伤机理是非常重要的。低能量损伤（如滑雪）常为简单骨折，软组织损伤轻微；而伴有轴向压缩的高能量损伤（如高处跌落、交通事故），常引起复杂的关节内骨折，有干骺端压缩和骨缺失 [2]。软组织常有挫裂伤和碾轧伤。临床检查必须包括软组织的状态和足部结构的感觉及运动功能 [3]。要注意间室综合征的早期征象。明显移位或脱位骨折必须及时复位。

#### 1.1.2 X 线检查和分类

标准的前后位和侧位摄片。复杂骨折还需对胫距关节有更多的了解。除常规的二维影像外，也要 CT 的三维重建。这个阶段 MRI 较少用到，以后可用于观察骨的血供和软骨的存活。骨折分类根据 AO 的 Müller 分类（图 4.8.3-1）。

## 2 外科解剖

### 2.1 骨结构和韧带

踝关节由胫骨和腓骨的远端以及距骨，包括关节囊和韧带共同组成一功能实体 (图 4.8.3-2)。组成成分之间有任何的不协调（长度、轴向和旋转）或踝穴变宽都可引起局部超载，并常导致软骨变性和创伤后关节炎 [4-9]。

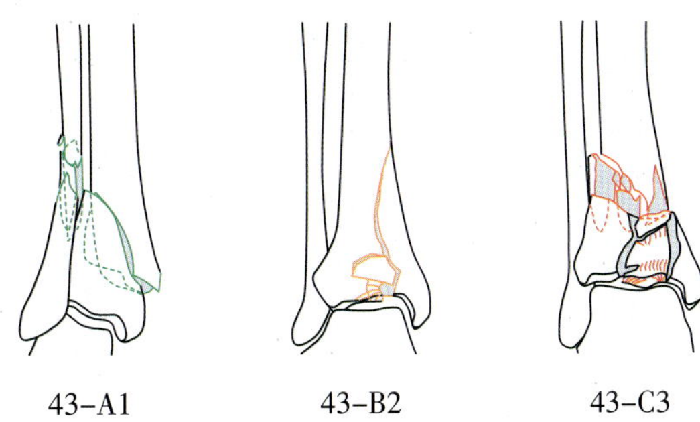


图 4.8.3-1　AO 的 Müller 分类

作为踝关节最重要的结构，腓骨远端由骨间膜和前后胫腓韧带固定于胫骨切迹。Pilon 骨折往往胫腓骨同时受累而联合韧带的实质常未受损[1, 10]，且附着于撕脱的或小或大的胫骨骨块 (Tilleaux-Chaput 结节)。但距腓韧带可被撕裂，特别在腓骨保持完好的内翻损伤。三角韧带几乎总不受累，因而部分病例可根据韧带整复机理进行间接复位。

### 2.2 血供

腓骨远端的血供来源于腓动脉的分支，而胫骨远端的血供来源于胫前和胫后动脉的分支。**外科过度的暴露可危及胫骨前内侧部分和血供；年老病人的血管脆弱，损伤本身即可危及局部血供。**

## 3 术前计划

### 3.1 概述和手术指征

对于明显移位的关节骨折，最好用切开复位内固定来精确重建胫骨的远端。简单的骨折可通过保守的或微创的方法来治疗，而**复杂的骨折几乎总是需要手术**。从技术上来讲，大多数移位的 Pilon 骨折可通过切开复位内固定得以治愈，除非严重的粉碎骨折，其惟一的解决办法可能是二期的融合术[11]。**治疗方法常取决于软组织的状况，**此时并非遵循于总的治疗原则，而是具体情况具体分析[12, 13]。成功的重要因素之一是医生的经验。

### 3.2 治疗程序的选择

一期手术重建有四项传统的原则[1] (图 4.8.3-3)：

(1) 重建腓骨。

(2) 重建胫骨关节面。

(3) 自体松质骨或皮质松质骨移植。

(4) 支持接骨板的支撑（内侧或前侧——见第 4 节)。

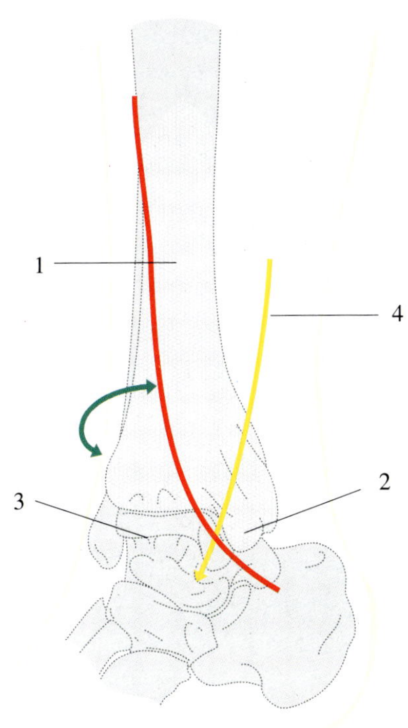


a) 胫骨的前内侧切口。
1 胫骨的前缘
2 内踝
3 踝关节 (胫距关节)
4 隐神经

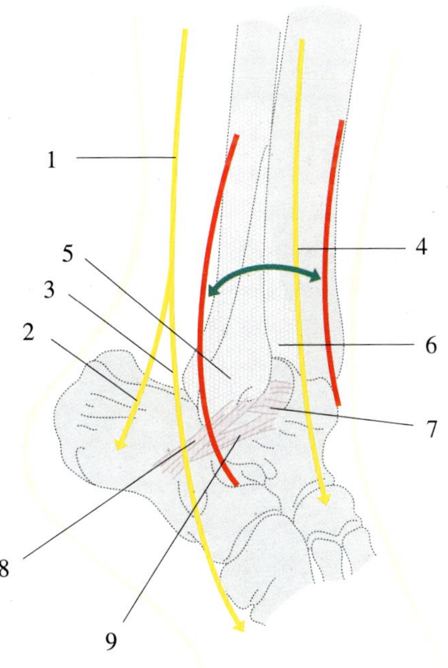


b) 腓骨的后外侧切口。
1 腓神经
2 腓神经的跟外侧支
3 背外侧皮神经
4 中间背侧皮神经
5 外踝
6 “Chaput 结节”
7 胫腓前韧带
8 跟腓韧带
9 外侧距跟韧带
两个切口之间应保留足够宽的健康的组织皮瓣

**图 4.8.3–2 外科解剖和标准入路**

多数病例中，应用标准程序为：

- 腓骨的重建 (4–5 孔的 1/3 管状接骨板)。
- 胫骨关节面的重建。
- 自体松质骨植骨和胫骨的支持接骨板 (内侧三叶草形接骨板 3.5)。

伴有严重软组织损伤及开放性骨折的病人，建议按下述步骤选择适当治疗方法 [11~15] (图 4.8.3–4)：

第一期：

- 临时跨关节外固定 (胫骨到距骨/跟骨)。
- 腓骨重建和跨关节外固定。
- 腓骨重建和混合型 (hybrid) 环式外固定。
- 克氏针/空心螺钉和外固定结合。

第二期：

- 完成切开复位内固定。

大的软组织缺损的病例应尽早进行整形处理。非常复杂伴有干骺端骨质及软组织严重破坏的病例，初期的短缩可能是惟一挽救肢体的办法，以后需做二期的延长术（如近端牵开术）[13]。

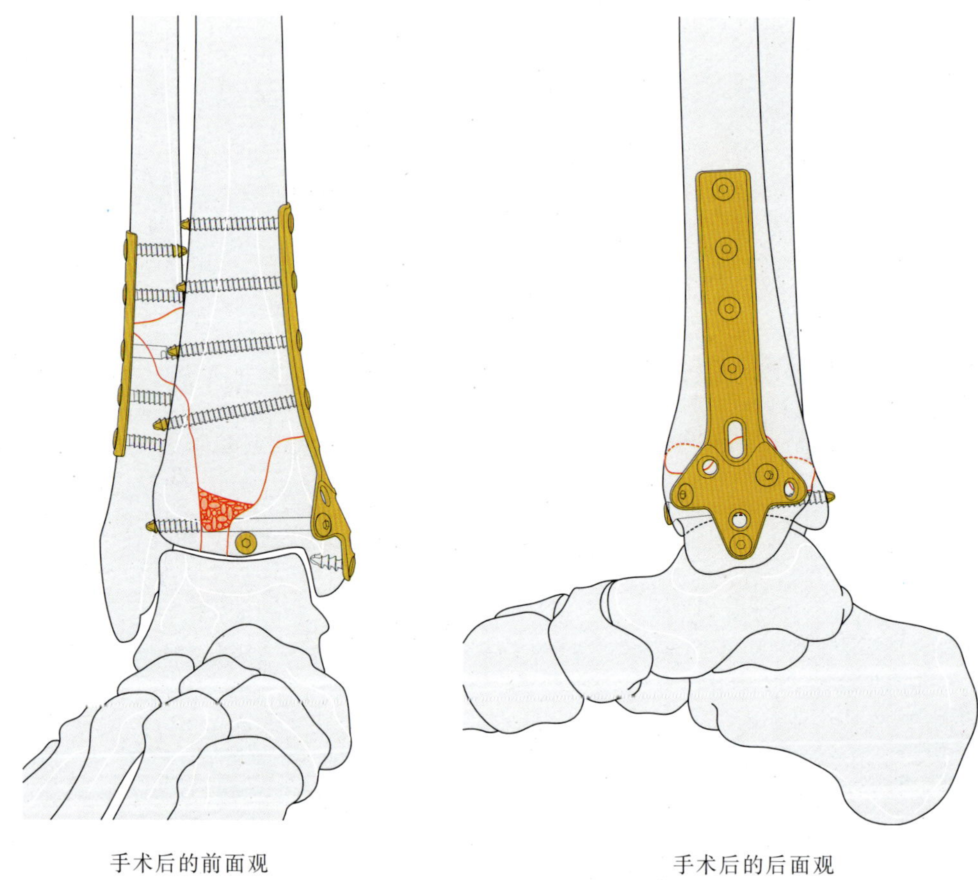


图 4.8.3–3 根据传统的四项原则，43–C3.1 骨折的标准重建

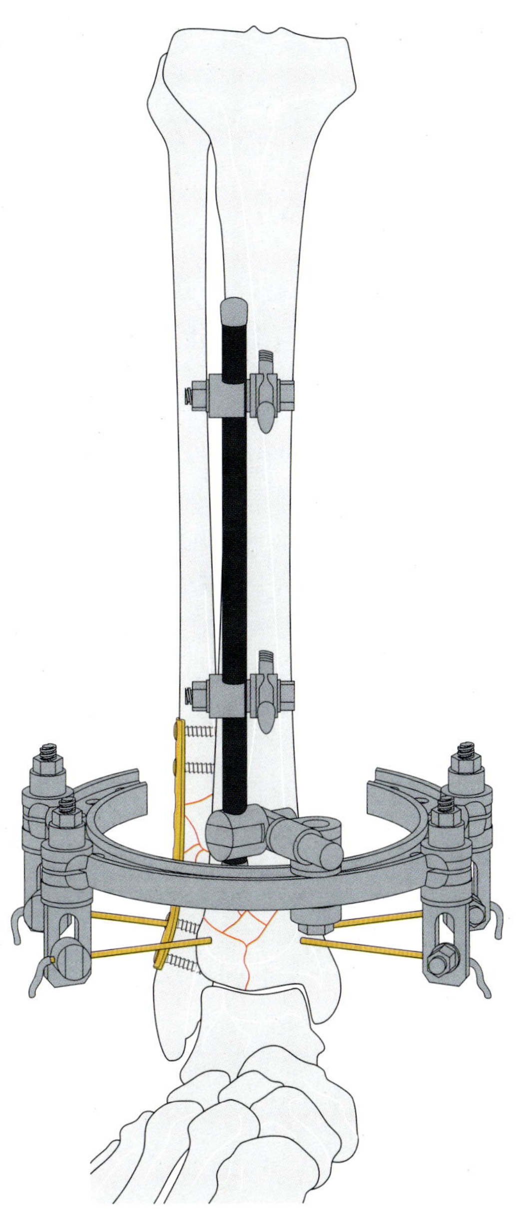

严重的软组织损伤及开放型骨折时，混合型（hybrid）式固定与腓骨标准接骨板固定联合使用。作为确实的治疗，这种方法仅适用于可以通过间接复位技术得到解剖复位，并用经皮拉力螺钉固定的简单的关节骨折。复杂的骨折，关节解剖复位和稳定重建通常需要切开复位内固定。

图 4.8.3–4 用混合型（hybrid）式固定替代

### 3.3 手术时机

**外科手术的最好时机取决于软组织的状态。应能允许 2~3 小时的手术时间。**只有简单骨折、软组织损伤较轻的病例，可能在最初的 6~8 小时内得到确实的固定 [3，10]。

对于开放性骨折，总的治疗原则需要初期的清创，结合应用上述某种类型的初步外固定。确实的骨和软组织重建要在以后进行 [13，14]。

对于其他骨折，我们主张延迟到伤后 7~10 天进行手术 [3]。抬高患肢，跟骨牵引或跨关节的外固定，直到软组织肿胀消失，皮肤皱褶出现。这样也允许详细的影像学（断层摄影和 CT 扫描）评估，绘出术前计划。

### 3.4 复位技术的计划

Pilon 骨折的治疗中，**术前计划是一项重要的组成部分** [3]。它包括仔细研究 X 线片、画出骨折块和想要得到的治疗结果、对术中复位技术的考虑以及内植物的选择（见第 2.4 章）。一旦我们绘出腓骨和胫骨在两个平面上的所有骨块，必须回答以下问题：

(1) 我们能遵循经典原则吗？

(2) 需要植骨吗？松质骨、皮质松质骨等等？**80%的 C 型骨折需要植骨。**

(3) 在前联合部有否关键的外侧骨块需要单独固定（经皮空心螺钉）？

(4) 单用螺钉固定是否足够，需用支持接骨板吗？如果用，接骨板的大小和位置？

最后，画出重建后胫骨和腓骨远端及内植物，确定不同的手术步骤的次序。

### 3.5 体位

手术时，病人在可透X线的手术床上仰卧。整个肢体包括同侧髂嵴消毒铺巾，将小腿置于垫子上。这样允许旋转，使内外侧均便于手术操作。无菌的充气止血带置于大腿上，但仅在需要时充气。

### 3.6 入路

腓骨嵴后侧的直切口或轻度弯曲的切口显露腓骨[10]（图4.8.3–2b）。注意不要损伤腓浅神经。

在胫骨，我们对所有的有前内侧A、B和C型骨折应用标准的入路[10]（图4.8.3–2a）：切口在胫骨嵴外侧缘直行，跨过踝关节以内踝尖为准弯向内侧。腓骨的后外侧切口和胫骨的前方切口之间必须有6~7cm的距离，以保证前方皮肤桥的血供。切口需直接到骨，避免表浅皮瓣。尽量少地剥离并细心处理骨膜，以免进一步破坏骨块的血供。胫距关节以同样的垂直方向（矢状的）打开。横行切口打开关节囊有使前方骨块失去血供的危险（如胫前动脉分支）。

### 3.7 内植物的选择

腓骨标准的内植物是1/3管状接骨板，其可以在防滑的位置上应用于腓骨的外侧面和后侧嵴。复杂的骨折可用较强的LC–DCP3.5接骨板。少数情况下外侧软组织有严重损伤，可选用髓内针，由腓骨尖打入。这种方法不能控制腓骨的旋转[10]。

**胫骨标准的内植物是三叶草形接骨板，它可放置于胫骨的内侧或前方，起支持作用。另一种方法是在胫骨的前方和内侧应用一到两块1/3管状接骨板或LC–DCP3.5接骨板，**其可单独地应用间接复位技术，如在不同的平面使用推–拉技术（图4.8.3–6a/b）。常需用普通的或空心的独立于接骨板的螺钉（3.5或4.5mm）对胫骨关节部分做附加的固定。

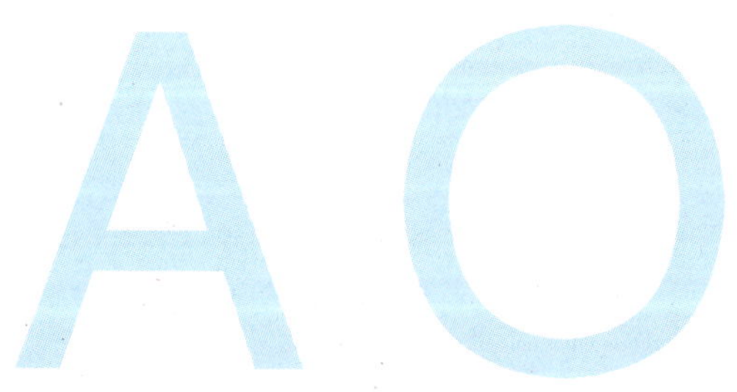

## 4 外科治疗——技巧与提示

### 4.1 四个步骤的标准技术

四步原则：①腓骨重建；②胫骨关节面重建；③自体植骨；④支持接骨。

#### 4.1.1 腓骨

简单的腓骨骨折可用复位钳直接复位，4 孔或 5 孔的 1/3 管状接骨板于腓骨外侧(录像 AO20160a) 或背侧防滑部位固定（图 4.8.3-5a/b）。这一步通常可将胫骨外侧的“关键骨块”自动复位到正确的位置和长度。

复杂的骨折可用间接的推-拉复位技术，或用小的牵开器。腓骨的长度、旋转和轴线必须得到纠正。我们推荐用长的桥式接骨板固定复杂的腓骨骨折。

#### 4.1.2 胫骨关节面

伴有几个关节骨块，干骺端有相当压缩的复杂病例，可在胫骨内侧应用跨关节的外固定牵引（小的牵引器或外固定支架），间接复位胫骨的长度和轴线。另一种方法是用 Schanz 螺钉横行打入跟骨或距骨，帮助进行手法复位。

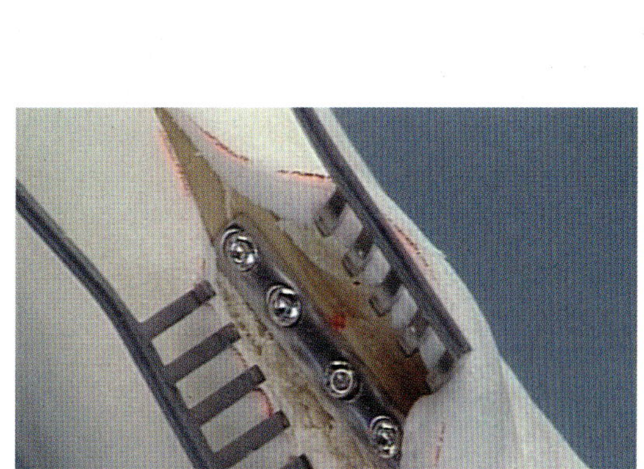

录像 AO20160a

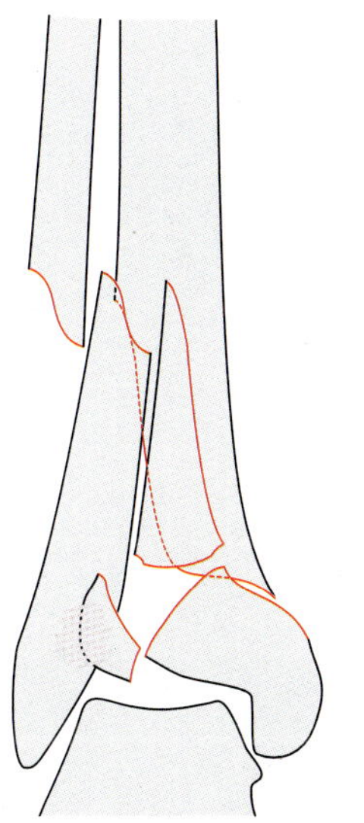

a) 术前情况：43-C2 型骨折。

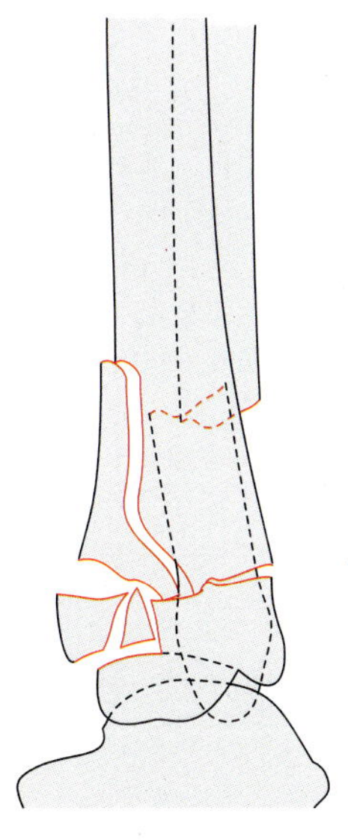

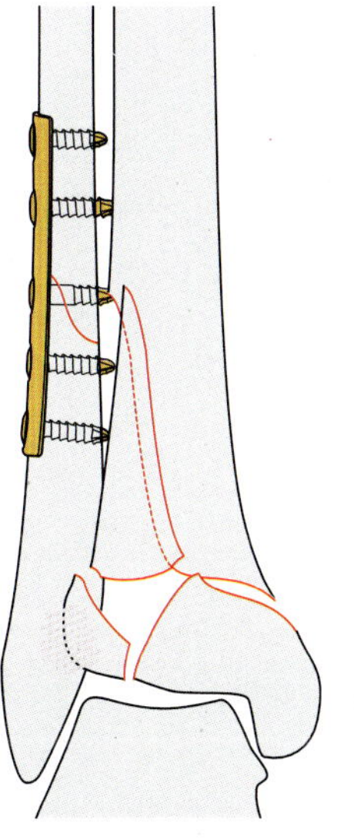

b) 腓骨解剖复位 5 孔 1/3 管状接骨板固定后，胫骨外侧关键骨块的长度和位置正确。

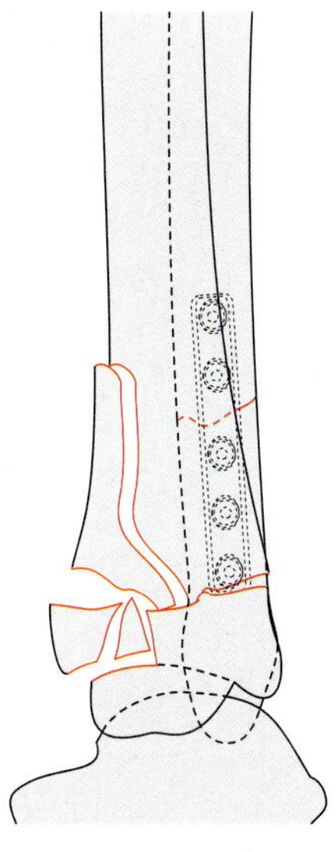

图 4.8.3-5a~e 不同的手术步骤

应用标准的前内侧切口（图 4.8.3–2a），通过直接和间接技术复位胫骨关节面。可将前侧和内侧的骨块用尖钩和小骨钳拉开，显露关节，即可清楚地看见关节中央和后方的骨块。后方的骨块常常是复位的关键，**用克氏针作为操纵杆能很好地帮助复位**，消除其可能的旋转。冲击棒和撬子可用于复位压缩性骨块。**用距骨作为模板将所有的关节骨块一个一个地复位，修复解剖结构**。一旦复位整齐，用尖头复位钳或临时克氏针把持位置，克氏针更符合以后空心钉的应用 (录像 AO20160b)。这些克氏针要平行于关节面，以便在做骨块间加压时不产生台阶（图 4.8.3–5c）。另一块常与前联合韧带一起的胫骨前外侧关键骨块也要确切地复位固定（图 4.8.3–5b/c）。理想的固定是另做一个小的刺入切口，避开胫前动脉打入螺钉。要用 X 线检查后才能开始做最后的固定。如果可能用拉力螺钉达到骨块间解剖重建后的稳定固定，便可得以早期活动，得到优良结果。

### 4.1.3 植骨

**所有具有关节压缩和/或干骺端骨缺损 (B2,B3,C2,C3 骨折) 的骨折都需用自体骨或骨的替代物充填**。通常在放置支持接骨板前植骨，然后将接骨板置于其上。有时，先固定接骨板较容易。用接骨板固定主要的骨块，维持其解剖位置，那时再填补缺损。有显著的骨缺损的病人，可用双皮质松质骨作为支撑（图 4.8.3–5d）。

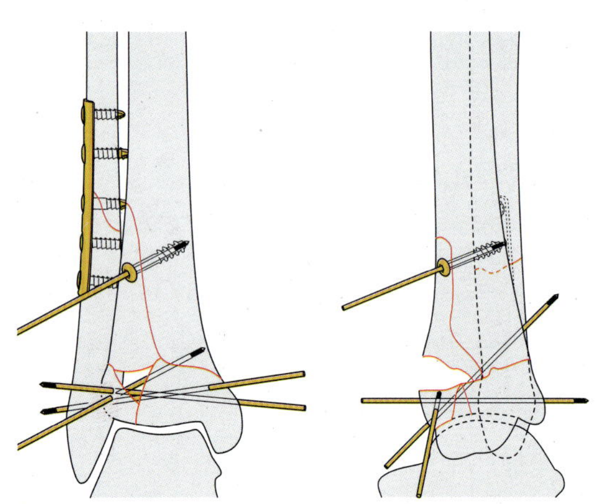

c) 关节复位及 1.2mm 克氏针初步固定，如需要可用 3.5mm 空心螺钉替换。

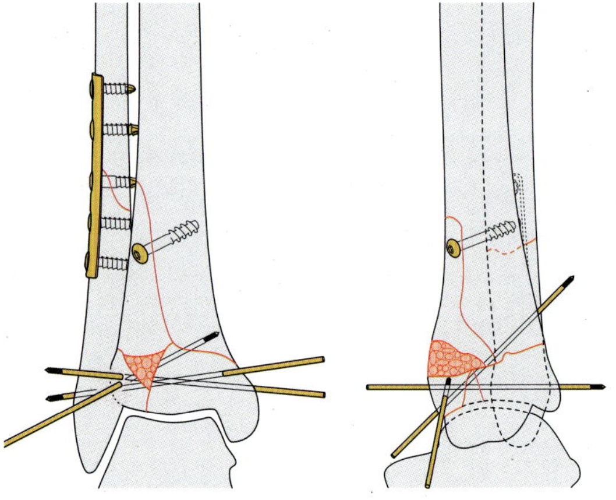

d) 双皮质骨松质骨移植填补干骺端的缺损。自体松质骨移植 (或代用品) 可替代。

图 4.8.3–5c/d

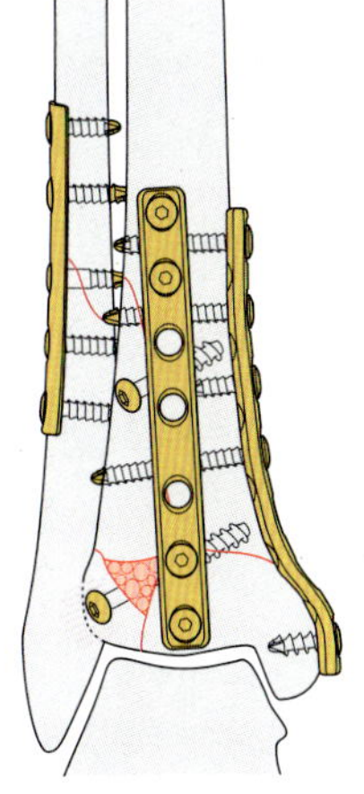
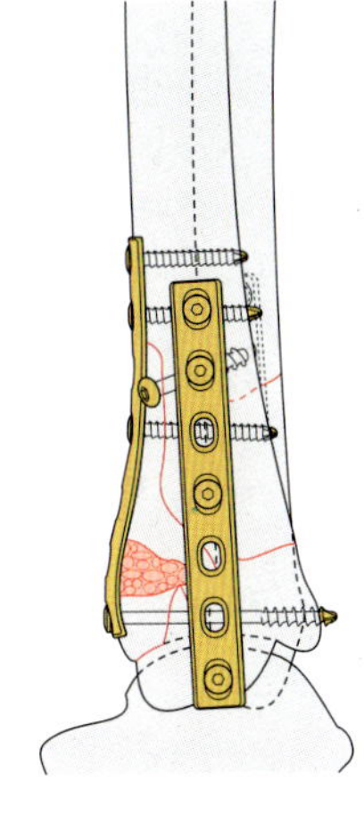

图 4.8.3–5e 胫骨远端前方和内侧方各放置一块 LC–DCP3.5 钢板，起到支撑和固定作用。此外，往往与胫腓下前韧带相连的前外侧小骨块，可用一枚拉力螺钉将其固定。

### 4.1.4 内侧支持

根据主要的骨压缩区以及软组织的条件，在胫骨的内侧和（或）前侧区域放置塑形精确的接骨板。三叶草形接骨板（录像 AO20160c）通常置于胫骨的内侧（图 4.8.3–a/b），其上必须有健康的软组织覆盖。如果用于前方，其远端的突起需用剪切钳切去。图 4.8.3–5e 示两个 LC–DCP3.5 接骨板在胫骨前侧和内侧的位置。

### 4.1.5 创口的关闭

创口关闭前必须检查证实关节面的平整、长度和轴向的排列。前关节囊可关闭，但胫前筋膜开放以防止术后的间室综合征。负压吸引置于内外侧，紧靠骨折线。**最后，要特别注意用无创技术缝合伤口，避免任何张力。**如果关闭创面皮肤紧张，外侧切口可敞开，数天后植皮[10]。

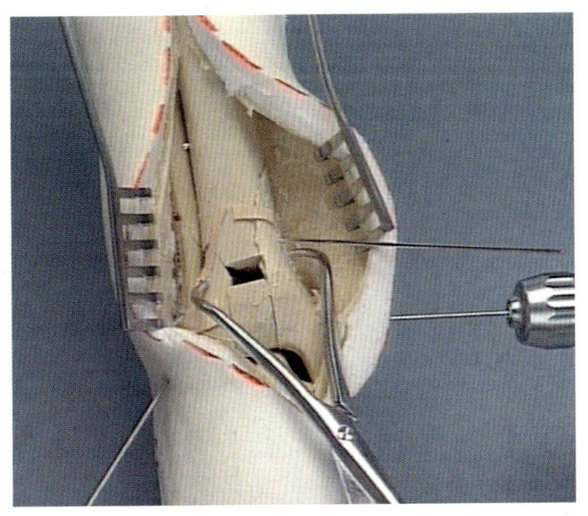

录像 AO20160b

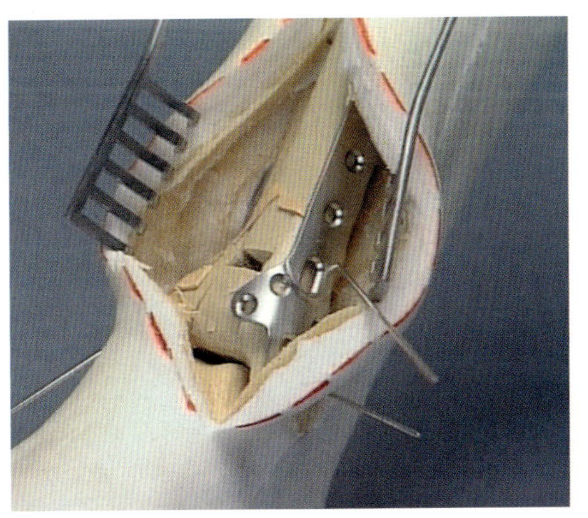

录像 AO20160c

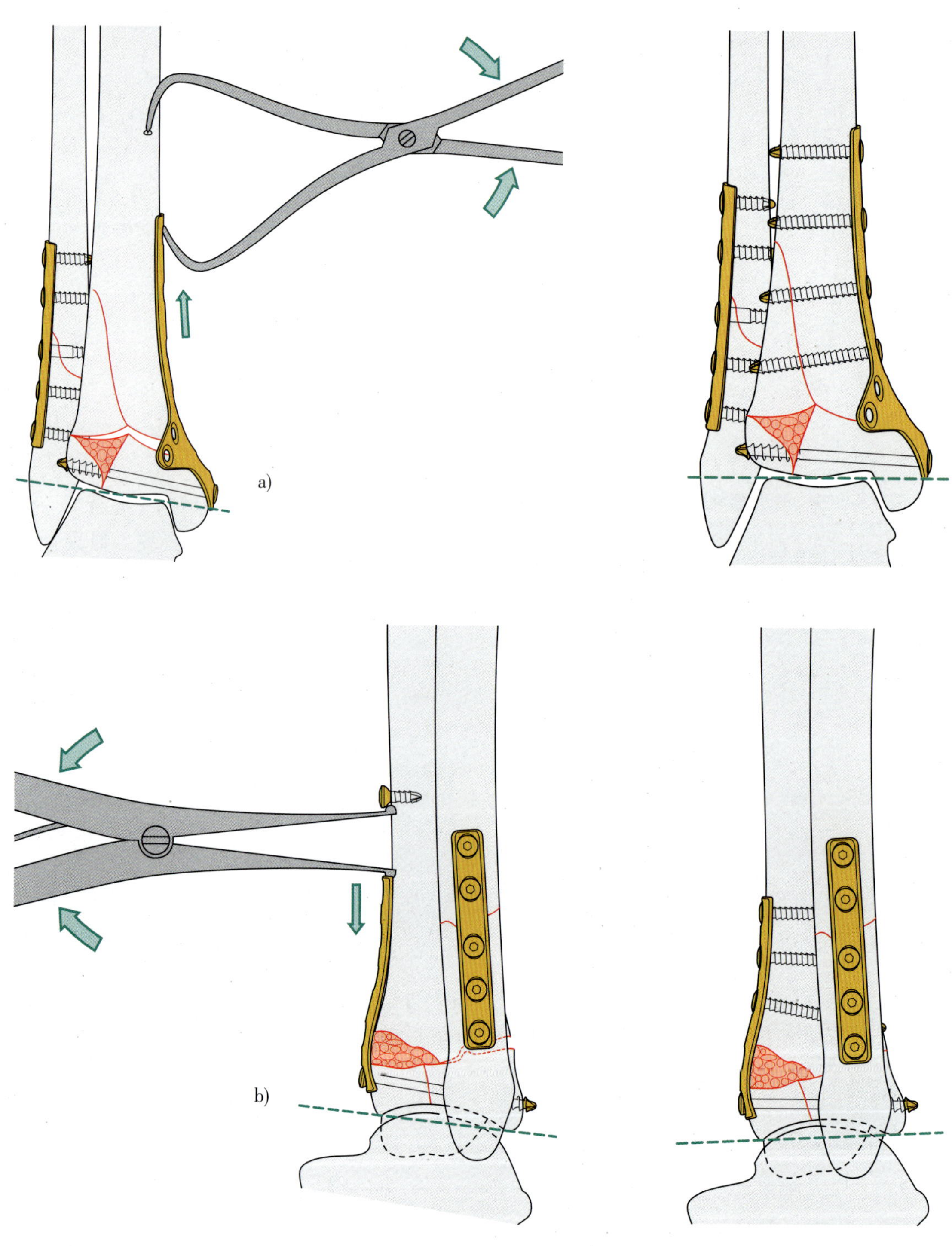


轴线的位移可用尖头复位钳压缩或小骨撑开器牵引通过“推”(a)或“拉”技术矫正。

图 4.8.3-6 用 1/3 管状接骨板的推-拉技术

### 4.2 替代方法

严重的骨与软组织损伤不建议也不可能用上述标准的方法做安全的解剖复位与重建。必须考虑用替代的方法。必须依据具体的情况来做选择[13]。尽管有其他的可能性，但前述暂时的跨关节外固定或者混合型（hybrid）式固定可能是最可信赖的方法[16]（图 4.8.3-4）。这些替代的方法通常应用于急诊情况下，确实的手术治疗要以后来计划。

## 5 术后治疗

在麻醉未醒时，用石膏托将踝关节置于90°位，以防跖屈畸形。患肢抬高，拔除引流后一天开始物理治疗。5~7 天开始借助于双拐下床活动。根据固定的稳定程度和病人意愿，允许足趾部分负重（10~15kg）。肿胀完全消退后（2~3 周），可用可拆卸的髌韧带负重步行器（PTB）2~3 个月[1]。根据骨折的影像资料以及临床随访，8~10 周后可开始完全负重。关节广泛粉碎或需大块植骨的病人，确切的愈合时间需 4~5 个月。

## 6 失误和并发症

### 6.1 失误

**防止失误和并发症发生的最重要的步骤是仔细的术前计划，包括正确的手术时间和术中软组织的处理。**许多因素难以描述，大都是个人经验问题。**因而，复杂的 Pilon 骨折应由有经验的医生来治疗，而非年轻医生所能承担。**

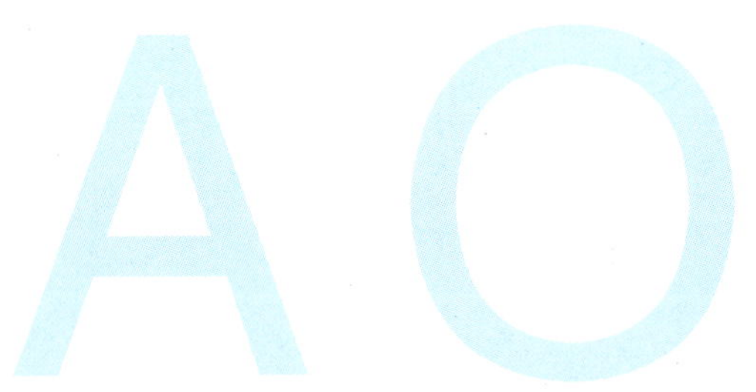

### 6.2 并发症

Pilon 骨折手术治疗后可有许多并发症[16, 17]。大多源于软组织问题，如伤口裂开，皮肤坏死伴有浅部感染。文献报道在 10%~35%之间。并发症的发生也与损伤程度（软组织损伤的范围）以及医生的经验密切相关。如果处理不及时和不充分（如伤口的重新处理、抗生素、游离组织移植），早期的并发症（如骨炎、化脓性关节炎）可演变为严重的深部感染（2%~30%），导致早期的关节融合甚至截肢。

延迟愈合和不愈合的发生率为 0~22%，主要取决于骨折的类型和固定的稳定程度。骨折压缩和粉碎得越严重，不愈合的风险就越大［10］。骨缺损部位早期的充分植骨可防止部分干骺端的延迟愈合，但有些不愈合特别是关节边缘的骨块（表 4.8.3-1）的不愈合，是创伤本身或过分的外科显露所致的血供不足引起的。

表 4.8.3-1 Pilon 骨折手术的主要失误及所致的并发症

| 失误 | 并发症 |
| --- | --- |
| 正确的术前计划，但术中未坚持 | 不正确的重建致畸形、不愈合、骨关节炎 |
| 错误的时间：创伤后手术太早 | 创面愈合问题（皮肤坏死和感染） |
| 腓骨重建的错误（太短、旋转、轴线偏移） | 畸形（外翻、内翻），阻止胫骨的复位 |
| 持续的骨折关节内移位（间隙大于 2mm，台阶大于 1mm） | 关节面不平整，创伤后关节炎 |
| 胫骨前外侧关键骨块未解剖复位和固定 | 踝穴扩大，创伤后关节炎 |
| 干骺端骨缺损未充分植骨 | 关节面二期塌陷，延迟愈合 |
| 部分或全部负重过早，病人不配合 | 内植物松动和/或失去固定，畸形和（或）不愈合 |

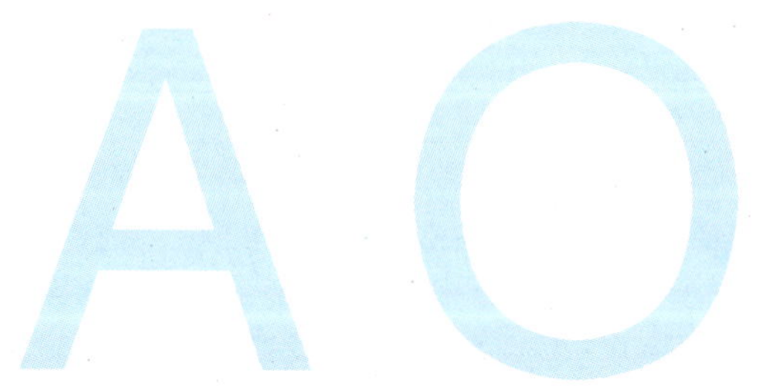

表 4.8.3-2 关节内 Pilon 骨折术后并发症（部分摘自于刊物）

| 作者 | 发表年 | 例数 | ORIF | MIO | 创面愈合问题 * | 深部感染 | 延迟愈合不愈合 |
|---|---|---|---|---|---|---|---|
| Ruedi，Allgower[1] | 1969 | 78（B-/C-骨折） | 82 | | 10（12%） | 4（4.8%） | 1 |
| Heim [9] | 1991 | 187（B-骨折）<br>167（C1/2-骨折）<br>311 | | | | 21（6.7%） | 1<br>14 (8.4%) |
| Beck [18] | 1993 | 380 | 多数 | | | 9（2.5%） | 6 (1.6%) |
| Muhr, Breitfuss [17] | 1993 | 229 | 182 | | 47 | 13%<br>4.8% | |
| Nast-Kolb, et, al [19] | 1993 | 54 | 11 | 43 | 3 (27%)<br>6 (14%) | 5% | 2 (3.6%) |
| Tornetta, et, al [20] | 1993 | 17 (B-/C-骨折) | | 17 | 1 | 1 | 0 |
| Rommens, et, al [11] | 1994 | 45(-sti)*<br>36(+sti)* | 44<br>22 | 1<br>14 | 5(11%)<br>5(14%) | 3 (6.7%)<br>8 (22.2%) | 4 (9%)<br>9 (25%) |
| Bastian,et al [21] | 1995 | 51 (B-/C-骨折) | 15 | 36 | 5 (33%)<br>8 (22%) | 5 (10%) | |
| Sommer, Ruedi [8] | 1999 | 112 (B-/C-骨折) | 106 | 6 | 1 (1%) | 0 | 4 (3.6%) |

*创面愈合问题：伤口裂开，皮肤坏死，浅表感染。-sti=无软组织损伤，+sti=有软组织损伤。MIO：微创内固定表。

## 7 结果

Pilon 骨折后有三个主要因素影响结果：

- 在骨折和软组织分类中所反映出的损伤能量[12,15]。
- 医生的经验与能力。
- 病人（配合，身体状况，血管状态等）。

不同文献报道的结果之间很难比较。做传统的切开复位内固定，纯粹的经皮穿针技术或两者结合的方法之间比较时，病人组之间差异很大（软组织损伤发生率和程度，复杂骨折的百分比）。

如同其他的关节骨折，优良结果约60%~80%[1, 12, 18, 20~22]。而且，**随时间推移，踝关节的正确解剖重建和优良结果之间总是存在着直接的联系**[7, 9]。另一方面，影像学表现不一定反映临床和功能结果。需要行踝关节融合术的很少，进行这类手术大都因为骨炎/关节炎[14]（表 4.8.3-2)。自主经营者，体育爱好者和社会相容性好的人常高度配合治疗，可得到最好的功能结果（表 4.8.3-3）。在我们连续 112 例病人的治疗中，一年后有优良结果的占 74.5%，平均 10 年后又进一步改善的占 80.9%，但在影像学上却有骨关节炎加重的表现[8]。

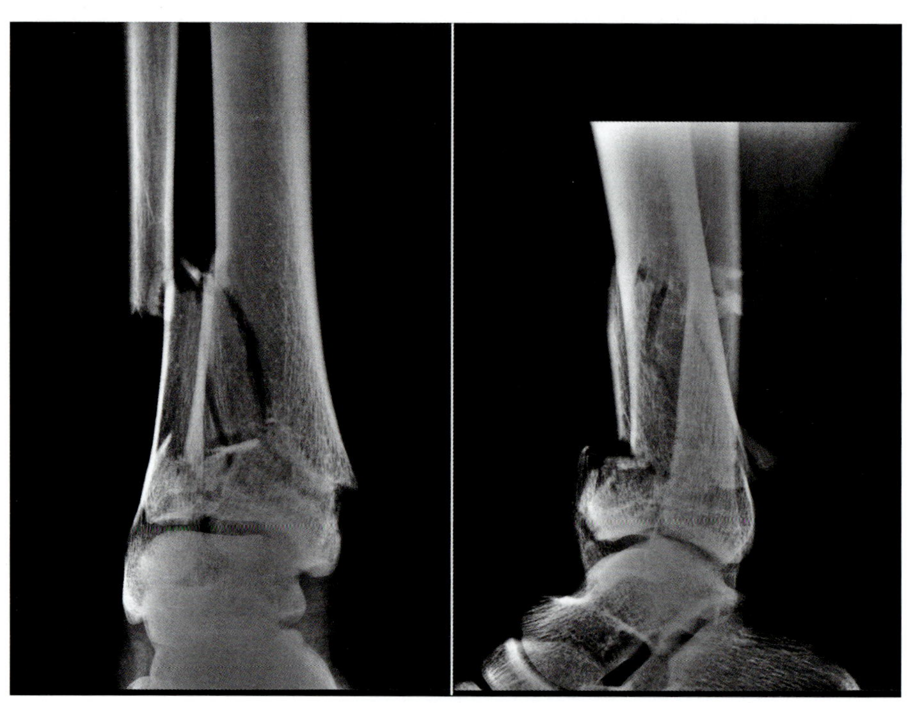

图 4.8.3-7a 男，30 岁，43-C2 骨折，正侧位

表 4.8.3-3 关节内 Pilon 骨折手术治疗的晚期结果

| 作者 | 发表年限 | ORIF/MIO | 病例数 | 随防例数 | 随防年数 | 严重骨关节炎 | 关节融合 | 好的/非常好的结果 |
|---|---|---|---|---|---|---|---|---|
| Ruedi,Allguwer [1] | 1969 | ORIF | 82 | 78 | 1 | | 4 (4%) | 599 (7%) |
| Ruedi [5] | 1973 | ORIF | 82 | 54 | 9 | | 7 (13%) | 46 (85%) |
| Heim [9] | 1991 | 大多 ORIF | 289 (B-fx)<br>391 (C-fx) | 187<br>213 | 1<br>1 | 30 (10.4%)<br>82 (20.9%) | 1<br>6 (3%) | |
| Beck [18] | 1993 | | 380 | 256 | 7.5 | | 1 | 209 (82%) |
| Muhr, Breitfuss | 1993 | ORIF/MIO | | 182<br>47 | 5<br>2 | | 34 (18%)<br>3 (6%) | |
| Nast-Kolb,et al. | 1993 | ORIF/MIO | | 14<br>28 | 1-4 | 6 (43%)<br>5 (18%) | | 71.7% |
| Tornettaet al. [20] | 1993 | MIO | | 17 | 1-3.5 | | | 12 (70%) |
| Helfet,et al. [23] | 1994 | ORIF/MIO | | 28<br>6 | 1.4 | | | 21 (62%) |
| Rommens,et al. [11] | 1994 | | 81 | 64 | 1 | | 2 (3%) | 41 (64%) |
| Bastian,et al. [21] | 1995 | ORIF/MIO | 71 | 15<br>36 | 1.3 | 3 (4.2%)<br>7 (19.1%) | 4 (27%)<br>8 (22%) | |
| Sommer, Ruedi [8] | 1999 | ORIF | 77 | 13 (B-fx)<br>34 (C-fx) | 10 | 2 (15.4%)<br>3 (8.8%) | 0<br>1 (3%) | 11 (84.6%)<br>27 (79.4%) |

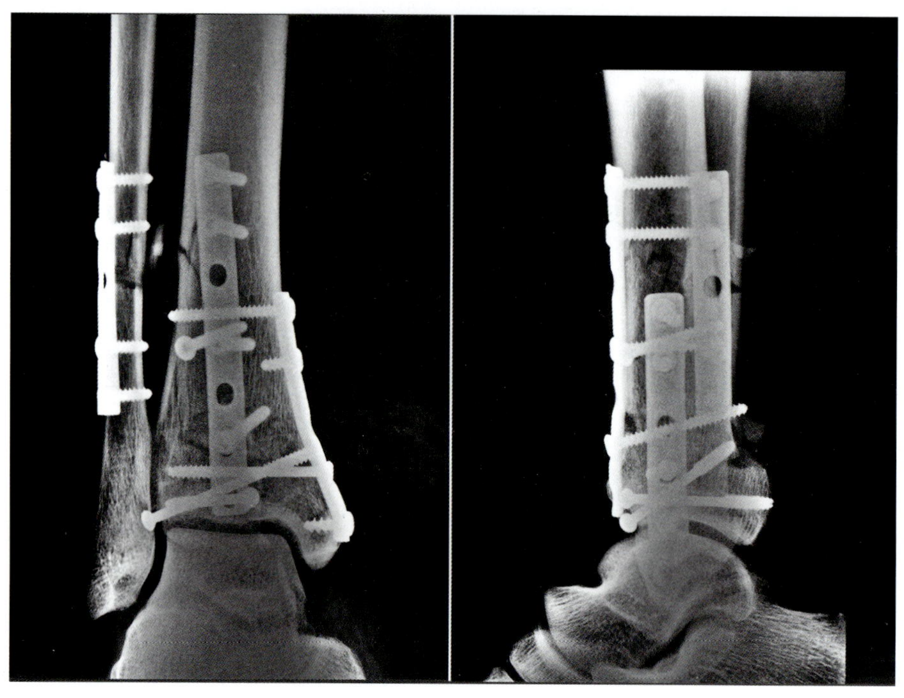

图 4.8.3–7b 术后，腓骨用 1/3 管状接骨板固定，胫骨用 DCP3.5 固定，正侧位

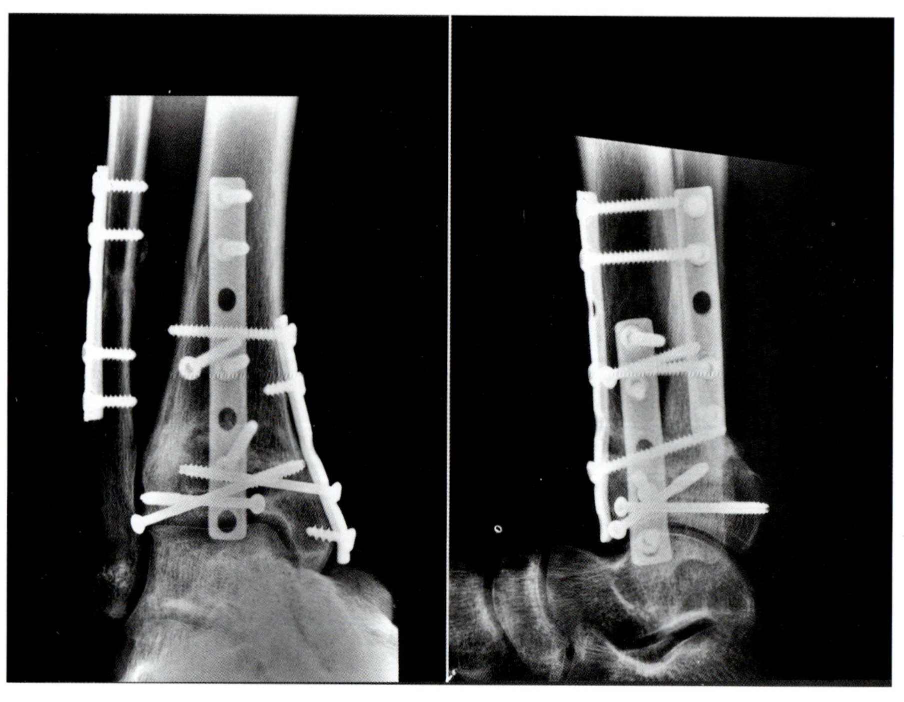

图 4.8.3–7c 随访 1 年，功能良好，正侧位

## 8 参考文献


[1] Rüedi T, Allgöwer M (1969) Fractures of the lower end of the tibia into the ankle joint. *Injury*; 1: 92–99.

[2] Heim U (1993) Morphological features for evaluation and classificati on of pilon tibial fractures. In:Tscherne H, Schatzker J,editors. *Major Fractures of the Pilon, the Talu, and the Calcaneus*. Berlin Heidelberg New York: Springer–Verlag, 29–41.

[3] Mast J (1993) Pilon fractures of the distal tibia: a test of surgical judgment. In: Tscherne H, Schatzker J, editors. *Major Fractures of the Pilon , the Talu, and the Calcaneus*. Berlin Heidelberg New York: Spring er–Verlag, 7–27.

[4] Heim U, Naser M (1976) [Operative treatment of distal tibial fractu res. Technique of osteosynthesis and results in 128 patients(author´ s transl)]. Arch Orthop Unfallchir; 86(3): 341–356.

[5] Rüedi T (1973) Fractures of the lower end of the tibia into the ankle joint: results 9 years after ORIF. *Injury*; 5 (2): 130–134.

[6] Resch H, Pechlaner S, Benedetto KP (1986) [Long–term results after conservative and surgical treatment of fractures of the distal end of the tibia]. *Aktuelle Traumatol*; 16(3): 117=123.

[7] Resch H, Benedetto KP, Pechlaner S (1986) [Development of posttraum atic arthrosis following pilon tibial fractures]. *Unfallchirurg*; 89(1): 8–15.

[8] Sommer C, Rüedi T (1999) Late results after operative treatment of intraarticular pilon fractrres. (in preparation).

[9] Heim U (1991) *The pilon tibial fracture: classification, surgical techniques, results*. 1st ed. Berlin Heidelberg New York: Springer –Verlag.

[10] Bonar SK, Marsh JL(1993) Unilateral external fixation for severe pilon fractures. *Foot Ankle*; 14(2): 57–64.

[11] Rommens PM, Claes P, De Boodt P, et al.(1994) [Therapeutic procedure and long–term results in tibial pilon fracture in relation to primary soft–tissue damage]. *Unfallchirug*; 97(1):39–46.

[12] Trentz O, Friedl HP(1993)Critical soft–tissue conditions in pilon fractures. In: Tscherne H, Schatzker J, editors. *Major Fractures of the Pilon, the Talus, and the Calcaneus*. Berlin Heidelberg New York: Springe r–Verlag, 59–64.

[13] Bone L, Stegemann P, McNamara K, et al. (1993) External fixation of severely comminuted and open tibial pilon fractures. *Clin Orthop*; (292): 101–107.

[14] Crutchfield EH, Seligson D, Henry SL, et al.(1995) Tibial pilon fractures: a comparative clinical study of management techniques and results. *Orthopedics*; 18(7): 613–617.

[15] McDonald MG, Burgess RC, Bolano LE, et al .(1996) I lizarov treatment of pilon fractures. *Clin Orthop* (325): 232–238.

[16] McFerran MA, Smith SW, Boulas HJ, et al. (1992) Complications enco untered in the treatment of pilon fractures. *J Orthop Trauma*; 6 (2): 195–200.

[17] Muhr G, Breitfuss H (1993)Complications after pilon fractures. In: Tscherne H, Schatzker J, editors. *Major Fractures of the Pilon ,the Talus, and the Calcaneus*. Berlin Heidelberg New York: Springer–Verlag, 65–67.

[18] Beck E (1993) Results of operative treatment of pilon fractures. I n:Tscherne H, Schatzker J, editors. *Major Fractures of the Pilon ,the Talu, and the Calcaneus*. Berlin Heidelberg New York: Springer–Verlag, 49– 51.

[19] Nast–Kolb D, Betz A, Rodel C, et al. (1993) [Minimal osteosynthes is of tibil pilon fracture]. *Unfallchirurg*; 96 (10):517–523.

[20] Tornetta P, Weiner L, Bergman M, et al. (1993) Pilon fracture: treatment with combined internal and external fixation. *J Orthop Trauma*; 7(6): 489–496.

[21] Bastian L, Blauth M, Thermann H, et al.(1995) [Various therapy concepts in severe fractures of the tibial pilon (typeC injuries).A comparative study]. *Unfallchirurg* ; 98(11): 551–558.

[22] Waddell JP (1993) Tibial plafond fractures. In: Tscherne H, Schatzker J, editors. *Major Fractures of the Pilon , the Talus, and the Calcaneus*. Berlin Heidelberg New York: Springer–Verlag, 43–48.

[23] Helfet DL, Koval K, Pappas J, et al. (1994) Intra–articular “pilon” fracture of the tibia. *Clin Orthop*; (298):221–228.

## 9 新进展

本章节的新进展和附加参考资料可从网上获得：

http://www.aopublishing.org/PFxM/483.htm

# 4.9 踝关节骨折

哈恩(Divid M.Hahn),科尔顿(Chris L.Colton)

## 1 引言

**踝关节损伤可以由直接暴力引起，但更常见的是间接的旋转、传导及轴向暴力所致。**暴力常造成距骨从踝穴向外脱位或半脱位，并常常合并复杂的骨折。

踝关节骨折是关节内骨折。治疗的目的是恢复关节正常的解剖结构，为早期活动提供充分稳定性。稳定的无移位骨折可保守治疗，而不稳定的移位骨折最好选择切开复位内固定，从而得到解剖复位和稳定的固定。

踝关节骨折是否需要进行手术，并不仅仅取决于骨折的类型，软组织薄弱也是一个重要因素。病人因素例如年龄、糖尿病及骨质疏松等可能改变手术的指征和骨折固定的方法。

## 2 功能解剖和生物力学

由骨和韧带结构组成的踝穴，其稳定性也由骨的形态和骨韧带结构系统共同支撑。骨性的踝穴由三个关节骨组成：腓骨远端、胫骨远端和距骨。距骨的马鞍形顶与胫骨平台所构成的关节是踝关节的主要组成部分。距骨还有重要的内侧和外侧关节面，与相应的内外两踝构成关节。

踝关节各骨的稳定性由两个韧带复合体提供：

(1) **下胫腓复合体（“下胫腓联合”）**：胫腓骨的远端联合在一起形成紧密又富有弹性的踝穴。这一骨韧带联合由三部分组成：

- 前韧带联合（胫腓骨前方）将胫骨前结节（Tillaux–Chaput 结节）和外踝连接在一起（图 4.9–1a）。
- 后韧带联合（胫腓骨后方）将胫骨后结节和外踝连接在一起，较强韧（图 4.9–1b）。
- 骨间韧带在腓骨切迹处将腓骨和胫骨联合起来，在韧带联合的近端延续为骨间膜。

**(2) 副韧带**：副韧带阻止距骨在踝穴内的内外翻倾斜，包括以下几点：

- 距腓前韧带：起于腓骨的前缘，止于距骨头颈的外侧缘。
- 跟腓韧带：起于腓骨的顶点向后，在腓骨肌腱的深层止于跟骨。
- 距腓后韧带：起于腓骨远端后缘，在后方止于距骨。(图 4.9–2a)

内侧副韧带复合体，或者说三角韧带，由两部分组成：

- 浅层，扇形结构的胫跟韧带；
- 深层的前后距胫韧带（图 4.9–2b)。

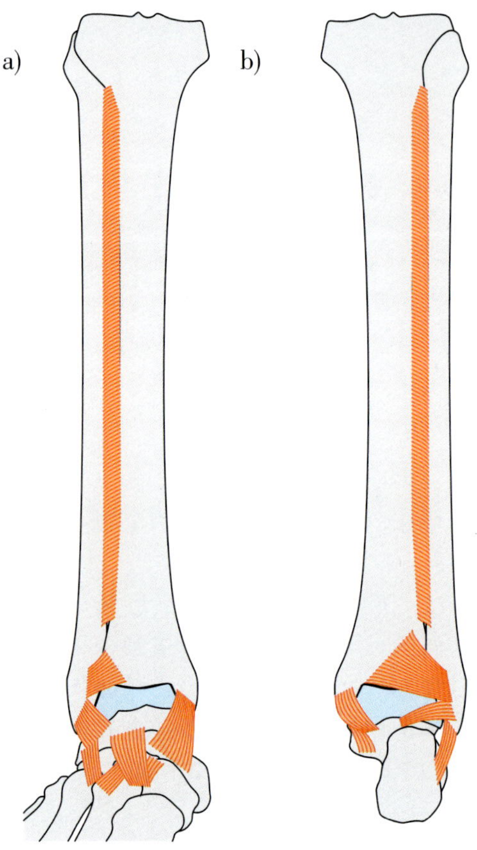


图 4.9-1 胫腓韧带的解剖

a) 胫腓前韧带和胫骨前结节 Tillaux-Chaput。
b) 胫腓后韧带。

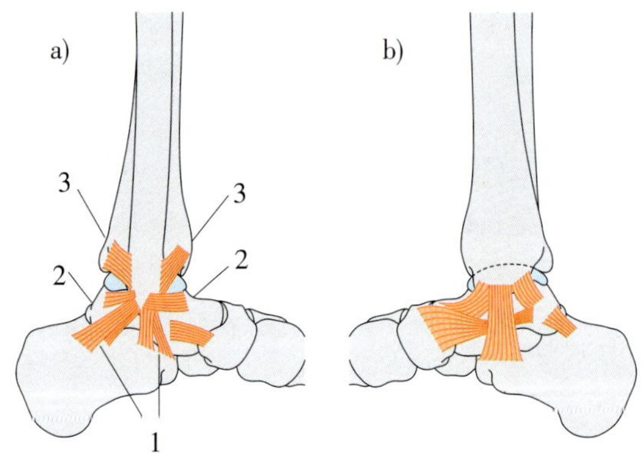


图 4.9-2 副韧带

a) 外侧韧带复合体：
1 跟腓韧带。
2 前后距腓韧带。
3 前后胫腓下联合。
b) 内侧韧带复合体或三角韧带。

### 2.1 踝穴的匹配

**踝关节无论在什么位置上背伸或跖屈，距骨均与踝穴内各关节面有紧密的接触。**这种紧密的接触对于踝关节均匀的承重分布具有重要的意义[1]，因此损伤后必须要修复。生物力学的研究发现踝关节并非铰链关节。踝关节背伸及跖屈运动时，其紧密的匹配通过距骨的旋转与滑动以及腓骨的平移得以维持[2, 3]。

踝关节的跖屈伴有距骨的内旋；背屈导致距骨的外旋以及腓骨向后外侧的移动和外旋。腓骨在韧带联合处的移动对于踝关节的正常功能而言是必需的。

由于踝关节的关节软骨较薄，关节的匹配对于防止应力集中和继发变性非常重要。这种关节的和谐一致一旦发生轻微紊乱，即可降低接触面积而导致关节软骨的超负[4, 5]。

## 3 病原学和损伤机制——分类基础

受伤时足的位置和暴力的方向决定了骨韧带性踝穴的损伤类型。足的位置决定了变形发生时哪个结构紧张，以致最先损坏。足在旋后 (内翻) 的位置，外侧结构紧张，内侧结构松弛。相反，足在旋前（外翻）的位置，内侧结构紧张，先损坏。变形的力量可以是旋转的（通常是外旋）或者是内收或外展方向上的，其所导致的特定的骨折形状是分类的基础（图 4.9–3）。

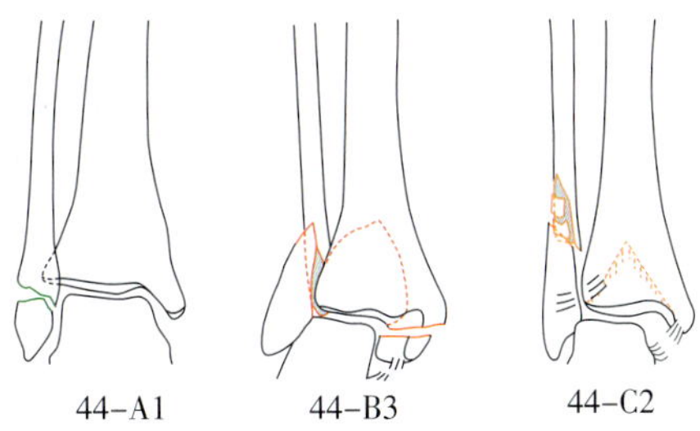


图 4.9–3 AO 的 Müller 分类

### 3.1 韧带联合下损伤（A 型）

（见图 4.9–9）

足在旋后的位置，内收的暴力作用于距骨，导致外侧结构紧张而最先受累。它可以是外侧韧带断裂、骨韧带撕脱或者外踝在胫骨关节面水平或稍下的横行骨折（图 4.9–4a）。如果致畸形的暴力持续作用，距骨将倾斜，导致内踝的剪切压缩骨折（图 4.9–4b）。

### 3.2 经韧带联合部损伤（B 型）

（见图 4.9–10）

最常见的损伤类型发生在足旋后位上，受到一个轴向的压力。由于距下关节沿着倾斜轴心运动，足的内翻导致距骨的外旋（图 4.9–5）。首先腓骨超负发生斜形骨折，骨折线由前向后，从踝关节水平向近端延伸(图 4.9–6a)。距骨进一步外旋，并向后方移位，导致后联合韧带损伤或后踝骨折。最后，由于距骨向后半脱位，内侧结构受损，导致三角韧带损伤或内踝横向骨折（图 4.9–6c）。

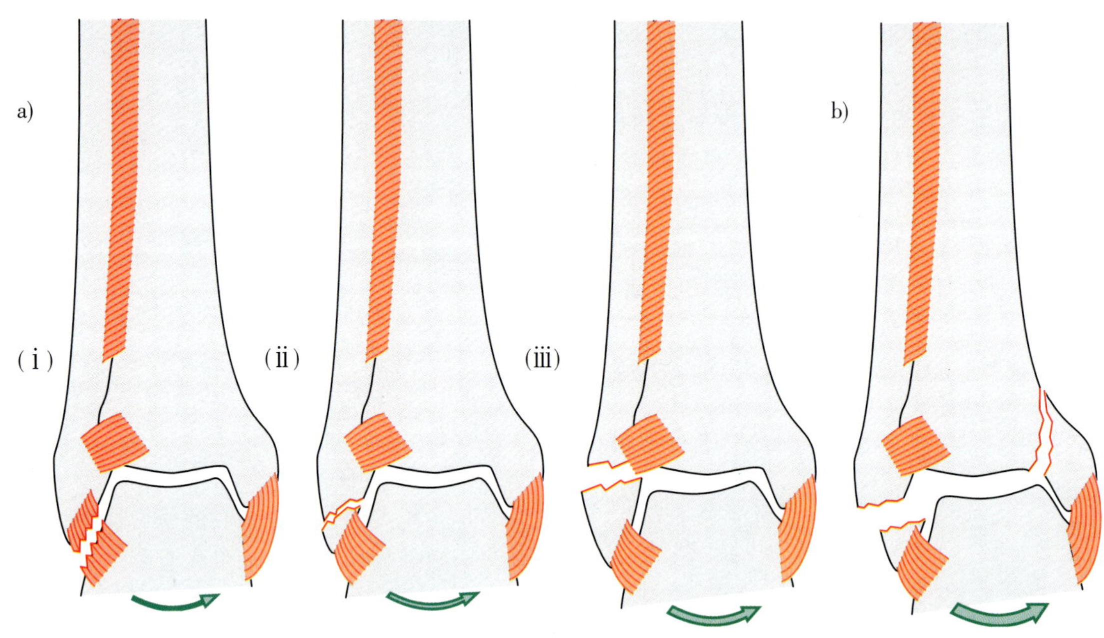


图 4.9–4 A 型骨折的形态变化次序

a) 足旋后位和内收力量致外侧结构紧张断裂：
( i ) 外侧韧带破裂。
(ii) 骨韧带撕脱。
(iii) 腓骨横行骨折。

b) 暴力使距骨内收致内侧损伤。外侧结构损伤加轴向压力，距骨倾斜导致内踝剪切压缩骨折。

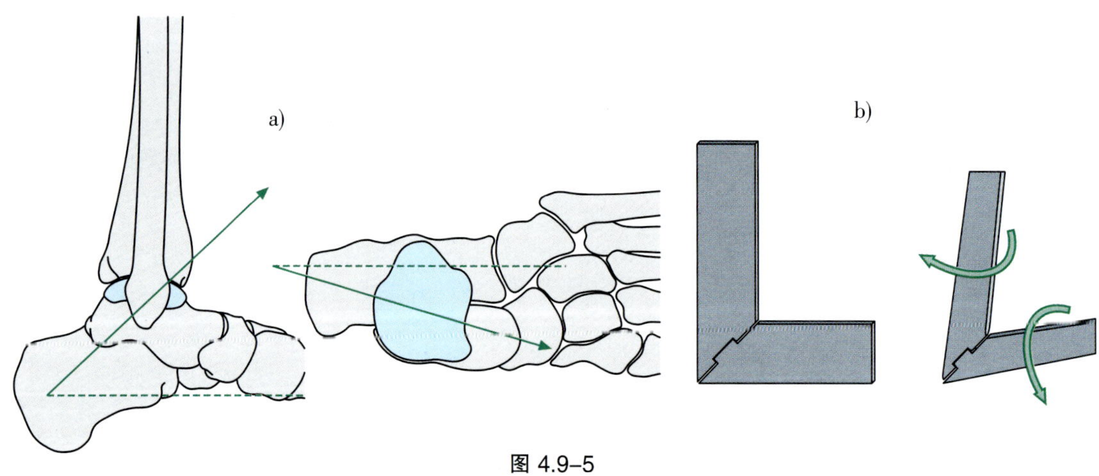


图 4.9–5

a) 距下关节的运动轴，水平夹角 42°，内侧夹角 16°。

b) 这样的运动轴使距下关节如同能量转换器，像绞链一样，当跟骨内翻时，距骨外旋。

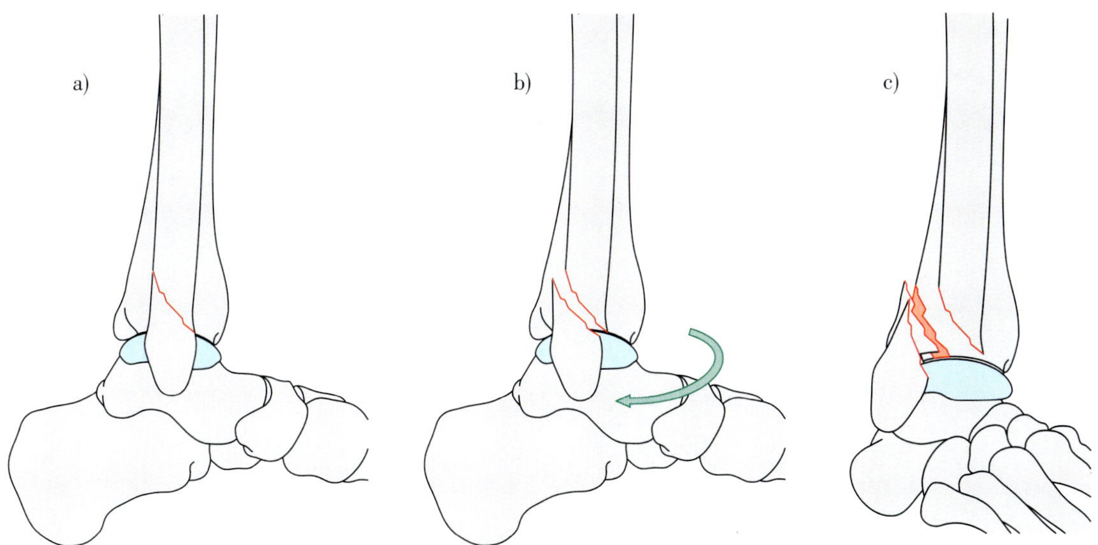


图 4.9-6 B 型骨折形态变化次序。外侧损伤伴足旋后时，导致距骨强烈外旋

a) 首先腓骨在踝关节平面向后斜行骨折；如至此力量停止，则骨折无移位。
b) 距骨继续旋转导致腓骨向后移位。
c) 距骨进一步旋转导致胫骨后唇骨折（Volkmann´ s 骨折），距骨向后离开踝穴时，造成最后的内侧损伤（三角韧带破裂或内踝骨折）。

### 3.3 联合韧带上损伤（C 型）

（见图 4.9-11）

第三种类型的损伤发生于足旋前位，内侧结构紧张（图 4.9-7），外旋的力量作用于足部。内侧结构先受损，表现为三角韧带断裂或内踝撕脱骨折。这样，距骨的内侧壁便可以向前移位。距骨外旋，迫使腓骨沿其纵轴旋转扭曲，导致前联合韧带，然后是骨间韧带的断裂。这时，旋转的距骨脱离了位于内侧的胫骨，腓骨与胫骨分离，导致后联合韧带的断裂（少数可发生后踝的撕脱骨折）。最后，腓骨干间接骨折，骨折的水平取决于骨间膜向近端撕裂的程度（图 4.9-8）。

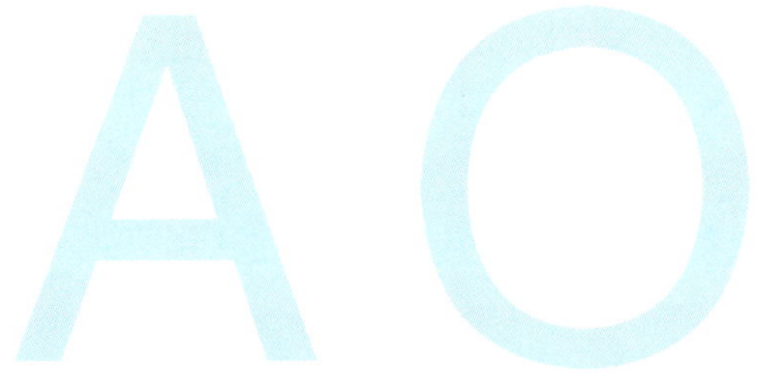

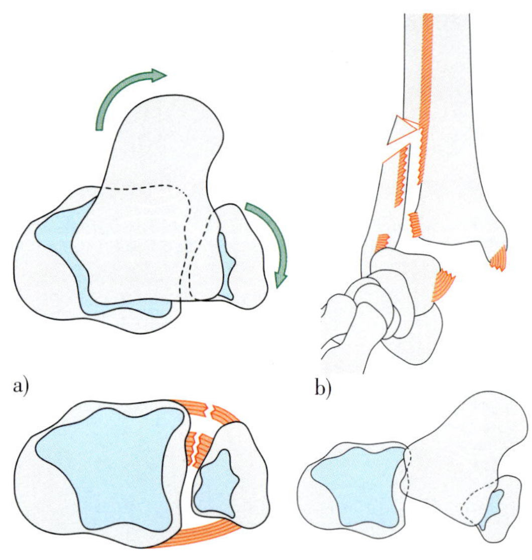


**图 4.9–7 C 型骨折的形态变化次序。足旋前位有外旋的力量**

a) 首先内侧结构损伤，三角韧带断裂或内踝骨折。这样使得距骨在外旋时可向前移动。

b) 最后联合韧带近端骨折。

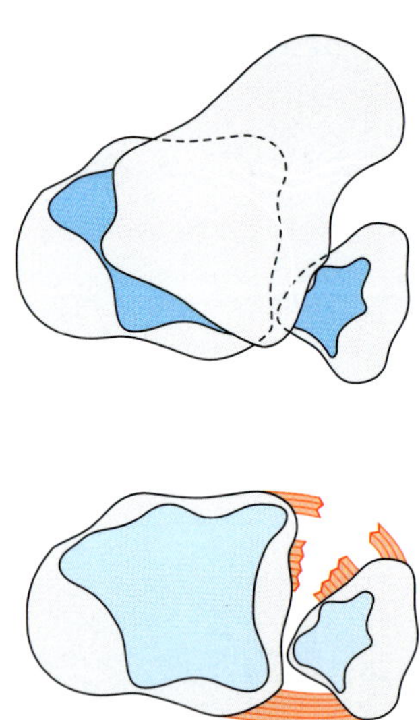

**图 4.9–8 腓骨旋转向外横移，导致联合韧带损伤**

AO Müller 分类是基于对骨折的 X 线片表现所作的分析。显然，韧带复合体在 X 线片上不表现，要对损伤解剖有一个详细的了解，必须能够**从骨折的形态判断韧带损伤的情况。**

腓骨在踝关节水平以下的横行骨折，意味着内收损伤，而韧带联合未受损。足旋后而距骨外旋，腓骨骨折的骨折线位于踝关节水平，斜行并由前缘开始，前联合韧带可能部分受损（图 4.9–10）。原则上，骨间韧带联合保持完整。后联合韧带复合体可以完整，或者后联合韧带复合体撕脱，而与胫骨后唇的骨折块（Volkmann' s 三角）相连。

腓骨干的间接骨折，骨折线没有延续至韧带联合复合体以下，提示内侧复合体和韧带联合复合体均已损伤，容易导致严重的不稳定。骨间膜从踝关节水平向近端至少到腓骨骨折处均撕裂，联合韧带从基底部撕裂或伴有撕脱骨折。以上所述为常见的相对较为严重的骨折类型，还有一种单纯由腓骨外旋引起的联合韧带上螺旋骨折，仅有胫腓前韧带的撕裂，骨间膜和胫腓后韧带完好，骨折较稳定。

鉴于此，上面所描述的三种主要的踝关节骨折类型可以根据腓骨骨折的水平而分为 A、B 和 C 型。踝穴的不稳定依次下降。这便是踝关节 AO Muller 分类的基础。

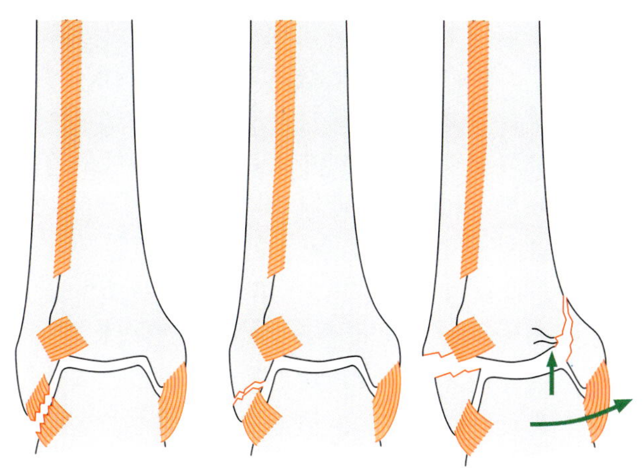

图 4.9–9 A 型（44–A1.3）

踝关节平面或以下腓骨横行撕脱骨折，可伴有内踝的剪切骨折和胫骨内侧关节面的压缩骨折。

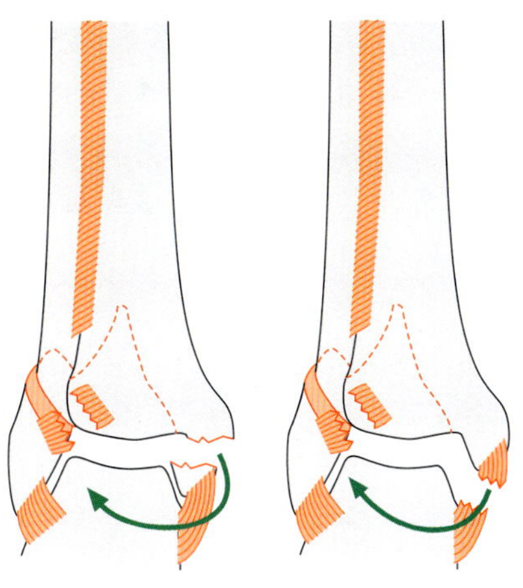

图 4.9–10 B 型（44–B1.3）

胫骨关节平面腓骨由前下向后上的斜行骨折。距骨继续旋转，腓骨向后移位。胫骨的后外侧角骨折（Volkmann′s 三角）。内侧可能无损伤，或三角韧带断裂，或内踝横行骨折。

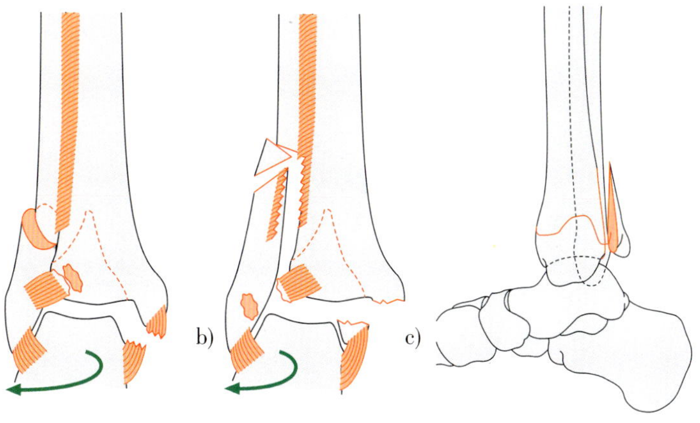


图 4.9–11 C 型（44–C1.3）

内侧先损伤，三角韧带断裂或内踝骨折。胫腓下韧带的撕裂是由于腓骨的外旋和外移，联合韧带向前打开，腓骨于联合韧带上方间接骨折。

a) 前联合韧带与胫骨前结节一起撕脱。

b) 在腓骨附着部撕脱。

c) 胫骨后唇骨折很少伴随复合体损伤发生。

**由于踝关节骨折特有的复杂性以及其区分于垂直压缩 Pilon 骨折的必要性，这里给其一个特殊的编码。作为 AO Müller 分类的例外，区域码为 4，这样踝关节骨折编码为 44。**

踝关节骨折更进一步的分类请参阅“长干骨的骨折分类”[6] 和/或“AO 电子版长干骨的骨折分类”[7]。

## 4 骨折的评估和治疗方法的确定

三个方位踝关节 X 线片是必需的，包括踝关节的前后位片、踝关节内旋 20°的前后位片和侧位片。内旋 20°的前后位即踝穴位，使内外踝轴心线与 X 线片感光板平行。腓骨短缩最易在踝穴位片上发现，如果胫骨关节面软骨下骨和外踝的软骨下骨线的连接处出现台阶即表明腓骨有缩短（图 4.9–12a/a′）。距骨角为 83±4°，其增大或减小均提示踝穴的移位或不稳定。距骨和胫骨关节面的间隙应与内踝和距骨内侧的关节间隙相同。**内侧间隙的增大意味着踝穴的移位**。侧位片可反映腓骨骨折的形态以及距骨向前或向后移位。

踝关节骨折很少需要进行 CT 检查。

应力位摄片仅应用于充分麻醉的病人并与对侧相比较（图 4.9–12b/c）。

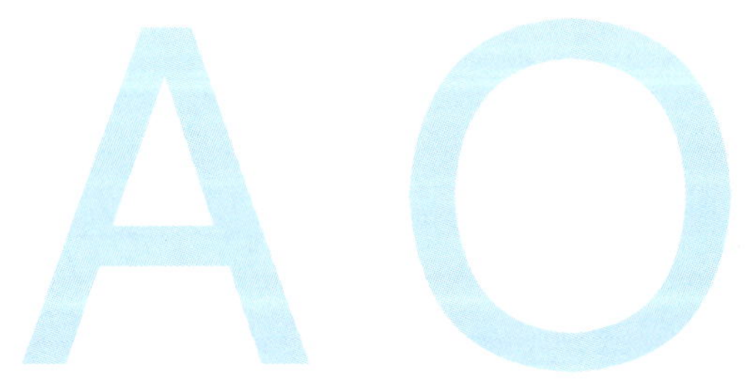

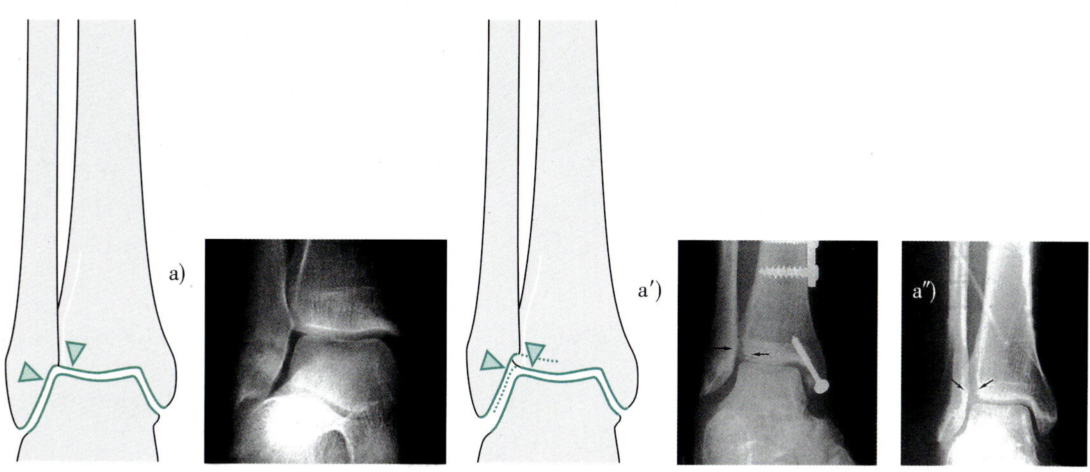


**图 4.9–12 X 线表现**

a) 足内旋 20°正常 x 线片：所有的关节间隙等宽。胫骨关节面的软骨下骨板位于间隙的上方，与腓骨的骨板相延续，无台阶。a′) 腓骨即使很轻微的短缩也可表现出台阶。距骨的外移和内侧间隙的增宽也可看到。a″) 腓骨延长截骨后，关节匹配可重新建立。

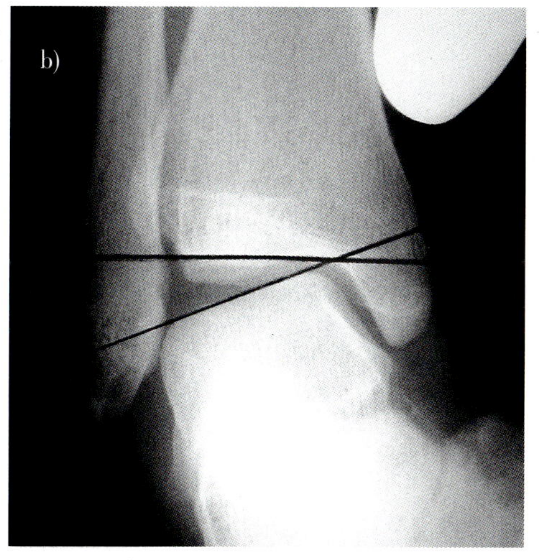


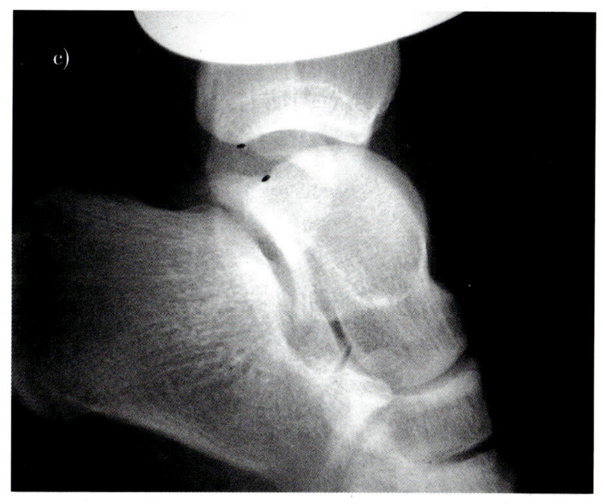


b) 踝关节的应力位片。注意距骨内翻倾斜 10°。这说明重要的跟腓韧带以及距腓前韧带损伤。

c) 后足向前应力的侧位片上，距骨向前半脱位。损伤侧踝关节与正常相比，关节间隙的高度相差 3mm 或以上可诊断为距腓前韧带损伤。

### 4.1 手术与非手术治疗

踝关节骨折是否切开复位内固定取决于正常解剖关系的恢复和稳定的维持。**踝穴很难容忍不匹配，常常导致关节软骨异常应力分布。**

单独腓骨联合韧带下骨折（A型），未波及内侧结构，这类骨折稳定，可以用非手术方法治疗。

单独无移位的经联合韧带骨折（B型），未波及内侧结构，如踝穴保持匹配，也可用非手术方法治疗[8, 9]。三角韧带是否断裂取决于临床上是否发现有内侧压痛。如果有证据表明伴有踝穴的移位，那么应该手术固定腓骨。所有的踝关节移位损伤都易导致不稳定，常常是只有切开复位稳定内固定才能保证准确的解剖复位。

### 4.2 术前准备

任何骨折的术前准备都需考虑手术时机、切口和内固定的选择。利用内固定模板可绘图模拟。大多踝关节骨折手术所需的标准内固定植入物、张力钢丝带均在手术器械包内备用。

前面章节所叙述的技术，包括如何进行骨块的寻找及复位，这些技术在踝关节骨折的处理中非常有用。腓骨接骨板的长度以及拉力螺钉的放置在术前均应计划好，以便于术中应用。

### 4.3 手术时机

踝关节理想的手术时机是骨折局部水肿和骨折水泡出现以前。初期的肿胀是由血肿而非水肿引起。切开复位内固定的技术可减轻血肿，允许手术切口在无张力的情况下关闭。但是，多数情况下无法在软组织受到干扰之前进行手术。**这样，手术的时机便取决于软组织的状态。**皮内水肿（桔样皮）、显著的皮下水肿或表面水泡的存在均需推迟手术，等待软组织情况的好转。这期间，骨折应用轻柔的手法复位，用衬垫良好的石膏夹板制动，患肢抬高。软组织问题解决后手术，其标志是表面水泡消退，擦伤处的上皮形成，手术部位的皮纹征出现（踝关节内翻或外翻时皮肤皱纹正常）。

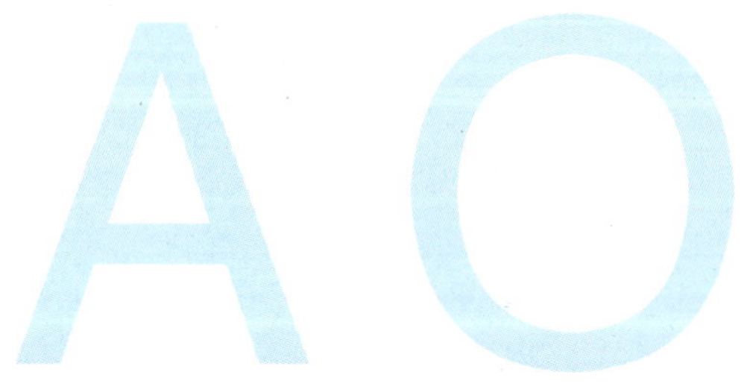

## 5 手术技巧

### 5.1 病人体位

病人仰卧，患侧臀下置沙袋。这样可防止麻醉后患肢的自然外旋，使其处于中立位。然后将下肢放于海绵垫上，膝关节屈曲 30°，便于内外两侧同时手术。除非有反指征，一般建议使用充气止血带。

为了便于胫骨后内侧的手术，有时可以在对侧的臀下放置沙袋。或者如图 4 的位置，将受伤的踝关节放置在对侧小腿上（需用适当的衬垫）。

有时，后踝的手术需要病人俯卧于垫子上，特别是后踝有大块的骨折，或粉碎的骨折，需要支持接骨板固定时。这种体位使内踝的手术较困难，但仍可安全地进行。

### 5.2 后方入路

切口位于跟建和腓骨肌腱之间，腓肠神经需要避开。解剖经后脂肪垫到胫骨后方。踇长屈肌位于内侧，对胫后神经和血管起到保护作用。骨折容易辨认和复位。将腿内旋，通过后内侧切口可以显露内踝。

### 5.3 切口的选择

（图 4.9–13）

#### 5.3.1 外侧

外侧切口仅需较少的软组织解剖，便能进行复位和固定。如果需要接骨板固定腓骨，切口可稍向前以免接骨板处于切口的正下方。小心不要损伤腓浅神经，它行走于切口的前方（图 4.9–13a）。较后方的切口用于将接骨板置于腓骨的后缘，或者在必要时显露胫骨的后外侧嵴。这种切口要避免损伤腓肠神经。

#### 5.3.2 内侧

标准的内侧切口位于内踝的前方或后方，要保护大隐静脉（图 4.9–13b）。

## 6 切开复位内固定的步骤

第一步通常进行腓骨的重建固定。软组织的解剖应保持在最小的范围内，但适当的显露骨折线还是必要的，以便用尖复位钳或克氏针进行解剖复位和临时固定。有时，必须在最终固定之前显露内侧，因为三角韧带或软骨碎片嵌顿会影响骨折的充分复位。腓骨不能复位常提示要内侧切开。

如果由于软组织的原因手术较迟，骨折复位前，需小心地将机化的血块清除。

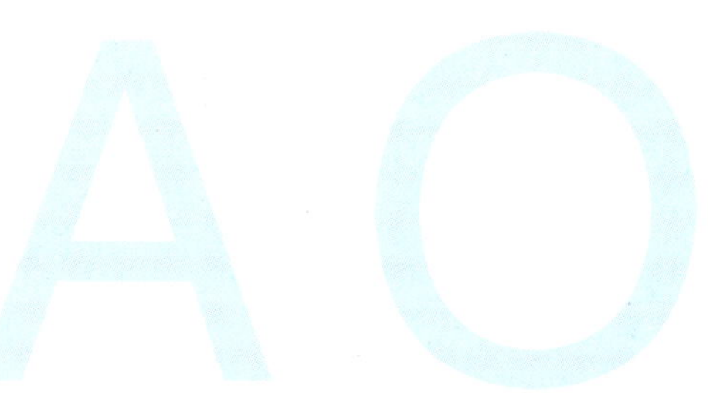

### 6.1 韧带联合下腓骨骨折：44–A1.3 型踝关节骨折

外踝撕脱骨折伴有横行骨折线，骨折复位后可用 1/3 管状接骨板固定，接骨板的作用如张力带（图 4.9–14a）。如外侧损伤是骨韧带型，张力带以及向上倒打入腓骨髓腔的螺钉也可应用。仅有外踝尖的撕脱骨折可用张力带 (录像 AO00068a)，适当加用韧带缝合（图 4.9–14b）。

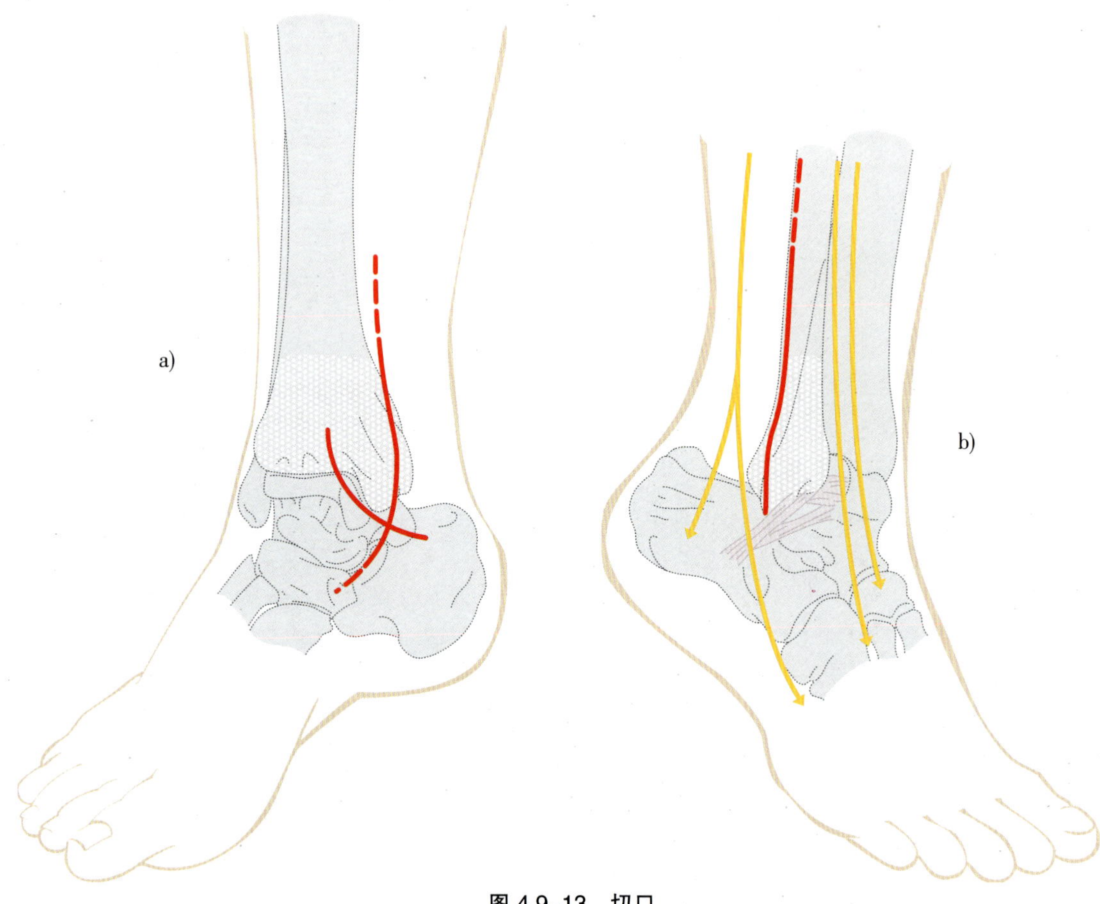


**图 4.9–13 切口**

a) 内侧切口在内踝的稍后方与胫骨的方向一致走行，形成“J"形。注意避开隐静脉和隐神经。

b) 外侧切口位于腓骨的稍后缘，注意不要损伤腓浅神经和腓肠神经。前内侧切口可用于 A 型骨折。

如果外侧损伤为外侧韧带复合体的断裂，仅在踝关节不稳定或复位不能维持时缝合韧带（图 4.9-14c）。

下一步是经前内侧切口暴露内踝，清除嵌入骨折间隙的骨膜。前关节囊常常已被撕裂，可经此较好地了解关节内骨折的情况。小的骨折块可以取出，大的骨块需要保留。翻起骨折块向前敞开，可检查胫骨关节面的内侧角。压缩骨折需复位和植骨。

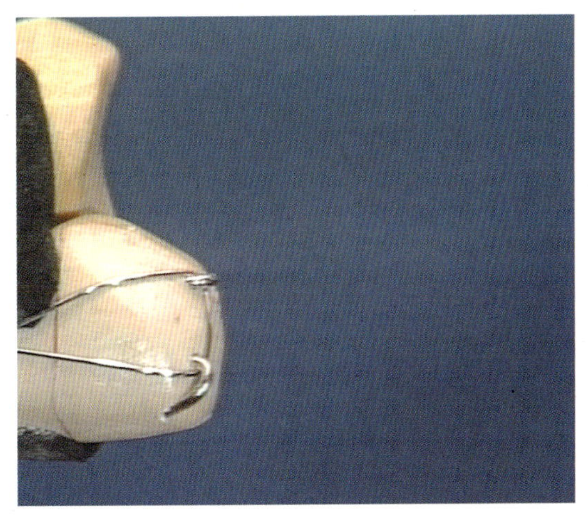

录像 AO00068a

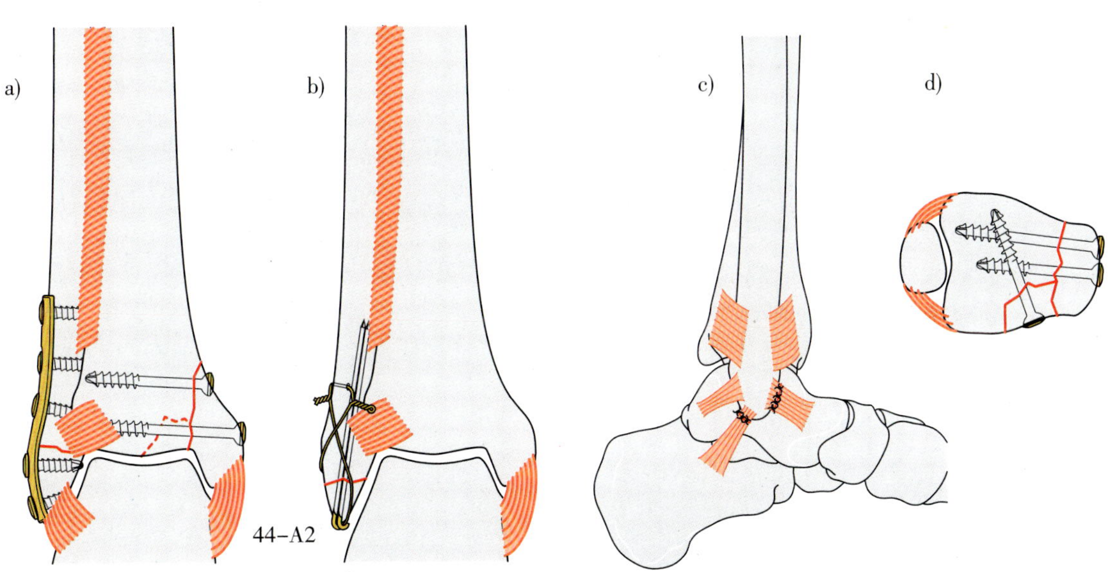


图 4.9-14 A 型骨折——典型的内固定

a) 骨质较好，大的外踝骨块可用塑形好的 1/3 管状接骨板在轻度压力下固定，功能似同张力带。

b) 外踝的撕脱骨块，可用两枚克氏针加张力带固定。

c) 外侧副韧带复合体断裂可缝合。

d) 伴有后内侧骨块的 A3 型骨折较少，其总是与内踝的骨块相邻，显露后复位，用小松质骨螺钉从后内侧打入。

一旦完成复位并用克氏针临时固定，便可用拉力螺钉垂直于主要骨折线做确实的固定。在骨折的顶点利用支持垫圈或一个短的1/3管状接骨板（2或3个孔），可以增加重建后的稳定性。

### 6.2 经韧带联合部腓骨骨折：44-B1.3型踝关节骨折

腓骨骨折线常为斜形，由前下到后上。外踝通常向近端后方移位并外旋。经骨折本身就可检查距骨顶，脱落的软骨片可取出，或用水冲出。外踝的移位需控制在最小的范围内，简单的短斜形外踝骨折可用轻柔的牵引并内旋患足复位，然后用尖的复位钳跨过骨折作临时固定。

偶然因为连于腓骨近端的骨折块的尖端以胫腓前韧带的纤维为蒂摆动，进入骨折间隙，造成骨折复位困难。这常常不明显，但必须在复位前检查和清除。

复位是否准确可通过检查韧带联合处的腓骨前缘来判断。应用3.5mm的皮质螺钉由前向后打入可得到确实的固定。1/3的管状接骨板以外踝来塑形可用作中和接骨板(录像 AO00069a)。必须注意外踝的固定螺钉不能穿过外踝的关节面。外踝的干骺端骨质较为松软，用无自攻作用的皮质螺钉，也可用无自攻作用的全螺纹松质骨螺钉获得固定（图4.9-15a）。

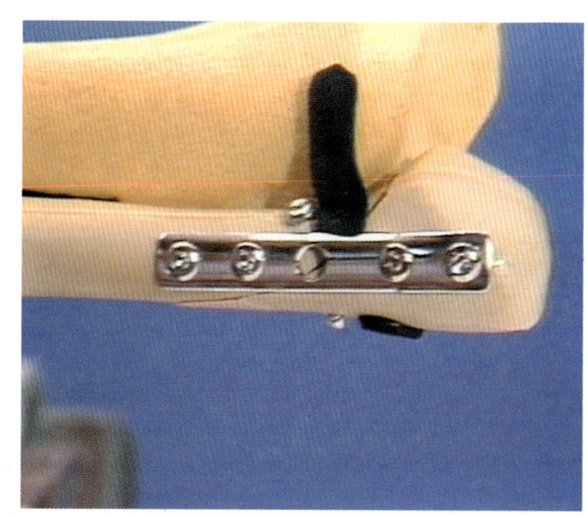

录像 AO00069a

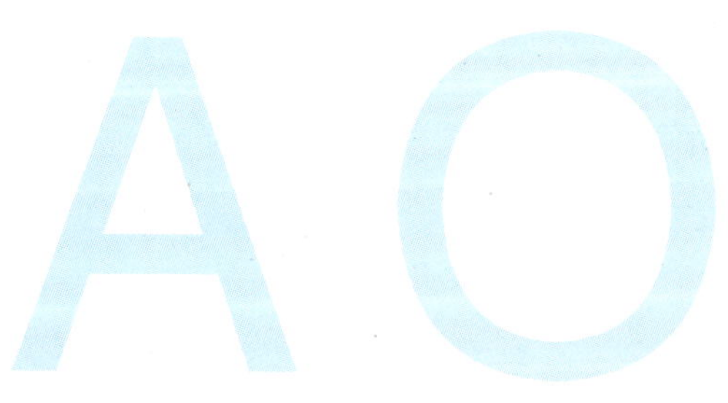

### 6.3 后方防滑接骨板

(图 4.9-15b)

外踝 B 型骨折的主要畸形是外旋、后方移位和短缩。复位的方法为从后方推挤远端骨折块同时纠正外旋畸形。如果骨折较复杂，不易用拉力螺钉固定，可将 1/3 管状接骨板放置在腓骨的后方，起支持作用，防止骨折向后方移位 [10]。有时拉力螺钉可以穿过接骨板与接骨板合用。使用这种方法时，切口需向后移，以便显露腓骨的后缘。通常用 5 孔或 6 孔的 1/3 管状接骨板来覆盖骨折近端顶点。接骨板为直的，可钳夹住腓骨的近端，也可在接骨板的近端螺孔打一螺钉。骨折近端的螺钉打入后可将接骨板压直，将斜形骨折的远端推向前方。所以接骨板有复位和稳定的作用。腓骨尖端的复位钳在放置接骨板时有帮助控制旋转的作用。这时可以打入其他的螺钉，拉力螺钉可以穿过接骨板打入（录像 AO00069b)。

### 6.4 内侧

三角韧带损伤并不需要常规的探查。但是，如果腓骨固定后术中 X 线片显示内侧间隙仍宽，或者难以进行腓骨的准确复位时，应探查内侧间隙。偶尔，内侧间隙内有韧带或软骨片卡入，需要取出。这样三角韧带便需要修复，主要是为了防止术后关节活动中再次卡入（图 4.9-15g)。

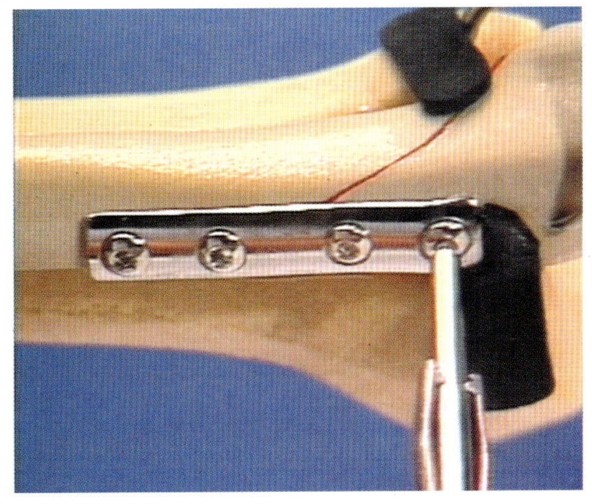

录像 AO00069b

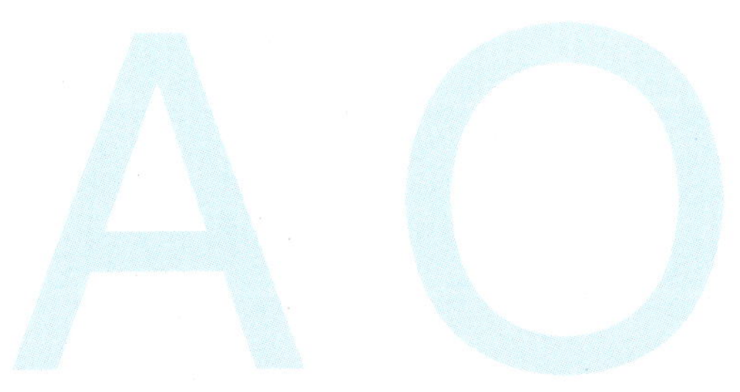

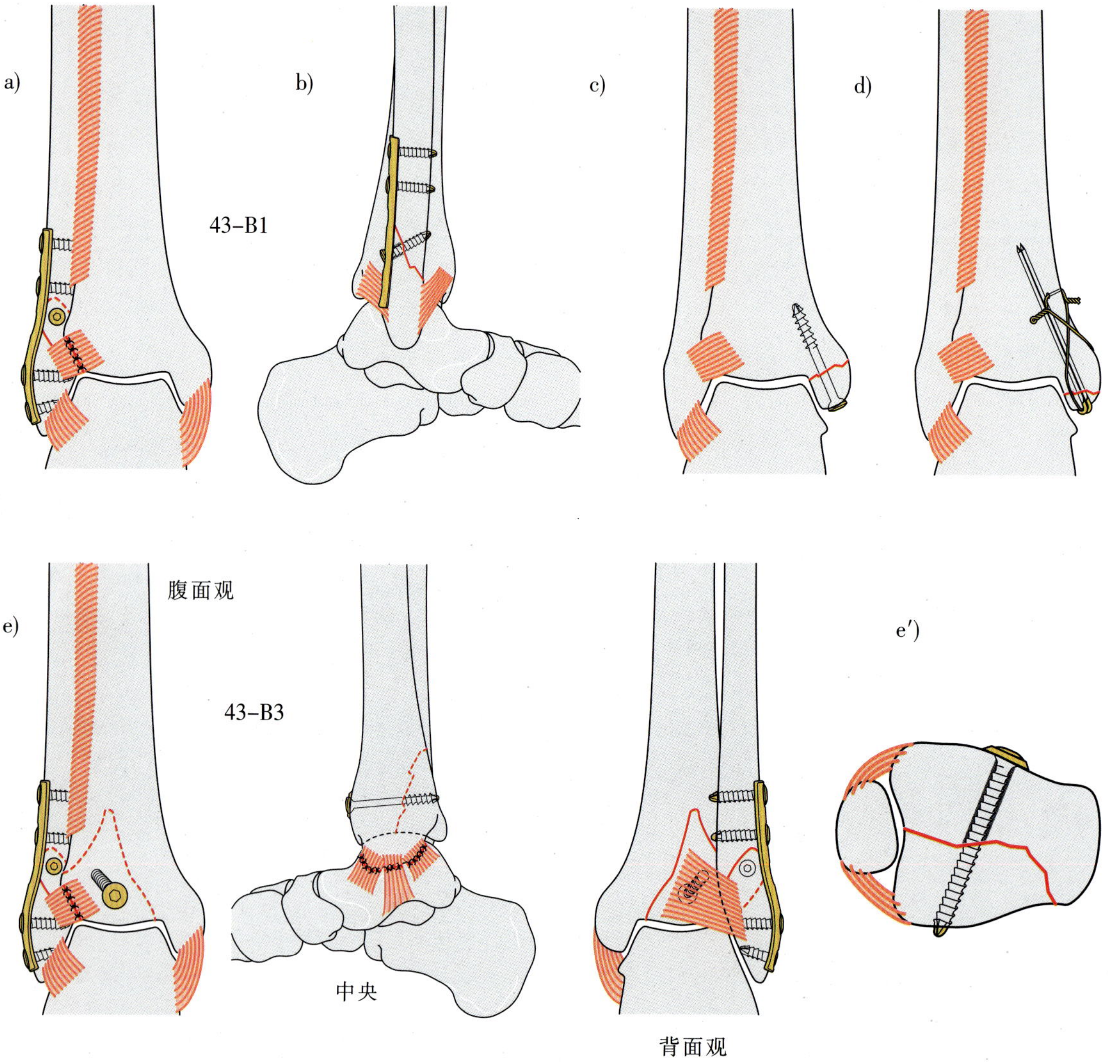

a) b) c) d)

43–B1

腹面观

e) e′)

43–B3

中央

背面观

**图 4.9–15　B 型骨折**

典型内固定：

a) 短斜形骨折用 3.5mm 的皮质拉力螺钉固定，这种固定可加用 1/3 管状接骨板作为中和接骨板。

b) 后方放置 1/3 管状接骨板作防滑接骨板。

c/d) 内踝内固定的不同形式，拉力螺钉或张力带。

e) 胫骨后外侧大的 Volkmann´ s 骨块小心复位后用 4.0mm 松质骨拉力螺钉由前后方向打入。

e′) 如果 Volkmann´ s 骨块的大小不适合用松质骨拉力螺钉，可用 3.5mm 的皮质骨螺钉做拉力螺钉用。

f) 另一种用拉力螺钉由后方打入的方法。

g) 如果因软组织的嵌入需显露三角韧带，则需要缝合。

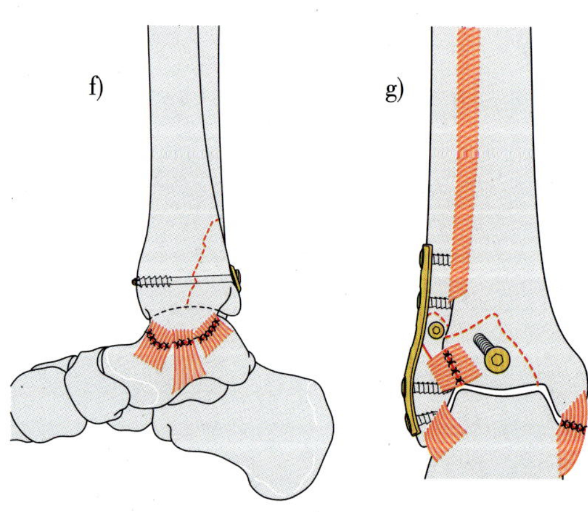

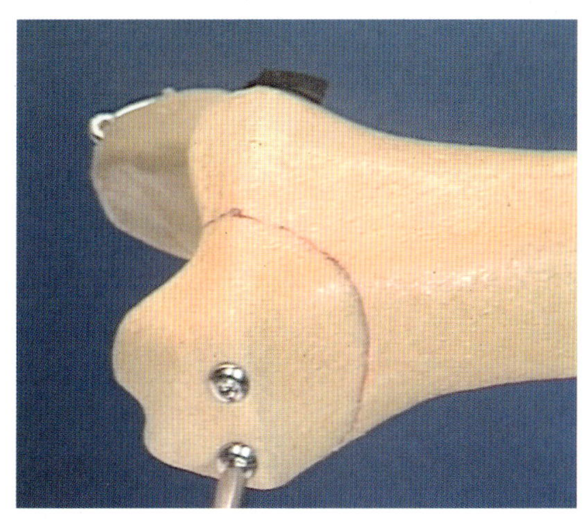
录像 AO00068b

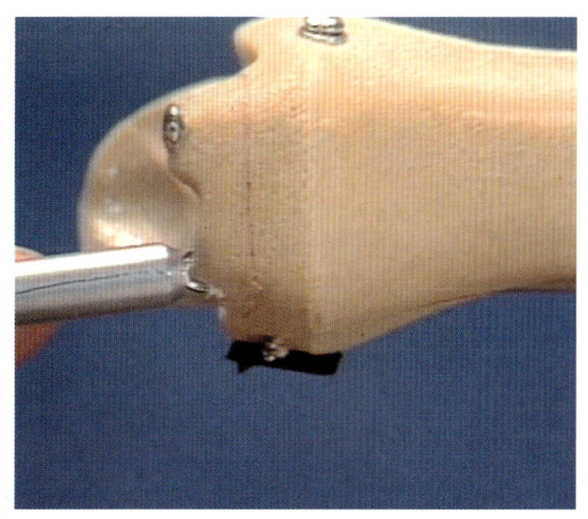
录像 AO00070a

少数情况下，在严重的骨折脱位病例，胫后肌腱可卡入关节间隙而影响复位。

在B型骨折，内踝通常因距骨向后脱出踝穴而造成撕脱骨折。骨折线向后内侧延伸。标准的内侧切口可显露骨折，取出嵌入骨折间隙内的骨膜后，可得到准确的复位。小的尖头复位钳对复位有帮助。用克氏针临时固定骨折，然后用4.00mm部分螺纹的松质骨拉力螺钉固定骨折（图4.9-15c）。如果骨折块足够大，可用两枚平行的螺钉（录像 AO00068b）。小的骨折块可用一枚螺钉、一根克氏针固定（录像 AO00070a）。螺钉的长度只要达到螺纹通过骨折线即可。螺钉过长时，由于干骺端骨质松，特别是年长病人或较迟手术的病人，固定牢度减弱。

也可用平行克氏针和张力带固定（图4.9-15d）。

## 6.5 后外侧骨块或后踝骨折

B型或少数C型骨折中，后外侧角(Volkmann´s)骨块经常与外踝同时移位，两者由后联合韧带相连。外踝的精确复位可使向上移位的后踝同时复位，但骨折裂隙仍存在。侧位片上小于25%关节面的后踝骨块无需固定，除非距骨有向后半脱位的倾向。大的骨块可用拉力螺钉由前向后经小切口固定（图4.9-15e，录像 AO00070b），或者经后外侧切口直接显露骨块，由后向前用拉力螺钉固定（图4.9-15f）。后者需要较多的分离解剖，但可以较准确地放置螺钉。用由前向后经皮技术时，要记住B型骨折骨块位于胫骨的后外侧角，螺钉的方向要与之对应（图4.9-15e）。

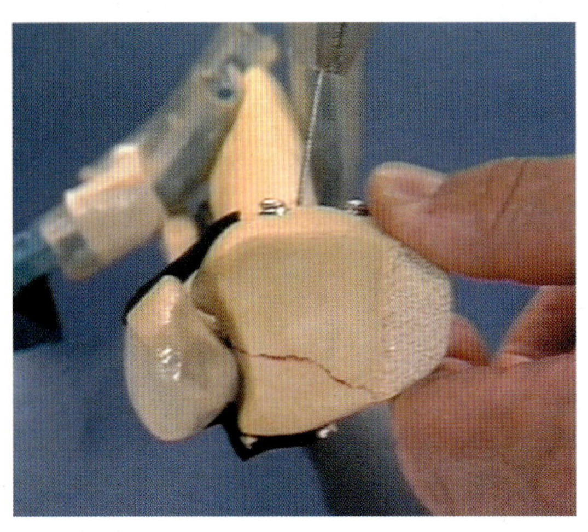

录像 AO00070b

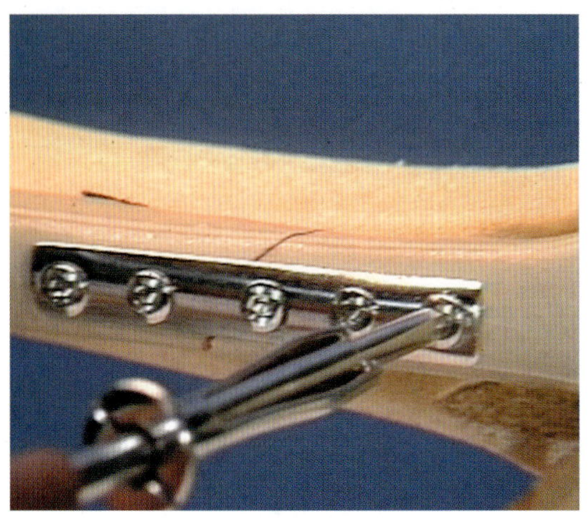

录像 AO00070c

### 6.6 联合韧带上腓骨骨折：44–C1.3 型踝关节骨折

(图 4.9–16)

C 型骨折和 A 型、B 型骨折一样，也要首先处理腓骨。成功的关键是恢复腓骨的长度及纠正旋转。如果腓骨骨折是短斜形或螺旋形，可显露腓骨，准确复位后用拉力螺钉和 1/3 管状接骨板固定（录像 AO00070c）。但是如果腓骨骨折是多块型，则需要应用间接复位的技术。最好用接骨板作为复位工具。可显露外踝、骨折远端和骨折近端，而骨折粉碎区不做剥离，应用足够长的 1/3 管状接骨板以便能够有效地拉长腓骨。按腓骨的形态将接骨板塑形。将接骨板固定于腓骨的远端，跨过骨折粉碎区。在接骨板上方，打入一枚螺钉。将接骨板用接骨板夹持器轻置于腓骨的表面，然后在接骨板与螺钉之间用撑开器撑开，将接骨板向远方推挤，从而拉长腓骨。

X 线检查复位的情况，胫骨关节面的软骨下穹隆与外踝的关系是判断复位的标准。术前对侧踝关节的 X 线片可作为术中参考。

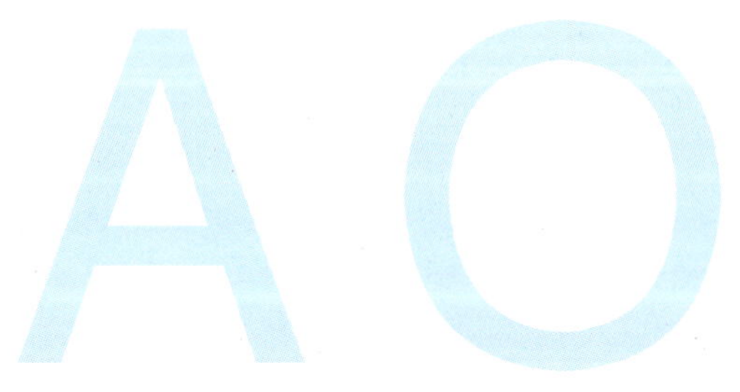

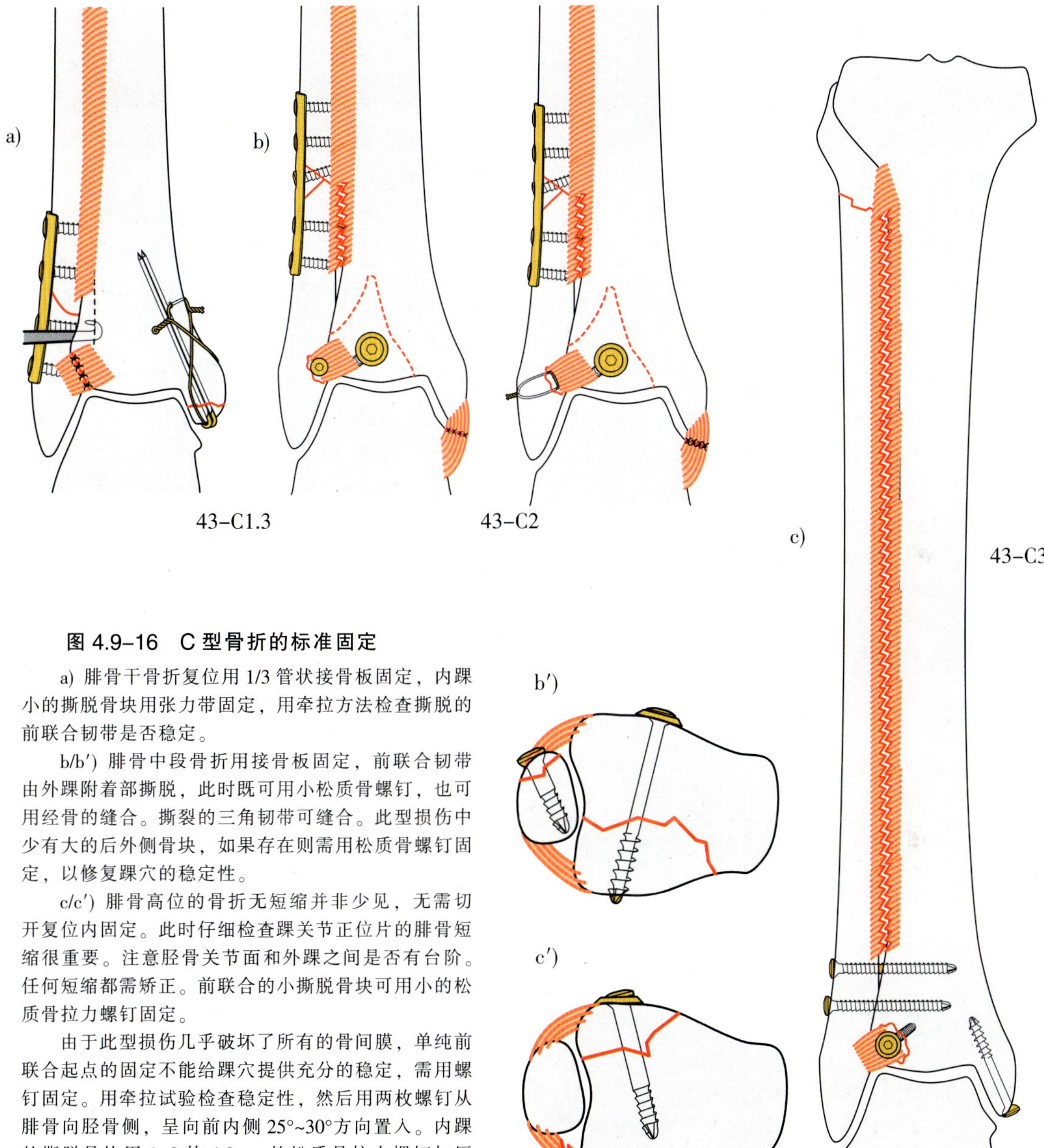


**图 4.9–16 C 型骨折的标准固定**

a) 腓骨干骨折复位用 1/3 管状接骨板固定，内踝小的撕脱骨块用张力带固定，用牵拉方法检查撕脱的前联合韧带是否稳定。

b/b′) 腓骨中段骨折用接骨板固定，前联合韧带由外踝附着部撕脱，此时既可用小松质骨螺钉，也可用经骨的缝合。撕裂的三角韧带可缝合。此型损伤中少有大的后外侧骨块，如果存在则需用松质骨螺钉固定，以修复踝穴的稳定性。

c/c′) 腓骨高位的骨折无短缩并非少见，无需切开复位内固定。此时仔细检查踝关节正位片的腓骨短缩很重要。注意胫骨关节面和外踝之间是否有台阶。任何短缩都需矫正。前联合的小撕脱骨块可用小的松质骨拉力螺钉固定。

由于此型损伤几乎破坏了所有的骨间膜，单纯前联合起点的固定不能给踝穴提供充分的稳定，需用螺钉固定。用牵拉试验检查稳定性，然后用两枚螺钉从腓骨向胫骨侧，呈向前内侧 25°~30°方向置入。内踝的撕脱骨块用 1~2 枚 4.0mm 的松质骨拉力螺钉加压固定。胫腓下联合固定螺钉在 6~8 周时取出。

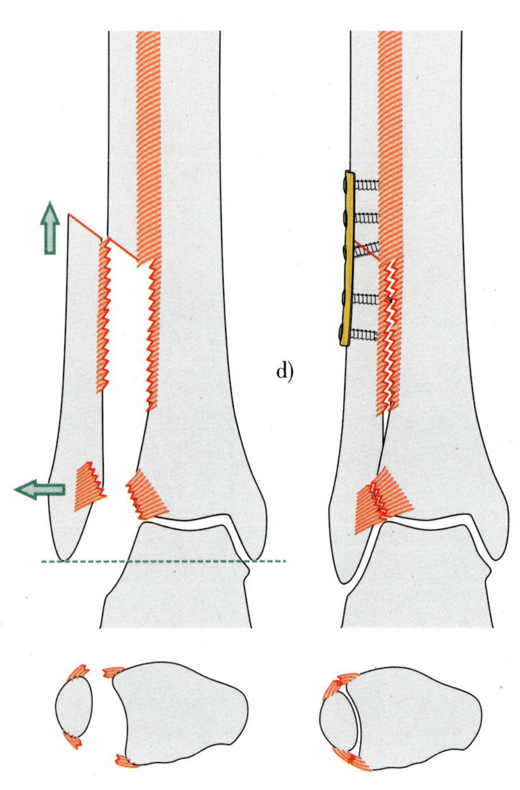


图 4.9–16 C 型骨折（续）

d) 腓骨在胫骨腓骨切迹上的解剖复位将恢复一个正常的踝穴。腓骨短缩或外旋导致踝穴的增宽和距骨的外翻。即使关节匹配轻微异常也可引起创伤后关节炎（见图 4.9–12）。左侧腓骨短缩外旋，导致联合部不匹配，继发踝关节不稳定。右侧解剖复位，胫腓联合重获正常。

## 6.7 胫腓联合的位置螺钉

**下胫腓联合是否需要进一步固定取决于胫腓联合的稳定性**。腓骨的长度已经纠正，腓骨已固定，内侧结构也已重建，此时若下胫腓联合仍不稳定，则需进一步固定。胫腓前韧带如和胫骨前结节（Tillaux–Chaput 结节）一起撕脱或与腓骨一起撕脱，可用一枚小的拉力螺钉固定。如胫腓前韧带有内在实质性的损伤，则需修补缝合。

腓骨是否需进一步固定取决于术中牵拉试验。即用骨钳或骨钩拉住腓骨，检查胫腓骨是否有明显的残余不稳定。此外，术中应做外旋应力下测试，如果内侧关节间隙增大 2mm 以上，提示不稳定。

如胫腓联合不稳定，需要从腓骨向胫骨固定螺钉。螺钉的方向由后向前 25°~30°，平行于胫骨关节面。螺钉恰好位于胫腓关节的近端。由于螺钉无需加压，所以要完全持住腓骨和胫骨，在不加压解剖复位的情况下用 3.5mm 的皮质骨螺钉固定。

在固定过程中，足应放在轻度背屈位。在这个位置下，距骨的前部正好嵌入踝穴，可防止踝穴变窄。否则，即使以后取出螺钉，仍可造成永久的背屈丧失（见下面）。

固定螺钉穿过胫骨两层皮质还是一层皮质现在尚无定论。当然，如果是腓骨高位骨折（如 Ma isonneuve 损伤），无法直接固定时，则要固定两层皮质。偶而，这种情况下可用两枚螺钉。固定两层胫骨皮质还有这样的优点，即如果以后螺钉折断，只要在胫骨内侧开一小窗即可将断钉取出。

建议在术中用 X 线摄片或 C 臂机电透证实螺钉的位置。

## 7 术后处理

内外侧切口需在无张力的条件下精细缝合。建议在外侧放置负压吸引。踝关节置于 90°位石膏后托固定，以避免足下垂畸形。如果对腓骨骨折处的解剖复位有怀疑，可行下胫腓联合处的 CT 检查，以排除腓骨的异常旋转[11]。鼓励病人早期活动足趾，如 24~48 小时伤口满意，可在监督下进行踝关节的主动活动。踝关节主动活动后，是否取掉石膏取决于以下一些因素。包括医生手术固定是否坚固，病人总体的活动情况，病人选择的康复计划。研究表明[12, 13]，手术后 6 周内踝关节是否制动，远期结果相似。至于负重，无论有否石膏，也主要取决于固定的强度和病人的配合。作者应用渐进性的康复计划，石膏内轻度负重 6 周，未遇见任何问题。但早期活动的病人组，完全恢复较快。后期阶段可允许病人主动活动和完全负重。

如果胫腓下联合有螺钉固定，建议在最初的 6~8 周保护下负重。

胫腓联合螺钉的取出存在争议。可在完全恢复正常活动以前 6~8 周时取出螺钉。

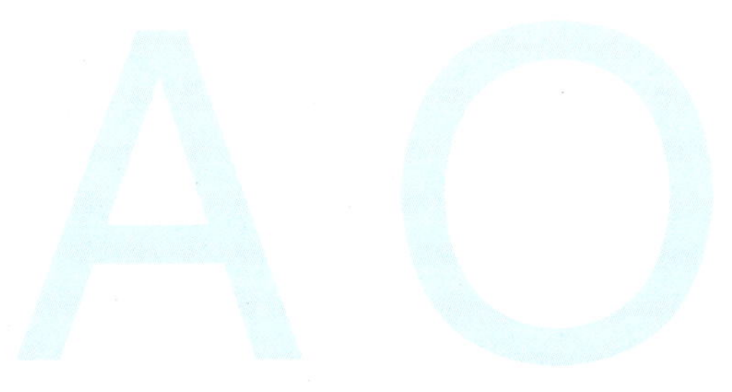

如果损伤的内侧结构和胫腓联合均未做韧带修复，建议保留螺钉并限制完全的活动到10~12周。

如果胫腓下联合的固定螺钉未取出，则在正常的胫腓关节活动开始后，要么钉道变宽，要么螺钉折断。应向病人说明这种可能性，以便其知道术后的康复过程。

## 8 失误和并发症

### 8.1 软组织问题

踝关节骨折可在损伤后数小时内发生肿胀。如果外科手术在6~8小时内进行，肿胀几乎全是血肿，组织内无水肿。这种情况下通常可以做到手术切口的一期关闭。但是如果关闭切口有张力，则切口应开放，用可吸收的无菌敷料包扎，抬高患肢。术前应考虑到此种可能性，仔细地计划切口的位置以避免内植物暴露。术后48小时，可再次检查伤口，通常此时可关闭切口。

如果水肿和水泡已发生，手术最好推迟到4~6天后，直到软组织恢复。

### 8.2 开放性骨折

踝关节开放性骨折的软组织处理应遵循所有开放性骨折的外科处理原则进行[14](5.1章)。开放性踝关节骨折脱位常见内侧横行伤口。多数情况下，一旦所有的开放伤口均已清创，便要对骨折行复位和固定。即使清创后的伤口可以在无张力下关闭，软组织伤口也要开放。用衬垫良好、不粘连、可吸收的敷料包扎，抬高患肢。48~72小时后再次观察。关闭伤口，要根据上述原则进行。

### 8.3 骨质疏松

如果有骨质疏松存在，可用已叙述的方法处理踝关节外侧结构，如用防滑接骨板固定和间接复位技术恢复腓骨的长度。对于轴向稳定的腓骨骨折，可用闭合复位髓内固定的方法治疗，特别是骨质疏松、软组织条件较差的病人。内侧骨块如不能承受松质骨拉力螺钉的应用，B型和C型骨折可用克氏针和张力带固定。

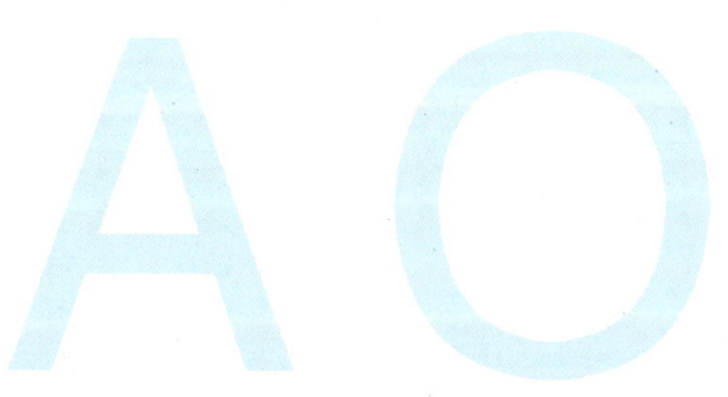

## 9 参考文献

[1] Calhoun JH, Li F, Ledbetter BR, et al. (1994) A comprehensive study of pressure distribution in the ankle joint with inversion and eversion. *Foot Ankle Int*; 15(3): 125–133.

[2] Lundberg A, Goldie I, Kalin B, et al. (1989) Kinematics of the ankle/foot complex: plantarflexion and dorsiflexion. *Foot Ankle*; 9(4): 194–200.

[3] Michelson JD(1995) Fractures about the ankle. *J Bone Joint Surg* [*Am*]; 77 (1): 142–152.

[4] Ramsey PL, Hamilton W (1976) Changes in tibiotalar area of contact caused by lateral talar shift. *J Bone Joint Surg* [*Am*]; 58(3): 356 –357.

[5] Riede UN, Schenk RK, Willenegger H (1971) [Joint mechanical studies on posttraumatic arthrosas in the ankle joint. I. The intra–articular model fracture]. *Langenbecks Arch Chir*; 328(3): 258–271.

[6] Müller ME, Nazarian S, Koch P, et al. (1990) *The Comprehensive Classification of Fractures of Long Bones*. Berlin Heidelberg New York: Springer–Verlag.

[7] *AO Müller Electronic Long Bone Fracture Classification*. (2000) AO Publishing/Thieme. (in preparation).

[8] Bauer M, Bergstrom B, Hemborg A, et al. (1985) Malleolar fracture: nonoperative versus operative treatment. A controlled study. *Clin Orthop*; (199): 17–27.

[9] Kristensen KD, Hansen T (1985) Closed treatmentof ankle fractures followed for 20 years. *Acta Orthop Scand*; 56 (2): 107–109.

[10] Brunner CF, Weber BG (1982) *Special Techniques in Internal Fixation*. Berlin Heideberg New York: Springer–Verlag.

[11] Wanders L, Oliver CW (1998) Fibular malreduction in AO/Weber type C ankle fractures. *Injury*; 29(2):144–146.

[12] Stuart PR, Brumby C, Smith SR (1989) Comparative study of functional bracing and plaster cast treatment of stable lateral malleolar fractures. *Injury*; 20 (6): 323–326.

[13] Hedstrom M, Ahl T, Dalen N (1994) Early postoperative ankle exercise. A study of postoperative lateral malleolar fractures. *Clin Orthop*; (300): 193–196.

[14] Wiss DA, Gilbert P, Merritt PO, et al. (1988) Immediate internal fixation of open ankle fractures. *J Orthop Trauma*; 2(4): 265–271.

## 10 新进展

本章节的新进展和附加参考资料可从网上获得：

http://www.aopublishing.org/PFxM/49.htm

# 4.10 足(跟骨、距骨、跖骨):治疗决策

伊斯特伍德(Deborah M.Eastwood)

## 1 引言

足部的骨折移位，如其严重性未得到认识或治疗不恰当可造成严重的残疾[1]。足的结构复杂，骨、关节以及软组织相互关联，为承重提供了坚固的基础。在负重情况下，足的距骨、跟骨必须正确排列，有足够的力量和高度来承受负荷。由于要将胫骨的旋转力量转变为足的旋前，正常的步态依赖于跖跗关节、跖趾关节的正常功能，以及各骨之间的相互关系。

## 2 跟骨骨折

### 2.1 骨折及软组织的评估

跟骨是最易受损的跗骨，大部分跟骨骨折是关节内骨折，受累于高能量损伤。跟骨的解剖复杂，皮质松质骨结构支撑四个关节面。跟骨后部包括距下关节后关节面和载距突的中关节面。跟骨的前后部分由跗骨窦和跗骨管分开。跟骨的前部包括距下关节小的前关节面和跟骰关节的鞍状关节面。

跟骨具有独特的复杂结构，在二维图像上很难表达其三维结构。侧位片和轴位片的用途有限。侧位片可显示 Essex–Lopresti 关节的压缩以及舌形骨折。Böhler´ s 角的测量可发现显著的移位。足部受伤时，轴位片显示距下关节较为困难。

侧斜位片可显示前关节面，也可帮助判断其他跗骨的骨折。CT 扫描是必须的。图像可取于任何平面，然而各术语在文献上并不一致。真正的冠状面难以获得。因此，多数情况下用斜的冠状面，但病人和 X 线机的相对位置很重要（图 4.10–1）。冠状面的扫描可提供关节及非关节部位的骨折情况。这样内侧壁骨折处的侧方移位、成角以及结

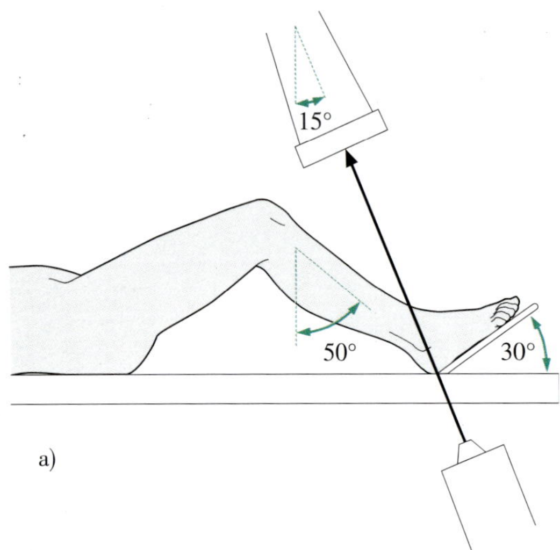


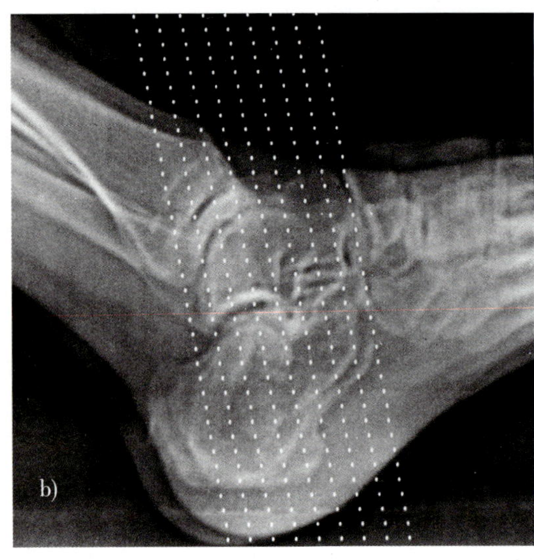


图 4.10–1

a) 跟骨冠状面 CT 扫描，足踝的位置。

b) 跟骨冠状 CT 扫描片。

节骨块的嵌插均可显露并测量，还可观察到后关节面的塌陷（图 4.10–2）。轴位扫描与足底平行，集中反映跟骰关节骨折移位和粉碎程度。通过这些扫描图像可对骨折解剖有一三维的正确评价。但正规的三维重建 CT 并不特别有用[2]。五个大骨块包括两个主要关节的辨别 (图 4.10–3) 是现在分类系统的基础（OTA） (图 4.10–4) [3]。

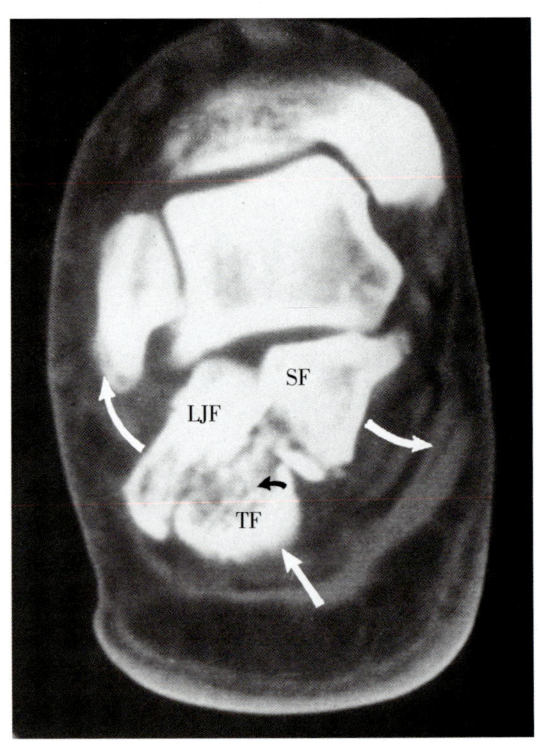


图 4.10–2 跟骨骨折冠状 CT 扫描，外侧关节骨块（LJF），载距突骨块（SF），结节或体骨块(TF)。明显的外侧移位、压缩和内侧壁骨折处的成角及关节面的移位

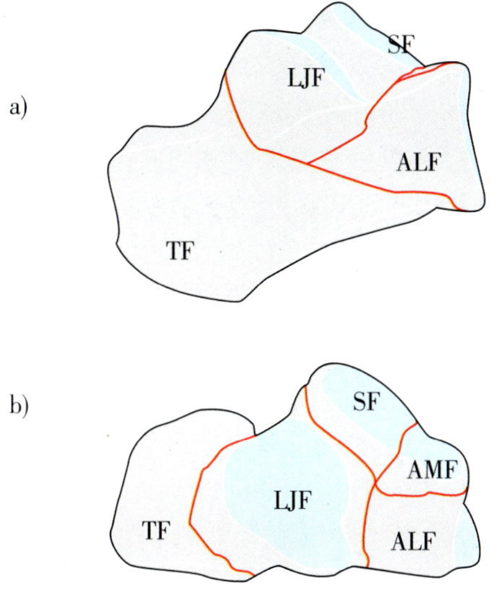


图 4.10-3

a) 侧位片：位于后方的外侧关节骨块（LIF），载距突骨块（SF），结节或体骨块（TF）。位于前方的前外侧（ALF）和前内侧骨块（AMF）。骨折线示 Essex-Lopresti 关节压缩损伤。

b) 上方观：位于后方的外侧关节骨块（LIF），载距突骨块（SF），结节或体骨块（TF）。位于前方的前外侧（ALF）和前内侧骨块（AMF）。骨折线示 Essex-Lopresti 关节压缩损伤。

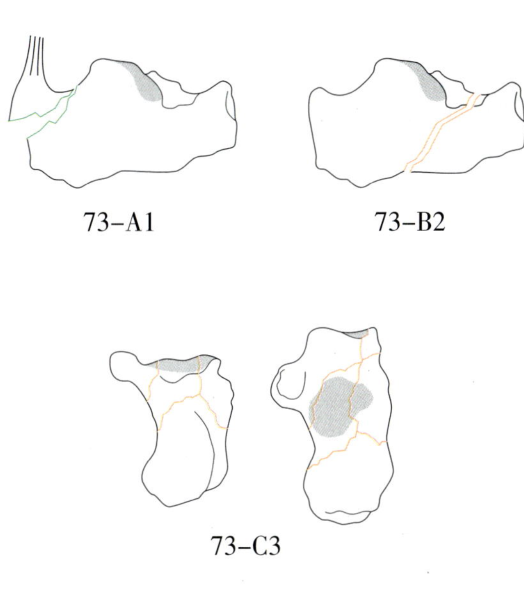


图 4.10-4 OTA 分类

**骨折暴力同样可导致软组织的损伤，通常较严重**。跖面受压时内侧组织易受剪切和伸展损伤。外侧组织受伤较轻。因此，骨折水泡最常出现在内侧。至少初期足底部的皮肤挫伤明显。跟骨骨折的病人间室综合征常漏诊，应仔细检查所有足部损伤的病人[4]。

## 2.2 外科解剖

跟骨骨折有两部分需注意。一是关节内移位，特别是距下关节的后关节面，也包括前关节面。另一个是关节外骨折部分，即内侧壁骨折的移位程度，也就是跟骨的高度、长度的丧失和宽度的增加及内外翻成角。**由于载距突有坚强的韧带附着于距骨，因此载距突骨块常常处于相对正常的位置**。这是跟骨关节内骨折复位和稳定固定的关键。如果骨块粉碎，应用常规的方法很难达到稳定固定。神经血管束紧贴内侧壁骨折处行走，损伤或复位时可嵌压神经血管束和/或屈蹈长肌腱。如果这种移位或成角不能复位，下肢的承重力线将有很大的改变。

## 2.3 术前计划

对于有移位的跟骨关节内骨折的处理曾有争议，但现在对其病理解剖有了较好的了解，手术治疗广泛开展且有效。如同其他严重的负重关节损伤，对损伤早期数小时内进行切开复位内固定仍有争议。但是，如此迅速地得到必须的影像资料只在一些治疗中心有可能。一旦获得了影像资料，**任何外科治疗的时机都取决于软组织肿胀的程度和状态**。损伤和手术之间较长的耽搁意味着在移位骨块周围较广泛的软组织需要剥离和伤口关闭较困难。

单侧骨折病人可完全侧卧位，患侧在上。双侧骨折如病人髋关节能足够外旋，可俯卧，足部外旋。高质量的 X 线电透监测是必要的（图 4.10–8）。

手术器械的基本要求包括小骨块固定螺钉系列，K 氏针，可供选择的接骨板，如 1/3 管状接骨板，3.5 的重建接骨板，H 形接骨板，或新的跟骨接骨板。空心螺钉系列有帮助。如需牵引，可用斯氏针或 Schanz 螺钉或牵引器。

## 2.4 外科治疗技巧与提示

外侧切口较为适用，也有利于伤口的愈合（图 4.10–5）。L 形切口远端部分需避开挫伤的皮肤并平行于足底。切口的远端与近端交接处有人建议用直角，也有人喜欢有弧度的切口 [2]（录像 AO24018a）。将包括腓骨肌腱在内的全层软组织瓣一起掀起，有时也带起一些小的皮质骨片。跟骨的外侧壁可全部显露至跟骰关节。注意不要损伤由此进入足底的腓骨长肌腱，注意位于切口两侧的腓肠神经。**皮瓣剥离必须小心处理，手法轻柔以保护它的血供**。皮瓣掀起后准确地在距骨的颈部放置克氏针，根据距下关节区域跟骨外侧部的形态，可容易辨认跟腓韧带。如果不行，外侧关节骨块可能被骨的外侧皮质壳所覆盖，需将外侧皮质向远端翻转（图 4.10–6）[2]。将跟腓韧带分离以便显露距下关节的后关节面。跟骨骨折复位的关键是结节部骨块的复位以及结节部骨块与载距突/内侧壁骨块的轴向排列。为了显露内侧壁的骨折部位和距下关节，常需将外侧关节骨块掀起，用 Schanz 螺钉打入跟骨结节以帮助牵引，同时通过骨折区域插入一骨撬撬拨内侧壁的骨块使之复位（图 4.10–7，录像 AO24011a）。

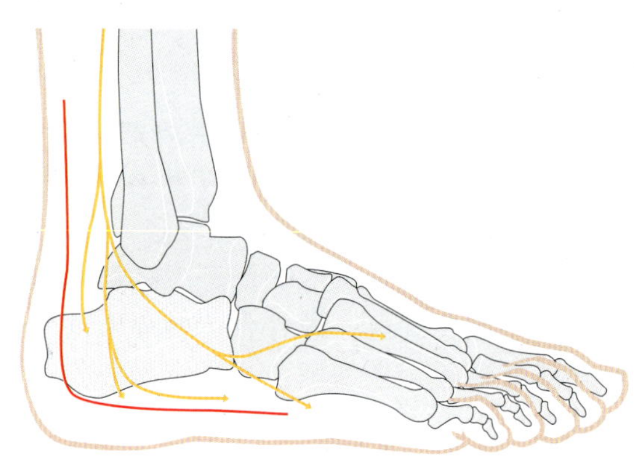

**图 4.10–5 延长的外侧切口**

切口起于腓骨尖上方约 7cm 的后中线，向远端并轻度向前，到达腓骨尖时切口恰好位于跟腱的前方。在足跟 90°转弯沿足跟的外侧缘到达第五跖骨基底。切口的远端部分位于外侧后足的擦伤区与足底的非擦伤区分界线的下方。

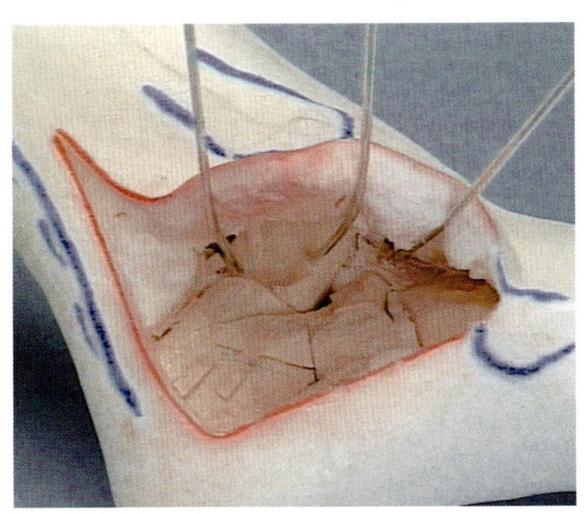

录像 AO24018a

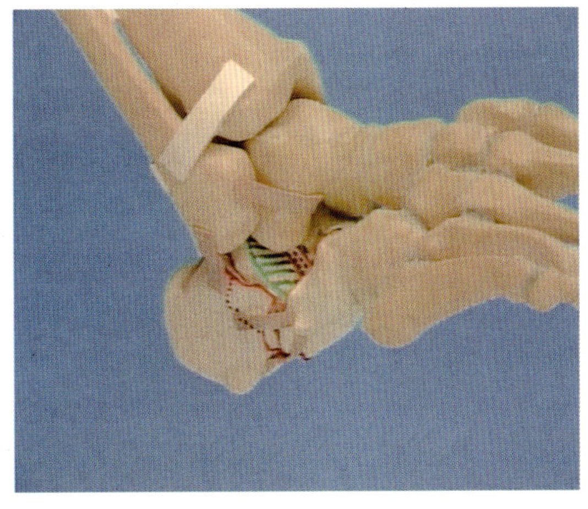

录像 AO24011a

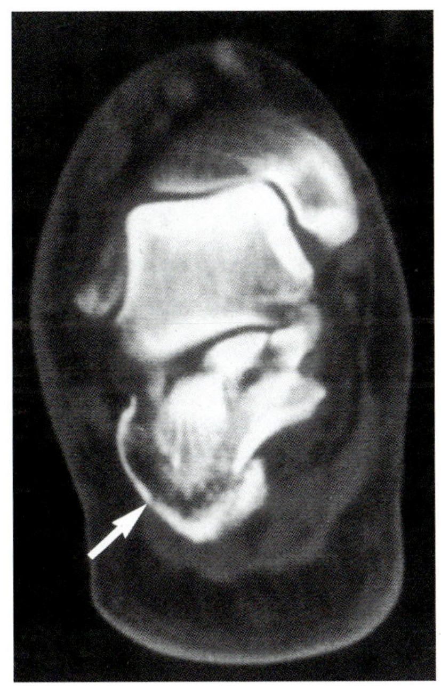

**图 4.10-6 冠状面 CT 扫描**

结节骨块的外侧皮质掩盖了外侧关节骨块。要显露外侧关节骨块，复位骨折，必须将外侧皮质掀起。

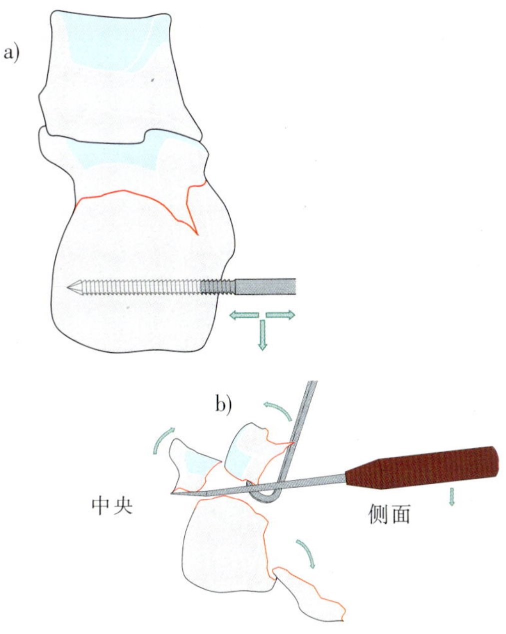


**图 4.10-7**

a) 结节骨块上打入 Schanz 钉牵引骨折。

b) 插入骨膜剥离器到达内侧壁，分离压缩的骨块并复位。外侧关节骨块以附着的软组织为轴旋出距下关节。

一旦内侧壁骨折复位后，用克氏针固定。将外侧关节骨块复位后重建关节面，并用克氏针固定。然后**拍摄侧位片和轴位片以检查复位情况**，医生、病人和C臂机的位置如图（图4.10–8）。大块的骨缺损需松质骨植骨。

现在注意力转向跟骨的前部。前外侧骨块常位于跗骨窦，如手术耽搁，不作广泛的软组织剥离难以复位。这个骨块构成Gissane′s角的远侧半，用克氏针作临时固定。如果术前摄片中显示跟骰关节显著受累，现在就需检查并复位关节面。如果在侧位片、轴位片和斜侧位片上复位完全且满意，便可进行确实的固定。用3.5mm的皮质骨拉力螺钉打入后关节面的软骨下骨，用空心螺钉较易打入。螺钉必须打在载距突内，而非载距突的下方，如此可避免这一区域内组织结构的损伤。关节复位保证后，将接骨板塑形使其贴伏于外侧壁。接骨板上的螺钉固定剩余的骨块。**接骨板的选择取决于骨折的类型**。跟骨的后方用全螺纹的松质骨螺钉，而前方最好用皮质骨螺钉（图4.10–9，录像AO24018b/AO24011b）。再次用侧位片和轴位片检查复位的情况，保证在内侧壁骨折处无内翻成角。仔细关闭创面放置负压引流。

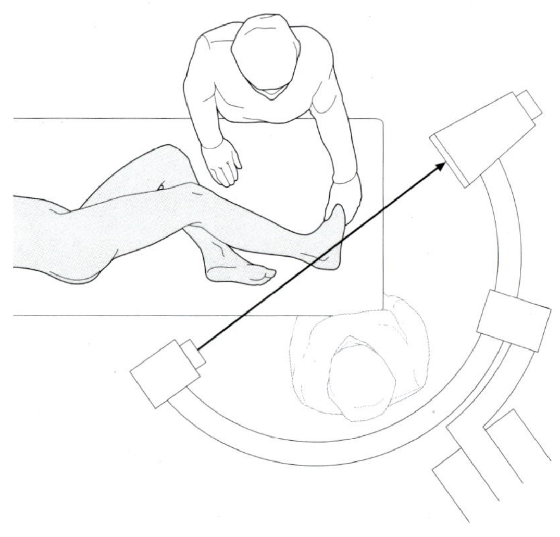

图4.10–8 病人、医生和C臂机在手术中显示距下关节的位置

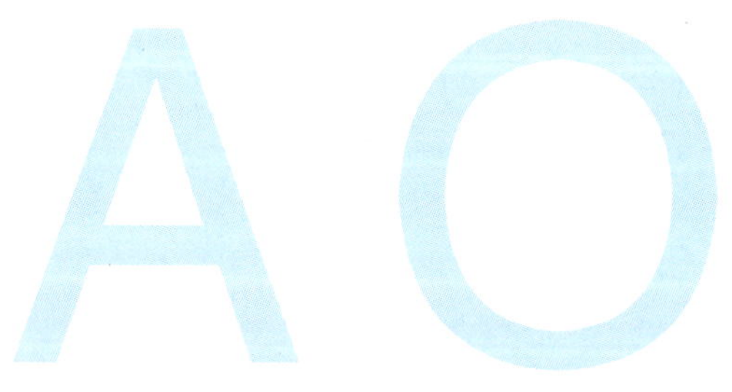

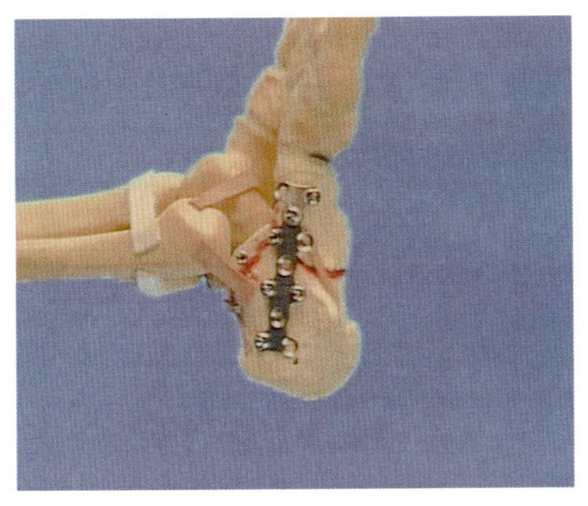

录像 AO24018b/AO24011b

### 关节外的结节骨折

这类骨折被认为是撕脱骨折，常发生于骨质较疏松的年长病人。如有显著移位则需复位和固定以修复跟腱的功能。一些医生喜欢用经皮复位螺钉固定的方法，大多数医生还是用后外侧入路（外侧切口向近端肢体延伸)。用骨钩帮助复位，然后用两枚松质骨螺钉固定（4.0mm 或 6.5mm)；或经跟骨的大结节横行钻孔，用钢丝环扎于骨块周围。所有这些病例需要膝以下石膏固定于踝关节跖屈 10°，病人足尖触地行走。

a)

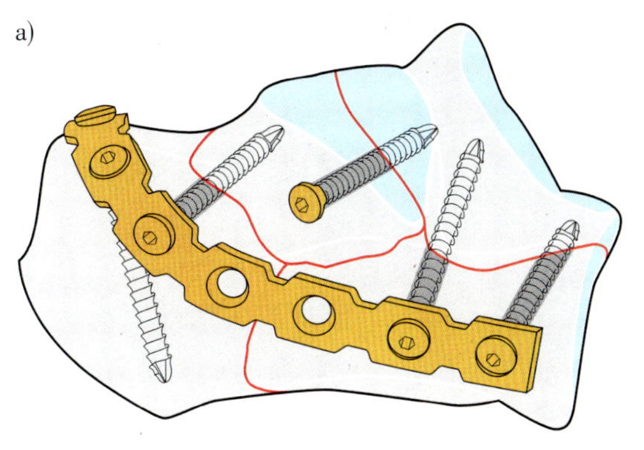

b)

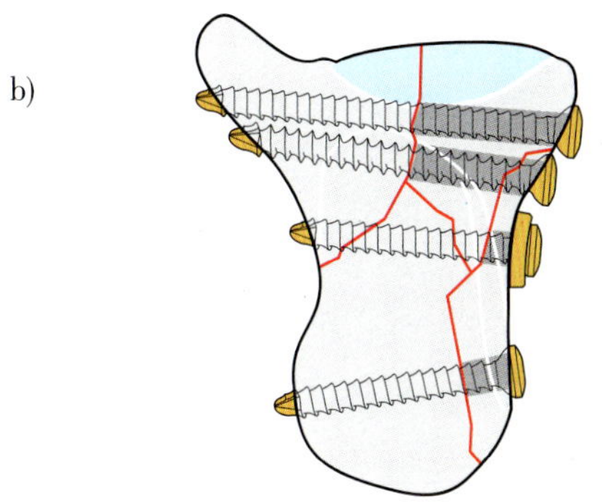

图 4.10–9 用 3.5 重建接骨板固定跟骨骨折的侧位片和轴位片

## 2.5 术后治疗：关节骨折

伤口的愈合是主要问题。在最初的 5~7 天内患肢必须置于抬高位。足置于 90°位放于衬垫良好的石膏托内。如果创面满意，关节活动可始于术后 24~48 小时。根据患者的要求，使用膝以下石膏或不用石膏保持关节的活动，不负重下床活动。多数病人术后 4~6 周临床或影像学证实骨折愈合，开始负重。

## 2.6 失误及并发症

**创面的愈合**

**创口边缘坏死继发感染仍为跟骨骨折手术治疗后的主要问题**。小心计划切口的部位，注意皮瓣的掀起以及创口的关闭。如果位置正确，切口的下方不应有内固定物，这样即使不能完全关闭创面，创口的边缘也可凑近，以后可延迟愈合。

**畸形愈合**

另一个重要问题是骨折复位和固定的失败。大的骨缺损可由复位不彻底所引起，也可因严重的粉碎骨折所致。这种情况下，建议使用松质骨移植。手术治疗前应对骨折解剖做详细的了解。高质量的影像显示非常有帮助。如果骨折粉碎较重，延伸至跟骰关节，为了增加稳定性，接骨板可跨越关节。

## 2.7 结果

评价足后部的功能是困难的，对于重视影像学资料还是临床症状始终存在着争议。切开复位内固定后，距下关节与对侧相比总是显得僵硬，但无论活动怎样，病人无不适的感觉，而且可穿正常的鞋子。这样，许多病人仍然保留某些适应路面不平行走的功能，如上下梯子、台阶，甚至登山。总的来说，随着骨折的粉碎程度和软骨损伤程度的加重，结果就会变差[2, 3, 5]。**如果发生距下关节的疼痛性骨关节炎，再次进行融合手术时，足后部已有较好骨排列。手术操作远比非手术治疗（病人的跟骨有嵌插、变宽）容易得多**。关节内和关节外骨折块均得到解剖复位的病人，能够得到最好的结果[5]。

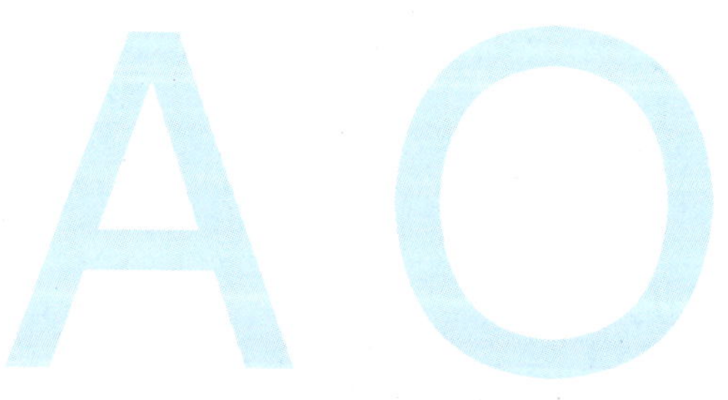

## 3 距骨骨折

### 3.1 骨折及软组织的评估

**距骨骨折少见，但由于畸形愈合或缺血坏死的发生，结果可能较差**。处理完 全依赖于骨折是否有移位，因此必须对骨折有一彻底的评估。后足标准的 X 线片包括前后位 、侧位和两个斜位片，加之特殊的距骨颈摄片和 CT。大多数严重的距骨骨折都涉及距骨颈。 最常用的分类系统见表 4.10–1。

足后部的软组织易于损伤，需仔细检查。因为其容易影响手术的时机和切口的选择。

表 4.10–1 距骨骨折的分类 [6]

| | |
|---|---|
| 1型 | 距骨颈无移位的垂直骨折 |
| 2型 | 距骨颈移位骨折伴有距下关节的脱位或半脱位 |
| 3型 | 距骨颈移位骨折伴有距下关节和踝关节的脱位 |

### 3.2 外科解剖

**距骨是惟一的无肌肉附着的骨结构，其 60%的表面被软骨覆盖**。其血供源 于胫后、胫前和腓动脉，但血供进入骨块的区域较小，位于颈部下方的跗骨窦，三个血管的分支均有吻合。因此较多的血液供给位于颈的后方，单独的距骨颈骨折不易损伤血管。距骨体自身有着丰富的血供，重要的血管位于三角韧带的内侧面。在许多骨折情况下，这根血管维持着距骨体的存 活。因此，外科切口不能进一步损伤血供，要保护三角韧带深层的纤维。

### 3.3 术前计划

距骨骨折可以移位也可以不移位。所有移位的距骨骨折必须解剖复位以尽早固定。即使轻度的移位也可伴有相当的软组织压力。如果要避免皮肤坏死和血供破坏，必须尽早进行闭合或切开复位。要按急症对待。由于许多 Hawkins 3 型骨折是开放性骨折，首先 要做的是迅速、充分的清创。

Hawkins 2 型骨折可以采用闭合复位技术，而 3 型骨折很少这样做。闭合复位必须避免软组织 进一步的损伤。病人全麻或局麻，俯卧，足后部牵引，足前部屈曲以便复位骨块。C 臂机是 必备的。如果得到解剖复位，可通过后路切口或经皮打入螺钉固定。克氏针可用以临时固定 ，但长久的固定需用螺钉。

**如闭合复位不成功，需切开复位**。切口的选择受伤口的部位、内踝骨折、骨 折块的移位程度等因素的影响。最常用的是前内侧和前外侧切口。

### 3.4 外科治疗技巧与提示

前外侧切口破坏距骨血供的风险较小，显露简单而直接。伸肌腱和血管神经束拉向内侧。通常踝关节囊已被撕破，可看到距骨颈。如需进一步显露距骨体，可在踝穴部将腓骨切断。

前内侧切口用于距骨体向后移位，或已有内踝骨折的病人。如果内踝完好则可以切断，但必须注意保证在内踝向远侧翻转时不损伤三角韧带的深层纤维。用克氏针打入跟骨以便牵引足后部，复位距骨体，否则复位较困难。

获得复位后，直视或摄片小心检查距下关节，保证解剖复位。克氏针可用于临时固定，只有粉碎性骨折才用作确实的固定。**骨块间拉力螺钉固定是首选的方法。用两枚拉力螺钉挤压骨折块以加快骨折的愈合。**螺钉可以是 4.0mm 或 6.5mm 的松质骨螺钉，也可以是 3.5mm 的皮质骨拉力螺钉。如果用 6.5mm 的螺钉，建议用 4.5mm 钻头打滑动孔。螺钉垂直于骨折线，螺钉头埋入骨下，以免撞击关节面（图 4.10-10）。生物力学发现，螺钉由后方打入稳定性较好 [7]。

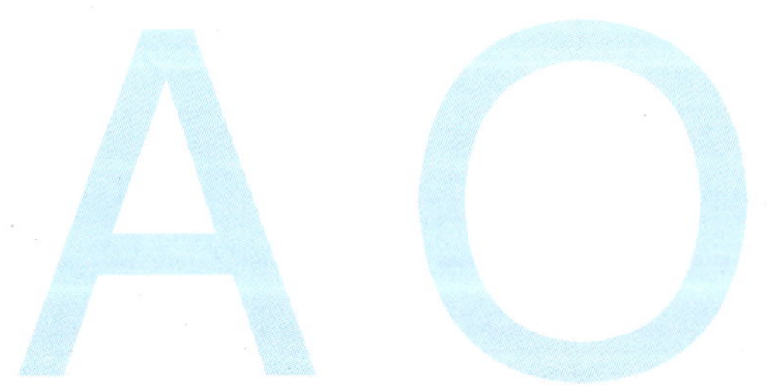

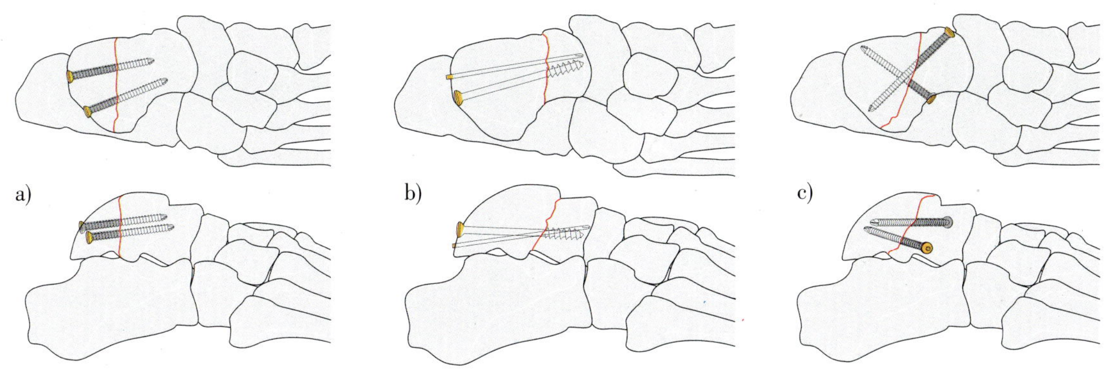


图 4.10–10

a) 距骨颈骨折用两枚螺钉由后方打入较好。

b) 前方放置的螺钉可以交叉，打入的部位依骨折的形态和关节面的位置而定。

c) 有时用一枚螺钉和一根克氏针是复位和稳定固定的最佳方法。

暂时的克氏针固定必须不影响后来确实的固定。这方面空心螺钉较为有利，便于操作。

如果内侧粉碎，加压螺钉可导致骨折内翻——常见的畸形愈合。因此，在临时固定和确实固定之后都应摄片或 CT 检查确保正确的复位。

踝部的切断或骨折必须解剖复位和标准固定，保证关节平整以获得优良结果。

创面一定不要在张力下缝合，如果不能关闭创面，最好将关节和肌腱覆盖。开放创口直到可进行确实的整形手术。关闭伤口要在 5 天内进行。

#### 距骨体和头部的骨折

这类骨折较少见，但也需要同颈部骨折一样进行解剖复位和稳定内固定。保证距骨周围关节的平整。

### 3.5 术后治疗

足 90°位，置于衬垫良好的石膏托内。如果固定满意，关节稳定，应当鼓励病人早期活动。在不稳定的病例，用膝下石膏 6~12 周。2 型骨折在 2~4 周内开始负重。也可应用髌韧带承重步行器。由于血供纤细，骨折愈合较慢。

### 3.6 失误与并发症

**创口裂开**

足和踝关节区域无皮下组织支持，创口的感染和坏死容易发生，需要密切观察，直到创面愈合。

**缺血坏死**

同位素锝骨扫描和 MRI 可帮助辨认骨折血供的改变。对骨折伴有缺血变化的治疗尚有争议，病人可能需要在近 2 年时间内保护下负重，以防止重建血循环之前的骨塌陷。

### 3.7 结果

结果与骨折的移位程度有直接的联系。即使骨折移位不严重，结果也可能很差。尽管所有报道都认同这样的观点，即迅速的解剖复位、牢固的固定，骨折可得到较好的愈合，但损伤当时软组织和关节软骨的破坏程度是需要考虑的重要因素 [8，9]。

骨折延迟愈合常见，但不愈合少见。近 50%的 Hawkins 2 型骨折发生内翻畸形愈合，导致负重异常和距下关节磨损。大多病例补救手术可获成功 [8]。

## 4 跖跗关节损伤

### 4.1 骨折及软组织的评估

足部任何损伤，即使轻微的滑倒都要怀疑跖跗关节（Lisfranc）受累。**这个部位的损伤是有名的，不仅因为存在即刻的功能障碍、疼痛与水肿（间室综合征），还因为后期足部力学的改变和退形性变化。因此，建议对骨折和关节的脱位与半脱位进行复位和固定**。

临床上，伤足通常肿胀、疼痛较严重，而半脱位或脱位所带来的畸形可以被隐匿（图 4.10–11）[10]。必须考虑间室综合征是否存在。

正位、侧位及侧斜位 X 线片对损伤进行全面评估是必须的。影像学的特征可能非常轻微而容易被忽略，特别是那些半脱位后自动复位，或者其它部位较严重的损伤，常常转移人们的注意力。应寻找的特征包括跖跗关节水平的撕脱骨折（斑纹征）和两条完整的连线：一条线沿第二跖骨基底内侧缘与第二跗骨内侧缘行走，另一条线沿第四跖骨基底内侧和骰骨内侧关节面行走 [11]（图 4.10–12）。

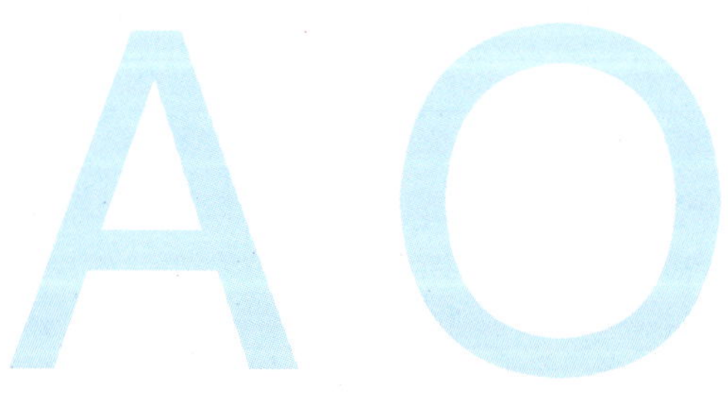

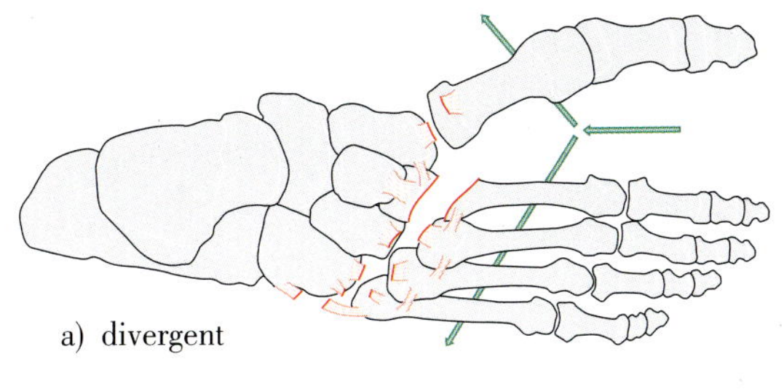
a) divergent

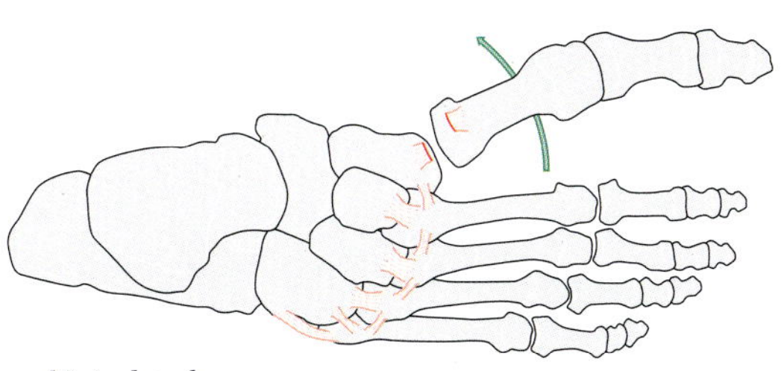
b) isolated

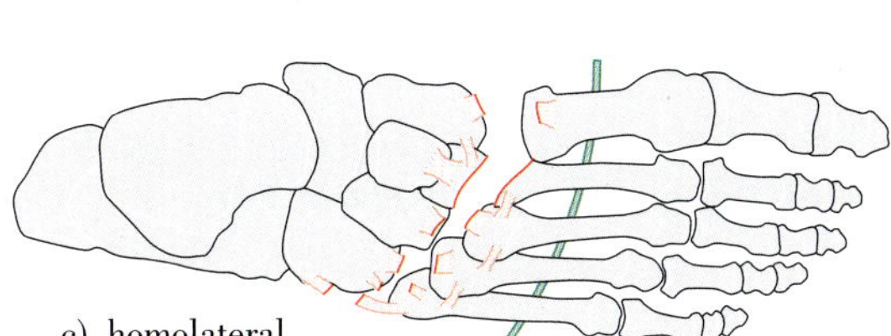
c) homolateral

图 4.10-11　跖跗损伤的分类

a)
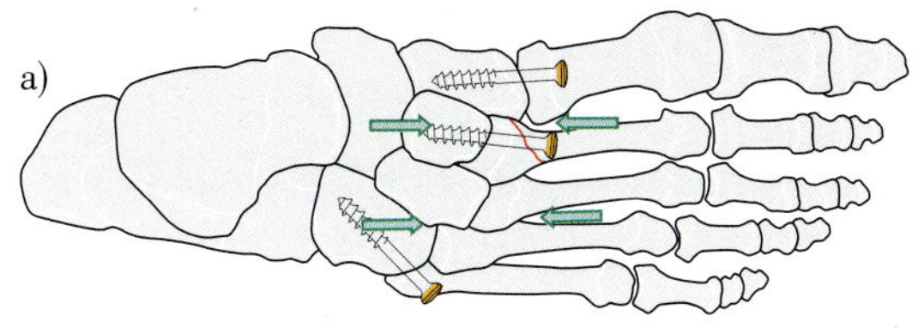
a) X 线片怀疑跖跗关节损伤时需检查的完整连线(箭头)，骨折重建后的情况。

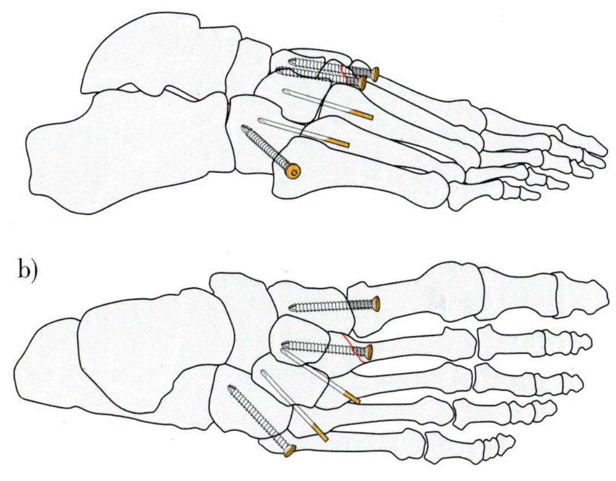
b)

b) 3.5mm 皮质骨螺钉做骨折固定的常见方式。克氏针可用以固定第 3 和第 4 跖骨。

图 4.10-12

## 4.2 外科解剖

这个区域的内在稳定性对于足的功能而言是至关重要的。**解剖复位、稳定的固定可提供最佳效果**。首先是骨性的 Roman 弓提供了稳定的条件，其特征是第二、三、四跖骨基底的梯形结构（由横切面看）。第二跖骨基底突入内侧和外侧跗骨之间也提供了稳定的条件。周围软组织如关节囊、跖侧韧带、跖侧筋膜和腓骨长肌腱都加强了这个区域的稳定性。背侧特别是第一和第二跖骨间相对薄弱，这种结构帮助解释了损伤后移位的方向。在这个部位足背动脉进入足底，在跖跗关节区域损伤的病例中，此血管受损并不少见。

### 4.3 术前计划

早期治疗最好致力于解除对血管的牵拉和压迫。如果损伤处理晚，应将肢体抬高，直到肿胀消失、软组织稳定。全麻或腰麻下采用闭合方法可得到解剖复位。病人仰卧，沙袋垫于患侧臀下以使足保持中立位。用足趾牵引器将足趾悬吊，同时对牵足后部，在骨折部位施以轻柔的手法。摄片证实复位后，用经皮克氏针或螺钉维持位置。如移位大于 2mm 或距骨跖骨角大于 15°，则复位不能接受，需行切开复位[12]。要采用小骨块螺钉（如可能用空心钉）和克氏针。

### 4.4 外科治疗技巧与提示

根据跖骨受累的数量与部位、创口的部位和是否存在间室综合征来选择切口，可作一至数个纵行的背侧切口。切口以跖跗关节稍远侧为中心，长约 5~6cm。**关节内嵌入的骨块或软组织常常是闭合复位失败的原因**。一旦取出这些内嵌的骨块或软组织，进行解剖复位后，可用克氏针做临时固定。不稳定的跖骨，用 4.0mm 的空心钉或 3.5mm 皮质骨拉力螺钉固定于跗骨。在跖跗关节以远 1.5cm 处的跖骨背侧做一切迹打钉（图 4.10–13），用空心钉较容易。螺钉应垂直于关节，但不要将跖骨基底打裂。如需要，第三和第四跖骨可用克氏针做永久性固定（图 4.10–12）。

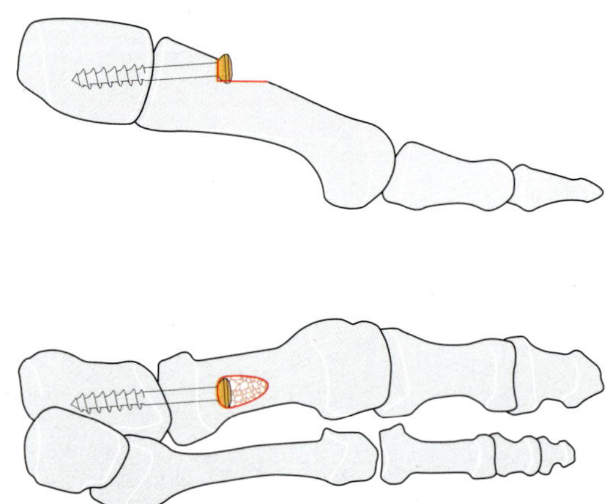

**图 4.10–13 跖骨切迹可以防止在螺钉打入时跖骨皮质劈裂。钻孔需位于切迹的顶端**

### 4.5 术后处理

要用塑形和衬垫良好的支具制动，同时观察血供的情况。一旦水肿消退，应用膝下石膏固定。病人 6 周内不能负重。然后可取出克氏针，逐渐负重并做康复训练。对于是否取出螺钉尚有争议。如要取钉，常在第 12 周取出。

### 4.6 结果

**如能解剖复位并获得良好固定，其结果最好**；其他原因如软骨破坏、软组织损伤，也可显著地影响结果[12]。

## 5 跖骨骨折

跖骨骨折常见，明显移位者不多，但畸形愈合可造成明显的功能障碍。**第一跖骨的短缩必须避免**，因此此类骨折可能需要背侧切口的切开内固定。可以应用2.7的接骨板系统或1/3管状接骨板和3.5mm的螺钉。第一跖骨延伸至近端或远端关节的骨折也需积极治疗，可应用小的拉力螺钉。

跖骨干和跖骨颈骨折的远端骨块向背侧成角也需要避免。复位后可用髓腔内克氏针、小接骨板，或用克氏针横行固定于邻近的跖骨（图4.10–14）。

对于严重的骨折，开始用膝下石膏制动，避免负重。4~6周后取钉。

**第五跖骨骨折**

第五跖骨的近端分成三个区域（图4.10–15）。1区代表撕脱骨折，通常无需手术治疗。2区骨折常常较为疼痛，但仅在骨折移位大于5mm时需要手术治疗。3区骨折发生于干骺端，常常为应力骨折。这类骨折需要稳定固定，特别是需要快速恢复全部功能时。这个区域的急性骨折通常用非手术治疗，石膏固定，保护下负重6~8周，然后渐渐过渡到完全的功能活动。固定的方法包括两根螺钉或张力带[13, 14]。

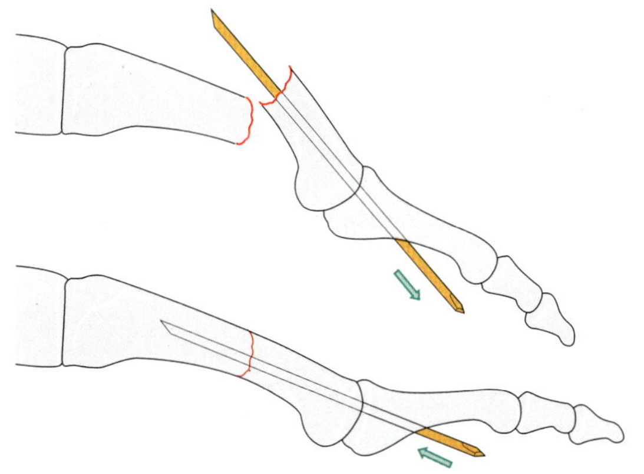

图4.10–14 用克氏针固定跖骨的位置防止远端骨块的背侧移位和成角。克氏针 必须穿过跖趾关节以矫正跖骨的位置

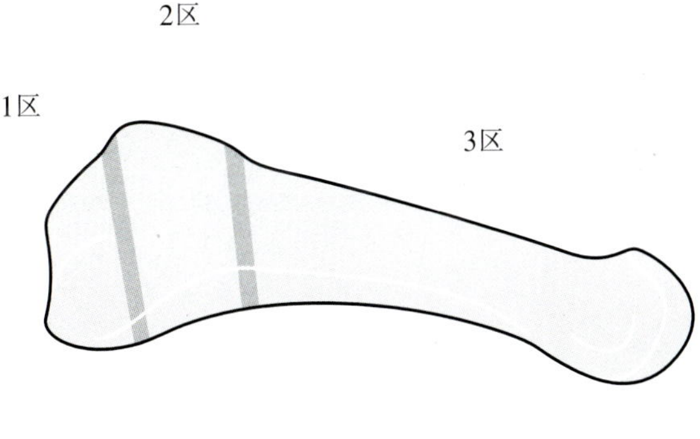


图4.10–15 第五跖骨近端骨折的三个分区

## 6 舟骨与骰骨骨折

### 6.1 跗舟骨骨折

舟骨是足的跗骨之一，Chopart´ s 关节的一部分，也是足内侧弓的一部分。它近端与距骨头，远端与三个跗骨，外侧与骰骨形成关节。内侧和跖侧有软组织支持，特别是胫后肌腱。这个肌腱可在舟骨骨折移位时嵌入，阻止复位。由于舟骨在足部的重要位置，其损伤时常常伴有其他关节的损伤，需在临床和影像学检查时排除。

此骨有三种类型的损伤常见：皮质撕脱、结节骨折和体部骨折。应力骨折也偶有发生。

皮质撕脱骨折是扭曲损伤的结果。距舟关节囊和大部分的三角韧带前部纤维被撕裂，小骨片也被撕脱。用短腿石膏固定 6 周。如果骨折块包括关节面的 20%~30%，要用克氏针或小螺钉固定。

结节骨折由外翻损伤引起，胫后肌腱将舟骨结节撕脱。如果骰骨有压缩，则提示可能有隐匿的跗骨间关节的脱位及半脱位。治疗可用短腿的行走石膏固定 6 周，如果近端移位超过 1cm 则需复位，采用螺钉或缝合固定。

体部骨折与跗骨间损伤相伴，需得以诊断和治疗。无移位骨折用塑形良好的短腿石膏固定 6 周。**移位舟状骨骨折需切开复位，采用螺钉或临时小的外固定支架固定。**骨缺损要用移植骨填塞。

### 6.2 骰骨骨折

骰骨最常见的损伤发生于“胡桃钳”效应，由 Gershon-Cohen 描述[14]。如果仅有轻微的压缩，用保守的膝下石膏治疗较好。如果存在长度丧失或足外侧柱的排列紊乱，其长期结果容易有跟骰关节周围及腓骨长肌腱的疼痛和功能障碍。初步的治疗包括切开复位内固定，恢复长度或初期的跟骰关节融合[15]。

骰骨的压缩骨折比较少见，但由于足部的疼痛明显而容易诊断。在小儿表现为不愿行走。这个区域的应力骨折也可发生。

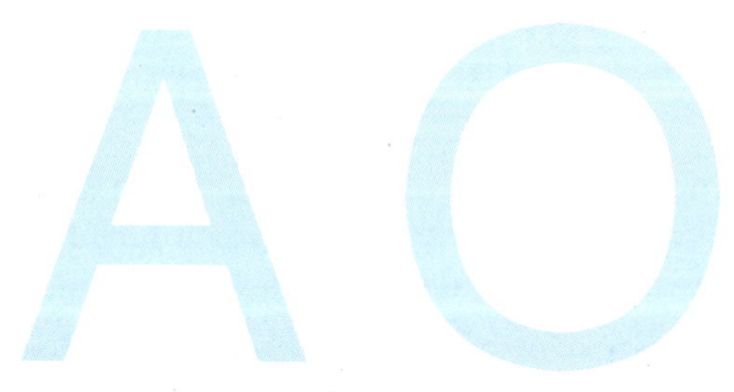

## 7 参考文献

[1] Zwipp H (1994) *Chirurgie des fusses*. Berlin: Springer –Verlag.

[2] Eastwood DM, Phipp L(1997) Intra–articular fractures of the calcaneu m: why such controversy? *Injury*; 28(4): 247–259.

[3] Zwipp H, Tscherne H, Thermann H, et al. (1993) Osteosynthesis of displaced intraarticular fractures of the calcaneus. Results in 123 cases. *Clin Orthop*; (290): 76–86.

[4] Myerson M (1990) Diagnosis and treatment of compartment syndrome of the foot. *Orthopedics*; 13 (7): 711–717.

[5] Sanders R, Fortin P, DiPasquale T, et al. (1993) Operative treatment in 120 displaced intraarticular calcaneal fractures.Results using a prognostic computed tomography scan classification. *Clin orthop*; (290): 87 –95.

[6] Hawkins LG (1970) Fractures of the neck of the talus. *J Bone Joint Surg* [*Am*]; 52 (5): 991–1002.

[7] Swanson TV, Bray TJ, Holmes GB, Jr. (1992) Fractures of the talar neck. A mechanical study of fixation. *J Bone Joint Surg* [*Am*]; 74 (4): 544–551.

[8] Canale ST, Kelly FB, Jr. (1978) Fractures of the neck of the talus. Long term evaluation of seventy–one cases. *J Bone Joint Surg* [*Am*]; 60 (2): 143–156.

[9] Kenwright J, Taylor RG(1970) Major injuries of the talus. *J Bone Joint Surg* [*Br*]; 52 (1): 36–48.

[10] Hardcastle PH, Reschauer R, Kutscha–Lissberg E, et al. (1982) Injuries to the tarsometatarsal joint. Incidence, classification and treatment. *J Bone Joint Surg* [*Br*]; 64 (3): 349–356.

[11] Arntz CT, Hansen ST, Jr. (1987) Dislocations and fracture dislocations of the tarsometatarsal joints. *Orthop Clin North Am*; 18 (1): 105–114.

[12] Myerson MS, Fisher RT, Burgess AR, et al. (1986) Fracture dislocations of the tarsometatarsal joints: end results correlated with pathology and treatment. *Foot Ankle*; 6 (5): 225–242.

[13] Dameron TB (1995) Fractures of the proximal fifth metatarsal: selecting the best treatment option. *J Am Acad Orthop Surg*; 3: 110–114 .

[14] Smith JW, Arnoczky SP, Hersh A (1992) The intraosseous blood supply of the fifth metatarsal: implications for proximal fracture healing. *Foot Ankle*; 13 (3): 143–152.

[15] Hermel MB, Gershon–Cohen J (1953) The nutcracker of the cuboid by indirect violence. *Radiology*; 60: 850.

## 8 新进展

本章节的新进展和附加参考资料可从网上获得:

http://www.aopublishing.org/PFxM/410.htm

# 4.11 脊柱

奥多德(John o'Dowd)

## 1 引言

脊柱损伤无论是单一的损伤还是作为多发性损伤的一部分，其处理都相当困难。因此，对于非专业创伤外科医师来说，可能潜在着多种失误的可能。

一般的复苏原则仍然适用。在作出完整的评估以前，大多数病人应被当作不稳定脊柱损伤来处理。

下列伤员的脊柱损伤危险性较高：

- 主诉脊柱疼痛。
- 多发性创伤。
- 头部外伤。
- 面部外伤。
- 意识丧失或反应迟钝者。
- 交通事故。

在上述病人中，颈椎固定应采用硬质颈围或两个沙袋（或输液袋）及前额胶带(图 4.11-1)。胸腰椎应以木板保护，病人仰卧其上，移动时仅作整体滚动。

**脊柱的骨科评估应包括骨的评估和神经学评估。要仔细检查有无伴发的脊柱和脊柱以外的损伤。**判断脊柱是否已有不稳定或潜在不稳定，对损伤进行分类并作出完善的治疗计划非常重要。

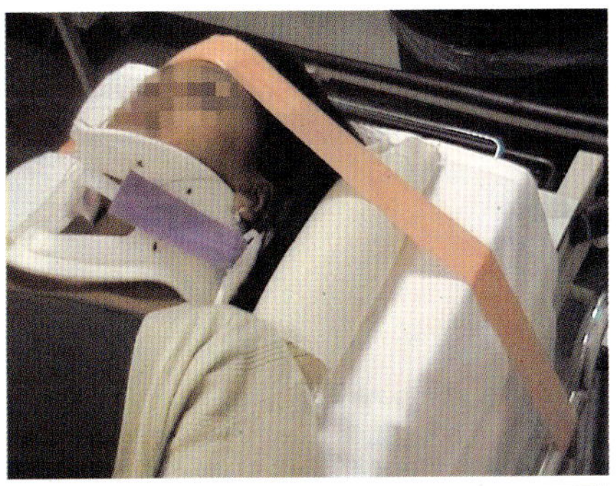

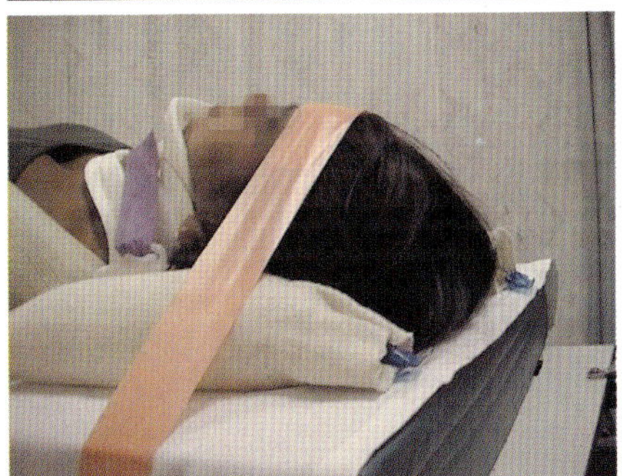

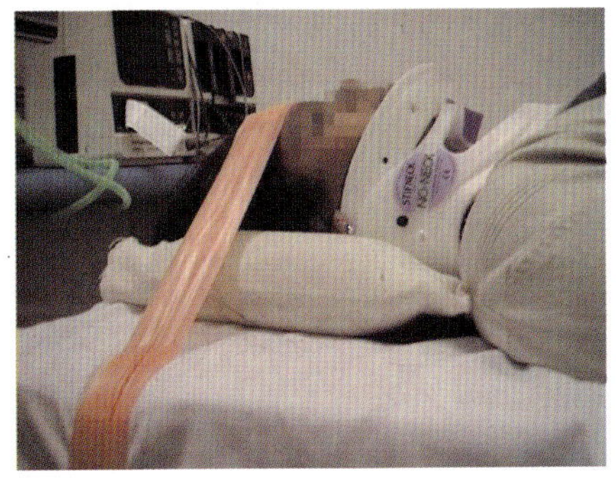

图 4.11-1 病人用前额胶带、沙袋和硬质颈围固定位置

## 2 临床评估

应对脊柱损伤的确切机理作出正确描述。相关的资料可以从病人自述、目击者及急救人员的叙述中得到。此外,任何一过性或持续性的神经学症状均提示可能有明显的脊柱不稳定。

**必须从枕部至尾骨部进行脊柱的视诊和扪诊**。下列征象提示有严重损伤:

- 活动痛。
- 触痛。
- 空虚感或阶梯感。
- 水肿或青紫。
- 相关肌肉痉挛。

**神经学评估应是全面的。应对所有的相关肌群作出评估、分级,并详细记录在专用的神经学图表中。肌力减退可用医学研究委员会(Medical Research Council, MRC)的方法来分级(表 4.11-1)[1]。感觉的检查包括轻触觉、针刺觉、本体觉和振动觉。应作双侧皮肤分区检查,记录反射情况。所有感觉和运动平面都应作详细记录。如疑有神经学损害,需作直肠检查、肛门紧张度、感觉和球海绵体反射等检查。**对于脊髓损伤的病人,生命体征如脉搏、血压和呼吸频率应作持续监测。

## 3 放射学评估

### 3.1 颈椎

所有被怀疑可能有脊柱和脊髓损伤的病人都应行进一步检查。早期的检查一般是颈椎侧位片。对每例脊柱损伤病人作放射学评估时均应包括 X 线平片、CT 和 MRI 检查。颈椎的侧位片应能显示从枕骨隆突至颈 7/胸 1 椎间盘。如果以上结构不能清晰显示,需作某些特殊的投照位,如“游泳者位”(图 4.1–2)。单凭颈椎侧位片,假阳性率可达 15%。对每个病人都应常规行张口位齿状突摄片和颈椎前后位片。

**表 4.11–1 肌力的标准分级**

| 肌力分级 | 测试参数 |
|---|---|
| 0 | 完全瘫痪 |
| 1 | 仅有肌肉收缩 |
| 2 | 不足以克服重力 |
| 3 | 可克服重力进行活动 |
| 4 | 肌力较强但弱于正常 |
| 5 | 完全正常 |

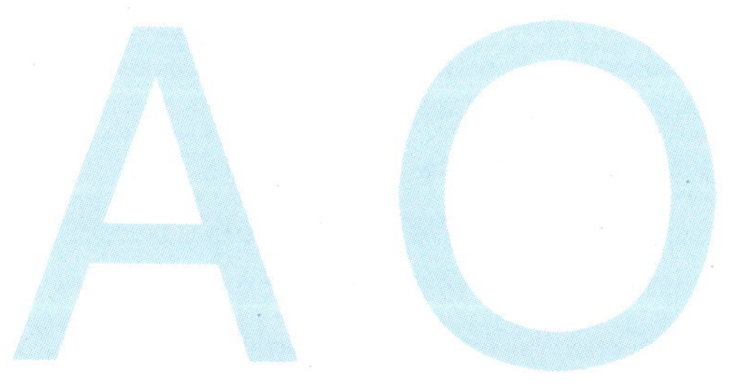

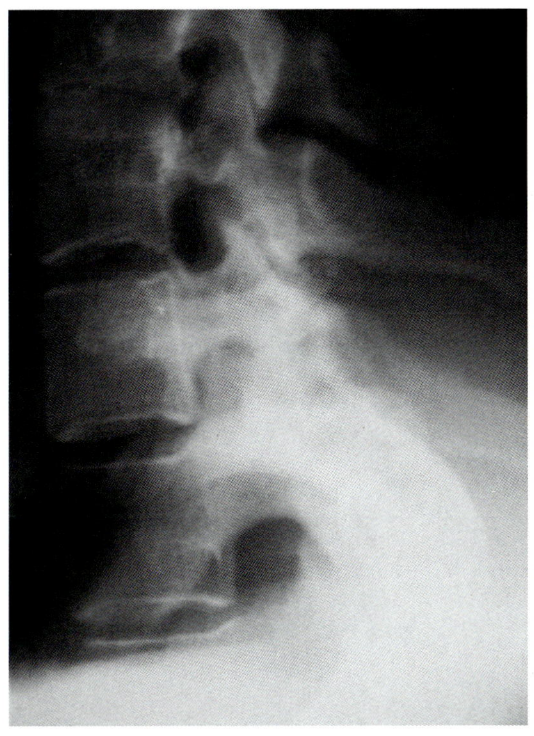

图 4.11-2 游泳者位

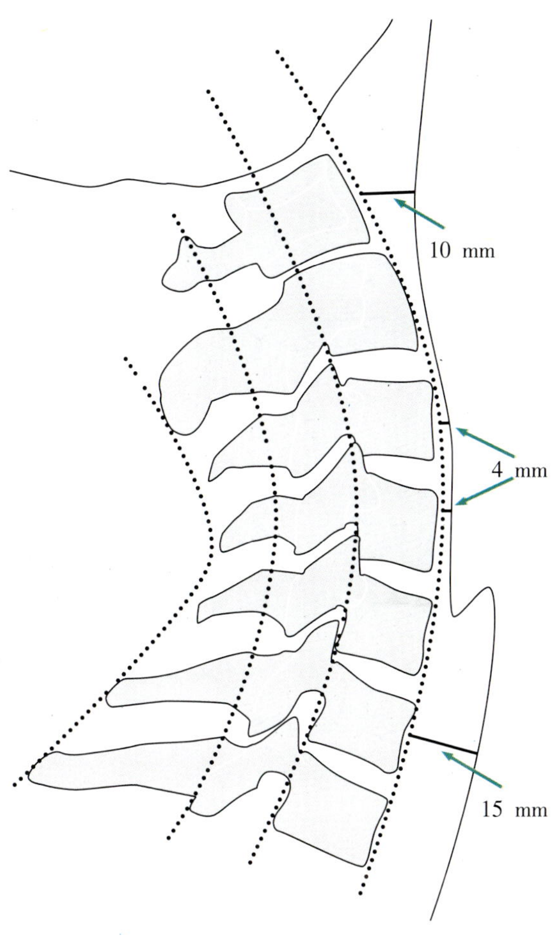


图 4.11-3 颈椎四条轮廓线及软组织宽度

应特别注意发现颈椎的以下异常：

- 颈椎生理前突消失。
- 椎前软组织阴影增宽（正常时在 $C_4$ 的椎前阴影<4mm，而在 $C_6$ 的椎前阴影<15mm）。（图 4.11-3）
- 后方的棘突间距增大。（图 4.11-4）
- 前后位片上棘突的正常排列丧失或棘突间距增大。
- 椎体、侧块、椎弓根及棘突骨折。
- 齿状突或寰椎的骨环结构骨折。
- 任何颈椎的排列异常，提示有半脱位或脱位。（图 4.11-5a）
- 在任何节段，成角>11°，位移>3mm。（图 4.11-5b）

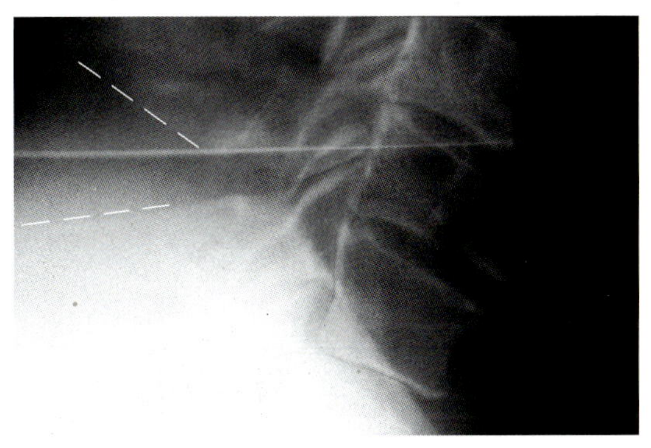

图 4.11-4 侧位片示棘突间距增宽

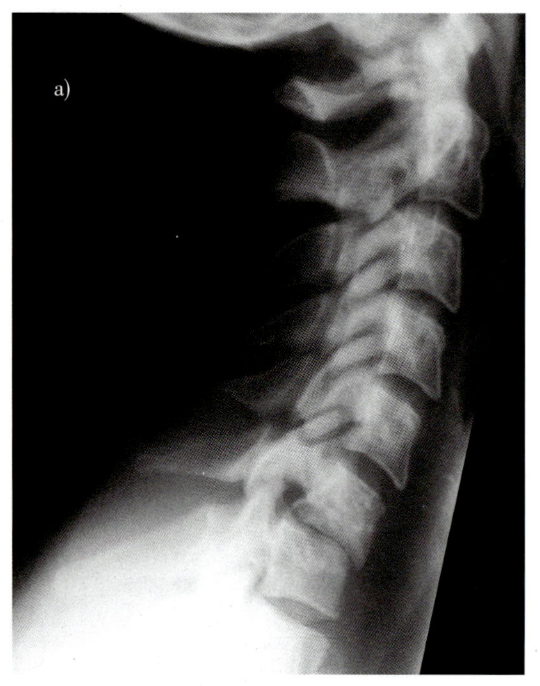


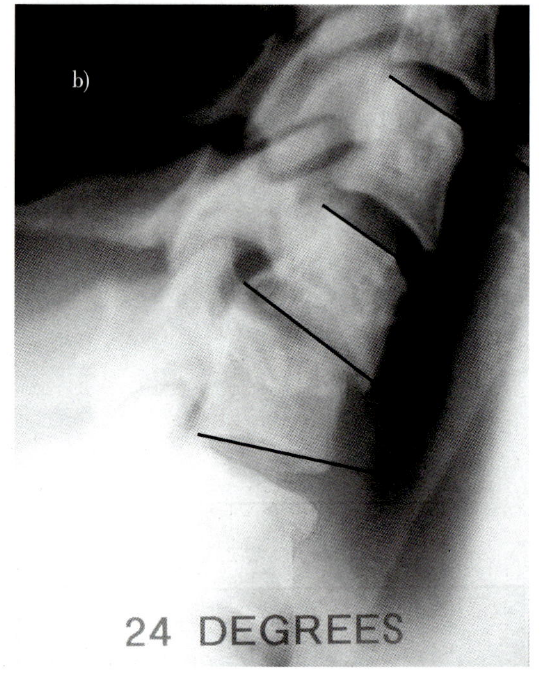


图 4.11–5 单侧椎间关节脱位

### 3.2 胸腰椎

在胸腰椎，应作高质量的胸腰椎前后或侧位摄片。应注意发现以下异常。

- 前后或侧位片上椎体的排列异常。(图 411–6)
- 椎体、棘突及横突等骨折。
- 棘突间距增大。(图 4.11–7)
- 前后位片上椎弓根异常分离。
- 椎体的高度丢失、楔形变和后凸。

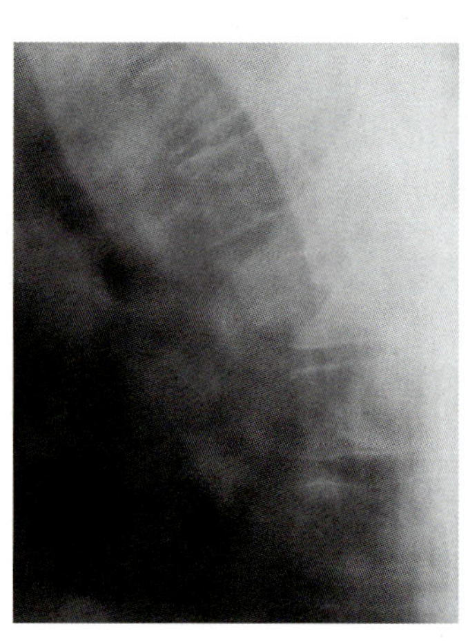

图 4.11–6 胸腰椎脱位的侧位片

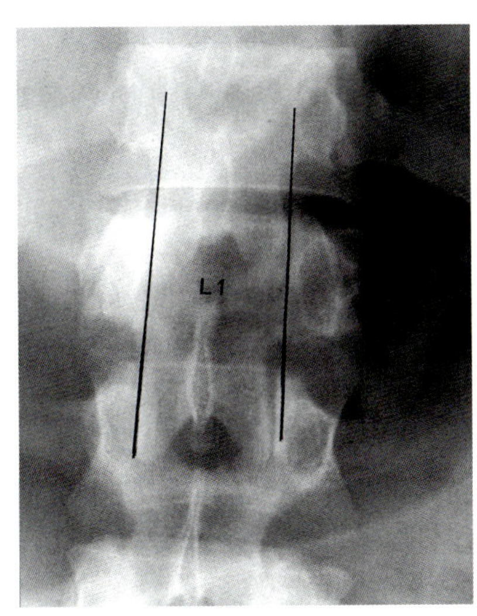


图 4.11–7 胸腰椎前后位片示椎弓根间距异常增宽

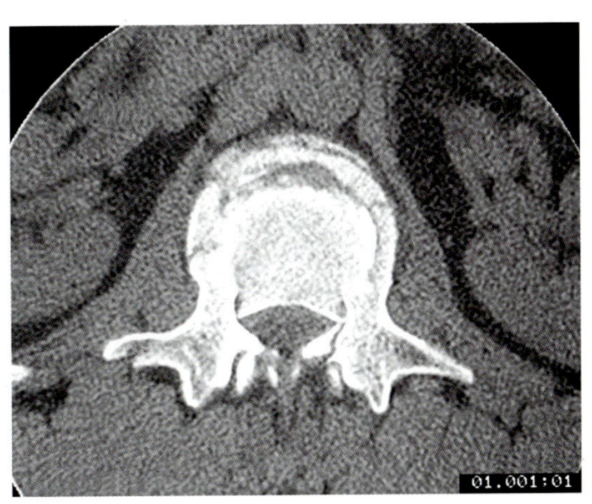


图 4.11–8 CT 平扫示椎体后方骨折

### 3.3 后续步骤

应采用标准化的步骤进行进一步的影像学检查。**二处以上脊柱损伤的发生率高于 20%，因此，如果在某一节段上有明显的脊柱损伤，对其余部分的脊柱节段应作仔细的再检查，包括临床检查和 X 线前后位或侧位摄片。**

如果 X 线平片发现了较明显的骨折，应作 CT 检查（图 4.11–8）。仅仅以 X 线平片很难了解完整的骨折情况。三维影像重建有助于对骨折的了解和手术方案的制订，但并不增加 CT 数据的精确性。在以下部位，如疑有损伤，而 X 线平片影像又不清晰时，可应用 CT 检查：

- 枕颈连接部。
- $C_1/C_2$ 损伤。
- 颈胸连接部。
- 骶髂部位。

MRI 可显示后方的韧带结构和椎间盘等软组织损伤情况。对颈椎的单侧或双侧椎间关节脱位者，如果可能，在复位以前应作 MRI 检查，以避免同时存在的椎间盘突出造成脊髓损伤。在各种 MRI 的序列中，可以看到脊髓损伤的精确表现。

### 3.4 动力位摄片（Dynamic Radiography）

在确诊为不稳定脊柱损伤以后，动力位摄片诸如颈椎的过屈/过伸位、侧向牵引位是不适当的。过伸/过屈位的X线摄片或透视应在创伤外科医师的严密监控下进行。必须认识到，这一操作可能并不足以判断脊柱的稳定性，而且检查的本身具有潜在的风险。应用MRI或螺旋CT得到的纵向矢状面的影像可提供相关的补充信息，前者还能提供整个中枢神经轴的影像。但是，病人的情况稳定足以进行MRI检查的情况很少，与MRI相容性好的麻醉器械也不易得到。最为安全的策略是持续保护脊柱，直至病人恢复到可以与医生合作，在无疼痛的情况下进行动力位X线摄片。

#### 3.4.1 清醒病人

在清醒合作的病人，如果颈部疼痛持续存在，X线摄片未见骨折和脱位的表现，可在监控下行动力位摄片，以排除明显的脊柱不稳定。但是，一般应等到病人的椎旁肌痉挛减轻后，这样可以得到确切的过屈和过伸角度。达到这一阶段可能在伤后数周，此时，治疗上可应用较为坚强的支具。

#### 3.4.2 意识丧失病人

**对反应迟钝的病人，作脊柱检查和评估应十分小心。**可进行标准化的临床和放射学检查。当X线平片或某些节段的CT检查显示正常时，创伤专科医生须对脊柱的稳定与否作出判断。最安全的策略是仍将其视为不稳定的脊柱，小心移动，并给予硬质颈围，直至第3章所述的常规结束。意识丧失的病人如合并以下表现，应怀疑有脊柱损伤：

- 反射减弱。
- 腹式呼吸。
- 疼痛反应上移，但不低于锁骨水平。
- 心率减慢，血压降低。
- 阴茎持续勃起。

## 4 脊柱不稳定

不稳定的概念被用以描述脊柱的某种状态，涉及面较广，包括临床、影像学和生物力学方面的异常。应用最广的定义是由White和Panjabe提出的[2]：脊柱失去了在承受生理负荷时保护自身免受各种神经学损害的能力，发生明显畸形和疼痛。**在早期处理时如果忽略了脊柱的不稳定，将会引起或加重脊髓的损伤，或导致骨折的移位及脱位**，并由此需要进行更具侵袭性的手术。在较长的一段时间里，尤其是整个矢状面排列异常时，导致慢性不稳定、活动痛和退行性变的高发可能。经治医师应利用以上所描述的临床和放射学评估手段对脊柱的稳定性作出判断。

从脊柱损伤被首次报道以来，医生们对脊柱进行了概念上的分区或分柱。Denis [3] 的三柱理论已非常普及，然而二柱概念的应用也日益广泛（图 4.11-9）。后者可简化对脊柱损伤机制的理解，便于将 AO 的分类原则应用于脊柱。损伤发生后，结构完整的前柱或后柱可以排除发生不稳定的可能。必须对前后两柱进行仔细的评估，因为临床和放射学检查相结合，有助于发现两柱的显著损伤。如对前柱的单一压缩性骨折，通过临床检查和 MRI 扫描可以诊断出与该损伤相关的后方韧带结构损伤。

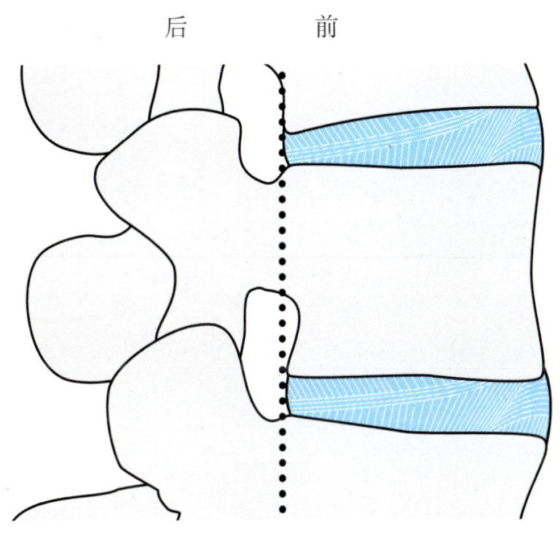


图 4.11-9　脊柱两柱的图示

## 5　骨损伤的分类

如今，AO 分类已广泛用于胸腰椎、下颈椎损伤。$C_1$ 和 $C_2$ 的分类有所不同。寰枕骨折脱位极为少见，但常常是致命的。在仅有的幸存者中，只有通过矢状面的 CT 才能诊断。

### $C_1$ 平面

典型的 $C_1$ 骨折是 Jefferson 骨折 [4]（图 4.11-10a），它是 $C_1$ 骨环结构的爆裂骨折。通过在侧位片上测量寰齿前间隙（正常<4mm）和在张口位片上测量侧块的分离情况（正常<8mm）（图 4.11-10b）。其他的 $C_1$ 损伤包括单纯的 $C_1$ 侧块损伤和前、后弓损伤。

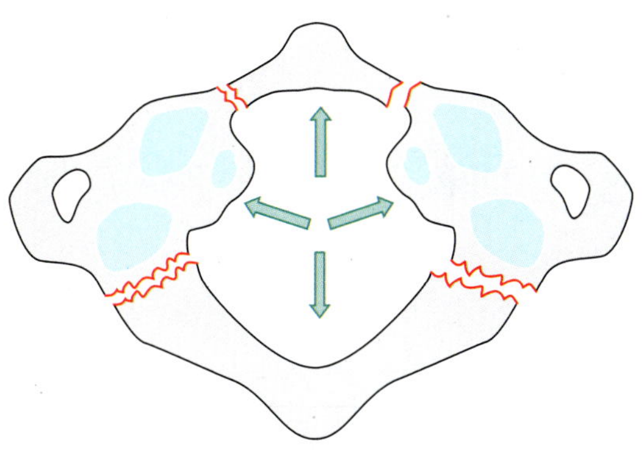

图 4.11-10a　Jefferson 骨折示意图

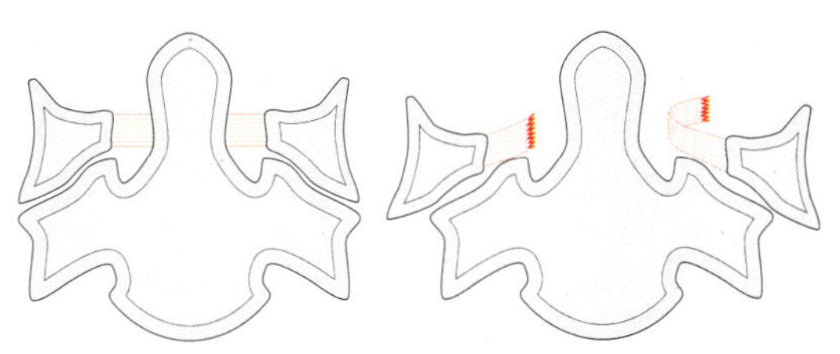

图 4.11-10b　侧块游离示意图

### $C_1/C_2$ 平面

Fieldings 和 Hawkins [5] 描写了 $C_1/C_2$ 平面的寰枕旋转半脱位，并将其分为 4 型：

Ⅰ 型旋转固定，无移位。

Ⅱ 型旋转固定，单侧前移位。

Ⅲ 型旋转固定，双侧前移位。

Ⅳ 型旋转固定，后移位。

**诊断可能会非常困难，但无论何时，如有不能解释的颈痛或斜颈发生，应考虑到是否存在枕颈不稳定损伤。**通过仔细的 X 线摄片和 CT 检查，常常可以发现损伤。

### $C_2$/齿状突

Anderson 和 D′ Alonzo 根据齿状突骨折的部位不同进行骨折的分类 [6] (图 4.11-11)。Ⅰ型骨折指齿状突尖部骨折，提示有韧带的撕脱，很少引起不稳定。Ⅱ型骨折是指通过齿状突近基底部的骨折，骨折线可为横形或斜形。Ⅲ型骨折的骨折线经过 $C_2$ 体部的松质骨部与齿状突的交界处。Levine 和 Edwards 提出了 $C_2$ 创伤即所谓 Hangman 骨折的最佳分类 [7]。Ⅰ型损伤是 $C_2$ 椎弓榔骨折，骨片无成角，移位<3mm。Ⅱ型损伤是移位骨折，成角>5°，移位>3mm (图 4.11-12)。ⅡA 型损伤的特点是显著成角，无移位，牵引下可见 $C_2$、$C_3$ 椎间隙增宽。Ⅲ型损伤是严重的成角和移位骨折，伴有单侧和双侧的 $C_2$、$C_3$ 椎间关节的脱位。

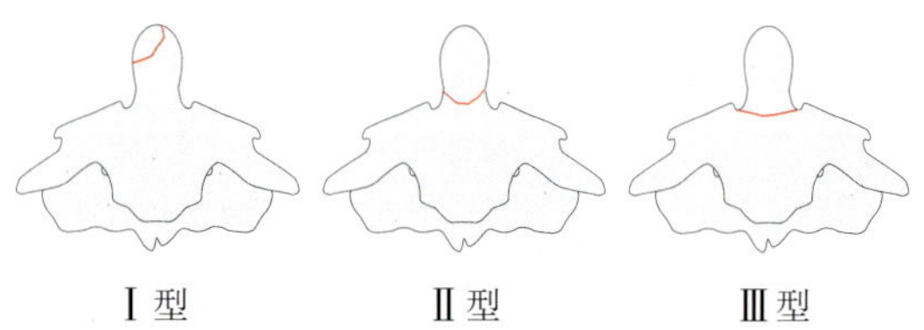


图 4.11-11 三种齿状突骨折的示意图

Ⅰ型 有时表现为韧带撕脱，很少引起不稳定。

Ⅱ型 齿状突体部骨折，可为横形或斜形。

Ⅲ型 骨折线经过 $C_2$ 体部接近基底部的松质骨部分。

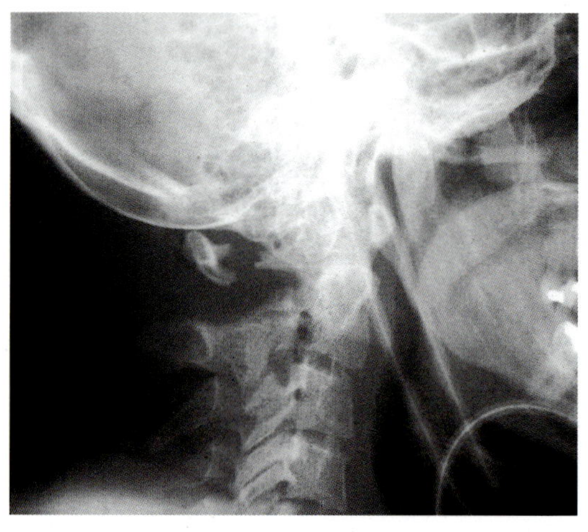

图 4.11-12 Ⅱ型 Hangman 骨折的 X 线片

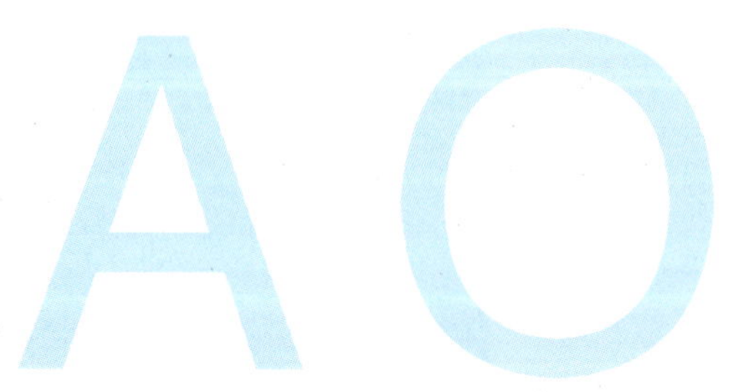

### 下颈椎、胸椎和腰椎

Magerl等提出了下颈椎和胸腰椎骨折的分类[8]。AO 组织和骨科创伤学会 (Orthopedic Trauma Association) 采用这一分类[9] (图 4.11-13)。

按 AO 的方法，脊柱在第 5 骨群中，又分为三部分：

- 颈椎 $5_1$
- 胸椎 $5_2$
- 腰椎 $5_3$

三种基本损伤方式

| | |
|---|---|
| A型 | 椎体的压缩性损伤 |
| B型 | 前/后柱的牵开损伤 |
| C型 | A型或 B 型损伤加旋转损伤，常表现为骨折伴脱位 |

在下颈椎，牵开损伤重于旋转损伤，所以被视为伴有旋转的 B 型损伤，即 C 型损伤。

## 6 神经损伤的分类

颈椎损伤可造成四肢瘫，胸椎和腰椎损伤可引起截瘫。**病人过了脊髓休克期，如果在球海绵体反射恢复后，损伤平面以下的神经活动仍然没有任何恢复，那么神经学的损害就是完全性的，应视为脊髓完全损伤。**美国脊柱损伤学会 (American Spinal Injury Association, ASIA) 和国际截瘫医学研究会 (International Medical Society of Paraplegia) 对原始的 Frankel 分类[10] 进行了改进。

ASIA 神经损伤评分

| | |
|---|---|
| A | 完全损伤 |
| B | 部分感觉残留 |
| C | 部分运动残留，肌力<3 级 |
| D | 部分运动残留，肌力>3 级 |
| E | 神经功能正常 |

A型

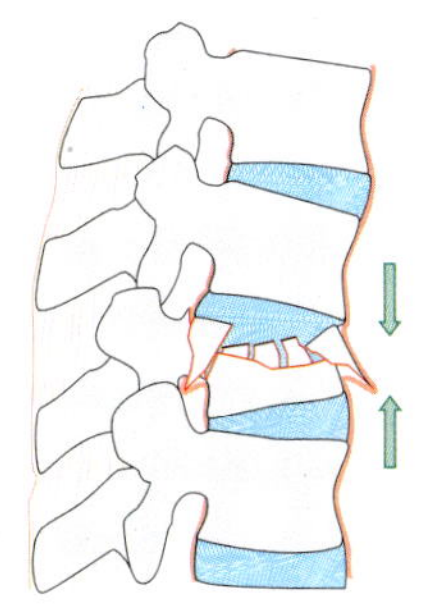

B型

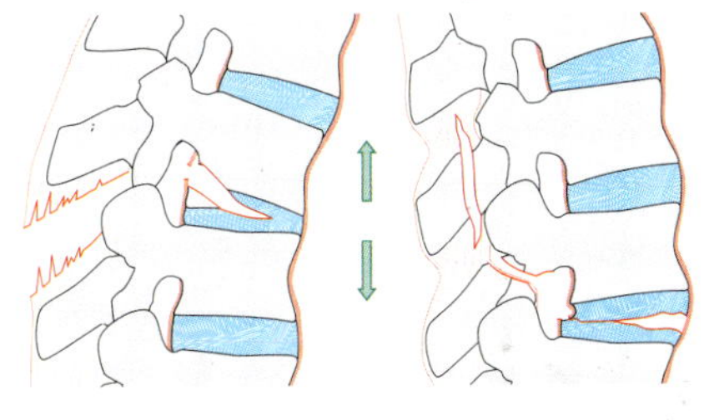

C型

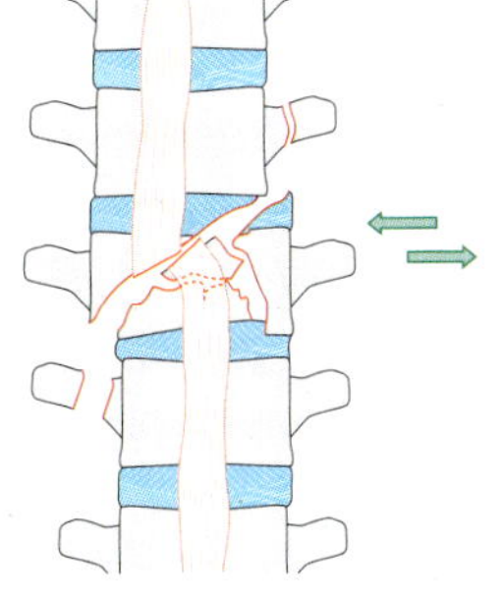

图 4.11-13 AO Müller 分类

A 型 前柱压缩型损伤。
B 型 两柱损伤，伴前方或后方的横向牵拉。
C 型 两柱的旋转损伤。

不完全神经损伤有时以下列临床综合征的表现为特征：

• 脊髓半切综合征（Brown Sequard Syndrome）：同侧的运动和本体感觉丧失，对侧的针刺觉和温度觉丧失。

• 中央脊髓综合征：颈髓损伤伴四肢瘫，上肢症状重于下肢。

• 前脊髓综合征：大部分脊髓受累，仅脊髓后柱部分正常。

• 锥体束损伤：表现为骶髓和腰神经根混合损伤,伴有直肠膀胱反射消失。

• 马尾损伤：表现为神经根损伤伴直肠膀胱反射消失。

## 7 早期处理

**在脊柱的评估阶段，保护脊柱免受进一步伤害是应该遵循的指导原则。**

一旦作出了脊髓损伤的诊断，即应考虑大剂量甲基强的松龙的常规应用。第二次（美国）国家急性脊髓损伤研究[1]计划通过随机、多中心和双盲的甲基强的松龙临床试验，提出早期超大剂量甲基强的松龙的应用，在伤后6个月复查时有感觉和运动的较好恢复。首次剂量为30mg/kg，然后以5.4mg/kg/h的剂量维持23小时。尽管在某些初期报道中，病人的治疗中夹杂有早期手术的复合因素，但甲基强的松龙促进神经恢复的作用仍得到了证实。常规应用甲基强的松龙的系统并发症未见报道，但发现用药后有的手术病人的伤口延迟愈合。对以上结果还应作深入的研究和分析，以确认这一常规治疗是否具有功能恢复的疗效和是否会引起较严重的并发症。

### 无移位的颈椎损伤

**无移位的颈椎损伤，无论是稳定者或是潜在不稳定者，在治疗早期可应用坚强的颈围进行固定。**

### 移位和不稳定颈椎损伤

移位和不稳定颈椎损伤须应用晕轮（Halo）牵引。由经治的创伤科医生或骨科医生在局麻下放置这一装置。晕轮牵引优于冰钳和卡钳（caliper），表现在对头和颈的控制方面，此外，现代意义上的晕轮具有较好的MRI相容性，也可与塑形的背心相结合，作为后续的治疗手段。

前方的固定钉置于晕轮的眼窝上桥，定位于眼窝切迹的外侧，放置时令病人紧闭双眼。晕轮环保持在耳廓尖以上1cm。采用局麻，固定钉准确定位后徐徐拧入，然后将对侧的固定钉同时拧紧。拧紧螺钉时应使用扭矩扳手，保证每个螺钉都拧紧至6in/lb（图4.11-14）。开始时，给予病人2.5~4.5kg的纵向牵引力，并行颈椎侧位X线片复查。在ⅡA型Hangman骨折，牵引可导致节段分离。如果节段分离发生，应去除牵引，使用晕轮背心将其固定于合适的位置，并立即将病人转运至专业的脊柱治疗中心。

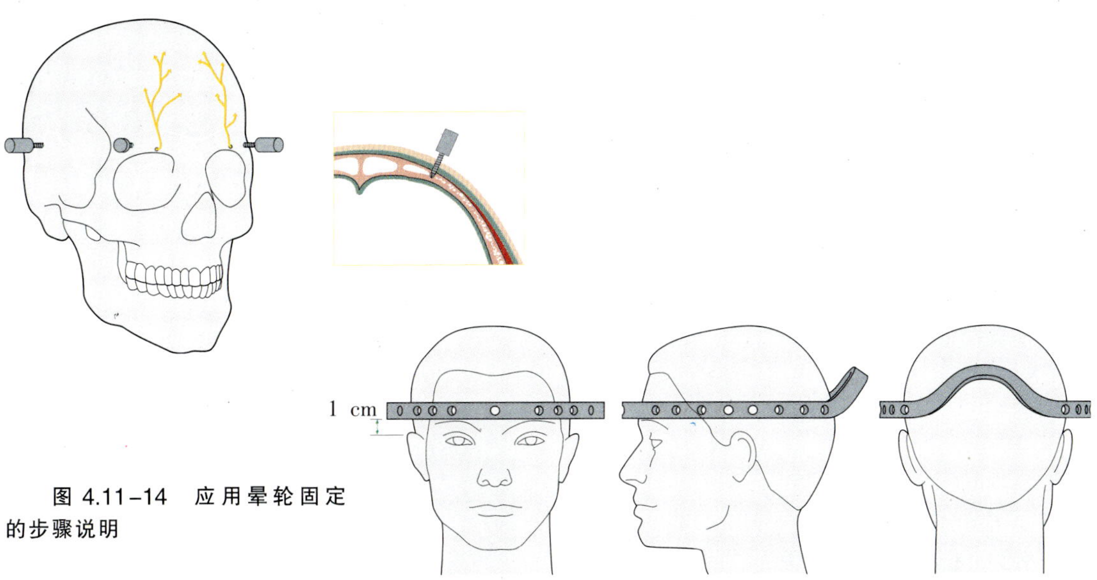


图 4.11-14 应用晕轮固定的步骤说明

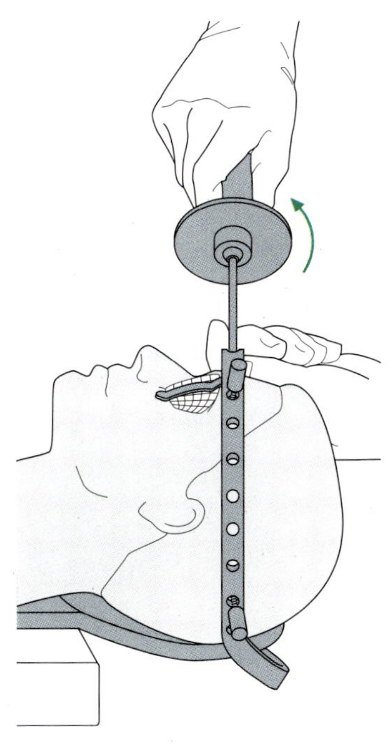

**其他移位的颈椎损伤**

所有其他移位的颈椎损伤应采用牵引复位，牵引重量每 15 分钟逐渐增加，并通过神经学检查和颈椎侧位片进行监测。按经验估计，自 $C_1/C_2$ 而下，重量基数为 2.5kg，并以每节段 2.5kg 的重量递增。移位的 Jefferson 骨折、Hangman 骨折、齿状突骨折（Ⅱ和Ⅲ型）、移位的下颈椎骨折在第一时间都可以用这一方法进行治疗。复位后也可以通过牵引来维持位置直至确定最后的治疗方案。

有些作者提出对椎间关节脱位的牵引重量可达到 50kg 以上，虽然实际应用的重量要小得多。伴有脊髓损伤的颈椎损伤的复位同样非常重要。

**胸腰椎骨折**

无移位稳定的或潜在不稳定的胸腰椎骨折病人应保持仰卧位，在此阶段应密切观察受压部位。大多数伴有明显脊髓损伤的病人须留置导尿管。**完全脊髓损伤的病人应在重症监护科** (intensive care unit) **将生理状况调整至最佳，以保证脊髓的血循环灌注和氧供应。**

## 8 后续处理

脊柱损伤的后续治疗分为手术治疗和非手术治疗。在当今外科领域专科化的时代，**应由脊柱外科来决定手术的指征并施行手术**，其中应包括骨科医生、神经外科医生。如有可能，还应包括脊髓损伤的康复医生。

许多医生认为，惟一的手术指征是伴有神经损伤、经保守治疗无效且在影像学上有椎间盘或骨性压迫表现的病人。在这种情况下，通常应进行前路的椎体切除和减压。在急性情况下，通常有一定的风险，尤其是同时伴有内脏损伤时。这样的病人必须转至脊柱专科进行处理。

**不稳定的脊柱创伤**

无论有无神经损伤，不稳定的脊柱创伤通常应在复位后进行手术治疗。但是，有些无神经损伤的病人可以采用晕轮背心和坚强的支具来治疗。移位的 Jefferson 骨折、Hangman 骨折、Ⅲ型齿状突骨折及下颈椎骨折都可以在复位后应用 Halo 背心固定 6~8 周，并经常行 X 线摄片监控。随后此类损伤应行坚强支具固定直至伤后 3 月。

**Ⅱ型齿状突骨折**

Ⅱ型齿状突骨折，在原始 X 线片上 (图 4.11–15) 的移位或复位后移位仍大于 25% 者，或反复移位者，其骨折不连接的发生率较高，需要行手术治疗。这类病人也应该转送脊柱专科处理。

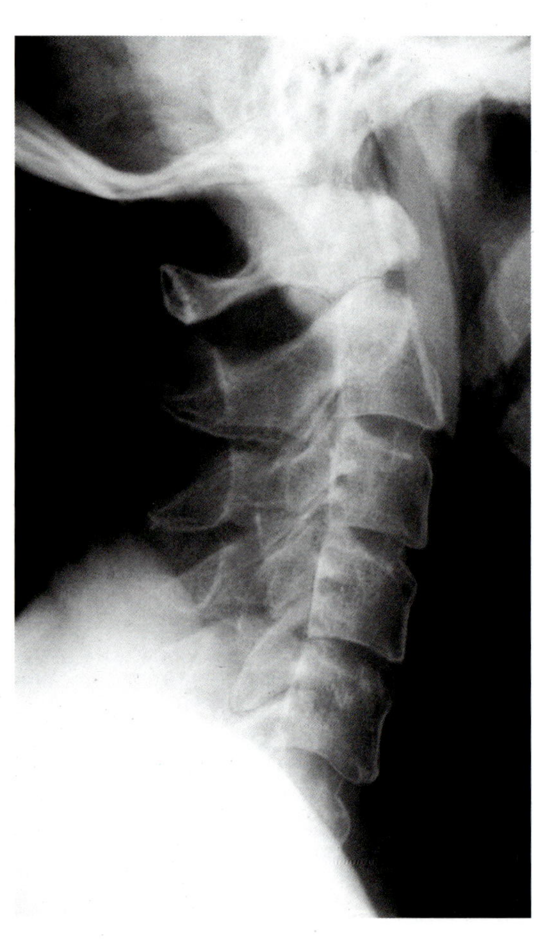

图 4.11–15 有移位的Ⅱ型齿状突骨折

### 下颈椎软组织紊乱

下颈椎软组织紊乱，尤其是伴有椎间关节脱位，复位后应该应用前路接骨板系统进行节段的稳定。如椎间关节脱位不能复位，则应行后路切开复位、固定和融合。来自前方的骨性的和椎间盘性的压迫，应行前方入路，减压（包括椎体切除减压），接骨板固定和融合。

### 无移位和稳定的颈椎损伤

无移位和稳定的颈椎损伤应该以合适而坚强的支具固定来治疗。

### 胸腰椎脱位

无论伴有或不伴有脊髓压迫，胸腰椎脱位的病人应采取后方入路，切开复位和稳定手术。在部分性或完全性的神经损伤病人，如仍处于脊髓休克期，待全身情况允许，即应尽快手术。

### 胸腰椎爆裂骨折

胸腰椎爆裂骨折伴有部分或完全神经损伤，脊髓休克持续存在者，应视为急诊减压和固定的指征（图 4.11-16）。有证据表明，早期手术可以促进脊髓功能的恢复。为了减少创伤和死亡率，手术应由有经验的脊柱外科医生进行。

### 不稳定性损伤

存在前后两柱显著紊乱的不稳定损伤，应采用后路系统进行稳定手术。

### 胸腰椎的 A 型骨折

胸腰椎的 A 型骨折，前方椎体高度丢失 50%以上并伴有局部后凸畸形或楔形变（在胸腰椎连接部>30°，在腰椎>10°）者，最好的治疗方法是应用后方间接复位和后方融合（图 4.11-17）。对于放置胸腰椎部位椎弓根螺钉具有经验的脊柱外科医生而言，大多数 A 型胸腰椎骨折可以通过这一方法治疗。

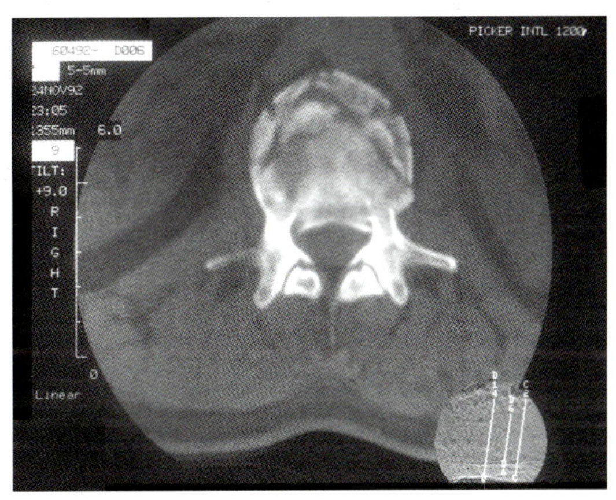


图 4.11-16　CT 平扫示高能量的胸腰椎爆裂骨折

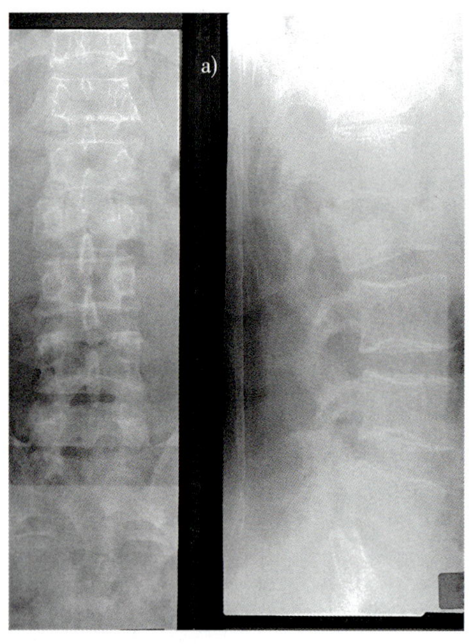

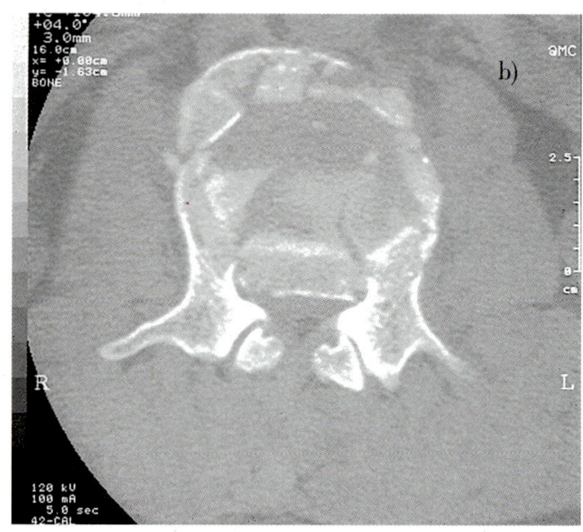

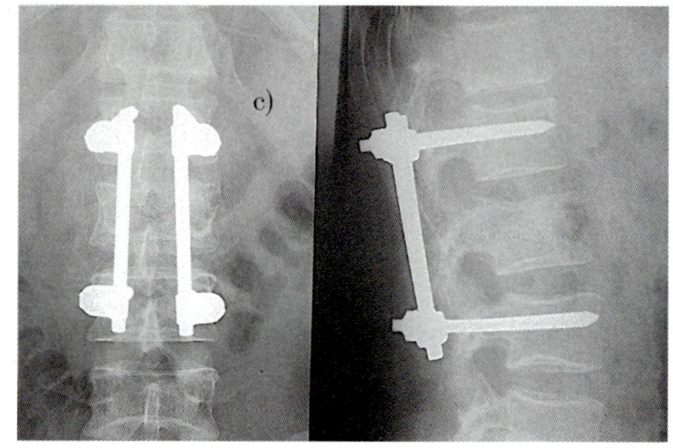

图 4.11–17

a) 有移位的胸腰椎压缩型骨折无神经损害。

b) CT 平扫。

c) 数小时内应用 USS 重建脊柱稳定。

许多无以上手术指征的胸腰椎骨折病人，可以应用保守治疗的方法。TLSO 支具有助于止痛。但大多数稳定损伤的病人在 2 周左右疼痛改善，就不再需要支具。此外，如果损伤暴力以轴向压缩为主，外固定支具则难以控制。

## 9 参考文献

[1] Bracken MB, Shepard MJ, Collins WF,et al. (1990) A randomized, cont rolled trial of methylprednisolone or naloxone in the treatment of acute spinal- cord injury. Results of the Second National Acute Spinal Cord Injury Study. *N Engl J Med*; 322 (20): 1405–1411.

[2] White AA, Panjabe MM (1990) Clinical Biomechanics of the Spine. Philadelphia: J. B. Lippincott Co.

[3] Denis F (1984) Spinal instability as defined by the three–column spine concept in acute spinal trauma. *Clin Orthop*; (189): 65–76.

[4] Jefferson G (1920) Fracture of atlas vertebra: report of four cases, and a review of those previously recorded. *Br J Surg*; 7: 407–422.

[5] Fielding'JW, Hawkins RJ (1977) Atlanto–axial rotatory subluxation. (Fixed rotatory subluxation of the atlanto–axial joint). *J Bone Joint Surg [Am]*; 59 (1): 37–44.

[6] Anderson L, D´ Alonzo R (1974) Fractures of the odontoid process of the axis. *J Bone Joint Surg [Am]*; 56 (8): 1663–1674.

[7] Levine AM, Edwards CC (1985) The management of traumatic spondylolis thesis of the axis. *J Bone Joint Surg [Am]*; 67 (2): 217–226.

[8] Magerl F, Aebi M, Gertzbein SD, et al. (1994) A comprehensive class ification of thoracic and lumb'ar injuries. *Europ Spine J*; 3 (4):184–201.

[9] Spiegel PG (1996) Fracture and dislocation compendium. *J Orthop Trauma*; 10 (Suppl 1): 151–153.

[10] Frankel HL, Hancock DO, Hyslop G, et al. (1969) The value of postural reduction in the initial management of closed injuries of the spine with paraplegia and tetraplegia. *Paraplegia*; 7 (3): 179–192.

## 10 新进展

本章节的新进展和附加参考资料可从网上获得：

http//www.aopublishing.org/PFxM/411.htm

# 5 概论

鲁迪 (Thomas P.Rüedi)，科尔顿 (chris L.Colton)，
费尔南德斯·德尔奥卡 (Alberto Fernandez Dell′Oca)

## 5.1 开放性骨折

克利福德(R.Paul clifford)

### 1 概述

“开放性骨折”是指骨折与外界环境相通，而且不可避免地涉及对骨折附近软组织和皮肤的损伤。开放性骨折常常是高能量损伤，所以骨骼和软组织创伤可能很严重。损伤和缺血的组织被血肿包绕，为细菌所污染。骨折和组织愈合的环境差，对细菌增殖的抵抗力弱。结果是与暴力的能量水平及骨骼和软组织所遭受的损伤成比例的感染、迟缓连接和不连接的危险性也随之增加。

### 2 历史

在一个世纪以前，严重长骨开放性骨折的死亡率很高，截肢经常是作为挽救生命的首选治疗。甚至到了第一次世界大战，股骨开放性骨折的死亡率仍然超过 70%。过去 100 年骨折治疗研究的巨大进展，把这类创伤的治疗焦点从保留肢体和生命，转移到保留功能和避免并发症上面来。但是，我们仍然没有理由因此而感到满足。据文献记载，最严重、合并血管损伤的胫骨开放性骨折的截肢率仍然超过 50% [1]。

### 3 病因和损伤机制

典型的开放性骨折往往是由比闭合性骨折更严重的暴力造成的。不过，低能量间接暴力所引起的扭转型骨折，骨折端可以自内向外刺穿皮肤，特别是当骨骼位于皮下，没有肌肉袖保护时 (图 5.1–1)。比较严重的开放性骨折通常发生于直接的高能量损伤。根据公式 $E_k=mv^2/2$，损伤时扩散的能量 ($E_k$) 与质量 ($m$) 和速度 ($v$) 的平方成正比。现在，在平民医院里看到的高能量开放性骨折，大多为交通事故或从高处坠落所致，患者犹如投射物一样，在撞击时因突然减速而受伤。受伤的程度与碰撞的速度和患者自我保护的程度有关，这就是为什么摩托车手小腿严重开放性骨折的发病率高的原因。高能量损伤常常导致严重的头、躯干和四肢的复合伤，对这些损伤的处理可能需要优先于对开放性骨折的治疗。

## 4 流行病学

各医院对开放性骨折的收治率，随着地理位置、社会经济因素、人口规模以及伤员运送系统的不同而不同。苏格兰爱丁堡创伤骨科医院详细地记载了开放性骨折的发病率[2]。这个城市加郊区人口总共 75 万，所有骨折病人都在这家医院治疗。在 1988 年 1 月至 1994 年 3 月间的 75 个月内，报告了 933 个病人的 1000 例开放性骨折，频率为每年每 10 万人中 21.3 例。不同解剖区域开放性骨折与闭合性骨折的相对比例记载于表 5.1-1 内。在大的长骨，骨干的开放性骨折比干骺端的更常见（骨干 15.3%，干骺端 1.2%）。在大的长骨骨干的开放性骨折，胫骨的比例最高（21.6%），其次为股骨（12.1%），然后是桡骨和尺骨（9.3%）及肱骨（5.7%）。不过，这组数据几乎没有枪击伤（仅 1 例），提示这组统计数字不能代表另外一些有更多暴力的社区。

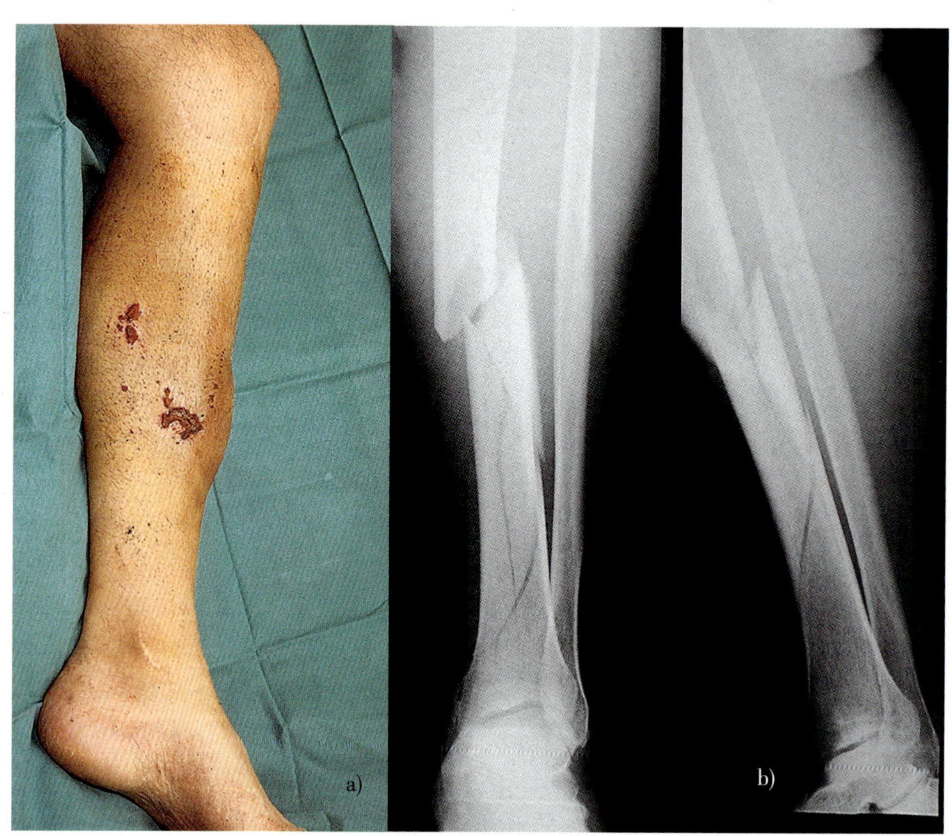


**图 5.1-1 低能量钝性创伤后的开放性骨折**

a) 小腿内侧皮肤有轻度挫伤，很快发生间室综合征。

b) 42-C1 型复杂的胫骨骨折。

表 5.1–1 开放性骨折的频率比较[2]

| 部位 | 骨折总数 | 开放性骨折 | 开放性骨折百分比 |
| --- | --- | --- | --- |
| 上肢 | 15406 | 503 | 3.3% |
| 下肢 | 13096 | 488 | 3.7% |
| 肩带 | 1448 | 3 | 0.2% |
| 骨盆 | 942 | 6 | 0.6% |
| 脊柱 | 683 | 0 | |
| 合计 | 31573 | 1000 | 3.17% |

## 5 微生物学

受伤时或受伤后不久，大多数开放性骨折都有细菌污染。治疗前，60%~70%创口细菌培养阳性[3]。幸运的是，大多数细菌都是一些相对无害的皮肤和环境污染物，它们很少引起感染。但是，如果有致病的肠革兰阴性细菌，或者较易致病的环境污染物，如梭状芽胞杆菌属或假单胞菌属，情况就比较不利，它们会带来明显的发展成感染的危险。感染最常发生于病人到达医院后所受到的致病性金黄色葡萄球菌、肠球菌或假单胞菌属的污染。少量污染的细菌不会引起感染，但是，一旦每克组织接种的细菌达到$10^5$，免疫防御机制被抑制，感染的危险就增高。

## 6 分类

为了提示预后和进行比较研究，已经发展出许多以损伤的严重性为依据的分类方法。其中，最初由 Gustilo 和 Anderson 于 1976 年所描述的方法[3]应用得最广泛。他们根据皮肤、软组织损伤，以及骨折的类型，把开放性骨折按严重性递增的次序分成 3 型（表 5.1–2）。

后来，Gustilo 及其同事对Ⅲ型损伤作了修改，根据污染程度、骨膜剥离和骨骼暴露的范围，以及有无血管损伤增添了 3 个亚型（表 5.1–3[4]，图 5.1–2）。

表 5.1–2 开放性骨折的分类[4]

| 类　型 | 描　述 |
| --- | --- |
| Ⅰ | • 皮肤创口小于 1cm<br>• 清洁<br>• 骨折不粉碎 |
| Ⅱ | • 皮肤创口大于 1cm<br>• 软组织损伤不广泛<br>• 没有皮肤撕脱 |
| Ⅲ | • 高能量损伤累及广泛软组织损伤<br>• 或严重的挤压伤<br>• 或有需要修复的血管损伤<br>• 或严重污染，包括农田损伤<br>• 或骨折粉碎、节段性骨折或骨缺损而不管皮肤创口的大小 |

上述分类比较简单，是评估预后的一个有用但也许不完全正确的指南。已经有效地用于对愈合的时间、骨不连的发生率以及是否需要植骨等方面进行预测[5, 6]。不幸的是，正是因为简单而几乎不可避免地导致它的主要缺陷。这与观察者之间对损伤的主观判断性差异和损伤分类不够明确所造成的错误有关。

软组织损伤的 AO 分类，在第 1.5 章中做了描述，与 AO 骨折的 Müller 分类 (第 1.4 章) 一起使用，从而为开放性骨折提供了一个详尽的分类。皮肤、肌肉/肌腱，以及神经血管结构的损伤单独分成 4 个或者 5 个类型。每一个范畴只包含一个客观限定的变数。在大资料库内使用时，还可以对不同的损伤类型作更精细的比较，是非常有用的研究工具。不幸的是，由于其复杂性，使它在日常临床工作的交流方面有欠灵活。由 Tscherne 首先描述的 Hannover 骨折标准 (HFS) 也有同样问题。

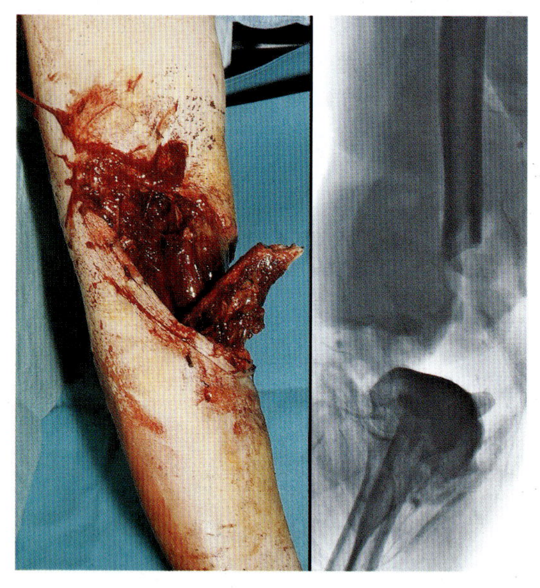

**图 5.1-2 高能量交通事故造成的开放性骨折**

患者女性，57 岁，右上臂遭碾压后，造成Ⅲc 型肱骨开放性骨折 (AO Müller 分类为 12-A31 04-MT4-NV4 型)，合并肱动、静脉破断裂以及正中神经和桡神经损伤。

**表 5.1-3 Ⅲ型开放性骨折的分类[4]**

| 类 型 | 描 述 |
|---|---|
| Ⅲa | • 尽管软组织损伤广泛，但骨骼仍有足够的软组织覆盖 |
| Ⅲb | • 软组织广泛损伤合并骨膜剥离、骨暴露创口污染严重 |
| Ⅲc | • 开放性骨折合并需要修复的动脉损伤 |

## 7 处理原则

开放性骨折处理的最终目的是使伤肢早期恢复正常的功能。这取决于软组织完全康复的创口早期愈合、骨折在恢复的解剖位置上愈合，以及避免发生并发症。感染是一个最有可能对结果起有害作用的因素。

| 处理原则 |
| --- |
| • 预防感染 |
| • 软组织愈合和骨连接 |
| • 解剖恢复 |
| • 功能恢复 |

## 8 分阶段治疗

达到上述目的需要有一个规范、符合逻辑、连续的治疗过程。从良好的入院前治疗开始，直到急诊室和手术室的仔细评估与有经验的临床判断。一期手术干预的焦点集中在避免感染上，方法是分期清创和固定骨折。二期手术着手解决早期皮肤覆盖和软组织重建的问题，然后重建骨骼。尽可能早地开始活动锻炼是上述分阶段治疗不可分割的一部分。

| 分阶段治疗 |
| --- |
| • 初期评估和急诊室处理 |
| • 一期手术<br>—创口分步清创<br>—骨折固定 |
| • 二期手术<br>—皮肤和软组织重建<br>—骨骼重建 |
| • 康复 |

## 9 急诊室——初期评估和处理

急诊室评估和处理的主要目的为：

- 复苏和确定优先处理项目。
- 预防创口进一步污染。
- 应用抗生素。
- 肢体畸形的矫正和夹板固定。
- 各个损伤的临床和放射学评估。

处理开始于事故现场，入院前急救人员应就地用消毒敷料保护创口。此后，为了保护创口不进一步被细菌污染，应尽可能少翻动这些敷料。Tscherne 及其同事证实，遵循这些策略可使感染率降低 4 倍 [7]。

在急诊室，注意力首先集中在生命机能的复苏和治疗可立即威胁生命的损伤。对促使血液动力学不稳定的开放性骨折的外出血，通过用手在多层消毒敷料外加压来控制。一旦复苏措施已经建立，并着手解除对生命的威胁，注意力可以转向确定事故的过程、仔细的体格检查和病人全身情况的评估。

为了对创伤进行评估，消毒敷料要揭开一次，此时按常规拍一张宝利来照片供以后参考（图 5.1-3）。注意创口的大小、深度，以及周围皮肤的状况。大的污染碎片可以取出，污染严重的创口可以用消毒液体灌洗。否则，创口就不要探查，而且在重新包扎之后，别再去扰乱它。开放性骨折近侧，尤其是远侧肢体的各个部分也应仔细检查。血运和循环、神经功能，以及肌肉肌腱的连续性都必须予以评估。应当轻柔地改善畸形肢体的对线，如果可能，就将明显脱位的关节复位，用夹板固定肢体，并拍摄骨折骨骼全长的 X 线照片。

至此，外科医生应充分了解事故的经过，病人的整体情况，伤口及其周围皮肤损伤的范围及基本特点，骨折的情况，横越损伤区域的血管、神经、肌肉及肌腱的功能。掌握上述情况后，医生就能系统地制定临时处理方案。保护生命和肢体的手术应优先进行。在细菌繁殖到一定程度之前污染创口的手术清创是紧急的，超过这个程度，就非常有可能发生感染。有人提出，细菌进入伤口 6 个小时以后，就可以达到这一程度，但是它也可能受诸多因素的影响，包括早期静脉应用抗生素。

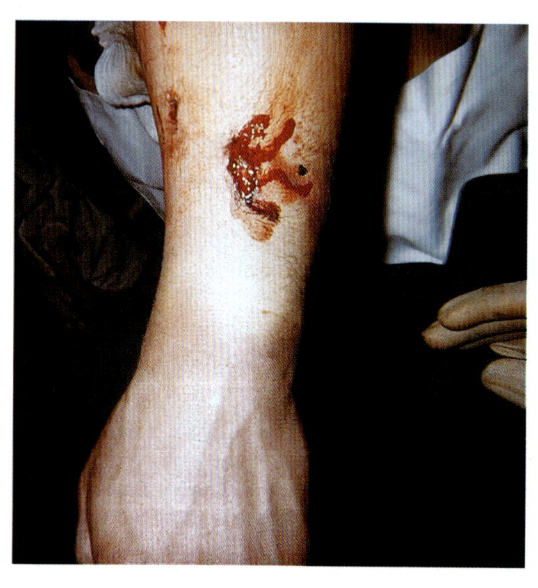

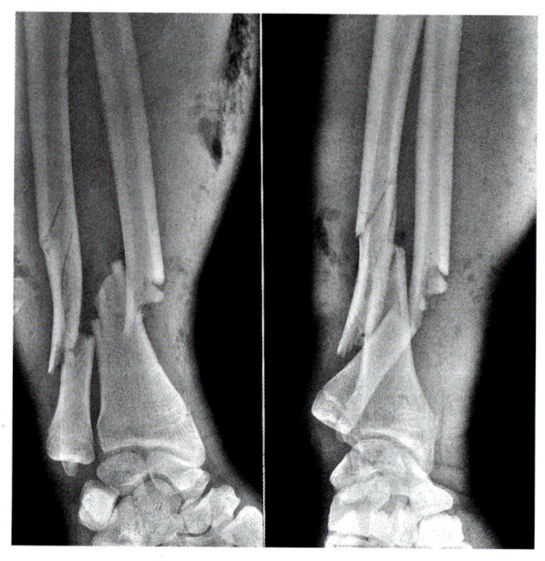

**图 5.1-3 宝利来照相创伤评估**

男性，30 岁，前臂远端挤压伤后皮肤损伤似乎很小，但手部明显缺血。合并 22-C3 型前臂双骨折。

## 10 抗生素

抗生素的选择取决于潜在的细菌污染。第一或第二代头孢菌素有很广的抗菌谱，适用于大多数伤口。大的创口，或者那些有粪便污染危险的股骨或骨盆的创口，还应加用氨基糖苷类抗生素或者新的β-乳糖青霉素中的一种。有梭状芽胞杆菌感染危险的农田损伤，应当使用大剂量青霉素。静脉应用抗生素可以达到高血浆浓度，应尽早给药，并且持续用药48小时。虽然有人建议，在随后做其他外科手术时，短期重复、预防性应用抗生素，但是，长期应用抗生素是不必要的，并且有产生耐药菌株的危险。必时要，应当做抗破伤风处理。如果病人在伤前10年内没有接受过破伤风免疫接种，应当给予破伤风类毒素和破伤风免疫球蛋白。

## 11 手术室——初期手术

初期手术的目的：

- 保存生命和肢体。
- 对创伤作出最终评估。
- 有序地进行伤口清创。
- 稳定骨折。

优先进行的早期处理应集中在挽救生命的躯干、骨盆、头部的手术，以及肢体血供的重建上。

### 11.1 最终评估

在手术室对创伤作出最终评估，要充分评价每个解剖结构的损伤范围和程度。方法是，先对整个肢体重新做临床检查，必要时再进一步做X线检查。不过，在整个肢体清洁并铺巾进行手术探查创口的深度和范围之前，上述评估还不完全。应当使用止血带，但不要充气，除非有大量出血。伤口要彻底清洗干净，包括骨端，必要时把其送回创口。污染的异物应当清除，用大量Hartman溶液或者林格乳酸溶液冲洗伤口。应谨慎使用电动脉冲灌洗（喷射灌洗），因为有可能把异物碎屑冲到创口的深处。通过标准静脉输液器，依靠重力进行灌洗可能比较安全。

“创伤区”的概念是重要的（参阅第2.1章，图2.1-3）。这个概念描述了创口的真实范围，而不是皮肤伤口。后者不过是真正的创口与外界沟通的“窗口”。在很多情况下，这个窗口很小，而下面的创伤却很大。当骨折为肌肉所覆盖又远离皮肤时，尤为普遍，例如，在股骨或肱骨骨干的中段、小腿肚和胫骨的后部。切勿将这些区域的刺伤当成I度开放性骨折，因为下面的软组织损伤几乎是不可避免的。创口的完全评估要求对创伤区域的真实范围有详细的判断。这通常需要通过手术延长皮肤创口来扩大“窗口”，或者偶尔需要另做切口形成第二个窗口。切口要经仔细策划和定位，必须考虑血管的分布范围，创伤可能已经使其遭受损害。也应当考虑准备安放内固定或外固定器的位置，以及可能需要安置用于软组织重建的组织瓣的位置。这些复杂的问题，最好一开始就由整形外科和骨科医师共同承担一起处理。对病人和创伤作出最终评估之后，才可进行手术清创，或者偶尔做截肢手术。

### 11.2 分阶段手术清创

手术清创要求仔细切除所有坏死和失活的组织。它被列为影响开放性骨折处理结果的一个最重要的步骤。把坏死、或者将要坏死的组织留在创口内的代价是巨大的，**按常规应当在 48~72 小时后再看“第二眼”**。因此，应当把清创看作是分阶段的处理程序。

清创从外开始，逐渐向内进行。明显坏死和捻挫的皮肤应当切除。有存活可疑的皮肤可以安全地留待第二次检查，那时是否存活将十分清楚。损伤的皮下脂肪应当毫不犹豫地予以切除，并做充分的筋膜切开术。把失活的肌肉留在创口内，甚至在很短的时间内，就可导致灾难性后果。最初做清创时，即应留心观察肌肉，切除所有存活可疑的肌肉，直到边缘有鲜红出血，且轻夹即可引起肌肉收缩。完整的肌腱可以洁净后留待第二次查看时再检查。骨端应刷净，并清除髓腔里的任何异物和骨碎片。应舍弃已完全剥离、没有血供的碎骨片。主要的血管神经结构应予保留，必要时加以修复。

手术清创是一项要求很严格的手术程序，必须认真专注。必须细心确保切除所有失去活力的组织，同时又要保护剩余组织的血液供应。

### 11.3 骨折的固定

Ⅰ型损伤的骨折可以用类似闭合骨折的同样方法来治疗。在很多情况下，这可能涉及手术固定，但并非必须如此。应根据骨折的特点和病人的情况，而不是以合并的小伤口为基础作出决定。这类损伤的治疗效果和与之相应的闭合损伤相仿 [8]。

Ⅱ型和Ⅲ型开放性骨折，移位和不稳定几乎是不可避免的。这些特征往往要求手术固定。软组织广泛损伤的严重开放性创口的存在，是使损伤复杂化的主要因素，更需要对骨折进行固定。解剖复位是许多治疗目的中的一个，而且关系到“使肢体恢复正常功能”的最终目的。恢复骨骼的长度和矫正其畸形，有助于解剖对线以及维持软组织的张力，并因此减少死腔和血肿。骨折部位的稳定可以防止因骨片活动而造成的进一步损伤，使炎症反应减弱，渗出和水肿减少，并促进组织的再血管化。

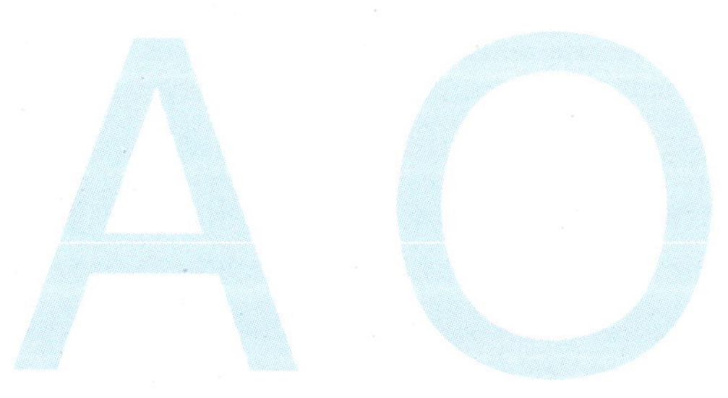

另外，简单稳定的固定使可以在创口内顺利地进行软组织手术，并且有利于伤肢的生理活动。总之，骨折的解剖学复位和固定，为软组织的修复和康复提供最有利的环境和条件。理论上，这些因素可改善宿主抵抗细菌的防御机制，从而减少感染的危险。虽然由于涉及多种因素，而使临床上难以证实这一点，不过，有实验证据表明，骨折的稳定性有助于抑制细菌的繁殖 [9~10]。

开放性骨折时，骨折固定的价值无庸置疑。但是，方法的选择仍有争论。有效的方法包括，用接骨板、髓内钉内固定，或外固定，或者这些方法的联合使用。必须权衡稳定固定与进一步损伤局部血液供应和发生并发症的风险之间的利弊。实践中，每一个病例都必须分别评估。考虑的因素包括骨折的解剖部位和特点、周围皮肤和软组织的情况、创口位置及大小、污染程度、合并的其他损伤，以及病人的全身情况。

Ⅰ型损伤很少影响治疗方法的选择，在大多数病例，可以用与对应的闭合骨折相同的方法治疗。不过，比较严重的伤口则可能影响固定器的选择。应当遵循关节面解剖复位（第 2.3 章）和恢复骨干及干骺部骨折的长度及对线（第 2.2 章）的一般原则。应当仔细考虑和接受绝对及相对稳定性的概念和应用。开放损伤的高能量性质，加上骨折碎裂与软组织损害，使它们特别适合于比较稳定的固定和微创手术。考虑软组织是最主要的。术前仔细计划（第 2.4 章）至关重要，而且常需考虑把内固定或外固定器安放在一个和传统方式不同的位置上。只要有可能，都应经创口安置内植物，但需要用软组织覆盖金属。最好避免另做切口，但如绝对必要，该切口应很小，且需小心定位，以免导致它和原创口之间的皮桥丧失血液供应。所有手术径路、内植物以及外固定器的定位原则是：它们不会阻碍进一步的骨科或整形手术。

关节内骨折应当用审慎放置的螺钉固定，必要时用环形外固定器保护，或者偶尔也用跨关节的桥式外固定器支持。

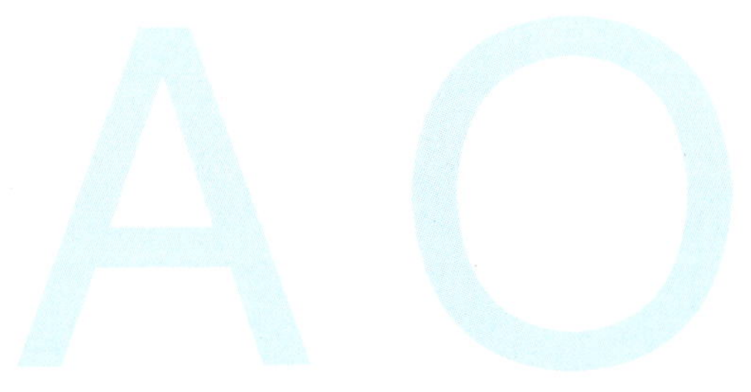

干骺端骨折常常能通过经创口放置的接骨板加以固定。如果创口小，或者处在一个不方便的位置上，可能得让接骨板在皮下移动到合适的位置，再用经皮螺钉固定。偶尔，可选用螺钉固定，再用外固定器保护。

骨干骨折应根据部位、骨膜剥离的程度和软组织袖的状况，采用髓内钉、接骨板或者外固定器固定。

不必把最终固定当作初期手术处理的前提目的。明智之举可能是，用桥式外固定支架临时固定骨折，如果必要，可跨越关节，维持骨骼的长度和对线。待肿胀消退、创口范围已经明确并得到控制时，再换作最终的固定。无针固定器可避免穿透髓腔，这对考虑将髓内钉作为最终固定的病人特别有价值。

### 11.4 接骨板

(第 3.2.2 和 3.3.2 章)

接骨板仍然是开放性干骺端骨折的首选 (图 5.1–4)。接骨板在前臂骨干骨折特别有用，因为前臂有软组织袖，做接骨板手术相对比较安全，何况没有别的固定方法能提供维持桡骨和尺骨之间的解剖关系所必需的稳定性 (图 5.1–5)。

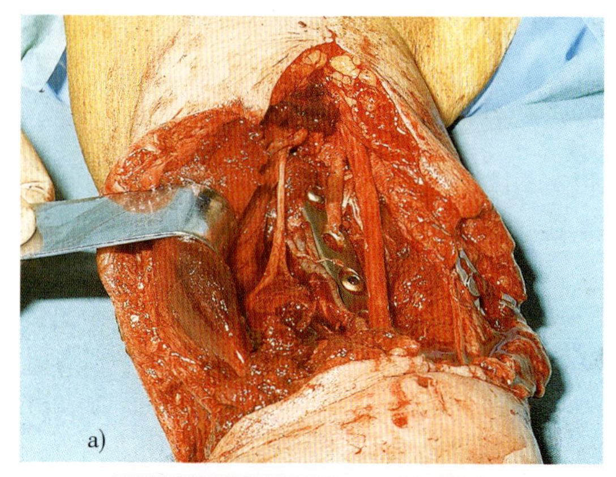

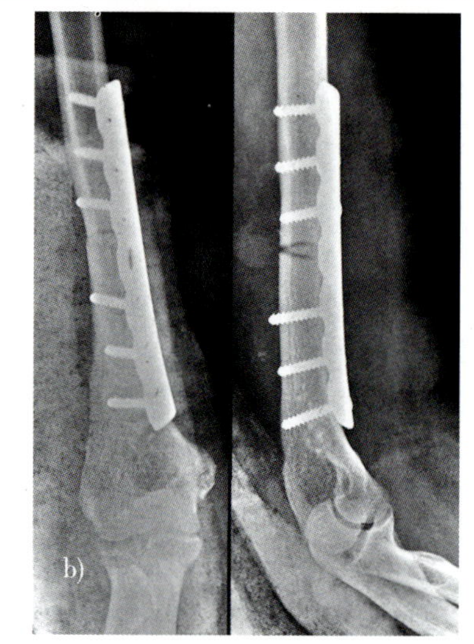

**图 5.1–4 与图 5.1–2 为同一个病例**

a) 软组织评估之后，肱骨缩短 15mm，然后经创口用接骨板 (LC–DCP) 固定。

b) 术后 X 线片，接骨板不典型地位于肱骨的掌侧，术后康复顺利无并发症发生，上臂及肘关节功能恢复满意。

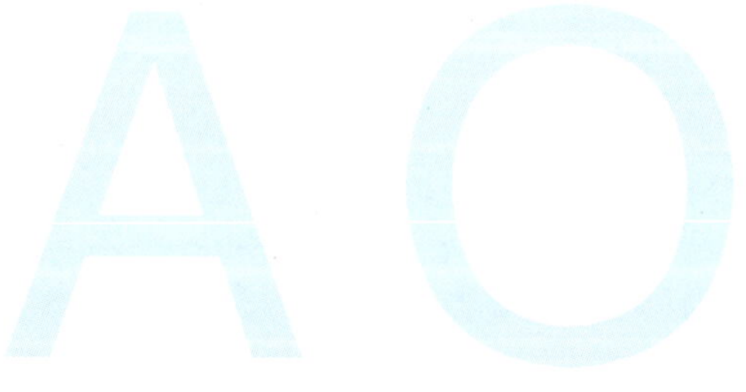

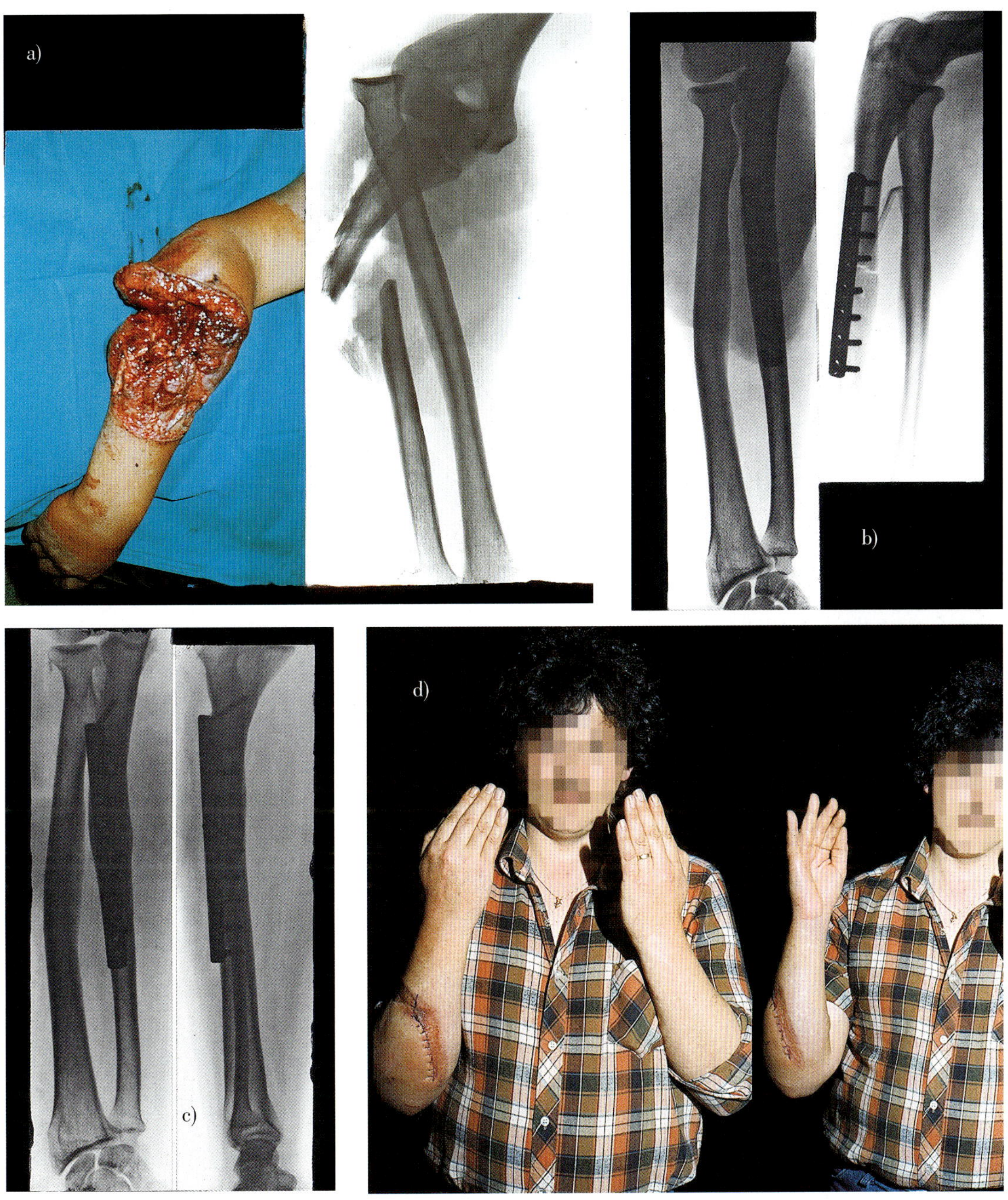


图 5.1-5

a) 男性，29 岁，右臂ⅢA 型开放性蒙特吉亚 (Monteggia) 骨折，无主要神经血管损伤。
b) 急诊创口清创切开复位，用 8 孔 3.5DCP 固定，缝合横断的肌肉，二期关闭皮肤创口。
c) 术后 37 周，骨折牢固愈合。
d) 功能恢复良好，完全具备从事建筑工人劳动的能力。

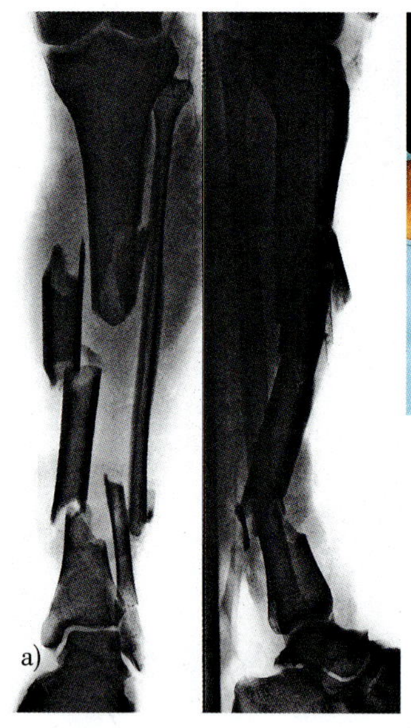


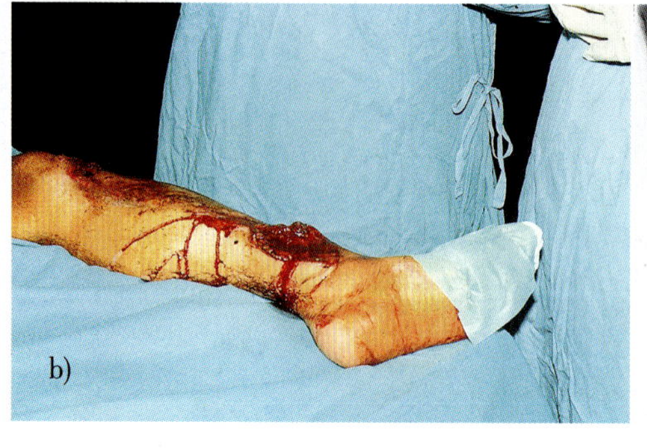


**图 5.1-6 胫腓骨开放性节段性骨折，闭合用不扩髓钉 (UTN 8mm) 固定**

a) 建筑工人，30 岁，挤压伤后胫骨广泛粉碎，中间有两个节段性骨片 (42-C3)。

b) 小腿远端有大的裂伤，胫前嵴上皮肤广泛擦伤，血管神经未受严重损伤，为 IO3-MT3-NV1。

c) 胫骨用静态带锁的 8mmUTN 钉固定后的 X 线片。

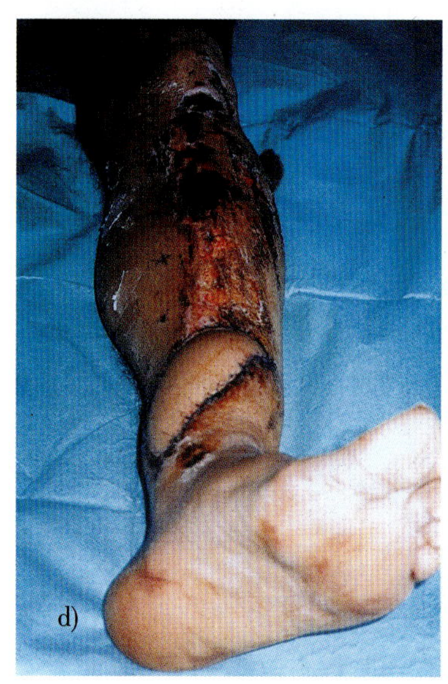


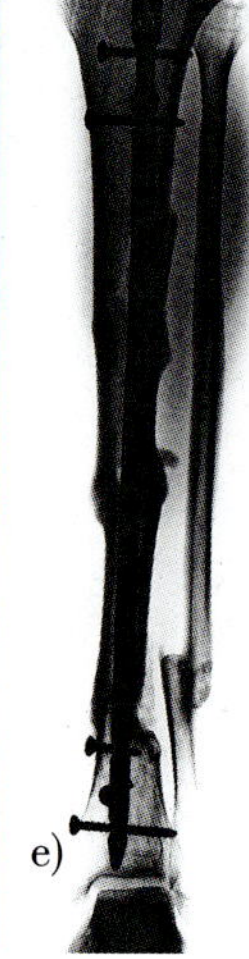


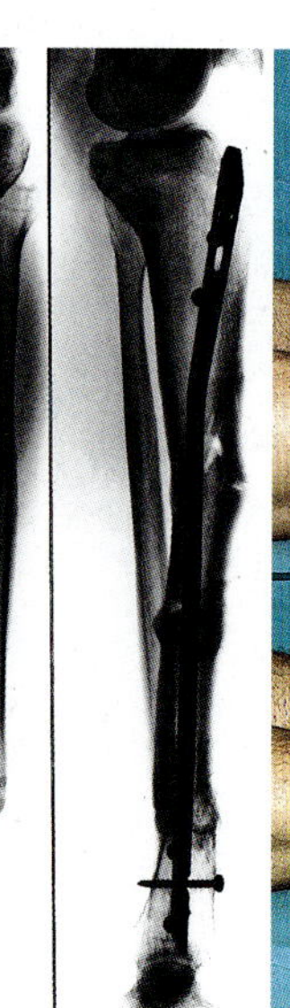

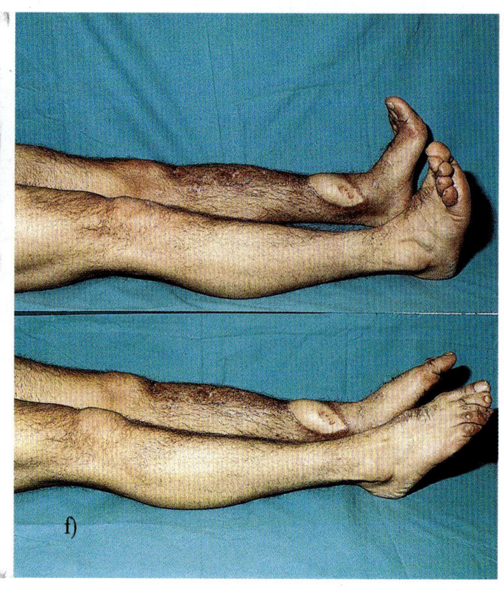


d) 切开复位内固定后 36 小时，在远侧骨折处加松质骨植骨，而软组织缺损则用游离肌皮瓣覆盖。

e) 软组织和骨折顺利愈合，1 年随访时的 X 线片。

f) 功能效果极好，没有残疾。

### 11.5 髓内钉

(第 3.3.1 章)

过去，由于人们担心髓内钉会损伤骨髓内的血液供应，随后还有发生灾难性感染的危险，所以开放性骨折的髓内钉固定还不普及，这是可以理解的。已经研究成功的内锁钉改进了髓内钉的稳定性，也扩大了它的适应证。因此，髓内钉现在几乎成为治疗股骨和胫骨的闭合性骨折及Ⅰ型开放性骨折的普遍选择，而且越来越多地用于治疗肱骨的骨折。近来，一些髓内钉热衷者已经进一步把适应证扩大到股骨干和胫骨干的各型开放性骨折。初步效果明显令人鼓舞，甚至在Ⅲb 型骨折，感染率也很低 [11~14]。

为了减少对骨髓血液供应的破坏，已经研制出不扩髓的髓内钉 (图 5.1–6)。实验研究证明，扩髓后骨皮质的血液供应减少了 70%，与之相比，不扩髓时骨皮质的血液供应只减少 30%。结果提示，已经成功达到不扩髓髓内钉的设计目的 [15]。不过，另外一些实验研究却提示，扩髓具有刺激骨膜血流和骨膜骨形成的有益作用 [16]。而临床实践中，无论用扩髓或不扩髓的髓内钉治疗胫骨干开放性骨折，效果异乎寻常地相似。惟一不同的是，不扩髓髓内钉断裂的发生率比较高 [17, 18]。

不过，对那些应用髓内钉治疗甚至最严重的骨干开放性骨折所取得的令人难忘的效果，要谨慎理解。因为这些报告来自杰出的治疗中心，他们已经具有手术重建软组织的娴熟技术。在不具备这些技术设施之前，外固定支架仍然是治疗最严重的胫骨开放性骨折最安全的选择。

### 11.6 外固定

(第 3.3.3 章)

外固定既能提供相对稳定的骨折固定，又不扰乱创伤的范围，具有很大的好处。当伤口和软组织的情况不允许直接对骨折进行手术处理时，外固定器显得特别有用 (图 5.1–7)。当创口很脏且污染严重时，外固定器往往是首选的器械。由于有沾染细菌的危险，最好避免在这样的创口里使用金属内植物。环形固定器的开发使外固定的适应证扩大到包括关节周围和关节内骨折 (图 5.1–8)。

外固定器的主要缺点是病人对它的耐受性差，而且有发生针道感染的危险。当固定的钉针横穿肌肉时，感染的危险增加 [5, 19]。按理想的做法，要在创伤的范围之外，从骨骼位于皮下的区域插入钢针。因此，外固定器在胫骨特别有用，而对那些四周为肌肉所包裹的骨骼，如股骨和肱骨，其价值就比较小。外固定器可用作初期和暂时的固定方法，待以后再更换。要是准备换成髓内钉，就应当做得早。已经有人报告，延迟超过数周，合并感染的发生率很高 [20]。如果一开始就有换成髓内钉的打算，选用无针外固定器可能更好。

第一次手术结束时，应当完全复苏，并对所有的创伤进行评估。开放性骨折的整个损伤范围都应当仔细加以评估，对创口进行细致的清创和冲洗，还要进行骨折固定。术毕应做创口培养。如果没有张力，术中延长的皮肤切口虽然也可以一期关闭，但是创口应当开放。

## 11.7 小结

至此，第一次手术已经完成，但是清创并没有结束。因为，清创应当作为分阶段的手术步骤来考虑。除了最小的创口以外，所有的创口都要在 48~72 小时之内再次手术探查。重新对创口的所有隐窝进行充分检查，通过冲洗去除血肿和渗出物。原来活力可疑的组织，现在一定很明确，根据需要进行清创。必要时，应隔 48 小时重复清创。

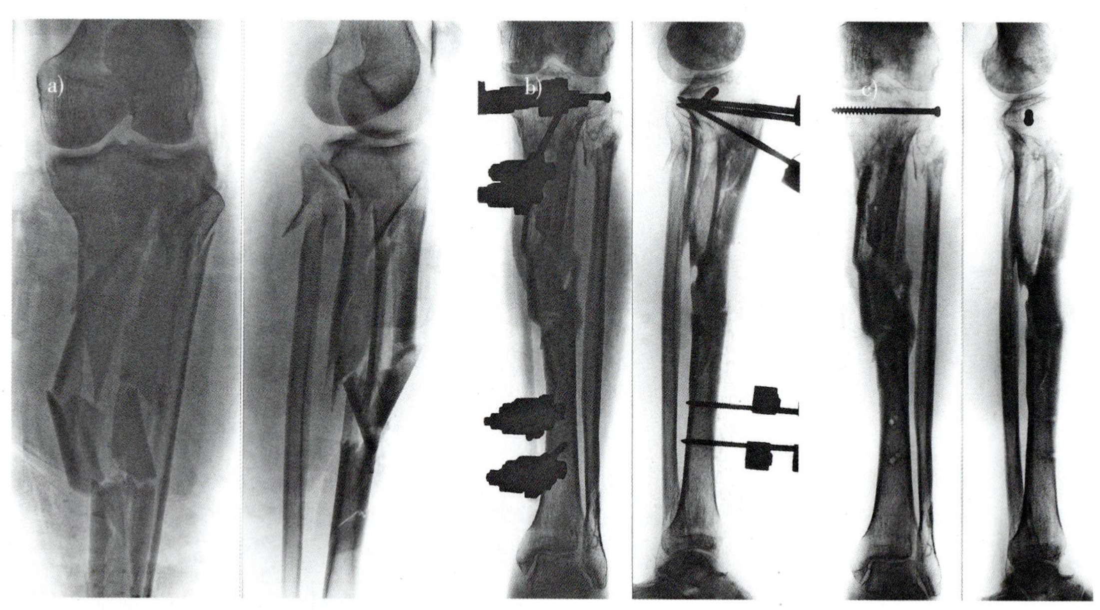


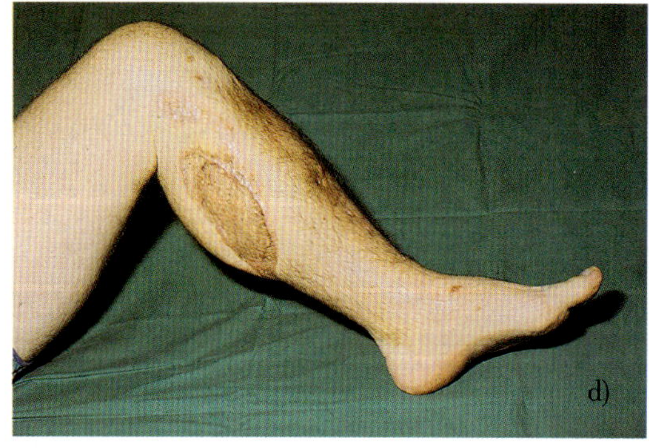


**图 5.1-7 累及平台和大部分骨干的Ⅲa 型胫腓骨开放性骨折，用外固定器治疗**

a) 男性，47 岁，石头压伤，胫腓骨近端广泛区域的粉碎性骨折，延伸至骨干 (41-B1/42-C2)。

b) 关节骨折用拉力螺钉固定，还应用单侧外固定器，术后 5 个月 X 线片，1 根固定棒已拆除。

c) 外固定器拆除后随访，骨折牢固愈合。

d) 伤后 8 个月临床外观和功能好，无残疾。

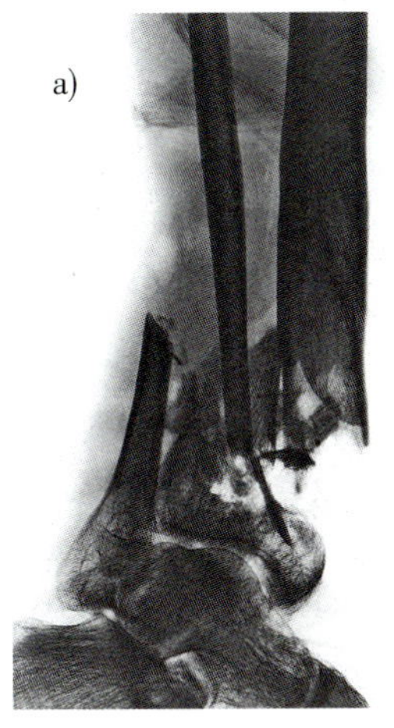


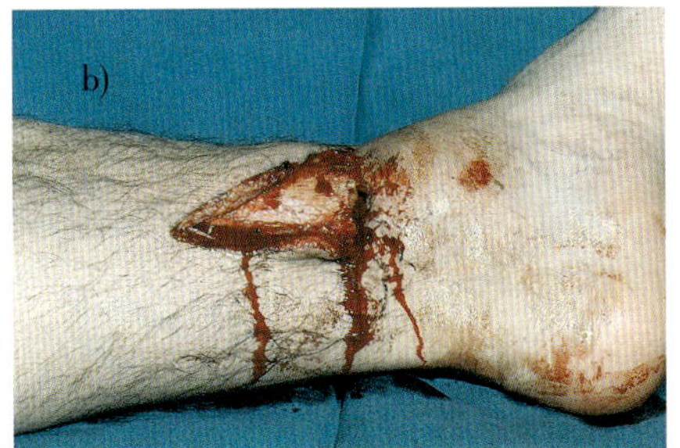


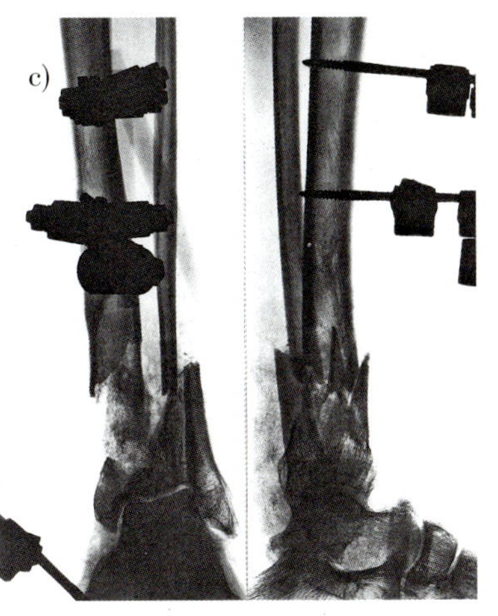


**图 5.1–8 分阶段处理胫骨远端Ⅲa 型开放性骨折 (pilon 骨折)**

a) 男性，43 岁，车祸后 43–C2 骨折。

b) 胫骨在小腿内侧刺出来，神经血管完整无损 (IO3–MT2–NV1)。

c) 第一步，创口清创后保持开放，放上一个有关节连接的外固定器。

d) 软组织情况安全时，用 3.5LC–DCP 接骨板固定腓骨，把关节连接的外固定器换成混合支架,胫骨缺损处植松质骨。

e) 20 周后拆除混合支架，2 年随访功能效果良好，只有轻微的创伤后关节病。

f) 踝关节的临床外观和功能良好。软组织愈合，没有做大的整形外科手术。

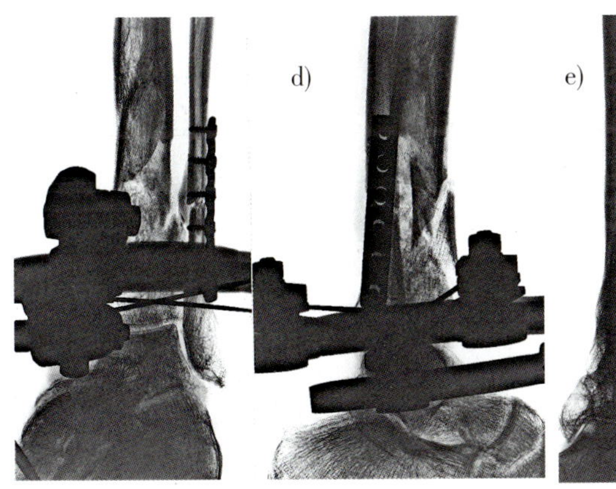


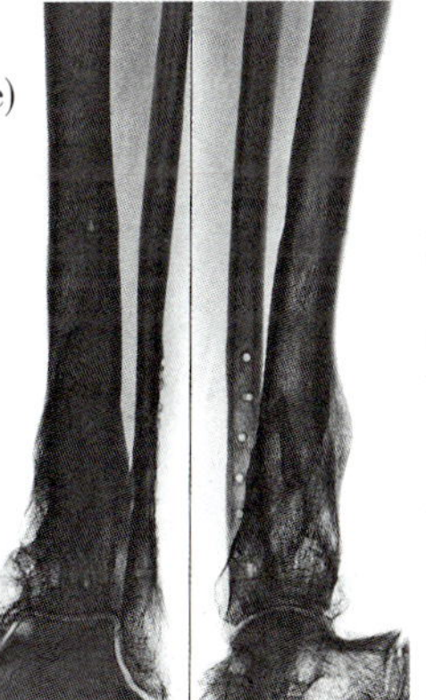


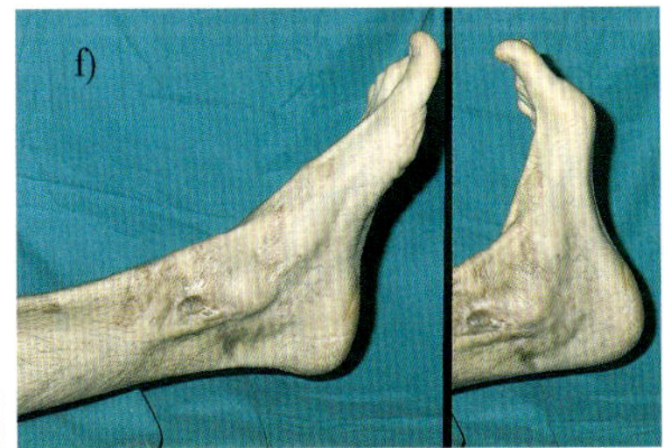

急诊外科手术的目标是，早期控制开放性骨折及其周围环境，使之朝向便于施行各个重建手术步骤的方向发展。

## 12 皮肤覆盖和软组织重建

(第 5.2 章)

应当早期进行皮肤覆盖和软组织重建。创口开放超过 7 天，感染的危险增加。实践中，小的Ⅰ型创口可不予关闭，让肉芽生长并迅速二期愈合。Ⅱ型和Ⅲa 型创口偶尔可以通过延迟的一期缝合而关闭，但应小心避免张力。可以考虑做减张切口，但应小心避免造成中间皮桥的缺血。更多情况下，需用中厚皮片植皮覆盖创口。如果创口组织床很好，植皮尤其有价值。偶尔也能用植皮暂时覆盖裸露的骨膜。把移植的皮片加工成网状，可减少皮片被血肿或渗出物掀起的危险，并使供皮区减小。根据定义，Ⅲb 型创口内有骨骼暴露，通常需要转移软组织和皮肤来修复缺损。当创口比较小，而且邻近的皮肤状态良好时，局部筋膜皮瓣仍然有用。肌瓣的突出优点是，它能为创口及其下面受伤的骨骼提供良好的局部血液供应，可作为肌皮瓣，但更常作为单纯的肌肉瓣进行旋转，再在肌肉瓣上面植中厚皮片覆盖。创面巨大，又不适合做局部皮瓣转移时，最好用游离皮瓣覆盖 (第 5.2 章)。

## 13 骨重建

开放性骨折比闭合性骨折更经常发生骨迟缓连接和不连接，而且和创伤的严重性成正比。在比较严重的病例，尤其有环形骨缺损时，可以预见骨折会不连接。因此，应及早手术，修复骨缺损并刺激骨愈合。可与软组织重建手术一起做，也可待软组织愈合之后再做，后者更为常用。大多数情况下植松质骨，但大的、特别是超过 6cm 的节段性骨缺损，可能需要游离腓骨移植、游离复合组织移植，或者应用骨转移技术。此时可根据骨缺损修复的方法，对骨骼的临时固定进行调整。

## 14 康复

如果想达到“恢复正常功能”的目的，就不能认为创伤的治疗仅仅是外科手术。早期进行骨折固定和软组织重建的侵袭性手术，其巨大优越性在于避免关节和软组织的制动，便于早期活动。应通过患者和康复治疗师来发挥这些优越性，而且应当树立一个目标，使这些潜在的好处得到最大发挥。AO 长期坚持的“生命在于运动，运动就是生命”的观念显得特别重要。

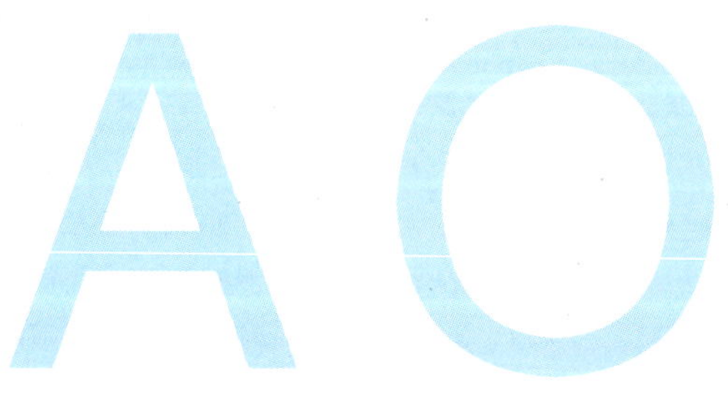

## 15 易犯的错误和并发症

严重开放性骨折的处理既费时又困难。它涉及分阶段的手术步骤，技术上的要求常常很高。手术时间的选择是困难的，而且需要骨科医生和整形科医生密切合作。基本原则必须严格遵循，但处理个别病例的复杂问题需要技巧和智谋。治疗需要经验、技术技能和完善的设施，这常常意味着要把病人转移到具备这些条件的专科中心去治疗。治疗过程中，有许多可能发生的错误。**感染依然是主要危险，是手术技术蹩脚、清创不彻底和创口关闭不及时造成的几乎不可避免的结果**。发生间室综合征的危险性很高，必须毫不吝惜地施行筋膜切开术。不充分或不及时地进行软组织或骨骼的重建，其结果将是骨折的迟缓连接或不连接。软组织和骨折即使已经愈合，长期制动又缺乏适当的康复治疗也会导致功能不良。

## 16 特殊情况

### 16.1 血管损伤

根据定义，将合并主要血管破裂的开放性骨折归类为 Gustillo Ⅲc 型损伤，常常合并骨骼、软组织和神经结构损伤，破坏性很大。即使严格遵循上述原则和方法，治疗的结局还是令人失望，文献报告的整体截肢率超过 40%[21]。胫骨Ⅲc 型开放性骨折的预后特别差，即使由最好的行家治疗，截肢率也超过 50%[1]。要非常仔细地对这些损伤进行评估，决定究竟是保留肢体还是一期截肢，需要明智、理性和成熟的判断。在注定要失败的情形下，还坚持做保肢的无谓努力是难以理解的。保肢手术和康复的治疗过程冗长、痛苦，病人的精神压抑，到头来还是以截肢告终（图 5.1-9）。问题在于决定哪些肢体是可以挽救的，哪些肢体应该一期截肢。有一些作者已经把注意力集中在这个议

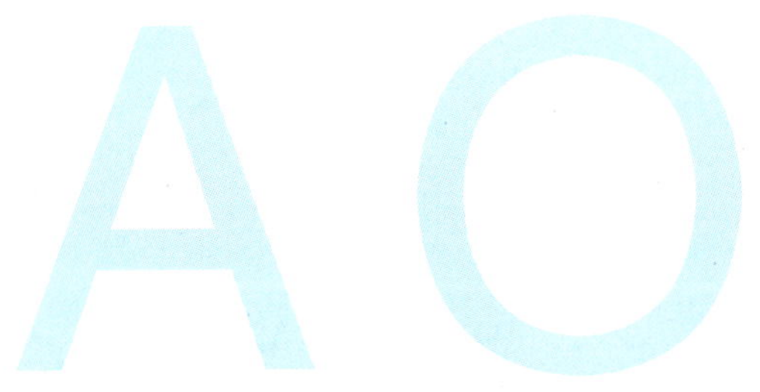

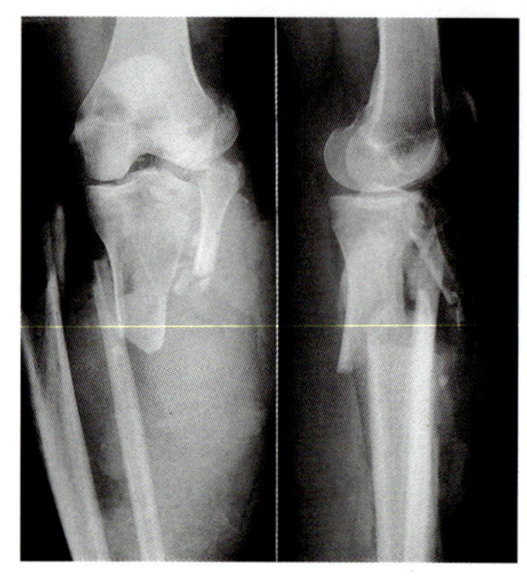
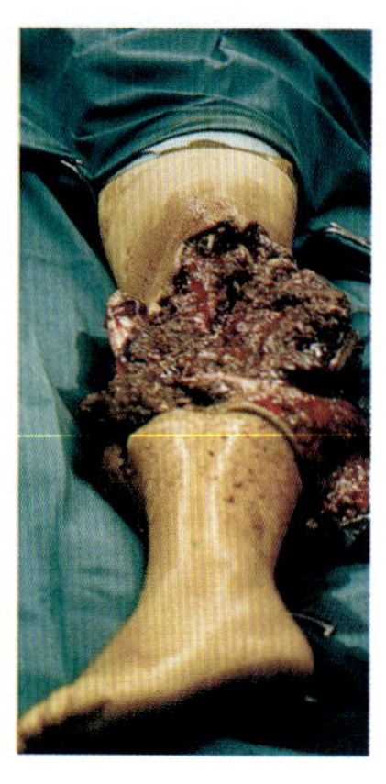

图 5.1–9 男性，19 岁，车祸致多发性损伤，小腿挤压伤。损伤部位以远没有血供、感觉及运动 (IO5–MT5–NV5)

截肢前的情景。

题上 [22~25]。对小腿损伤，大家一致认为，胫后神经断裂，足跟没有感觉，或者严重挤压伤，热缺血超过 6 小时，是一期截肢的绝对指征。如果有严重的复合伤，或者同侧足严重损伤，预计要经过很长时间才能获得软组织的覆盖和胫骨骨折的愈合，也有一期截肢的指征 (第 5.2 章)。

如果伤肢值得努力挽救，最迫切的事情是立即重建肢体的血液循环。在下肢，只有当血管损伤的平面还不清楚的时候，才有必要做血管造影。只要有可能，血管造影都应当在手术台上做，以免把宝贵的时间浪费在血管造影室里 [21]。先迅速固定骨折，再修复血管，使吻合好的血管得到保护。选择合适的固定方法，尽量减少完成固定所需要的时间。暂时的血管腔内分流可以赢得宝贵时间。预计会发生再灌注肿胀者，一定要做筋膜切开。即使精心策划精心治疗，随后小腿截肢率仍达到 50%，肢体即使保住了，其最终功能仍常常令人失望。

### 16.2 枪伤

和其他钝性损伤一样，枪伤损害的严重程度与子弹撞击时散发的能量大小有关 ($mv^2/2$)。高速步枪 (枪口速度>600m/sec) 和近射程猎枪子弹击中肢体时，产生高能量碰撞，使骨骼裂成碎片，继而形成空腔，造成毁灭性损伤 (图 5.1–10)。所幸的是，看病时遇到的枪伤多为低速手枪 (<500m/sec)，除非损伤神经或血管，一般都不严重。虽然骨骼不同程度地裂成碎片，但子弹的继发作用很小，不会形成空腔，而且骨片也很少与附着的软组织剥离及丧失血液供应。

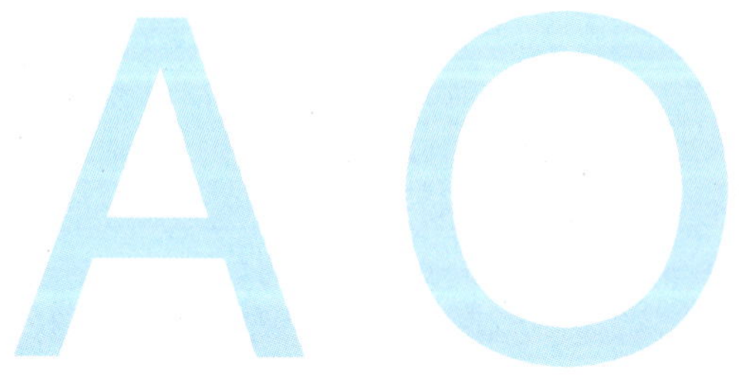

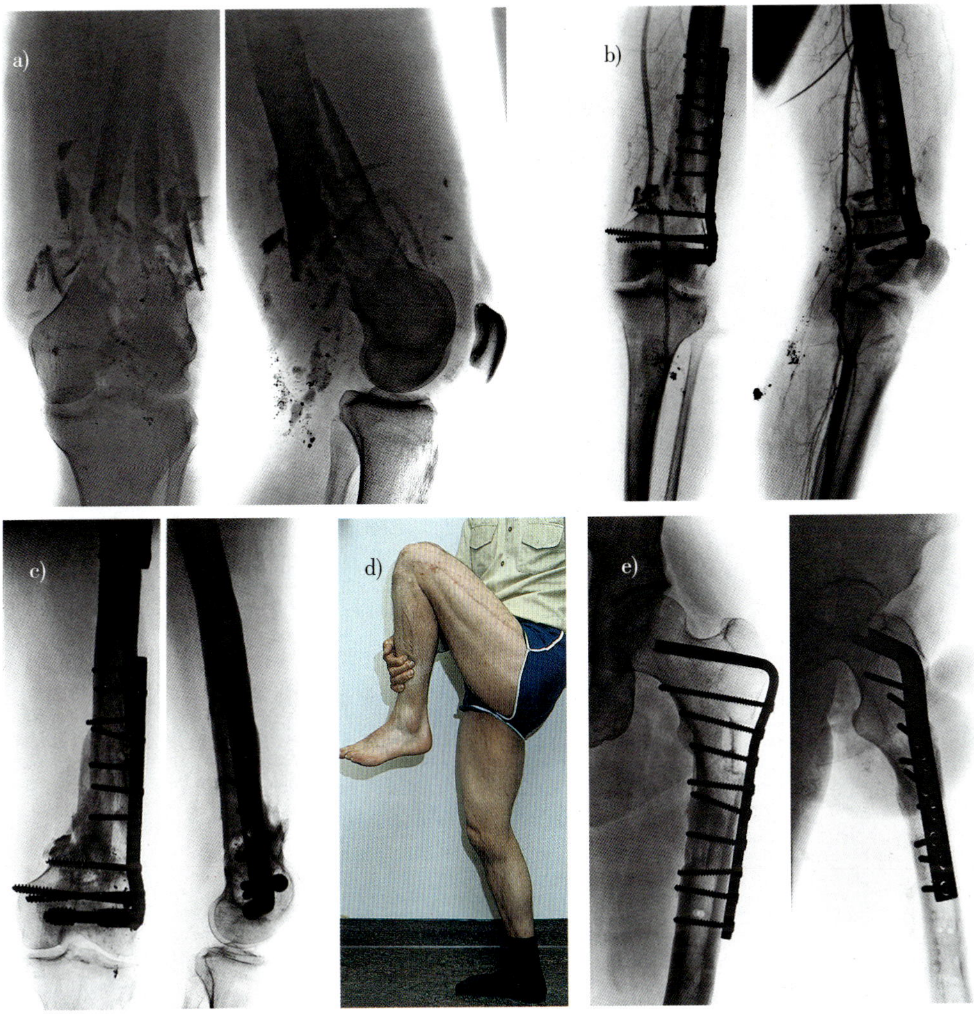

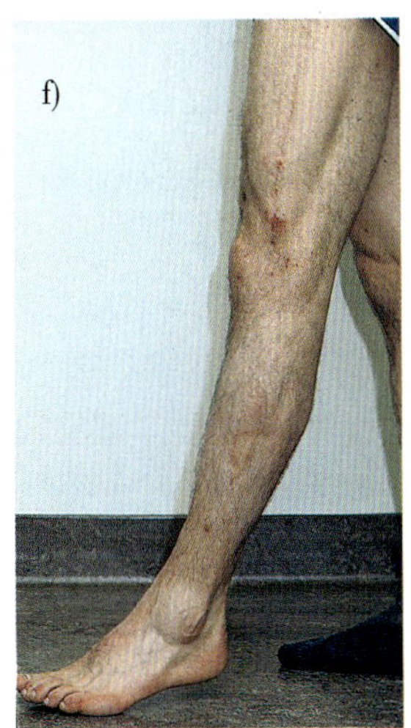


**图 5.1–10 男性，40 岁，股骨远端步枪枪击伤，腘动、静脉断裂**

a) 近射程步枪枪击伤致股骨远端粉碎性骨折。

b) 最终固定，缩短 25mm，经 i) 暂时性固定，ii) 修复血管，iii) 完全固定等 3 个阶段治疗之后，动脉造影显示远端血循环良好。

c) 1 年时股骨远端愈合的情况。

d) 膝关节功能恢复良好，患者要求做股骨延长术。

e) 1 年后随访的 X 线片。

f) 肢体最终长度，完全恢复体力劳动。

高速武器和近射程猎枪所致污染严重的Ⅲ型开放性骨折，应遵循为治疗高能量钝性损伤而确定的原则和方法进行手术处理。低速武器虽然也会造成严重的骨折污染，但是由于软组织没有剥离，骨折的预后相对比较好。皮肤创口小，软组织损伤不严重。在暴力社区行医的经验表明，处理这些枪伤的创口只需做小清创，治疗骨折时可以不考虑这些创口，只根据各自情况采取适当的措施。不过，必须仔细评估神经血管的状况，对小腿的近射程枪弹伤，应特别谨慎。应取出嵌在关节里的子弹，以免导致关节病或全身中毒。

## 17 小结

开放性骨折的定义为骨折与其四周的外环境相通。开放性骨折最常发生在高能量损伤之后，大约占所有肢体骨折的3%。损伤的严重性可以分类，损伤的类型是影响治疗结果的最重要因素。治疗的最终目的是及早恢复正常的功能，必须遵循预防感染的基本原则，使软组织和骨折早期愈合，恢复解剖结构，进行功能康复。处理方案包括早期按顺序细心评估，创口分阶段仔细清创，骨折固定，软组织和骨骼的重建，以及康复。手术操作需要专心和努力，而且需具备恰当的设施条件，包括需要有骨科、整形科和显微外科专家。可能发生很多不幸，甚至可能出现极糟糕的并发症。不过，在大多数病例，只要注意每一个细节，应用理智、成熟的临床判断能力，就能够避免这些不幸。

## 18 参考文献

[1] Lange RH, Bach AW, Hansen ST, Jr., et al. (1985) Open tibial fract ures with associated vascular injuries: prognosis for limb salvage. *J T rauma*; 25 (3): 203–208.

[2] Court–Brown CM, Brewster N (1996) Management of Open Fractures. In: Court–Brown CM, McQueen MM, Quaba AA, editors. *Epidemiology of Open Fractures*. London: Martin Dunitz: 25–35.

[3] Gustilo RB, Anderson JT (1976) Prevention of infection in the treatment of one thousand and twenty–five open fractures of long bones: retrospective and prospective analyses. *J Bone Joint Surg* [*Am*]; 58 (4): 453–4 58.

[4] Gustilo RB, Mendoza RM, Williams DN (1984) Problems in the management of type Ⅲ (severe) open fractures: a new classification of type Ⅲ open fractures. *J Trauma*; 24 (8): 742–746.

[5] Court –Brown CM, Wheelwright EF, Christie J, et al. (1990) External fixation for type Ⅲ open tibial fractures. *J Bone Joint Surg* [*Br*]; 72(5): 801–804.

[6] Court -Bbrown CM, McQueen MM, Quaba AA, et al. (1991) Locked intramedullary nailing of open tibial fractures. *J Bone Joint Surg* [*Br*]; 73 (6): 959–964.

[7] Tscherne H, Oestern HJ, Sturm J (1983) Osteosynthesis of major fractures in polytrauma. *World J Surg*; 7(1): 80–81.

[8] Court–Brown CM, Christie J, McQueen MM (1990) Closed intramedullary tibial nailing. Its use in closed and type I open fractures. *J Bone Joint Surg* [*Br*]; 72(4): 605–611.

[9] Rittmann WW, Perren SM (1974) *Cortical Bone Healing After In ternal Fixation and infection.* Berlin Heidelberg New York: Springer–Verlag.

[10] Worlock P, Slack R, Harvey L, et al. (1994) The prevention of infection in open fractures: an experimental study of the effect of fracture stability. *Injury*; 25 (1): 31–38.

[11] Lhowe DW, Hansen ST (1988) Immediate nailing of open fractures of the femoral shaft. *J Bone Joint Surg* [*Am*]; 70 (6): 812–820.

[12] Brumback RJ, Ellison PS, Jr., Poka A, et al. (1989) Intramedullary nailing of open fractures of the femoral shaft. *J Bone Joint Surg* [*Am*]; 71 (9): 1324–1331.

[13] Rütter JE, de Vries LS, van der Werken C (1994) Intramedullary nailing of open femoral shaft fractures. *Injury*; 25 (7): 419–422 .

[14] Court–Brown CM, Keating JF, McQueen MM (1992) Infection after intra medullary nailing of the tibia. Incidence and protocol for management. *J Bone Joint Surg* [*Br*]; 74 (5): 770–774.

[15] Klein MP, Rahn BA, Frigg R, et al. (1990) Reaming versus non–reaming in medullary nailing: interference with cortical circulation of the canine tibia. *Arch Orthop Trauma Surg*; 109 (6) 314–316.

[16] Reichert IL, McCarthy ID, Hughes SP (1995) The acute vascular response to intramedullary reaming. Microsphere estimation of blood flow in the intact ovine tibia. *J Bone Joint Surg* [*Br*]; 77 (3): 490–493.

[17] Sanders R, Jersinovich I, Anglen J, et al. (1994) The treatment of open tibial shaft fracture using an interlocked intramedullary nail without reaming. *J Orthop Trauma*; 8 (6): 504–510.

[18] Keating JF, O′ Brien P, Blachut P, et al. (1995) Interlocking intramedullary nailing of open fractures of the tibia: a prospective randomised comparison of reamed and unreamed nails. *J Bone Joint Surg* [*Br*]; 77 (Suppl 1): 73.

[19] Clifford RP, Lyons TJ, Webb JK (1987) Complications of external fixation of open fractures of the tibia. *Injury*; 18 (3): 174–176.

[20] Blachut PA, Meek RN, O′ Brien PJ (1990) External fixation and delayed intramedullary nailing of open fractures of the tibial shaft. A sequential protocol. *J Bone Joint Surg [Am]*; 72 (5): 729–735.

[21] Seligson D, Ostermann PA, Henry SL, et al. (1994) The management of open fractures asssociated with arterial injury requiring vascular repair. *J Trauma*; 37 (6): 938–940.

[22] Gregory RT, Gould RJ, Peclet M, et al. (1985) The mangled extremity syndrome (M.E.S.): a severity grading system for multisystem injury of the extremity. *J Trauma*; 25 (12): 1147–1150.

[23] Howe HR, Jr., Poole GV, Jr., Hansen KJ, et al. (1987) Salvage of lower extremities following combined orthopedic and vascular trauma. A predictive salvage index. *Am Surg*; 53 (4): 205–208.

[24] Johansen K, Daines M, Howey T, et al. (1990) Objective criteria accurately predict amputation following lower extremity trauma. *J Trauma*; 30 (5): 568–572; discussion 572–563.

[25] Russell WL, Sailors DM, Whittle TB, et al. (1991) Limb salvage versus traumatic amputation. A decision_based on a seven–part predictive index. *Ann Surg*; 213 (5): 473–480; discussion 480–471.

## 19 新进展

本章节的新进展和附加参考资料可从网上获得：

http：//www.aopublishing.org/PFxM/51.htm

# 5.2 软组织缺失的处理原则

马斯奎尔特(Alain C.Masquelet)

## 1 概述

过去 20 年来，肢体高能量损伤的治疗已经有了相当大的进展，其原因在于：

- 严重创伤的发病率增加。
- 创伤中心的临床经验积累。
- 固定的技术和材料改善。
- 尤为重要的是软组织缺损的修复技术改进。

由于传统上创伤和骨科的实践都集中在骨骼和关节损伤的治疗上，直到最近，骨折在创伤中还是占主要地位。

不过，**现在骨科和创伤科医生都认为，软组织损伤是高能量损伤中最重要的部分，**常常对伤肢的最初、有时甚至是最终的治疗起决定作用[1, 2]。

**由于人们认识到软组织损伤对重伤肢体最终命运的重要性，就提出了一系列理论的和实践的问题，关系到骨科和创伤科医生的责任。**

为什么、什么时候、怎么样、应当由谁来关闭创口？

在急诊情况下究竟应当干什么？

应当在什么时候修复软组织？

进行修复时有什么方法可以用？

应当由谁来做软组织修复？

在损伤评估、推荐的分类体系、预后指数、骨折固定，以及早期大块骨缺损的处理等方面，已经提出了一些至关重要的问题。明确回答这些问题，就会促使医生把软组织的处理和骨骼的重建有机地结合起来。

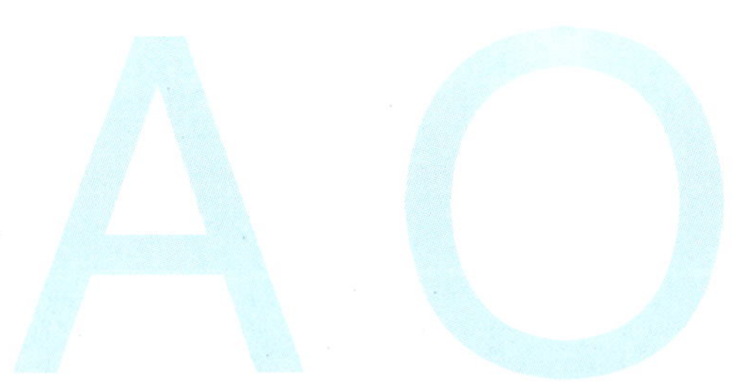

但是，由于**每一个创伤都是独一无二的，都需要有自己特有的解决方法**，损伤的情况变幻莫测，**无法设计出一种做决策的标准程序**[2, 3]。

因此，这里将只介绍那些对大多数病例都有效的原则。

在过去20年间，对皮肤和肌肉血液供应进行了深入研究，并在临床上应用肌瓣或皮瓣覆盖创面，使骨骼肌肉创伤的治疗有了彻底的改变。

## 2 为什么要关闭创口？

这个问题看起来好笑，但是，以软组织和软组织缺损的正确概念为基础，我们首先绝对应当弄清楚修复软组织缺损的必要性。

软组织由好几层和好几种成分构成，包括皮肤、皮下组织、筋膜、肌肉、骨膜、腱单元和神经血管束。**极具重要性的包壳是由皮肤、皮下组织和深筋膜组成的**。

看一下运动器，肌肉、肌腱、神经和血管代表动力“引擎”，依次驱动由骨骼和关节组成的支架。创口的关闭，即**包壳的修复，是骨折愈合和恢复主动运动功能所必需的**，意味着关节结构健全，肌肉肌腱与神经单元功能良好[1, 4, 5]。

软组织缺损的处理存在两个主要的可能性：促进自行愈合和手术治疗。难点在于如何选择最合适的解决办法，首先需要很好地理解软组织是如何愈合的。外科医生的态度往往为缺损的评估、自行愈合的可能性，以及可以用于修复软组织的手术方法所左右。缺损的评估至关重要，包含两个问题：

(1) 哪些组织有缺损？

(2) 什么深部结构暴露了？

**如果把软组织缺损看成一个碗，各层组织是碗壁，而暴露的深部结构就是碗底**。自然愈合是通过肉芽组织长入来完成的，深部结构也因此被覆盖。从以下几个方面来评估缺损自行愈合的可能性：

a) 周围组织（碗壁）的血液供应状况是否允许肉芽生长？

b) 暴露的结构（碗的基底）会长肉芽吗？

c) 还有一个根本的问题，是否希望用肉芽覆盖这些深部组织。

**重要的是要理解，肉芽组织是最好的，同时也是最坏的东西**。说它最好，是因为肉芽组织通过成纤维细胞的再生而自行修复的能力很强；说它最坏，是因为肉芽组织往往有炎症和感染，愈合后成为纤维组织。这就意味着，通过肉芽组织修复缺损存在两个危险：即时危险是深部结构感染；远期危险是瘢痕收缩将阻碍其深面运动结构的正常滑动。

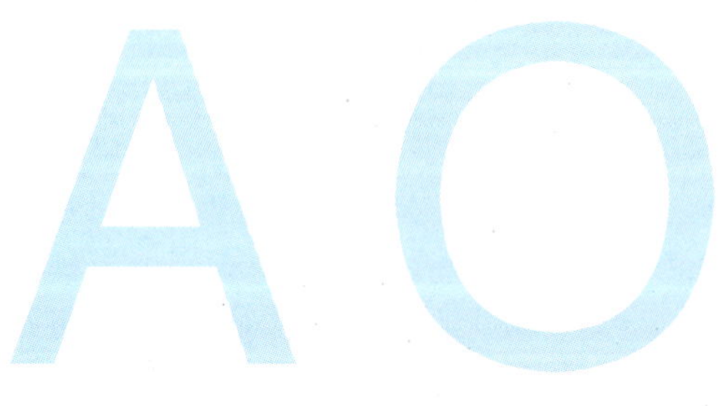

那么，哪些组织可以通过肉芽来修复呢？

• **皮下组织**：由脂肪组成，血液供应差，尤其当皮下组织很厚时。皮下组织暴露时，肉芽长得少，且有发展成焦痂的倾向。大多数情况证实，短时间后切除脂肪层是合适的，以便在血供很好的筋膜或肌肉上植中厚皮片。

• **筋膜**：筋膜的浅层通过纤细的蜂窝组织得到很好的血液供应，这些组织肉芽长得很好。不过，在剪式伤力造成的脱套伤中，该层组织连同血供来源都受到破坏，不再适合于肉芽生长或接纳植皮，因而需要切除。

• **肌肉**：肌腹的血供丰富，长一层肉芽后再植皮覆盖，当然是最好的组织。

• **肌腱**：正常时，肌腱的上面覆盖着一层稀薄而血供很好的组织 (例如，手背的伸肌腱)。该组织兼有保护和供血双重作用，并为植皮或肉芽生长提供一个良好的组织床。但是，纤维瘢痕组织或与植皮粘连将使肌腱的移动受到限制。出于这个原因，肌腱应当用皮瓣覆盖。筋膜皮瓣的深面能为肌腱提供全程滑动的表面，比肌瓣更合适。

### 2.1 神经和血管

神经长时间暴露最终肯定会损害其血液供应，因此应迅速用皮瓣覆盖。另一方面，由动脉、伴行静脉以及血供丰富的周围组织袖组成的血管束可以裸露，因为在其保护性组织上，肉芽生长良好。不过，用以重建轴性血管连续性的移植静脉，应通过外科手术，以适当方式加以覆盖。

### 2.2 骨骼与关节

高能量损伤常常导致骨支架暴露。**暴露的关节必须迅速覆盖，以免感染。**筋膜皮瓣比较合适，能提供一个柔软的组织，有希望保留关节，特别是上肢关节的活动。处理暴露的长骨需要准确的评估。如果像发生在脱套伤时的那样，有血供的骨膜是完整的，下面又没有骨折，肉芽组织将提供极好的覆盖。在没有骨膜的骨皮质上，肉芽组织不会再生，除非裸露的区域很小，这时缺损靠周围组织修复。

如果有骨折，问题就大不一样了。在这种情况下，通过肉芽来修复软组织的缺损是不恰当的，因为肉芽组织有炎症和污染，会通过骨折的部位引起髓腔感染[5]。应当记住，只要髓腔不暴露，折断的皮质骨即使没有骨膜，长时间暴露也不感染；而髓腔一旦暴露，很快就会发生感染。因此，应采用手术方法迅速对开放性骨折进行覆盖。不过，骨膜完整的健康骨骼可以安全地等待肉芽组织来覆盖。

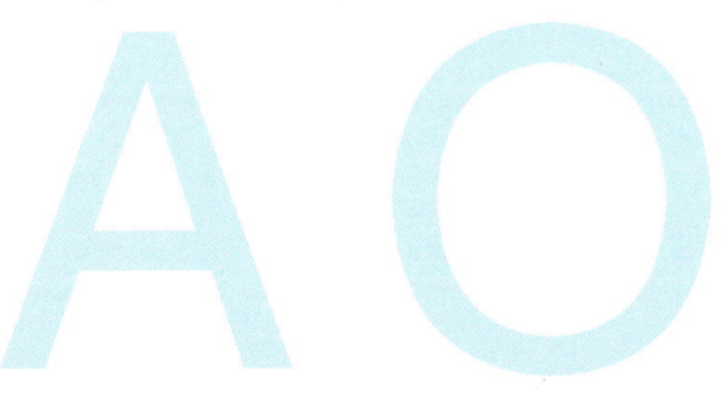

出于这些考虑，在选择修复方法方面，组织缺损的评估至关重要。应当考虑的因素很多，包括缺损的大小、周围组织的性质、它们的成活力、感染的严重程度、裸露组织的性质，以及对缺损自行修复后果的估计。创口的成功关闭意味着切除坏死组织、控制感染，以及确保良好的血液供应。一旦决定通过肉芽组织生长来修复，其处理在技术上要求高，并且很费时间。必须用预防炎症和抵抗炎症的药品更换敷料。最近的研究已经证实，有可能应用负压辅助闭合创口[6]。这个方法有效的证据相当多。尽管常常以萎缩和关节僵硬为代价，还是应当严格固定骨关节支架，以促进肉芽愈合。**最后，对大多数病例，可以通过外科手术，用皮瓣迅速修复软组织缺损。**

## 3 病损分类的问题[2，3，7–9]

**强调分类是人类精神所固有的。**分类有利于知识和经验的传递，并为确定治疗方法、预测病情预后奠定基础。而且，分类还是对治疗效果进行比较的工具。尽管多年来做过许多努力，但出于各种原因，这个领域里的进展依然令人失望。某些开放性骨折的分类，没有把不同软组织所遭受的损害的严重程度考虑进去。Cauchoix 和 Duparc 体系[7]只提到外部结构，没有考虑深部组织的损害。Gustilo 和 Anderson[8]把充分涵盖骨骼的可能性包含在内，但是没有详细列举软组织的损伤。

新近已经努力寻求对软组织损伤进行更详细的评估。Tscherne[9]分类提到软组织损害的整体严重性，而 AO 体系[9]以特有的术语来评估软组织损伤，似乎是迄今为止最有造诣的尝试。软组织包壳的每个部分，包括皮肤、肌肉、肌腱和神经血管束，都在一个标准上分级。但是，这些分类变得日益复杂，正好说明每一个大的损伤都有它自己的特点，**外科医生的首要任务并非对创伤进行分类，而是对损伤的各个部分**，骨骼和软组织，还有骨膜，**作出尽可能准确的描述。**根据我们的观点，其次的任务是使描述与分类彼此统一，以便推进计算机词条和其他文件记录。分类的困难与评估的主观性密切相关。在这种背景下，最近的一个研究[10]已经指出，尽管创伤科或骨科都有专业技能，

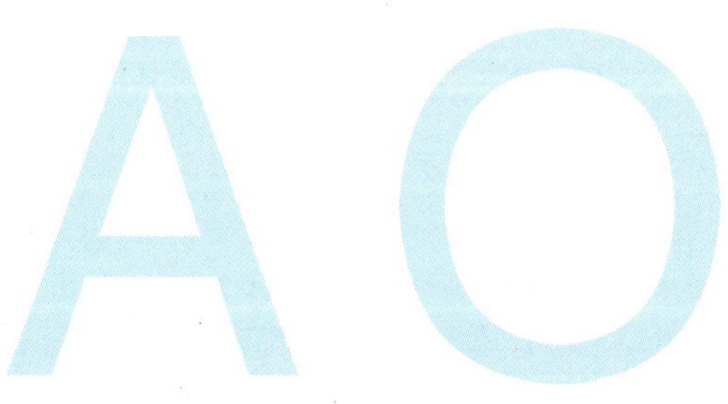

但其观察者之间的可信度很差。此外，尤其对软组织损伤，需要不停地进行再评估。当损伤复杂时，在清创证实之前，不可能界定损伤的范围，最初的评估因而往往不够充分。所以，最初造成损伤的能量、各个组织损伤的程度和相继进行的清创彼此结合，构成损伤的整体个性，它比各个组织损伤的总和来得多[2]。根据词义，个性一定是惟一的，因此使创伤个案符合某一个分类系统是很难的，尤其是在开始的时候。

## 4 病人的评估和早期截肢的问题[11，12]

**对复杂的创伤，医生应当确定肢体是否可能和值得挽救**。某些很严重的损伤，须行特别评估并准确记录，例如，脚的负重区感觉缺失，或者可能存在间室综合征。**开放性骨折无论多严重，都不能排除深部或局限的间室综合征，因为原发损伤并没有使组织间室开放**。

评估患者的全身情况：休克和大量失血会影响软组织的存活力。在实施重建手术之前，应考虑各种潜在的疾病，糖尿病、神经系统疾病，或周围血管疾病。富有挑战性的问题是，慎密评估之后，治疗应完全适合病例个案，这就要求医生有丰富的经验。

在非常严重的挤压伤，有时根本无法进行骨与软组织的重建手术。在另一些困难的情况下，医生估计肢体有可能挽救，但对病人并不适合，因为最终的功能将是很差的。这种情况通常发生在老年人，或者胫后神经大段缺损合并肌肉大量缺失的患者。

总的来说，在上肢，如果重建是可行的，就没有指征作截肢。因为，上肢的任何一项功能，哪怕再差，也比假肢强。下肢是否截肢，往往左右为难，因为在膝关节以下，可以把装配得体的假肢看作是另一个极好选择[12]。另一方面，只有实在无法挽救时，才考虑作大腿平面的截肢。不过，我们认为，如果肢体有可能保留，即便不合适，作为常规，截肢也不应当在急诊的情况下进行。首先必须和病人讨论，才能启动一个复杂、长期和充满风险的重建进程。**无论是急诊，还是二期截肢，肯定都意味者有可能利用废弃组织，作为带血管的或一般的肌腱、骨骼、皮肤或肌肉瓣、神经等移植物**。

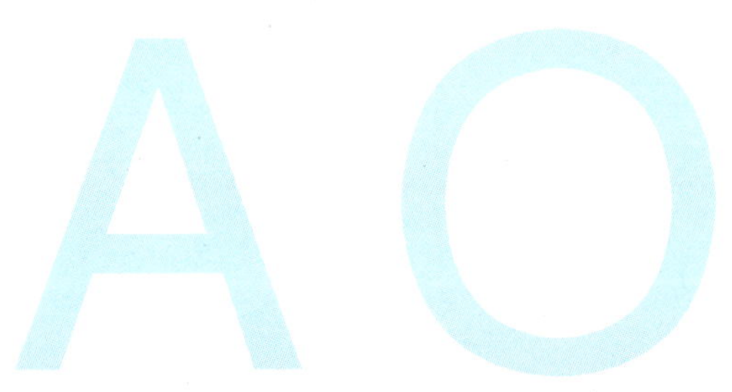

从实践的观点出发，**用以确定肢体高能量损伤是否无法挽救的指数是不能替代临床判断的**，因为每一个病例都是特殊的。预见指数的问题与分类的问题类似[2, 13]。决不能仅仅依据指数评分就作出诸如截肢一类的重要决定。作决定时，只有两个因素必须始终和准确地加以评估，即肌肉损伤的程度和胫后神经的缺损。胫后神经支配脚底跖侧部分的感觉。就一期愈合和最终功能而言，这两个因素与结果最有关系。

## 5 骨骼的固定

**不能将骨骼固定和软组织重建的手术分开来考虑**，即使不准备立即进行软组织重建手术。在清创后，无论是用髓内钉，还是用螺丝钉和接骨板作内固定，都需要有活力好的软组织包裹，或者直接覆盖。如果只有用皮瓣才能关闭创口，就应一次手术同时进行创口的覆盖和骨折的固定。因为这样做将确保有一个优良、彻底的清创，并确信所采取的手术措施将会成功[3]。

让已经做了内固定的骨折块继续裸露，感染的危险性将很高，因为它使重复清创和对骨折部位的清洁难以进行。理解这一点是非常重要的。

大多数情况下，认为接骨板固定是不合适的，因为手术进一步损伤骨膜，而且放置接骨板将额外增加容量，使创口的关闭变得更加困难。现在，髓内钉加上直接关闭创口治疗开放性骨折的方案，为人们所广泛接受。但是，如果手术医生因为对感染和清创的质量没把握，或者缺乏做皮瓣的经验而决定不马上关闭创口，那他就应当使用外固定器。这是一个安全、可靠和合理的解决办法，既能有效固定骨折，又容易处理软组织创面。

单侧支架一般比环形支架更适合，因为在急诊条件下环形支架很难使用，而且妨碍对周围组织的处理。

使用外固定要具备以下条件（参阅第3.3.3章）：

- 急诊安置应当既容易又快捷。
- 钉和支架安放后不应阻碍对皮肤包壳的处理。不应将钉和支架置于小腿的内侧和外侧，以允许从小腿后部游离皮瓣。
- 支架必须容易放松，便于重复清创和清洁骨端。

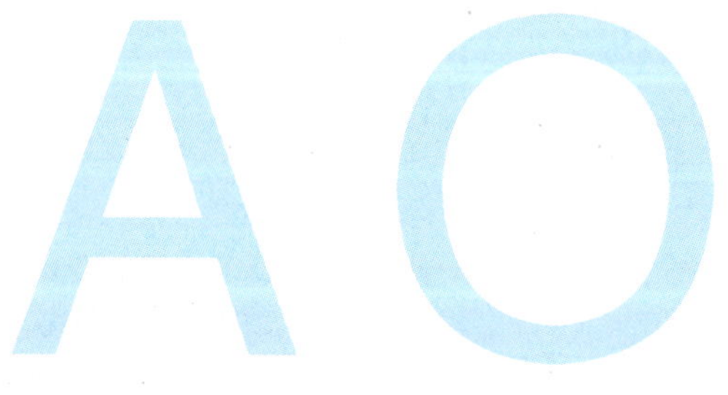

**固定器钉子的安置对以后的重建手术有决定性的作用。一定不能妨碍皮瓣的旋转，因此手术医生在置钉之前，应预测创口覆盖的可能性**[14]。在专业训练期间，以及在把多专业的队伍组合在一起的时候，必须着重强调这种思考。

**腓骨的固定相当大地改善骨支架的强度，**并有稳定软组织包壳的作用。按我们的观点，腓骨多段骨折应在两个平面上都加以固定。

## 6 急诊处理

初期评估要不断回顾检查，治疗目标为：防止感染，必要时重建肢体的血液供应，以及保留功能。手术处理的主要步骤为：

- 清创。
- 修复血管。
- 固定骨骼。
- 关闭创口。

### 6.1 清创

要使创口清洁，清创是关键的步骤。清创的原则是清除血肿，切除所有失去活力的组织。即便是 Cauchoix 分类的Ⅰ级和Ⅱ级损伤，也应广泛延长皮肤伤口，以允许对深面组织进行探查，并切除没有活力的肌肉组织。

**目前的趋势是，切除皮肤时保守一点，切除没有活力的深部组织时积极一些**[2]。

最初可在空气止血带控制下进行清创，然后放松止血带，再做最后更细致的切除。应行广泛的预防性筋膜切开，以防发生间室综合征。

骨端的清洁是防止髓腔感染所必不可少的。不应当按常规丢弃一个大的完全剥离的骨片。如果创口没有明显的严重感染，这些骨片值得保留，并用小的内固定将它固定在位，以改善骨折的复位和稳定性。不过，我们强调，如果要这样做，创口就必须有可能直接关闭，但情况并非总是如此。

**众所周知，冲洗伤口可降低感染的危险。不过，我们不主张应用脉冲冲洗技术，**因为可能造成软组织的额外损伤，而且可能不但不能把位置比较深的异物碎屑冲到伤口外面去，反而可能将它们往里面冲。

### 6.2 血运重建

如果已经是长时间缺血，建议尽快重建肢体的血运。在固定骨骼之前，临时做短路分流恢复主要血管的连续性，给远侧肢体供血。通常待骨折固定之后，再移植静脉修复血管。

### 6.3 骨的固定

重申如下原则：

- 如果需要延迟关闭创口，就必须使用外固定支架。小腿严重损伤时，将腓骨固定以改善骨支架和软组织包壳的稳定性。
- 如有环形骨缺损，在关闭创口的同时，用骨水泥填充物，或者浸透抗生素的PMMA珠填塞。不主张急诊做大型的骨重建手术[1，3]。此外，异物诱导的骨膜对往后移植的自体松质骨的皮质化有促进作用[3]。

### 6.4 创口的关闭

创口应当在什么时候关闭？

彻底清创之后，修复血管并固定骨折，剩下的问题就是关闭创口。如果有活力的结构，如神经和移植的血管没有裸露，而骨骼已经用外固定器固定，创口的覆盖可以延迟3~5天。Godina[15]已经证明，在72小时之内覆盖创口是有效和安全的，并使感染率降低。应在急性阶段内关闭创口，Byrd等[16]主张在5天内，而Yaremchuk等[16]主张在17天以内关闭创口[17]。大多数作者[4,14,18,19]**赞成在第一周结束之前关闭创口**。

由于急诊评估组织的活力既困难又不肯定，因此我们认为，所有病例都按常规直接关闭创口[20]并不是一个安全的措施。

### 6.5 计划时要考虑的几种情况

一期关闭皮肤创口。这确实是一个理想的解决办法，在大多数分类的Ⅰ和Ⅱ型损伤中可以实现。

**皮肤创口不可能关闭**，但是，不用皮瓣，而将有血供的皮下组织或肌肉缝到四周皮肤的边缘，覆盖有活力的深部结构、肌腱、血管神经束和骨折，还是可行的。

**某些成分仍然暴露**，但已用一些血供良好的组织覆盖。肉芽组织将会再生，但应预料最终的功能效果，以估计这样一个治疗过程究竟是否合乎需要。例如，从功能角度讲，用肉芽组织覆盖足背完整的骨骼和肌腱，是可以忍受的。

**创口的关闭不可能作为一期手术来完成**。清创与固定结束时，骨折部位仍然裸露。在决定需要用哪一种手术方法来覆盖创口的时候，对创口组织的活力进行临床评估是至关重要的。重申一下，必须考虑不同的方案：

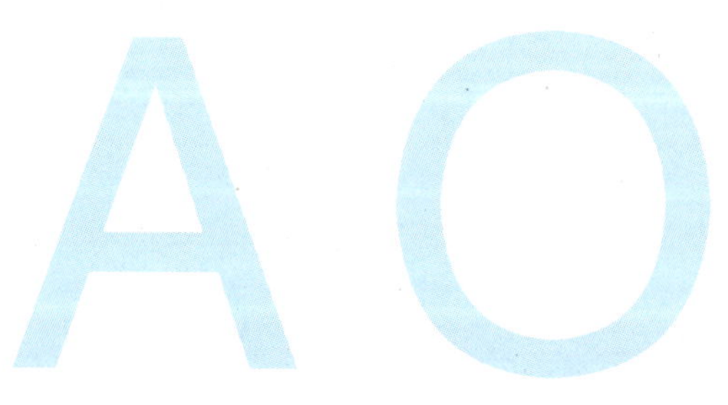

• 已经完成的清创可靠，留下的组织显然是健康的，血供良好，没有感染，能够做局部带蒂皮瓣转移。必须立即覆盖创面，**因为几天以后，由于水肿和炎症反应将阻碍皮瓣的游离和旋转弧度，局部皮瓣就比较难旋转了**。如果创口具备关闭的理想条件，但又不可能做局部皮瓣转移，可以马上移植游离皮瓣，不过这需要有非常专业化的环境和设备。

• 清创靠不住，又不能很好地确定组织的活力，创口严重感染。直接关闭创口看来不是一个合理的选择。应保留所有有活力的组织，1 天后再作评估。如果有怀疑，**要重复清创，直到创口最终变得洁净**。在两次清创的间隔，应暂时用敷料覆盖创口，并保持不动。换药时应避免使暴露的结构 (神经、动脉、肌腱和骨骼) 变干燥和发生梗塞。因此可以敷上一个抗生素水珠囊以保持湿润的环境，而不用湿纱布包裹伤口，因为它在几个小时之内就会风干。敷料既不应当促使暴露的结构变干，也不应当加快肉芽生长的过程，后者意味着伤口发生感染。禁忌使用抗炎敷料。

• 由谷仓场地的损伤、高能量枪伤，或者电击伤所造成的创口非常相似，应多次反复清创，才能最终关闭创口。重要的是，创口的延迟关闭必须在伤后 10 天以内完成，在第一个星期结束之前进行则更好。不管在什么情况下都必须在发生肉芽之前做好创口的关闭。肉芽生长将影响所有组织，尤其是受伤区域的静脉回流。

• 创口最终关闭的延迟，使我们能够通过反复清创对组织进行比较好的评估，有时间做动脉造影，帮助设计创面覆盖的方法。这确实需要一个协调的计划，进行骨折的固定和软组织的修复。关闭创口时，须对骨折部位进行最后的清创。必须对骨折进行检查，清洗两个骨折端的髓腔，清除血肿和微粒物质。**只有在最后一次清创时，才做一期创口覆盖**。这意味着要使用多功能外固定器，既可使骨折端张开，把固定器锁住，又能立即重新复位。

## 7 软组织的修复：怎么做？[21]

### 7.1 原则

软组织的修复是一个从最简单到最复杂，逐级上升的重建手术的阶梯。依照缺损的大小和深浅、暴露的结构，以及诸如血管的状态、可利用的区域皮瓣之类的局部情况，每一个步骤都有它自己的指征。在很多病例，理论上可以有不同的解决方法，但由于局部条件的限制，只能用某一种方法。

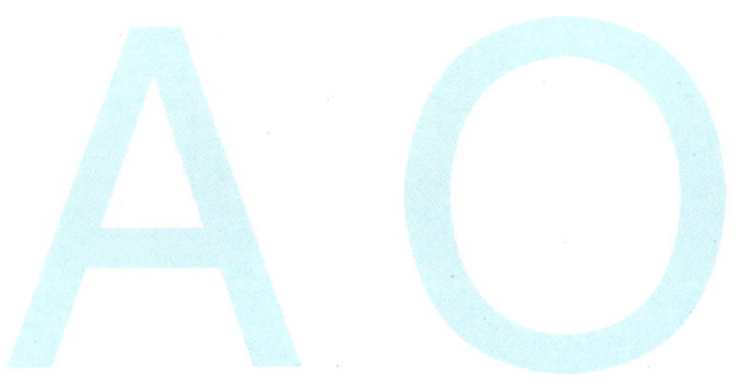

表 5.2-1 软组织重建手术的阶梯

| |
|---|
| 1. 自行愈合或负压辅助关闭创口 |
| 2. 局部皮瓣成形(菱形皮瓣) |
| 3. 植皮 |
| 4. 局部随意皮瓣(旋转、移位或推进) |
| 5. 局部轴性旋转皮瓣(半岛皮瓣) |
| 6. 旋转肌瓣 |
| 7. 局部带蒂岛状皮瓣或肌瓣 |
| 8. 远处带蒂皮瓣(腹股沟或跨腿桥式皮瓣) |
| 9. 就地吻合血管的游离皮瓣或肌瓣 |
| 10. 通过血管移植重建血液循环的游离皮瓣或肌瓣 |

表 5.2-1 是一个推荐的选择手术方法的顺序。

没有指征做简单的手术（植皮或旋转皮瓣）时，我们尽可能用远处带蒂岛状皮瓣。如果对血管的状况做过很好的评估，这是个安全、可靠和快捷的手术，暴露的骨骼用肌瓣覆盖，而肌腱则用筋膜皮瓣覆盖。

远处带蒂皮瓣，如用于上肢重建的腹股沟皮瓣和用于下肢的跨腿桥式皮瓣，不主张在急诊时使用，尤其当深部有骨折时。手术切口不会完全关闭，总会造成局部区域的炎症或者感染。**这些手术措施需要将肢体固定，会引起水肿和僵硬**。还应当记住，跨腿桥式皮瓣并发静脉栓塞的危险性很高。此外，这些皮瓣的血液供应取决于受区血管的状况。出于这些原因，腹股沟皮瓣和跨腿桥式皮瓣应在二期覆盖创面时用。但是，尽管它有许多缺点，带蒂腹股沟皮瓣仍然是手部重建手术的可靠方法。剩下要做的是，根据伤后组织缺损的部位，探讨用皮瓣覆盖创面的主要可能性。

## 7.2 上肢

应区别 3 个区域：上臂、前臂、手和腕部。

### 7.2.1 上臂

上臂包括肩带和肘关节，在这个平面，没有做游离皮瓣的手术指征。肩带开放性骨折，包括肱骨头、肩锁关节和锁骨在内，能用带蒂胸小肌肌瓣覆盖的程度是有限的。上臂和肘部的巨大缺损可以安全地用带蒂背阔肌肌瓣来覆盖（图 5.2-1 和图 5.2-2）。肘关节大面积软组织缺损会导致屈曲障碍，用 Zancolli 方法行背阔肌功能性转移可以修复。

背阔肌肌瓣，后来又在远侧加上一块球拍样皮肤，适合于修复包括远侧肱骨和近侧前臂在内的肘关节开放性骨折，而且很可靠。

应用包含背阔肌肌瓣和带血管的第 9 或第 10 肋骨在内的复合组织转移进行一期重建，能够治疗合并软组织和骨骼缺损的上臂近侧 1/3 的开放性损伤。

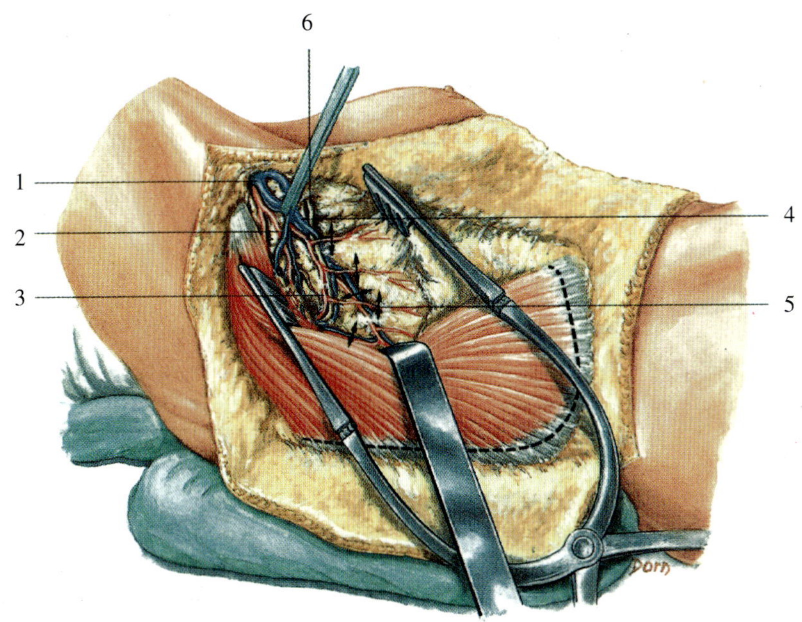


**图 5.2–1 背阔肌肌瓣的解剖**

病人仰卧，仔细放置砂袋的位置，就可游离整个背阔肌肌瓣。微微牵开肌肉的前缘以暴露血管蒂。应当结扎并切断胸壁的血管，便于肌肉的游离。

1. 肩胛下血管。
2. 旋肩胛血管。
3. 神经血管蒂。
4. 前锯肌的血管蒂。
5. 胸背血管。
6. 背阔肌的运动神经。

箭头表示以其主要的近侧血管为蒂游离肌肉时需要结扎的血管。

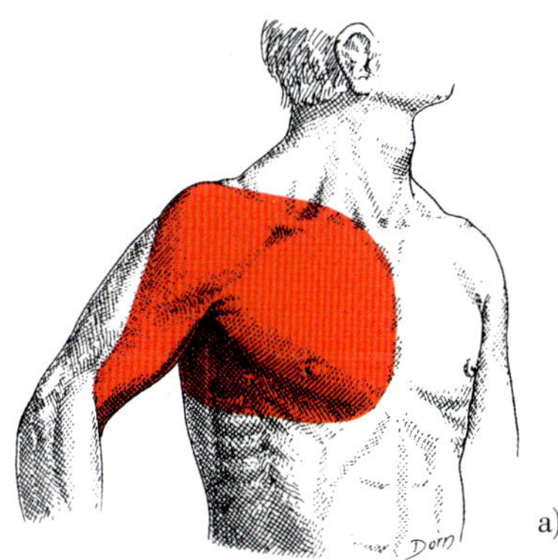


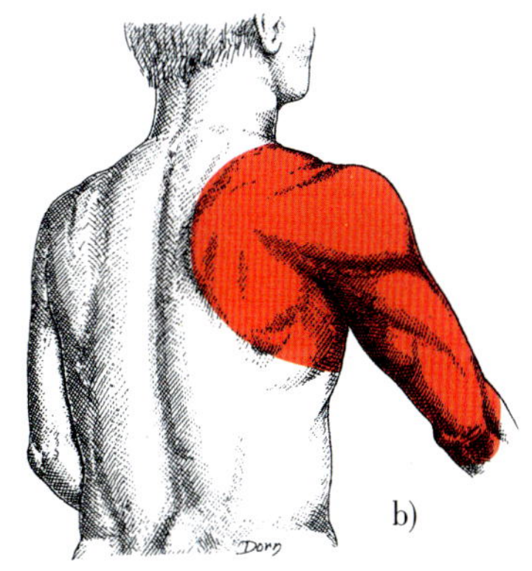


**图 5.2–2 带蒂背阔肌覆盖的区域**

a) 前侧。
b) 后侧。
注意：肌肉能够覆盖肘关节的后部。

### 7.2.2 前臂

在前臂，骨折合并软组织缺损使手的功能发生障碍，是带蒂皮瓣的“危险地带”。**取自腹股沟的远处皮瓣转移总是可能的，但是它的缺点也是众所周知的，最大的危险是骨折感染**，因为手术后一部分骨折肯定还会暴露。前臂的巨大缺损需要游离皮瓣的情况更加常见。**一期修复覆盖层至关重要**，因为肌腱和骨骼可以二期手术重建。可用的组织瓣有背阔肌、前锯肌和肩胛肌肌瓣。以对侧桡动脉为蒂的“中国”皮瓣，是同时修复皮肤缺损和恢复造成手部缺血的断裂动脉的连续性的好办法。

### 7.2.3 手和腕

能从前臂掀起的带蒂皮瓣越来越多，使在这个区域做游离皮瓣的适应证相应减少。实践中，中国皮瓣、骨间背侧动脉皮瓣，或者腕部远侧桡侧或尺侧的带蒂筋膜瓣可以解决所有问题。这些组织瓣均以远侧为蒂，依赖逆行动脉血流而存活，因此一般都需要手掌或腕背的血管之间有健全的吻合。

当没有基底在远侧的带蒂皮瓣可以使用时，可自前锯肌 (用于覆盖手掌)，颞或足背筋膜，或上臂外侧皮肤切取游离组织瓣，用于修复手背。

## 7.3 下肢

应当区分 3 个区域：骨盆环和大腿，膝和小腿，踝和足。实际上，大多数开放性骨折发生在下肢，包括膝、小腿、踝和足。

### 7.3.1 骨盆环和大腿

在骨盆环和大腿，损伤后很少需要修复软组织缺损。使髂骨嵴暴露的皮肤缺损面积不大，可用以腹壁上动脉为蒂的逆行带蒂腹直肌肌瓣覆盖。骨盆后部 (髂骨后嵴、骶骨) 软组织缺损可以用臀大肌肌瓣覆盖。骨盆环前部的混合损伤是顺行股外侧肌肌瓣的很好适应证。

### 7.3.2 膝和小腿近侧 1/3

**腓肠肌的两个头适合于覆盖膝关节或小腿的近侧** 1/3。加上大小为肌肉面积的一倍半，形状像球拍的皮肤，可大大增加膝关节部位的覆盖区域。由腓肠肌内侧头的远侧部携带的球拍样皮肤可以覆盖小腿近、中 1/3 交界处的缺损。

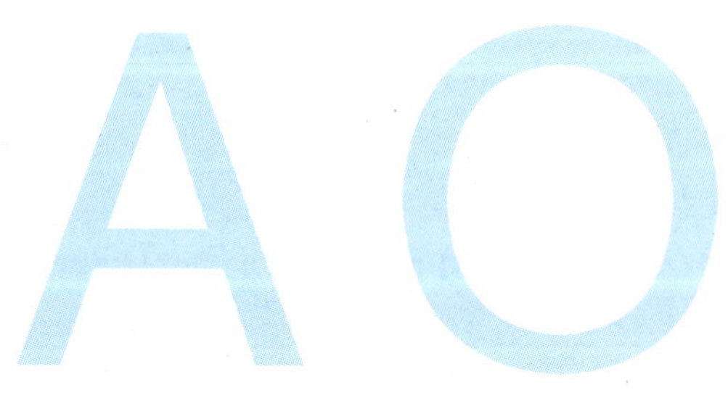

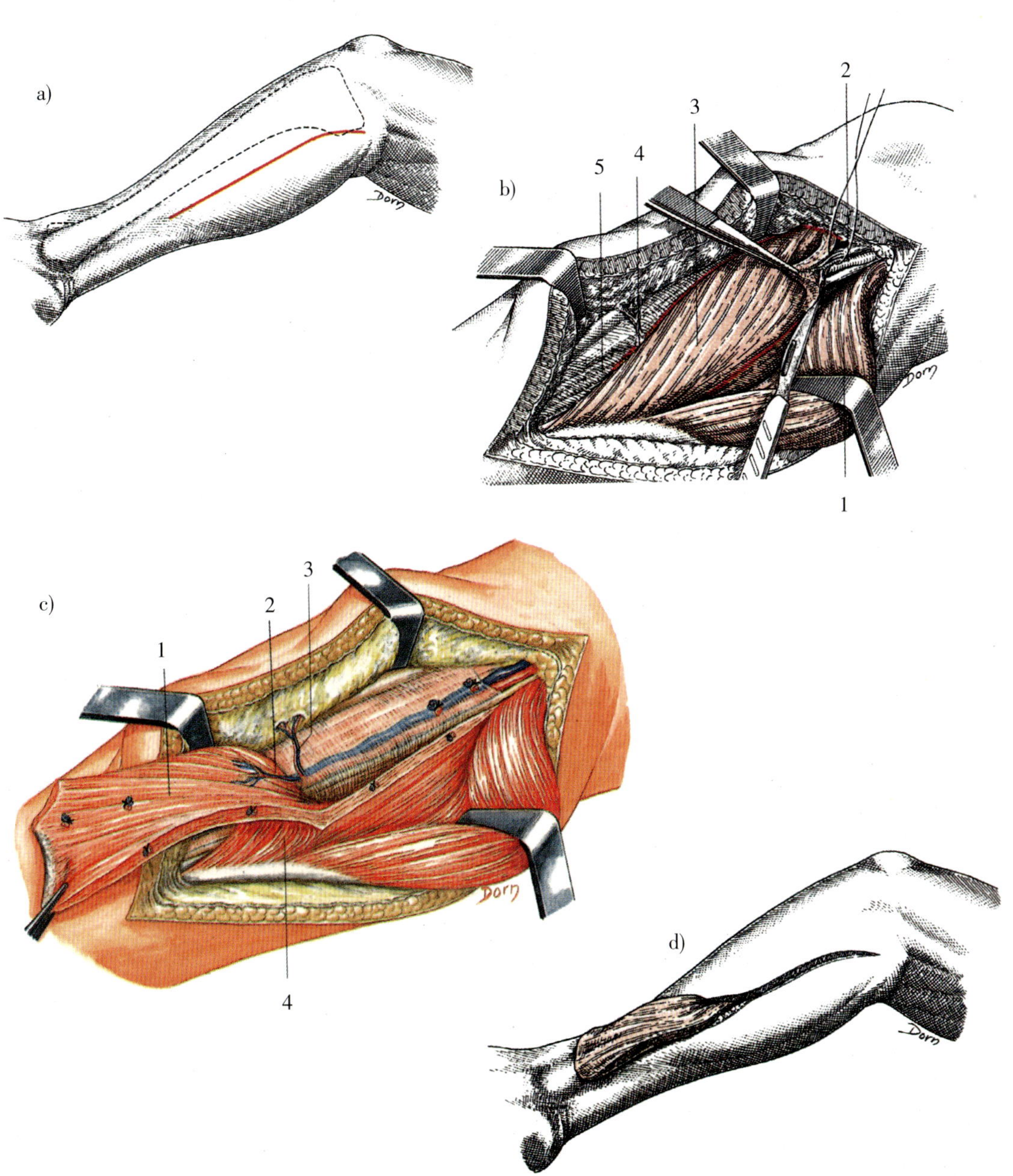


图 5.2–3 用于覆盖小腿远侧 1/3 的半块逆行比目鱼肌肌瓣

肌瓣由胫后动脉在中点发出的分支供养。

a) 切口。

b) 牵开腓肠肌的内侧头以暴露比目鱼肌的浅面。近侧附着部结扎并切断。沿垂直中线平分肌肉。1.腓肠肌内侧头，2.胫后动脉，3.内侧半块比目鱼肌，4.构成肌瓣支点的血管蒂，5.后侧深部间室的神经血管轴。

c) 比目鱼肌的内侧半向远侧游离到将作为肌瓣支点的第二个附着处。1.半块比目鱼肌，2.起自胫后动脉的血管蒂，3.到皮肤去的血管束，4.不损伤肌肉外侧部分的铰链。

d) 肌瓣沿着铰链旋转。供养肌瓣的动脉蒂不在受伤的区域内。

### 7.3.3 小腿中 1/3

这是该由比目鱼肌覆盖的区域。在使用这块肌肉之前，应当评估肌腹的容积和长度，它随病人个子的大小而变化。

顺行比目鱼肌肌瓣用于修复小腿中 1/3 处宽而短的软组织缺损。胫骨内侧或前侧长而窄的缺损只需基底在近侧的内侧半比目鱼肌肌瓣，比用整块肌肉更合适。

### 7.3.4 小腿远侧 1/3

小腿远侧 1/3 至今还是局部皮瓣真正的“危险地带”。新的进展已经扩大了带蒂皮瓣在这个区域的适应证。

- 小腿远侧 1/4 的小缺损用足趾的屈肌来修复。
- 基底在近侧的比目鱼肌肌瓣一般用于覆盖远侧小腿 1/3 的近侧部分。能够覆盖的区域取决于肌肉的形态。
- 基底在远侧的比目鱼肌内侧半的带蒂肌瓣，实际上能够覆盖除踝上区域以外整个小腿的远侧 1/3。旋转的支点和血液供应来自小腿中部胫后动脉一个固定的分支 (图 5.2–3)。
- **皮瓣的组合可覆盖更大的区域。皮瓣的联合应用是个令人感兴趣的手术方法：**基底在近侧的比目鱼肌肌瓣和来自足趾屈肌或者比目鱼肌的肌瓣可与踝上皮下筋膜瓣联合使用。
- 踝上皮瓣是修复小腿远侧 1/4 的一个既快又可靠的手术方法 (参阅图 5.2–5d)。
- 以腓肠神经的血管网为蒂的腓肠皮瓣也能用于修复远侧 1/3 的缺损。
- 以缺损的平面为依据的皮瓣的适应证，在图 5.2–4 里作了小结。

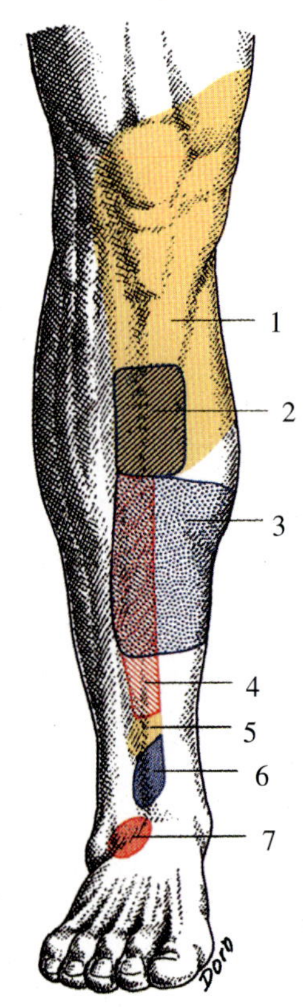


**图 5.2–4 下肢带蒂皮瓣的覆盖区域**

注意：比目鱼肌覆盖的区域和半块比目鱼肌的不一样。1.腓肠肌内侧头，2.基底在近侧的半块比目鱼肌 (近侧 1/3)，3.比目鱼肌，4.基底在远侧的半块比目鱼肌 (远侧 1/3)，5.屈趾长肌，6.屈踇长肌，7.以跗外侧动脉 (不中断足背动脉的连续性) 为蒂的伸趾短肌。

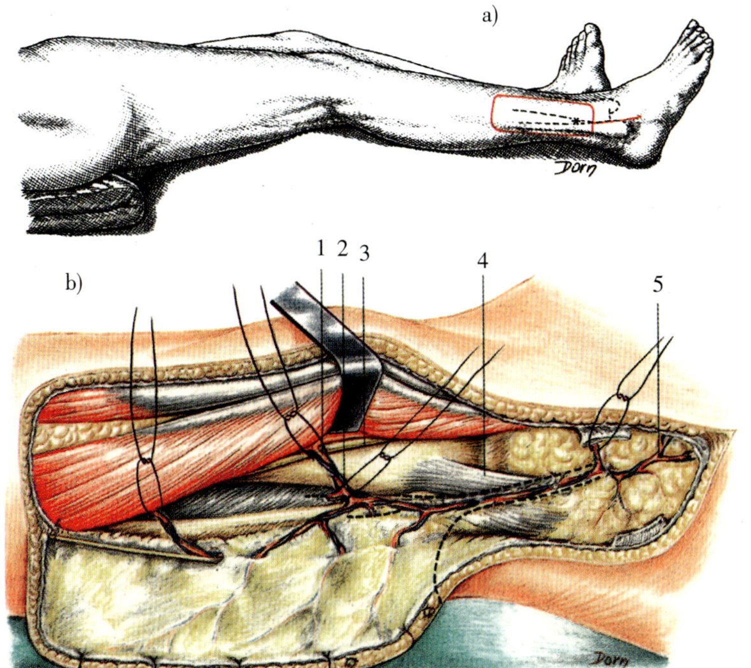


**图 5.2-5 覆盖小腿远侧1/4、踝和足时，外侧踝上皮瓣是个很有用的办法**

尽管如此，仍需对受伤区域血管的状况进行很好的评估，以及特别的解剖技术。

a) 皮瓣的设计。它包括胫腓间隙下部的凹陷，腓动脉的穿支在这里穿过骨间膜。

b) 皮瓣的解剖。保持后部的皮肤铰链。确定血管的类型，以决定皮瓣的枢轴支点，即跗骨窦。腓动脉的穿支在这里与跗外侧动脉吻合。皮瓣由非常靠近骨间膜从腓动脉穿支发出的 1 或 2 个皮支供养。1 结扎踝前动脉，2 胫前动脉，3 腓深神经，4 下胫腓韧带，5 与跗外侧动脉的吻合。

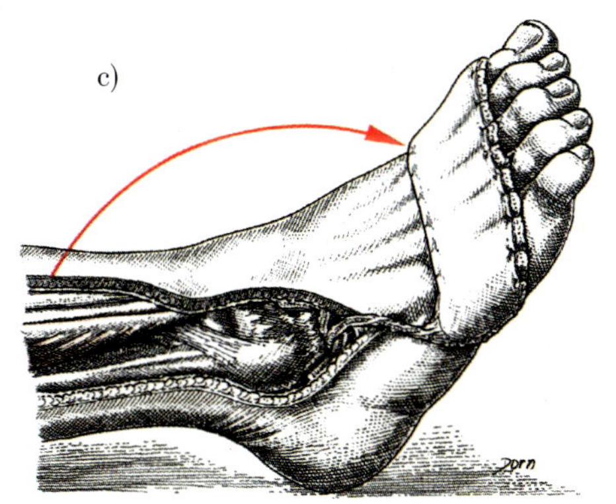


c) 血管蒂已经游离，并且向远侧掀起，一直到跗骨窦。血管蒂所提供的旋转弧允许覆盖脚背部的所有各个区域。

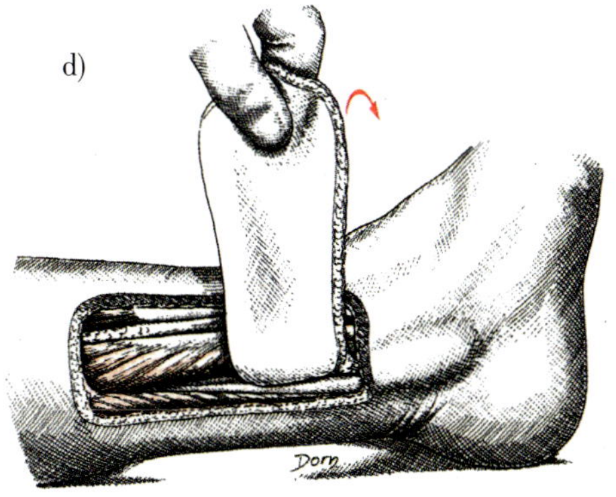


d) 用作旋转皮瓣，外侧踝上皮瓣能覆盖胫骨内侧部的远侧 1/4。

### 7.3.5 踝和足

**脚的软组织缺损什么时候都是挑战性的问题**，我们将只提一些原则和主要的手术方法。

- 后足的小缺损可以用取自位于内侧的𧿹外展肌和位于外侧的小趾外展肌的肌瓣覆盖。这些步骤难得用于新鲜骨折，应当留在二期手术时用。
- 以跗外侧动脉为蒂的趾短伸肌适合于覆盖踝部外侧一个有限的缺损。足背动脉的连续性没有破坏 (图 5.2–4)。
- 用外侧踝上皮瓣 (图 5.2–5) 和逆行腓肠皮瓣能够覆盖足背。外侧踝上皮瓣旋转支点的选择取决于供养它的血管吻合支。由于后足外侧皮肤坏死而变成开放的跟骨骨折，是腓肠皮瓣一个很好的适应证。
- 足跟的覆盖：用踝上或腓肠皮瓣能够覆盖包括跟腱远侧附着点在内的足跟后部 (图 5.2–6 和 5.2–7)。足跟负重区巨大的复合缺损仍然是一个没有解决的问题。修复往往需要游离皮瓣，有皮肤覆盖的肌瓣更好，因为它们比筋膜皮瓣更有粘连性。带血管的骨皮瓣很难与缺损匹配。最好在二期通过植骨或渐进的骨转移进行骨的重建。

最后一个问题是所有问题中最重要的：应当由谁来做软组织的修复？

作者认为，即使在高度专业化的中心，在整形科和创伤或骨科医生之间，要做到配合默契，也并不总是那么容易的。他相信，问题的最好答案在于训练专业的重建外科医生，使他们能理解连贯的治疗对策，并且会做包括骨固定、软组织修复以及诸如植骨一类的二期手术在内的各种手术。**对高能量损伤所造成的创伤的复杂性，要从整体机能上观察**，而不是把由各自独立的小组所实施的手术加起来看。

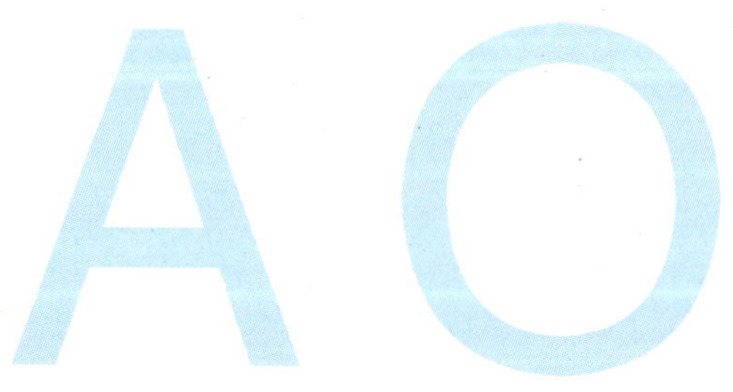

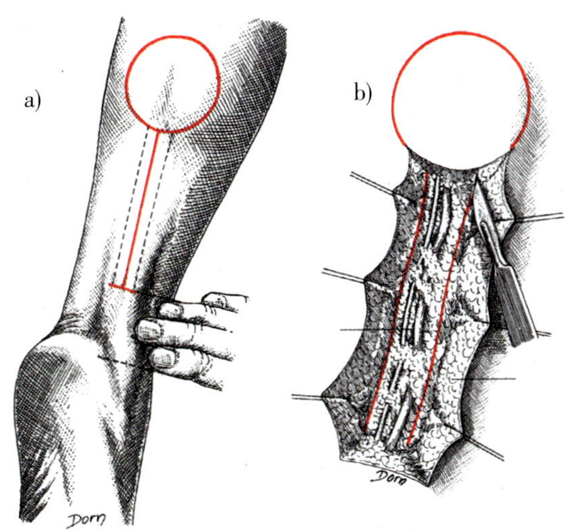


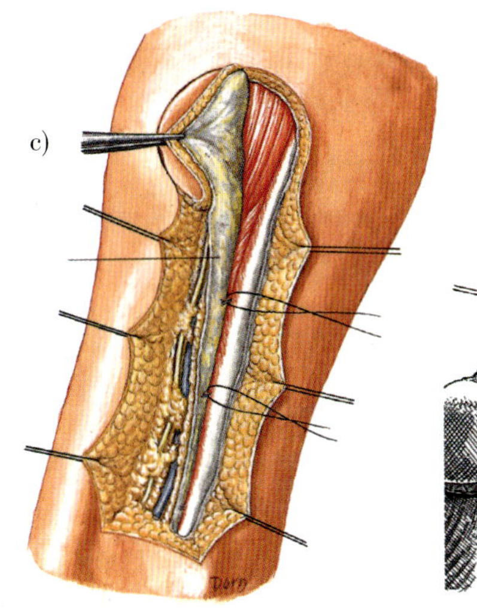


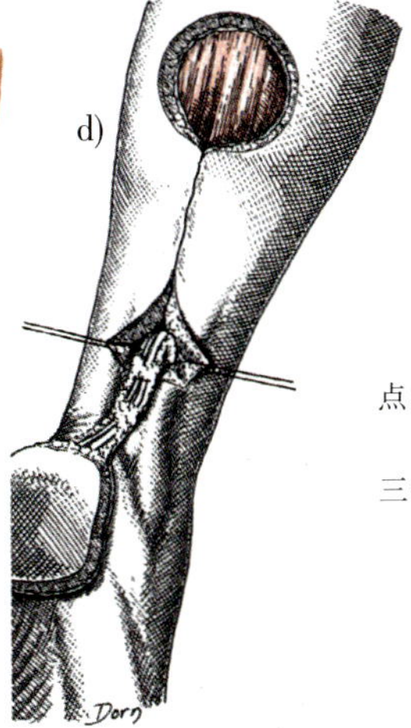


**图 5.2–6　基底在远侧的腓肠神经皮瓣**

皮瓣由腓肠神经的血管轴供养。血管蒂的枢轴支点相当于神经的血管轴与腓动脉的巨大吻合。

a) 皮瓣的设计。血管蒂的枢轴支点位于外踝近侧三指宽处。

b) 皮下筋膜蒂的游离。

c) 掀开皮瓣及其蒂部，包括筋膜 (1)。

d) 旋转弧允许用皮瓣覆盖足跟。

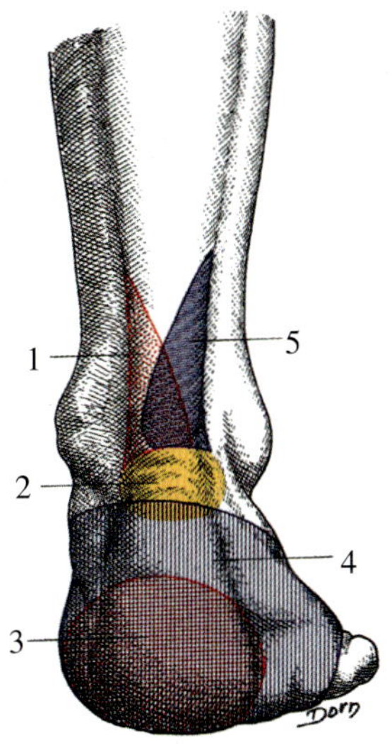


**5.2–7　覆盖后足的皮瓣的适应证**

1 屈踇长肌
2 足内肌肌瓣
3 足底内侧皮瓣
4 外侧踝上皮瓣和逆行腓肠皮瓣
5 腓骨短肌

## 8 参考文献


[1] Levin LS (1993) The reconstructive ladder. An orthoplastic approach . *Orthop Clin North Am*; 24 (3): 393–409.

[2] Norris BL, Kellam JF (1997) Soft–tissue injuries associated with high–energy extremity trauma: principles of management. *J Am Acad Orthop Surg*; 5 (1): 37–406.

[3] Masquelet AC, Begue T, Court C (1995) *Fractures ouvertes de jambe*. Paris; Elsevier.

[4] Francel TJ, Vander Kolk CA, Hoopes JE, et al. (1992) Microvascular soft–tissue transplantation for reconstruction of acute open tibial fractures: timing of coverage and long–term functional results. *Plast Reconstr Surg*; 89 (3): 478–487;discussion 488–497.

[5] Holden CE (1972) The role of blood supply to soft tissue in the healing of diaphyseal fractures. An experimental study, *J Bone Joint Surg* [*Am*]; 54(5): 993–1000.

[6] Argenta LC, Morykwas MJ (1997) Vacuum–assisted closure: a new method for wound control and treatment: clinical experience. *Ann Plast Surg*; 38 (6): 563–576; discussion 577.

[7] Cauchoix J, Duparc J, Ducourtiaux JC (1957) Traitement des fractures ouvertes de jambe. *Mem Acad Chir*; 83: 811.

[8] Gustilo RB, Mendoza RM, Williams DN (1984) Problems in the management of type Ⅲ (severe) open fractures: a new classification of type Ⅲ open fractures. *J Trauma*; 24 (8): 742–746.

[9] Müller ME, Allgöwer M, Schneider R (1991) *Manual of Internal Fixation*. Berlin Heidelberg New York: Springer–Verlag.

[10] Brumback RJ, Jones AL (1994) Interobserver agreement in the classification of open fractures of the tibia. The results of a surgery of two hundred and forty–five orthopaedic surgeons. *J Bone Joint Surg* [*Am*]; 76 (8):1162–1166.

[11] Hansen ST, Jr. (1987) The type–ⅢC tibial fracture. Salvage or amputation [editorial]. *J Bone Joint Surg* [*Am*];69 (6): 799–800.

[12] Georgiadis GM, Behrens EF, Joyce MJ, et al. (1993) Open tibial fractures with severe soft–tissue loss. Limb salvage compared with below–the–knee amputation. *J Bone Joint Surg* [*Am*]; 75 (10): 1431–1441.

[13] Bonanni F, Rhodes M, Lucke JF (1993) The futility of predictive scoring of mangled lower extremities. *J Trauma*; 34 (1): 99–104.

[14] Gorman PW, Barnes CL, Fischer TJ, et al. (1989) Soft-tissue reconstruction in severe lower extremity trauma. A review. *Clin Orthop*; (243): 57–64.

[15] Godina M (1986) Early microsurgical reconstruction of complex trauma of the extremities. *Plast Reconstr Surg*; 78 (3): 285–292.

[16] Byrd HS, Spicer TE, Cierney G (1985) Management of open tibial fractures. *Plast Reconstr Surg*; 76 (5): 719–730.

[17] Yaremchuk MJ, Brumback RJ, Manson PN, et al. (1987) Acute and definitive management of traumatic osteocutaneous defects of the lower extremity. *Plast Reconstr Surg*; 80 (1): 1–14.

[18] Sanders R, Swiontkowski M, Nunley J, et al. (1993) The management of fractures with soft-tissue disruptions. *J Bone Joint Surg*[*Am*]; 75 (5): 778–789.

[19] Small JO, Mollan RA (1992) Management of the soft tissues in open tibial fractures. *Br J Plast Surg*; 45 (8): 571–577.

[20] Najean D, Tropet Y, Brientini JM, et al. (1994) [Emergency cover of open fractures of the leg. Apropos of a series of 24 clinical cases]. *Ann Chir Plast Esthet*; 39 (4): 473–479; discussion 480–479.

[21] Masquelet AC, Gilbert A (1995) *An atlas of flaps in limb reconstruction*. London: Martin Dunitz.

## 9 新进展

本章节的新进展和附加参考资料可从网上获得：

http://www.aopublishing.org/PFxM/52.htm

# 5.3 多发性损伤：病理生理学、优先项目和处理

特伦特兹 (Otmar L. Trentz)

## 1 定义

多发性损伤意指多个损伤的综合征，这些损伤超过限定的严重程度 (ISS>17)，随后有全身创伤反应，可能导致本身未直接受伤的远处器官和生命系统的功能损失或衰竭。

## 2 骨折的重要性

骨折往往是多发性损伤一个组成部分。必须作为骨和软组织的创伤来考虑，它们导致紧张、疼痛和出血。它们可能被污染并且引起有缺血再灌注损伤的间室综合征。

骨支架不稳定使病人没法动，也不能为病人选择脑和胸外伤的监护治疗所需要的最佳护理位置。

## 3 病理生理学背景

骨折周围的创口是个炎性病灶，里面有处在缺血或临界灌注的、缺氧区域里的坏死组织。这个病灶的作用像一个内分泌器官，释放介质和细胞激肽，进入局部组织的巨噬细胞，也进入血液循环，从而引起全身反应。

通过释放这些物质，一连串局部和全身的防御机制被激活了，动员有免疫能力的细胞来控制、清除和修复组织缺损。

紧张和疼痛是神经内分泌、神经免疫和代谢反应的有力刺激[1] (表 5.3–1)。另外，如果出血、污染、缺血再灌注损伤，或者合并的其他损伤，引起骨折并发症，**创伤的全身反应引起全身的炎症**[2] **或全身炎性反应综合征** (SIRS)。SIRS 合并全身毛细血管渗漏综合征和高能量消耗，后者要求有血流动力的高动力状态 (流动相) 并提高氧气利用度 (表 5.3–2)。这个流动相增加代谢负荷，有明显的肌肉消耗、负氮平衡和蛋白质分解加快。这个代谢增进状态伴有中心体温增高和热平衡失调。

表 5.3-1 创伤“传入神经的输入端”及其引起的反射反应

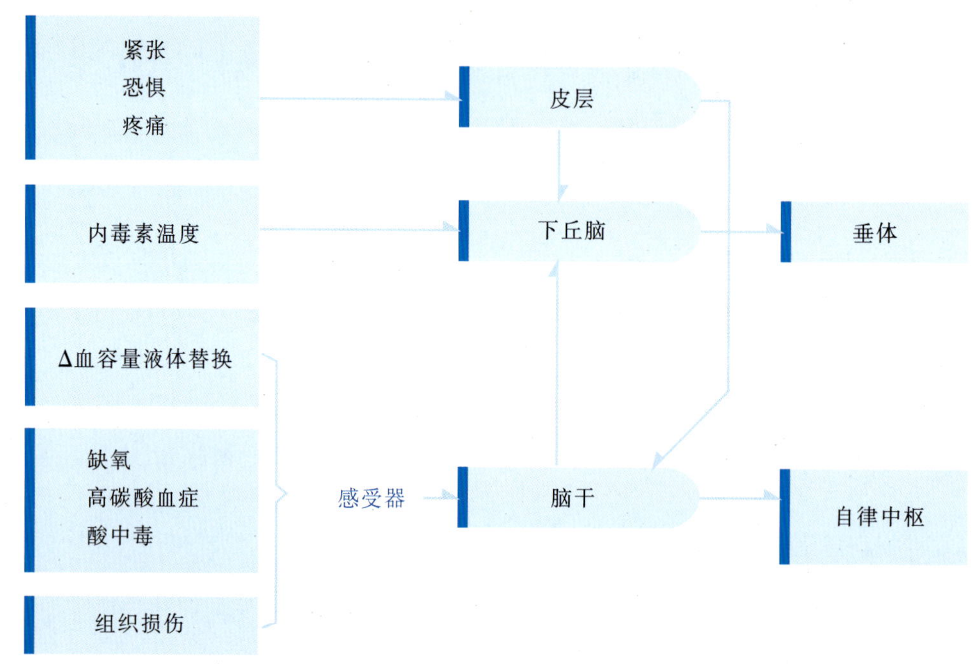


**表 5.3-2 计算基础和严重创伤时的氧供有效性(心输出量，动脉氧饱和，血红蛋白浓度）和预计的氧需要量的参数**

创伤时这些参数同时中等度下降导致氧债和酸中毒。

| 低容量休克时可获得的氧供：<br>[Nunn,Freeman (1964) Anaesthesia;19:206] |
|---|
| $O_2av=CO \times S_aO_2 \times Hb$ (g%) ×1.34<br>250ml/min:静止状态<br>1,000ml/min:休克，创伤<br>1,000=5,250×0.95×0.15×1.24<br>300=3,500×0.64×0.10×1.34 |

如果创伤的严重性不允许，治疗质量又做不到充足、及时的复苏，高能量消耗将导致“烧尽”。

这个过程从免疫活性细胞和急性期蛋白质减少发展到危险的免疫抑制和脓毒症，然后细胞损害加重，继续发展成多器官功能障碍综合征 (MODS)，最后发生致死的多器官功能衰竭 (MOF) [3~5]。

## 4 手术时间的选择和优先项目

多发性创伤病人最初治疗的首要目的是让病人活着并有正常的感知功能。第一个优先要做的就是复苏，确保所有生命器官都有充足的灌注和供氧。保守疗法通常能够做到这一点，例如按照 ATLS 方案进行插管、通气和恢复容量。如果这些措施无效，必须马上做抢救生命的手术。

- 体腔减压 (张力性气胸，急性心包填塞，硬膜外血肿)。
- 大量出血的控制 (严重的胸腔积血或腹腔积血，骨盆挤压，整个肢体离断，“压得血肉模糊的肢体”)

如果有使最终手术不可能马上做的特殊情况，就适用创伤控制的概念[6]。控制出血和污染、冲洗、包扎、暂时关闭创口或腹腔，以及在加强护理病房 (ICU) 稳定生理系统，6~12 小时后再进行最终手术。

表 5.3-3 最初评估、生命支持和当天手术的程序

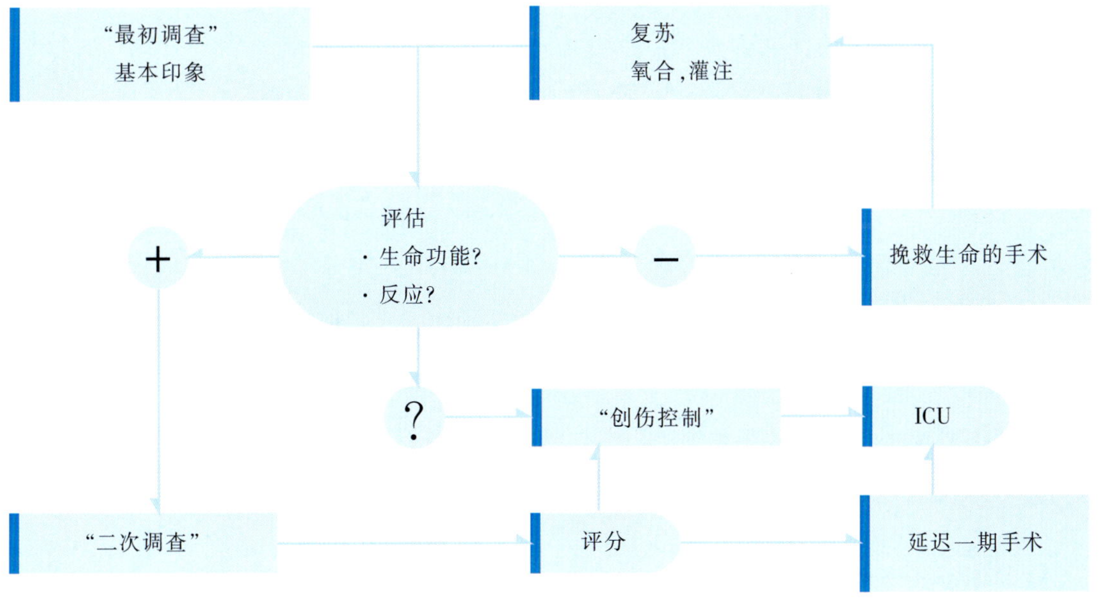

如果对复苏有积极的反应，就应开始延迟的一期手术。**在运动系统之内，**下列情况的治疗应当**优先：**

- **危及肢体和引起残疾的创伤** (包括开放性骨折) 至少需要“创伤控制”：清创、筋膜切开、复位、固定和血运重建[7]。
- **长骨骨折** (尤其是股骨干骨折)、**不稳定的骨盆损伤、大关节高度不稳定、脊柱损伤至少需要暂时复位和固定。**最终固定需要等待，比较好的选择是暂时用外固定器固定,然后在5~10天的最佳时限里做限期的最终接骨手术 (髓内钉固定)[7，8]。

临床经验和文献都有大量令人信服的证据，**多发性损伤时，在降低死亡率和病残率方面，早期固定骨折大有裨益**[9-14]。

支持股骨骨折和不稳定的骨盆环损伤早期固定的论据和经验为：

- 降低ARDS (急性呼吸窘迫综合征)、脂肪栓塞和肺炎、MODS (多器官功能障碍综合征) 和脓毒血症、血栓栓塞并发症的发病率。
- 便于护理和监护：胸部垂直位、早期活动、止痛剂用得更少。

只有复苏的各项措施[15，16]都顺利完成之后，才能当天做最终的接骨手术 (表5.3–4 和 5.3–5)。

**表 5.3–4 复苏成功的参数和标准**

| “复苏的终点” |
|---|
| • 血液动力学稳定<br>• 无低氧血症及高碳酸血症<br>• 乳酸<2mmol/L<br>• 凝血正常<br>• 体温正常<br>• 尿量>1ml/kg·h<br>• 不需要血管和肌收缩力的刺激 |

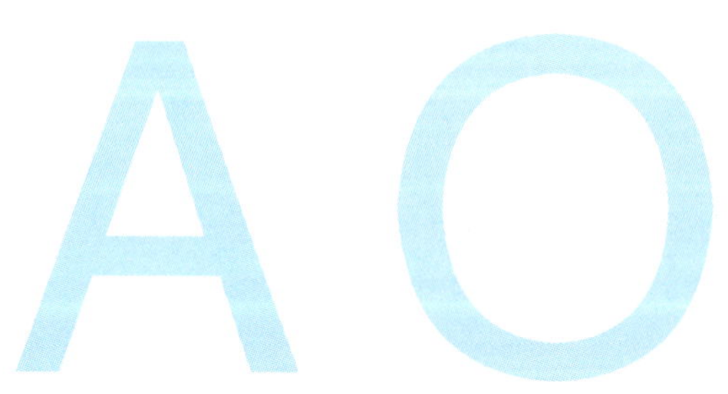

表 5.3–5 根据生理状况手术时间的选择和优先项目

| 生理状况 | 手术处理 | 时间选择 |
|---|---|---|
| 对复苏的反应 | – 抢救生命的手术<br>? "创伤控制"<br>+ 延迟的一期手术 | 当天 |
| 过度炎症期 | 只做"二次观察"! | 第 2~3 天 |
| "观察期" | 择期作最终手术 | 第 5~10 天 |
| 免疫抑制期 | **不能手术!** | |
| 恢复期 | 二期重建手术 | 第 3 周 |

在损伤后第 5 和第 10 天之间，有一个观察免疫功能的机会，过度炎症期之后何时进入免疫抑制期，何时发生新的细胞募集和急性期蛋白质的新生合成。

**观察期间，可以比较安全地按计划进行长骨骨干和关节骨折的最终手术。**

免疫抑制期历时大约 2 周，因此，二期重建手术就能安排在损伤后的第 3 个星期进行。

## 5 多发性损伤时骨折处理的一般目的和范围

骨折对全身性创伤反应的严重程度有重要影响，原因为：

- 出血：

开放性或高度不稳定的骨盆环或股骨干骨折常合并长时间的休克状态或大量出血。

- 污染：

什么时候都必须想到开放性骨折是污染的。如果创口得延迟一些时日才能清创，或者清创不够彻底，创口里就会产生细菌的营养物。因此，必须做第二、甚至第三次清创。

- 有临界灌注缺氧带的坏死、缺血的组织：

在不稳定的移位骨折，尤其是有高能量碰撞者，软组织必须尽早彻底清创，以控制炎症反应的根源。

- 缺血再灌注损伤：(表 5.3–6)

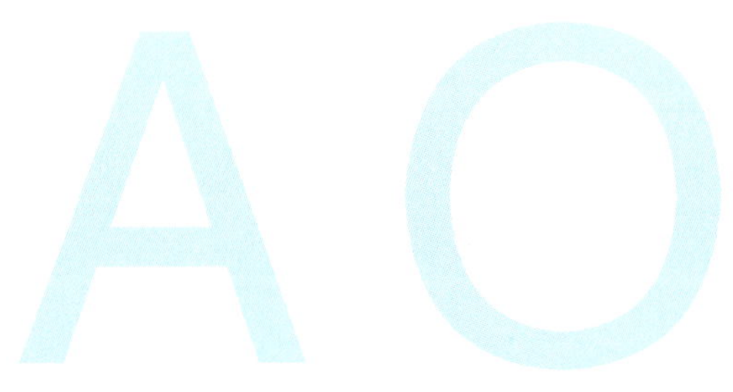

与伴或不伴血管损伤的骨折有关的低容量性休克和间室综合征，有发生缺血再灌注损伤的倾向，伴有氧自由基所导致的微血管损伤。钝性软组织挫伤可激活黄嘌呤氧化酶，缺血将产生黄嘌呤/次黄嘌呤基质，再灌注将给这个共同基质加上氧。一个危险的三联征就这样建立了。

- 紧张和疼痛：

骨折不稳定，引起疼痛和紧张，经“输入端”至 CNS (中枢神经系统)，刺激神经内分泌、神经免疫和代谢的反射弧 (参阅表 5.3–1)。

- 妨碍监护：

骨折不稳定，病人不能处于有效体位 (胸直立位)，监护时也做不到无痛处理。

因此，骨折处理的一般目的和范围为：

- **控制出血。**
- **控制污染源，切除坏死组织，防止缺血再灌注损伤。**
- **止痛。**
- **便于监护。**

通过止血、清创、筋膜切开、固定骨折和无张力创口覆盖能够做到这几点。

固定长骨可以根据具体情况，选择外固定和内固定，以及接骨板和钉子。

**表 5.3–6 缺血再灌注损伤的机制：提供激活酶、酶作用物和辅酶作用物的“不幸三联征”**

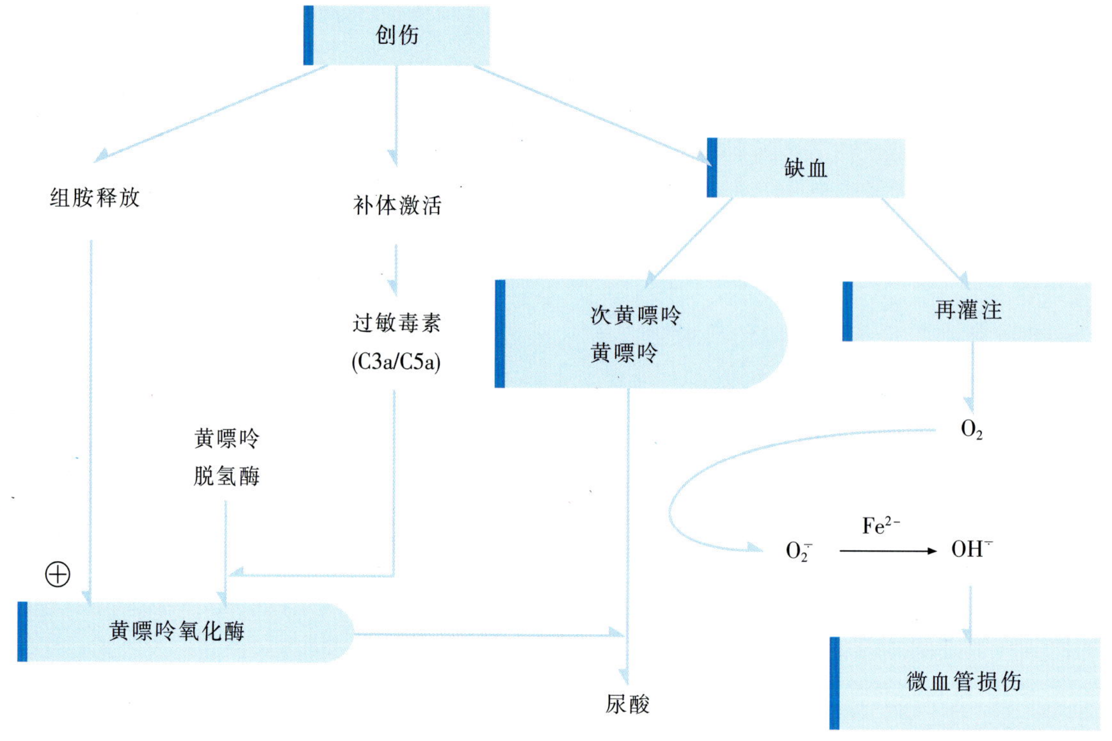

## 6 赞成和反对不同固定方法的理由

根据生物力学的观点，髓内钉固定是股骨干和胫骨干骨折的首选方法。**不过，股骨髓内钉，无论扩髓或不扩髓，都有引起肺栓塞的不良作用**[17]。其主要原因可能为，切开、插入导引针、扩髓以及插入髓内钉，这些操作对髓腔内容物所做的处理使髓内压力增高，骨髓成分的栓子、纤维素凝块和碎屑因此进入肺循环。另外，栓塞激活凝血和其他连锁系统。

可能发生这样的情况：肺挫伤、大量输入同种异体血液、从有坏死组织的大创口溢出细胞肽和介质、没有完全从休克复苏等，已经使肺内皮细胞巨大的清除能力受到伤害。在这种情况下，医源性栓塞所致额外损伤会严重损害肺功能。此外，重要的是要认识到，**在髓内钉固定之后，髓腔狭窄而肌肉包壳发育良好的年轻病人的简单类型（横形或短斜形）骨折，**比股骨干广泛碎裂的复杂性骨折，或者肌肉比较少、髓腔宽大的老年人的骨折，**更容易发生肺栓塞**。现在没有证据说不扩髓打钉比扩髓后再打钉的危险性小。

接骨板固定需要比较大的手术入路，技术要求往往比较高。另一方面，手术能够比较好地控制出血，并能同时做清创和筋膜切开。

**外固定支架使额外的手术损伤减到最小**。这是一个快捷而宽容的手术，并允许暂时短缩骨骼以避免间室综合征。缺点是，作为最终治疗其稳定性不足、针道感染、为软组织整形手术让路的余地有限。

总之，每个固定方法都有其生物学优点和缺点。**应当避免有关“手术时机和内植物的选择”的僵硬方案。**

## 7 特殊情况下骨折的处理

### 7.1 骨盆环挤压或断裂引起的大出血[18-20]

骨盆环开放性或闭合性挤压或断裂（“打开书本”或“垂直剪切”损伤）能够引起大出血，血液流进腹膜后、腹膜腔，或者流向开放或闭合的（半）环形脱套伤（Morel-Lavalle 综合征）。除了积极恢复液体容量以外，这些病人还需要**立即复位，并用外固定器或骨盆加压钳（C 钳）**固定骨盆环。如血液动力学反应良好，即可完成诊断性检查，分期手术做骨盆重建（参阅第 4.5 章）。

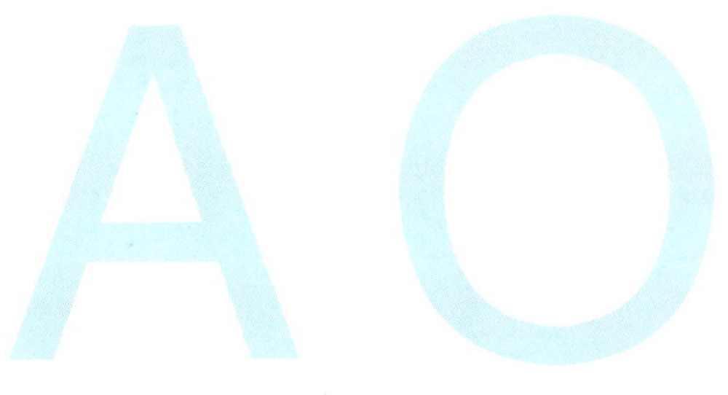

但是，如果病人的情况仍然不稳定，须行急诊剖腹止血。在这种情况下，须用外或内固定稳定骨盆环，而后手术止血，紧紧填塞骨盆，暂时关闭腹腔。必须牢牢记住发生腹部间室综合征的可能性[21，22]。在ICU里苏醒之后，必须做一次或二次“再探查手术”，然后最终固定骨盆，关闭腹壁。

### 7.2 严重脑外伤病人骨折的早期固定

在创伤性脑损伤(TBI)，防止低血压(表5.3–7)和缺氧引起继发性脑损害[23，24]，维持适当的脑灌注，二者均极其重要。硬膜外或急性硬膜下血肿需紧急手术清除并止血。Glasgow昏迷评分(Glasgow ComaScale，GCS)不到9分，或者做了开颅手术的创伤性脑损伤(TBI)患者，在挽救生命的手术之后，需立即进行颅内压(ICP)监测[25]。假如复苏反应良好(血液动力学稳定，供氧充足)，给脑外伤患者的骨折做早期固定，便于护理，减少疼痛刺激(传入神经的输入端)，减少对镇静和止痛剂的需求，作用很好[26]。

有人担心，在上述情况下，TBI患者早期固定大的骨折可能对死亡率有负面作用。这种担心缺乏证据。不过，漫长、费时间的骨折重建手术应当推迟到第5至第7天，那时候正处在用某种外固定控制初期损伤之后的观察期。

**表5.3–7 低血压对创伤性脑外伤结果的影响**

创伤性昏迷资料库：全身性低血压对严重的创伤性脑外伤结果的影响

［Chesnut et al. (1993) Acta Neurochir; 59:121–125］

| | n= | 死亡或植物人状态 (GOS[1] 1~2) ［%］ | 良好结果 (GOS[1] 4~5) ［%］ |
|---|---|---|---|
| 无低血压 | 307 | 17 | 64 |
| 早期低血压[2] (从创伤到复苏) | 248 | 55 | 40 |
| 晚期低血压[2] (在ICU) | 117 | 66 | 20 |
| 早期和晚期低血压[2] | 39 | 77 | 15 |

1 GOS=Glasgow昏迷评分(GlasgowOutcomeScale)。

2 全身血压<90mmHg。

### 7.3 严重多发性损伤或合并胸部损伤的多发性损伤病人股骨干骨折的早期固定

数个研究报告已经记载了长骨，特别是股骨干骨折早期固定的优点，包括方便护理、早期活动改善肺功能、缩短依赖呼吸机的时间、降低病残率和死亡率[9~14, 27, 28]。

带锁髓内钉固定已经成为股骨干闭合或开放性骨折的标准治疗方法。但是，大量的实验和临床证据表明，打钉的时候，尤其在“简单的”A型和B型骨折，髓内压增加相当明显。髓内压增高导致介质释放，也使有形的血栓进入肺脏。后者通过经食管超声心动描记术可以显示[17]。虽然在单纯骨折的病人，可以忽略钉子固定的这些副作用，但在多发性损伤患者，开始打钉时，这些副作用可能导致肺功能迅速恶化[29, 30]。

其他一些固定措施，像上接骨板或使用外固定器，也会诱发介质的释放，但程度低得多。为了保护肺功能，宁可不使用生物力学上比较好的方法，而支持使用更生物学的方法，不给已经遭受损害的内源性防御系统和肺内皮细胞雪上加霜。

只给那些胸部没有明显损伤、ISS分别少于25分的多发性损伤患者，推荐做股骨(特别是A型和B型骨折) 一期髓内钉固定。如果ISS超过40分，骨折仍然必须行一期固定，但只应当使用外固定器[8]。

当ISS值在这些界限之内，尤其是软组织需要清创、筋膜切开，或积极控制出血时，接骨板固定可以是一个很好的替代办法。额外牵拉可使严重损伤的软组织的灌注进一步减少，发生间室综合征的可能性增加。在这种情况下，有时只好让骨折暂时短缩。

在广泛粉碎、复杂的C型骨折，因为不会发生实质性的压力增加，髓内钉适应证的范围可以扩大。正如临床和实验资料所揭示的，使用细的实心钉子，如股骨实心钉(UFN)，也可能引起相应的肺损害。这种钉子并不比传统的钉子有什么明显的优越性。

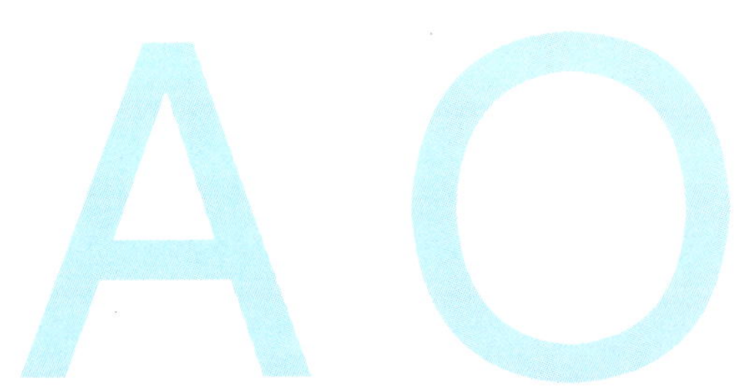

因此，实心钉主要用于开放性骨折（没有死腔），特别推荐给那些按计划最终打算将外固定换成内固定的病例。改用生物力学上更好方法的手术都应早做，理想的时间是在伤后第 5 天与第 10 天之间（参阅表 5.3–5）。

**看来，中欧大多数学者大体上接受对处于危急情况的病人进行分期手术的观念。**相反，来自北美的许多研究继续辩论证明，不管病人的临床状况如何，所有股骨干骨折都应一期髓内钉固定[10, 31~33]。不过，这些回顾性研究在病人的选择和研究组的比较方面有许多不一致。还没有人做前瞻性随机研究。

### 7.4 保肢与截肢

由于带血管组织游离移植的显微外科技术的发展，使毁损、离断或几乎离断的肢体得到挽救的机会增加了[34]。但在多发性损伤，此类挽救措施大多没有指征，因为手术性质本身增加了全身的炎症负荷。毁损肢体严重程度评分有助于作出决定[35]。只是难得有指征做英雄式保肢尝试。要有分期手术的概念，早期清创、重建血运、筋膜切开、固定骨折，然后在“观察期间”重复清创和早期软组织重建手术。

如决定截肢，应采用“环切”技术，结合处理开放性创口的基本原则，在“安全”的平面进行手术。

### 小结

必须将多发性损伤当作全身性外科疾病来考虑。成功的处理需要充分了解病理生理、完全复苏、正确的伤员分类和时间选择，以及精心安排的治疗计划。

先尽可能完善病人的生理状态，再进行非挽救生命的手术。提供安全、简单、迅速和可行的 措施。

首要目的是挽救病人的生命。已经证明，按正确概念对大的骨折进行早期固定是达到这个首要目的的重要工具。

## 8 参考文献


[1] Gann DS, Lilly MP (1984) The endocrine response to injury. *Prog Crit Care Med*; 1: 15–47.

[2] Ertel W, Keel M, Marty D, et al. (1998) [Significance of systemic inflammation in 1278 trauma patients]. *Unfallchirurg*; 101 (7): 520–526.

[3] Bone RC (1996) Immunologic dissonance: a continuing evolution in our understanding of the systmetic inflammatory response syndrome (SIRS) and the mu ltiple organ dysfunction syndrome (MODS). *Ann Intern Med*; 125 (8): 680–687.

[4] Ertel W, Keel M, Bonaccio M, et al. (1995) Release of antc-inflammat ory mediators after mechanical trauma correlates with severity of injury and cli nical outcome. *J Trauma*; 39 (5): 879-885; discussion 885-877.

[5] Goris RJ, te Boekhorst TP, Nuytinck JK, et al. (1985) Multiple-organ failure. Generalized autodestructive inflammation? *Arch Surg*; 120 (10): 1109-1115.

[6] Rotondo MF, Schwab CW, McGonigal MD,et al.(1993) Damage control: an approach for improved survival in exsanguinating penetrating abdominal injury. *J Trauma*; 35(3): 375-382; discussion 382-373.

[7] Colton C, Trentz O (1998) Severe limb injuries. *Acta Orthop Scand Suppl*; 281: 47-53.

[8] Friedl HP, Stocker R, Czermak B, et al. (1996) Primary fixation and delayed nailing of long bone fractures in severe trauma. Techniques in orthopaedics; 11: 59-66.

[9] Behrman SW, Fabian TC, Kudsk KA, et al. (1990) Improved outcome with femur fractures: earlyvs. delayed fixation. *J Trauma*; 30 (7): 792-797.

[10] Bone LB, Johnson KD, Weigelt J, et al. (1989) Early versus delayed stabilization of femoral fractures. A prospective randomized study. *J B one Joint Surg* [*Am*]; 71 (3): 336-340.

[11] Goris RJ, Gimbrere JS, van Niekerk JL, et al. (1982) Early osteos ynthesis and prophylactic mechanical ventilation in the multitrauma patient. *J Trauma*; 22 (11): 895-903.

[12] Johnson KD, Cadambi A, Seibert GB (1985) Incidence of adult respira tory distress syndrome in patients with multiple musculoskeletal injuries: effect of early operative stabilization of fractures. *J Trauma*; 25 (5) : 375-384.

[13] Riska EB, von Bonsdorff H, Hakkinen S, et al. (1976) Prevention of fat embolism by early internal fixation of fractures in patients with multiple injuries. *Injury*; 8 (2): 110-116.

[14] Rüedi T Wolff G (1975) [Prevention of post-traumatic complica tions through immediate therapy in patients with multiple injuries and fractures]. *Helv Chir Acta*; 42 (4): 507-512.

[15] Sturm JA, Lewis FR, Jr., Trentz O, et al. (1979) Cardiopulmonary parameters and prognosis after severe multiple trauma. *J Trauma*; 19 (5): 305-318.

[16] Vincent JL, Maniknis P (1995) Endpoints of resuscitation. In: Goris RJA, Trentz O, editors. *The integrated approach to trauma care*. Berlin Heidelberg New York: Springer-Verlag: 98-105.

[17] Wenda K, Runkel M, Degreif J, et al. (1993) Pathogenesis and clinical relevance of bone marrow embolism in medullary nailing-demonstrated by intra operative echocardiography. *Injury*; 24 (Suppl 3): 73-81.

[18] Ertel W, Keel M, Eid K, et al. (1999) Therapeutical strategies and outcome of polytraumatized patients with pelvic injuries——a six -year experie nce. *J Trauma*; (in press).

[19] Trentz O, Bühren V, Friedl HP (1989) [Pelvic injuries]. *Chirurg*; 60 (10): 639-648.

[20] Trentz O, Friedl HP (1995) Therapeutic sequences in the acute period in unstable patients. In: Goris RJA, Trentz O, editors. *The integrated approach to trauma care*. Berlin Heidelberg New York: Springer-Verlag: 172-178.

[21] Ertel W, Oberholzer A, Platz A, et al. (1999) Incidence and outcome of the abdominal compartment syndrome following "damage control" laparotomy in 311 patients with severe abdominal and/or pelvic trauma. *Crit Care Med*; (in press).

[22] Saggi BH, Sugerman HJ, Ivatury RR, et al. (1998) Abdominal compart ment syndrome. *J Trauma*; 45 (3): 597-609.

[23] Chesnut RM, Marshall LF, Klauber MR, et al. (1993) The role of sec ondary brain injury in determining outcome from severe head injury. *J Tr auma*; 34 (2): 216-222.

[24] Chesnut RM, Marshall SB, Piek J, et al. (1993) Early and late syst emic hypotension as a frequent and fundmental source of cerebral ischemia following severe brain injury in the Traumatic Coma Data Bank. *Acta Neurochir Suppl*; 59: 121-125.

[25] Stocker R, Bernays R, Kossmann T, et al. (1995) Monitoring and tre atment of acute head injury. In: Goris RJA, Trentz O, editors. *The integ rated approach to trauma care*. Berlin Heidelberg New York: Springer-Verl ag: 196-210.

[26] Hofman PA, Goris RJ (1991) Timing of osteosynthesis of major fractu res in patients with severe brain injury. *J Trauma*; 31 (2): 261-263.

[27] Charash WE, Fabian TC, Croce MA, (1994) Delayed surgical fixation of femur fractures is a risk factor for pulmonary failure independent of thoracic trauma. *J Trauma*; 37 (4): 667-672.

[28] Regel G, Lobenhoffer P, Grotz M, et al. (1995) Treatment results of patients with multiple trauma: an analysis of 3406 cases treated between 1972 and 1991 at German Level Ⅰ Trauma Center. *J Trauma*; 38 (1): 70-7 8.

[29] Pape HC, Auf'm'Kolk M, Paffrath T, et al. (1993) Primary intram edullary femur fixation in multiple trauma patients with associated lung contusion——a cause of posttraumatic ARDS? *J Trauma*; 34(4): 540–547; discussion 547~548.

[30] Pape HC, Regel G, Dwenger A, et al. (1993) Influences of different methods of intramedullary femoral nailing on lung function in patients with multiple trau ma. *J Trauma*; 35(5): 709–716.

[31] Bosse MJ, MacKenzie EJ, Riemer BL, et al. (1997) Adult respiratory distress syndrome, pneumonia, and mortality following thoracic injury and a fem oral fracture treated either with intramedullary nailing with reaming or with a plate. A comparative study. *J Bone Joint Surg* [*Am*]; 79 (6): 799 – 809.

[32] Boulanger BR, Stephen D, Brenneman FD, (1997) Thoracic trauma and e arlyintramedullary nailing of femur fractures: are we doing harm? *J Tra uma*; 43 (1): 24–28.

[33] Reynolds MA, Richardson JD, Spain DA, et al. (1995) Is the timing of fracture fixation important for the patient with multiple trauma? Ann Surg; 222 (4): 478–481; discussion 478~481.

[34] Levin LS (1993) The reconstructive ladder: An orthoplastic approach. *Orthop Clin North Am*; 24 (3): 393–409.

[35] Johansen K, Daines M, Howey T, et al. (1990) Objective criteria ac curately predict amputation following lower extremity trauma. *J Trauma*; 30 (5): 568–572; discussion 572–563.

## 9 新进展

本章节的新进展和附加参考资料可从网上获得:

http://www.aopublishing.org/PFxM/53.htm

# 5.4 儿童骨折

阿朗索 (Jorge E.Alonso)

## 1 一般原则

未完全发育的骨骼，在正常和病理状态下，都和成人的不一样。儿童的骨骼在折断之前，能够承受相当大的可塑性变形。粉碎性骨折罕见，而骨骺生长板的存在,对治疗骨折的医生来讲，是一个挑战。**骨不连罕见，只有相当少的骨折需要手术治疗。**

### 1.1 发育与生长

在过去的几年里，人们对骨骼的形态和生理学的兴趣已经有所增加，对未成熟细胞组织的发育和生长的基因部分进行了特别的研究。

未完全发育的骨骼比发育完全的骨骼更能对环境作出反应和适应，但是也更容易患病。骨折能使未完全发育的骨骼的生长加快或减慢，除骨折本身的并发症之外，还有个畸形的问题。另一方面，**儿童的骨折愈合迅速，而且能够塑形矫正大多数成角畸形，这取决于儿童的年龄及畸形的方向。**

很明显，正在生长的骨骼有一些特性，可影响全身性的生理过程，以及创伤的评估和治疗的选择。尤其是那些参与骨的生长和改建的细胞群的应答，它们存在于骨膜、骨内膜和骨皮质内。

在骨骼未完全发育者的损伤中，最重要的区域是骨骺生长板。其复杂结构在众多生理过程之间起平衡作用。

### 1.2 骨骺生长的调节

骨骺生长板是大多数骨骼最初的生长中心，按功能分成两个带：生长带和基质形成带。**生长带涉及骨骼的纵向和周边生长。**基质形成带本身分成好几个区，表达最终骨化所必需的各种变化。

按照 Ogden 的说法，有 4 个功能区域 [1]：

- 生长。
- 基质。
- 转化。
- 塑形。

关于骺板的形态结构和功能的细节，请读者参考 Hunziker 和 Schenk 的著作 [2]。

**骺板能对不同的刺激作出反应，不管是压力还是张力 (分离)**。沿骨骼纵轴、与骨骼生长的方向平行的压力有任何增加，都将阻碍骨骼的纵向生长。若于同一轴线施加牵引，能使生长加快。

刺激生长的还有由异物、骨折、感染，或者重复手法复位所引起的损伤。所有这些都能增加局部血流而使骨骼的生长加快 [1~4]。

### 1.3 干骺端骨骼的生长和改建

由于骺板的深层逐渐成熟，而骺板生成原始的骨小梁，因此干骺端是骨结构变化最快的部位。骨盐沉积在位于细胞柱 (区间基质) 之间钙化的纵形基质的表面，然后迅速改建，变成次级骨小梁，晚些时候为更成熟的骨骼所替代。可将干骺端当作骨骺与骨干之间的移行带。

### 1.4 骨干的生长方式

骨干增粗是骨膜沉积性骨形成和骨内膜破骨细胞吸收使髓腔扩大一起作用的结果[3]。随着骨膜和骨内膜平衡改建过程出现局部差异，骨干逐渐塑形。形状弯曲的骨骼的生长需要改变其曲率的半径。这种变化是通过皮质在生长和塑形过程中的漂离现象而实现的 (图 5.4–1)。

继续生长时，骨骼能通过选择性的吸收和沉积而减少，或甚至矫正成角畸形。这种选择性吸收和沉积可能受压力和张力驱动。

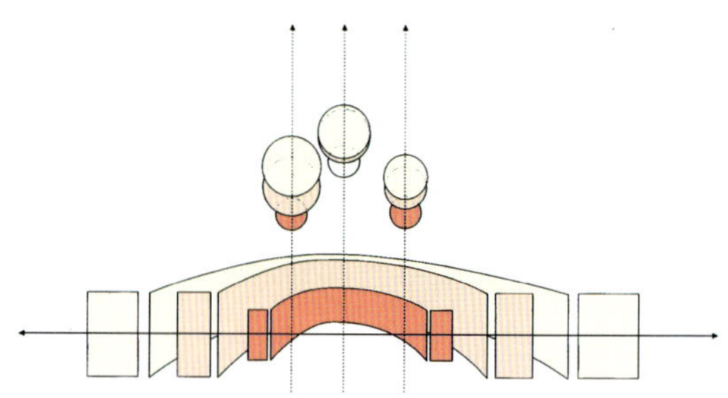

**图 5.4–1 弯骨 (大多数骨骼) 的骨干增加长度时，通过有控制的和特异的方式进行的骨内膜和骨膜表面的改建而保留其弯度**

图解骨皮质的漂移现象。

### 1.5 各类骨折的发病率

Mann 等报告，在 2650 例儿童长骨骨折中，有 30% 累及骺板。在其他关于骺板损伤的报告中，大约 50% 发生在桡骨远端。第二个最常见的损伤区域是肱骨远端。各类骨折的发病率也取决于儿童的活动程度。参加运动的儿童，长骨骨干骨折和骺板损伤的发病率将会增高。高能量损伤是造成儿童死亡最常见的原因，而作为病残的主要原因，它仅排在感染的后面。在造成儿童永久性残疾的最常见外伤中，骨骼肌肉系统的损伤仅次于中枢神经系统。

长期以来，外科医生们都说儿童骨折没有明显的后遗症，但是有关资料与这个传统说法并不相符。

### 1.6 受伤儿童的临床检查

#### 1.6.1 脊柱的检查

按 ATLS 格式对所有生命体征进行评估之后，应检查脊柱。儿童脊柱损伤并不常见，大约占儿童所有损伤的 3%。不过，尸体解剖研究显示，在高能量损伤致死的 16 岁以下儿童中，脊柱损伤的发病率为 12% [5]。

上颈椎是儿童脊柱损伤最常见的区域。有疼痛、斜颈、活动受限和肌肉痉挛时，应怀疑颈部损伤。屈曲暴力所致脊髓损伤往往比伸直暴力所引起的损伤更严重。

脊髓严重损伤后，可以有“脊髓休克”。所有反射完全丧失，表现为弛缓性麻痹。这种状况能持续 8 小时到几天。脊髓功能恢复的最早征象为“肛门眨眼”（肛周的括约肌）反射，或者球海绵体肌反射。

#### 1.6.2 骨盆的检查

对一个受伤的孩子，脊柱检查之后，要检查骨盆环。大多数儿童的骨盆骨折是稳定的。要拍足够的 X 线照片，完成评估可能还需做 CT 扫描。

髋臼骨折大约占骨盆骨折的 6%。对三叉软骨的损伤进行评估具有特别的重要性。因为这个损伤能引起中央性生长阻滞，导致髋臼发育不良伴股骨头外侧半脱位。

#### 1.6.3 四肢的检查

必须对四肢进行系统检查，自远而近，一次检查一个肢体。各个关节都要做整个活动范围的检查。检查骨骼有没有新鲜骨折的征象，包括肿胀、畸形、触痛和异常活动。必须当心别把注意力集中在单个明显的损伤上，而忽略了其他检查。记录软组织损伤，做血管和神经病学检查。没有外在损伤迹象的儿童也会有骨折。如果孩子诉说疼痛，应假定有骨折，在把孩子带到 X 线照相室之前，应予以充分的夹板固定。

### 1.7 X 线和其他影像检查

对每一个可疑损伤做 X 线检查时，至少必须拍两个互成 90°位置的照片。前后位和侧位片都应包括怀疑骨折部位以上和以下的两个关节。**对可疑、无移位的生长板损伤进行评估时，应与健侧肢体相应位置的照片作比较，**也应在麻醉下拍“应力”X 线片，对移位进行评估。在评估脊柱、骨盆和某些关节内的骨折时，计算机 X 线断层照相术（CT）是很重要的。评估生长板损伤时，尤其对骨骺还没有骨化的幼儿，可能得采用其他检查方法，例如关节造影。另外一些诊断方法，如超声检查，亦已用于评估应力骨折。如果物理检查不明确，做动脉造影可帮助对血管损伤进行评估。磁共振成像（MRI）在儿童骨折处理中的作用显然还有待确定。在诊断可能存在的骨坏死方面，它有一定的地位。由于这个原因，在容易发生骨坏死的部位，如桡骨近端和股骨近端，固定时宁愿使用钛内植物，这样 MRI 检查时伪影比较少。

## 2 关节旁和关节内骨折——一般原则和分类

儿童的关节旁和关节内骨折必然损伤骺板。骺板损伤的治疗和预后均取决于损伤的类型，例如，损伤是否仅仅累及骺板，还是累及骺板与干骺端，或者累及骺板与骨骺。

Salter 和 Harris 法[6]是最常用的骺板损伤分类方法，分 5 种类型。不过，它没能辨认骺板周围郎飞（Ranvier）带的损伤；韧带撕脱型以及开放性磨损所引起的损伤。Rang 后来提议，回顾时把这些损伤归为 Salter 和 Harris 分类的Ⅵ型。

Müller 已经提出一个分类方法，根据骺板损伤是否为剪切暴力、垂直于骺板的骨折或挤压所致，分成 3 个主要部分。

这两种分类都在图 5.4-2 中作了小结。

有人特别为前瞻性临床研究提出一个新的儿童骨折的分类方法[7]。把移位随着肢体的生长而矫正的可能性也考虑进去。

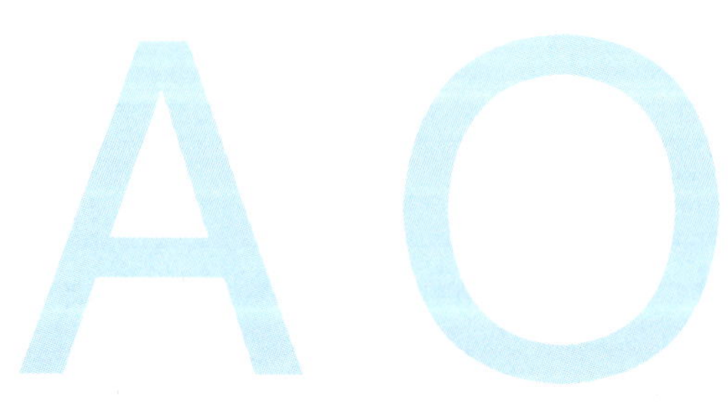

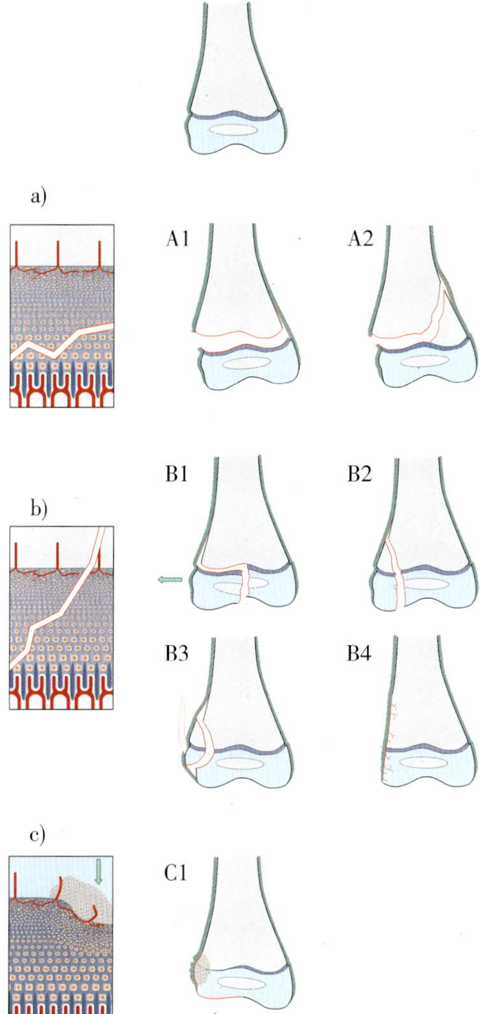


**图 5.4-2 累及骨骺板的儿童关节内和关节周围骨折的 AO Müller 分类**

3 个大组：

a) 骨折经过增生区和暂时骨化区交界处。骨折线不累及生长带。即便复位不完全，也不可能有生长障碍（除非在股骨近端和桡骨远端）。只要骨骼继续生长，活动平面的畸形有可能重新塑形。

A1：（Salter–Harris Ⅰ 型）这是一个单纯的骨骺板剪切损伤，往往为旋转暴力所致；

A2：（Salter–Harris Ⅱ 型）这种骨折一部分是骺板的剪切损伤，一部分是干骺端骨折（Thurston–Holland 骨折）。70%骺板损伤为 A2 型。

b) 骨折线经过骨骺和骺板的一部分或全层。如果不能解剖复位，发生生长障碍的可能性大。

B1：（Salter–Harris Ⅲ 型）部分骺板分离伴关节内骨骺骨折，是切开复位螺丝钉固定的强指征。一定别让螺钉穿过骺板；

B2：（Salter–Harris Ⅳ 型）骨折平面经骺板全层和干骺端从关节面通过。和 B1 型一样，螺丝钉固定是强指征，一枚在骨骺，一枚在干骺端，两枚螺钉都不穿过骺板；

B3：（Rang 把它定为 Ⅵ 型）韧带附着处的撕脱骨折，带着软骨膜环（Ranvier 区）的一部分。需准确复位和固定，但以后仍会有生长障碍；

B4：是生长板周围磨损的开放性损伤——引起骺板桥接的机会太多。

c)（Salter–Harris Ⅴ 型）关节面压缩，骨骺骨嵌入干骺端，以后有骺板软骨的结构破坏。预计有部分生长阻滞，以后有必要做重建手术，像 Langenskiöld 和 Oesterman 手术 [8]。

C1：不同程度嵌插。

### 2.1 A 型(Salter-Harris Ⅰ型和Ⅱ型)

骨折线不累及骺板的生发区。假如复位适当，预计生长不会有障碍，尽管也有例外。

### 2.2 B 型(Salter-Harris Ⅲ型和Ⅳ型)

骨折线越过骨骺和骺板的生发区。复位必须绝对准确，“无懈可击”，否则预计会导致骨骺的部分闭合，造成偏心的生长障碍。另外，这些损伤累及关节面，以后畸形愈合会导致关节退行性改变。

在股骨远端，韧带撕脱带有跨越骺板边缘的骨软骨块时，可能有生长阻滞。除非骨折得到完美的复位，引起骺板周围磨损的开放性损伤，使骺板 Ranvier 区遭受破坏[9]，往往导致局部生长阻滞。

### 2.3 C 型(Salter-Harris Ⅴ型)

骺板的软骨压缩，骨骺骨嵌入于干骺端，导致生长区严重损伤，预计会有骨骺板部分或完全闭合，随之发生生长障碍。

Ogden 已经提出一个最详细和全面的分类，但是在某些方面，不一定是前瞻性的，例如把某些损伤归入一定的组，就需要在损伤后一段时间内观察骺板的生长情况。

出于这个原因，也因为它的复杂性，人们尚未广泛将它接纳为“工作”分类，也许更多只是作为研究工具。

## 3 儿童骨折的治疗

### 3.1 非手术治疗

**大多数儿童和青少年的骨折可通过闭合复位、管型石膏固定或牵引来治疗。**固定并维持复位的惟一办法是上一个塑型得很好的石膏管型。大多数骨折在数周内愈合。由于不能依赖儿童来告诉医生有关疼痛、感觉改变、循环障碍，或提示并发症的其他迹象，需要做规则、周到的临床观察。

只有在骨折已经满意复位之后，才应当上管型石膏。衬垫得很好、并有 3 点塑型的石膏管型，是惟一具有足够安全性的治疗儿童骨折的夹板固定方法。**上石膏后必须经常地、全面地检查骨折部位以远肢体的血液循环和神经病学状态。**

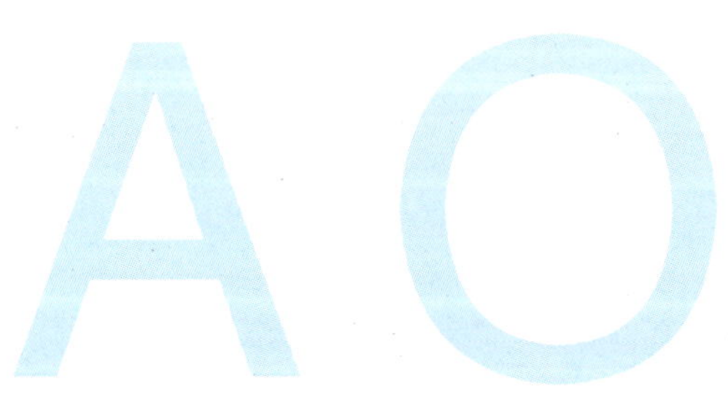

### 3.2 手术治疗

儿童骨折手术治疗的适应证包括：
- 开放性骨折。
- 多发性损伤。
- 脑外伤患者。
- 青少年股骨骨折。
- 股骨颈骨折。
- 某些类型的前臂骨折。
- 某些类型的骺板损伤。
- 合并烧伤的骨折。

### 3.3 手术治疗的目的

**和成人一样，儿童开放性骨折是外科急诊，必须积极治疗，以预防感染和可能发生的永久残疾。**Tscherne 和 Gotzen [10] 把开放性骨折的处理分成 4 个优先项目：

(1) 保留生命。
(2) 保留肢体。
(3) 避免感染。
(4) 保留功能。

开放性骨折软组织的分类有许多方法，请参阅第 1.4 和第 5.2 章，以及本章第 2 节。

对于严重的骨折，首先要确定肢体是否可以保留。在成人，ⅢC 型开放性骨折有很高的截肢率，肢体往往无法挽救。**但在儿童，应该尽力挽救肢体，除非支配肢体的主要神经遭受无法修复的损伤。**

清创必须彻底、积极，切除所有损伤和失去活力的组织 (肌肉、皮肤、骨骼等)。清创前和清创后，都应当用乳酸林格氏液或 Hartmann 溶液充分冲洗创口。使用脉冲灌洗系统应谨慎，因为已经有资料显示，它会把污染冲到深部健康组织的隐窝里去。要仔细地手术切除损伤和污染的组织，不能用加压灌洗来替代。生理盐水可能有细胞毒性，应避免使用，尤其对活力有障碍的组织。

## 4 固定的种类

**在儿童，内固定的目的是解剖复位，并用最少量的金属来维持。**术后可以使用外夹板，而没有发生骨折病的危险。

已经有人用 3.5mm 皮质骨螺钉、4.0mm 松质骨螺钉 (罕用 6.5mm)，和空心螺钉来治疗关节周围和关节内骨折。

内固定所必需的往往只是用克氏针固定骨骺和干骺端骨片，因为儿童的松质骨坚硬，钢针固定得牢。**必要时，克氏针可以穿过骨骺板，但是不能让拉力螺钉穿过骨骺板，除非骨骼的生长接近完全。**穿过骺板的钢针应当没有螺纹，用手工插进去，方向尽可能与生长板垂直。闭合复位不能维持时，可经皮用克氏针固定。必须避免在同一点上多次钻洞插入多根克氏针。克氏针可以突出皮肤，2~3 周后拔掉，因为骨折愈合迅速。作为替代，在干骺端，或者在骨骺，或者在干骺端和骨骺，也可使用与骨骺板平行的骨片螺钉。在严重移位的骨骺骨折 (B 型)，推荐使用这种方法，复位可以做到“无懈可击”[11]。螺钉固定的缺点是需要二次手术取出螺钉。另一方面，用经皮钢针固定有增加感染危险的弊端。如果骨折愈合处跨越骺板引起生长障碍，切除骨折的连接部分，嵌入脂肪或者经冷加工处理的骨水泥，可以使生长恢复正常 [8, 12]。

对开放性骨折、多发性损伤，以及合并烧伤的骨折患者，推荐使用外固定装置。根据儿童的个子高矮决定究竟是用大的还是用小的外固定器。**使用外固定器时，必须非常小心，别损伤生长板** (图 5.4–3) [13]。

在前臂，用 1/3 管状 3.5 接骨板或者动力型 3.5 加压接骨板 (DCPs 和 LC–DCPs)，在股骨远侧、胫骨和肱骨的干骺端，用直的或者 T 型 4.5 接骨板。

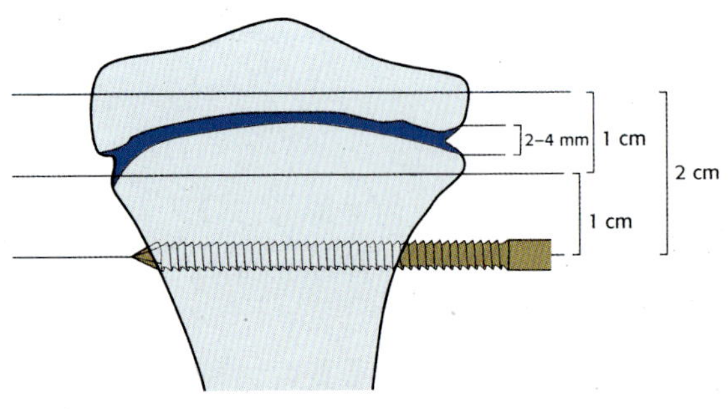


**图 5.4–3 插入外固定器的钉子时，要记住骨骺板大约有 4mm 厚，这是很重要的**

为了避免使骺板过热，应在干骺区离生长板大约 2cm 处用手工钻钻入 Schanz 螺钉。用手工能够把细的钢针或螺钉插进骨骺，而不损伤生长板。

青年股骨干骨折，可闭合使用标准髓内钉固定。在比较年幼的儿童，正像法国学派 [14] 所推广的那样，越来越多地考虑使用有弹性的钛钉 (TEN)，因为用它创伤小，却仍能提供良好的固定。

建议在骨折愈合后及早取出内植物。有人说，骨干骨折的解剖复位增加过度生长的危险性，但还从未为科学所证实 [4]。

## 5 特殊骨折

### 5.1 股骨骨折

#### 5.1.1 近侧股骨

(图 5.4–4)

股骨颈骨折是急诊切开复位和稳固内固定的绝对适应证。骨折后的那一刻，某些营养血管往往仍然完整。骨折移位使这些宝贵的血管扭曲，有引起血管阻塞和栓塞的倾向。另外，关节内出血会引起关节填塞，进一步威胁骨骺的血液供应。

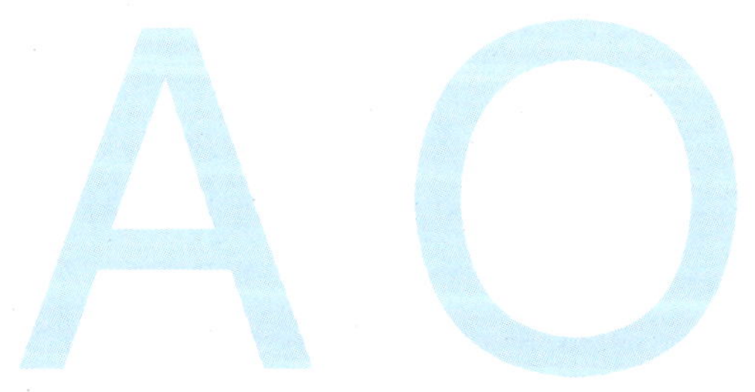

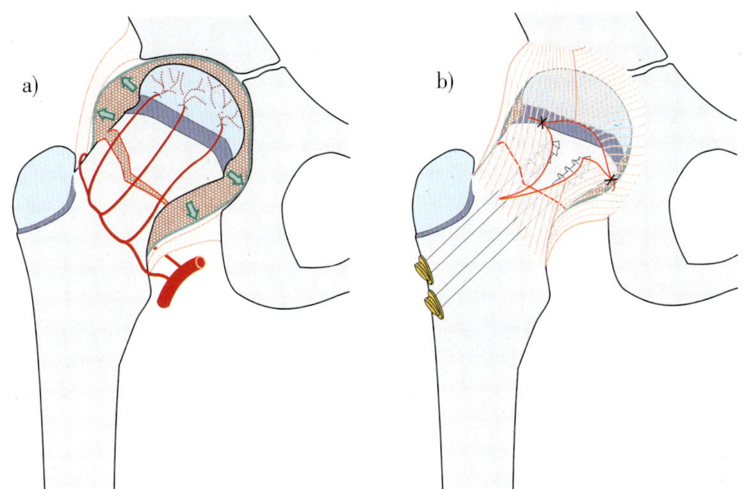


图 5.4–4

a) 儿童股骨颈囊内骨折使关节囊内压力增加（“关节填塞”），给近侧骨骺和骺板的残留血供造成威胁。有指征做急诊关节切开术和切开复位。

b) 儿童股骨颈经颈骨折。使用两根松质骨螺钉，有螺纹的部分长 16mm（6.5mm 或 7.3mm 空心钉）。要确认钉子的螺纹完全越过骨折线，而螺钉又不穿破骺板。

插入一根或几根 4.5mm，6.5mm 或 7.0mm（空心）松质骨螺钉固定骨折。须小心不能有一个螺纹越过骺板。

在臀小肌和阔筋膜张肌的间隙内暴露髋关节囊，然后 T 形切开关节囊打开关节。借助 3 把小的牵开器暴露骨折。一把在骨盆前缘插进去，轻柔地在股骨颈的上面插进第二把，而第三把插在股骨颈的下面。沿股骨颈插入牵开器时，必须非常小心，别损伤营养血管，它就在骨膜之下紧贴着骨头。骨折一旦复位，就用克氏针暂时固定，屈曲并旋转髋关节，检查骨折，特别是股骨距平面的复位情况。然后用两根 4.5mm 或者 6.5mm 松质骨螺钉进行最终固定。再次提醒，小心别刺穿骨骺板。为了避免再发生关节填塞的危险，不要完全关闭关节囊的切口。使用空心松质骨螺钉，使这种固定方法大为方便。在儿童，如果可能的话，股骨近端的内植物应当用钛制作。如果要检查缺血性坏死，钛所引起的 MRI 失真比钢的小。

**这些骨折打钉固定是绝对禁忌的。**因为松质骨很硬，打钉时骨片裂开的危险很大，并因此使营养血管撕裂，也将导致股骨头缺血坏死。

### 5.1.2 股骨干

6~8 岁以下的儿童，股骨干骨折做骨牵引，行非手术治疗。比较年长儿童的股骨骨折，无论是骨干还是干骺端，都可用接骨板内固定治疗。这特别适用于粗隆下骨折（图 5.4–5）以及有软组织嵌入、无法整复的远侧干骺端骨折，或者远侧骨片像穿“纽扣洞”一样从外侧肌间隔穿出来[15]。只有附件骨骼接近成熟的青少年的股骨干骨折，才可应用标准的髓内钉。

正如 Nancy 学派所描述的[16]，有弹性的钛髓内钉（TENs）可用于比较年幼儿童的股骨干骨折。恰于股骨远侧生长板的近侧，逆行插入钉子。通常插两根这种有弹性的钉子（图 5.4–6）。

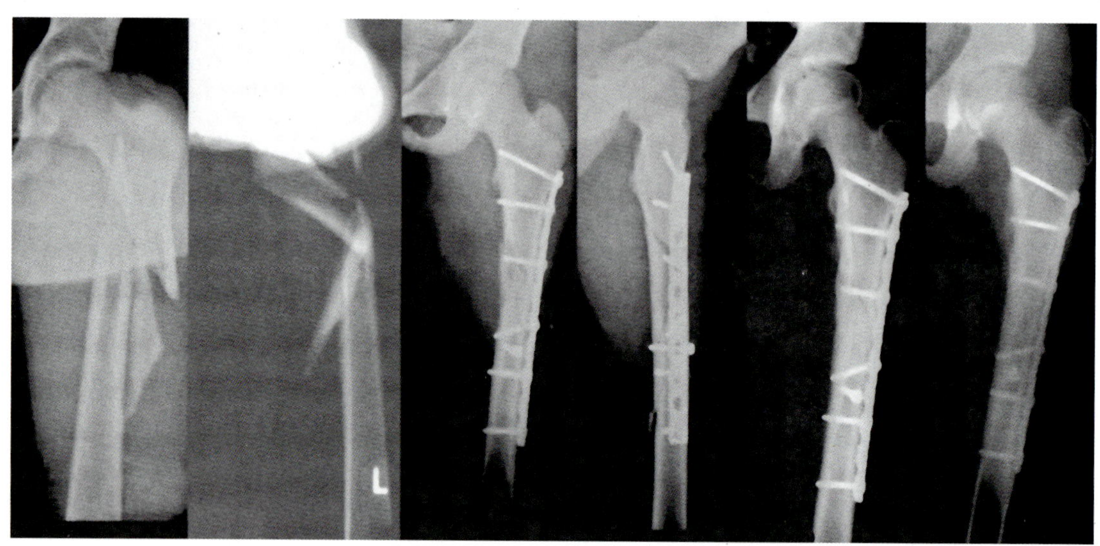

**图 5.4–5 一例青少年粗隆下骨折，用接骨板内固定治疗**

要是用标准的髓内钉，有造成股骨近端生长区和股骨头血供障碍的危险。

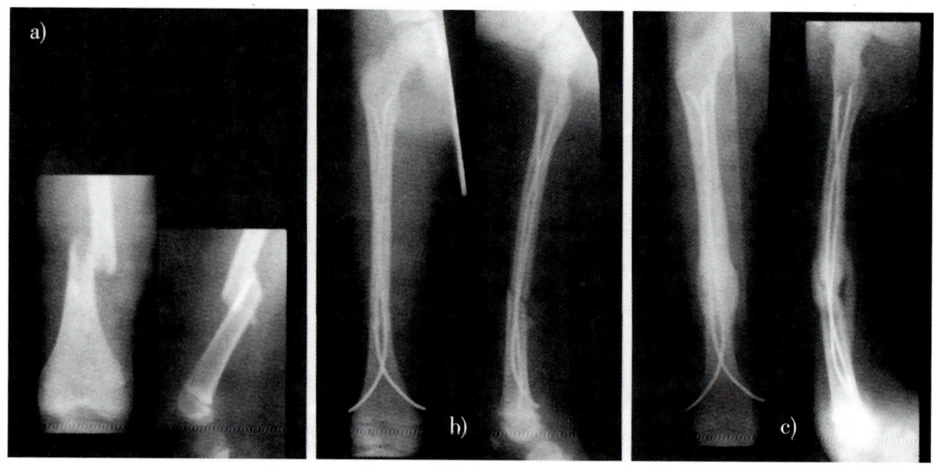


图 5.4–6

a) 9 岁男孩，股骨远侧 1/3 骨折移位。
b) 闭合复位，经皮用两根有弹性的钛钉 (TENs) 固定。基于所取得的稳定性，通常不需额外固定。
c) 在很容易拔除钉子之前，3 个月随访有连续的骨痂形成，对线良好。

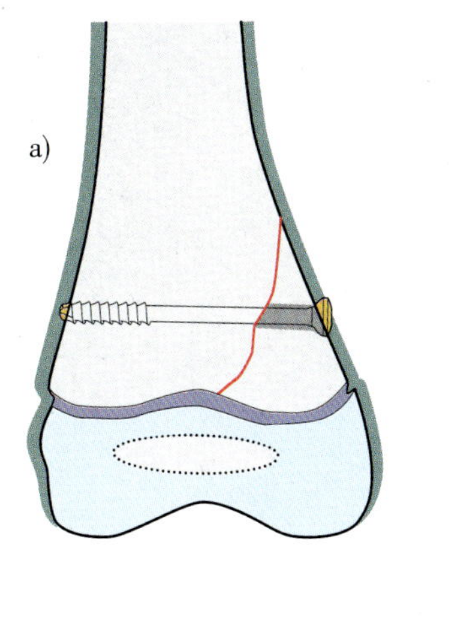


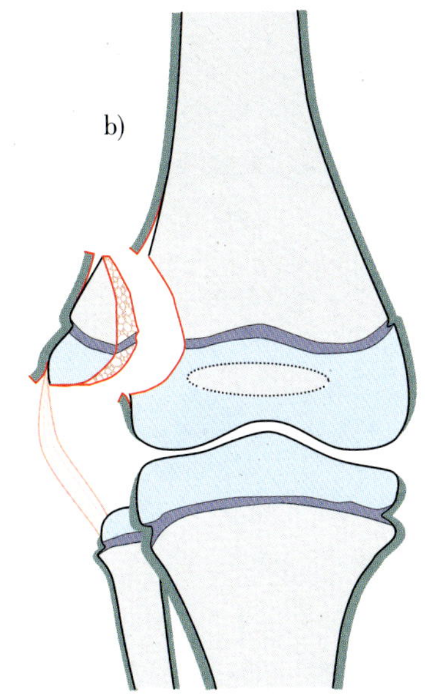


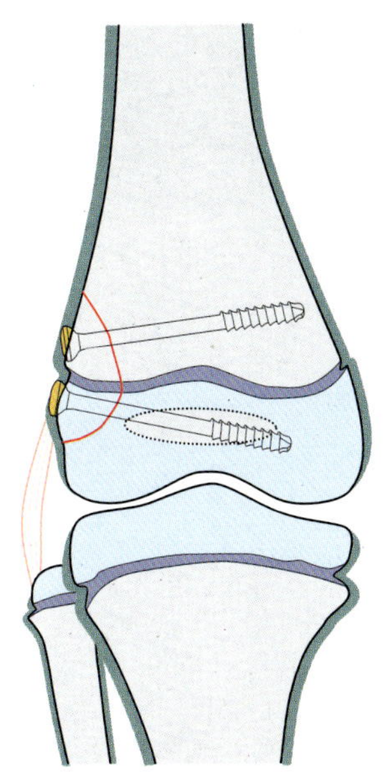

**图 5.4–7 用于股骨远侧的拉力螺钉固定**

a) 股骨远侧 A2 型 (Salter–Harris Ⅱ 型) 骨折。如果不稳定或者无法复位，这些骨折应予固定，确保不损伤生长板。术中应当用“C”臂电透机监控。

b) 如果骨片大得足以安置螺钉，B3 型撕脱骨折能够通过切开复位,用 3.5mm 拉力螺钉做内固定来治疗。

#### 5.1.3 股骨远侧

远侧股骨骨折大多为 Salter–Harris Ⅱ 型 (A2) 骨骺分离，带有一个干骺端骨片。在这里，难以获得也难以维持令人满意的复位。如果骨折不能复位，或者复位不能保持，就要切开复位，建议用拉力螺钉固定干骺端骨片 (图 5.4–7a)。**重复闭合复位可引起骺板生发层细胞的损伤，这就是股骨远端生长障碍的发生率为什么出乎意料地高的原因。**

韧带撕脱骨折的漏诊也可以是损伤后生长异常的原因。外侧副韧带横跨骺板的外缘，其撕脱骨折需切开解剖复位并做“无懈可击”的内固定 (图 5.4–7b)。

### 5.2 胫骨骨折

#### 5.2.1 胫骨近侧生长板骨折

有移位的胫骨结节撕脱骨折应行内固定治疗。这种骨折往往发生在骺板几乎闭合的青少年。用张力带和 (或) 骨片间皮质骨螺钉作内固定 (图 5.4–8a)。如果孩子小，宁可用钢丝，它不损害胫骨结节骨突起的生长带 (图 5.4–8b)。**胫骨结节早熟的生长阻滞可引起严重的进行性膝反屈畸形。**

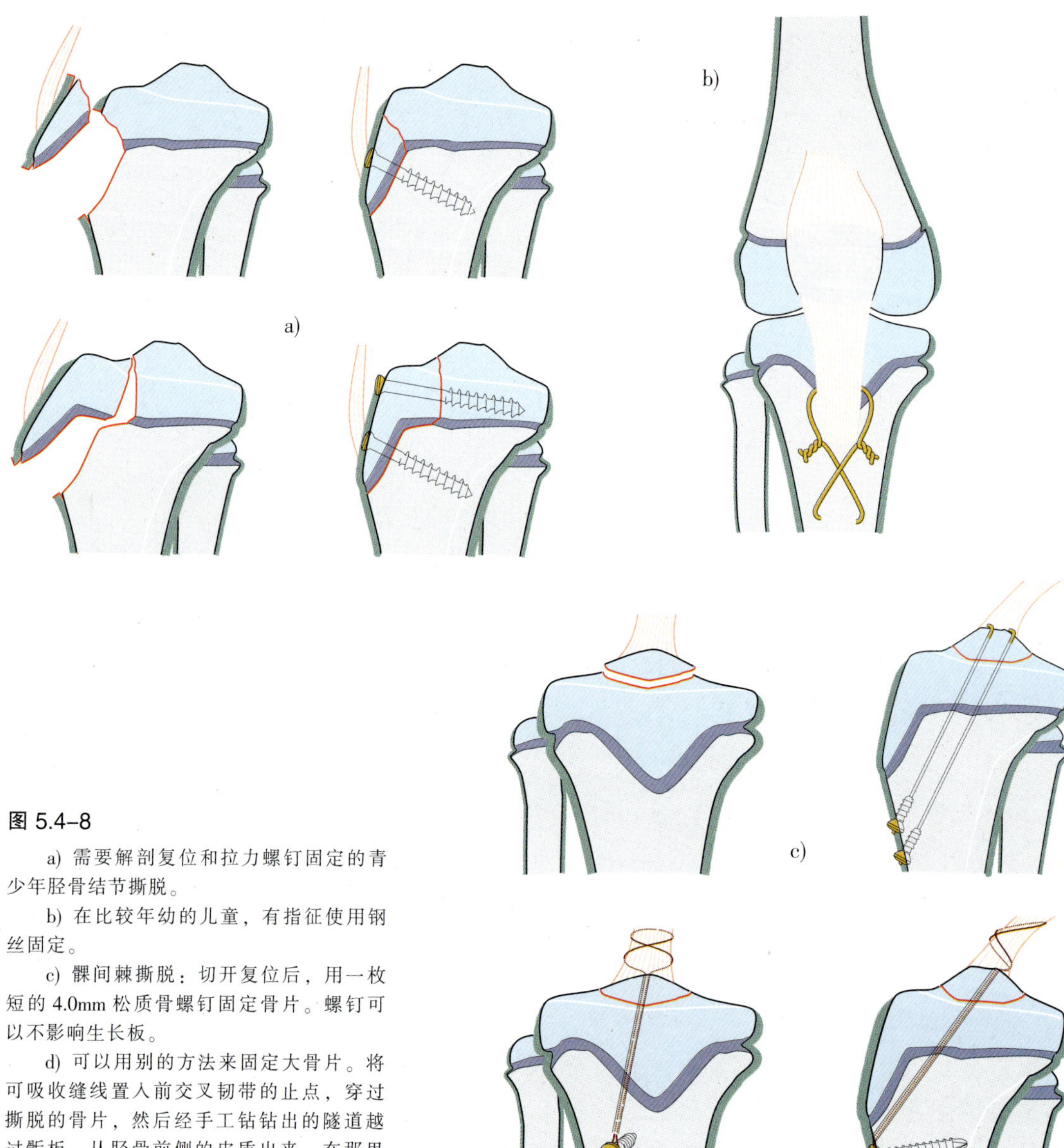


图 5.4–8

a) 需要解剖复位和拉力螺钉固定的青少年胫骨结节撕脱。

b) 在比较年幼的儿童，有指征使用钢丝固定。

c) 髁间棘撕脱：切开复位后，用一枚短的 4.0mm 松质骨螺钉固定骨片。螺钉可以不影响生长板。

d) 可以用别的方法来固定大骨片。将可吸收缝线置入前交叉韧带的止点，穿过撕脱的骨片，然后经手工钻钻出的隧道越过骺板，从胫骨前侧的皮质出来，在那里将它拉紧并系在一枚小的皮质骨螺钉上。

罕有的情况下，过伸位闭合复位可治疗有移位的胫骨髁间棘撕脱骨折。往往因为有一块半月板的前角嵌入，骨折得不到理想的复位，如果这样，就有发生永久屈曲畸形的危险，必须切开复位。用一枚，甚至两枚小的松质骨螺钉作内固定。螺钉不应穿透近侧胫骨的骺板 (图 5.4–8c)。如果撕脱骨片很厚，骨骺间的螺钉不超越骺板就抓不紧，可以用一根可吸收线来固定骨片。线从前交叉韧带的止点进去，从撕脱骨片的基底出来，再穿过用手工在骨片床上钻出的一个直径很小的隧道，在胫骨前侧的骨皮质处拉出来。把线拉紧，并捆在一枚小的皮质骨螺钉上。这根线将骨片固定在位，以容许骨连接，而这根栓线将吸收，且不在骺板上持续施加压力 (图 5.4–8d) [1]。

### 5.2.2 胫骨骨干骨折

儿童胫骨骨干骨折属于非手术治疗的范畴。**大多数儿童胫骨骨干骨折用闭合方法来治疗，即复位和管型石膏固定，或者牵引。**骨折可望迅速连接，因此获得可以接受的位置的时间框架是有限的。

必须特别注意胫骨上端干骺区的外翻骨折。内侧骨皮质的骨折间隙增宽，而外侧骨皮质不完全骨折。内侧皮质的间隙如不能完全闭合，表明有软组织，即骨膜，或者内侧副韧带起点和（或）鹅足的纤维嵌顿。如果其间任何一个遗留在骨折间隙内，就有发生进行性外翻畸形的危险，其改建多变且难以预料。须经非常有限的手术暴露，从骨折间隙里取出嵌入的组织。完全复位，然后上一个塑型得很好的长腿管型石膏[17，18]。

某些情况下，需要手术固定。**这些适应证包括开放性骨折、闭合性骨折伴有大的软组织挫伤和挤压伤、骨折合并主要血管和神经损伤而且已经发生间室综合征需要做筋膜切开术，以及移位（尤其是缩短）无法控制者。**

某些腓骨完整的胫骨干下部骨折，**对线不良有明显的内翻倾向。**如闭合复位和管型固定未能控制这个趋势，即应考虑手术固定。把脚放在直角的位置上是引发内翻趋势的一个原因。在这个位置，距骨宽阔的前部抵着内踝，使折断的胫骨倾斜成内翻。建议用管型固定骨折时，让脚轻微下垂，来解决这个问题。

一旦决定手术固定儿童的胫骨干骨折，方法的选择就比较简单。在开放性骨折，首选外固定。接骨板固定适用于那些必须手术暴露骨折部位的创伤，例如有多处筋膜切开，或者需要探查血管，以及骨折处于相对比较远侧或近侧的部位。究竟是用 3.5 还是用 4.5 接骨板，取决于骨骼的大小。

尽管出于保护胫骨近端生长带的需要，禁止使用标准的髓内钉，但在有合适条件的单位，由技术熟练的医生做，对骨干中 1/3 骨折应用有弹性的钛棒[14]治疗还是个有用的选择。

### 5.2.3 胫骨远侧生长板骨折

由于骨膜瓣可能嵌在干骺端的骨折缝隙里，有移位的 A2 型（Salter-Harris Ⅱ型）骨折可能难以闭合复位。

无论干骺端有没有骨折，当骨折线越过骨骺和骺板并有移位时，需行切开复位内固定。复位后关节面还不平整也是手术的适应证。对这些骨折，骺板骨折和关节面要解剖复位，适合用骨片间拉力螺钉固定，而不是简单地用克氏针固定（图 5.4-9a~c）。

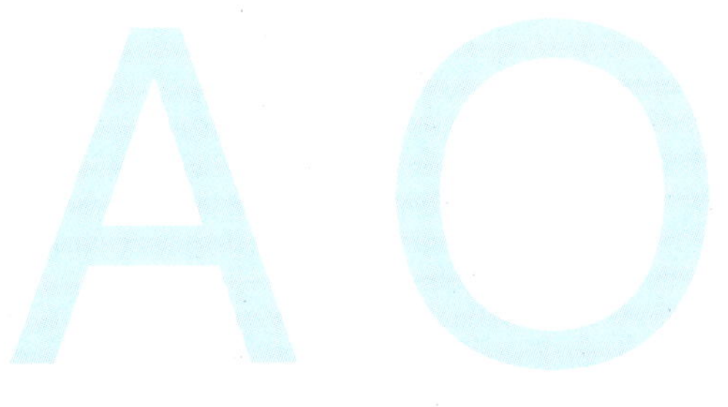

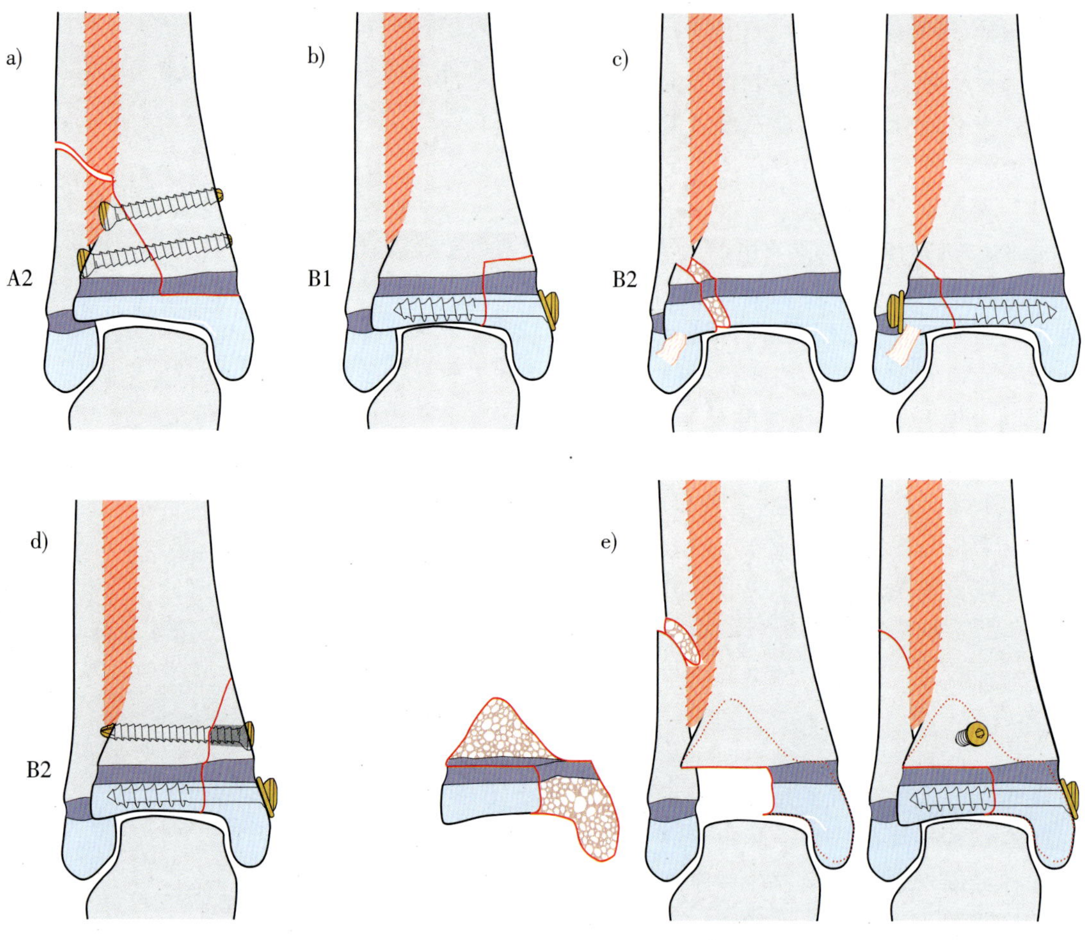


**图 5.4-9 踝部损伤**

a) Salter-Harris Ⅱ型 (A2) 损伤可以用 1~2 枚越过干骺端骨折的加压螺钉来固定。

b) Salter-Harris Ⅲ型 (B1) 内踝骨折，解剖复位并用一枚完全位于骨骺之内的 4.0mm 松质骨螺钉固定。

c) Salter-Harris Ⅳ型 (B2) Tillaux 结节骨折，用骨骺内拉力螺钉固定。复位之后，Ⅳ型骨折经典地用两枚拉力螺钉固定，一枚越过干骺端，另一枚在骨骺内。

d) Ⅳ型 (B2) 骨折，在骺板上下各用一枚螺钉固定，以适应“无懈可击”的原则。

e) 三个平面骨折的样子复杂，形式多变。两部分骨折分开图解，还显示了解剖复位并在两个平面用螺钉固定之后的情况。

三个平面的骨折 (图 5.4-9d) 是踝部所特有的。这是个累及胫骨远侧骨骺、骺板以及干骺端的复杂损伤。最常见的类型包括，在矢状和冠状面上垂直经过骨骺的骨折，骺板的水平剪切损伤，以及冠状面垂直骨折，远侧干骺端有一个分离骨片。如果有移位，这种类型的骨折需要切开复位内固定，以重建关节面 [19]。三维重建 CT 扫描彻底改变了对这些骨折病理解剖的理解，而且是需要做仔细的术前计划者所必不可少的。

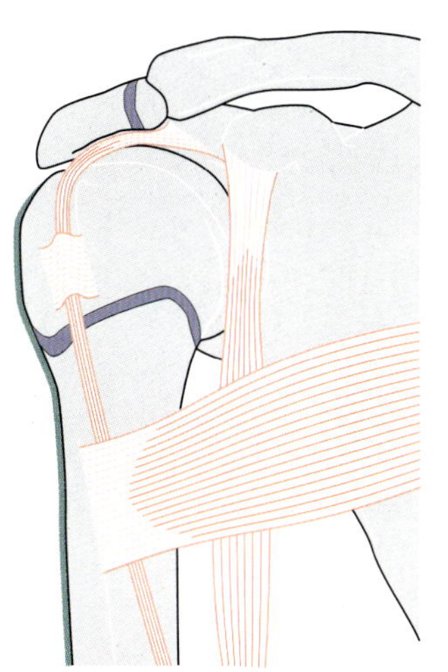
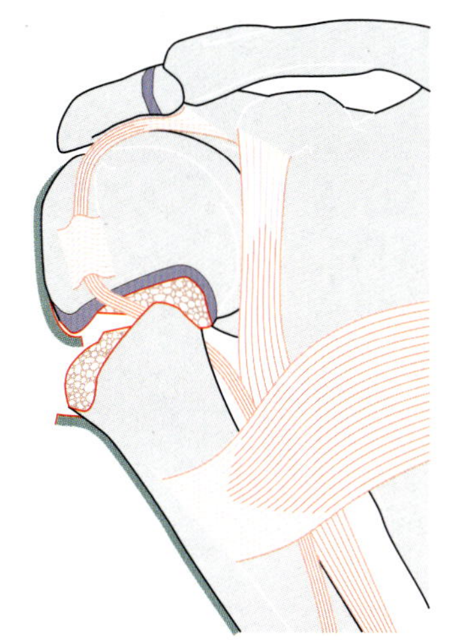
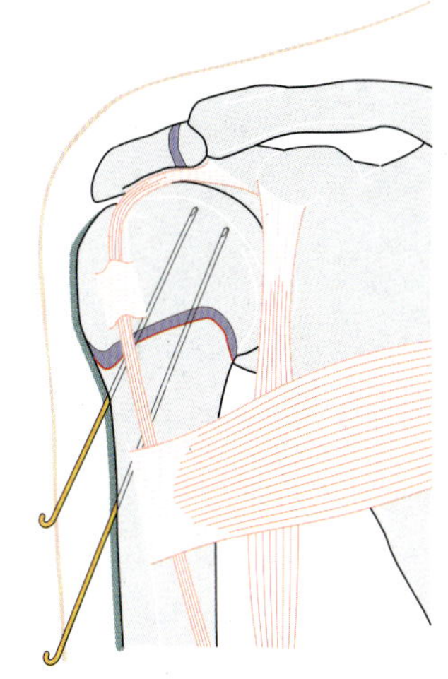

**图 5.4–10 肱骨近端骨骺分离，引起畸形的暴力使之内收、伸直**

可以接受相当大的畸形，但在比较年长的儿童，有软组织 (二头肌肌腱) 嵌入时，可能需切开复位和克氏针固定。

## 5.3 肱骨骨折

### 5.3.1 肱骨近侧和肱骨骨干

累及肱骨近侧骺板的骨折，其畸形愈合随着生长而塑形的能力比其他解剖部位的都大。**大多数肱骨近端或肱骨干骨折都可非手术治疗，**悬吊，或偶尔骨牵引 2~3 周。用一枚螺钉作鹰嘴牵引所产生的并发症 (感染、早期或晚期尺神经麻痹，等等)，比用穿过鹰嘴的钢针做牵引的来得少。偶尔，因为骨折不能整复 (例如，由于肱二头肌长头肌腱嵌入)，或者因为病人的骨骼接近成熟，不指望畸形会重新塑形，近侧骨骺分离必须手术治疗 (图 5.4–10)。

### 5.3.2 肱骨远侧

在儿童的肘关节骨折时，必须对双侧肘关节的 X 线片进行比较。有移位的肱骨髁上骨折可以非手术治疗。全麻下复位，用石膏管型固定。如果复位后只有极度屈曲才能维持骨折的稳定性 (有发生缺血和间室综合征的危险)，建议或者用螺钉做鹰嘴牵引，或者闭合解剖复位之后经皮或切开用克氏针固定 (图 5.4–11a)，以维持复位。骨折只能部分复位时，亦可用螺钉做过头牵引来治疗，螺钉在冠状突平面置于鹰嘴远侧。牵引需多达 10 天，直到骨折部位没有触痛，再用吊带悬吊 2~3 周 [20]。

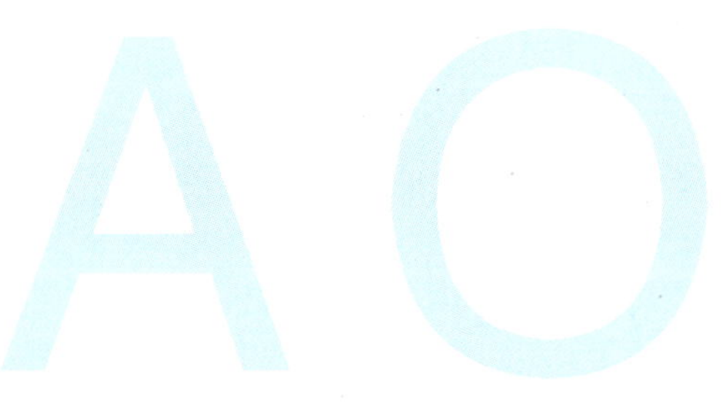

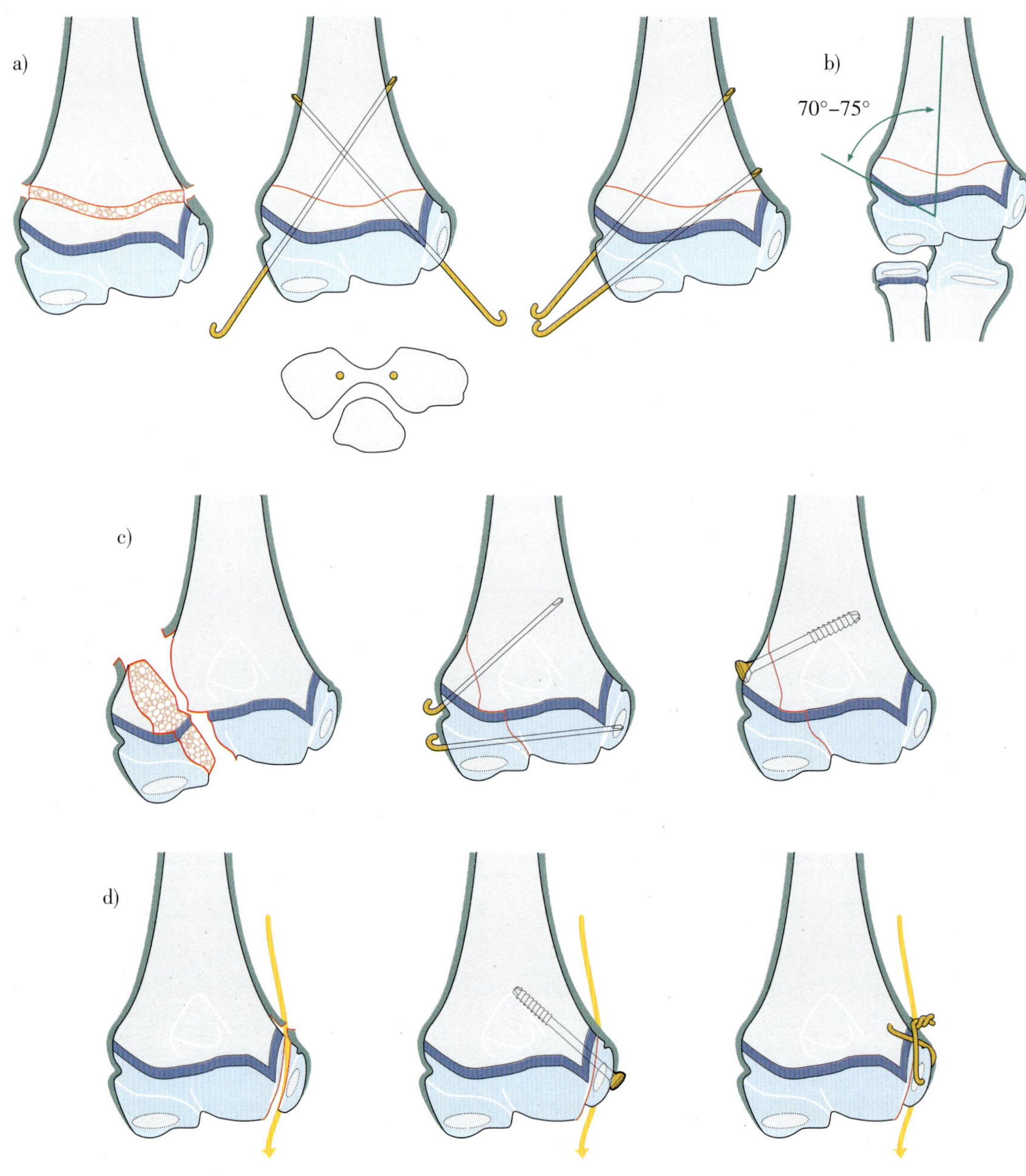


图 5.4–11

a) 肱骨髁上骨折，闭合复位经皮克氏针固定后，2~3 周后拔除钢针。尤其在经皮穿克氏针时，要意识到保护尺神经。

b) 复位固定之后，Baumann 角应和健侧相等（通常在 70~75°）。Baumann 角是外髁骺板和肱骨骨干的长轴之间的夹角。超过 75°往往表示内翻对位不良。最好在侧位片上判断旋转对线是否正确。

c) 肱骨远端的外髁骨折。如果干骺部骨片足够大，可以经后外侧入路旋入干骺部拉力螺钉。

d) 肱骨远端的内上髁骨突损伤。在年幼的儿童用克氏针或 8 字钢丝环，但在骨骼接近成熟的儿童，应当用螺钉。需非常小心确保有一个光滑的表面，尺神经将位于该表面之上。

如果骨折无法复位，提示有软组织嵌入；或者如果骨折合并血管或神经损伤，只有这些时候，才有指征行切开复位[21]。切开复位的手术径路可以是外侧、双侧或者后侧，取决于所合并的血管神经损伤的性质和部位。如欲避免肘内翻，须特别注意恢复肱骨外髁骨骺面与骨干纵轴之间的正确角度（Baumann 角，图 5.4-11b）。此角度须为大约 70~75°，并与健侧的角度相当。

有移位的肱骨外髁骨折为 Salter-Harris Ⅳ型（B2）损伤，通常用切开复位、螺丝钉或克氏针固定来治疗这些关节内或骨骺骨折，钢针应于 2~3 周后拔除。合并肘关节脱位或半脱位，是手术固定的绝对适应证，用螺丝钉固定更合适（图 5.4-11c）。最早的手术径路为后外侧入路，位于肱三头肌肌腱外侧缘，这为关节骨折提供了一个极好的视野，直接触及后外侧的干骺端骨片。有人说，这个径路危及骨片的血液供应，但只要不剥光干骺端骨片的软组织，就没有危险。

骨折后肱骨小头的过度生长偶尔亦可引起肘内翻。复位不良或者骨不连接之后则可能发生肘外翻，有发生迟发性尺神经麻痹的危险。

Salter-Harris Ⅳ型肱骨内髁骨折比外髁骨折少见。此外，它们合并肘关节不稳。处理原则与外侧损伤的一样。

非常偶然地，儿童也能发生肱骨髁间 Y 型骨折，相当于肱骨内、外髁同时发生 Salter-Harris Ⅳ型损伤。**骺板的精确对线是绝对必要的，而且可能需要手术固定，**用加压螺钉固定干骺端骨片，并用克氏针固定骨骺的骨块。最好经后侧入路来处理。这种骨折发生生长障碍的危险性很高，只能由那些对复杂骨骺损伤有丰富经验的医生来治疗。

因肘关节外翻损伤而分离的内上髁骨片，可能被嵌在关节之内。虽然这个骨折可能不是真正的骺板损伤，但它确实有骨不连接、尺神经刺激，以及不稳定的危险。建议用张力带固定，或在比较年长的儿童用螺丝钉固定，以代替单用克氏针（图 5.4-11d）。骨折远侧移位畸形愈合，肘关节功能通常明显丧失，可以是永久的。

## 5.4 前臂骨折

### 5.4.1 前臂近侧、桡骨头和桡骨颈

桡骨头的骨骺很少骨折。如果它骨折了，那么已经发生了 B2 或 Salter-Harris Ⅳ型损伤。如果有移位，必须手术固定，以避免早熟的生长阻滞。

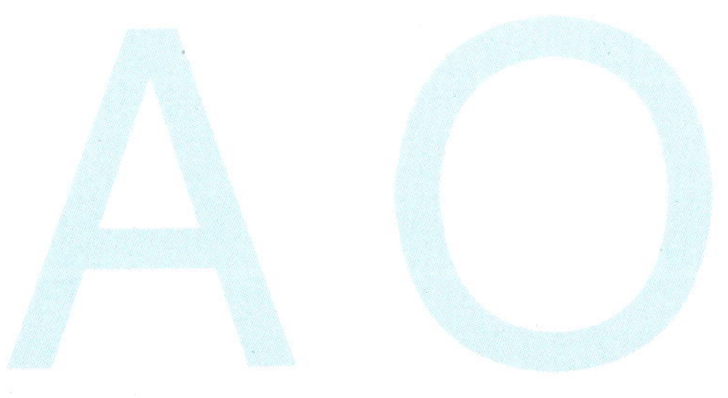

桡骨头分离，例如桡骨颈损伤，可以是 A1 或 A2 (Salter–Harris Ⅰ或Ⅱ型)，或者干骺端隆凸 (皱纹) 骨折。

由于血管解剖学的原因，桡骨近端与其他骨骺 (除股骨近端以外) 不同。因为它没有软组织附着，完全为关节软骨所覆盖，经营养血管从干骺端循环获得血液供应，这些血管被骨膜和软骨膜紧紧捆在桡骨颈和骺板的周围。因此，**由于血供特殊，A1 型 (Salter–Harris Ⅰ型) 桡骨头骨骺分离时，因骨骺缺血性坏死引起骺板过早闭合的危险性很高**。另一方面，A2 型 (Salter–Harris Ⅱ型) 桡骨颈损伤保留了骨骺营养血管，它们伴随相连的干骺端骨片。假如附着在这些骨片上的软组织得以保留，能继续正常生长。在制订治疗计划和预测结果时，最重要的是区别这两种类型。

一般说来，对大约 8 岁以下的儿童，桡骨头倾斜 (总是外翻) 多达 40°是可以接受的，但是超过这个年龄，倾斜仅 20°或更少时，方可不予整复。

允许做一次轻柔的闭合手法复位。整复达不到可以接受的范围，就有指征做切开复位，应当经 Henry 前方入路，而不是经外侧切口进行手术。

由从下面插进去的克氏针提供固定，用石膏夹板辅助固定 2~3 周 (图 5.4–12)。

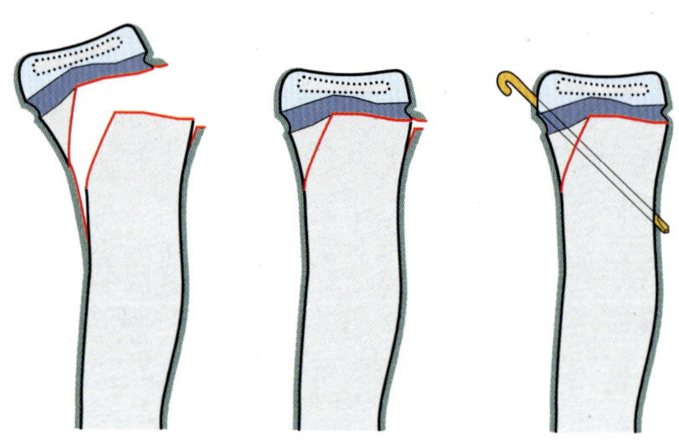

**图 5.4–12 桡骨小头和桡骨颈骨折**

在年幼的儿童，桡骨颈成角多达 40°是可以接受的，8 岁以上的儿童可达 20°。建议用手指按压，轻柔复位。但如果失败，就有指征经改良的 Henry 径路小心谨慎地做切开复位克氏针固定。

Metaizeau [22] 已经提出了一个可供选择的手术复位和固定的方法，其间，经皮用一根钝的探针，或者尖端弯曲的有弹性的钛钉 (TEN)，通过旋转有角度的尖端，把桡骨头轻柔推移到比较好的位置上 (图 5.4–13)。

### 5.4.2 Monteggia 骨折

**如果闭合手法未能使 Monteggia 骨折的尺骨骨折和桡骨头脱位得到解剖复位或维持，就必须切开复位内固定**。建议用接骨板固定尺骨骨折，成功地使桡骨头闭合复位 (图 5.4–14)。由于损伤的机制为前臂过度旋前，一旦尺骨骨折已经固定，通常发现前臂完全旋后位时桡骨头是稳定的。应当用长臂石膏管型将前臂在这个位置上固定 2~3 周。

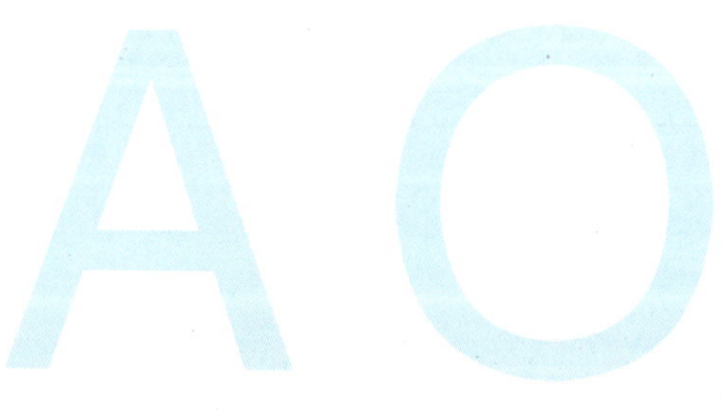

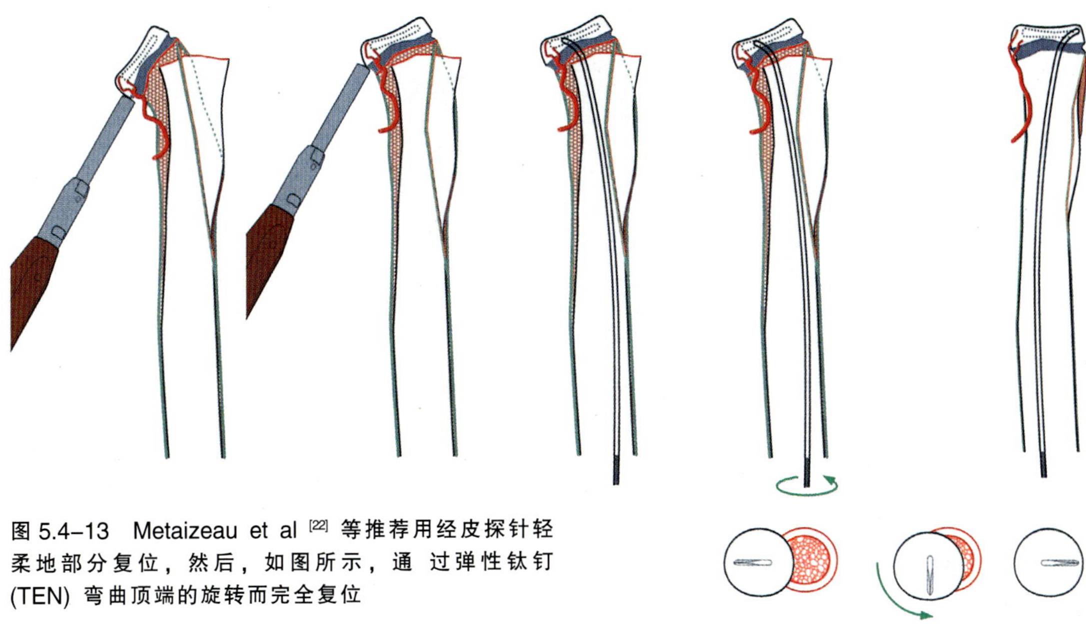

图 5.4-13 Metaizeau et al [22] 等推荐用经皮探针轻柔地部分复位，然后，如图所示，通 过弹性钛钉 (TEN) 弯曲顶端的旋转而完全复位

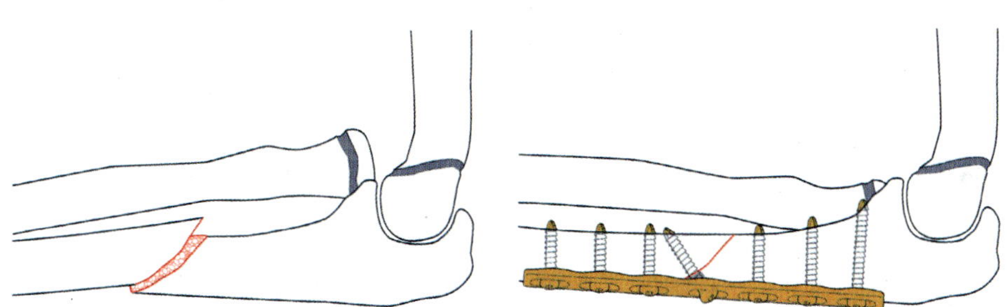

图 5.4-14 如果闭合复位不成功，Monteggia 骨折脱位有指征做切开复位内固定。而后于完全旋后位用夹板固定，维持 3~4 周。

### 5.4.3 前臂骨干骨折

对10岁以下的儿童，前臂骨的骨干骨折几乎总是用非手术的方法来治疗。必须恢复尺骨和桡骨的生理弯曲，以防止旋前和旋后受限。在比较年长的儿童，前臂骨折复位不佳是切开复位、接骨板固定（图5.4-15），或用有弹性的髓内钢针固定[14]的适应证。一般说来，**对10岁或更大的儿童，有移位的前臂骨干骨折应当按成人一样来处理**[23]。

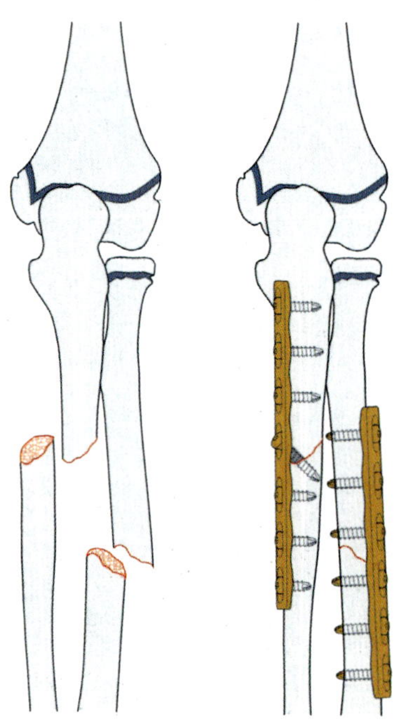

图 5.4-15 10岁以下儿童，前臂双骨折很少做手术固定。在比较年长的儿童，切开复位内固定的适应证与成年人［(LC-DCPs3.5)、或弹性钛钉(TENs)］的一样。

## 5.5 受伤儿童的多发性损伤

在美国，每年有接近22000000例儿童受伤，代表每3个儿童中就有1个。遭受多发性损伤的儿童会迅速失代偿，并且发生严重威胁生命的并发症。这些病人早期就应当转送到有能力处理这些损伤的儿科医院。

虽然开放性骨折和畸形可能更明显，但是必须永远记住，严重的创伤常常导致肌肉骨骼系统以外区域的损伤。

**需要优先评估和处理的事项与成人的一样**，保证气道、呼吸和循环，然后再根据ATLS原则，对肌肉骨骼系统进行评估。

**由于儿童的大小和身材不同，需要特别加以考虑**。当孩子受伤时，由缓冲板、保险杠，以及下落时迅速减速所产生的能量传递到体表每单位面积的力量比成人的大。因此，儿童多脏器损伤的发病率比较高。

在骨折的处理方面，治疗的“金标准”是早期准确复位和可靠固定。像对成人一样，**作为单纯的损伤，许多骨折用闭合的方法治疗效果好，而在多发性损伤，则需要手术固定**（参阅第5.3章）。Marcus等[24]已经用实例说明，儿童多系统损伤时，早期接骨治疗可减少住院日、缩短监护和依赖呼吸机的时间。不仅使患儿和家长所感受的压力减轻，也使护理人员的压力减轻。

虽然外固定技术在某些情况下可能更合适，因为它安装得快，骨折愈合后又容易拆除。但还是可以用治疗单纯创伤所使用的那些技术。

## 6 参考文献


[1] Ogdon JA (1990) *Skeletal Injury in the Child*. Philade lphia: W. B. Saunders Co.

[2] Hunziker EB, Schenk RK (1989) Physiological mechanisms adopted by ch ondrocytes in regulating longitudinal bone growth in rats. *J Physio* (*Lond*); 414: 55–71.

[3] Weber BG, Brunner C, Frueler F (1980) *Treatment of Fractures in Children and Adolescents*. Berlin Heidelberg New York; Springer–Verlag.

[4] von Laer L (1991) *Frakturen und Luxationen im Wachstumsalter*. Stuttgart–New York: Georg Thieme Verlag.

[5] Mann CD, Rajimaira S (1990) Distribution of physeal and nonphyseal frac tures in 2650 long–bone fractures in children aged 0~16 years. *J Ped iatr Orthop*; 10 (6): 713–716.

[6] Salter RB, Harris WR (1963) Injuries involving the epiphyeal plates. *J Bone Joint Surg* [*Am*]; 45: 857.

[7] von Laer L, Gruber R, Dallek M, et al. (2000) Classification and Doc umentation of Children's Fractures. *Eur J Trauma*; 26 (1): 2–14.

[8] Langenskiöld A, Oestermann K (1983) Surgical Elimination of Posttra umatic Partial Fusion of the Growth Plate. In: Houton G, Thompson G, editors. *Problematic Musculoskeletal Injuries in Children*. London: Butterwo rth.

[9] Rang M (1983) *Children's Fractures*. 2nd ed. Philadel phia: Lippincott–Raven.

[10] Tscherne H (1984) In: Tscherne H, Gotzen L, editors. *Fractu res with Soft Tissue Injuries*. Berlin: Springer–Verlag.

[11] Gomes LS, Volpon JB (1993) Experimental physeal fracture –separations treated with rigid internal fixation. *J Bone Joint Surg* [*Am*]; 75 (12): 1756–1764.

[12] Peterson HA (1990) Locll and Winter's Pediatric Orthopaedic. In: Morrisy RT, editor. *Partial growth arrest*. 3rd ed. Philedelphia: Lippincott–Raven.

[13] Alonso JE, Horowitz M (1987) Use of the AO/ASIF external fixator in children. *J Pediatr Orthop*; 7 (5): 594–600.

[14] Prevot J, Lascombes P, Ligier JN (1993) [The ECMES (Centro-Med ullary E-lastic Stabilising Wiring) osteosynthesis method in limb fractures in children. Principle, application on the femur. Apropos of 250 fractures followed-up since 1979]. *Chirurgie*; 119 (9): 473-476.

[15] Foy MA, Colton CL (1990)' Botton-holed' femoral shaft fracture in ado-lescents: an indication for internal fix-ation? *Injury*; 21(6): 382-384.

[16] Brouwer KJ (1981) Torsional deformi-ties after fractures of the femo ral shaft in childhood. A retrospective study, 27-32 years after trauma. *Acta Orthip Scand Suppl*; 195: 1-167.

[17] Jordan SE, Alonso JE, Cook FF (1987) The etiology of valgus angulat ion af-ter metaphyseal fractures of the tibia in children. *J Pediatric Orthop*; 7 (4): 450-457.

[18] Weber BG (1977) Fibrous interposition causing valgus deformity after fractures of the upper tibial metaphysis in chil-dren. *J Bone Joint Surg* [*Br*]; 59 (3): 290-292.

[19] Tinnemans JGM, Severijnen RS (1975) The triplane fracture of the distal tib-ial epiphysis in children. *Injury*; 12 (5): 393-396.

[20] Worlock PH, Colton C (1987) Severely displaced supracondylar fractu res of the humerus in children: a simple method of treatment. *J Pediatr Orthop*; 7 (1): 49-53.

[21] Broudy AS, Jupiter J, May JW, Jr. (1979) Management of supracondylar fracture with brachial artery thrombosis in child: case report and literature re-view. *J Trauma*; 19 (7): 540-543.

[22] Metaizeau JP, Lascombes P, Lemelle JL, et al. (1993) Reduction and fixa-tion of displaced radial neck fractures by closed intramedullary pinning. *J Pe-diatr Orthop*; 13(3): 355-360.

[23] Kay S, Smith C, Oppenheim WL (1986) Both-bone midshaft forearm frac tures in children. *J Pediatr Orthop*; 6 (3): 306-310.

[24] Marcus RE, Mius MF (1983) Multiple injury in children. *J Bo ne Joint Surg* [*Am*]; 65 (9): 1290-1294.

## 7 新进展

本章节的新进展和附加参考文献可从网上获得：

http://www.aopublishing.org/PFxM/54.htm

# 5.5 抗生素的预防应用

齐默利 (Werner Zimmerli)

## 1 概述

尽管外科手术应用无菌的原则，但是不仅在开放性骨折，就是在一些清洁的手术，例如闭合骨折的内固定或关节成形术，术后手术部位还是会发生感染。**抗生素预防的适应证主要是感染率高的操作**，如清洁–污染或者污染的手术[1]。清洁手术创口的标准包括：

- 可以择期进行的操作（即，非急诊）：初期关闭创口。
- 没有急性炎症。
- 不破坏无菌技术。
- 不横形切开污染的表面。

有人报告，在47000例手术中，清洁手术的感染率为1.5%[2]。这样的手术，一般不需要抗生素预防，因为那样做成本效率不高。**不过，在使用内植物的手术，围手术期预防已经成为标准惯例**[3]。

Elek和Conen最早证实异物有增强创口感染的作用[4]。他们证明，有缝线物存在时，在人类志愿者的皮肤浅层接种金黄色葡萄球菌导致皮肤脓肿的细菌数要低10000倍。Zimmerli等[5, 6]证实，在动物模型上，内植物有增强感染的作用，原因是局部获得性粒细胞缺乏。

预防手术部位的感染不仅依靠适当的抗生素预防，而且依赖于适当的手术处理、正确的认识，以及避免表5.5–1中所罗列的危险因素的可能性。**抗生素预防不应当分散外科医生对仔细的无菌手术和避免危险因素的注意力**。最近，一组美国专家已经发表了手术过程中抗生素预防的质量标准[7]。按照这些专家的意见，在有金属内植物的骨科手术，应当进行肠外抗生素预防。

表 5.5–1 手术部位感染的危险因素

| 宿主相关的 | 手术相关的 |
|---|---|
| · 年龄大 | · 术前早早去毛发 |
| · 夹杂病 (糖尿病，肥胖，关节置换时的炎症性关节炎，营养不良，恶性肿瘤) | · 剃毛发还是剪毛发 |
| · 用药 (类固醇和其他免疫抑制剂或细胞毒性药物，以前的抗生素应用) | · 时间长的外科手术 |
| · 术前住院 | · 创伤性的或者不熟练的外科手术 (血肿，失活的组织，深部死腔，电灼，等)。 |
| · 远处感染 | · 长时间引流 |
| · 鼻腔携带金黄色葡萄球菌 | · 急诊手术 |

感染的危险随骨折类型和手术步骤的不同而改变。做关节置换或闭合性骨折的病人，感染率在 0%~5%之间。开放性骨折患者的感染率在 5% (1 型) 和 50% (3A~C 型) 之间[8]。3 型开放性骨折，软组织广泛损伤。这种情况下，手术将在一个严重污染的区域内进行。因此，应当做短期的经验治疗，而不是预防。

## 2 骨科器械相关感染的微生物学

**人工关节感染的微生物学是众所周知的。像其他类型的器械相关感染一样，葡萄球菌是占优势的感染物。**这主要出于两个因素，即，(a) 由于它们存在于皮肤菌丛的下层，皮肤消毒剂甚至都碰不到它们；和 (b) 由于其宿主蛋白，如纤维蛋白和纤维结合素，充当葡萄球菌与异物粘连的媒介[9]。Steckelberg 和 Osmon[10] 报告了 MayoClinic 一组 1033 例人工关节感染的病原微生物：

- 25%为凝固酶阴性葡萄球菌。
- 23%为金黄色葡萄球菌。
- 11%为革兰阴性杆菌。
- 8%为葡萄球菌。
- 6%为厌氧菌。
- 3%为肠球菌。
- 2%为其他微生物。

14%的病例为多种微生物感染，而 8%检查不出微生物。

**在骨折手术，凝固酶阴性葡萄球菌不如在关节置换手术中重要。**和其他微生物相比，金黄色葡萄球菌大大占优势。在Boxma等[11]的研究中，在闭合骨折安慰剂组患者中，64%发现金黄色葡萄球菌，3%发现凝固酶阴性葡萄球菌，8%发现葡萄球菌，5%发现混合革兰阳性球菌，6%发现革兰阴性杆菌，8%发现混合革兰阳性/革兰阴性微生物，而在其余5%病例发现混合的需氧/厌氧细菌。

## 3 选择合适的预防性抗菌药物

**已经证实，多种抗菌剂在围手术期预防方面是有效的。**药物应能有效地对抗那些引起与内植物有关的骨骼感染的最常见的感染源。这个抗菌谱已众所周知 (如前所述)，但是，这些微生物的敏感性在不同的中心却各不一样。所以，各医院需对手术室分离的耐药菌株进行最新的分析。用于预防的抗菌药物的另一个前提是，其毒性和过敏反应应当是最小的。应避免用那些选择耐药菌株的能力很高的抗菌剂，如头孢西丁或头孢他啶，它们是β-内酰胺诱导剂。假如有其他质量一样的几种药物，在选择预防用药时也应当考虑成本。

在骨折和骨科手术，合理的选择是第一代或第二代头孢菌素，如头孢唑啉、头孢孟多,或者头孢呋肟。如果病人对头孢菌素过敏，或者住在耐甲氨苯青霉素金黄色葡萄球菌流行性高的诊所，万古霉素是一个可供替代的选择。相反，即使在耐甲氨苯青霉素凝固酶阴性葡萄球菌流行性高的中心，也不应当使用万古霉素。理由有两个：第一，预防性应用时，头孢孟多可有效对抗耐甲氨苯青霉素凝固酶阴性葡萄球菌[12]；第二，在CDC关于防止万古霉素耐药菌株扩散的建议中，常规手术预防性应用糖肽类抗生素的效果显然令人失望[13]。

## 4 正确选择预防用药的时间

为了得到预防药剂的最佳效能，在切开皮肤的时候和手术的整个过程，必须达到抗菌抑制的组织水平。在Burke[14]首创的动物实验中，已经观察到3个小时的短期预防效能。**即使推迟1个小时也会明显减弱单剂预防的效能。**一个大宗病例的回顾性临床研究已经证实了这些动物实验的资料[15]。在一组2847例创伤的研究中，预防性措施用得太早 (术前2个小时以上) 或者太晚 (超过术后3个小时)，手术部位感染的危险都增加了6倍。根据这些研究，应在始于切开皮肤之前60分钟的围手术期间，经静脉进行肠道外预防性用药[7]。**直到皮肤切开的时候，或者尽可能接近这个时间用药更可取。**

使用止血带时，如果推迟到止血带充气之前5分钟之内才用药，组织的抗生素水平将不足[16]。在另一项研究中，这个临界的间隔为10分钟或更长[17]。所以，为了达到足够的预防，应当在止血带充气之前至少10分钟给予抗生素。

## 5 骨折和骨科手术预防性用药对照研究的回顾

只有几个有关器械相关感染的抗生素预防的安慰剂对照研究。由于每一个深部感染都有毁灭性的结果，很多研究过早结束。不过，可用的资料很清楚，足以允许对抗生素预防在骨折和骨科手术中的作用进行评估。表 5.5–2 总结了 4728 位病人的 5 个安慰剂对照研究的结果[11，18~21]。在 5 个研究中的 4 个，不管是关节成形术还是内固定手术，**使用抗生素的病人的感染率明显低于安慰剂组**。而惟一没有明显结果的研究太少，以至于不能显示有意义的差异[21]。使用头孢菌素预防的感染率为 0.9%~3.6%，而安慰剂组为 3.3%~8.3%。这些资料表明，骨折和骨科手术显然需要抗生素预防。

**表 5.5–2 骨折和骨科手术时抗微生物预防治疗的前瞻性安慰剂对照实验结果**

| 手术 | 感染率 | | P值 | 参考文献 |
|---|---|---|---|---|
| | 安慰剂 | 有效的药物（时间） | | |
| 髋关节置换术 | 35/1067=3.3% | 10/1070=0.9%<br>头孢唑林（5 天） | 0.001 | Hill et al. 1981 [18] |
| 各种固定器械手术 | 11/150=7.3% | 2/134=1.5%<br>头孢孟多（1 天） | <0.05 | Gatell et al. 1984 [19] |
| 动力髋螺钉手术 | 6/115=5% | 1/124=1%<br>头孢替安（1 天） | <0.05 | Bodoky et al. 1993 [20] |
| 踝部骨折内固定术（使用止血带） | 3/62=4.8% | 1/60=1.7%<br>头孢噻吩（1 天） | 0.33 | Paiement et al. 1994 [21] |
| 各种内固定器械 | 79/956=8.3% | 36/990=3.6%<br>头孢曲松（单剂） | 0.001 | Boxma et al. 1996 [11] |

这些研究使用不同的治疗方案，从第 1 代到第 3 代头孢菌素，从单剂预防到 5 天预防。接着做进一步研究，对不同的抗生素或不同的治疗时间进行比较。表 5.5-3 总结了共 4918 位病人的 5 个对照研究，对短期和长期治疗方案进行比较[22~26]。1 天以上的预防不比短期治疗的好。但是，在 Gatell 等的研究中，头孢孟多 1 天疗程的感染率明显低于单剂治疗者。在另一个用头孢呋肟的研究中，总共 2651 位病人，预防用药 1 天者关节感染率比单剂治疗者减少了 46%[24]。由于这两个预防组的感染率都低，尽管研究的人群很大，差异还是不显著 (p=0.17)。据此研究可以推断，**预防用药的时间不应当超过 1 天，而在感染率高的诊所，宁愿做 1 天预防用药，也不要单剂用药。**

**表 5.5-3　骨折和骨科手术积极控制的抗微生物预防治疗的前瞻性实验结果**

| 手术 | 感染率 | | P值 | 参考文献 |
|---|---|---|---|---|
| | 安慰剂 | 有效的药物 (时间) | | |
| 髋和膝关节置换术 | 头孢唑林 (1 天) | 头孢唑林 (7 天) | NS* | Nelson et al. 1983 [22] |
| 髋修复术 | 3/186=1.6% | 4/172=2.3% | | |
| | 头孢孟多 (单剂) | 头孢孟多 (1 天) | | |
| · Moore 假体置换术 | 5/76=6.6% | 0/74=0% | 0.03 | Gatell et al. 1987 [23] |
| · 其他固定器械手术 | 15/306=5% | 3/261=1% | 0.006 | |
| | 头孢呋肟 (单剂) | 头孢呋肟 (1 天) | | |
| 髋关节置换术 | 11/1327=0.83% | 6/1324=0.45% | NS | Wymerga et al. 1992 [24] |
| | 头孢呋肟 (单剂) | 头孢唑林 (3 天) | (p=0.17) | |
| · 髋关节置换术 | 1/187=0.5% | 2/168=1.2% | NS | Mauerhan et al. 1994 [25] |
| · 膝关节置换术 | 1/178=0.6% | 3/207=1.4% | NS | |
| 髋关节修复术 | 头孢呋肟 (1 天) | 头孢羟氨苄 (1 天，口服) | NS | Nungu et al. 1995 [26] |
| 固定器械手术 | 6/210=3% | 1/242=0.4% | (p=0.07) | |

*NS：不明显 (P>0.05)

在开放性骨折患者，只有几个对照研究[27~29]。在这些研究中，实施的是先发制人的疗法而不是预防，即“预防”的时间为10天。在Patzakis等[27]的研究中，开放性骨折后的感染率，对照组为11/79 (14%)，用青、链霉素组为9/91 (10%)，用头孢菌素Ⅰ者为2/84 (2%)。在用头孢菌素Ⅰ组里，下降明显 (P<0.03)。不过，在这项研究中，整体感染率低，仅9%，提示里面只有几个Ⅲ度开放性骨折。3项研究都观察到感染率明显下降，表明在开放性骨折内固定时，用第1或第2代头孢菌素进行5~10天的先发制人疗法是合理的[27~29]。不幸的是，还没有关于这种治疗的最佳时间的研究。另外，对Ⅰ度和Ⅱ度开放性骨折，1天的预防是不是够还不清楚。在我们医院，只有Ⅲ度开放性骨折患者才进行5天的先发制人疗法，而在各种类型的骨折手术中，都用头孢呋肟做1天的预防。

## 6 争论的问题

没有证据表明新的、体外抗菌谱比较广的抗菌药剂比抗菌谱比较窄的头孢菌素好。原则是应选择尽可能窄的抗菌谱。**比较新的抗生素应当留给治疗用。**最近Boxma等[11]所做的研究打破了这个准则。他们使用第三代头孢菌素——头孢曲松，和各种使用比较老的头孢菌素的治疗方案相比，除了此药能在24小时之内达到有效的组织水平，从而作为单剂应用就能持续1整天以外，此药并无优点。不过，我们宁愿使用第二代头孢菌素 (例如，头孢呋肟或头孢孟多)，在感染率低的诊所可以单剂给药，而在感染率高或不明确的诊所，可给3个剂量。

奎诺隆至今尚未用于外科预防。有这么个危险：对革兰阳性球菌作用比较好的新的奎诺隆 (如司帕沙星、左氟沙星) 将被引进用于外科预防。但是，**奎诺隆不应当用于预防，**因为很快就会出现耐药葡萄球菌[30]。另外，奎诺隆与利福平结合是治疗器械相关感染的重要药品，所以应当避免用于预防[30]。

另一个有争议的问题是将万古霉素用于预防。出于上面提到的原因 (出现万古霉素耐药肠球菌)，应当严格把它留给耐甲氧苯青霉素金黄色葡萄球菌感染发病率比较高的中心使用[13]。

## 7 预防的准则

**可以从不同的对比研究中引出如下准则：**

关节成形或闭合骨折的内固定器械

在感染率低于5%的中心：

- 单剂头孢孟多 (皮肤切开之前30分钟静脉注射2g) 或者头孢呋肟 (皮肤切开之前30分钟静脉注射1.5g)。

在感染率不明确或高于5%的中心，以及在1和2型开放性骨折：

• 头孢呋肟（皮肤切开之前30分钟给1.5g，然后每8个小时给0.75g，共2个剂量），或者

• 头孢孟多（皮肤切开之前30分钟静脉注射2g，然后每6个小时给1g，共4个剂量）。

**Ⅲ度开放性骨折的内固定：**

• 用抗葡萄球菌药物进行先发制人的治疗，如阿莫西林/克拉布兰酸（2.2g 静脉注射，1天3次）或者头孢呋肟（先给1.5g，然后0.75g静脉注射，1天3次）。

## 8 参考文献


[1] Kaiser AB (1986) Antimicrobial prophylaxis in surgery. · *N Eng l J Med*; 315 (18): 1129–1138.

[2] Cruse PJ, Foord R (1980) The epidemiology of wound infection. A 10-year prospective study of 62, 939 wounds. *Surg Clin North Am*; 60 (1): 27–40.

[3] Haas DW, Kaiser AB (1994) Infections Associated with Indwelling Medi cal Devics. In: Bisno A, Waldvogel FA, editors. *Antimicrobial prophylaxis of infections associated with foreign bodies*. 2nd ed. Washington DC: A merican Society for Microbiology.

[4] Elek SD, Conen PE (1957) The virulence of Staphylococcus pyrogenes fo r man: a study of the problem of wound infection. Br J Exp Pathol; 38: 573–586.

[5] Zimmerli W, Waldvogel FA, Vaudaux P, et al. (1982) Pathogenesis of foreign body infection: description and characteristics of an animal modal. *J Infect Dis*; 146 (4): 487–497.

[6] Zimmerli W, Lew PD, Waldvogel FA (1984) Pathogenesis of foreign body infection. Evidence for a local granulocyte defect. *J Clin Invest*; 73(4): 1191–1200.

[7] Dellinger EP, Gross PA, Barreett TL, et al. (1994) Quality standard for antimicrobial prophylaxis in surgical procedures. The infectious Diseases Society of America. *Infect Control Hosp Epidemiol*; 15 (3): 182–188.

[8] Gustilo RB, Mendoza RM, Williams DN (1984) Problems in the management of type Ⅲ (severe) open fractures: a new classification of type Ⅲ open fractu res. *J Trauma*; 24 (8): 742–746.

[9] Greene C, McDevitt D, Francois P, et al. (1995) Adhesion properties of mutants of Staphylococcus aureus defective in fibronectin-binding proteins a nd studies on the expression of fnb genes. *Mol Microbiol*; 17 (6): 1143–1152.

[10] Steckelberg JM, Osmon DR(1994) Infections associated with indwelling medical devices. In: Bisno AL, Waldvogel FA, editors. *Prosthetic joint infections*. Washington DC: ASM Press: 259–2901.

[11] Boxma H, Broekhuizen T, Patka P, et al, (1996) Randomised controlled trail of singe-dose antibiotic prophylaxis in surgical treatment of closed frac tures: the Dutch Trauma Trial. *Lancet*; 347 (9009): 1133–1137.

[12] Chin NX, Neu NM, Neu HC (1990) Activity of cephalosporins against coagulase-negative staphylococci. *Diagn Microbiol Infect Dis*; 13: 67–69.

[13] Tablan OC, Tenover FC, Martone WJ, et al. (1995) Recommendations f or preventing the spread of vancomycin resistance. Recommendations of the Hospi tal Infection Control Practices Advisory Committee (HICPAC). *MMWR Morb M ortal Wkly Rep*; 44 (RR–12): 1–13.

[14] Burke JF (1961) The effective period of preventive antibiotic actio n in experimental incisions and dermal lesions. *Surgery*; 50: 161 1–1168.

[15] Classen DC, Evans RS, Pestotnik SL, et al. (1992) The timing of pr ophylactic administration of antibiotics and the risk of surgical–wound infection. *N Engl J Med*; 326 (5): 281–286.

[16] Friedman RJ, Friedrich LV, White RL, et al. (1990) Antibiotic prop hylaxis and tourniquet inflation in total knee arthroplasty. *Clin Orthop*; (260): 17–23.

[17] Oishi CS, Carrion WV, Hoaglund FT (1993) Use of parenteral prophyla ctic antibiotics in clean orthopaedic surgery. A review of the literature. *Clin Orthop*; (296): 249–255.

[18] Hill C, Flamant R, Mazas F, et al. (1981) Prophylactic cefazolin versus placebo in total hip replacement. Report of a multicentre double –blind rand omised trial. *Lancet*; 1(8224): 795–796.

[19] Gatell JM, Riba J, lozano ML, et al. (1984) Prophylactic cefamando le in orthopaedic surgery. *J Bone Joint Surg [Am]*; 66 (8): 1219 –1222.

[20] Bodoky A, Neff U, Heberer M, et al. (1993) Antibiotic prophylaxis with two doses of cephalosporin in patients managed with internal fixation for a fracture of the hip. *J Bone Joint Surg [Am]*; 75 (1): 61–65.

[21] Paiement GD, Renaud E, Dagenais G, et al. (1994) Double –blind rand omized prospective study of the efficacy of antibiotic prophylaxis for open redu ction and internal fixation of closed ankle fractures. *J Orthop Trauma*; 8 (1): 64–66.

[22] Nelson CL, Green TG, Porter RA, et al. (1983) One day versus seven days of preventive antibiotic therapy in orthopedic surgery. *Clin Orthop*; (176): 258–263.

[23] Gatell JM, Garcia S, Lozano L, et al. (1987) Perioperative cefaman dole prophylaxis against infections. *J Bone Joint Surg [Am]*; 69 (8): 1189–1193.

[24] Wymenga A, van Horn J, Theeuwes A, et al. (1992) Cefuroxime for pr evention of postoperative coxitis. One versus three doses tested in a randomized multicenter study of 2, 651 arthroplasties. *Acta Orthop Scand*; 63 (1): 19–24.

[25] Mauerhan DR, Nelson CL, Smith DL, et al. (1994) Prophylaxis agains t infection in total joint arthroplasty. One day of cefuroxime compared with thr ee days of cefazolin. *J Bone Joint Surg [Am]*; 76 (1): 39–45.

[26] Nungu KS, Olerud C, Rehnberg L, et al. (1995) Prophylaxis with ora l cefadroxil versus intravenous cefuroxime in trochanteric fracture surgery. A c linical multicentre study. *Arch Orthop Trauma Surg*; 114 (6): 303- 307.

[27] Patzakis MJ, Harvey JP, Jr., Ivler D (1974) The role of antibiotics in the management of open fractures. *J Bone Joint Surg [Am]*; 56 (3): 532–541.

[28] Braun R, Enzler MA, Rittmann WW (1987) A double-blind clinical tria l of prophylactic cloxacillin in open fractures. *J Orthop Trauma*; 1 (1): 12–17.

[29] Tscherne H, Oestern HJ, Sturm J (1983) Osteosynthesis of major frac tures in polytrauma. *World J Surg*; 7 (1): 80–87.

[30] Zimmerli W, Widmer AF, Blatter M, et al. (1998) Role of rifampin f or treatment of orthopedic implant -related staphylococcal infections: a randomiz ed controlled trail. Foreign-Body Infection (FBI) Study Group [see comments]. *JAMA*; 279(19): 1537–1541.

## 9 新进展

本章节的新进展和附加参考资料可从网上获得：

http://www.aopublishing.org/PFxM/55.htm

# 5.6 血栓栓塞的预防

亨特 (James B. Hunter)，亨特 (Ann E. Hunter)

## 1 血栓栓塞：创伤外科的一个问题

在创伤骨科的医疗实践中，静脉血栓栓塞是死亡和病残的一个重要原因。尽管研究的焦点集中在选择性骨科手术，尤其是关节置换术上，但在创伤医疗实践的某些领域，问题也许更大。

### 1.1 临床上的严重后果

**突然死亡**

死于肺栓塞 (PE) 的病人，50%在症状出现的 1 个小时之内死亡；大多数病人几乎立即死亡。PE 的急诊手术实际上只有在心血管医院里才有可能做。**大多数死亡病人在 PE 之前根本没有栓塞的症状。**

**有症状的 DVT (深静脉栓塞) 或 PE**

在创伤和选择性手术中，临床表现明显、非致命的血栓栓塞相对比较常见。在全科医疗中特别提到严重的后遗症，如多次肺栓塞后慢性肺功能不全，但在骨科实践中比较少见。

**静脉炎后的肢体**

医疗实践中，近侧阻塞性静脉血栓形成之后往往有小腿肿胀、色素沉着和溃疡。尽管在骨科病人中检测到深静脉栓塞 (DVT) 的机率高，但在随访研究中，静脉炎后肢体的病残率却很低[1]。体积描记法的研究已经证明，从中期来看，DVT 后有回流问题[2]，但并未显示病人在做了骨科大手术以后溃疡发生率有增加。

### 1.2 终点替代的结果及研究的解释

由于发表的文献的数量及其矛盾的性质，本领域的研究和发现可能难以解释。开始做血栓形成的临床实验并不难，但要限定在临床有用的终点就难以完成。这样一来，很多研究就应用终点替代法以取得统计学上有意义、临床相关性未定的结果。只限于阅读具有临床相关终点、对照得很好的研究，能够大大减少本领域可用信息的过载。

**仔细检查无症状患者**

上行静脉造影是小腿 DVT 或近侧静脉血栓的标准检查方法[3]。这个检查是设计用来看能否用血栓的存在来解释小腿有症状的肿胀和疼痛。检查只是代表小腿一个特定时刻的即时情况。虽然不管病人有没有症状，充盈缺损都表示有血栓形成，**但是必须记住，血栓形成和纤维蛋白溶解是一个平衡、持续的自身稳定**。单做一次静脉造影，说不出血栓形成究竟是在扩展还是在吸收。静脉造影的性质使重复研究变得困难，而且它本身也会诱发形成血栓。已经有人用各种多普勒超声来检测 DVT。在股静脉，简单的血流“听诊”是无效的。B 型超声比较有效，彩色血流超声甚至更加有效。各种超声检查的方式都是昂贵、费时的，而且结果有赖于操作者。在小腿肚和腹股沟韧带近侧，超声检查不如静脉造影准确。已经有人试验过很多别的方法，例如液晶温度记录法和体积描记法。在有症状的病人，大多数检查的敏感性和特异性是可以接受的，但作为骨科诊所的常规检查还不令人满意[4, 5]。

## 2 历史与背景

### 2.1 Virchow 三联征

人们把血栓形成的病理生理背景归功于 Virchow。称为“三联征”的诱发因素为：

- 血管壁损伤。
- 静脉淤积。
- 高凝状态。

很清楚，在骨科创伤和选择性手术中，这三个因素都有。

### 2.2 Charnley/Mayo 全髋置换术(THR)的经验

全髋置换术 (THR) 创始人的早期报告提示致命性肺栓塞的发病率非常高，达到 1%~3%，静脉造影的研究也支持这一点。这些研究显示，膝关节、髋关节置换术和髋部骨折之后，血栓形成的发生率高。另一些比较新的研究报告显示死亡率为 1%左右，肺栓塞（PE）占大约一半到十分之一之间，从而对致命性肺栓塞的发生率提出疑问[6]。由于病人多，缺乏尸体解剖资料和对照实验，因此股骨近侧骨折后致命性PE的发生率总是难以确定。

### 2.3 血栓栓塞与骨折病的关系

血栓形成也许是骨折病的重要原因。像原先所描述的一样，骨折病是一种疼痛、肿胀以及引起纤维化和僵硬的功能缺乏综合征。虽然死亡率低，特别是周围骨折，但是，血栓形成对死亡的作用可能还是相当大的。

## 3 危险因素

### 3.1 病人的全身情况

#### 年龄

年龄是血栓栓塞最重要的预示因素[7]。危险随着年龄的老化而增加。儿童期的发病率微不足道。在青春期，可能有其他危险因素，如服口服避孕药。大多数骨折病人的年纪大，处于双倍的危险之中。

#### 既往血栓栓塞

有既往血栓栓塞是一个非常重要的危险因素[7]。现在发现，很多复发性血栓形成患者有遗传学和血液学的危险因素，但是，即使没有这些因素，也还有再次发作的巨大危险。最重要的是从病人身上寻找血栓栓塞的病史，因为这是审查他们有没有危险的惟一切实可行的方法。

#### 遗传学的易感性

某些家族有血栓形成的遗传易感性。其中仅50%可以检出公认的异常。当抗凝血酶Ⅲ、C蛋白或S蛋白缺乏时，血栓形成的危险明显增高，尤其在手术、肢体制动或创伤之后。Leiden Ⅴ因子的作用较不明确。5%的高加索人会遗传这些特性，但是只有一小群人会发生血栓形成。直系亲属中有静脉栓塞家族史者，尤其是年轻人，对这个可能存在的危险，医生应有所警觉。

#### 妊娠/口服避孕药/激素替代疗法

任何雌激素抑制的病人，其血栓形成的危险都增加。遗传学易感性的存在使之加剧。危险随着妊娠的进展而增加，但在服口服避孕药的病人却比较低。行激素替代疗法（HRT）的患者有血栓形成的危险，但显得小而有限，而且其潜在的好处超过这种危险。HRT患者血栓形成的发病率为3/10000，而在一般人群为1/10000。

### 3.2 骨折和骨折手术

骨折和手术对Virchow三联征的三个部分都有作用。除初期骨折之外，手术损害使危险加倍。

#### 相对固定

所有的骨折处理，都包含制动的成分，而在患肢，固定的时间可能很长。

#### 下肢手术

**即使在手术之后，上肢血栓形成也很少见**。下肢骨折手术后血栓形成的危险自远而近逐渐增加[8]，骨盆和髋臼骨折最危险[9]。**由于膝关节周围的骨折靠近腘静脉，特别危险**。止血带的作用尚有争论，它一方面止血，另一方面激发纤维蛋白溶解的通道。它在骨折手术中的应用似乎在减少[10]。髋关节以远骨折行手术治疗的病人可发生肺栓塞，但一般说来栓塞率是低的。

#### 负重的影响

在大多数骨折，延迟负重是不可避免的。**业已确定，活动开始得晚是骨科选择性手术血栓形成增加的一个原因**[11]。

#### 肌肉泵和静脉回流

限制负重通过增加静脉郁积来影响血栓形成。在小腿和脚上都有促进静脉回流的肌肉泵。脚泵可能更重要，而且容量大。正常行走时，每走一步脚泵都起作用。

## 4 预防

深静脉栓塞 (DVT) 预防方案的原理就像它的多样性一样使人困惑。

### 4.1 策略

#### 预防与治疗

准则是预防，而不是治疗已经确诊的疾病。即使在没有骨折的病人，DVT 的临床诊断也不可靠，不值得努力去做。DVT 的传统治疗并不是消除血栓，这样一来，可能永久损伤静脉，引起复发。肺栓塞的发生通常没有预兆，而且早期死亡相当多。在骨科诊所，抗凝治疗带来相当多的病残，而且在骨折后它还会诱发间室综合征的发生。术后溶栓不是一个选择。在腔静脉安置滤网可预防血栓复发，但是也带来它本身的危险。

#### 监护

通常采取预防措施，或用普查来代替。人们早就强调大多数普查的不足。静脉造影扫描在临床上可能有效，但是，也许并非成本与效益相当。

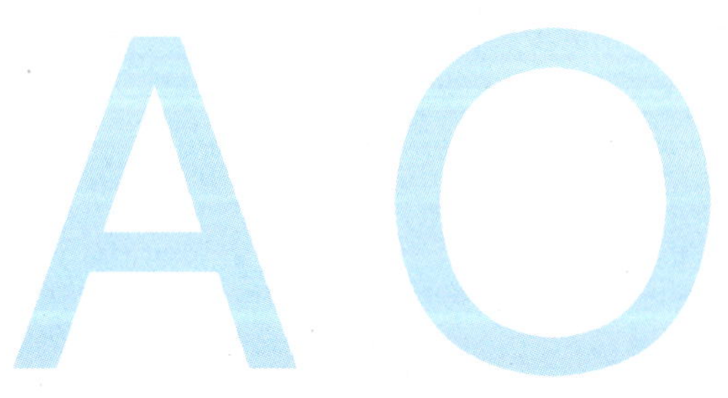

## 4.2 方法

### 4.2.1 机械性

#### 压力袜

有人想给遭受创伤或手术损害的肢体穿上压力袜，这并不怎么令人惊奇。已经发现，在腹部手术，分级加压的袜子能有效地预防血栓，但在骨科和骨折手术中，其预防性应用的根据还不足，而且有几篇报告发现它们确实有害[12]。在骨折手术中，它们惟一可能有作用的是在脊柱骨折之后。

#### 机械泵

**有各种替代或者加强自然肌肉泵功能的加压装置。这些装置的范围有从简单、能对小腿肚加压的充气靴子，到能将静脉血驱向近侧的连续加压的装置。后者更有效。**对脚底加压以排空静脉丛的装置比较小，也有效，但并非所有的病人都能耐受。它们具有明显减少肿胀的好处，并且对某些骨折也是个有用的治疗[13]。

#### 腔静脉滤网

面对已经或可能发生的血栓形成，放置滤网是预防 PE 的一种策略。为了防止血液在滤网本身的周围凝结，理论上也应给病人做抗凝治疗。预防性放置滤网的危险和好处还不完全清楚。

### 4.2.2 化学性

20 世纪 70 年代以来，在外科的大多数分支学科，化学制剂一直是预防血栓形成的主要手段，因为文献记载它有效。不过，由于发现它有出血的合并症，外科医生从来就没有广泛使用过。确实，在英国骨科医生中，其使用正在减少。这是出人意外的，因为已经有更加有效的治疗方案和制剂。

#### 华法林

华法林是高度有效的口服抗凝剂，但它大量地与血浆蛋白结合，因而其他制剂 (酒精，抗生素) 对其效力有很大影响。其抗凝作用起效延迟，因此开始时必须使用其他措施。在骨折手术，华法林最常用于治疗已经确诊的 DVT，或者用在骨盆和髋臼手术之后。用药必须通过血液检验 (INR，国际标准化比率，或凝血酶原时间比率) 来监控。用于预防时，INR 目标值为 1.5，更高值用于治疗。过高的 INR 值能够用维生素 K 来逆转，但是大剂量维生素 K 会使病人耐华法林达好几天，因此，大约 0.5~1.0mg 的剂量就足以控制。在髋关节手术，使用华法林是个有效的预防措施。

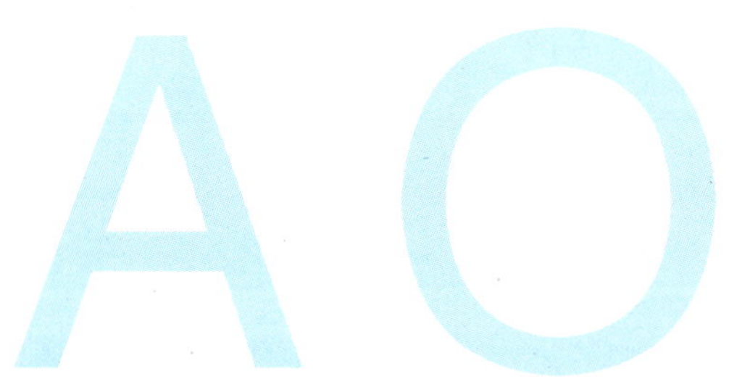

**肝素**

肝素是自然产生的抗凝剂。临床应用的肝素一般是从猪的身上提取的，偶尔会引起过敏。未纯化肝素的活性用 APPT (激活部分促凝血酶原激酶时间) 比率来监控。全量用药，肝素是抗凝的传统药物。术后期间，全身抗凝引起出血合并症的发生率很高。比较新的肝素做了提纯，只包含更多低分子量成分 (因而有了低分子肝素，LMWH)。有人认为它们只是抗血栓形成，而不是抗凝血，因而减少不必要的出血。不过，这个理论还没有得到临床实验的有力支持。最好用检测抗 Xa 因子的方法来监控肝素的作用。小剂量未纯化的肝素 (UFH) 先在腹部和选择性骨科手术得到成功应用，而后在创伤和骨科手术中也广泛用于预防。其有效性，尤其是用于骨折手术的证据，从来就不是特别强的。即使是梅塔分析 (meta-analysis) 也未显示使用肝素能挽救髋部骨折病人的生命。**在选择性骨科手术临床预防实验中，LMWH 比 UFH 更有效，也比华法林更有效，虽然可能引起比较多的出血** [14]。**已经有几个骨折实验应用 LMWH，以静脉造影为终点，发现它是有效的。**

**阿司匹林**

阿司匹林是最古老、最便宜预防血栓形成的有效药物。其作用机制是抗血小板，而且，由抗血小板研究者协会所做的梅塔分析已经再次确立了其有效性 [15]。在骨科创伤，DVT 从 4.2%减少到 3.6%，似乎减少不多；但 PE 的发生率减了一半以上，从 6.9%到 2.8%。在这样一个 8000 多例病人的大宗研究当中，甚至没有看到整体死亡率有什么不同。现在，英国正在进行一项髋部骨折病人使用阿司匹林的大规模的多中心研究，以便用文件记载阿司匹林对术后死亡率的作用。低分子量肝素比阿司匹林可以预防更多的血栓形成 [16]，但阿司匹林具有对抗其他死亡原因的有益作用 [17]。

## 5 特别的问题

### 5.1 多处损伤

多发性损伤时，凝血机制严重破坏。最初的复苏阶段大量输入血和液体，凝血功能检查将显示低凝固状态。**不过，即使在这个阶段，由于直接损伤、低血压和血液郁积的影响，血栓形成仍可能发生。在这组病人，预防是非常困难的。**小剂量肝素也许没有效果。由于有其他损伤，给予较高程度的抗凝是不恰当的。尤其在北美，有在严重创伤时早期放置腔静脉滤网的趋势，并且有些人报告 (尽管其他人未报告) [19]，和过去对照比较，它是成功的 [18]。在多发性损伤，对各种创伤的抑制都敏感的预防方案是非常宝贵的。

### 5.2 脊柱损伤

**在脊柱损伤，药物预防引起出血并发症，导致悲剧的可能性比任何部位的都大。脊柱和脊髓损伤有很高的DVT发病率。**几个小的研究证实，在这种情况下，小剂量肝素是安全而有效的——但是已经有一组可靠的病例报告说使用肝素有严重的并发症，而用物理方法显得更合适。

### 5.3 骨盆和髋臼

这些骨折，尤其是足够严重需要固定的骨折，近侧静脉血栓形成的发病率高(50%左右)，导致高PE发生率(2%~10%)和高死亡率(0.5%~2%)[9]。诊断可能是困难的，但磁共振静脉造影使诊断有所改善。很多人术后常规抗凝[20]。另一个可供选择的方法是进行侵袭性监视。在这群病人，可能有指征放置滤网，特别是那些有向近端自由漂浮的血栓，或者纵然抗凝还发生血栓形成者。

### 5.4 髋部骨折

股骨近侧骨折死亡率高。英国单个区域的统计显示，90天时的死亡率为18%。采取措施预防血栓形成，结果死亡率减少[21]。这个人群难以进行研究，特别是如果研究涉及侵袭性检查时更是这样。1988年有关UFH研究的梅塔分析并未显示它对死亡率有什么作用。回顾显示，髋部骨折用LMWH预防，血栓形成的发生率依然很高[22]。影响死亡率的另外一些因素，如术前耽搁和早期活动，这是医生能够干预的。手术的耽搁是死亡率的一个重要指数[23]。

### 5.5 能走动的病人

门诊病人的DVT发病率低，但确实有。研究已经集中在两种人群身上：做过骨科大手术、已经出院回到社区的病人，以及接受门诊治疗的骨折患者。用石膏管型固定者确实有发生PE的，但与一般人群相比，其危险性难以评估。仔细的静脉造影实验显示，出院后和能走动的骨折病人血栓形成的发生率都下降，但实验未显示它对临床上重要的终点有什么影响。在某些国家，医疗法律关系驱使人们在这些临床情况中广泛采用预防措施。

## 6 参考文献


[1] Francis CW, Ricotta JJ, Evarts CM, et al. (1988) Long-term clinical observations and venous functional abnormalities after asymptomatic venous thr ombosis following total hip or knee arthroplasty. *Clin Orthop*; (232): 271-278.

[2] McNally MA, Mollan RA (1993) Total hip replacement, lower limb blood flow and venous thrombogenesis. *J Bone Joint Surg* [*Br*]; 75 (4) : 640-644.

[3] Rabinov K, Paulin S (1972) Roentgen diagnosis of venous thrombosis i n the leg. *Arch Surg*; 104 (2): 134-144.

[4] Magnusson M, Eriksson BL, Kalebo P, et al. (1996) Is colour Doppler ultrasound a sensitive screening method in diagnosing deep vein thrombosis after hip surgery? Thromb Haemost; 75 (2): 242-245.

[5] Cruickshank MK, Levine MN, Hirsh J, et al. (1989) An evaluation of impedance plethysmography and 125I -fibrinogen leg scanning in patients following hip surgery. *Thromb Haemost*; 62 (3): 830-834.

[6] Murray DW, Carr AJ, Bulstrods CJ (1995) Pharmacological thromboproph ylaxis and total hip replacement [editorial; comment]. *J Bone Joint Surg* [*Br*]; 77 (1): 3-5.

[7] Lowe GDO, Greer IA, Cooke IA (1992) Risk of and prophylaxis for veno us thromboembolism in hospital patients. Thromboembolic Risk Factors (THRIFT) Co nsensus Group [see comments]. *BMJ*; 305(6853): 567-574.

[8] Adelseth G, Buckley RE, Pineo GE, et al. (1996) Incidence of deep-v ein thrombosis in patients with fractures of the lower extremity distal to the h ip. *J Orthop Trauma*; 10 (4): 230-235.

[9] Montgomery KD, Geerts WH, Potter HG, et al. (1996) Thromboembolic co mplications in patients with pelvic trauma. *Clin Orthop*; (329): 68-87.

[10] Salam AA, Eyres KS, Cleary J, et al. (1991) The use of a tourniqu et when plating tibial fractures [see comments]. *J Bone Joint Surg* [*Br*]; 73 (1): 86-87.

[11] Lassen MR, Borris LC, Christiansen HM (1990) Mobilization-disregard ed factor! Influence on postoperative thromboembolism. *Acta Orthop Scand*; 61 (Suppl 239): 52.

[12] Hui AC, Heras-Palou C, Dunn I, et al. (1996) Graded compression st ockings for prevention of deep-vein thrombosis after hip and knee replacement [ see comments]. *J Bone Joint Surg* [*Br*]; 78 (4): 550-554.

[13] Erdmann MW, Richardson J, Templeton J (1992) Os calcis fractures: a randomized trial comparing conservative treatment with impulse compression of the foot. *Injury*; 23 (5): 305-307.

[14] Palmer AJ, Koppenhagen K, Kirchhof B, et al. (1997) Efficacy and sa fety of low molecular weight heparin, unfractionated heparin and warfarin for th rombo-embolism prophylaxis in orthopaedic surgery: a meta-analysis of randomised clinical trials. *Haemostasis*; 27 (2): 75-84.

[15] Antiplatelet Trialists' Collaboration (1994) Collaborative overview of randomised trials of antiplatelet therapy——Ⅲ:Reduction in venous thrombos is and pulmonary embolism by antiplatelet prophylaxis among surgical and medical patients. *Brit Med J*; 308 (6923): 235-246.

[16] Gent M, Hirsh J, Ginsberg JS, et al. (1996) Low-molecular-weight heparinoid orgaran is more effective than aspirin in the prevention of venous thr omboembolism after surgery for hip fracture. *Circulation*; 93 (1): 80-84.

[17] Nettleman MD. Alsip J, Schrader M, et al. (1996) Predictors of mo rtality after acute hip fracture. *J Gen Intern Med*; 11 (12): 765- 767.

[18] Rogers FB, Shackford SR, Ricci MA, et al. (1995) Routine prophylac tic vena cava filter insertion in severely injured trauma patients decreases the incidence of pulmonary embolism [see comments]. *J Am Coll Surg*; 180 (6): 641-647.

[19] Spain DA, Richardson JD, Polk HC, Jr., et al. (1997) Venous throm boembolism in the high-risk trauma patient: dorisks justify aggressive screenin g and prophylaxis? *J Trauma*; 42 (3): 463-467; discussion 467-469.

[20] Fishmann AJ, Greeno RA, Brooks LR, et al. (1994) Prevention of deep vein thrombosis and pulmonary embolism in acetabular and pelvic fracture surgery. *Clin Orthop*; (305): 133-137.

[21] Todd CJ, Freeman CJ, Camilleri-Ferrante C, et al. (1995) Differences in mortality after fracture of hip: the East Anglian audit [see comments]. *BMJ*; 310 (6984): 904-908.

[22] Green D, Hirsh J, Heit J, et al. (1994) Low molecular weight hepar in: a critical analysis of clinical trials. *Pharmacol Rev*; 46 (1) : 89-109.

[23] Perez JV, Warwick DJ, Case CP, et al. (1995) Death after proximal femoral fracture——an autopsy study. *Injury*; 26 (4): 237-240.

## 7 新进展

本章节的新进展和附加参考资料可从网上获得:

http://www.aopublishing.org/PFxM/56.htm

# 5.7 术后处理：综合考虑

赖夫 (Christian Ryf)，韦曼 (Andy Weymann)，马特 (Peter Matter)

## 1 概述

创伤病人的整体治疗计划应包括术前处理、治疗措施和术后处理。

在主要的处理结束后放松警惕，结果发生并发症，这种现象太常见了。一旦发生，最好的情况也会使病人丧失原来治疗所得到的各种好处，在最坏的情况下可毁损其效果。

因此，必须根据治疗措施、损伤类型以及住院、在家、以后工作及休闲时的环境，针对病人的情况进行术后处理。为了做到这一点，应了解术后处理的3个阶段：

- 第一阶段：术后即刻，强调活动、预防和早期发现并发症。
- 第二阶段：住院结束时，注意力集中在融入社会环境。
- 第三阶段：治疗结束，让病人恢复他 (她) 术前的能力。

## 2 术后即刻阶段

### 2.1 止痛药和敷料

一开始就应要讲清止痛药的重要作用，让病人舒服，并取得病人的合作。关于疼痛的治疗，我们建议遵循如下原则：

- **应在疼痛变得不能耐受之前早点给止痛药。**
- 非类固醇抗炎药或者扑热息痛是理想的。
- 需要时，可给吗啡或吗啡衍化物。比较广泛的损伤预计有强烈疼痛，应使用PCA泵 (病人自己控制的止痛法) 或内留硬膜外插管。
- 镇痛的程度要使病人舒服，并允许术后早期活动。

在手术室里用消毒的、可吸收的纱布覆盖伤口，容许透气，以尽快使创口变干。负压引流时，若渗出量正常，即保留大约24小时；渗出量比较大，像在骨盆或髋部骨折的时候，可能需要48小时。

关节内骨折是特例，引流不应超过 8~12 小时。否则，感染的危险性增加。

如果伤口出血已经很多，术后 24 小时第一次换药 (录像 5.7–1)；要不然，敷料可在原处保留 48 小时。此后，**每天更换敷料，努力防止形成任何形式的潮湿腔室**。在最严格的卫生环境中进行换药。推荐用稀释的碘或洗必泰溶液消毒皮肤。开放创口常规用电解质平衡液 (例如，乳酸林格液) 浸湿。污染的创口用抗感染溶液，像 Lavasept® 冲洗 (参阅第 6.1 章)。这样的机械冲洗特别有效。出血或渗出一旦停止，就不要覆盖伤口。如果临时用密不透水的敷料 (例如，Op–Site 薄膜®，Tegaderm®) 覆盖伤口，即使缝线还没有拆，病人也能洗澡或做水疗。

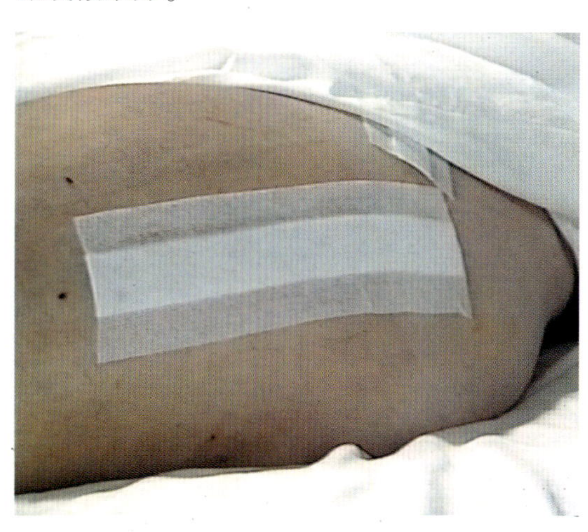

录像 5.7–1

## 2.2 抬高和支持患肢

很多医生有自己喜欢的治疗方案，但是以下准则是广泛适用的。**手术后立即把患肢放在比心脏平面高的位置上，以抬高肢体减少术后肿胀**。

上肢接骨之后，肢体或者放在一个垫子上，或者用沙袋抬高 (图 5.7–1a)。采用后一种方法时，肘关节屈曲不应超过 75°。

做任何治疗之后，都要防止压迫、位置安放不当和畸形。特别是肘部内上髁 (尺神经) 和腓骨头 (腓神经) 必须好好放上衬垫。如果使用可拆除的石膏绷带或夹板，别造成位置不良，也别妨碍术后早期活动和理疗。前臂的夹板放在 “intrinsicplus” 的位置上，以防手部肌肉和关节挛缩。

邻近髋关节骨折时，患肢置于中等外展位，夹在两个垫子之间，或用有衬垫的夹板来维持。

股骨远侧和骨干中段骨折时，小腿垫高，保持髋关节和膝关节各屈曲 90° (图 5.7–1b)。小腿手术后，以同样的方式垫高，但膝关节和髋关节屈曲 45°就够了 (图 5.7–1c)。膝关节的关节内骨折最好用持续被动活动 (CPM) 来处置 (图 5.7–2)。这些减轻肿胀的措施可以通过降温和 (或) 非类固醇抗炎药来加强。

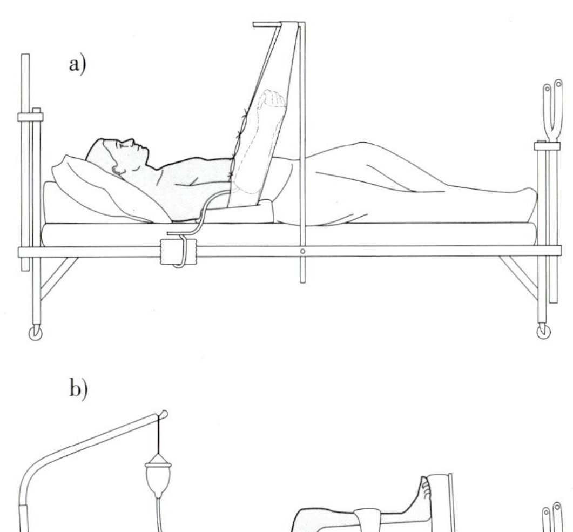


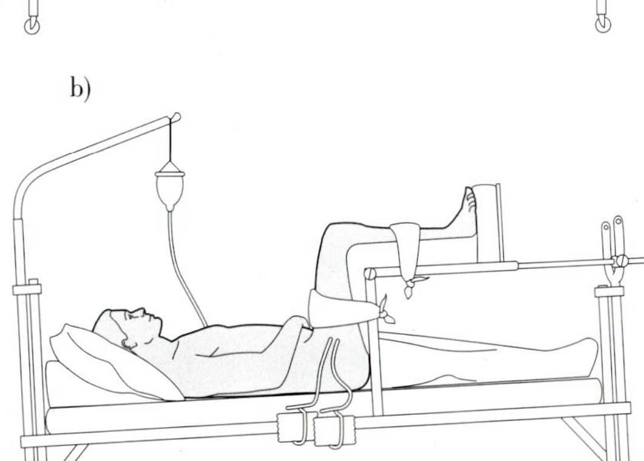


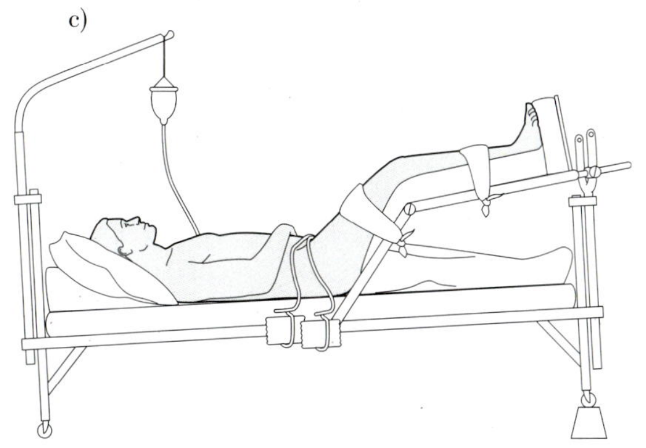


图 5.7-1 术后安置的适当位置

a) 上肢，b) 股骨远侧和骨干中部，c) 小腿。

有马蹄足趋势者，适宜用U棒支撑肢体。关节骨折必须逐渐开始活动者，或合并韧带损伤时，使用限制式活动夹板是有帮助的。

**手术与随后长期制动加在一起是不合适的，因为并发症的发生率增加。**只应在不可避免的时候才使用外部夹板固定来防止放置不当，确保创口顺利愈合，或者只在与另外的损伤有关联时才使用外部夹板固定。

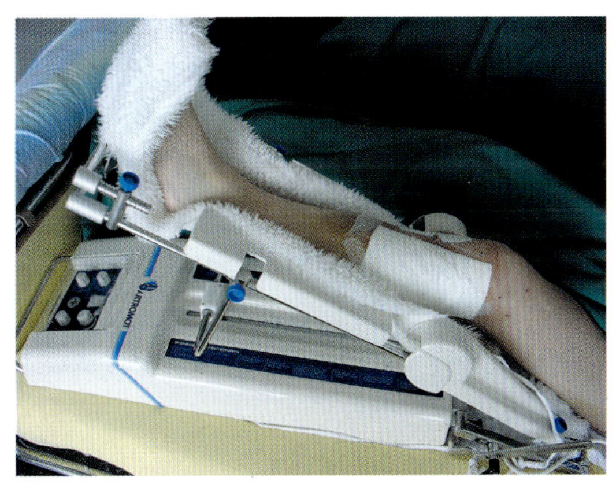

图 5.7-2 在关节骨折，使用持续被动活动器

## 2.3 肿胀和活动 / 预防血栓形成

早期活动以及在某些情况下使用弹力绷带能有效地防止血栓形成。正如第 5.6 章所描述的，另外也可用药物预防血栓形成 [1]。上肢损伤而做过手术的病人，手术当天就能够、也应当站起来。在下肢，应推迟到软组织肿胀消失，伤口没有炎症的迹象 (录像 5.7–2 和 AO40002a) 时再下床走动。**究竟可以负荷多少重量取决于骨折的特点以及所使用的内植物的性能，总是取决于病人顺应性的期望** [2]。指导原则虽然有帮助，但必须由手术的医生负责做出决定，因为他知道内固定的可靠程度，处在最佳的位置上。必须当心别允许病人做影响伤口愈合的早期活动。如果发生肿胀，重新抬高患肢。

## 2.4 抗生素

应用抗生素预防和治疗污染伤口的内容已在第 5.5 章里描述 [3]。

## 2.5 活动和负重

术后第一天开始做术后物理治疗。在长骨骨折，立即让邻近的关节做主动或主动辅助的活动 (录像 5.7–3)。持续被动活动可能已经在进行之中。起初，只许在受过训练的人员指导下，借助拐杖和步行器进行多达 15~20 公斤的负重 [4]。让病人用拐杖做上下楼梯的训练特别困难 (录像 5.7–4)，且应小心监视。水疗是一个为脊柱、肩部、骨盆和髋部骨折患者提供不负重、无痛活动的重要手段，也有助于树立信心。

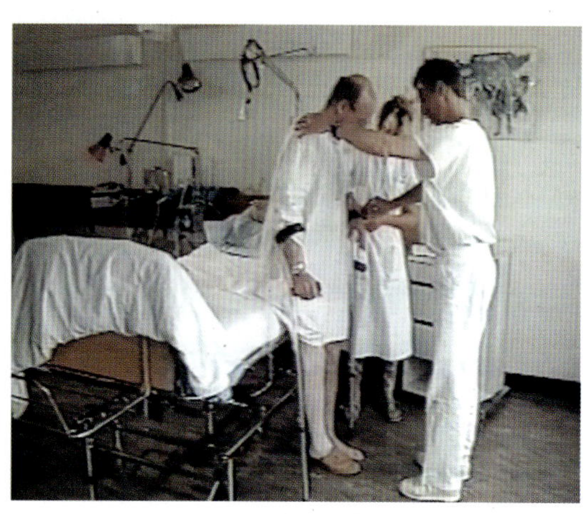

录像 5.7–2

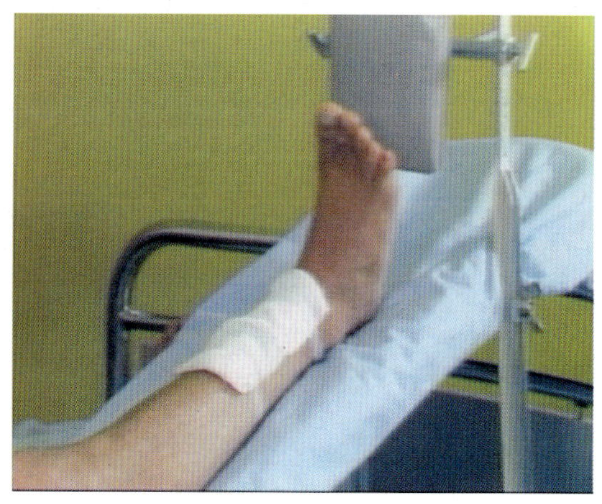

录像 AO40002a

## 2.6 X线评估

**术后，最好在取出负压引流之后，至少拍两个平面的X线片。**这些资料用于记载骨折复位和固定，记录内植物的位置，并为评价骨折愈合的进展提供基础。

## 2.7 准备出院

在第一阶段的整个过程中，都应当有规则地、完全地向病人通报临床情况，进展速度，以及按恢复的时间表可望得到什么。应了解病人和家属的期望，并把它引导到对实际情况的理解上去。在这个阶段，一切有关的支持措施都应当引进，与临床进展一致。

在出院之前，医患之间应当确立如下各点：

- 伤口没有炎症。
- 拍术后X线片。
- 对扶拐走动（包括上下楼梯）和以后的活动进行过指导（录像AO40002b）。
- 提供可能发生的并发症的有关症状和体征的信息。
- 给护理者做有关术后护理的指导。

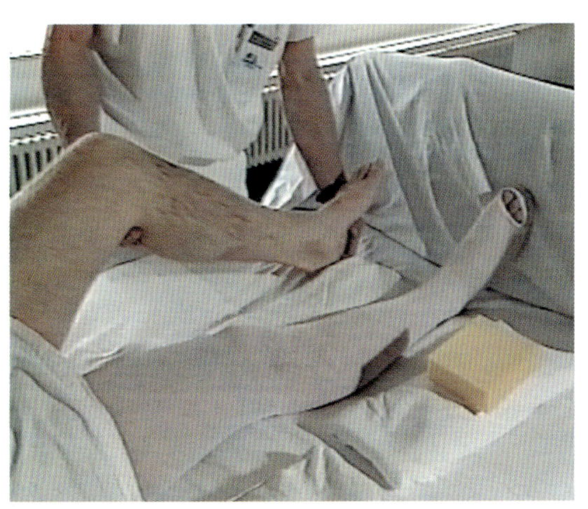

录像 5.7–3

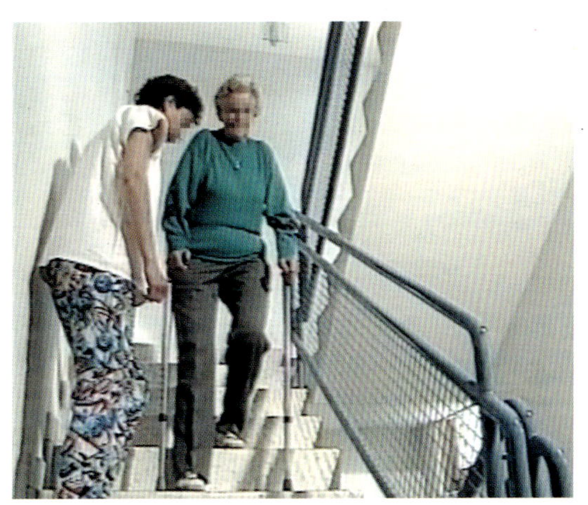

录像 5.7–4

## 3 骨折治疗的中间阶段

### 3.1 院外的临床护理

正常情况下，外科医生应当保证，出院以后将由一个能胜任的同事监护病人。必须为他或她提供足够的信息，以便能够作出决定并实施下一个步骤。**医生须及时发现愈合过程中发生的异常，并防止它们变成严重的并发症。**术后12~14天拆线时，常规举行术后第一次会诊。尽管某些由损伤决定的限制，考虑到适当的职业，若能对交通作出充分的安排，早在手术以后2周就能恢复工作。不过，更常是有一个6~8周的恢复期[5-7]。

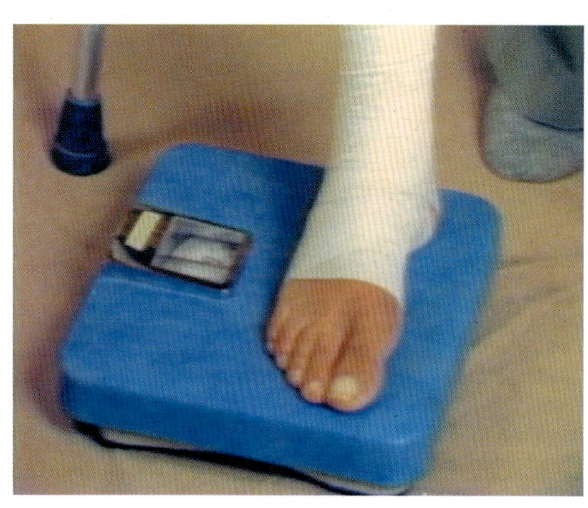

录像 AO40002b

### 3.2 临床和X线监控

到医生这里来复诊的频率和时间主要是局部安排的问题，但有几点在任何情况下都必不可少。

在定期随访监控时，应当注意询问有关病人常规活动的几个特殊问题，如淋浴、洗澡、起坐、上举、工作和运动。这些问题可能和病人的个人和其职业生活有很大的关系。这些领域里的问题越快得到解决，病人就越快被同化到他或她习惯的环境里去。病人和医生之间有好的沟通，骨折治疗的这个阶段就可处在有最佳工作和运动能力的状态之下。

**要引起警惕的临床特征为红肿或局部压痛加重、进展停止或倒退，或者活动时疼痛。**原来很舒服的活动，例如负重变得困难，是个有价值的提示。

间隔4~6周的X线照相监控必须包括两个平面，在特殊病例，可能还需要拍其他平面的照片。尤其在关节内骨折，评估关节面的平整性时，可能必须拍切线位照片。在长骨骨折，往往要用长度适当的胶片，将邻近的关节包括在X线片里。

放射照相监控的目标：必须根据预期的愈合类型、使用的固定方式、骨骼原来的状况，以及手术医生在完成固定时的估计，对术后 X 线片进行评估。

**如果预期有直接愈合，出现刺激性骨痂或骨折线变宽可能提示即将发生麻烦，**需要对处理方案进行改良。

至于非直接愈合，围绕骨折线及时出现骨痂并稳定成熟则是可喜的情景。

要仔细观察有没有再移位、内植物松动 (骨吸收) 或断裂和继发移位。

无论在什么时候，医生都应确认骨连接进展的速度与其特定的临床情况相对应，一旦发现异常，即准备采取行动。

假如临床和放射线表现很好，可逐渐增加负重。累及关节者，同时决定是否允许自由活动。

### 3.3 内植物的早期取出

一般 6~8 周后可部分或全部取出妨碍活动和骨折愈合的内植物，如定位螺钉或外固定器。这样做有可能实现髓内钉的动力化，或者进行全范围的活动，例如从 C 型踝部骨折的下胫腓分离处取出定位螺钉。

**听病人诉说和看 X 线照片同样重要。**

## 4 第三阶段——骨折治疗结束

病人工作和运动的能力完全恢复时，骨折的治疗即告结束。如果发生新的骨折，医生必须确定它究竟是“第二次骨折”抑或“再骨折”[8]。

**再骨折的定义**

必须满足下述全部 5 项标准，没有例外。

(1) 累及原来的骨折病灶。

(2) 技术上完美无缺的接骨术和适当的保守治疗后顺利愈合。

(3) 正确的术后处理。

(4) 金属内植物取出的时间恰当。

(5) 没有足够的新的损伤。

**第二次骨折的定义**

上述标准中至少有一项不符合。

## 5 内植物取出——综合评论

对许多病人来说，取出内植物意味着骨折的治疗真正结束。应预先告知病人是否可能需要取出内植物。**在给病人的主观愿望以适当关心的时候，必须估量取出内植物的费用、效用和危险。**即便取出内植物是恰当的，还应进一步拍 X 线照片，并仔细检查以确信骨折已完全愈合，根据最新资料，用文件记载内植物的情况和真实位置。**如果术后早些时候，医生就明确告诉病人什么情况下需要取出内植物，那总是有帮助的。**

需要提早取出内植物的情况包括，内植物造成肢体功能障碍和对邻近结构引起刺激。年轻患者和下肢骨折，取出内植物比较普遍，因为在放置内植物的部位发生新的骨折的危险性高，而且继续留置内植物可能引起不必要的并发症。**在上肢，取出内植物既无必要也不推荐。**

在老年病人，作为一个常规，通常可以让内植物留在原处不动。

全身健康也是一个因素。对有免疫缺陷〔例如人体免疫缺陷病毒 (HIV)，肝炎，结核病〕和局部循环障碍 (例如糖尿病，周围动脉血栓形成) 的病人，必须仔细考虑内植物取出的好处和弊端。如果取出内植物对病人有危险，就不应当做。**个别内植物，以及安置在容易发生医源性损伤的部位 (例如前臂，肱骨干，骨盆) 的那些内植物，让它们留着别动。**

假如用于接骨的金属可能污染，在骨折完全愈合之后，应当把它取出。有可能发生过敏反应，但对不锈钢内植物是罕见的，实践中尚未见到用纯钛制成的内植物有过敏反应 (参阅第 1.3 章)。根据反应的强度决定是否取出金属。由于外固定器和克氏针有引起继发移位、移动以及针道感染的危险，一般都需完全取出。

需要做其他手术 (例如关节松解，肌腱松解，神经松解，瘢痕修整) 时，如果骨折已完全愈合，可以同时取出内植物。

## 5.1 内植物取出的时间

需要取出时，根据骨折的部位和所使用的内植物的特征决定手术的时间。内植物通常至少放 1~2 年，在这期间，要持续监控骨折愈合的进展。X 线照片必须显示骨折完全愈合。

内植物取出之后，假如软组织相应愈合，几天后即可恢复完全的功能活动和负重。

大的接骨板取出之后，至少应延迟 2~4 个月进行接触性运动和重体力劳动。那以后，可能得再拍一次 X 线照片证实之后，才可以认为骨折已经完全愈合。

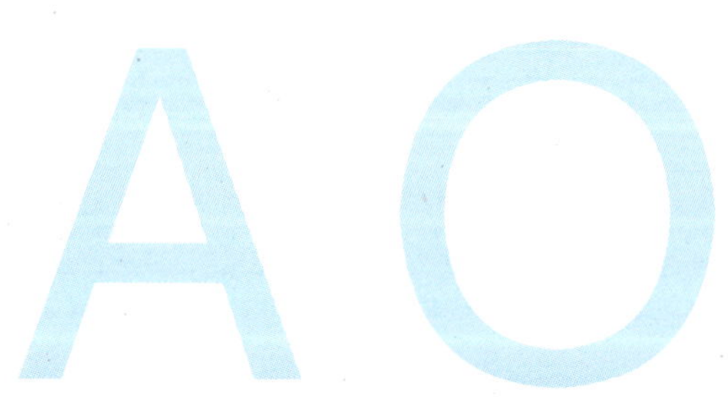

## 6 参考文献

[1] Antiplatelet Trialists' Collaboration (1994) Secondary prevention of vascular disease by prolonged antiplatelet treatment. *Brit Med J*; 308: 81–106.

[2] Siebert W, Geyer M, Vahle A (1993) Postoperative Teibelastung–Was macht der Patient wirklich? *Orthop Praxis*; 3: 196–202.

[3] Gillespie W, Walenkamp G, Hoffman C (1997) Antibiotic prophylaxis in patients undergoing surgery femoral fracture. *The Cochrane Library*.

[4] Warren C, Lehmann J (1975) Training procedures and biofeedback methods to achieve controlled partial weight bearing: an assessment. *Arch Phys Med Rehabil*; 56 (10): 449–455.

[5] Ceder L, Thorngren K, Wallden B(1980) Prognostic indicators and early home rehabilitation in elderly patients with hip fracture. *Clin Ortho*; (152): 173–184.

[6] Cameron ID, Lyle DM, Quine S (1994) Cost effectiveness of accelerated rehebilitation after proximal femoral fracture. *J Clin Epidemiology*; 47 (11): 1307–1313.

[7] Galvard H, Samuelsson S (1995) Orthopedic or geriatic rehabilitation of hip fracture patients: a prospective, randomized, clinically controlled study in Malmon Sweden. *Aging (Milano)*; 7 (1): 11–16.

[8] Matter P, Weymann A, Egger P, et al. (2000) Secondary fracture or refracture after removal of metal implants for primary internal fixation of shaft fractures. *J Ortho Trauma*; (in prep.)

## 7 新进展

本章节的新进展和附加参考资料可从网上获得:

http://www.aopublishing.org/PFxM/57.htm

# 6 并发症

奥克斯纳 (Peter E.Ochsner)，墨菲 (William M.Murphy)

## 6.1 急性感染

奥克斯纳 (Peter E.Ochsner)，米勒 (Urs müller)

### 1 概述

**接骨术后的急性感染一般是外源性的，即由来自身体外部的细菌污染而引起的感染。** 污染源来自骨折本身 (开放性骨折)，发生在接骨术期间，或接骨术之后，假如创口愈合有麻烦的话。理论上，切开复位内固定 (ORIF) 之后可能发生血源性感染，不过也许很罕见。

和青少年的急性血源性骨髓炎不同，创伤后急性感染总是累及已经受到创伤和(或) 手术侵害的区域 (图 6.1-1~3)。感染一旦发生在坏死骨骼周围的区域里，可能变成慢性。因此，创伤后骨髓炎总须手术和侵袭性治疗，抗生素只起辅助作用。诊断不明确就单独应用抗生素将导致骨髓炎漏诊和迁延。

### 2 定义

#### 2.1 早期 / 延迟出现感染的基本表现

污染的时间只能够估计，但是可以查清感染基本表现出现的时间，即根据细菌学和临床或组织学发现做出感染诊断的时候。因此，Willenegger 和 Roth [1] 把创伤后的感染分成两类：早期 (不超过 2 周) 出现和延迟 (2 周以上) 出现感染的基本表现。根据这个定义，晚期出现基本表现者系第 10 周以后出现的感染。其预后与延迟表现者并无很大差别，因此本章不分开处理。“基本表现”不限定污染的时间，污染可能比基本表现早好多天、几个月或甚至几年。基本表现早期出现者并非都是急性感染。有的时候，进展一开始就是缓慢的，也许有人会说是慢性的。

### 2.2 早期出现的基本表现(不到 2 周)

急性感染早期基本表现的特点为头 2 周内出现临床症状和病理性检验值。因此，必须将感染和创口愈合障碍、伤口边缘坏死，以及创伤或手术后血肿严格区别开来。

- **伤口愈合障碍**：伤口延迟关闭一般和局部污染密切关联。只要肌体能够维持其防御机制，就不会有感染的临床体征，如发热、肿胀和疼痛，检验值 (白细胞，CRP) 也将保持正常。经杀菌敷料换药 (第 5.1.2 节，图 6.1-6) 但不用抗生素，伤口慢慢可以愈合。
- **伤口边缘坏死**：伤口边缘失活变成坏死，一般说来，经局部切除、杀菌敷料换药，根据范围大小进行中厚植皮后，伤口将愈合。
- **伤口血肿**：局部血肿给感染提供一个合适的培养基。如果伤口液化或缝合处裂开，就有外来污染的可能。血肿疼痛或波动需立即手术，做细菌学检查，彻底引流和清创。

若处理不当，伤口的所有这些并发症都能发展成急性感染。不过，在比较短的时间内经过比较简单的处理，伤口能够愈合。我们不推荐浅表感染这个术语，它常常用于表示轻型的感染。

### 2.3 延迟 / 晚期出现感染的基本表现(2 周以上)

**基本表现延迟出现的病例，感染发作之前已经就有一个在病人和经治人员都不知道的情况下扩散的隐匿性感染，可能为使用非特异性抗生素所掩盖。**引起这种缓慢发展的感染细菌有一些，例如凝固酶阴性葡萄球菌，但偶尔也可以有延迟污染。一般说来，可以这样假设，如果在一个比较大的骨骼区域内自身已经发生感染，为求得愈合就需更长时间的治疗和更加彻底的干预。

### 2.4 其他基本定义

在接骨术后感染的范畴内，如下术语显得至关重要：

- **内植物相关的感染**：如果感染和内植物接触，**诸如葡萄球菌一类的细菌能够粘在内植物表面，特别牢固，在那里细菌被保护起来不受抗生素攻击。**因此，一旦抗生素治疗中断，感染可能发作。只有几种抗生素 (例如利福平) 或杀菌剂能够破坏附着在内植物表面的细菌 [2]。

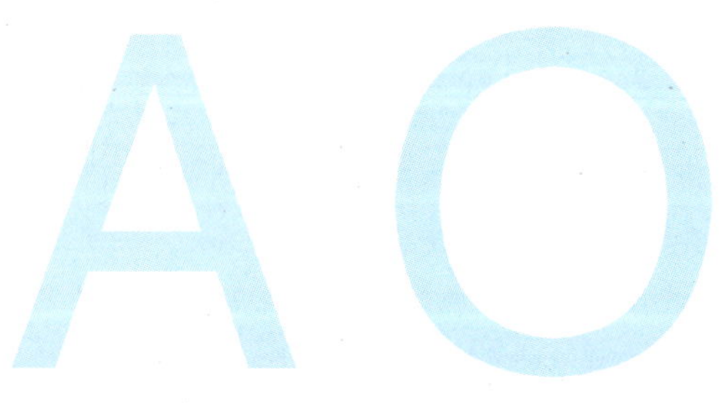

• **骨髓炎**：感染很容易移生在坏死的骨头里。在空的哈弗管或骨细胞腔里，细菌能躲过内在的防御机制，因为这些机制需要一定量的空间来建立防御屏障。**肌体只能通过增加骨骼的吸收和有活力区域的重建来清除感染**。一旦游离的骨片变成死骨，就不能完全吸收，只能通过瘘管排出去。骨髓抗感染的防御机制比骨皮质的有效。Cierny 等[3]根据他们对骨坏死的重要性及骨髓感染预后深入的理解，建立了成人骨髓炎的分类。分为Ⅰ型（骨髓骨髓炎），Ⅱ型（浅表骨髓炎），Ⅲ型（局限性骨髓炎）（见图 6.3–2）和Ⅳ型（弥漫性骨髓炎）。考虑到外源性、创伤后骨髓炎，我们更喜欢涉及骨折固定技术的定义[4]（第 3.2 节），因为在选择适当的治疗方法时，它更具重要性。

• **慢性骨髓炎**：根据临床进展缓慢以及淋巴浆细胞比较多的特殊组织学表现，能对这个隐匿性疾病做出诊断。在某些病例，感染一开始就是慢性的。

• **漏诊的骨髓炎**：未经治疗的骨髓炎可以发展成迁延状态，其特点为难以治疗的慢性瘘管和慢性疼痛。如果细菌株繁殖发育持续存在，什么治疗都是不充分的。

• **感染性关节炎**：感染性关节炎的迅速诊断和马上治疗，对它的预后来讲，是决定性的（图 6.1–8）。诊断和治疗得晚，加上关节面即便轻微不平整，很快就会导致严重的关节退行性改变。另一方面，迅速处理邻近的骨髓炎能预防感染性关节炎的发生（图 6.1–7）。

## 3 处境危险的病人

### 3.1 开放性和闭合性骨折时骨骼和软组织损伤的程度

直接损伤造成肢体软组织广泛的开放性或闭合性损害。它一方面带来骨骼和软组织坏死的更大危险；另一方面也带来致病细菌污染的危险。骨骼的损伤越广泛，接骨术时局部骨骼坏死和污染的危险就越大（图 6.1–1a）。开放性骨折特别容易感染（第 5.1 章）。1980~1988 年 AO 文件记载了一个大系列连续 ORIF 病例，其分析结果显示，闭合骨折感染危险为 1.9%，全部开放性骨折为 6.2%，Ⅲ°开放性骨折为 10.2%[5]。在 Gustilo 做的 303 例开放性骨折的前瞻性研究中，18 例ⅢB 开放性骨折发生感染，相当于有骨膜剥离和骨骼粉碎的节段性开放性骨折的 44%[6]。

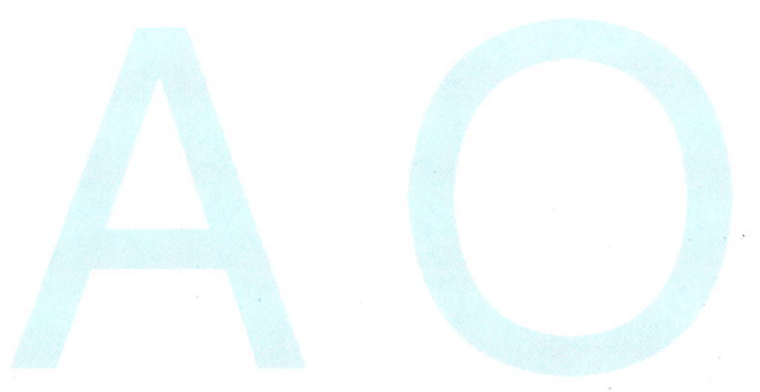

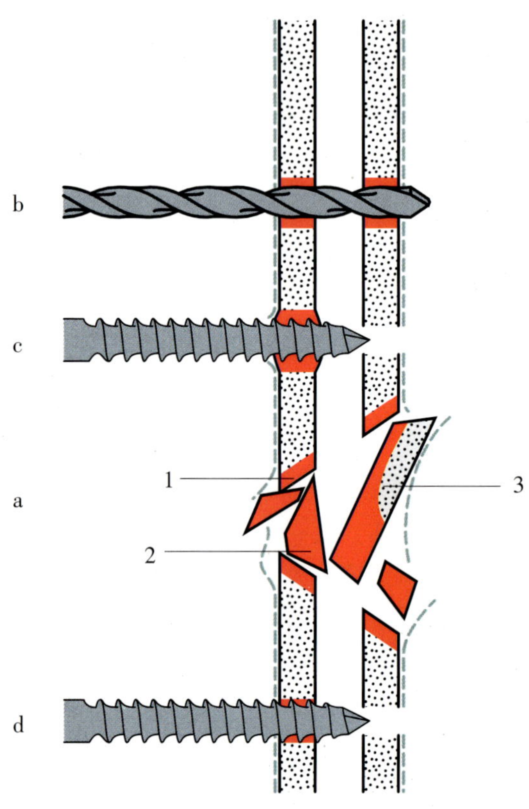


a) 在直接损伤造成的复杂骨折中，我们可以发现：

1) 主要骨片失活的边缘；

2) 失活的中间骨片；

3) 部分有活力的中间骨片仍有骨膜附着。

b) 以非常高的速度，或者用钝的钻头扩髓产生皮质骨的热坏死。

c) 没有预先钻孔或钻得不够大就插入 Schanz 螺钉或斯氏钉，产生相当大的热量和小的坏死的骨片，或环形死骨。

d) 正确预先钻孔，正确放置 Schanz 螺钉。

**图 6.1–1 复杂骨折，针道骨髓炎**

### 3.2 骨折固定的技术

一般说来，接骨手术尽可能取直接径路，这是很重要的。不过，应将挫伤或开放的皮区视为潜在的危险 (第 1.4 和 5.1 章)。有活力的肌肉和骨膜必须保留，并尽可能多地与骨骼连在一起。况且，每种骨折固定技术都有它自己特别的危险因素 [4]。下一节将叙述与外固定器的针道、接骨板，以及髓内钉有关的骨髓炎。

#### 3.2.1 针道骨髓炎

(图 6.1–1)

手术中速度过快，力量过大，用钝的钻头或克氏针钻孔，骨皮质将发生热坏死。用力将 Schanz 螺钉或斯氏钉旋进没有预钻或者钻得不够大的孔里，也会造成骨坏死区 (图 6.1–1b~d)。呈环形死骨的坏死骨片为细菌提供一个极好的培养基，细菌沿经皮插入的内植物移行到伤口里去。当螺钉、针或者钉松动时，在 X 线照片上能够看到内植物周围有骨吸收。偶尔可发生进入髓腔的慢性骨髓炎。

### 3.2.2 接骨板固定时的骨髓炎

(图 6.1–2)

即使正确使用接骨板并保留骨膜，仍会在接骨板和骨骼之间的界面上形成没有血管的区域。这个局限的骨坏死通过“爬行替代”重新塑形。如果暴露和骨折复位时软组织处理不当，骨折部位的骨膜做了不必要的剥离，骨折片的血供将遭到额外损伤。如果污染导致感染，它将沿着内植物和暴露骨骼的表面扩散，骨折固定不稳定时尤其是这样。随着稳定性的进一步丧失，坏死和感染的骨片最终将分离并形成死骨。

置于皮下和置于肌肉下的接骨板感染时的临床症状不同。假如有创口愈合障碍、皮肤破裂、血肿等情况，皮下放置的接骨板会发生感染。能够而且应当早期做出诊断，否则内植物可能更容易暴露。假如接骨板放在肌肉或筋膜的下面 (例如股骨)，往往比较晚才发现感染，因为除发热和疼痛以外，很少有明显的临床体征。超声可能有助于检出液体，而后抽出来做培养。

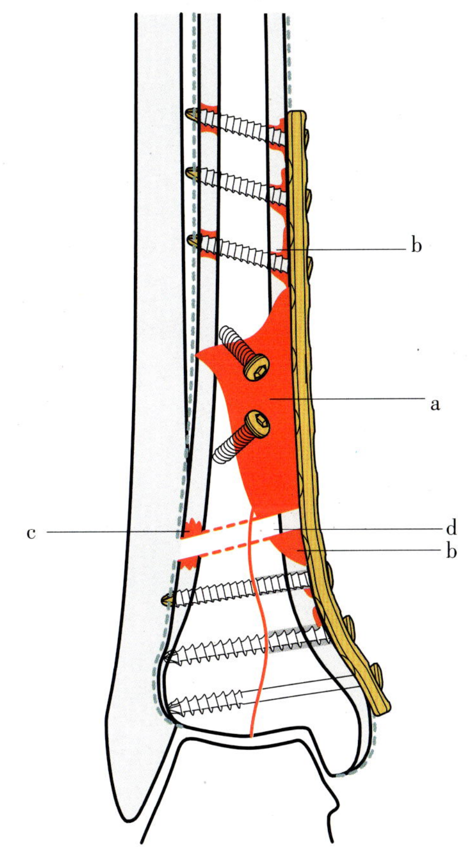


例：延伸进关节的 42–B 胫骨干骨折，用两枚 3.5mm 拉力螺钉和 9–孔 LC–DCP4.5 正确固定,没有剥离骨膜。感染沿着内植物扩散，其病灶：

a) 在失活的蝶形骨片。
b) 在接骨板下失活骨骼的一个小区。
c) 在钻孔不当的区域。
d) 在空的钻孔里。

**图 6.1–2 接骨板固定后的骨髓炎**

### 3.2.3 髓内钉固定后的感染

(图 6.1–3)

**不扩髓和扩髓打钉，都导致皮质最中心部分不完全坏死，后者甚至更多**[7]，不过，骨膜的血液供应仍然大部分保持完整，有助于皮质塑型和骨折愈合用。在很多情况下，即使感染沿着整个内植物和髓腔扩散，还能指望通过外骨痂实现骨膜骨和桥接 (图 6.1–9)。不扩髓打钉时，皮质坏死的范围比扩髓时的小，不过，可能促进骨连接的骨屑也就没有了。手术暴露骨折部位“切开”打钉时，必须顾及额外的骨膜剥离、骨屑的丢失和潜在的污染可能。这就是为什么要尽可能避免切开打钉的理由。使用钝和粗的钻头可导致热坏死和哈弗管阻塞。死骨阻碍骨折的正常愈合，而且一旦感染可能导致特别难治愈的感染性骨不连接[8, 9]。

## 3.3 全身和局部的危险因素

全身和局部的许多因素使感染的危险性增加[10]。局部因素包括静脉郁积、动脉阻塞性疾病、广泛瘢痕、感染性皮肤损害、神经疾病、慢性淋巴水肿、血管炎，和放射性纤维变性。全身因素包括糖尿病、肾和肝功能衰竭、慢性缺氧、自身免疫性疾病、恶性肿瘤、年老、免疫抑制治疗、粒细胞缺乏症、艾滋病，和滥用尼古丁、酒精和药物。

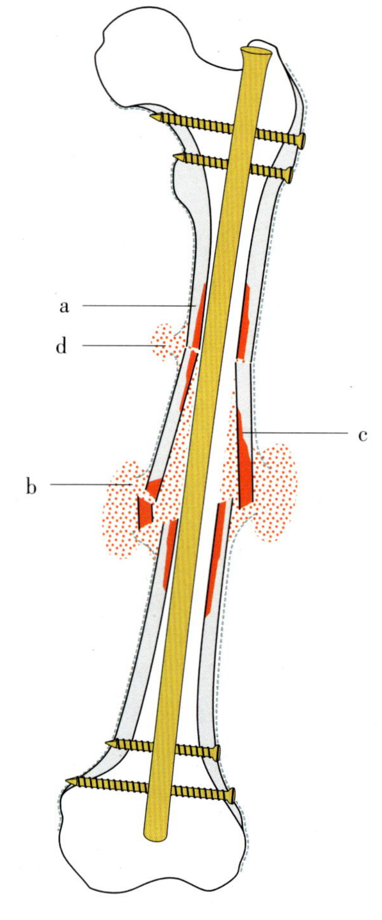


例：复杂的股骨骨折，用闭合、扩髓、带锁髓内钉固定。这引起：

a) 扩髓后内层皮质没有血液供应。

b) 扩髓的碎屑与骨折血肿混合。

c) 骨折片部分与骨膜剥离。

d) 感染在髓腔内沿着钉子扩散，尽管有感染，还可能通过骨膜骨痂桥形成骨愈合。

**图 6.1–3 髓内钉固定后的骨髓炎**

## 4 急性感染的诊断

### 4.1 临床和实验室发现

根据临床症状 (发红、疼痛、发热) 和实验室发现 (白细胞计数、CRP) 常常能直接做出诊断。但更常见的是，尽管局部症状明显，但临床体征缺乏相应的实验室检查支持，不能及时做出正确决定 (图 6.1-6~9)。每个医生对自己处理的病例所出现的不利情况都有低估的倾向。因此，应与比较有经验的同事会诊，而且一旦真的怀疑感染，即应检查创口。

### 4.2 影像检查

感染的基本表现出现得早时，影像检查的作用很小。但是，面对基本表现延迟出现的病例，有必要在症状变得明显之前对感染已经影响骨骼的程度或骨折愈合的进展进行评估。超声检查容易确定液体的蓄积 (血肿、血清肿、脓肿)。这种检查是非侵袭性的，而且能到达比较深的层面，特别是大腿的深层。标准的 X 线检查仍然是最重要的信息来源，因为 MRI 和 CT 在早期难以提供更多的信息。骨间隙增宽提示骨吸收，也提示内植物松动，可能是感染导致骨折不稳定的征兆，而缺乏骨膜新骨形成则可能是骨骼和周围组织没有血液供应的迹象。特别重要的是，一面要确定骨折连接的进步，另一面要确定感染的进展 (图 6.1-9)。用 $^{99}$ 锝做三相骨闪烁，可能有助于确认大区域的骨坏死[10]。

用铟或对抗粒细胞的标记抗体标记病人的粒细胞做感染闪烁成像，能确定急性感染区域的大小[11]。不过，主要在亚急性病例才做闪烁检查。由于感染闪烁成像是以粒细胞标记为基础的，慢性骨髓炎可以产生假阴性的结果。而且，因为标记抗体的关系，用这种方法也会显示造血的骨髓，使之相形见绌。

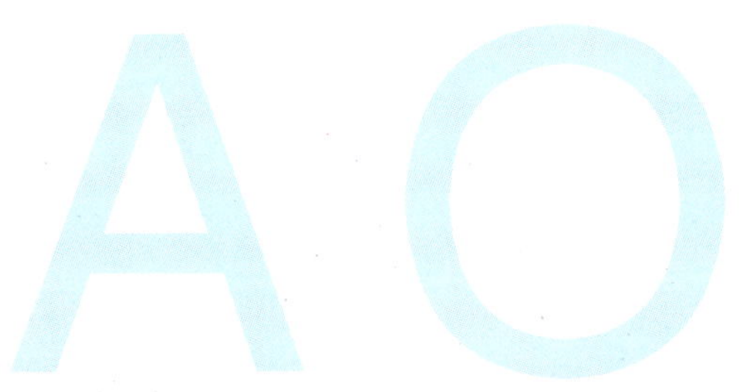

### 4.3 细菌学和组织学

在急性感染，一般不等待细菌学检查就做出手术修整的决定。根据经验开始用抗生素作辅助治疗，一旦拿到培养结果，就进行改良（第 5.3.1 节）。**我们建议细菌学试验不仅要检查液体或吸出物**（录像 6.1–1 和 6.1–2），**而且要检查从几个感染部位所取得**（录像 6.1–3~6）**的组织标本（5~10mm 块料）**。这就将厌氧病原体也包含在内[10]。要留意用拭子从伤口分泌物取来的标本，因为它们常常包含一些并非引起感染的细菌（例如绿脓假单胞菌）。葡萄球菌是最重要的引起创伤后感染的细菌。在长时间感染的病例，由于来自外部的其他细菌再次污染，可能起重要作用。软组织标本的组织学检查有两个基本目的，如果细菌学检查结果阴性，仍然非常有可能找到感染的细菌学病原；况且组织学检查有可能确定急性感染究竟是新的感染，还是从一个慢性感染发展来的。

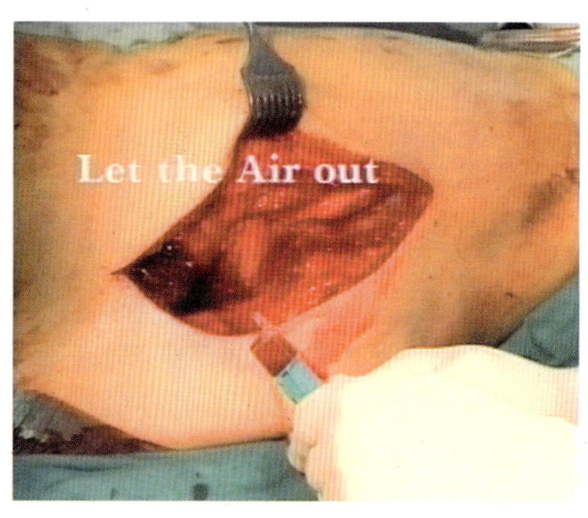

录像 6.1–1

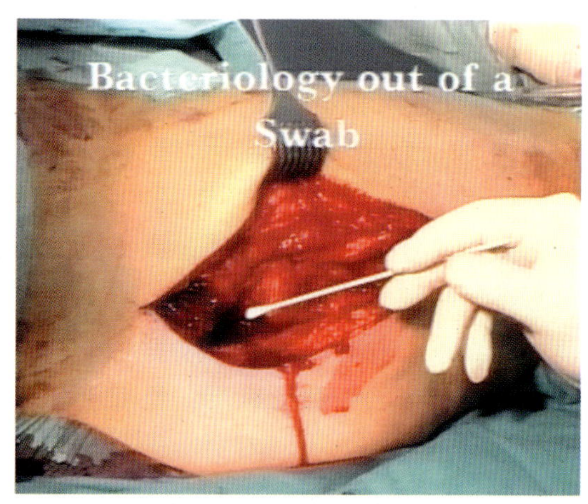

录像 6.1–2

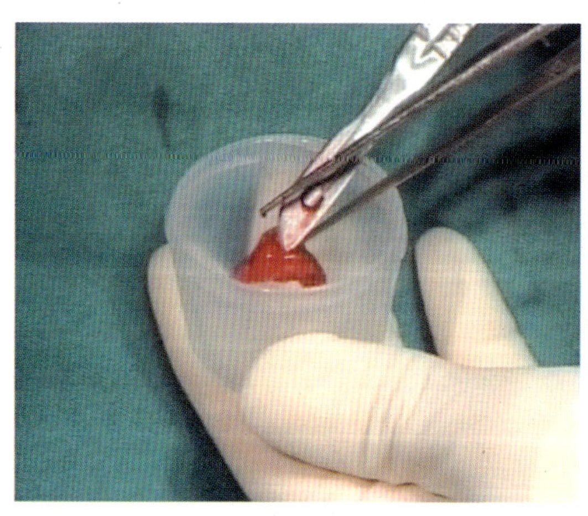
录像 6.1–3

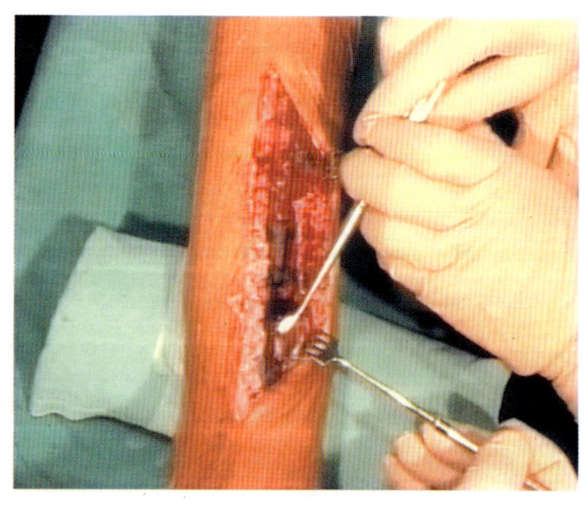
录像 6.1–4

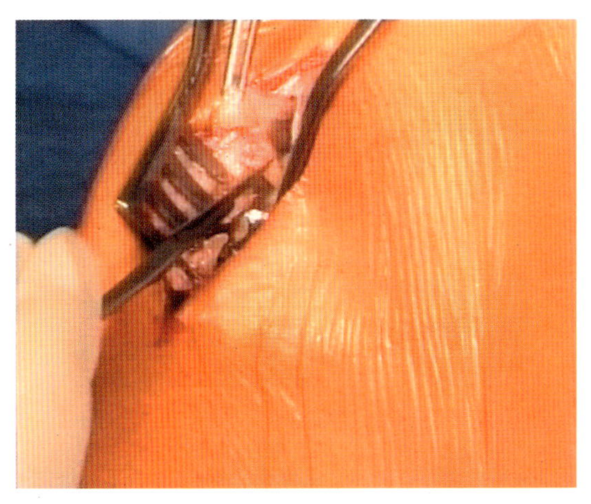

录像 6.1–5

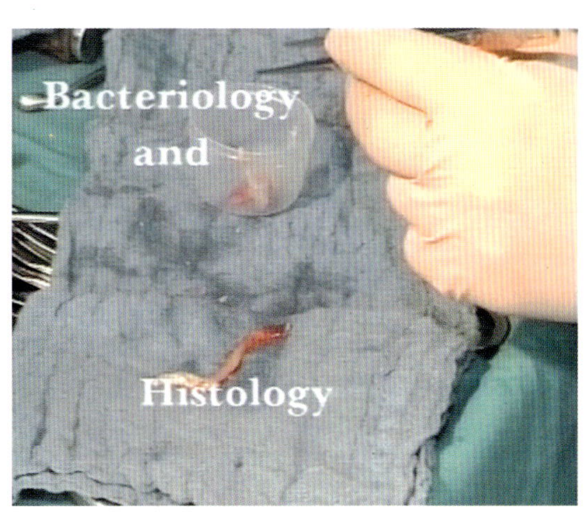


录像 6.1–6

骨骼标本的组织学分析复杂、费时（脱钙），然而主要是有科学研究价值[12]。

## 5 治疗部分

一般说来，如果感染的基本表现出现得早，用简单方法治疗就能奏效。但是，如果感染的基本表现延迟出现，而且感染的骨骼后遗症在放射照相上已经很清楚时，须行更复杂形式的治疗才能有效地控制感染，并最终使骨折愈合。

### 5.1 简单的办法

#### 5.1.1 清创

**清创包括彻底清除血肿、坏死的软组织(创口边缘、皮下及肌肉组织)、死的骨碎片和死骨，**以及过度生长的肉芽组织。从多个部位切取标本，并送去做细菌学和组织学检查（第 4.3 节）。

#### 5.1.2 开放创口的治疗

开放创口的治疗特别可靠，但是相当缓慢。它防止形成脓肿，而且甚至允许在床旁做简易的创口修整。

**杀菌敷料可减少来自外部的重复感染，例如在接骨板裸露但还稳定的病例**（图 6.1–6)。把 1 根管子放进创口最深处，伤口每天用组织相容的杀菌溶液，例如 Lavasept® 液冲洗 4~5 次（第 5.3.2 节）。敷料每天更换 1 次。肉芽很好的创口用网状植皮或者旋转皮瓣覆盖。常常只有在取出内植物之后创口才会完全闭合（图 6.1–6)。

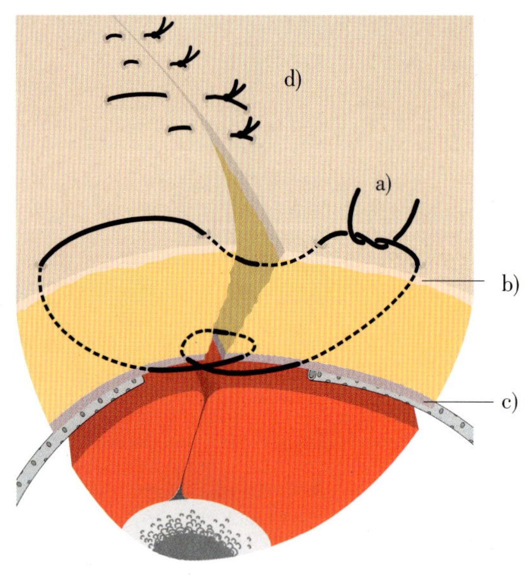


每隔 4~6cm 用粗的深部单股缝线 a) 固定皮肤 b) 和筋膜 c)，另外的皮肤缝线 d) 置于深部缝合部之间。

**图 6.1–4 感染伤口的缝合方法**

### 5.1.3 闭合创口的治疗

这是实现创口愈合比较危险、但是更直接的途径。不过，不应做深部缝合，必须用几根边孔宽的引流管充分引流（图 6.1–4）。另外，为了防止血肿形成，推荐用林格液或杀菌溶液作冲洗–吸引引流 2~4 天[13]。在冲洗–吸引引流期间，必须注意不要有液体潴留。这常常需要中断冲洗，有时甚至需要调整。有些作者从不做冲洗，更喜欢用不可吸收或可吸收的抗生素或杀菌剂携带物（庆大霉素珠，带有抗生素的可吸收胶原海绵），提高做过清创的区域内的抗菌剂水平[14]。

### 5.1.4 内植物的取出

内植物，甚至是一块裸露的接骨板，只要还能提供稳定的固定，就应在骨折连接之后才取出来。尽管有金属异物存在，骨折还是能够愈合的。不过，如果内植物已经松动，就必须将它取出，改用其他形式固定，例如外固定器（图 6.1–9），石膏管型，或矫正器具，为骨折和软组织愈合提供所必需的稳定性。

### 5.1.5 化脓性关节炎的关节镜冲洗

若怀疑有化脓性关节炎，即便是最轻的，也应做关节穿刺或关节镜，以评估关节受累的情况，做关节镜更合适。单有滑膜炎者，可用抗生素治疗（第 5.3.1 节）。根据纤维素沉积的程度，可能需要做关节镜或开放的滑膜切除术。假如感染明确，应反复（隔天）[15]做关节镜冲洗。关节炎严重时，做关节融合或者关节切除可能是不可避免的。

## 5.2 复杂的办法

没有骨连接时，应考虑改变固定方法，通常换成外固定器。这可能需要一起做其他骨骼手术（清创、皮质剥离术、松质骨移植）。须切除所有坏死组织，若遗下大面积或节段性缺损，可能有必要做骨痂分离术（如 Ilizarov 所述——参阅第 6.3 章），或者通过吻合血管的骨移植来桥接（第 5.2 章）。软组织覆盖的选择在第 5.2 章里讨论。

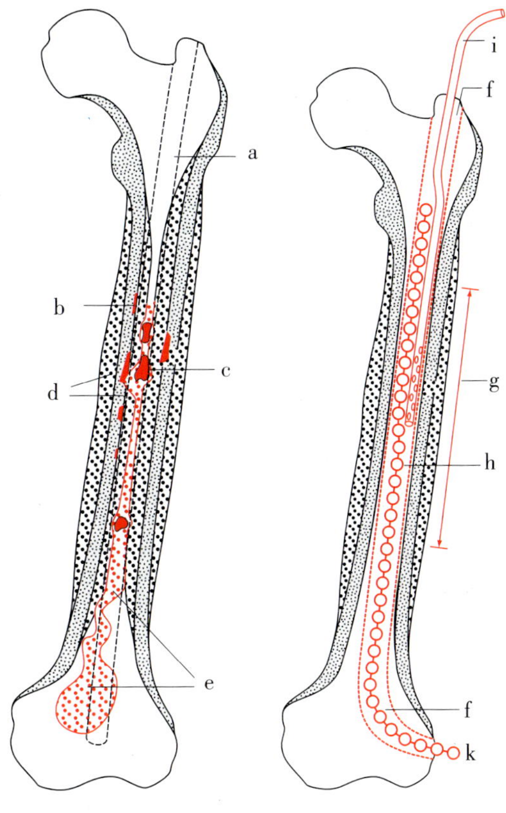


a) 扩髓。

b) 留下孤立的骨坏死区。

c) 部分死骨形成。

d) 原来的骨皮质已经被骨膜和骨内膜的骨再生所渗入。

e) 髓内瘘管已经形成。

f) 常常向远侧扩散形成脓肿，为了扩大髓腔，自近而远打开髓腔。

g) 如果中间髓腔未能完全打通，则在外侧开一个窗。

h) 目的是形成一个由增厚的骨膜支撑的充分扩大的髓腔。

i) 增厚的骨膜确保去除所有坏死的骨片。没有吸引的溢流引流在里面留几天。

k) 庆大霉素–PMMA 链留 10 天。

**图 6.1–5 髓内钉固定后慢性感染的扩髓**

### 5.2.1 扩髓

如果髓腔感染，骨干内有骨坏死区(图 6.1–5)，扩髓能清创并清除感染 (录像 6.1–7)。取出髓内钉，在骨干远侧开个口，让扩髓和冲洗的碎屑从那里出去。髓腔扩大到直径比取出的钉子大 2~3mm，插入一条庆大霉素–PMMA–珠链。10 天后取出 PMMA 链。在慢性感染，甚至必须更彻底扩髓 [16]。

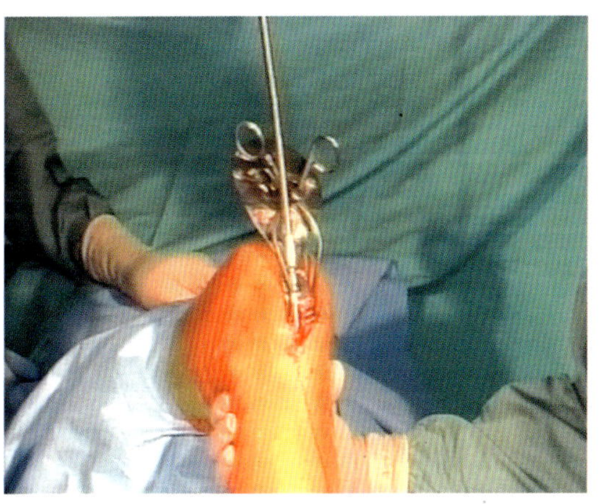

录像 6.1–7

## 5.3 抗生素和杀菌剂的应用

**对创伤后骨髓炎，只应把抗生素和杀菌剂当作彻底的手术处理的一个有用的补充。**

### 5.3.1 抗生素

作为治疗和预防，抗生素疗法在麻醉的时候就开始 (第 5.5 章)。这不妨碍术中回收用于细菌学检查的标本。病原不明时，建议在手术前开始用广谱抗生素治疗。以后根据敏感试验的结果，用特异的抗生素来替代。要想不取出内植物又能求得骨折连接，治疗一旦开始就应维持 6~12 周。头 2~3 周大多数抗生素必须肠道外用药。有时做导管埋入，便于静脉给药[17]。

抗生素给药必须规则、足量，用药才有效，骨骼里才能获得足够高的抗生素浓度。治疗过程中，CRP 变正常似可证实药物的有效性。

**内植物相关的感染：** 葡萄球菌一旦粘到内植物的表面，就特别能存活，尽管抗生素选择得很恰当。利福平是迄今惟一在人体能耐受的浓度就能清除这些病原体的抗生素。但是，由于有增加耐药性的危险，利福平只可与其他药物，例如环丙沙星一起给药。随机研究已经证实利福平的有效性[2] (第 5.5 章)。

### 5.3.2 杀菌剂

杀菌剂 (最初为石炭酸喷雾) 为现代外科铺平了道路，其杀菌特性依然是外科医生的手部消毒所必需的 (酒精，碘制剂，洗必泰等)。由于有组织毒性，不能考虑用这些药剂来治疗开放的创口。根据 Willenegger 和 Good[18] 的介绍，作为 Biguanide 和 Polyethylglycol 水制剂的结合物，Lavasept® 有杀菌能力,对软组织却没有毒性。除了关节以外，它可用于术中冲洗。已经证实，Lavasept® 使细胞膜改变，即使浓度很低也有杀菌能力。由于分子量的关系，Lavasept® 很难吸收，且仅在表面保持有效。杀菌敷料仅有局部作用，但能防止新的病原体引起双重感染。临床观察显示，健康肉芽的发育不受干扰，创面很快就能简单用网眼状植皮覆盖。禁忌在关节内使用杀菌剂，因为再生能力最强的细胞主要位于表面。特别重要的是要注意，血清蛋白不减弱 Lavasept® 的作用，但在短时间内与碘制剂的作用对抗。

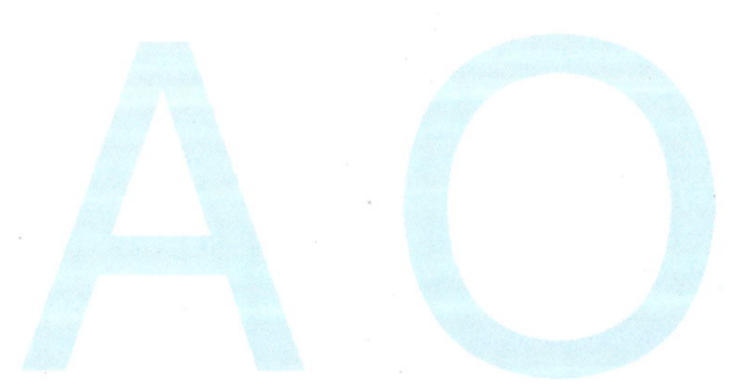

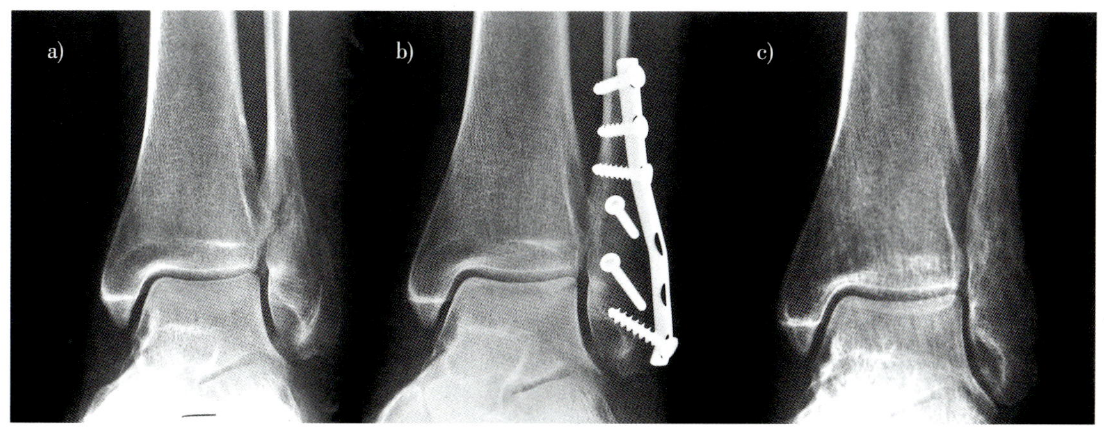


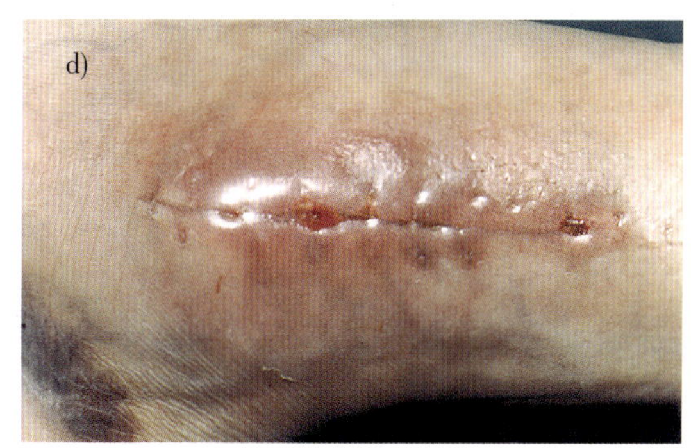


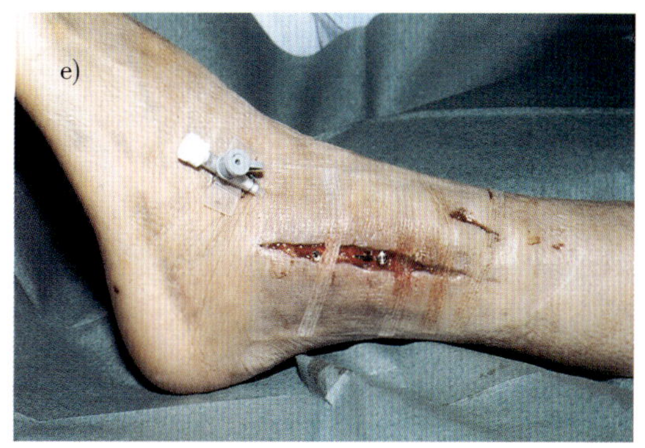


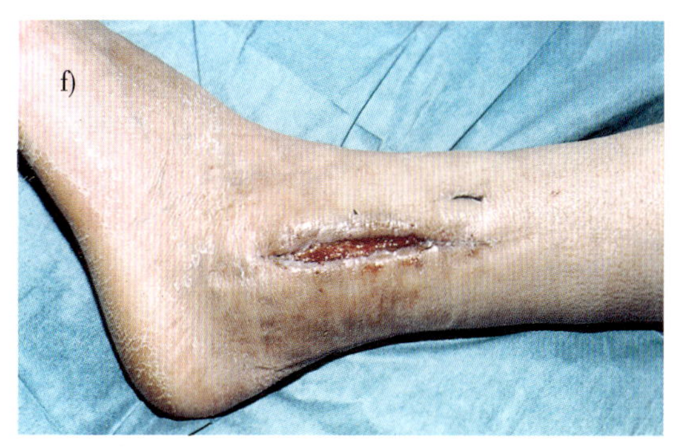


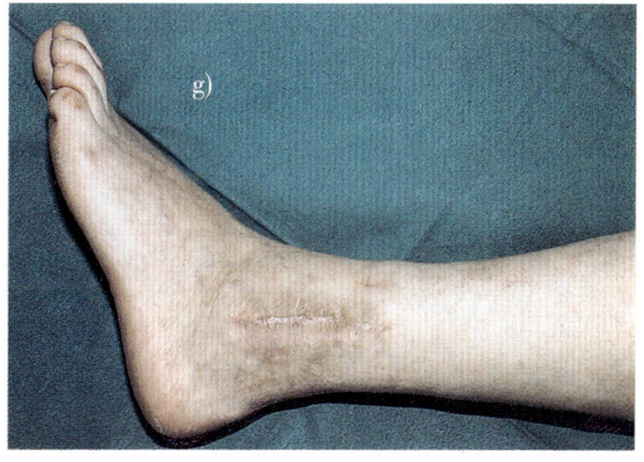


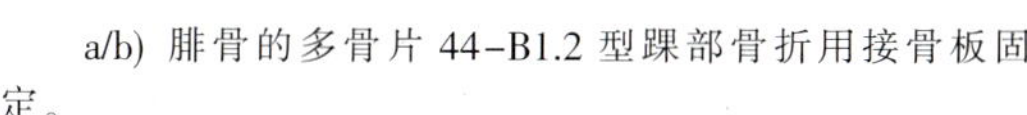

a/b) 腓骨的多骨片 44-B1.2 型踝部骨折用接骨板固定。

d) 第 21 天：金黄色葡萄球菌感染——白细胞数 18500，CRP<5。

e) 清创，伤口开放，用杀菌剂敷料覆盖。经皮把一根管子插入感染区最深的部位。经管子每天用杀菌剂(Lavasept®）冲洗 4~5 次，使创口保持湿润。静脉滴注头孢唑啉 1 周，然后滴注环丙沙星 4 周。

f) 6 周后取出接骨板，伤口顺利愈合。

c/g) 1 年随访：功能结果好，没有关节炎。

**图 6.1-6 置于皮下的接骨板固定之后，感染的基本表现延迟**

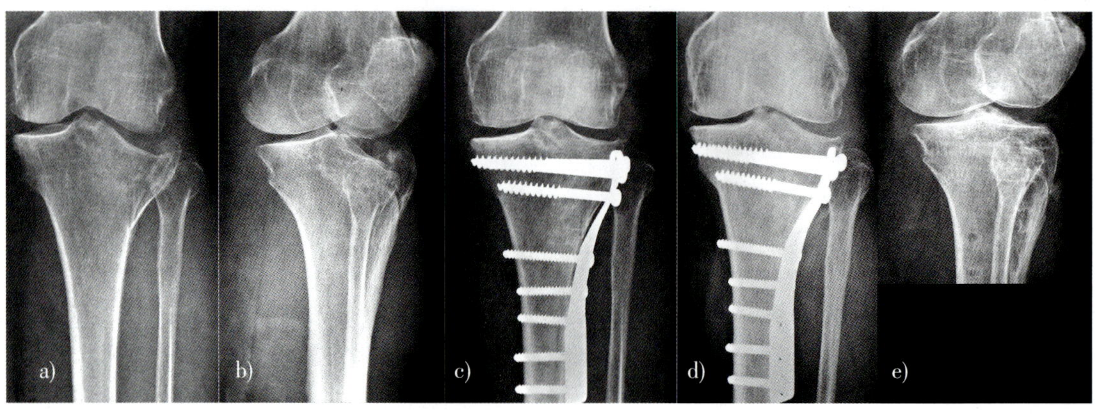


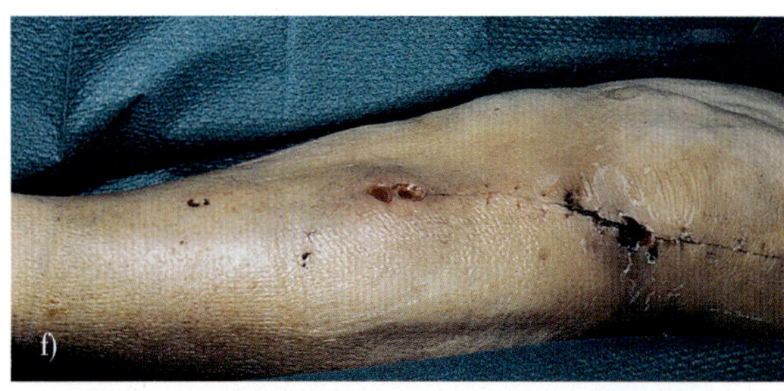


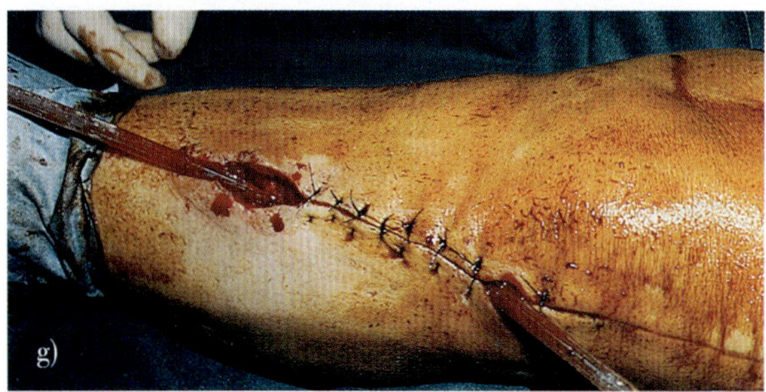


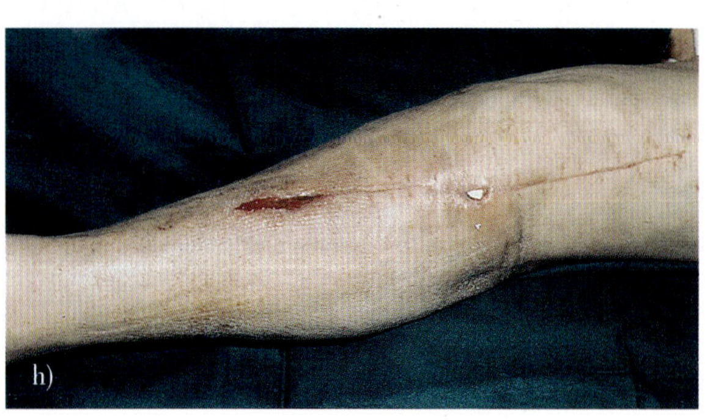


a/b) 患者，女性，63 岁，胫骨平台外侧 41-B3.1 骨折。

c) 同一天行接骨术。

f) 伤口愈合障碍，并有凝固酶阴性葡萄球菌感染。

g) 尽管 CRP 正常且无发热，在第 24 天还是做了伤口修整。清创和开放冲洗。抗菌治疗 2 个月（利福平、甲氧苄啶、磺胺甲噁唑）。

h) 而后伤口在 6 周之内愈合。

d/e) 术后 1 年，病人没有症状。

图 6.1-7　皮下/肌肉下接骨固定后基本表现延迟的感染

## 6 典型病例的治疗概念

### 6.1 皮下区域的接骨术

借助于局部皮瓣，有可能做清创和稳定性评估，伤口开放治疗和杀菌敷料覆盖 (图 6.1–6)，或在有足够软组织的情况下，部分关闭创口并开放引流 (图 6.1–7 和 6.1–8)。6 (例如踝部骨折) 至 12 (例如鹰嘴骨折) 周后取出内植物。

### 6.2 安置在肌肉下的接骨板接骨术

在清创的同时对接骨板固定的稳定性进行评估。若无失活的骨片，在冲洗–吸引引流和创口闭合之后，用 6~12 周的抗生素。一旦证实骨折牢固连接，就取出内植物。关于感染性假关节或大块骨缺损，参阅第 6.3 章。

### 6.3 髓内钉固定后的骨髓炎

如果 X 线检查有骨连接的迹象，但缺乏稳定性，脓肿引流后应用抗生素，直到获得骨连接。取出钉子并扩大髓腔后，继续用 6 周抗生素 (图 6.1–9)。若无连接的迹象，取出钉子和死骨并扩大髓腔，然后按第 6.3 章所叙述的方法处理。

### 6.4 有外固定器的针道骨髓炎

如果沿着 Schanz 螺钉、斯氏钉，或经皮钢针有化脓，X 线照相有助于鉴定环形死骨。然后遵循如下方案：取出或更换内植物，搔刮，取出死骨，并用杀菌剂冲洗。只有在同时做脓肿修整和 (或) 实验室检查有阳性发现的病例才使用抗生素。

### 6.5 并发的关节炎

如果直接穿刺的发现为阳性：细菌学检查，关节镜关节修整，用 3~6 周抗生素。每隔 1 天重复穿刺。大约 1 周后，重做关节镜并对病情再次进行评估。

## 7 防止感染的方法

### 7.1 一般方法

下列方法有助于预防或减少感染：

- 每次接触病人之后常规用酒精消毒双手。
- 除去敷料时必须戴手套；所有敷料都分别放在袋里。进一步处理创口时，应戴消毒手套。
- 有分泌物的伤口覆盖的敷料要厚，使分泌物不至于穿透。否则须更经常更换这样的敷料。

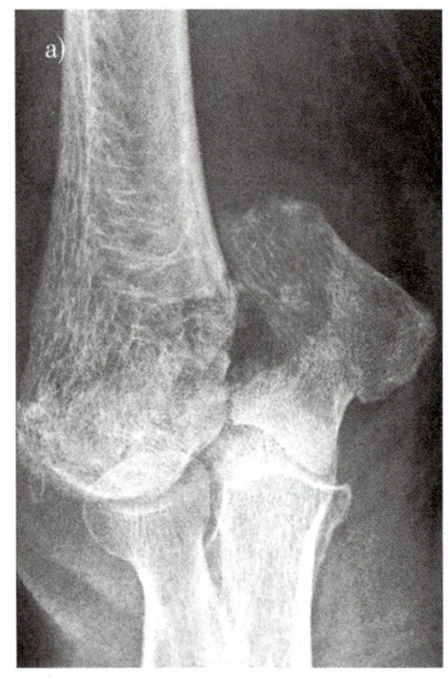


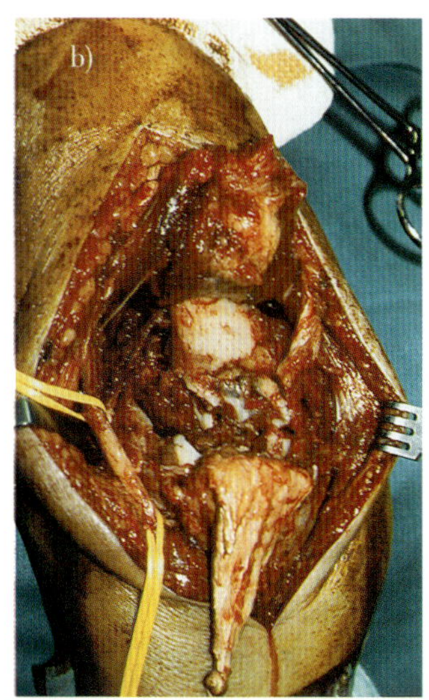


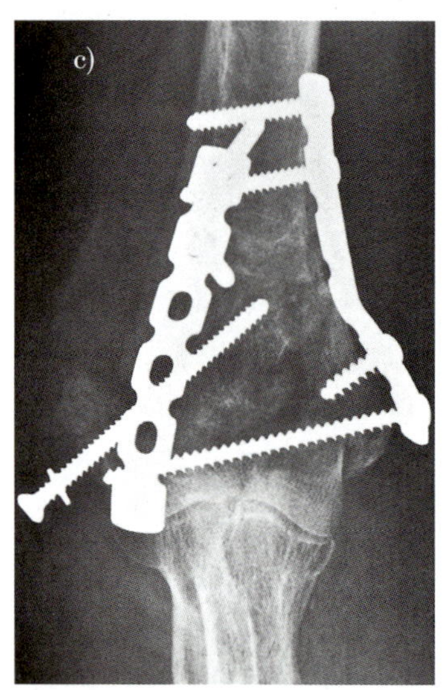


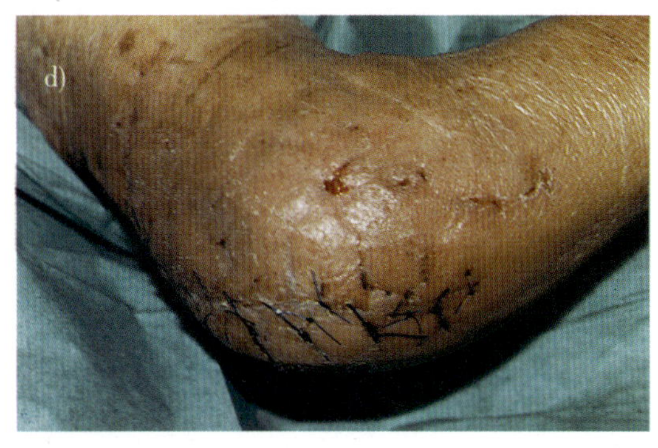


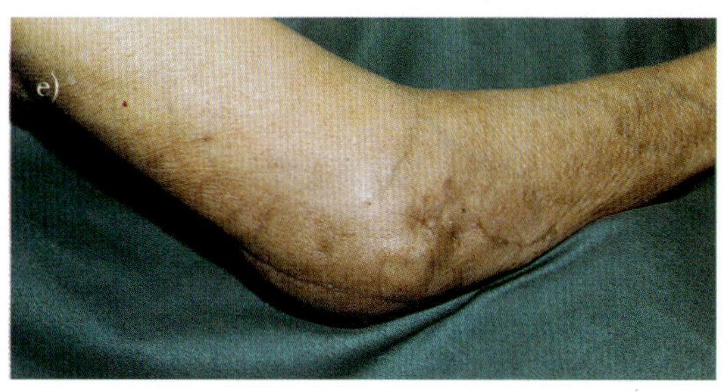


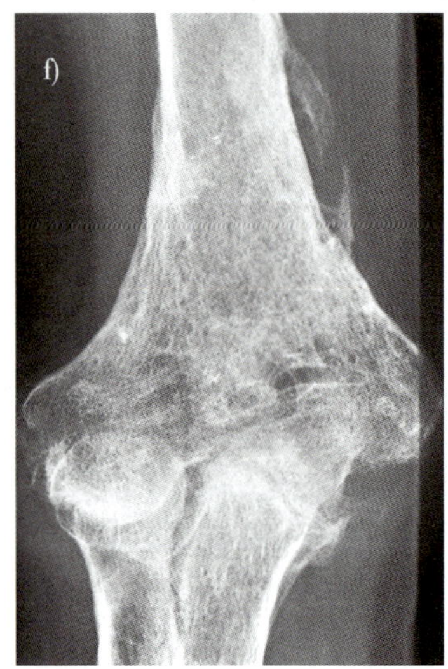


a) 患者，女性，83 岁，肱骨远侧 13-C3.1 骨折，有相当严重的骨质疏松。

b/c) 第 5 天行接骨术，V-形切断三头肌肌腱。有 1 枚螺钉不稳定。

d) 10 天后疼痛，白细胞数 11500，CRP195。清创，关闭关节，半开放冲洗。细菌培养证实为金黄色葡萄球菌。肠外给予氟氯西林 3 周，最后环丙沙星 2 个月。

e) 10 天后症状缓解。

f) 2 年后，明显骨关节炎、关节周围骨化和伸直受限。尽管在取接骨板时做了关节松解，屈曲/伸直仍然保持在 85-35-0 度，是粉碎性骨折及创伤后关节炎混合在一起造成的这种状况。

**图 6.1-8 接骨板固定后基本表现早期出现的感染——创伤后关节炎**

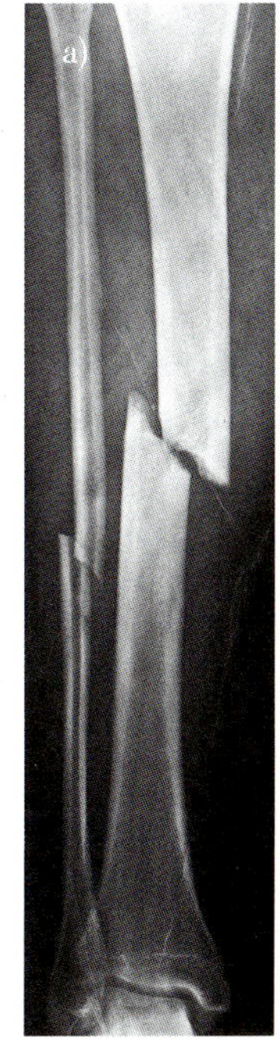

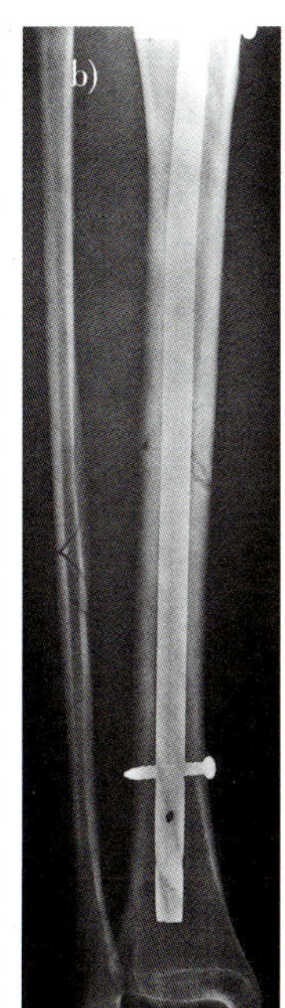

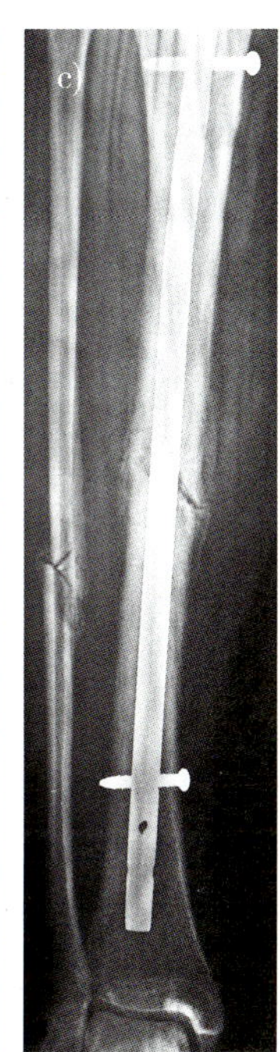

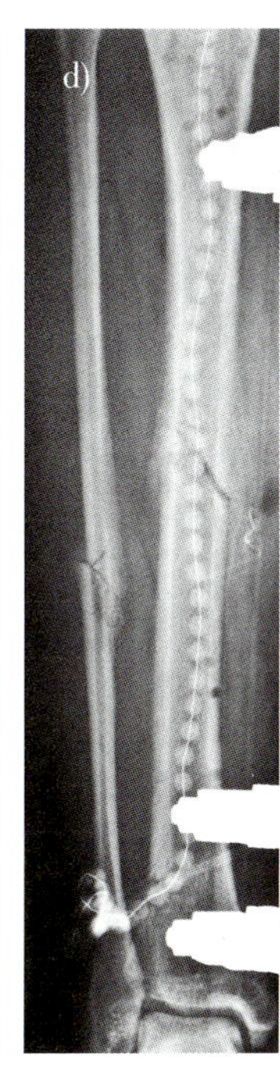

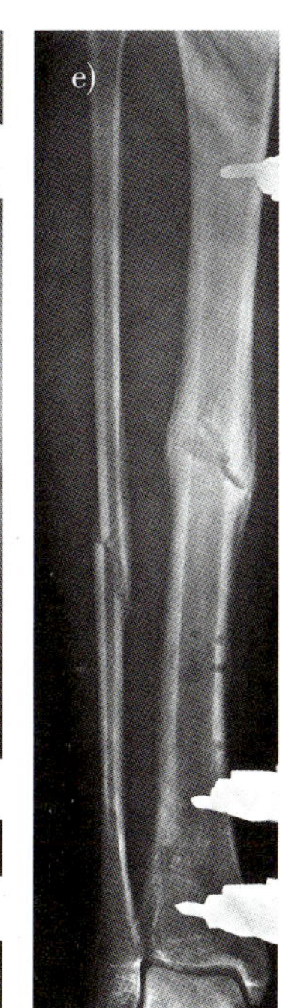

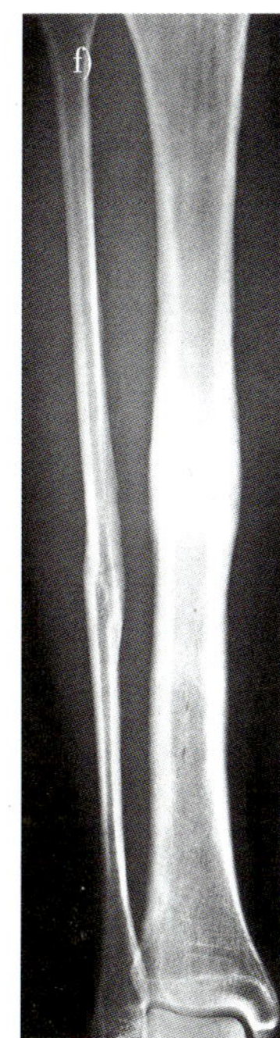

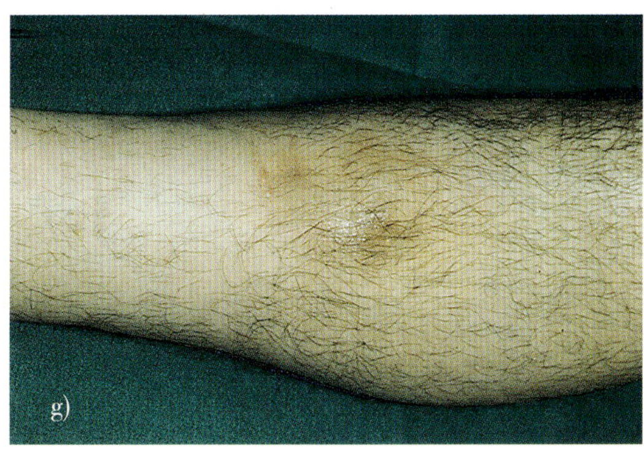

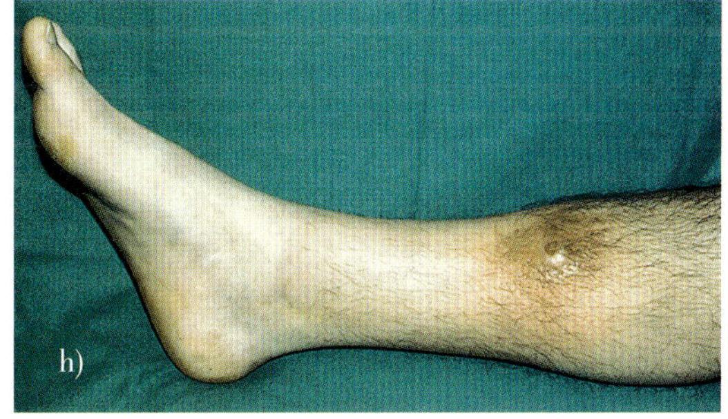


a) 倒下的树干砸伤，造成 42-A2.2 胫骨简单的斜形骨折。
b) 用扩髓的通用型带锁髓内钉固定，动力化锁钉。
g) 大约 9 周后，一时发红。
h) 12 周后脓肿形成，疼痛。
c) X 线片上，广泛骨痂连接。
d) 取出钉子，髓腔扩大（参阅图 6.1-5）到 13.5mm，外固定器固定，脓肿处理（葡萄球菌表皮炎）。肠外给予氟氯西林 2 周，口服氯洁霉素 4 周，完全负重。
e) 8 周后，差不多可去除外固定器。
f/i) 2 年随访，病人全天从事体力劳动。

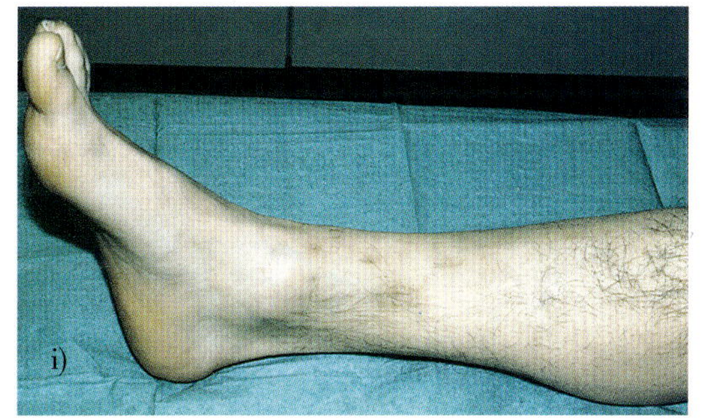


图 6.1-9 髓内钉固定后的骨髓炎

### 7.2 病房里的败血症患者

病房里的败血症患者应当在单独的房间里治疗，每一次病人出院后，这个房间都要彻底消毒。

### 7.3 手术室里的败血症患者

手术应在专用手术室，或特地准备的手术室里进行。

屏障：用一个特殊的屏障或者警告告示把手术室隔开。在里面，穿着有特殊标记的鞋子，所有的废物，包括一次性手术衣，都应当分开处理。

手术结束时：手术组人员更衣，并将一切可能污染的器械都留在手术室里。最后，整个空房间消毒。

### 7.4 MRSA(耐甲氧西林葡萄球菌)和其他问题的病原体

如果怀疑或者已经确定有MRSA，在整个治疗期间，或在细菌学检查阴性之前，都必须把病人完全隔离在单独的房间里。进入这个房间的护理人员和探望者必须戴口罩、穿医院的衣服、戴手套、穿特殊的拖鞋。器械必须特殊处置，所有可能污染的工具、内衣裤、床单布等等，也都必须单独处理。

## 8 参考文献

[1] Willenegger H, Roth B (1986) [Treatment tactics and late results in early infection following osteosynthesis]. *Unfallchirurgie*; 12 (5): 241–246.

[2] Zimmerli W, Widmer AF, Blatter M, et al. (1998) Role of rifampin for treatment of orthopedic implant-related staphylococcal infections: a randomized controlled trial. Foreign-Body Infection (FBI) Study Group. *Jama*; 279 (19): 1537–1541.

[3] Cierny G, Mader JT, Penninck JJ (1985) A clinical staging system for adult osteomyelitis. *Contemp Orthop*; 10: 17–37.

[4] Burri C (1975) *Post-traumatic osteomyelitis*. Bern Stuttgart Vienna: Hans Huber Publisher.

[5] Ochsner PE (1992) [Prognosis and complications of open fractures]. *Helv Chir Acta*; 59 (1): 129–141.

[6] Gustilo RB, Gruninger RP, Davis T (1987) Classification of type Ⅲ (severe) open fractures relative to treatment and results. *Orthopedics*; 10 (12): 1781–1788.

[7] Klein MP, Rahn BA, Frigg R, et al. (1990) Reaming versus non-reaming in medullary nailing: interference with cortical circulation of the canine tibia. *Arch Orthop Trauma Surg*; 109 (6): 314–316.

[8] Ochsner PE, Baumgart F, Kohler G ( 1998) Heat -induced segmental necrosis after reaming of one humeral and two tibial fractures with a narrow medullary canal. *Injury*; 29 ( Suppl 2) : B1–10.

[9] Baumgart F, Kohler G, Ochsner PE (1998) The physics of heat generati on during reaming of the medullary cavity. *Injury*; 29 (Suppl 2) : B11–25.

[10] Mader JT, Ortiz M, Calhoun JH (1996) Update on the diagnosis and management of osteomyelitis. *Clin Pediatr Med Surg*; 13 (4) : 701–724 .

[11] Kaim A, Maurer T, Ochsner PE, et al. ( 1997) Chronic complicated osteomyelitis of the appendicular skeleton: diagnosis with[99] technetium labe lled monoclonal antigranulocyte antibody–immunoscintigraphy. Eur J Nucl Med; 24 ( 7) : 732–738.

[12] Böhm E (1986) *Chronische posttraumatische Osteomyelitis, Morphologie und Pathogenese*. Berlin Heidelberg New York: Springer–Verlag.

[13] Pfister A, Ochsner PE (1993) [Experiences with closed irrigation–suction drainage and simultaneous administration ofan antiseptic]. *Unfallchirurg*; 96 (6) : 332–340.

[14] Klemm KW (1993) Antibiotic bead chains. *Clin Orthop*; (295) : 63–76.

[15] Perry CR (1996) Bone and joint infections. London: Martin Dunitz.

[16] Ochsner PE, Gösele A, Buess P (1990) The value of intramedullary r eaming in the treatment of chronic osteomyelitis of long bones. Arch Orthop Trauma Surg; 109 (6) : 341–347.

[17] Hunger T, Gösele A, Ochsner PE ( 1993) Implantierbares Venenkathete r–system zur ambulanten Langzeit–Antibiotikatherapie bei chronischer Osteomyelitis. *Hefte Unfallchir*; 230: 1032–1035.

[18] Willenegger H, Roth B, Ochsner PE (1995) The return of local antiseptics in surgery. *Injury*; 26 (Suppl) : 29–33.

## 9 新进展

本章节的新进展和附加参考资料可从网上获得：

http://www.aopublishing.org/PFxM/61.htm

# 6.2 无菌性骨不连

麦基 (Michael D.Mckee)

## 1 概述

骨折不愈合延长病人病残的时间，对生活质量的负面影响可能比肾透析或缺血性心脏病还大[1]。及时注意愈合的问题不仅将正面影响病人的生活，而且将减少内植物失败的可能性。

当骨折愈合比临床上所预期的该部位、该类型骨折的愈合速度来得慢，就是迟缓连接。骨不连接时，骨折不再显示任何愈合的迹象，表现为骨折线持续存在、骨端硬化、有间隙、骨痂萎缩或缺如。除非有骨缺损，通常在骨折后 6~8 个月之间宣告骨不连接。由于大多数骨折的“自然历史”是会愈合的，因此，经治医生首先必须考虑为什么会发生迟缓连接。骨不连接往往是许多因素作用的结果。虽然任何一个因素都可能占优势，**但是连接延迟或不连接通常在性质上是多因素的**[2]。手术治疗之前仔细检查常常会揭示解决问题的办法[3]。

## 2 无菌性骨不连的病原学

虽然**血管营养障碍和不稳定是导致骨不连接的最重要因素**，而其他因素，如不顺应和神经疾病也可阻碍骨愈合。感染作为不连接的一个原因，将在第 6.3 章中论述。

### 2.1 血管营养

所有骨折都使骨骼和软组织的血液供应受到一定程度的破坏，损伤越大，破坏越重。骨折的部位是决定性的，特别是如果一个骨折片从一条终末动脉得到血供 (例如股骨头) 时，尤其是这样。手术治疗可造成血管的进一步破坏。虽然有一个骨片没有血管或者血管供应很差时，骨折仍然可能连接，但它比正常的要慢得多，有时可能根本不连接。如果两个骨折片都没有血管供应，骨折可能大多不会连接。除非坏死区骨骼改建，或者骨膜新骨的沉积使局部的血管供应恢复，没有什么对力学环境的手术处理会促进骨连接 (参阅图 6.2-4)。

### 2.2 不稳定

用接骨板固定简单或楔形骨折，而不做骨片间加压，将导致骨折处局部不稳定和骨吸收。在这种情况下，接骨板将阻碍骨片间的机械接触和愈合，除非发生接骨板的疲劳骨折。复杂骨折用接骨板或钉子固定，大多数骨折片可能连接，留下一个平面的骨折不连接。不管原来骨折的分类和最初的治疗怎样，骨不连总是局限于一个力学不稳定的平面，这是一般现象。

### 2.3 不顺应

经治骨科医生的责任是确保治疗计划完全适合病人的个性及生活方式。病人和医生必须合作以确保治疗效果。应把注意力放在不恰当的负重、吸烟、不适当的饮食和其他行为缺陷上 [4]，或在制定处理计划时加以考虑。

### 2.4 神经疾病

在骨折愈合和肢体适当的神经功能之间似乎有关系。糖尿病、截瘫、慢性酒精中毒、脊柱裂、脊髓空洞症和麻风可影响保护性本体感觉，因而使病人控制负重的能力受到限制。患肢软组织过度损伤可能导致感觉丧失，使已经受损的愈合反应又雪上加霜。

## 3 骨不连的分类和治疗原则

这里介绍的分类概要是一个精心制定、直截了当的描述，指导外科医生求得最恰当的治疗策略。因此，定义和治疗的指导原则都在同一章节中介绍。

### 3.1 迟缓连接

(图 6.2–1)

**迟缓连接说的是临床上和放射学上骨折愈合时间延长的征象**。重要的是要做出骨折迟缓连接的诊断，从而把额外的努力都集中在使骨折尽快愈合上。临床上，骨折的肢体局部肿胀、发红和发热，活动或部分负重时疼痛。血沉、C 反应蛋白 (CRP) 和白细胞计数等实验室检查正常。X 线照片显示内植物松动。如果骨折固定的目的是绝对稳定，骨折间隙增宽和骨痂形成 (“刺激性骨痂”) 则是固定即将失败的征兆 (图 6.2–1)。

最初阶段可以非手术治疗。通过减轻负重来减少骨折部位的机械压力，或者用石膏管型固定 6 周可将局部反应引向骨折愈合。以 3~6 周的间隔重复 X 线检查，若显示骨折愈合有进步，则表明非手术治疗是成功的。在此期间，若有内植物固定失败的征象，或缺乏骨折愈合的反应，应改用手术治疗。每当做出迟缓连接的诊断，都应事先告知病人可能需要干预治疗。手术干预的类型将取决于愈合延迟的原因和现存的固定装置的类型和作用。

## 3.2 骨干骨不连

### 3.2.1 增生性骨不连

(图 6.2–2)

**增生性骨不连常常发生于下肢。其发展主要取决于力学稳定性的削弱。**组织的血液供应很好时，不稳定导致局部骨膜剥离，刺激额外的新骨形成。虽然骨折有可能连接，但缺乏不连接的骨头并在一起所需要的力学稳定性。不稳定的程度可各不相同，有些病人能用下肢负重，但在劳累时疼痛。在另一些情况，病人可能诉说负重时有固定疼痛，或有一些畸形 (图 6.2–3)。根据 X 线照片可描述为象腿 (图 6.2–2a) 或者马蹄 (图 6.2–2b，图 6.2–3)。

a) 摩托车事故直接损伤，胫骨闭合性骨折，42–B2 型。

b) 中立位接骨板固定，骨片间拉力螺钉的作用可疑。

c) 2 个月后，疼痛，肿胀，发红。拉力螺钉松动，骨折间隙加宽，有刺激性骨痂。决定手术修整，做皮质剥离术和加压接骨板固定。

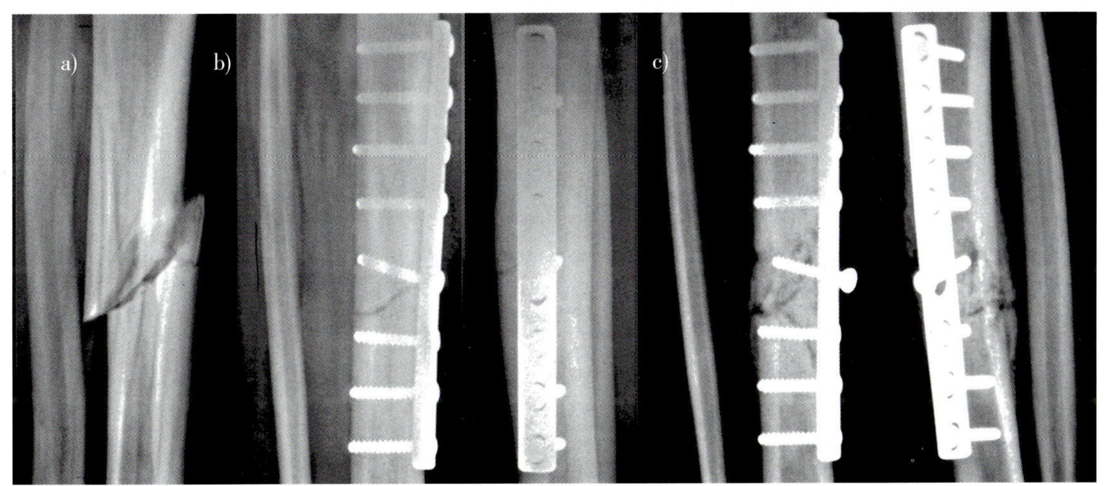


图 6.2–1 男性，19 岁，迟缓连接

a) 增生性骨不连(象脚)通常合并有某些稳定性问题和引起过度新骨形成的机械刺激。
b) 增生性骨不连(马蹄)稳定性比较差，新骨形成较不明显(也见图 6.2-3)。
c) 萎缩性骨不连，由于明显不稳定，原有骨皮质吸收导致骨端变圆。
⊖=骨吸收。

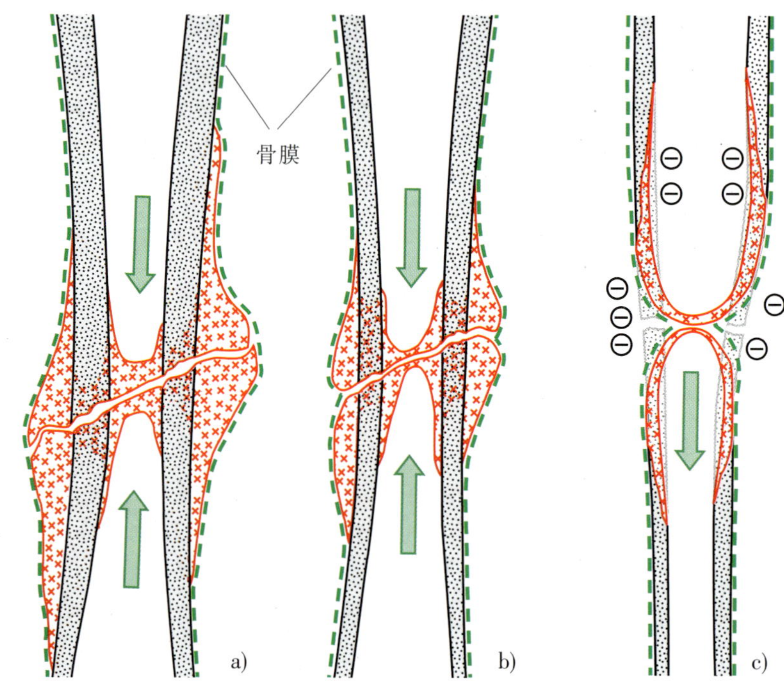


**图 6.2-2 血液供应丰富的活骨的骨不连**

所有有图案的区域表示有血液供应的骨骼，黑色=原来的骨皮质，红色=不连接时的骨。

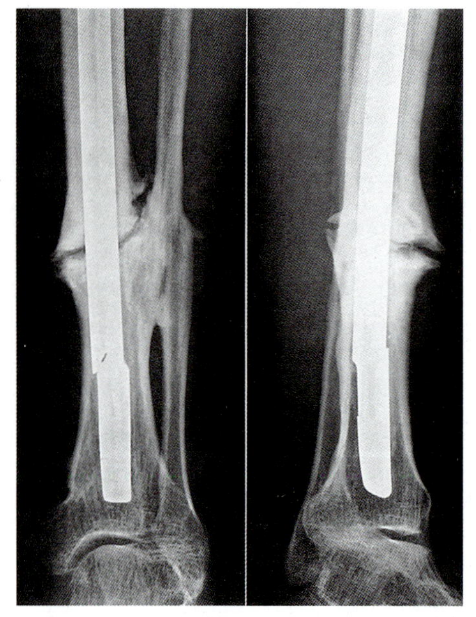

a) 胫骨，髓内钉固定后 19 年。增生性骨不连，钉子疲劳折断。

b) 钉子周围吸收表示它有活动。腓骨愈合及其与胫骨远侧的骨桥使胫骨不能愈合。

**图 6.2-3 男性，36 岁，卡车压伤 19 年后，增生性骨不连(马蹄)**

通过加压接骨板或扩髓、带锁髓内钉固定，改善骨折部位的稳定性是纠正增生性不连接最有效的办法。**力学稳定性使纤维软骨钙化，然后才能被新生血管穿透，最终使不连接部位的骨骼桥接和塑型**[5]。通常不必要植骨，虽然皮质剥除术(“叠瓦术”)可以使连接加快(参阅第 4.2.1 节，皮质剥除术或骨骨膜花瓣成形术)。**必须把切除增生性骨不连看作是一个错误**，因为它把有可能连接的骨组织给切掉了。

用其他办法也可以治疗增生性不连接，像腓骨截骨加行走石膏管型固定，骨端压紧可使骨折连接。长时间石膏管型固定结合电磁场或超声的作用也可能有帮助(参阅第 4.5 节)。不过，手术治疗能矫正畸形和加速连接(在 3~5 个月内)，被确认为是当今的“金标准”。

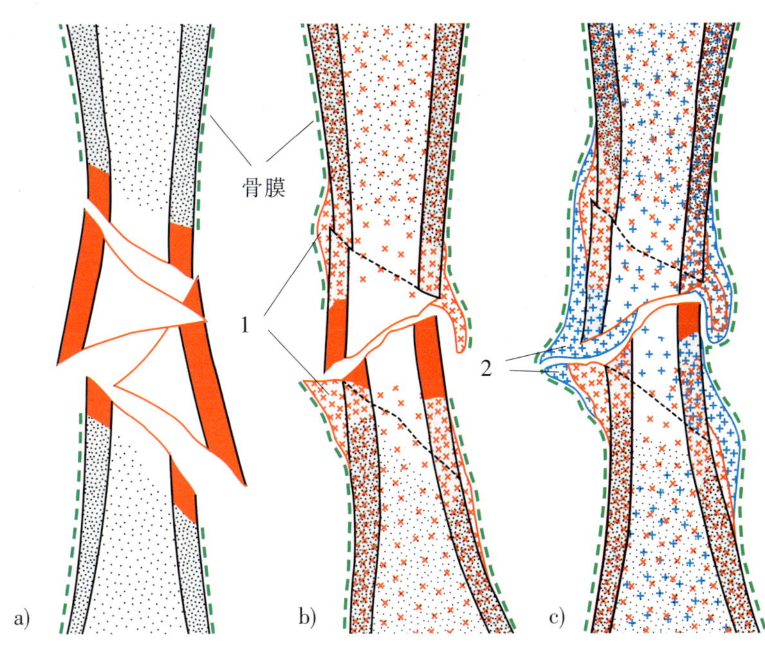


a) 复杂骨折后的即时情形。红色区域失去活力。加点区域依然活着。

b) 几个月后，中间两块骨片看起来有骨痂 (红色，1) 附着，但在骨折的中心没有愈合的证据 。

c) 甚至好多年以后，尽管有另外的骨膜骨形成，也有一些爬行替代的改建 (蓝色，2)，骨不 连依然持续存在。

**图 6.2–4 缺血性/坏死性骨不连**

### 3.2.2 伴或不伴骨缺损的缺血性或坏死性骨不连

(图 6.2–4)

损伤和 (或) 手术引起骨折部位邻近**骨片的血液供应丧失，导致缺血性骨不连。**缺血的骨片可以与有活力的那部分骨骼连接，但是，除非采取其他措施，它将永远不会和另一块失活的骨片连接 (图 6.2–4b)。重塑过程始于有活力的主要骨片，慢慢开始使坏死区骨骼再血管化 (图 6.2–4c)。同时，在不连接部位的坏死骨片之间，可能有一个继续研磨的过程，通过骨吸收造成缺损。诊断和治疗的耽搁使重塑过程不正常，废用导致远侧骨片缩短和骨质减少。随访时给予适当监督和及时治疗能够避免这种情况。要使骨折愈合，必须让有活力的骨头彼此接触，还必须提供力学稳定性。必须根据局部塑形的状态以及骨缺损的程度来制定治疗计划。可以有几种选择，包括单纯缩短，缩短加上和另一侧肢体的缩短，缩短加上另外部位的延长 (骨痂牵开术，参阅第 6.3 章)，嵌入植骨 (碎块或结构性植骨)，或像腓骨–胫骨融合术一样的“旁路” (参阅第 4.2.1 节，自体松质骨移植)。

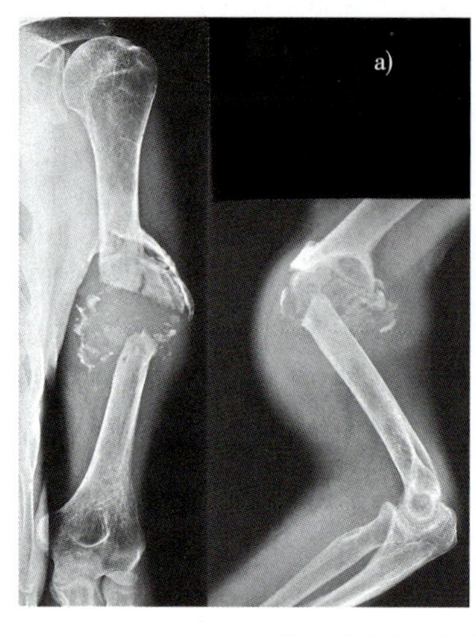

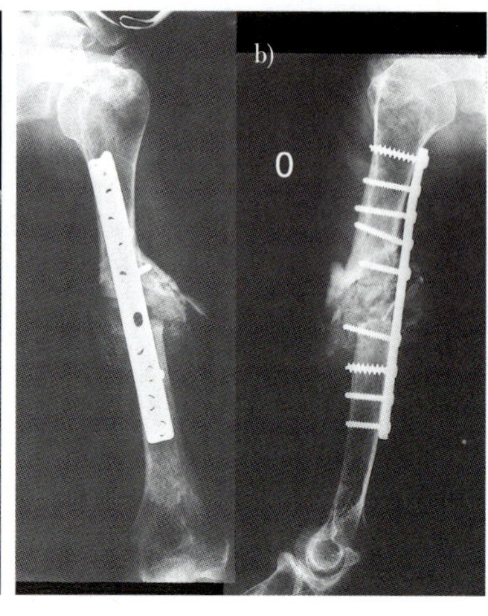

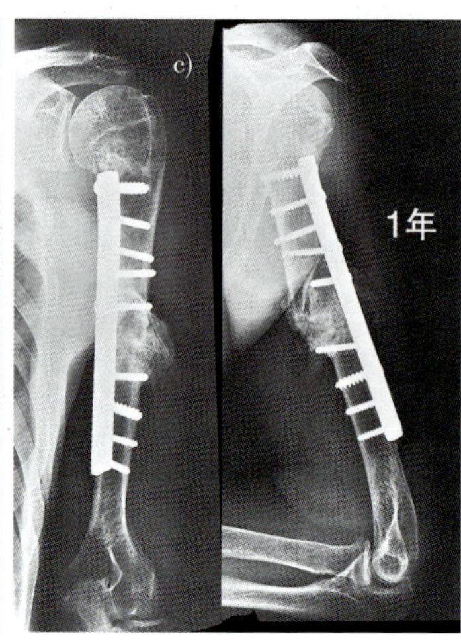


a) 体力劳动者，49 岁，尽管已经有肱骨假关节，15 年来还全日工作。
b) 切除滑膜之后，把一大块自体松质骨植入间隙内，并用一块 10 孔 4.5DCP 固定。
c) 1 年随访时，骨折完全连接，功能很好。

图 6.2–5 假关节

### 3.2.3 萎缩性骨不连

(见图 6.2–2c)

上肢能发生萎缩性骨不连接，很典型地是一个有血液供应的骨不连接。不连处两个骨端由于缺乏应力传递而萎缩。萎缩性骨不连接的特点是，骨骼尽管有血液供应，但缺乏反应。

这种情况不仅需要建立稳定性，而且需要骨诱导和传导剂。考虑到局部的血液供应，皮质剥除术，植骨，加上固定 (用接骨板更适合) 是个恰当的治疗途径。

### 3.2.4 假关节

骨折部位的持续活动可以造成假关节，在那里纤维软骨腔被衬上能分泌滑液的滑膜。这种“滑液性假关节”常见于肱骨、股骨和胫骨，而且往往是有活力的，虽然它们有时可以表现为萎缩性的。除了有滑膜腔以外，还常常有轴性或旋转畸形。如前所述，矫正性手术包括固定和矫正畸形，可能要植骨 (图 6.2–5)。

### 3.3 干骺端骨不连

干骺端骨不连和骨干骨不连的不同在于它发生在松质骨，通常有一个小的关节骨片，它难以固定，也可能受到骨质疏松的影响（图 6.2-6）。惟一残留的活动常常发生在不连接处，而不是在关节上，这样一来，任何治疗都必须包括彻底的关节松解。邻近关节的僵硬可能明显，也可以不明显。骨不连不论是关节外的，还是关节内的，都把关节分离成两个部分。

## 4 治疗方法

### 4.1 综合评论

骨不连接治疗的主要目的是，通过骨连接和伤肢功能的恢复来消除疼痛，并获得肢体的正确对线。除有广泛骨缺损或有相当大区域骨坏死的骨不连以外，一次手术往往都能取得骨连接，4~5 个月内完全负重。为避免进一步的并发症，必须仔细分析每一个病例，尤其在术后期间必须和病人做密切的个人接触。在神经缺陷的病例，必须采取特别的预防措施，以避免病人因漫不经心的过度使用而产生的后果（参阅第 2.4 节）。由于大多数系列病例报告的连接率为 95% 以上，手术重建的方法应当优于那些侵袭性更强的措施，例如截肢、关节成形术，或关节融合术。

a) 肱骨头下型骨折，轻微移位。

b) 8 个月后，萎缩性骨不连，功能受限，有些疼痛。

c) 用 T 形接骨板和松质骨植骨修复，加用可吸收线做张力带。

d) 1 年后完全连接，功能没有受限。

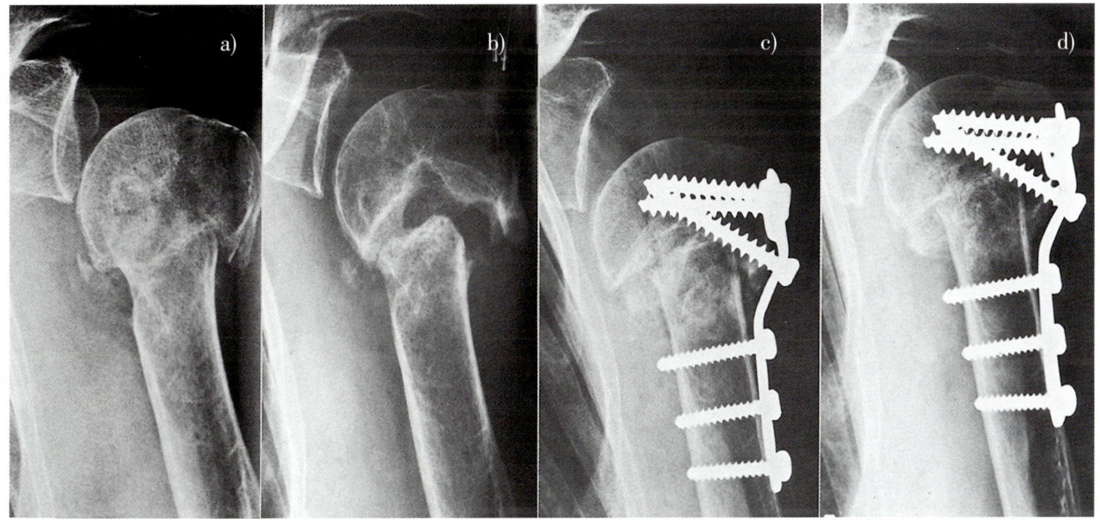


图 6.2–6 女性，78 岁，肱骨干骺区萎缩性骨不连

## 4.2 骨干骨不连

第 3 节已经提到骨不连治疗的一般指导原则。这一节讨论方法的细节。

### 4.2.1 骨重建

如果有坏死的骨段，或有需要桥接的骨缺损，骨重建才是必需的。在骨的存活有疑问的病例，可以选择骨重建作为预防性措施。增生性不连接时，可能需要做皮质剥除术以增加安全性 (图 6.2–7 和图 6.2–9)。

图 6.2–7 肌肉–骨膜–骨皮质剥离术

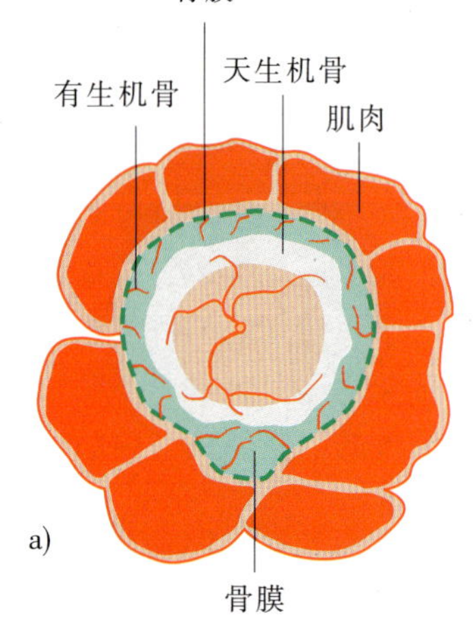


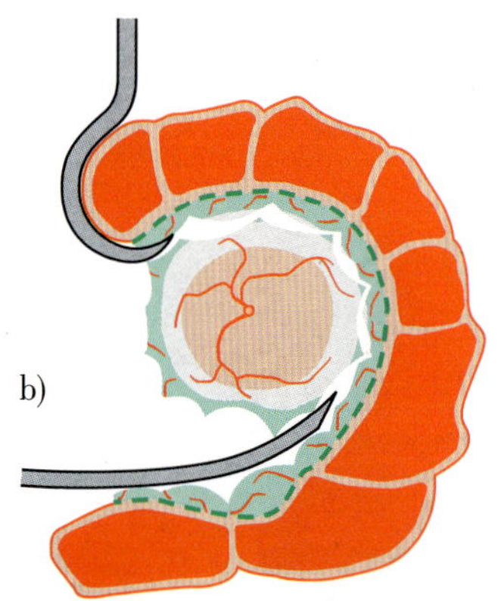


a) 在骨不连区域里，骨干外侧部的血液供应主要依赖于骨膜 (绿色区域)。

b/c) 用锐利骨刀做皮质剥离，如果保持皮质骨片既大又有骨膜附着，就形成一些有血供的骨膜骨片。

d) 皮质剥离区必须延伸到准备连接的坏死区远近 2~4cm 的健康骨头。移植的松质骨须放在剥离的骨板的深面。

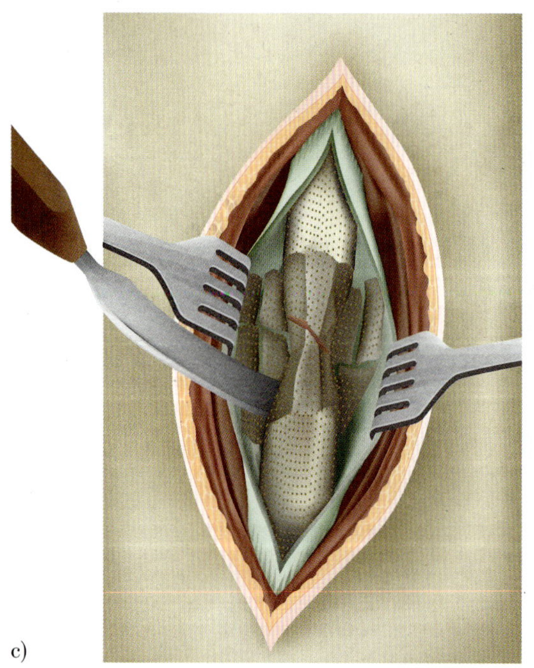
c)

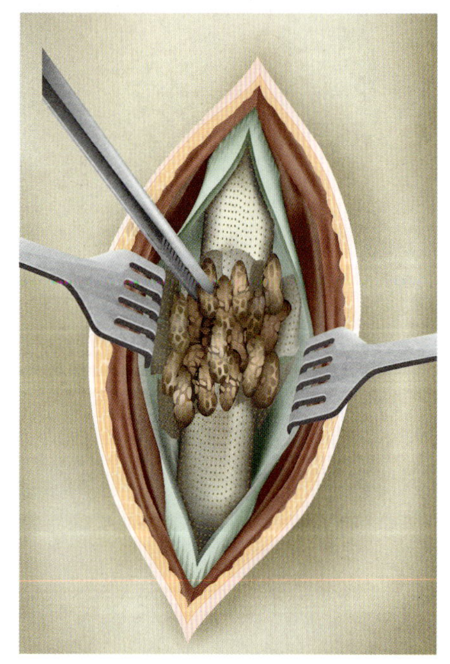
d)

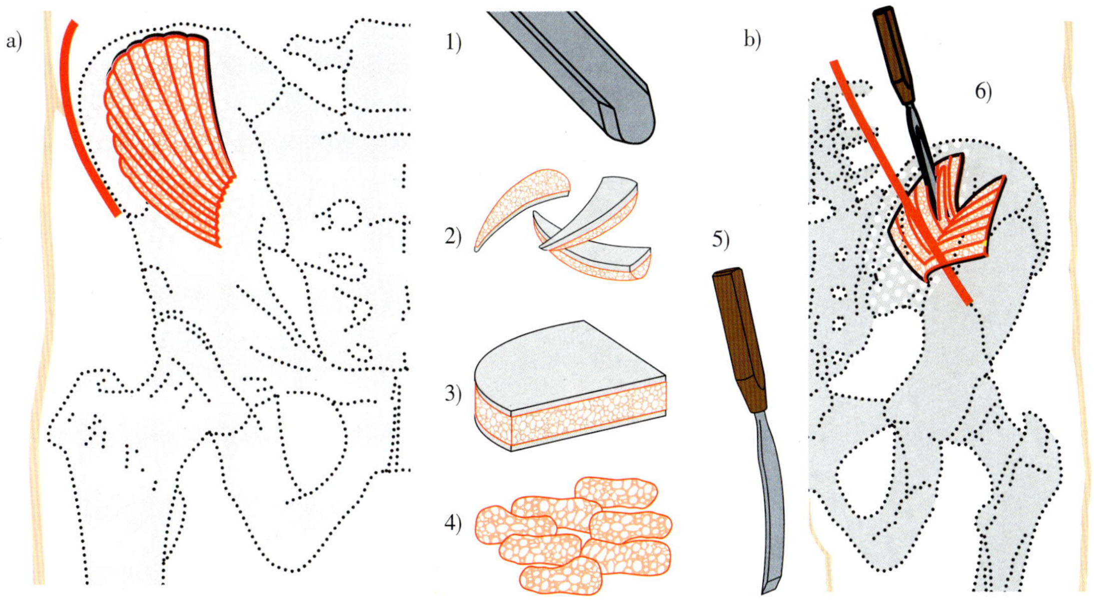


a) 从髂嵴前部切取沿髂嵴切开。锐性解剖腹壁肌肉，用锐利的骨膜剥离器掀起髂骨内板的骨膜，用拉钩暴露。在骨质疏松的情况下，用 U 形骨凿 1) 取下皮质松质骨条 2)，取双层皮质的骨块 3)，或也可纯粹取松质骨 4)，以保留髂骨的形状。

b) 从髂嵴后部切取劈开皮下组织，从髂骨的外面掀起肌肉和骨膜。用弧形骨凿 5) 掀起皮质层，切取纯松质骨 6)。在骶髂关节附近可以发现最大数量的松质骨。

图 6.2-8 从骨盆切取松质骨植骨块

**皮质剥除术或骨骨膜花瓣成形术 (叠瓦术)**

既暴露骨不连接的部位，又不造成其血供的严重破坏，皮质剥除术是个最简单、最有效的方法。它使骨的局部横截面扩大 (图 6.2–7 和图 6.2–9) [6]。在骨干的骨不连处，骨膜紧紧地附着在相邻的肌肉和骨膜下骨上 (图 6.2–7a)，它从骨外组织获得血液供应。从骨干皮质的外侧部凿下骨片，保留周围皮质骨的血供。它们通过跨过骨不连处的骨膜和肌肉附着获得血液供应 (图 6.2–7c/d 和图 6.2–9)。**这个方法形成一个血液供应良好的组织床，用于加强愈合应答。**每当从骨膜方面来处理骨迟缓连接或不连接时，都应当用这个方法来暴露骨折处。可围绕骨干做一圈，以允许矫正轴性和旋转畸形，而不破坏该处的血供。在萎缩性和缺血性骨不连接，叠瓦术特别有帮助，为自体移植的松质骨提供一个有活力的组织床。在干骺区做皮质剥除术可造成某些关节功能受限。

**自体松质骨植骨**

(图 6.2–8)

自体松质骨植骨经常和皮质剥除术一起做，是一个用活的骨桥绕过骨坏死区或比较局限的骨缺损的最有效的办法 (图 6.2–7)。

**出于生物学和力学的目的，自体移植都是“金标准”，它具有成骨 (活的骨细胞的来源)、骨诱导 (局部间充质细胞的募集) 和骨传导 (新骨长入的支架) 的优点。**生物学上，它远比同种异体骨和新近能够用的骨替代物要好 [7]。

移植的松质骨由替代骨片间血肿的肉芽组织带来血供。6 周之内，松质骨骨片的间隙被血管化，并为编织骨网所连接。在应力传递的影响下，编织骨塑型改建 [8]。

自体松质骨植骨的缺点包括供区的损害以及来源有限。最重要的供区为髂前上棘 (松质骨，皮质松质骨) (图 6.2–8a)、髂后上棘 (纯松质骨的最大来源) (图 6.2–8b)、大粗隆和股骨远侧 (都有增加骨折的危险)，和胫骨近侧 (在骨质疏松患者，骨头很软)。取骨可导致可观的失血，需要输血。有感染时，纯粹用松质骨是最安全的选择。

#### 骨痂分离术和吻合血管的游离骨移植

**在处理大 (>4~5cm) 的节段性骨缺损时，应考虑通过骨痂分离成骨术 (Ilizarov) 和 (或) 吻合血管的游离骨移植** [9]。这些情况在感染性不连接比较常见 (参阅第 1.3 和 6.3 章)。

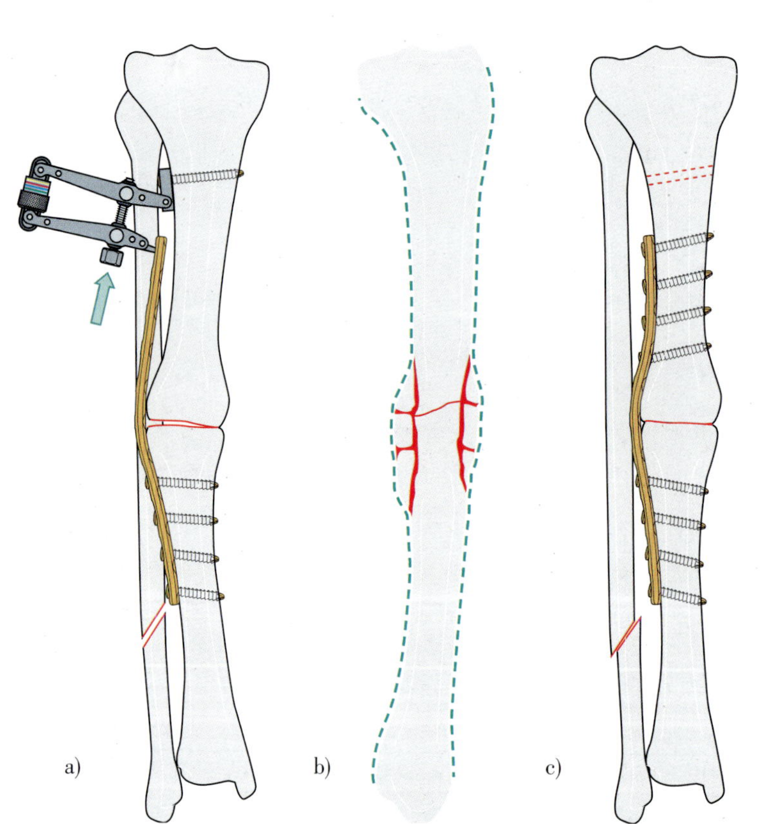


a) 在骨不连处的远侧切除一段腓骨，暴露胫骨外侧面，放置一块预计要外翻的 LC–DCP4.5，在外侧做细小的楔形截骨，并把接骨板固定到远侧胫骨上。用带关节的张力装置使不连接的部位压缩，胫骨变直。

b) 前侧和后侧皮质剥离术最合适。

c) 近侧用 4 枚 4.5mm 皮质骨螺钉固定接骨板，确保对线。

图 6.2–9 胫骨增生性骨不连接伴内翻畸形的张力带接骨板固定术

### 异体移植和骨移植替代物

对于异体移植和骨替代物，如去矿物质的骨基质、羟基磷灰石、磷酸三钙，以及骨诱导物质，如生长因子、骨形成蛋白 (BMP) 等，近来实验上和临床上都正在集中探索，但至今尚未证明其明显的优越性[10]。因为具有骨诱导和 (或) 骨传导能力，这些替代物的大多数有助于骨腔的重建，但都需要一个活的环境才有效。没有活的细胞成分和血液供应，就不可能愈合。

### 稳定

**使骨不连接处稳定，为骨不连处纤维软骨的钙化提供必要的力学要素。这为最初骨桥的形成准备了场地** (参阅第 3.2.1 节)。在骨储量和质量充足的情况下，不切除不连接的部位，只做加压固定，保证会愈合。作为 AO 的基本经验，这已经得到了证明[5]。

### 接骨板固定

**接骨板大概是骨不连最适当的固定工具。**是用于固定无菌性骨不连最充分和通用的内植物。单个手术就做到骨片间加压，加上位置不良的矫正和重建措施 (植骨等)。接骨板可用于干骺部，也可用于骨干的骨不连。斜形骨不连时，在不连接处放上一枚拉力螺钉能增加其稳定性。不过，出于骨不连的平面呈横形以及骨质量的原因，更多情况下只能做到轴性加压。为了达到最佳压缩，竭力推荐用张力装置 (图 6.2–9) ,因为 DCP 或 LC–DCP 接骨板的孔的移行往往太短，以至于达不到所需要的加压水平。就接骨板的最佳位置而言，应考虑骨骼的张力侧 (畸形的凸侧)。合并畸形时，尤其是这样 (图 6.2–9)。用波浪形接骨板桥接骨不连时，在接骨板和骨头之间放置松质骨可以促进愈合 (图 6.2–10) [11]。需要根据愈合的进展，部分负重 2~5 个月，这可能是接骨板固定的一个缺点。

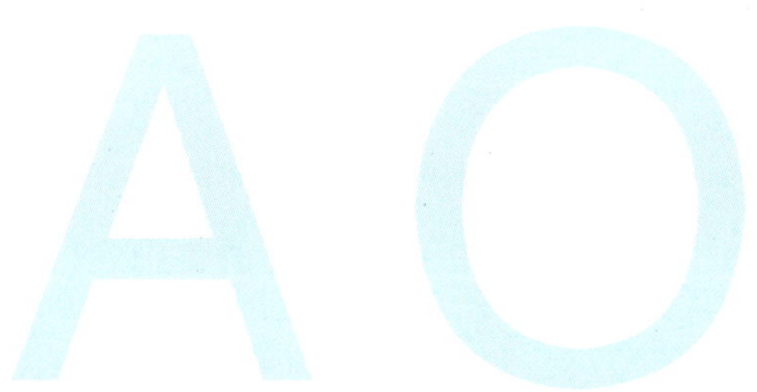

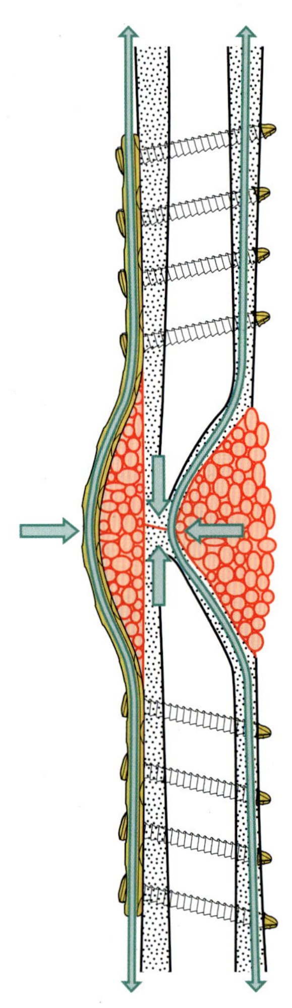

它包括两个组成部分：

1. 两个主要骨片间狭窄的骨桥与外侧抬高的接骨板之间的距离使骨不连处的功能直径增加，局部稳定性大大改善。

2. 接骨板和骨不连处之间的距离允许围绕整个不连的部位放置自体骨移植物。

图 6.2–10 波浪形接骨板的原理

**髓内钉固定**

(图 6.2–11)

髓内钉固定主要用于下肢骨干的骨不连。不暴露骨不连处而扩大髓腔，与钉子紧密匹配；动力型带锁的旋转稳定性允许负重，产生轴向压缩及骨膜血供的增加，这些都是促进骨连接的重要因素。为了插入扩髓用的导针，往往须用手动扩髓器打开髓腔，而纤维组织和扩髓的碎屑组成混合物，起植骨作用。在上肢，钉子固定没有什么优点，细的、不扩髓的钉子又不合适，因为它们提供的稳定性不够。

**外固定**

在大多数无菌性骨不连，外固定没有带来什么好处。它可用于软组织条件差，或者靠近关节有多平面复杂畸形的病例。在这些病例，一期矫正似乎是困难和冒险的。外固定主要用于需要通过骨痂分离来桥接的比较长的骨缺损，不过这种情况在无菌性骨不连很少见 (参阅第 6.3 章)。

## 4.3 干骺部骨不连

手术通常包括：有限的局部皮质剥除术，避免使关节骨片失去血液供应；矫正畸形；用 1 或 2 块接骨板行骨片间加压固定，重建主要骨折片的力学适应性。可能有必要植骨。常常有必要对关节内粘连进行关节松解，但须不造成血液供应障碍。术后，在愈合之前，必须避免激烈活动。股骨颈骨不连需做 Pauwels 截骨术，包括近侧股骨的外翻截骨，重新排列对线，使骨不连处与术后髋关节应力方向垂直。手术的前提是，股骨头必须是活的[12] (方法和计划参阅第 2.4 章)。

## 4.4 特殊情况的治疗

关节融合/关节成形术：一般说来，当关节周围的骨不连接由于骨缺损、骨的质量差，或者关节损伤无法修复而不可能做固定的时候，应当考虑这个选择。

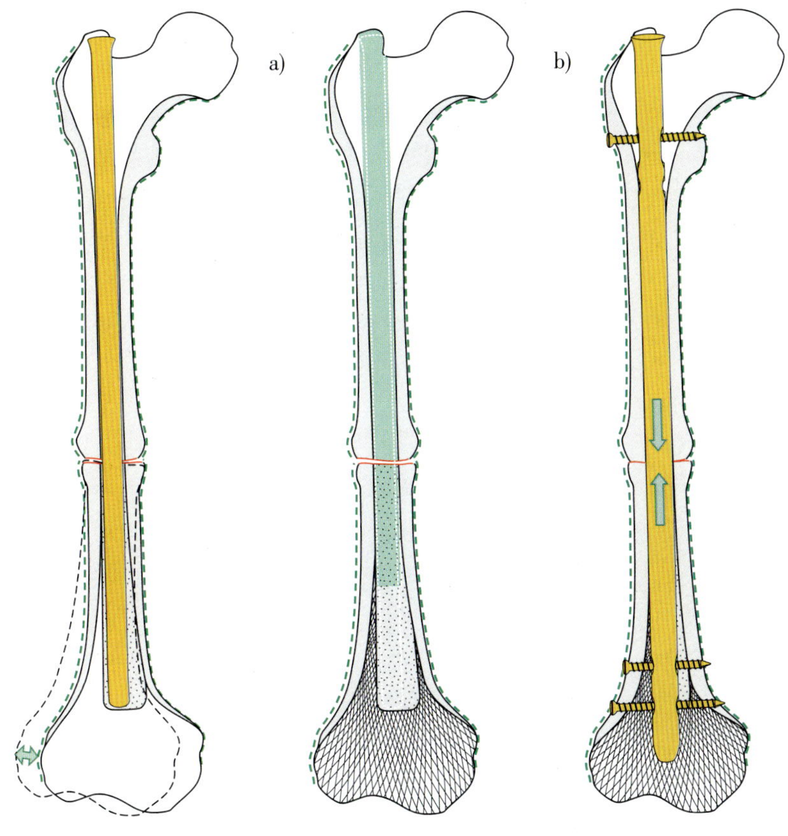


a) 钉子太短又不带锁，在股骨远侧形成一个吸收腔，不稳定性加重。

b) 取出钉子之后，通过过度扩髓在骨不连近侧和远侧形成圆柱状空腔，能够获得额外的稳定性。

c) 将一根比较粗比较长的钉子插入未接触、未扩髓的远侧干骺部，做动力型交锁。

**图 6.2-11 传统钉子固定后的股骨增生性骨不连**

当缺血性骨不连部位以远的肢体质量差(血管神经状态紊乱、关节功能受限、相当大的畸形) 时，需做截肢。所以，必须和病人及其家属广泛讨论赞成和反对冗长的重建手术的理由，并对迅速康复的可能性进行评估。

### 4.5 辅助治疗

现已广泛提倡和应用电磁刺激和超声刺激骨愈合。它们看起来确实在骨折或骨不连处产生一定的物理 (热能) 作用［13，14］，但对影响最终结果的真正因素仍然有疑问，缺乏真实的证据。

## 5 结论

骨不连的成功治疗可能是外科医生能做、又最值得做的手术之一。在处理这些挑战性问题时，精心策划和系统处理将会改善效果。在着手重建之前，最重要的是要了解特定的骨折之所以不连接的原因，并对此做出评估。个人经验和专门技能是成功的关键，没有哪一项技术、哪一种内植物对每一个病例、每一位外科医生都是理想的。

## 6 参考文献

[1] McKee MD, Schemitsch EH, Yoo D (1998) A prospective study of general health status following Ilizarov reconstruction of posttraumatic lower extremity deformity. *J Bone Joint Surg* [*Br*] ; 80: 360–364.

[2] Rosen H (1988) Treatment of nonunion: General principles. In: Chapman WM, editor. Operative Orthopaedics. Philadelphia: Lippincott–Raven: 489–509 .

[3] Weber BG, Cech O (1976) *Pseudarthrosis. Pathophysiology, biomechanics, therapy, results*. Bern: Huber.

[4] Steve WN, Ueng MD, Lee MY, et al. ( 1997) Effect of intermittent cig arette smoke inhalation on tibial lengthening: experimental study on rabbits. *J Trauma*; 42: 231–238.

[5] Schenk RK, Müller ME, Willenegger H (1968) [Experimental his tological contribution to the development and treatment of pseudarthrosis]. *Hefte Unfallheilkd*; 94: 15–24.

[6] Judet PR, Patel A (1972) Muscle pedicle bone grafting of long bones by osteoperiosteal decortication. *Clin Orthop*; 87: 74–80.

[7] Goldberg VM, Stevenson S, Shaffer JW (1989) Bone and cartilage allog rafts: biology and clinical applications. In: Friedlaender GE, editor. Biology of autografts and allografts. Park Ridge, IL: American Academy of Orthopedic Surgeons.

[8] Verburg AD, Klopper PJ, van den Hoof A, et al. (1988) The healing of biologic and synthetic bone implants. An experimental study. *Arch Orthop Trauma Surg*; 107 (5) : 293–300.

[9] Weiland AJ, Moore JR, Daniel RK (1983) Vascularized bone autografts . Experience with 41 cases. *Clin Orthop*; (174) : 87–101.

[10] Cook SD, Baffes GC, Wolfe MW, et al. ( 1994) The effect of recombin ant human osteogenic protein –1 on healing of large segmental bone defects. *J Bone Joint Surg* [*Am*] ; 76 (6) : 827–838.

[11] Ring D, Jupiter JB, Sanders RA, et al. ( 1997) Complex nonunion of fractures of the femoral shaft treated by wave plate osteosynthesis. *J Bone Joint Surg* [*Br*] ; 79 (2) : 289–294.

[12] Müller NE (1991) Reconstructive surgery of bone. In: Müller ME, Allgöwer M, Schneider R, Willenegger H, et al. editors. *Manual of inter nal fixation*. 2nd ed. Berlin Heidelberg: Springer-Verlag.

[13] Sharrard WJW (1990) A double-blind trial of pulsed electromagnetic fields for delayed union of tibial fractures. *J Bone Joint Surg* [*Br*]; 72 (3) : 347-355.

[14] Kristiansen TK, Ryaby JP, McCabe J, et al, (1997) Accelerated healing of distal radial fractures with the use of specific, low-intensity ultrasound . A multicenter, prospective, randomized, double-blind, placebo-controlled study. *J Bone Joint Surg* [*Am*]; 79 (7) : 961-973.

## 7 新进展

本章节的新进展和附加参考资料可从网上获得：

http://www.aopublishing.org/PFxM/62.htm

# 6.3 慢性感染与感染性骨不连

约翰逊 (Eric E.Johnson)

## 1 概述

骨髓炎是骨 (osteon) 和骨髓 (myelon) 的感染 (参阅第 6.1 章)。慢性感染或是起源于被忽视了的急性感染，或是起源于作为一个基本表现延迟出现而漏诊的感染缓慢发展 (参阅第 6.1 章)。**在这个感染的环境里，失活的骨片变成死骨，使慢性感染持续存在。**肉芽组织生长并最终变成一层致密的纤维组织。这层膜将宿主骨与感染区隔离开来，包围死骨和失活的骨骼，起一个屏障的作用。由骨膜新形成的骨围绕感染区四周，形成一个包壳，使感染进一步隔绝 (图 6.3-1)。现在很少发生这种情况，因为间歇应用抗生素使这个过程变慢，但不会引起骨愈合。

细菌通过释放各种致病力强的因子来对抗宿主企图根除感染的努力。多糖包被 (粘质物) 是一层水合包多糖，它覆盖着没有血管的物质，例如坏死的骨骼或内植物。这种粘质物保护处于固着状态的细菌，增加它们对 500 因子破坏的抵抗能力 [1]。细菌的表面粘连增加，把它们隔开，不受抗生素、抗体以及免疫导向吞噬作用的影响。这是内植物相关感染难以清除的基础。金黄色葡萄球菌和表皮菌是慢性骨髓炎中培养出来的最常见的病原体。这两种细菌都能形成多糖包被生物薄膜保护层 [2]。因此，持续有分泌液和有死骨形成的慢性骨髓炎，单独长期应用抗生素清除感染难以奏效。**此外，必须将所有慢性骨髓炎患者当作潜在的 MRSA (耐甲氧西林金黄色葡萄球菌) 携带者，需要特别隔离。**手术处理是清除这样一些感染和促进愈合的惟一办法。除绿脓假单胞菌以外，大多数革兰阴性菌都没有形成生物薄膜的能力 [3]。

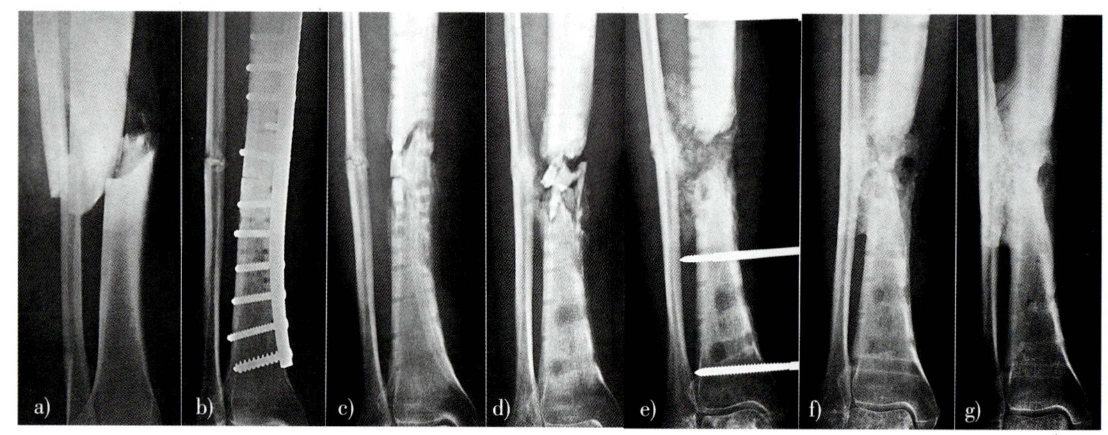


a/b) 42–A1.2 型胫骨开放性骨折，接骨板固定。几个空的钻孔表明医生在手术中碰到一些问题。
c) 4 个月后，接骨板已经拆除，整段胫骨似乎要发生死骨形成。邻近骨干的骨膜新骨形成表 示有一些活的骨痂。
d) 10 个月后，坏死节段完全死骨形成。
e) 彻底清创，外固定，第二步再做松质骨移植。
f) 6 个月后完全负重。
g) 2 年后完全连接，轻微内翻。

图 6.3–1 男性，49 岁，感染性骨不连的发展及其治疗

## 2 骨髓炎的分类

### 2.1 根据解剖位置分类

(图 6.3–2)

慢性骨髓炎可以根据它累及骨骼的位置来分类[4]。这个分类基于骨坏死的重要性以及髓腔感染比较有利的预后而产生的。它起源于血源性骨髓炎的治疗。分成 4 个类型：Ⅰ型 (骨髓的)，Ⅱ型 (浅表的)，Ⅲ型 (局部的)，Ⅳ型 (弥漫性骨髓炎)。

### 2.2 根据内植物分类

根据所涉及的内植物进行分类的优点是，对手术后慢性骨髓炎更有特异性[5]。我们能鉴别针道骨髓炎、接骨板骨髓炎 (浅表或深部)，以及髓内钉固定后的骨髓炎 (参阅第 6.1 章)。

## 3 慢性感染和感染性骨不连的诊断

### 3.1 临床和实验室发现

慢性骨髓炎一般都不难诊断。典型的临床表现为慢性分泌引流物、疼痛、发红和（很少）水肿。另一方面，我们应了解感染的范围、骨坏死的程度、死骨的位置，以及受累肢体的整体状况和功能。必须对同时存在的疾病和影响结果的其他因素进行彻底评估。实验室检查，如ESR、C-反应蛋白（CRP），或白细胞计数阴性的时候比阳性的时候多。如果阳性，有助于对治疗计划进行监控，但阴性并不意味疾病不会发展。

### 3.2 影像技术

（参阅第6.1章）

**从骨折开始到现在的一套完整系列的X线照片对感染性骨不连的评估是有帮助的。**往往通过邻近部位缺乏新骨形成来确定坏死的区域，而死骨是很致密的，而且看起来完全与周围骨骼分离（图6.3-1）。现在，CT和MRI是确定疾病程度和死骨位置的最佳方法。在决定做哪种检查可能有帮助方面，先和肌肉骨骼专业的放射科医师商量是很有好处的。体内有金属物质存在时，尤其是这样。CT扫描可能更适于显示骨膜新骨下面的死骨（图6.3-3）[6]，而MRI能提供更多软组织的有关信息。

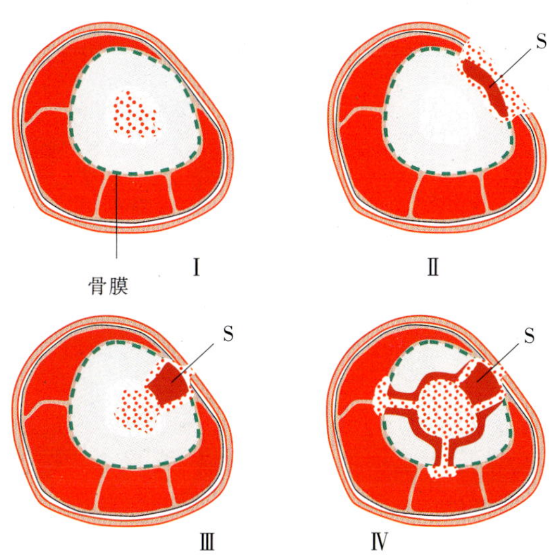


Ⅰ型：骨髓骨髓炎。感染在髓腔之内，往往不累及骨骺区。

Ⅱ型：累及浅层皮质、皮下和皮肤的浅表骨髓炎。感染位于一个孤立的区域内，由皮质死骨（S）和肉芽组织（红色点状）组成（图6.1-6）。

Ⅲ型：累及全层皮质和邻近髓腔的局限性骨髓炎。例如针道感染（图6.1-1）和接骨板骨髓炎（图6.1-2）。

Ⅳ型：弥漫性骨髓炎，累及全骨、发展充分的疾病。它累及皮质，也累及髓腔，导致骨骼广泛失去血液供应（红色）。

**图6.3-2 Cierny和Mader [4] 的成人骨髓炎的解剖分类**

三相骨闪烁显像，或使用放射性铟的特殊感染闪烁显像和使用标记粒细胞抗体的闪烁显像，常常是格外有帮助[7~10]。

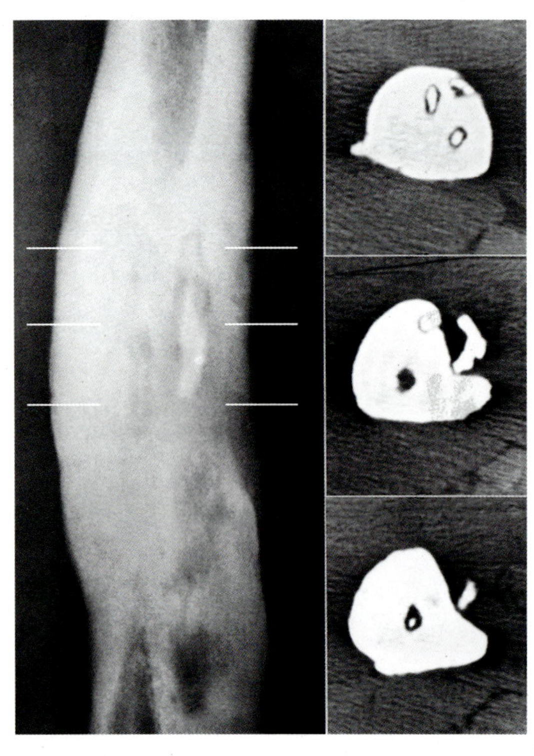

复杂股骨骨折切开复位内固定术后早期感染 6 年以后。窦道产生 MRSA (耐甲氧西林金黄色葡萄球菌)。一部分坏死的股骨干包裹在骨膜新骨之中，像胶囊一样。

**图 6.3–3 男性，31 岁，CT 分析寻找死骨**

### 3.3 细菌学和组织学

应从不同感染区域取骨骼和肉芽组织的标本做细菌学分析 (参阅第 6.1 章)。用拭子从瘘管或浅表分泌物处取到的标本可能有其他细菌污染，通常不足以确定病原体。细菌培养阴性者，做组织学检查可能有帮助。

### 3.4 病人和肢体的情况

**要评价任何一个重建手术的好处和风险，都必须对感染灶以远的肢体进行仔细的评估**。必须检查脚的血液供应和感觉以及关节的功能，并和病人的需要及期望结合起来。必须和病人及其家属讨论肢体重建或截肢的赞成和反对意见，要有详细的治疗计划。

还要考虑病人的生理和精神状况。已经多年没有负重、预计重建和康复需要很长时间的病人，可能没有合作的能力和动力。

## 4 治疗的原则

慢性骨髓炎与感染性骨不连的处理原则相似，包括：

- 通过手术和抗生素清除感染。
- 形成一个有活力和稳定的软组织环境。
- 骨骼的重建、对线和固定。

每一例骨髓炎都要单独考虑，因为没有一个能够常规应用的标准方法。

### 4.1 清创

必须切除所有的坏死组织，特别是死骨、所有内植物 (除提供稳定性者外)、老的缝线物质和窦道。为防止形成新的死骨区，须小心避免剥离仍有血液供应的骨膜。最困难的手术步骤是切除与活骨连在一起的死骨。死骨上看不到出血点，凿下来时很脆弱 (图 6.3–4)。在松质骨区域，最好用高速圆头锉除去坏死组织，直到有出血为止 (图 6.3–5)。最好通过轻柔的扩髓进行骨干的髓内清创 (参阅第 6.1 章，图 6.1–5)。有时可考虑作第二次观察。**假如不稳定，即使有感染也必须做骨骼固定。**

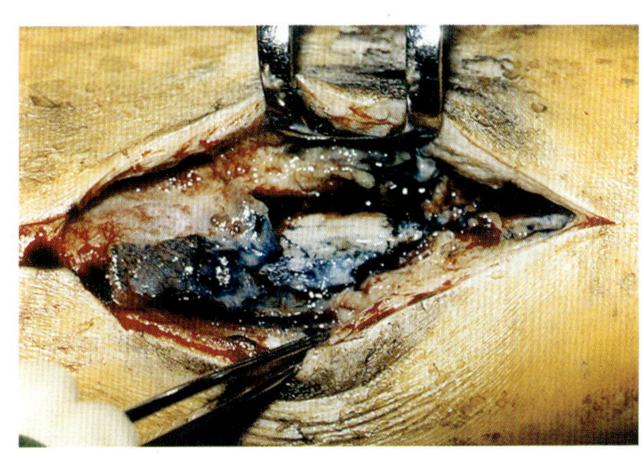

a) 骨不连为美蓝染色的肉芽组织所覆盖。

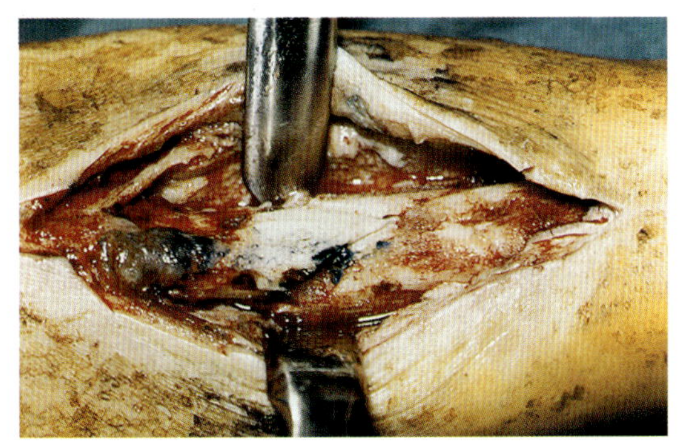

b) 肉芽组织切除之后，邻近骨不连处的死骨与活骨形成明显对比。

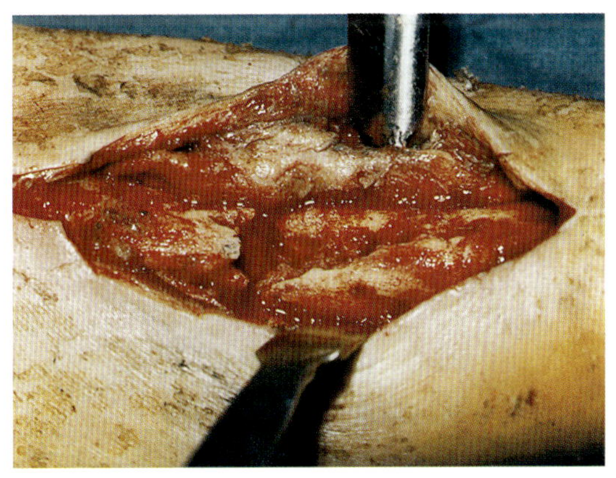

c) 清创之后，只留下有出血的活骨。

图 6.3–4 感染性骨不连的局部清创

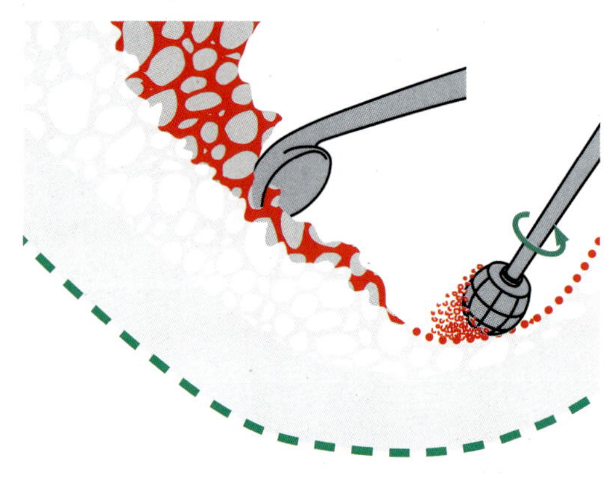

骨干的横断面。搔刮坏死、不出血的骨骼（红色），并用高速磨钻磨成圆形。

图 6.3–5 髓腔的清创

## 4.2 固定

固定的目的是：

- 造成骨头的桥接。
- 术后允许活动。
- 易于伤口护理，支持对感染的清除。
- 允许以后做必要的重建。

根据感染的范围和稳定的程度，可能需逐步或分阶段手术。

### 4.2.1 外固定

**外固定是感染性骨不连标准的固定方法，**须遵循外固定的一般原则 (参阅第 3.3.3 章)。对感染性手术，外固定可能需维持 1 年或更长时间。为了满足这个要求，选定的支架结构应比用于急性骨折时的更牢固。针道感染的危险性比通常的要高。治疗过程中，可能有必要更换 1 根或几根针。有两个基本可用的固定系统：使用较细钢针的 Ilizarov 环形固定器，或者用带有 Schanz 螺钉的管状系统做成的比较简单的支架。

**管状系统** (图 6.3–6)：优点是允许随意进行伤口护理以及最终的整形重建手术。这个系统简便易行，大多数临床情况下都可以使用。有时，单管系统比较容易安放，但通用性比较差。

**Ilizarov 固定器：**环和几根可以逐个安置、预先拉紧的细钢针排列成环形，可以加压和延长，也可以逐渐矫正轴性畸形 [11]。也有人报告这些钢针发生“钢针相关性”问题的情况比较少。

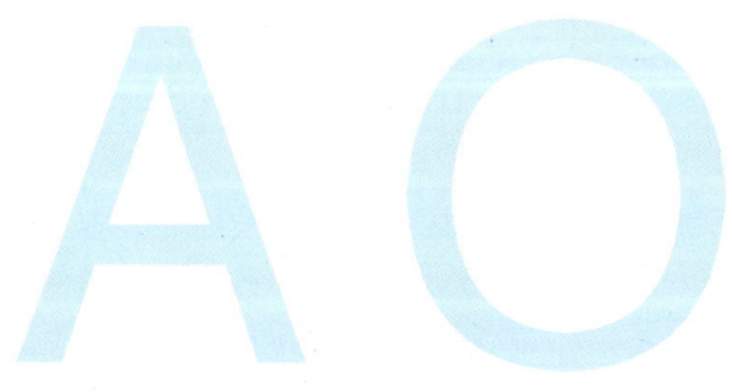

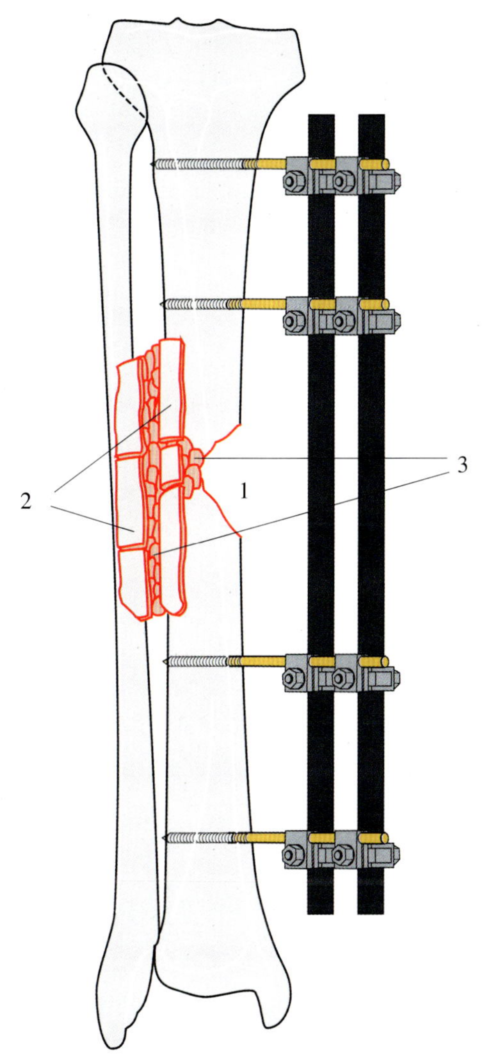


在感染性骨不连处做皮质剥离术及松质骨植骨——背侧观。内固定后全景。

1.从内侧清创的区域将用肌瓣或吻合血管的游离皮瓣覆盖。

2.从腓骨的后侧或外侧、胫骨的外侧和背侧做皮质剥离术。

3.放置自体松质骨移植物。

必须小心别损伤胫前动脉和静脉以及腓深神经。

**图 6.3–6 没有缩短的胫骨感染性骨不连**

#### 4.2.2 接骨板、钉子

在感染性骨不连，如果原来的内植物(接骨板和钉子) 已经无效，就必须把它们取出来。做新的内固定，感染复发的危险性更高。不过，在特殊的病例 (股骨、肱骨)，有可能再次考虑内固定，加用足够的抗生素以支持。通常是根据获得肢体最佳功能为目标来选择内植物。

### 4.3 骨重建

一般说来，若在彻底清创之后，再采取措施使骨头连接，要安全得多。在有问题的病例，骨重建应当作为第二步来做 (图 6.3–7)。如果在有健康皮肤覆盖的活组织区域内做重建手术，愈合更可靠。

#### 4.3.1 皮质剥离术–自体松质骨移植

皮质剥离术的技术在无菌性骨不连那章中叙述 (第 6.2 章，图 6.2–7)。在患区近侧和远侧大约 2cm 以上的距离内进行手术 (图 6.3–7)。从前侧或后侧髂嵴切取松质骨更合适。把致密的松质骨片切成碎片，以使其再血管化更迅速而形成死骨的危险最小 (图 6.3–7)。在小腿，从后外侧或中央将植骨块放进活的骨床内可避开感染灶 (图 6.3–6) [12]。在股骨和肱骨，主要根据缺损和软组织覆盖的情况决定植骨的最佳位置。如果不得不将植骨块放在软组织缺损的区域，应在植骨之前先建立正常的软组织覆盖。

髓内感染 (第 6.1 章，图 6.1–5) 者，借助扩髓后暂时放在髓腔里的管子，能将移植的松质骨放入髓腔 [13]。

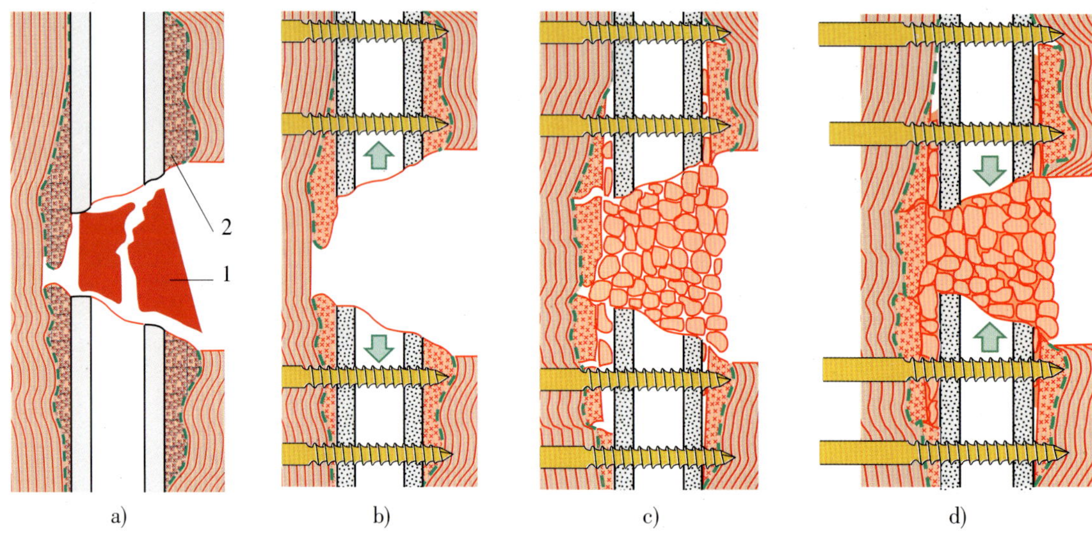


a) 伴有死骨 (1) 和新骨形成的感染性骨不连 (2)。
b) 清创、外固定、分离大约 5mm。
c) 皮质剥离，留下与邻近肌肉连在一起的剥离骨片，自体松质骨移植。
d) 6 个星期以后，编织骨使移植的松质骨与皮质剥离的骨板交织。大约 6 周后加压，以加速移植骨和骨痂形成的改建。

**图 6.3–7 清创、皮质剥离、自体松质骨移植与分离而后压缩相结合**

### 4.3.2 开放植骨 (Papineau 手术) [14]

开放植骨是一个已经使用了很长时间的传统方法，常常同时完成骨连接和软组织覆盖。它的主要缺点是需要比较大量的骨头来填充一个比较小的缺损。

### 4.3.3 骨痂分离术 (Ilizarov 手术)

Ilizarov [11] 已经介绍了通过截骨逐渐进行骨痂分离的技术，目的是恢复肢体长度或者桥接骨缺损 (图 6.3–8 和图 6.3–9)。这个方法的巨大优点是，当骨痂分离纠正骨骼的长度时，软组织也被拉长，对其他重建手术的需要因此而变得最小了。局部广泛切除坏死的骨骼后做外固定，再远离缺损处，靠近干骺部更合适，横形截断骨皮质。皮质截断术在清创后 1 周做，或者在低度感染时与清创同时做。10 天内不做分离，但间隙保持有 1mm 的距离。那以后，以每天 1mm 的速率慢慢拉开新形成的骨痂，24 小时内平均分成 4~5 步。通常允许部分负重。通过 X 线照相对骨痂分离、骨痂成熟以及矫正不对称的过程进行监控。达到预定长度时，逐渐增加负重。通常在缺损闭合 4~6 个月之后，才完全负重。因为截断的部位有连接迟缓的倾向，这些区域可能需要做皮质剥离术和植骨，有的时候或者需要内固定。移动骨头可能是痛苦的，因此需要病人和医生的保证。在骨痂分离的时期内，必须每个星期看望病人，应当早一点安排理疗以活动相邻的关节。在创伤病例，罕见因神经过度牵拉而导致神经学问题。

在髓内钉上做骨痂分离可以减少外固定的时间，但并非没有风险，尤其是在以前有过感染的病例 [15, 16]。

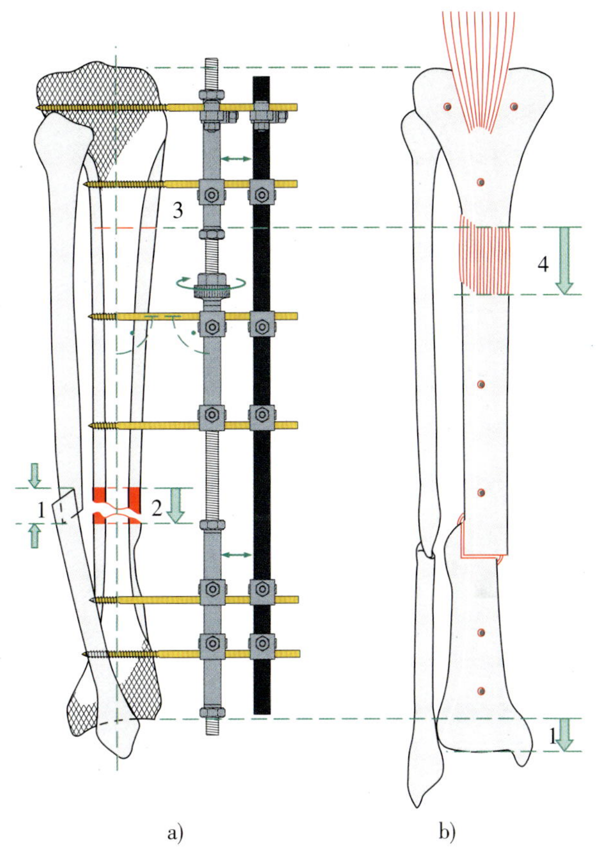


a) 骨骼转移系统与安装在远侧有缺损的胫骨前侧的单侧外固定器结合在一起。根据腓骨的重叠判断出有缩短 (1)。切除感染的不连接部分 (2) 和近侧截骨 (3)。每天逐渐分离 1mm，分 4~5 步完成。

b) 延长 (4)，补偿胫骨缩短加上切除的距离。分离区域和剪短部位的实变。

**图 6.3–8 使用管状系统的节段性骨转移**

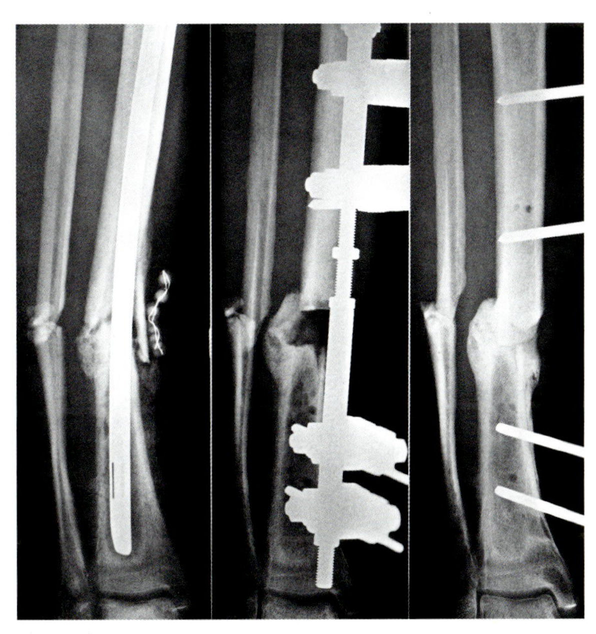


a) 闭合性胫骨骨折髓内钉固定后 5 个月，感染性骨不连。死骨形成与骨膜新骨形成。

b) 切除、腓骨截骨，安装转移系统。

c) 9 个月后，剪短的部位愈合。

**图 6.3–9 男性，28 岁，图 6.3–8 的临床实例**

#### 4.3.4 吻合血管的游离骨移植

吻合血管的游离骨移植 (腓骨、髂骨嵴) 特别适用于桥接长度超过 10cm 的骨缺损 [17, 18]。优点是，骨骼在受区整合之后，移植的骨骼逐渐增生，其大小和结构慢慢适应局部的需要。不过，得花好多年，才有可能完全负重。完全负重需要长时间的保护措施，尤其是在下肢。由于移植骨比较细，更适合于前臂和肱骨 (图 6.3–9)。在胫骨，必须考虑移植两根骨头，先用对侧腓骨，作为第二步，再用同侧腓骨 [19]。在股骨，由于粗细差距大 (移植骨与缺损部相比)，这个方法的价值有限。

### 4.4 软组织覆盖

一般说来，没有完全清创软组织覆盖是没有用的。假如作二次观察处理，建议创口保持开放，并用抗菌填充剂防止重复感染 (参阅第 6.1 章)。骨骼小缺损未裸露，又有很好的肉芽组织覆盖时，植皮可能就足够了。如第 5.2 章所述，在比较复杂的情况，需要局部肌瓣 (例如腓肠肌瓣)、筋膜皮瓣，或者吻合血管的游离皮瓣 [20, 21]。

### 4.5 抗生素 – 杀菌剂

一般考虑使用抗生素作为手术的补充。为了使骨骼的抗生素达到治疗浓度，其全身应用必须遵循严格的原则 (参阅第 6.1 章)。必须重视内植物相关感染的特殊情况。可以使用浸有抗生素的珠链，在感染灶维持好几天高浓度的抗生素，通常是庆大霉素。它们也可以用作进一步植骨手术的填充剂 [22, 23]。杀菌剂主要用于杀菌敷料换药以及冲洗–吸引引流 (参阅第 6.1 章)。

## 5 典型病例的治疗概念

### 5.1 增生性感染性骨不连(相对稳定的)

顾名思义，增生性感染性骨不连有充足的血液供应，X 线照片上可以证实有过度的骨痂形成。这些骨不连常常只有分泌物的窦道，而且相对没有症状。骨折只有轻微的不稳定，病人可以活动得相当好。由于肌肉不平衡或者负重的原因，增生性感染性骨不连常有成角和 (或) 旋转。

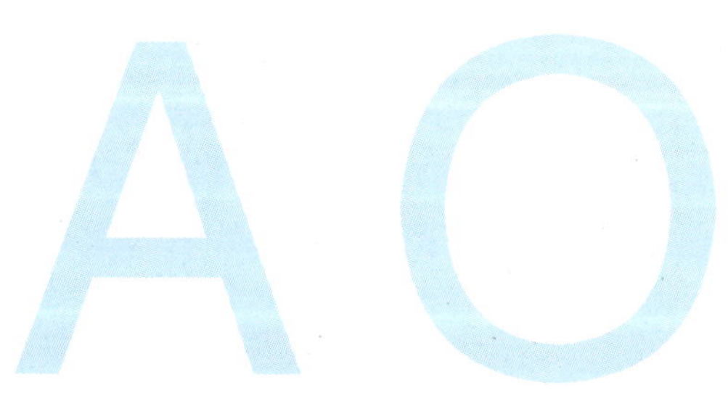

治疗：由于感染的区域局限，病灶清创常能与软组织覆盖一起做。使用外固定能矫正畸形并提供稳定性，感染病灶搔刮后还能做松质骨植骨。在4~6周内可以看到骨连接。拆除外固定后，可建议用几个月支具。

### 5.2 坏死性和不稳定的感染性骨不连

不稳定和失去活力的骨骼是感染性骨不连的典型特征。很少或没有愈合的迹象，骨骼显得骨质疏松或硬化，且常常合并缩短、关节挛缩、肢体萎缩和慢性疼痛。

治疗：这种情况比较复杂，治疗应分阶段进行。先彻底清创加上外固定。接着，必须对形成的缺损进行评估。可以接受有一些缩短，以求得稳定，而用局部骨移植有可能重建2~3cm (图6.3–1和图6.3–7)。不过，单纯用自体松质骨移植进行重建，尤其在下肢，有再次成角的危险。胫骨有小的缺损时，通常把植骨块放在胫骨与腓骨之间的后外侧(图6.3–6)。股骨和肱骨，只要局部情况看起来安全，植骨即可与接骨板固定一起做。

### 5.3 有节段性骨缺损的坏死性感染性骨不连

有节段性骨缺损又有骨端坏死时，骨和软组织都因为废用而严重萎缩。

治疗：必须先做彻底的清创，再采取各种措施进行重建。超过3~5cm的骨缺损，松质骨植骨桥接往往不成功。所以，如果有经验的医生在的话，采用骨痂分离的方法修复多达10~20cm的骨缺损是合适的(图6.3–8和图6.3–9)。**骨痂分离术的优点是形成一段新骨，成熟之后又具有和原来骨骼类似的形状和强度。**通常能同时解决软组织覆盖的问题。另一方面，这个手术可能是痛苦和费时间的。如果骨缺损位于前臂或肱骨，必须考虑吻合血管的骨移植(图6.3–10)。在下肢，如果骨缺损超过8~12cm，作为修复的方法，吻合血管的骨移植和骨痂分离术各有千秋。

### 5.4 慢性感染

#### 5.4.1 接骨板固定术后的慢性感染

接骨板固定术后的慢性感染，骨折一旦连接，建议取出接骨板并彻底清创。假如骨桥的量不足，建议采用外固定。然后可用CT扫描对骨组织进行彻底的评估。再次修整的时候，应当对任何残留的区域进行清创。

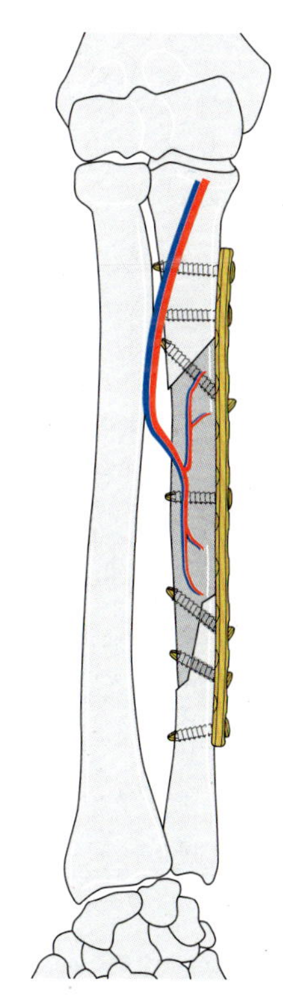

吻合血管的游离腓骨移植，用接骨板固定。腓骨与尺骨的直径非常匹配。

图6.3–10　尺骨感染性骨不连

### 5.4.2 髓内钉固定后的慢性感染

即使有感染，髓内钉固定的骨折也可以连接。不过，仍然常常在髓腔内留有感染的区域，可以有也可以没有窦道 (见图 6.1–5)。轻柔扩髓并冲洗髓腔是最好的治疗方法。由于血管供应大多来自骨膜，这样处理几乎不会造成血供永久性损伤的危险 (见图 6.1–5)。髓内钉取出好多年以后发生的感染，髓腔经常充满骨内膜新骨。只有在皮质上开窗，取出这些骨头之后才能进行扩髓。

### 5.4.3 几年以后复发的骨髓炎

甚至在“静止”数十年之后，骨髓炎还能复发。临床表现为疼痛、触痛、肿胀、发热，或甚至脓肿形成。在标准 X 线照片上可能看不到任何病变，但是 CT 扫描、闪烁法或 MRI 可以显示需要取出的死骨。作为手术的补充，全身应用抗生素往往也有帮助。

## 6 参考文献

[1] Dendrinos GK, Kontos S, Lyritsis E (1995) Use of the Ilizarov technique for treatment of non-union of the tibia associated with infection. *J Bone Joint Surg* [*Am*]; 77 (6): 835–846.

[2] Masterson EL, Masri BA, Duncan CP (1997) Treatment of infection at the site of total hip replacement. *J Bone Joint Surg* [*Am*]; 79: 1740–1749.

[3] Ekkernkamp A, Muhr G, Josten C (1996) [Infected pseudarthrosis]. *Unfallchirurg*; 99 (12): 914–924.

[4] Cierny G, Mader JT, Pennick JJ (1985) A clinical staging system for adult osteomyelitis. *Contemp Orthop*; 98: 17–37.

[5] Burri C (1975) *Posttraumatic osteomyelitis*. Bern Stuttgart Vienna: Hans Huber Publisher.

[6] Ochsner PE, Sokhegyi A, Petralli C (1990) [The value of computerized tomography in the assessment of chronic osteomyelitis. A radiological, histolo gical, and clinical correlation study]. *Z Orthop Ihre Grenzgeb*; 128 (3): 313–318.

[7] Esterhai JL, Jr., Goll SR, McCarthy KE, et al. (1987) Indium–111 l eukocyte scintigraphic detection of subclinical osteomyelitis complicating delayed and non–union long bone fractures: a prospective study. *J Orthop Res*; 5 (1): 1–6.

[8] Kaim A, Maurer T, Ochsner P, et al. (1997) Chronic complicated osteomyelitis of the appendicular skeleton: diagnosis with technetium –99m labeled monoclonal antigranulocyte antibody–immunoscintigraphy. *Eur J Nucl Med*; 24 (7): 732–738.

[9] Nepola JV, Seabold JE, Marsh JL, et al. (1993) Diagnosis of infection in ununited fractures. Combined imaging with indium –111 –labeled leukocytes and technetium –99m methylene diphosphonate. *J Bone Joint Surg* [*Am*]; 75 (12): 1816–1822.

[10] Seaboled JE, Nepola JV, Conrad GR, et al. (1989) Detection of osteomyelitis at fracture non–union sites: comparison of two scintigraphic methods. *AJR Am J Roentgenol*; 152 (5): 1021–1027.

[11] Ilizarov GA (1990) Clinical application of the tension-stress effect for limb lengthening. *Clin Orthop*; (250) : 8–26.

[12] Toh CL, Jupiter JB (1995) The infected non-union of the tibia. *Clin Orthop*; (315) : 176–191.

[13] Ochsner PE, Hugli RW i1995) [The value of intramedullary boring and intramedullary splinting in revision of infected pseudarthroses].Unfa *llchirurg*; 98 (3) : 145–150.

[14] Lortat-Jacob A, Koechlin P, Benoit J, et al. (1977) [Failures and limitations of the Papineau technique. A report of 54 cases] . *Rev Chir Orthop Reparatrice Appar Mot*; 63 (7) : 667–666.

[15] Barbarossa V, Brunner UH, Claudia BF (1993) Advances in osteogenesis. *Injury*; 24 (Suppl 2) .

[16] Brutscher R, Cordey J, Eggers C (1994) Treatment of bone defects in traumatology by means of autologous bone grafts and callus distraction. *Injury*; 25 (Suppl 1) .

[17] De Boer HH, Wood MB, Hermans J (1990) Reconstruction of large skeletal defects by vascularized fibula transfer. Factors that influenced the outcome of union in 62 cases. *Int Orthop*; 14 (2) : 121–128.

[18] Yajima H, Tamai S, Mizumoto S, et al. (1993) Vascularized fibular grafts in the treatment of osteomyelitis and infected non-union. *Clin Or thop*; (293) : 256–264.

[19] Banic A, Hertel R (1993) Double vascularized fibulas for reconstruction of large tibial defects. *J Reconstr Microsurg*; 9 (6) : 421–42 8.

[20] Salimbeni-Ughi G, Santoni-Rugiu P, de Vizia GP (1981) The gastrocnemiusmyocutaneous flap (GMF) : an alternative method to repair severe lesions of the leg. *Arch Orthop Trauma Surg*; 98 (3) : 195–200.

[21] Strauch B, Vasconez LO, Hall-Findlay E (1990) *Grabb´s Encyc lopedia of Flaps*. Boston Toronto London: Little Brown and Company.

[22] Cattaneo R, Catagni M, Johnson EE (1992) The treatment of infected non-unions and segmental defects of the tibia by the methods of Ilizarov. *Clin Orthop*; (280) : 143–152.

[23] Klemm KW (1993) Antibiotic bead chains, *Clin Orthop*; (295) : 63–76.

## 7 新进展

本章节的新进展和附加参考资料可从网上获得：

http://www.aopublishing.org/PFxM/63.htm

# 6.4 畸形愈合

马蒂(René K.Marti),贝塞拉尔(Flip P.Besselaar),
赖马克斯(Ernst L.F.B.Raaymakers )

## 1 基本原理和原则

对于成年患者,“畸形愈合”这个术语没有明确的定义,而且在不同部位,其自然病程尚不明了。畸形愈合根据部位进行分类,分为关节内、干骺端及骨干。进一步区分为简单畸形(单一平面)或复杂畸形(多平面并移行)。**不过,有些对线不良比其他畸形更能让人耐受,并为邻近的关节所代偿**(例如:和有负重功能的下肢相比,病人耐受上肢畸形愈合的程度要好得多,而在小腿,外翻比内翻更加可以接受些)。这就意味着矫正畸形和下肢长度差异有绝对和相对指征之分。

### 1.1 长度差异

**手术矫正下肢长度差异的指征不是绝对的,不能用厘米来表示。**做决定须具体病例具体分析。粗隆间截骨缩短是个非常安全的手术,可望矫正多达5cm,而并发症发生率却很低[1]。粗隆间单次/一次手术延长多达3.5cm也一样安全,不过,只有在髋关节平面还有其他畸形必须矫正的时候才需要做。Wagner延长装置应用Ilizarov原则,允许通过骨痂分离安全地使骨干延长5cm以上。一侧粗隆间缩短与另一侧骨干延长相结合,是一个非常巧妙的、矫正8cm以上肢体不等长的方法。

### 1.2 关节内畸形愈合

**疼痛和致残的关节面不平导致进行性的关节炎改变伴不稳定,是手术的绝对指征,尤其是在下肢。**至于是否做二期重建、关节外截骨矫形、关节融合以及关节成形,则取决于:

- 局部情况。
- 关节功能。
- 患者年龄。
- 社会经济因素。

对于关节严重破坏的年轻患者，关节融合术仍为首选方法。融合方法应允许在晚期能够做关节置换 (髋关节，膝关节)。

### 1.3 干骺端畸形愈合

没有疼痛和功能障碍时，只有矫正干骺端畸形愈合的相对指征。这种情况应做个别讨论。特别要考虑远期预后。由于在这个平面做手术，技术上比较容易，可能也会影响做决定。开口和闭合截骨术各有其特殊指征。内植物首选接骨板，但很少需要外固定和髓内钉。

### 1.4 骨干畸形愈合

**骨干畸形愈合的主要问题是截骨矫形的平面。首要目的是恢复解剖和功能,但畸形平面的软组织和骨骼的情况可能是个高危因素**。从生物力学上讲,如果髋关节、膝关节及踝关节的中心彼此处在正确的力线上，畸形本身往往没有问题 (Mikulicz)。简单的骨干畸形愈合能够在干骺区得到矫正，该区愈合的潜能大得多。在胫骨近端，可能需要做两个平面的干骺端截骨，以恢复关节的正常倾斜度。如果同时有骨干畸形和缩短，可以用延长装置一起矫正。

## 2 决定和计划

矫正畸形愈合必须仔细计划 [2]。三维思考极具重要性，但也可能需要应变的能力。要有患侧及健侧肢体高质量的标准 X 线平片，包含两个关节。不同方向的常规 X 线平片可为矫正关节内畸形建立良好的基础。虽然 CT 影像，包括三维重建可能也有帮助，但并非绝对必需。在对畸形平面的骨与软组织情况做出估计之后，首先绘出各种可能的重建方案的草图，以获得肢体正确的对线排列，然后决定截骨平面 (畸形处或非畸形区)。有时须考虑做两处截骨。

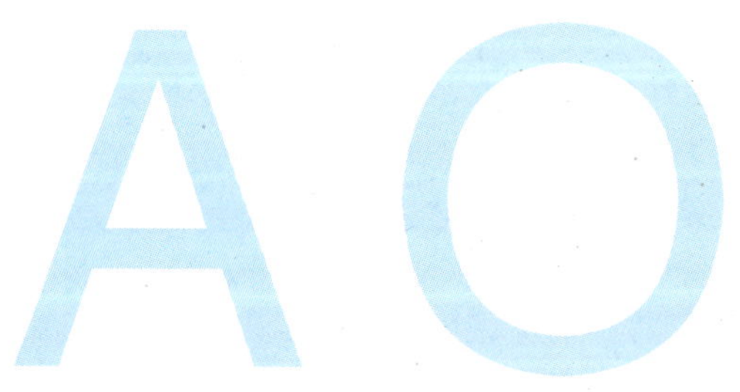

## 3 复位和固定技术

### 3.1 内植物的选择

**与急性骨折的治疗对比，坚强内固定的原则对于截骨矫形术仍然完全有效**。骨片间加压是安全愈合的关键所在，尤其是硬化和血供差的骨。最好通过接骨板、特殊的外固定技术，很少用髓内钉做到加压。如果软组织没有问题，接骨板，特别是角接骨板是干骺端截骨面轴向加压的理想器材。应用可拆除的加压装置是很重要的，允许在钻入螺钉前对畸形处施行动力加压。

外固定器只有采用支架结构，才能对截骨面充分加压。为了避免刺激软组织，给术后功能治疗带来限制，这个固定方法应仅限于胫骨平台和踝上截骨。

截骨用髓内钉固定，限于骨干。要获得钉子与骨骼的长距离接触，并增加各个方向的稳定性，就必须扩髓。金属固定物还在原位时，必须有充分的理由，才能把它换成另一个系统的内植物。接骨板还在适当位置时，手术取直接径路，截骨后再用接骨板固定，往往既合逻辑又安全。

### 3.2 干骺端和骨干截骨

在干骺端区截骨，应充分靠近关节，那里骨皮质已经很薄，折断和折裂骨皮质时不会引起移位。因此，摆锯不应锯断整根骨头。开口楔形截骨时，钻一些小孔，再用大骨凿帮助折断骨皮质，可完成截骨。矫正旋转畸形或做闭合楔形截骨时，必须完全截断骨骼，还需要做比较坚固的骨接合术。

**在骨干做矫形截骨，有缓慢或延迟愈合的趋势**。皮质剥离术是可取的，它在截骨处形成一些有活力的骨片，还可帮助松弛通常紧紧附着在骨骼上的骨膜以及骨骼附近的肌肉。

## 4 特殊截骨术——指征和技术

### 4.1 锁骨

锁骨骨折几乎总在病人能耐受的畸形位置下愈合。短缩和成角畸形引起的臂痛和局部症状罕见（大约 2%）。截骨延长使锁骨下空间扩大，能缓解对血管神经的压迫。必须仔细将接骨板（例如，LC-DCP3.5）塑形成锁骨表面的形状或塑形成轻微波浪形。可能需要做一期松质骨植骨（参阅图 6.4-7）。

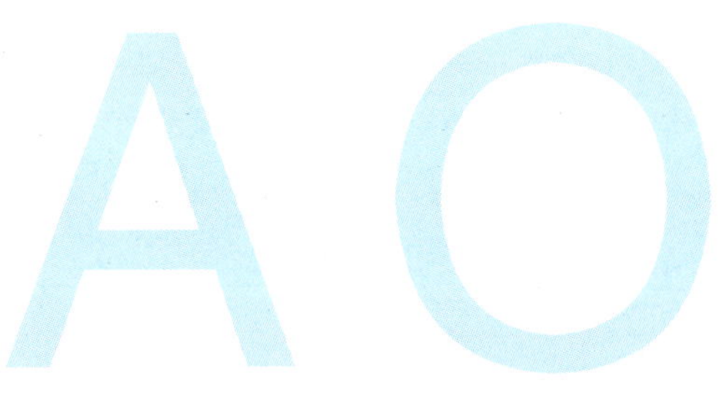

## 4.2 肱骨

### 4.2.1 肱骨近端

旋转肌肩袖撕裂和肱骨近端的其他畸形愈合可引起撞击综合征，使肩关节活动受限。用张力带技术和小的角接骨板，能够做肱骨头下截骨或重建截骨术，使肩袖减压。做这种截骨术和（或）关节融合术，可采用标准的三角肌胸大肌间隙入路（图4.2.1–5）。

内翻或者旋转畸形可行肱骨头下矫形截骨术（图6.4–1）。

大结节畸形愈合通常在肩关节外展时引起撞击。确认冈上肌腱和冈下肌腱附着处之后，用套管针穿过Sharpey纤维放置1mm钢丝环。然后截断肱骨大结节并拉向远侧。检查肩关节活动后，用拉力螺钉和1或2根张力带将复位的骨片固定。

四部分骨折畸形愈合时，应恢复肱骨头中心和大结节之间的解剖关系（图6.4–2）。

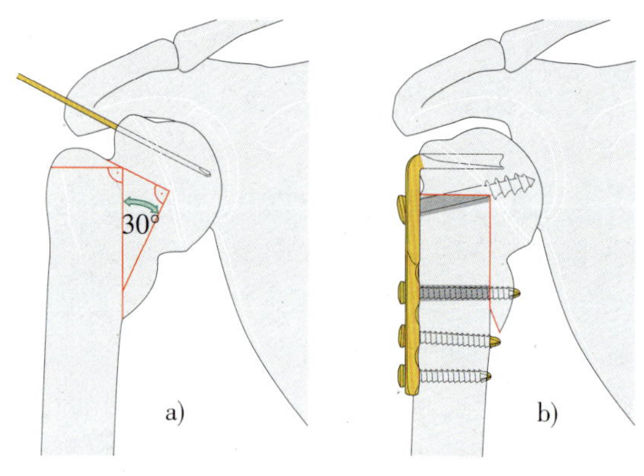


**图 6.4–1　肱骨近侧内翻畸形愈合**

头下骨折后肱骨近端畸形。

a) 根据计算好的矫正度数，安置接骨板导引针。沿着肱骨干的轮廓截骨，雕刻部分骨头以容纳肱骨，矫正至外翻30°。

b) 压紧用于青少年的角接骨板，或者带空心叶板的4孔40mm 90°角接骨板并压紧远侧骨片。用尖的复位钳加压。用动力皮质骨螺钉进一步加压，然后用拉力螺钉、松质骨螺钉和皮质骨螺钉做骨片间加压。

临床病例：女性，62岁。

c) 术前。

d) 术后。

e) 2年后不久前复查。

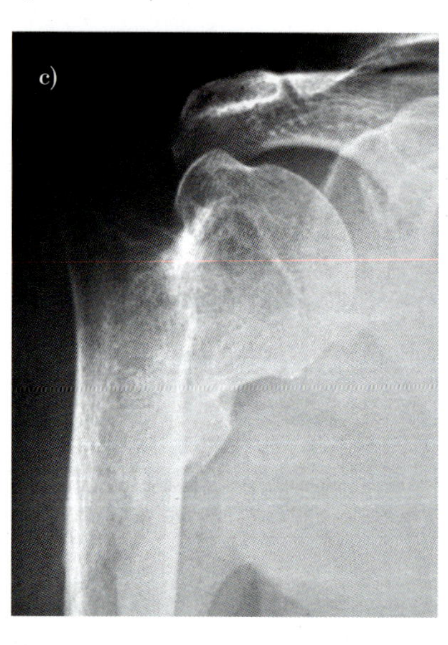


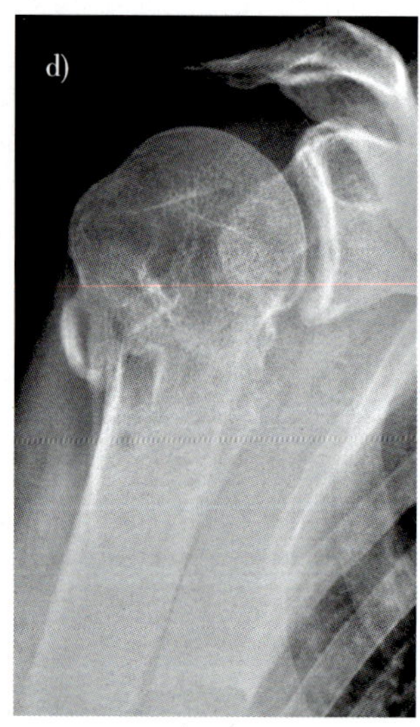


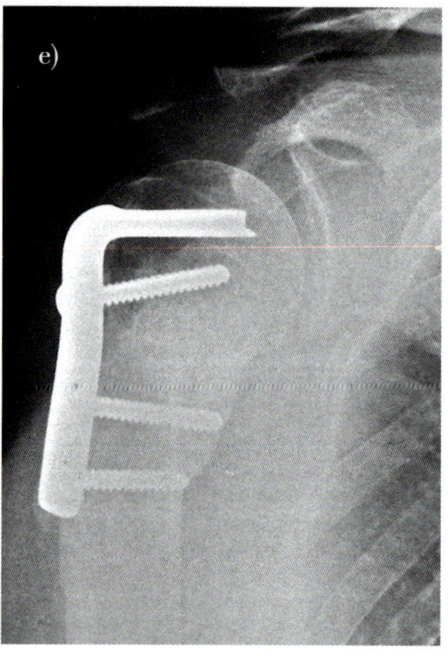

#### 4.2.2 肱骨干

**肱骨干骨折畸形愈合虽然十分常见，但很少需要矫正，而肱骨头下截骨术则易于矫正旋转畸形。**

#### 4.2.3 肱骨远端

内翻和外翻畸形愈合最常见。关节松解手术失败后肘关节不能伸直，可以是截骨的另一个适应证[3]。桡侧入路用接骨板坚强固定，无论做开口还是闭合楔形截骨，手术都很安全。很少需要做肱骨远端的关节内截骨，它对关节功能不无危险。

有尺神经刺激者，需经内侧径路手术，并作尺神经松解，通常没有必要做尺神经移位。

单个平面畸形时，斜形截骨（图 6.4–3）形成较大的接触面，用拉力螺钉中和接骨板原则获得最佳稳定性。多平面截骨矫形时，建议逐步楔形切除，以便用尖的复位钳暂时复位，检查肘关节功能（图 6.4–3b）。

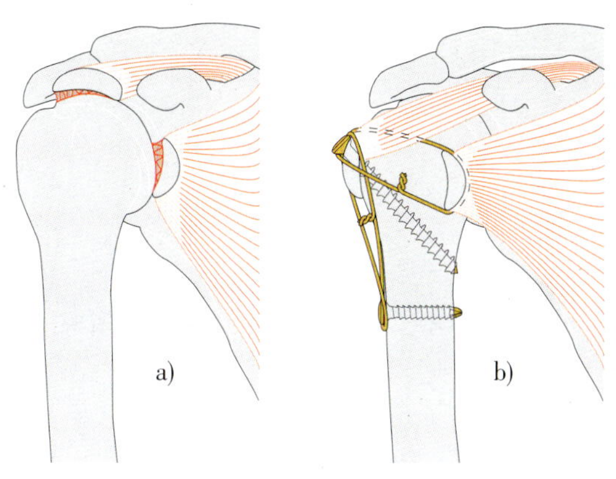


**图 6.4–2 四部分骨折的畸形愈合**

a) 四部分骨折畸形愈合，两个结节都嵌插。

b) 胸、三角肌径路暴露，确定旋转肌袖，截断结节，并用固定在螺钉上的张力钢丝重新附着。

临床病例：

c) 四部分骨折畸形愈合，受伤后 5 个月，关节僵硬、疼痛。

d) 两个结节截骨并重新固定，恢复旋转肌袖。

e) 13 年后，肩关节功能完好。局部封闭治疗轻微的撞击症状。

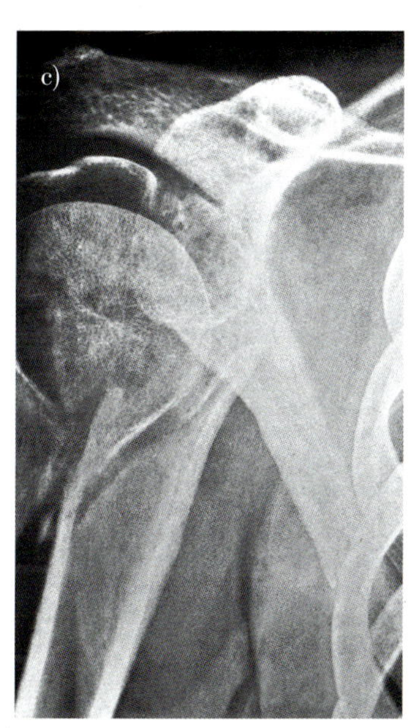


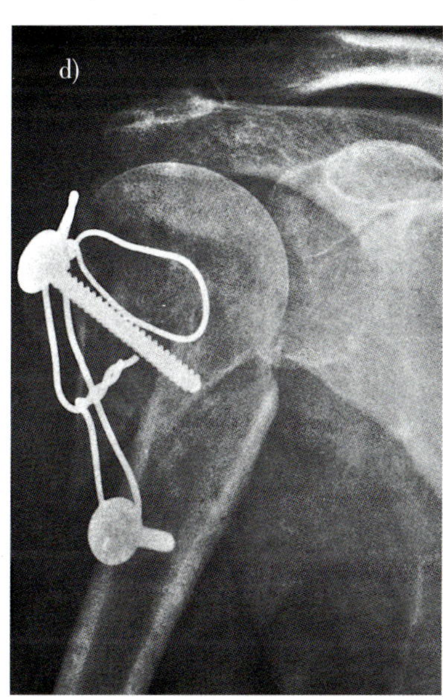


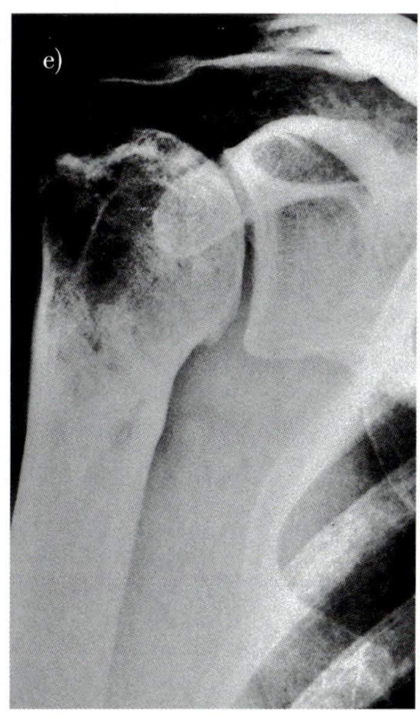

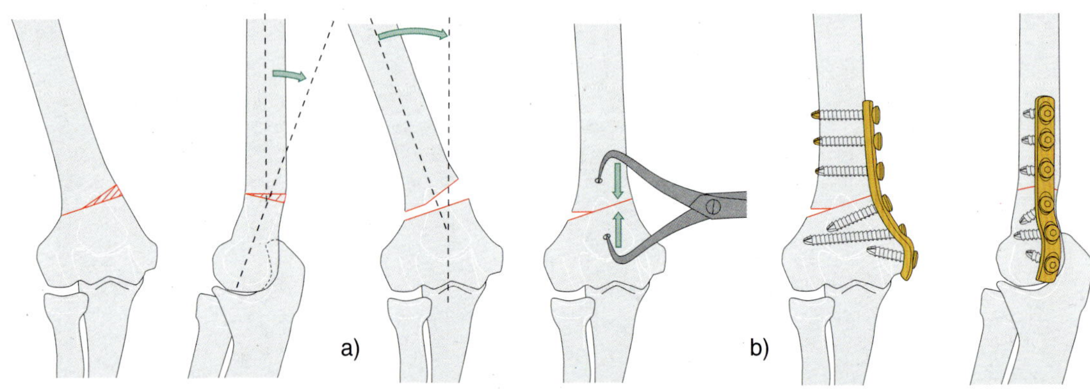


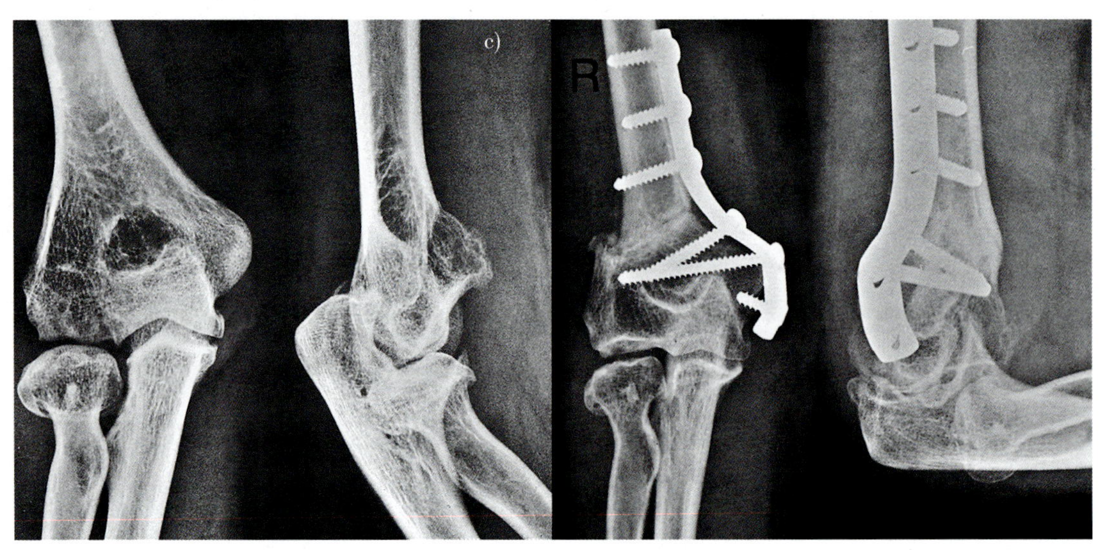


**图 6.4–3　外翻屈曲畸形时肱骨远端的内翻–伸直截骨**

a) 尺侧径路，游离尺神经。在鹰嘴窝近侧楔形截骨，楔子的底位于内侧背侧。

b) 根据肱骨外侧的轮廓对 DCP3.5 进行塑形，并通过在截骨处加压来固定。避免螺钉偏心穿过鹰嘴窝。

c) 术前及 2 个月后的正位和侧位 X 线片。

### 4.3 前臂

#### 4.3.1 尺桡骨近端

蒙太奇骨折畸形愈合，桡骨小头没有复位：尺骨截骨矫形可以使桡骨小头自行复位，但功能效果并不都令人满意。

#### 4.3.2 前臂骨干

在功能上，必须把前臂的骨头当作关节来考虑。这两根骨头中的一根，对线即使只有轻微异常，也会妨碍前臂的旋前和旋后功能，同样会妨碍肘关节和腕关节的功能。骨干成角截骨，可恢复尺桡骨之间的生理距离和弯曲，可能有必要游离骨间膜。

**旋前或旋后挛缩使前臂的功能受限，通过尺骨旋转截骨可以纠正，从而使前臂处于比较有功能的位置。**

#### 4.3.3 腕关节

桡骨远端骨折后，畸形愈合很常见，但老年患者通常都能耐受。在年轻患者，可能需要做桡骨干骺端截骨。根据畸形的方向，有掌侧短缩或背侧短缩，做开口或闭合楔形截骨，同时植骨。用各种形状的3.5接骨板做固定[4, 5] (图6.4–4)。

桡骨远端有微小的轴性偏斜时，需要单单缩短尺骨。注意正中神经受刺激或受压！对桡骨关节内单个骨片畸形愈合，可行关节内截骨术。术后普遍做功能性治疗。

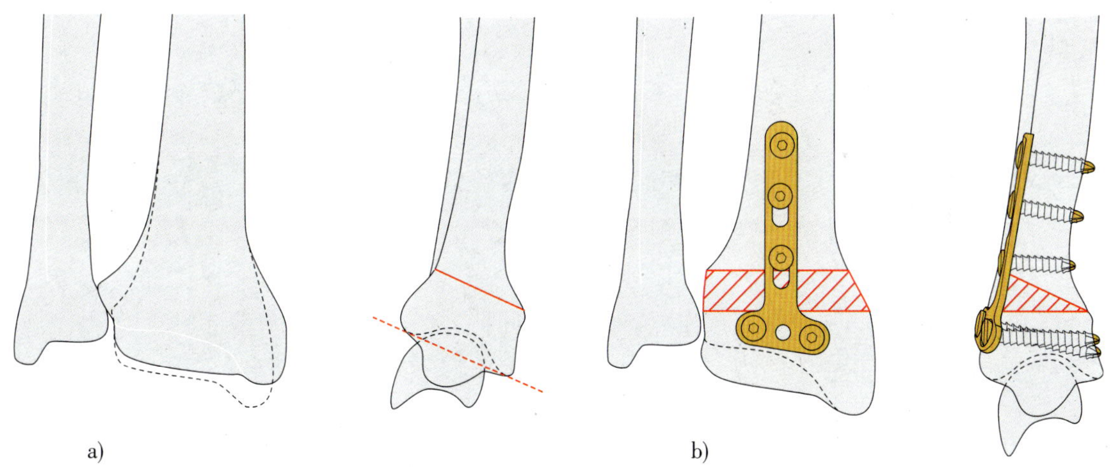


**图6.4–4 桡骨远端骨折畸形愈合**

a) 背侧成角并缩短。

b) 背侧径路，桡骨横形开口楔形截骨，用小的椎板撑开器矫正所有的畸形（伸直、尺侧/桡侧内收），嵌入髂骨植骨块。内在稳定性极好；用小接骨板和两枚螺钉做内固定。背侧开口楔形截骨使尺骨过长得到补偿。

## 4.4 股骨

### 4.4.1 股骨近端

股骨近端畸形愈合而髋关节功能正常时，粗隆间截骨可恢复各个平面的生物力学状况 [1, 6-9]。通过缩短或延长来矫正长度差异，可能是粗隆间截骨术的特别适应证。

总的来说，股骨近端畸形愈合的手术适应证为：合并肢体缩短、导致跛行和过度使用邻近关节的内翻和旋转畸形。

根据股骨近端的正侧位 X 线平片，计算各个矫正角度，包括外翻截骨 (开口或者闭合楔形截骨) 后下肢的长度，来制定术前计划。外翻截骨应恢复生物力学平衡，但在另一方面，要根据髋关节现有功能，限定矫正的数量，以免发生外展挛缩 (图 6.4-5)。

接骨板是通用的内植物。可以很容易地根据外翻截骨的度数，将 95°角接骨板弯成需要的角度。120°和 130°角接骨板用于特殊适应证 (股骨颈畸形愈合和骨不连)。

带锁髓内钉不能准确矫正复杂的畸形，但单纯旋转畸形可能需要用。

术后治疗通常是功能性的，部分负重 8 周。

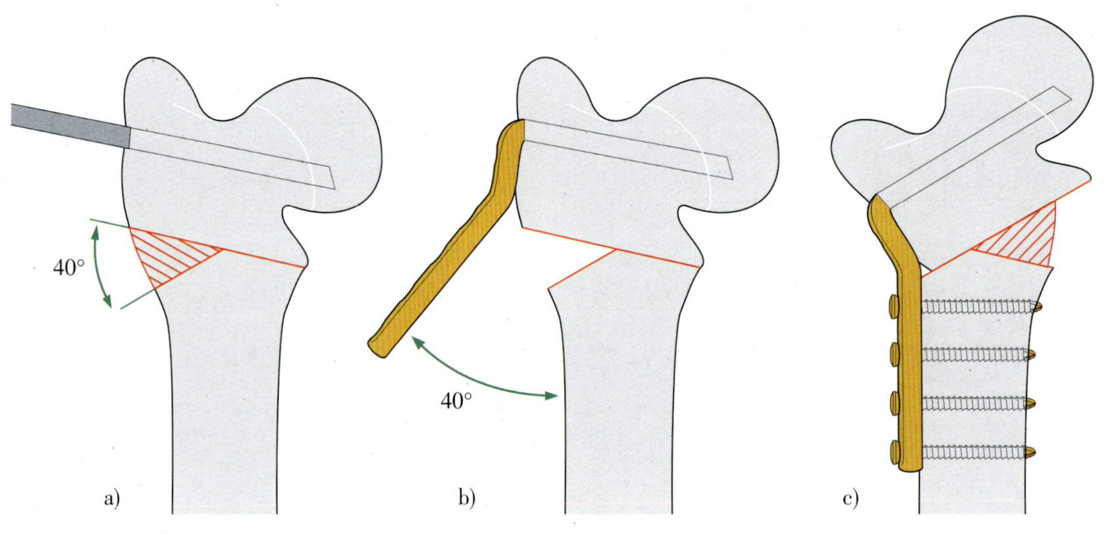


**图 6.4-5 股骨颈骨折后内翻畸形的粗隆间外展截骨**

外侧径路，放置克氏针，以控制定位凿的前倾、旋转和预先计算的角度。

a) 插入定位凿，截骨或多或少与凿子平行，形成一个大的骨面，逐步切除外侧楔形骨。

b) 再用定位凿作杠杆的臂反复整复，直到取得计算好的矫正度数又不产生外展挛缩为止。

c) 加压下对截骨进行固定。内侧缺损处用取下的楔形骨块填充。

**粗隆下三维截骨延长治疗包括缩短在内的复合型畸形愈合** (图 6.4-6)

手术指征为下肢不等长加上股骨近端的其他对线不佳。这种截骨技术要求高，并需要有接骨板个别定型的经验。延长和复位可能有困难，在嵌入同种异体骨前，暂时嵌入人造骨块可能有帮助[9]。

**肢体相对过长的粗隆下截骨短缩**[1、9]

手术截骨短缩可多达 5cm，风险小。70 个病例中我们仅观察到 1 例骨不连。术前计划非常重要。为了使截骨面充分接触并避免小粗隆骨折，接骨板必须与大粗隆和股骨精确匹配。

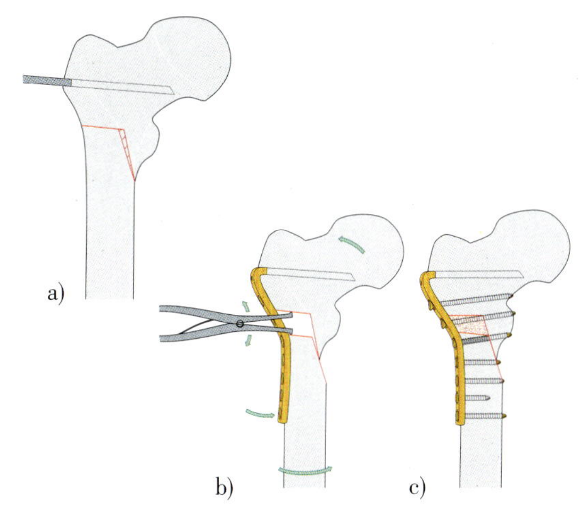


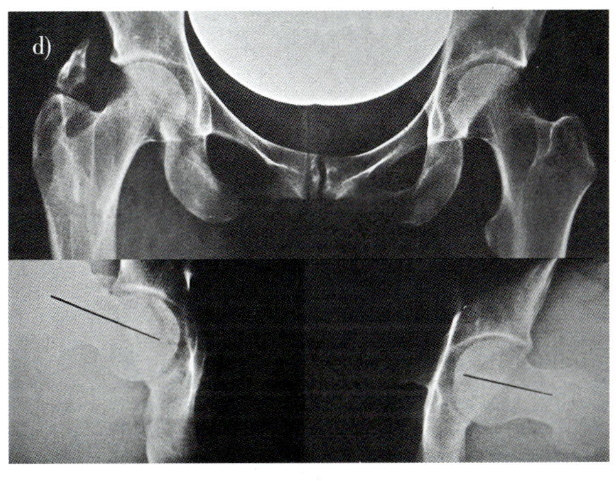


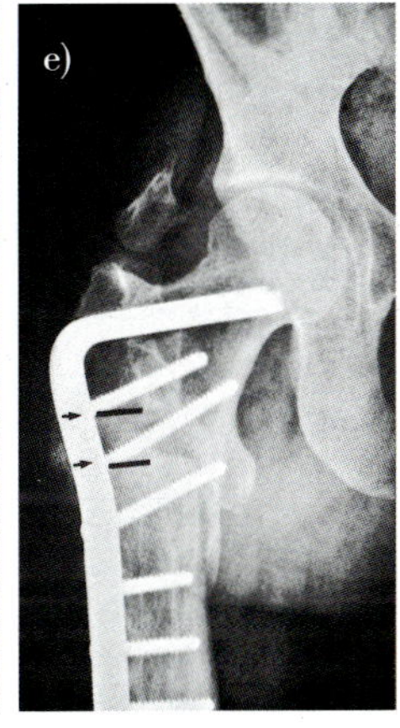


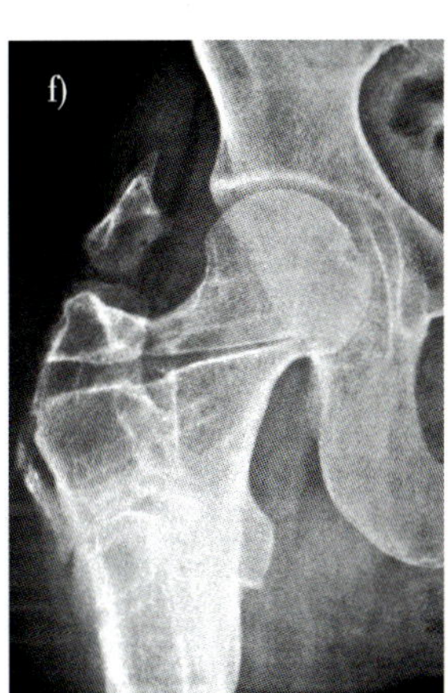


**图 6.4-6 股骨近侧的粗隆下三维截骨 (外翻，旋转，延长)**

a) 放置定位凿，并按照期望矫正的度数进行截骨。
b) 维持接骨板在原位，用坚固的椎板撑开器分离。
c) 嵌入皮质松质骨植骨块 (取自同侧髂嵴) 用 95°髁接骨板或 6 孔髋关节接骨板做内固定。
临床病例：女性，24 岁。
d) 股骨干骨折用髓内钉固定，轻微内翻、缩短和极度旋转畸形。
e) 旋转 50°，外翻 10°，延长 1.6cm；牢固固定。
f) 接骨板取出后矫形截骨愈合。

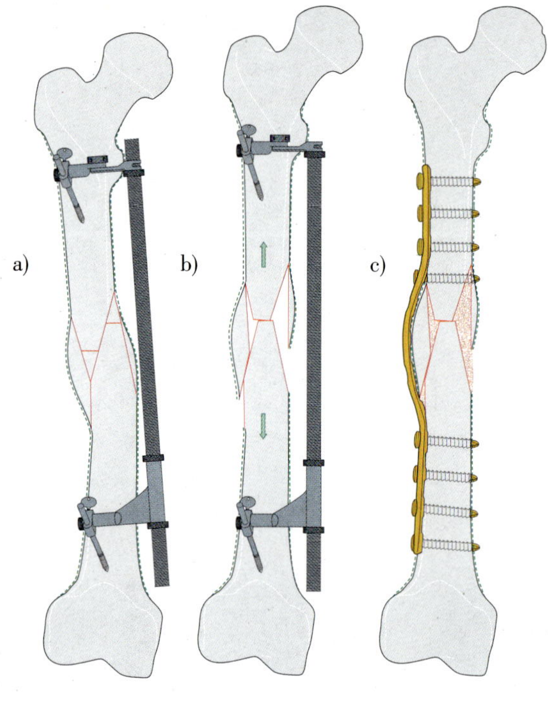


**图 6.4–7 股骨干骨折畸形愈合的矫正截骨与延长**

a) 在缩短区域，尤其是背侧，做皮质剥离，将分离装置固定在腹侧外侧，不在准备放置接骨板的区域。

b) 斜形截骨并分离骨片，直到获得期望的长度。截断骨片的顶端，对合横形截骨面。

c) 使用张力装置对截骨部位进行加压的张力带接骨板 (波浪形接骨板)。若接触区小，而皮质剥离下来的骨片又未能提供足够的骨桥，就做自体骨移植。

### 4.4.2 股骨干

手术指征：骨干畸形愈合，骨折端重叠愈合引起骨干严重缩短 (图 6.4–7)。

畸形处矫形截骨后可用接骨板和髓内钉固定 [1]。正常情况下，陈旧骨折区硬化，打髓内钉很困难，甚至很危险。如果原来已经有髓内钉，重新打钉就很难矫正轴性畸形。

横形、斜形以及逐步延长截骨术时，皮质剥离的方法可刺激愈合。

### 4.4.3 股骨远端

手术指征：内翻、外翻、前屈或反屈畸形愈合，以及旋转畸形 (罕有)。

股骨远端畸形愈合有两种矫正方法。开口和闭合楔形截骨时，都应使对侧很薄的骨皮质保持完整，从而形成某种内在的稳定性。外翻畸形时，将有 10~20mm 移动度的 90°髋关节接骨板安置在内侧，是很理想的；而内翻、前屈/反屈畸形和旋转畸形愈合者，髁接骨板与股骨远端的外侧面匹配得很精确。两者均可用于开口楔形截骨术 [1]。

图 6.4–8 说明矫正内翻和外翻畸形的截骨方法。

**术后治疗：**

建议术后置膝关节于屈膝 90°位，且早期进行功能操练 (CPM 机有帮助)，同样建议部分负重 6~8 周。

**易犯的错误和并发症：**

仔细安置接骨板，尤其是放在内侧的髋关节接骨板，避免对侧皮质移位。选择有足够移动距离 (10–15–20mm) 的 90°接骨板。延迟愈合和骨不连非常罕见。

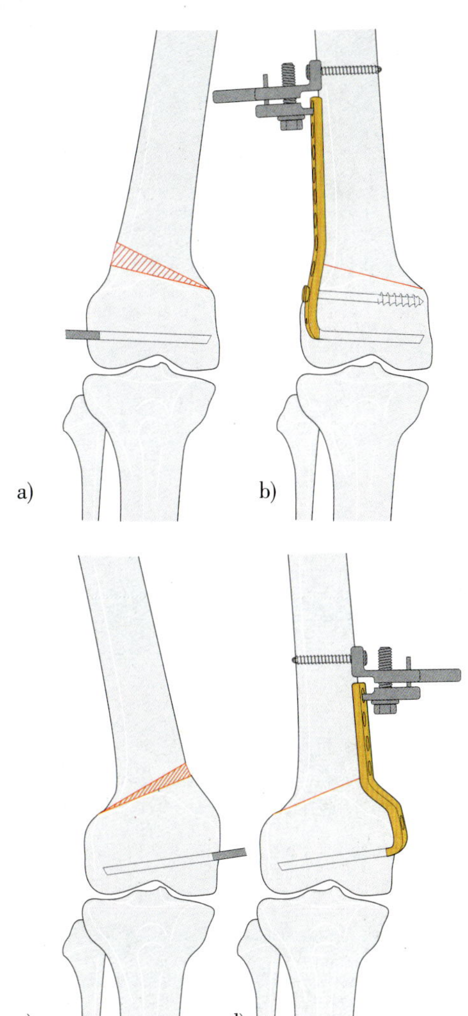


**图 6.4–8 股骨远端矫形截骨**

a/b) 外翻截骨。

仰卧，包括髂嵴在内整个下肢消毒铺巾，使膝关节能屈到 90°。在外侧肌间隙前方的无损伤径路、髌骨之下经关节放置克氏针。根据用 95°髁接骨板矫正的计划度数，插入定位凿。

a) 长斜形闭合楔形截骨。用摆动锯、钻小洞和骨凿，小心折断对侧的皮质。切除楔形骨，在插入接骨板之前，用两把尖的复位钳固定截骨部。

b) 用加压装置在闭合楔形截骨处充分加压。

c/d) 内翻截骨

病人体位和 a/b 一样，内侧肌间隔入路，同样斜形截骨和折骨，用 90°髋关节接骨板固定。

## 4.5 胫骨

### 4.5.1 胫骨近端

手术指征：胫骨近端所有 3 个平面的畸形，单髁骨折后关节内畸形愈合，以及合并韧带不稳定的关节撞击。

术前计划有困难但很重要。根据正位、侧位和斜位 X 线平片，关节内畸形时还应根据 CT 扫描重建来制定计划。

总的考虑如下：创伤后胫骨近端对线异常和畸形，通过开口楔形截骨来矫正，以补充失去的骨性物质，并将松弛的韧带拉紧。不但对外翻 (最常见)、内翻及反屈畸形有效，而且对单髁和复杂的关节内排列不良也有效。为了得到完全矫正，几乎都得做腓骨截骨，但很少需要固定。在膝反屈而髌股关节正常的特殊情况下，技术原则一样，但一般在胫骨结节下截骨，否则髌骨必须重新定位。

常规做功能性术后治疗，部分负重 8 周。

关节内畸形愈合有局部关节面嵌插，可以撬起并予支撑，结合做开口楔形内翻截骨，从而使负重力转移到关节受损较轻的部分。

**由于骨折或者半月板切除后单个关节间隙退行性改变，外翻畸形呈进行性。**根据畸形愈合的范围，可以做双髁或单间室矫形 (图 6.4–9)。

**易犯的错误和并发症：**

很少需要单独做关节内截骨。大多数病例要加做矫正轴性畸形的胫骨近端开口楔形截骨术。为了消除施加在已经部分破坏的间室上的极端应力，纵轴的轻度矫枉过正具有极大重要性。这意味着，内翻截骨时矫正到 0°，外翻截骨时矫正至轻度外翻。

**所有截骨术的目的都是为了延迟关节融合术或关节置换术的时间。**

### 4.5.2 胫骨干

矫正胫骨干畸形愈合的手术指征，依部位、骨的形状和软组织的情况而定。这也适用于固定方法的选择。扩髓髓内钉 (不用止血带) 能提供极好的稳定，允许早期负重。如果髓腔被硬化骨痂所阻塞，张力带接骨板有明显优越性 [1] (参阅第 4.4.2 节)。

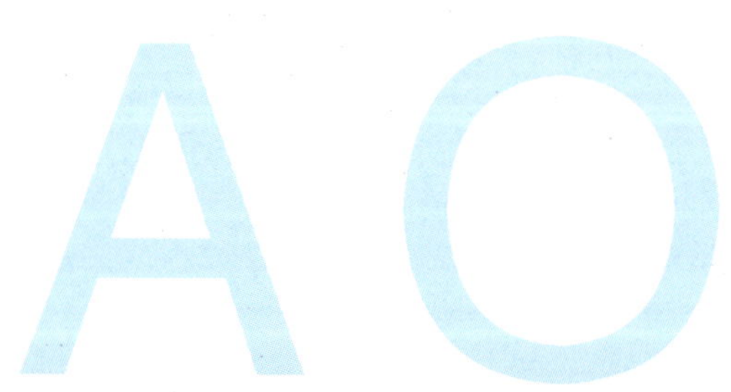

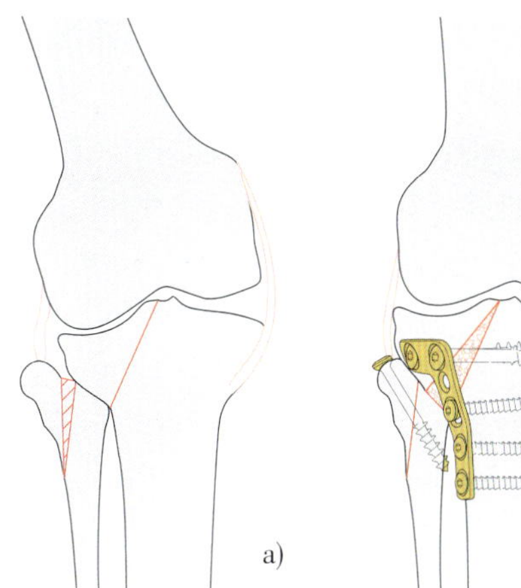

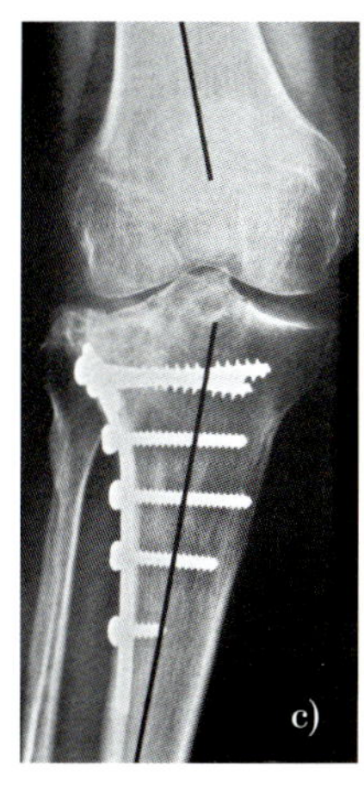

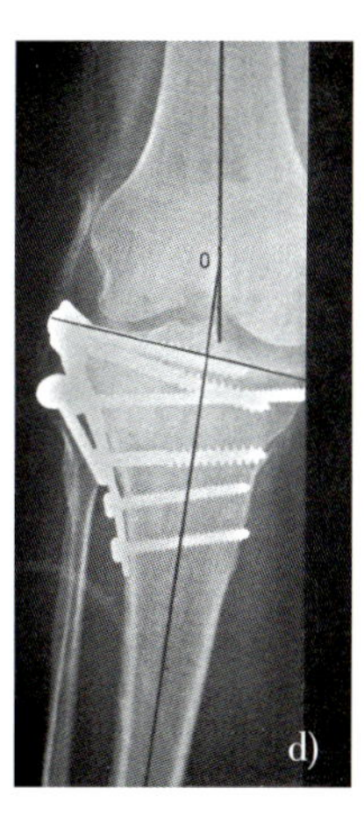

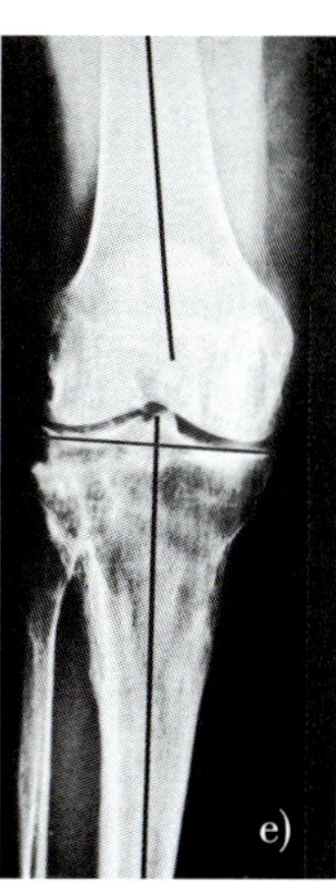


**图 6.4–9 胫骨近端的单髁截骨**

仰卧位，直接髌骨旁径路。外侧切开关节，用小骨凿和钻孔来确定老的骨折线。

a) 沿着老的骨折线截断外髁，并截断腓骨头。

b) 小心插入一把小的椎板撑开器，撬开截断的胫骨髁，通过用尖的复位钳或横的克氏针暂时屈曲来防止关节内移位。嵌入楔形自体皮质松质植骨块，并用 L 形接骨板固定。

c) 临床实例，女性，52 岁，胫骨外髁和腓骨头继发移位，导致相当大的外翻畸形愈合。

d) 胫骨单髁截骨和腓骨头截骨，嵌入植骨，L 形接骨板固定。

e) 随访 17 年，仅有轻微的关节炎改变。

### 4.5.3 胫骨远端

手术指征：

- 儿童踝关节骨折，骨骺线不对称闭合后畸形有症状者。
- Pilon 骨折畸形愈合，但踝关节功能良好。
- 小腿骨折后有旋转畸形。

有的时候，关节内畸形愈合可以是关节重建的适应证。

内翻畸形：常用的矫正方法为开口楔形截骨，根据软组织情况用接骨板或外固定器固定 (图 64–10)。

外翻畸形：因为有腓骨所以很容易通过闭合楔形截骨来处理。

这个手术的替代方法为关节融合术或者假体置换术。**比较年轻的患者，应该尝试关节重建，结果能够令人惊奇。只要对线正确，即使有关节炎改变也能耐受。**

## 4.6 踝关节

观察外侧关节线和距骨的倾斜，踝部骨折畸形愈合很容易诊断（图 6.4-10a/b）。**即使有关节炎改变，畸形愈合的踝关节骨折也是重建的强指征，并且能够使二期关节融合术或假体置换术延迟许多年** [10、11]。

在 C 型骨折，腓骨缩短常常引起距骨移位和倾斜，有时也导致旋转畸形。而且，还会有后踝的近侧移位畸形愈合。通过矫正腓骨的长度和旋转，罕见的情况下也可以通过后踝截骨，使踝穴得以恢复（图 6.4-12a~d）（参阅第 4.9 章）。

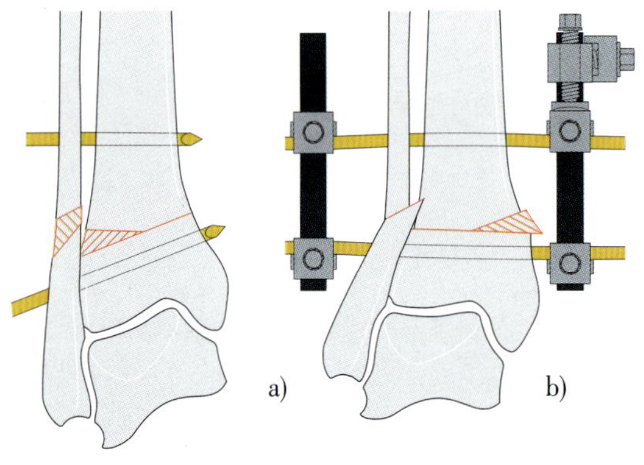


**图 6.4-10 用外固定矫正踝上内翻畸形**

踝上区域软组织的状况允许穿斯氏钉。对完全或局部闭合楔形矫正和旋转截骨来说，这个方法是极好的。

a) 平行关节线插入第一根斯氏钉，根据期望矫正的度数插入第二根斯氏钉。切除全部或部分楔形骨。截断腓骨，切除部分骨头。

b) 把小的楔形骨放在内侧，对截骨部加压。

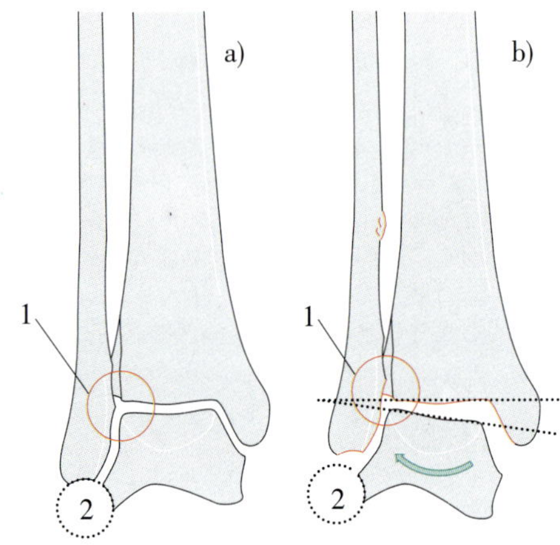


**图 6.4-11 踝部骨折后腓骨短缩**

a) 正常踝关节的特征：(1) 正常关节线 (Shenton 线) 在韧带联合平面没有中断，(2) 在外踝和距骨的顶部，完全符合一个圆。

b) 腓骨缩短和旋转对线不良后，Shenton 线中断 (1)，圆 (2) 不再符合。结果往往是距骨外倾和外旋（箭头）。

### 4.7 跟骨、足中部、跖跗关节

**跟骨骨折畸形愈合很少需要做截骨。**对受损的距下关节进行矫正性关节融合是首选的治疗。同样的治疗方法也适用于舟状骨、骰骨骨折及跖跗关节的畸形。

## 5 复合型骨畸形愈合

同一肢体多处骨干骨折可以导致多个畸形愈合，它们彼此弥补，使髋关节、膝关节和踝关节的中心排成一直线。尤其是在年轻患者，做两处矫形截骨的手术适应证为，膝关节在矢状面和（或）额状面上倾斜及旋转畸形。术前计划时，必须考虑截骨的平面、类型和固定的方法，涉及软组织的状况、功能以及美容方面。

## 6 总结

总之，创伤后截骨矫形的手术指征依个体化病残情况而定。应当重视畸形的自然病史。应与患者讨论预防性截骨的利与弊。医生应对准确的计划负责，他应当知道自身的技术限制，应能处理各种并发症，并能预见最后的结果。

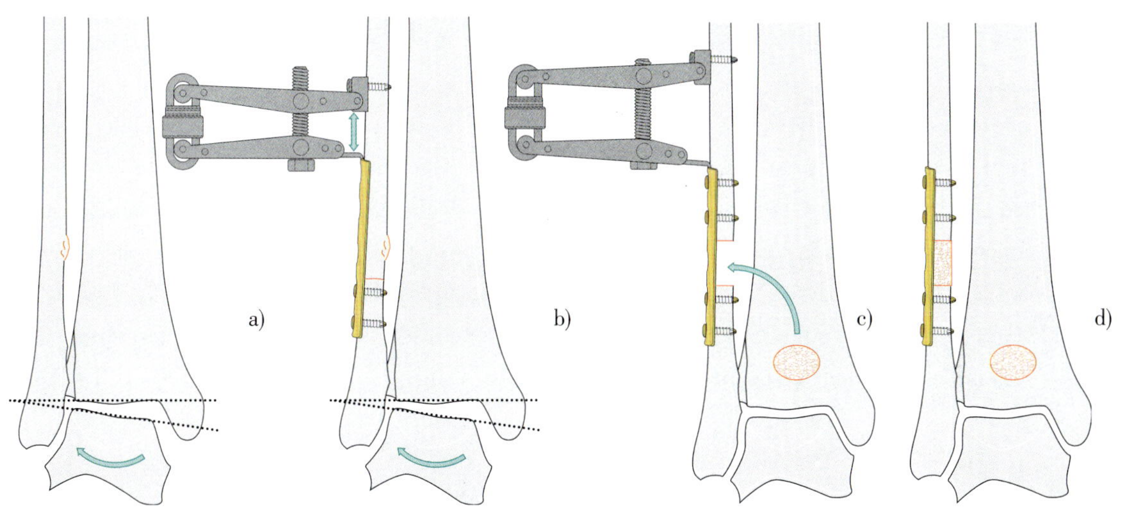


**图 6.4-12 踝关节骨折后腓骨的矫形截骨**

a) C 型骨折畸形愈合，腓骨缩短，距骨倾斜、移位（参阅图 6.4-1a）。外侧入路，切开关节囊，暴露并切除韧带联合的瘢痕组织。有时须清除嵌插在内侧关节间隙的纤维或瘢痕组织。

b) 横形截断腓骨，用 DCP3.5 或 1/3 管型接骨板固定，腓骨远侧轻微外翻。用带关节的拉紧装置或者椎板撑开器作分离器，将腓骨延长并旋转。

c) 将外踝复进胫骨切迹，直到胫骨远端、腓骨和距骨的关节软骨彼此一致。

d) 以皮质松质骨填充缺损处，用接骨板固定。后踝畸形愈合可以通过外侧关节切开术或内踝截骨术进行检查和截骨矫正。

## 7 参考文献

[1] Müller ME, Allgöwer M, Schneider R, et al (1979) Osteotomies. In :*Manual of Internal Fixation*. Berlin Heidelberg New York: Sprin ger-Verlag.

[2] Mast J, Jakob R, Ganz R (1989) Osteotomies. In: *Planning and Reduction Technique in Fracture Surgery*. Berlin Heidelberg New York: springer-Verlag: 12-15.

[3] Marti RK, Ochsner PE, Bernoski FP (1981) [Correction osteotomy of the distal humerus in adults (author′ s transl)]. *Orthopade*: 10 (4): 31 1-315.

[4] Fernandez DL (1989) Correction of post -traumatic wrist deformity in adults by osteotomy, bone-grafting,and internal fixation. *J Bone Joint Surg* [*Am*]; 64 (8): 1164-1178.

[5] Fernandez DL, Jupiter JB (1995) Malunion of the Distal End of the Radius. In: *Fractures of the Distal Radius*. Berlin Heideberg New York: Springer-Verlag: 263-315

[6] Pauwels F (1984) Biomechanical Principles of Varus/Valgus Intertroch anteric Osteotomy (Pauwels Ⅰ and Ⅱ) in the treatment of Osteoarthritis of the Hip. In: Schatzker J, editor. *The Intertrochanteric Osteotomy*. Berlin Heidelberg New York Tokyo: springer-Verlag: 3-23.

[7] Bombelli R (1976) *Osteoarthritis of the Hip*. Berlin Heidelberg New York: Springer-Verlag.

[8] Schatzker J (1984) *The Intertrochanteric Osteotomy*. Berlin Heidelberg New York Tokyo: Springer-Verlag.

[9] Marti RK (1993) Osteotomies in posttraumatic deformities following fractures of the proximal femur. In: Marti RK, Dunki JP, editors. *Proxima l Femoral Fractures, Operative Techniques and Complications*. London: Med ical Press Ltd.: 573-587

[10] Weber BG (1981) Lengthening osteotomy of the fibula to correct a widened mortice of the ankle after fracture. *Int Orthop*; 4 (4): 289 -293.

[11] Marti RK, Raaymakers EL, Nolte PA (1990) Malunited ankle fractures. The late results of reconstruction. *J Bone Joint Surg* [*Br*]; 72 (4): 709-713.

## 8 新进展

本章节的新进展和附加参考资料可从网上获得：

http://www.aopublishing.org/PFxM/64.htm

# 6.5 痛性营养不良

梵·莱恩 (Lijckle Uan der Laan),
戈里斯(Rene J.A.Goris)

## 1 概述

痛性营养不良是手术或轻微创伤后发生在肢体上的一种并发症。这个综合征可以引起严重的病残及顽固性疼痛。在一项829例痛性营养不良患者的前瞻性研究中，综合征发生在创伤 (大多数为骨折) 之后的有65%，出现在手术以后的有19%，出现在炎症过程中的有2%，发生在各种其他刺激因素 (如肌肉或静脉注射) 之后的有4%，而没有发现什么诱因的有10% [1]。文献报道痛性营养不良的发病率：Colles骨折为7%~37%，胫骨干骨折为30%。可能引发痛性营养不良的微小手术的实例为腕管松解和关节镜。随着国家、治病专业的不同，或者不同的其他因素，用于痛性营养不良的各种病名使人感到混乱。最常用的名称有灼性神经痛、交感反射性肌萎缩、梗塞后指 (趾) 硬皮病、Babinsky-Froment交感性麻痹、Pourfour du Petit综合征、Sudeck萎缩及营养性周围神经炎。痛性营养不良的鉴别诊断必须排除以下疾病：栓塞性脉管炎、动脉功能不全、感染或炎症、间室综合征、腕管或跖管综合征、风湿性疾患、神经性疾病如多发性神经病。

## 2 病理生理学

灼性神经痛是Weir Mitchell在1864年首次报告的，他详细描述了美国内战期间发生在遭受枪击伤的士兵中的这种综合征的体征与症状。痛性营养不良这个词由神经外科医生Leri che于1916年首先提出，他指出交感系统的活动性增加可能与此综合征的发病机制有关。Li vingston提出伤害感受器的激活刺激脊髓神经元联络池，引起输出交感神经系统的激活增加，随后出现的血管收缩、组织缺血可能刺激伤害感受器而再次刺激脊髓，从而形成一个“恶性循环”。近来，“输出交感系统兴奋性增加”理论已经为儿茶酚胺的α-肾上腺素能受体敏感性升高可以导致痛性营养不良的假说所替代。这种完全相反的理论是基于以下报告：痛性营养不良肢体中的去甲肾上腺素及神经肽Y的浓度低于健侧肢体[2]，痛性营养不良患者皮肤中的α-肾上腺素能受体高于正常人群。在最近报告的交感阻滞对安慰剂的双盲随机研究中，没有发现治疗结果有什么不同[3,4]，这也是否定交感理论的一个理由。

1942年，Sudeck系统阐述了一个完全不同的理论，提出肢体局部对创伤或手术的过度炎症反应是痛性营养不良的发病机制。用 $^{111}$ 铟-免疫球蛋白G闪烁成像法测定，在患急性痛性营养不良的肢体，$^{111}$ 铟-免疫球蛋白G的摄取量高于对侧健肢。这个技术被公认为确认感染和炎性病灶的方法。抗炎药物如皮质激素，以及局部应用自由基清除剂二甲亚砜(DMSO)[5,6]的治疗作用是另一个支持炎症理论的根据。交感神经反射性萎缩(RSD)患者骨骼肌活检的光学和电子显微镜分析显示出与自由基诱导的改变相吻合的病变。

最后，已经有人推理，痛性营养不良是由各种素因性精神因素触发的。情绪不稳定、压抑、焦虑和生活事件可以引发痛性肌萎缩。但相关文献的评论性综述并没有揭示支持素因性精神因素的证据[7,8]。

1993年国际疼痛研究会将痛性营养不良重新命名为“复杂性局部疼痛综合征”(CRPS)，对有关这个复杂疾病的发病机制的各种理论保持中立。这个术语未被广泛应用。

## 3 体征与症状

我们以829例痛性营养不良患者的前瞻性研究为基础，定出如下痛性营养不良的诊断标准：

(1) 以下5项中至少有4项符合者：

- 无法解释的弥漫性疼痛。
- 与其他肢体比较，皮肤颜色不同(变红或变蓝)。
- 弥漫性水肿。
- 与其他肢体比较，皮肤温度不同(热或冷)。
- 主动活动范围受限。

(2) 以上体征和症状在肢体用力后出现或加重。

(3) 出现以上症状和体征的区域比原来受伤或手术的范围更大，并包括最初损伤部位以远的区域。

Veldman等报告，在痛性营养不良早期，作为交感神经的症状，57%的病人有多汗症，54%的患者头发生长有变化。从发病开始，在患肢可以出现各种神经症状，例如感觉过敏(有手套或袜子样典型分布)、痛觉过敏、运动失调、震颤、不自主运动、肌肉痉挛及不全性麻痹。

在疾病的慢性阶段，炎症体征消失后仍可有神经症状。不全性麻痹及活动受限可以用文献所报道的患肢与对侧健肢比较氧耗减少和（或）能量代谢改变[9, 10]来解释。

**总之，痛性营养不良在急性期以炎性症状和体征为特征，可能会影响一个肢体的所有结构和功能。**

## 4 X线及同位素骨扫描闪烁成像

1900年Sudeck描述了痛性营养不良的放射学表现。改变开始表现为局限于手、足的小骨以及前臂、胫骨远侧干骺端内的片状骨质疏松。X线摄片及三相锝同位素扫描对诊断痛性营养不良的特异性及敏感性都很低。痛性营养不良大多仍只是个临床诊断。

## 5 治疗

由于有关痛性营养不良发病机制的理论很多，采用的治疗方案也各有不同。但是，和治疗方法的种类无关，**普遍为人所接受的是：不论用什么方法治疗，痛性营养不良只有早期诊断并立即治疗，才能取得最好效果。**

过去15年间，我们已经使痛性营养不良的治疗计划逐渐适应新的知识和日益增加的经验。

### 5.1 自由基清除剂治疗

通过中央静脉插管，用自由基清除剂甘露醇（10%，1000ml/24小时）来治疗严重的急性痛性营养不良，持续一周。因为可能出现高渗状态，所以对肾功能衰竭患者应当小心。肾功能正常时，渗透性不会明显增高。然后，患区皮肤局部应用二甲亚砜乳膏治疗。每天5次，持续大约2~3个月。比较不严重的痛性营养不良，最初用二甲亚砜乳膏治疗。这是我们治疗计划的主要部分，其根据是我科1985年所做的一项前瞻性交叉研究[6]。这项研究表明，用二甲亚砜乳膏治疗，痛性营养不良的改善明显比用安慰剂治疗者来得明显。在Zu urmond等的前瞻性、随机、双盲研究（二甲亚砜对安慰剂）中，报告了类似的结果[5]。随后，患者用自由基清除剂N-乙酰胱氨酸（一天3次，600mg/天，口服）治疗，直至痛性营养不良的体征和症状消失或稳定在一个难以进一步改善的状态。

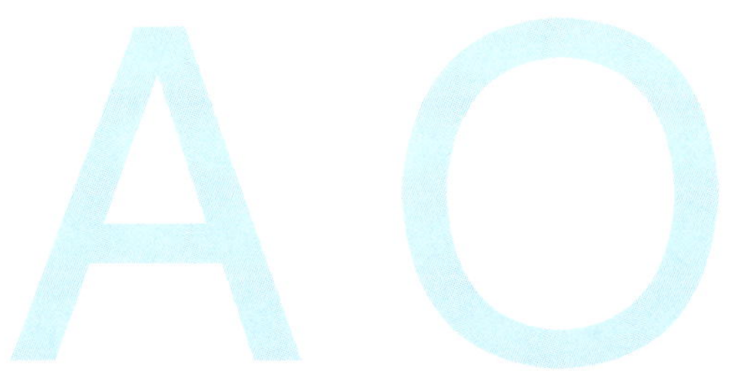

### 5.2 扩血管治疗

少数痛性营养不良患者发病时皮肤比健侧冷，这些患者后果差的危险性比较大，痛性营养不良的复发率比较高 [11]，而且因为严重并发症而需要截肢的机会更多 [12]，必须特别当心。因此，这群患者需要早期、严格地用上述自由基清除剂治疗，结合用周围血管扩张剂，如维拉帕米“阻滞”(240mg，1~2 次/天，口服)，酮色林 (一天 2 次，20~40mg/天，口服)，己酮可可碱 (一天 2 次，400mg/天，口服)，尽可能改善患肢的血液灌注。维拉帕米是最公认的药物。使用血管扩张剂后，皮肤温度依然很低时，应早期做交感神经阻滞。

### 5.3 注意疼痛激发点

大约 50%痛性营养不良患者有疼痛激发点。所谓疼痛激发点，就是在痛性营养不良肢体上的一个特殊疼痛区域，这种疼痛非直接由痛性营养不良所致。比如，腕管综合征、肱二头肌肩胛骨附着处的肌腱炎、神经瘤、扳机指、内侧或外侧上髁炎、前侧跖骨痛、“跳跃者膝”，或髌腱肌腱炎。我们的假设是：疼痛激发点可能通过神经源性炎症的局部过程，诱发、维持或使痛性营养不良恶化。治疗痛性营养不良时，应确定疼痛激发点并给予特殊治疗，包括手术切除神经瘤、局部注射利多卡因后注射甲泼尼龙治疗肌腱炎 [13]，或者用矫形器制动疼痛的关节。对有单侧或双侧肱二头肌肌腱炎的痛性营养不良患者，肩关节注射利多卡因和甲泼尼龙进行回顾性研究发现，症状永久缓解的占 48%，暂时及中度减轻的占 42%，没有改变的占 4%，1%症状加重，3%未记载 [13]。

### 5.4 理疗

肌肉活动时氧耗增加，可诱发产生自由基。**肌肉活动引发或增加患肢的炎性症状及体征，尤其是疼痛，这个病征几乎能确定痛性营养不良患者的诊断** [1]。出于这个原因，我们劝痛性营养不良患者主动活动患肢，但只在其痛域以下。在我们科室，当痛性营养不良的急性炎性症状和体征大体消失时，开始理疗。治疗包括在痛域以下活动患肢的关节。过度锻炼使痛性营养不良的症状加重，对病人来讲可能是种折磨。

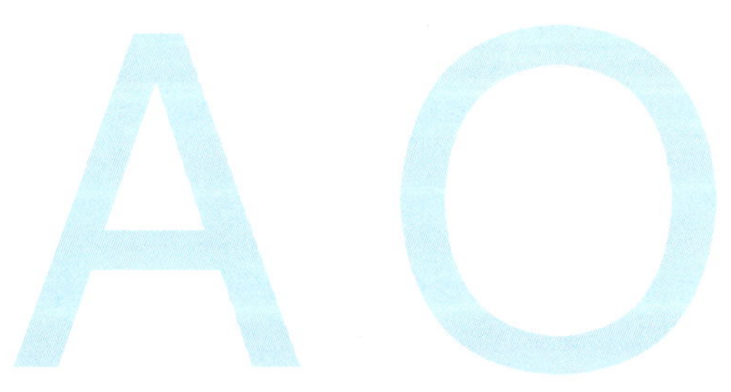

### 5.5 慢性痛性营养不良

同样按照上面概括的程序治疗慢性痛性营养不良患者。不过，自由基清除剂治疗将使用一个月，只要症状还在继续改善就可以延长。在慢性期，我们建议由麻醉师来治疗严重的疼痛症状。

### 5.6 严重致残的痛性营养不良

有些痛性营养不良病例，使用目前已知的任何一种治疗都没有效果。这些患者，有必要采取完全不同的途径着手解决其严重病残。这些途径应包括适当的药物镇痛，提供适当的矫形器、轮椅，和（或）适应其住房情况的用具。

## 6 参考文献


[1] Veldman PH, Reynen HM, Arntz IE, et al. (1993) Signs and symptoms of reflex sympathetic dystrophy: prospective study of 829 patients. *lancet*. 342 (8878): 1012–1016.

[2] Drummond PD, Finch PM, Smythe GA (1991) Reflex sympathetic dystrophy : the significance of differing plasma catecholamine concentrations in affected and unaffected limbs. *Brain*; 114 (Pt 5): 2025–2036.

[3] Ramamurthy S, Hoffman J (1995) Intravenous regional guanethidine in the treatment of reflex sympathetic dystrophy / causalgia: a randomized, double – blind study. Guanethidine Study Group. *Anesth Analg*; 81 (4): 718– 723.

[4] Jadad AR, Carroll D, Glynn CJ, et al. (1995) Intravenous regional sympathetic blockade for pain relief in reflex sympathetic dystrophy: a systematic review and a randomized, double – blind crossover study. *J Pain Symptom Manage*; 10 (1): 13–20.

[5] Zuurmond WW, Langendijk PN,Bezemer, et al. (1996) Treatment of acute reflex sympathetic dystrophy with DMSO 50% in a fatty cream. *Acta Anaesthesiol Scand*; 40 (3): 364–367.

[6] Goris RJ, Dongen LM, Winters HA (1987) Are toxic oxygen radicals involved in the pathogenesis of reflex sympathetic dystrophy? *Free Radic Res Commun*; 3 (1–5): 13–18.

[7] Bruehl S, Carlson CR (1982) Predisposing psychological factors in the development of reflex sympathetic dystrophy. A review of the empirical evidence. *Clin J Pain*; 8 (4): 287–299.

[8] DeGood DE, Cundiff GW, Adams LE, et al. (1993) A psychosocial and behavioral comparison of reflex sympathetic dystrophy, low back pain,and headache patients. *Pain*; 54 (3): 317–322.

[9] Heerschap A, den Hollander JA, Reynen H, et al. (1993) Metabolic changes in reflex sympathetic dystrophy: a 31P NMR spectroscopy study. Muscle Nerve; 16 (4): 367–373.

[10] Goris RJ (1991) Tissue oxygen utilization. In: Gutierrez G, Vincent JL, editors. *Conditions associated with impaired oxygen extraction.* Berlin: Springer-Verlag.

[11] Veldman PH, Goris RJ (1996) Multiple reflex sympathetic dystrophy. Which patients are at risk for developing a recurrence of reflex sympathetic dy strophy in the same or another limb [see comments]. *Pain*; 64 (3): 463–466.

[12] Dielissen PW, Claassen AT, Veldman PH, et al. (1995) Amputation for reflex sympathetic dystrophy. *J Bone Joint Surg* [*Br*]; 77 (2): 270–273.

[13] Veldman PH, Goris RJ (1995) Shoulder complaints in patients with reflex sympathetic dystrophy of the upper extremitiy. *Arch Phys Med Rehabil;* 76 (3): 239–242.

## 7 新进展

本章节的新进展和附加参考资料可从网上获得：

http://www.aopublishing.org/PFxM/65.htm

# 7 术语汇编

科尔顿 (Chris L. Colton) 并感谢佩伦 (Stephan M. Perren)

在一本为外科医生编写的著作里包含一章术语汇编似乎是多余的。但是,它在澄清一些与普通用语相混淆和误用名称方面是有帮助的。希望这对一些母语不是英语的读者可能有用。所以编者认为，设这一章比不设更有帮助。

**abduction (外展)**：肢体的一部分离开中线的运动。例如,肩关节的外展使上臂离开躯干并从体侧向外运动。在拇指,外展是指拇指从解剖位置向前并离开手掌的运动。这是因为，从进化角度看，原始手的拇指和其他手指处在同一平面,而外展只是使它侧向离开中线，就像上臂在肩关节外展一样。为了能够抓和握，人类的拇指已经从其祖先各指并列的位置旋转了 90 度。

**adduction (内收)**：肢体接近中线的运动。例如，髋关节内收活动使下肢移向中线，而双下肢内收则使两膝靠拢或两腿交叉。

**algodystrophy (痛性营养不良)**：也称反射性交感神经营养不良，或 Sudek 萎缩。参阅第 6.5 章以及 fracture disease (骨折病)。

**allograft (同种异体移植)**：取自种类相同、但基因和受体不同的个体的组织的移植。骨骼移植一般不吻合血管。器官移植必不可少的组织相容性研究，在同种异体骨移植是不必要的。

**anaerobic (厌氧的)**：不依赖氧气的代谢过程。因此，厌氧微生物在低氧或缺氧的组织里能旺盛生长。

**anastomosis (吻合)**：两根血管，或者其他管状解剖结构之间的连接。

**anatomical position (解剖位置)**：身体的基准位置——面向观察者站立，双侧手掌朝前。

**anatomical reduction (解剖复位)**：骨折片的精确接合 (精细整复)，结果完全恢复正常的解剖。虽然大体稳定性并不依赖于准确的复位，但是，准确复位将更加可靠地增加固定的稳定性和力量。这点在关节骨折比在骨干骨折更为重要。参阅 stability of fixation (固定的稳定性)。

**ankylosis (关节强直)**：因疾病而引起骨性或致密纤维性关节融合。例如，在化脓性关节炎 (关节积脓) 之后。

**angulation (成角)**：物体 (例如骨折片) 的两个部分相交成一个角度而不是排成一条直线。按外科的惯例，成角的特点是描述远侧部分从其解剖位置偏斜的情况。例如，在 Colles 骨折，桡骨远端骨片向背侧 (或后侧) 成角，即使畸形的顶点指向前方；同样，成角的顶点指向背侧的胫骨骨折应视为向前成角，因为远侧部分确实从它的解剖位置向前成角。

**anterior (前)**：处在解剖位置的身体的前方。在解剖位置时，如果 A 处于 B 的前方，称为 A 在 B 之前。

**antibiotic (抗生素)**：由某些霉菌、细菌或其他生物体产生的药物，例如青霉素，能够抑制微生物生长或破坏微生物。用于预防或治疗感染。

**antibody (抗体)**：宿主的免疫系统为应答抗原所产生的物质。形成的抗体专门用以袭击和破坏刺激其产生的那些抗原——特异性抗原。

**antigen (抗原)**：外来生物物质 (移植的组织，入侵的病毒等) 的组成部分。它刺激宿主的免疫系统产生抗体，来袭击这些异物，使抗原破坏，并可导致这些“入侵者”的损伤。

**antiseptic (杀菌)**：原来外科手术用来防止术后脓毒症的对策，将杀菌的化学物质用于伤口，就像 Joseph Lister 在 19 世纪后期——杀菌外科时代——所叙述和应用的那样，使用石炭酸喷雾剂。现用作具有表面杀菌能力的非生物化学物质的术语。

**arthritis (关节炎)**：文献上指活动关节 (滑膜关节) 的一种炎性状况。它可以是脓毒性的，也可以是无菌性的。前者可以是血液携带的 (血源性的)，像在儿童，或发生在外伤或手术刺破关节之后。无菌性关节炎通常属于类风湿型〔包括赖特尔 (Reiter) 综合征，牛皮癣关节炎等〕或由退行性改变所致。参阅 osteoarthritis (骨关节炎)。

**arthrodesis (关节融合术)**：通过手术使关节骨性融合。

**articular fracture——partial (关节骨折——部分)**：只累及关节的一部分，余下部分仍连在骨干上。

**articular fracture——complete (关节骨折——完全)**：整个关节面都从骨干分离。

**autograft (自体移植)**：在同一个体内，组织从一处移植到另一处 (同种自体移植)。

**avascular necrosis (often abbreviated as AVN) (缺血性坏死) (经常缩写为 AVN)**：骨骼丧失血液供应而死亡。没有脓毒症时，称为缺血性坏死。在“爬行替代”再血管化的自然过程 (参阅血液供应) 开始清除死骨，为新骨的沉积作准备之前，死骨仍保持其正常强度。然后，有负荷的区域可能塌陷——节段性塌陷。它发生在股骨和距骨的机会比发生在其他骨骼的多。

**avulsion (撕脱)**：拉下来，例如,从韧带或肌肉附着处拉下来的骨片就是撕脱骨折。

**bactericidal (杀菌的)**：能杀死细菌。

**biocompatibility (生物相容性)**：与有关的生物学组织或过程协调存在而不是损害的能力。

**biological ( biologically respectful) internal fixation (生物学内固定)**[1]：做任何一种内固定，都要在手术所得到的固定程度与必要的手术暴露所引起的生物学损害之间找到技术平衡。这种平衡要由有经验的医生来判断。生物学固定使用的手术暴露和固定技术，有利于保留血液供应，并因此使骨骼和软组织愈合的潜力尽可能地完善。为粉碎性骨折提供足够的稳定性，在长度和对线正常的情况下愈合。依靠迅速的生物学反应 (早期骨痂形成) 来保护内植物不发生机械故障 (疲劳或松动)。参阅第 1.2 章。

**biopsy (活检)**：手术切取组织用于组织学检查，通常用于明确诊断。

**blood supply to cortical bon (restortion of)(皮质骨的血液供应)**：长时间完全丧失血液供应的皮质骨会坏死。通过血管长入而没有明显加宽哈弗管[2]，或者通过 穿透骨单位形成新的哈弗管，死骨可以重新获得血液供应。骨单位塑型的过程明显滞后，速度缓慢（根据Schenk，0.1mm/天[3]）。当无菌坏死的骨骼通过吸收和被有血液供应的新骨替代而重新获得血液供应的时候，常常使用爬行替代这个术语。参阅 vascularity（血管供应）和 avascular necrosis（缺血性坏死）。

**bone graft（植骨）**：从一个部位取下骨块，放到另一部位。植骨用于刺激骨愈合，也用于恢复骨缺损处的骨连续性。参阅 allograft（同种异体移植），autograft（自体移植），xen ograft（异种移植）。

**broad spectrum（广谱）**：指那些能有效对抗大范围不同类型微生物的抗生素。

**butterfly fragment（蝶形骨片）**：复杂骨折有第三个骨片，不包含骨的整个横断面（即：两个主要骨块复位后有一些接触）。这个楔形小骨片可以是螺旋形的，有时称为蝶形骨片。参阅 wedge fracture（楔形骨折）。

**buttress（支撑）**：有骨片嵌插（如 Pilon 骨折中胫骨远侧干骺端）时，骨折复位后仍有缺损。加压负荷有引起骨片再次嵌插趋势，用内植物对抗这种负荷，维持骨折复位后的长度。这时内植物就起支撑的作用。

**callus（骨痂）**：在骨修复部位形成的复合组织。骨折后，有一个经过一系列组织类型的渐进性转化过程，血肿→肉芽组织→纤维组织（或纤维软骨组织）→钙化组织→改建成编织骨，获得所需的强度。骨痂形成是活骨对化学[4]、感染、力学不稳定[5] 等各种刺激的反应。内固定绝对稳定时，预期骨折会直接愈合（没有骨痂），若出现骨痂（以前称为刺激性骨痂），是发生固定意外不稳的征兆，警告医生原来固定的目的可能达不到。以骨折相对稳定为计划目标的各种方法治疗时，骨痂作为一种修复组织是受欢迎的。

**cancellous bone（松质骨）**：为海绵状小梁骨，与骨干的致密皮质骨不同，大多见于长干骨的近端和远端。单位体积松质骨的表面积很大，因此更容易得到血液供应，也易于为破骨细胞所吸收。表面积与体积的比率大，供血管长入的表面积就更大。血管长入可使坏死的松质骨再血管化，这就是松质骨植骨的优越性。

**candad（尾侧）**：字面意思是“向尾部方向”。如果 A 比 B 更靠近“尾巴”或尾骨，A 就在 B 的尾侧。通常限于中轴而不是附件的结构。参阅 cephalad（头侧）。

**caudal（尾部的）**：附属于尾或者尾区。如尾部硬膜外注射。

**cephalad（头侧）**：字面意思是“向头部方向”。如果 A 较 B 更接近头部，那么 A 就在 B 的头侧。通常限于中轴性而不是附件的结构。参阅 caudad（尾侧）。

**chemotherapy（化学疗法）**：用药物治疗恶性病变，以破坏或使细胞停止增殖。

**chondrocyte（软骨细胞）**：所有关节软骨、生长软骨、纤维软骨等各种软骨的活性细胞。它们产生软骨基质，即胶原和基质的黏多糖。

**cis cortex（近位皮质）**：参阅 near cortex（近侧皮质）。

**compartment syndrome（间室综合征）**：参阅 muscle co mpartment（肌肉间室）。

**complex fracture（复杂骨折）**：复位以后主要骨块间没有接触的骨折。

**compound fracture（复合骨折）**：在英国学校中很长时间以来把与上面的皮肤创口沟通的骨折称为“复合”骨折，与其相对的是“单纯”骨折。其实没有一种骨折应归为单纯的，用“复合”这个陈旧的词并未表达这个重要的临床差别。现在，这个术语大部分为“开放性骨折”所取代。

**compression screw (加压螺钉)**：参阅 lag screw (拉力螺钉)。

**compression (加压)**：压在一起的动作。加压导致变形 (像弹簧一样缩短) 和稳定性的改善或建立。加压用于：(1) 提供固定的稳定性，防止活动诱发骨吸收；(2) 保护内植物，使之没有负荷而增加其效力。通过恢复骨的载荷能力使内植物没有负荷。只要利用骨折块截荷能力，任何固定都能承受负荷而不发生固定失败或骨折部位的暂时微动。此为仔细复位和实施加压的主要理由。而且，加压有助于恢复骨块间的动力载荷，这个过程以骨折块有稳定的接触为前提。如果在张力下使用桥接骨折块的内植物 (接骨板或螺钉)，那么骨折区也承受着同样数量的压力。加压用于帮助稳定骨折。我们并没观察到加压有任何“魔术般的生物效应”。

**contact healing (接触愈合)**：愈合发生在骨折片两端之间、保持接触不动的局限部位。而后骨折通过内在的直接塑型而修复。另外，在间隙只有几个微米宽的部位也可以看到接触愈合。

**coronal (冠状面的)**：从身体的一侧到另一侧的垂直平面。因此，人体在冠状面上二等分将把它分成前后两半。之所以这样说，是因为加冕典礼时，用手从两侧拿着皇冠 (拉丁语 corona) 向下戴在君主头上，这两只手的连线就处在“冠状”面上。

**cortex (骨皮质)**：参阅 cortical bone (皮质骨)。

**cortical bone (皮质骨)**：组成骨干的管状部分，或者长干骨的骨干 (中间部) 的致密骨。覆盖干骺部松质骨的薄而致密的外壳也称皮质骨。这个术语一般与 cortex (骨皮质) 互换使用。

**corticotomy (皮质骨截骨术)**：一种特殊的截骨术，手术切断骨皮质而不损伤髓腔内容物和骨膜。

**CPM-continuous passive motion (持续被动活动)**：利用器械在控制的范围内活动关节，已经证明可增强损伤软骨的愈合，促进术后软组织功能的恢复。Salter 等和 Sheperd [6,7] 以及其他学者已经证明，持续应用被动活动的机器，对关节软骨的修复是必要的。在其他适应证，不加选择长时间使用 CPM 机会导致肌肉废用，应与其他理疗方法结合使用。

**creeping substitution (爬行替代)**：参阅 blood supply (血液供应)。

**cytoplasm (细胞质)**：细胞中除细胞核以外的物质。

**debricolage (固定失效)**：法语术语，表示骨牢固愈合之前发生内固定机械性失败的过程。

**débridement (清创)**：字面意思是“解除伤口的约束”。正如 Ambrose Paré 在 16 世纪所描述的，严格地讲，它指扩大创面，把受伤组织的平面打开，通常在开放性骨折的情况下使用。现已理解为打开伤口或病变区域 (如骨感染)，手术切除所有没有血液供应、污染、感染的和其他不合需要的组织。

**deformity (畸形)**：身体各部的形态异常。

**delayed union (迟缓连接)**：骨折未能在正常预期时间内牢固愈合，这个预期时间随骨折的类型和部位而异。跟连接一样，迟缓连接也是一种外科临床判断，不能配给一个特定的时间段。

**diaphysis (骨干)**：长骨两端之间的柱状或管状部分，常称之为 shaft。

**direct healing (直接愈合)**：内固定绝对稳定（坚固）的情况下观察到的一种骨折愈合形式。其特征为：

(1) 没有骨痂形成，特别在骨折部位。

(2) 骨折处没有骨表面吸收。

(3) 直接骨形成，没有中间修复组织。

直接愈合过去称一期愈合，现在避免使用这个术语，以不含任何对骨的愈合质量分级的意思。直接愈合分两种类型：contact healing (接触愈合) 及 gap healing (缝隙愈合)。

**dislocation (脱位)**：关节组成部分移位，往往为创伤 性。在这种情况下，关节面彼此不再相互接触。两个关节面部分接触时,适用 subluxation (半脱位) 这个术语。

**displacement (移位)**：错位。如果骨片未完全按解剖排列，骨折就移位了。移位可以是线性（移动性）（例如一个骨片移到另一个骨片的侧面时)、成角、旋转，或轴性（移位导致骨骼沿纵轴短缩时)。有时错误地用 dislocation (脱位) 这个术语来描述移位 (diplacement)。脱位专用于关节排列不良。参阅 dislocation (脱位)。

**distal (远侧的)**：离开身体中心，更靠末梢。例如，手在肘的远侧，指骨在掌骨的远侧。在某些情况下，它的意思是比起始部分更靠近末端，例如，在消化系统，胃在食道的远侧；或者在泌尿道，膀胱在输尿管的远侧。

**dorsal (背侧的)**：处于解剖位置的人体的背,或背部。脚是个例外，虽然脚背在解剖位置时朝向前方，但仍称为背侧。

**ductility (韧性)**：内植物材料的属性，表示其耐受弹性变形 (plastic deformation) 的特性。

**dynamization (动力化)**：在某一阶段使传至骨折端的应力负荷增加，以增强骨形成或促进愈合组织“成熟”的过程。例如，通过放松一些夹具，减少针的数目，或者移动管状构件，离骨干远一点，来减少外固定器的坚硬程度。在骨牢固连接之前早期动力化,能刺激骨痂形成。晚期动力化的价值有争议。

**elastic deformation (弹性变形)**：参阅 plastic defo rmation。

**endosteal (骨内的)**：endosteum (骨内膜) 的形容词，意思是骨的内表面，例如髓腔的壁。

**energy transfer (能量传递)**：组织受伤时，损伤是由传递到组织的能量引起的,最常见的是由运动的物体（如汽车，火箭，落下的物体等）传递来的动能 (kinetic energy)。传递到组织的能量越大,损伤越广泛。

**epiphysis (骨骺)**：带有关节组成部分的长骨末端。骨骺由关节面和生长板之间的软骨成分发育而成。参阅 metaphysis (干骺端)。

**extension (伸直)**：一种关节活动,使关节上部和下部之间的关系变直。

**extensor (伸直的)**：“extension” (伸直) 的形容词。使一部分肢体伸直的肌肉是它的伸肌，伸肌所在部位的表面有时称为伸面。

**external fixation (外固定)**：骨骼固定的方法，经过皮肤将针、钉或螺钉插入骨骼，外部用棒或者其他装置将它们连接在一起。

**extra-articular fracture (关节外骨折)**：不累及关节面，但可位于关节囊内。

**far cortex (远侧皮质)**：离手术者比较远的皮质。有时称 trans cortex (对侧皮质)。用接骨板或张力带固定时，远侧皮质缺损比近侧皮质缺损具有更大的重要性。存在这个差异是因为缺损的远侧皮质不能对抗加压的应力。

**fasciocutaneous (皮肤筋膜的)**：描述组织瓣的术语，这种组织瓣一层里包含皮肤、皮下组织及相连的深筋膜。

**fasciotomy (筋膜切开)**：手术切开包绕骨筋膜肌肉间室的筋膜壁，通常是为减低间室内的病理性高压。参阅 muscle compartment (肌间室)。

**fibrocartilage (纤维软骨)**：含有软骨及纤维组织成分的组织。它可以是正常的解剖实体，像某些关节内结构 (半月板，腕关节的三角纤维软骨，耻骨联合)，或组成关节软骨病损后的修复组织。

**fixation, flexible (弹性固定)**：传统上，按照 AO 方法做内固定，意味着通过紧密对合和加压做到绝对稳定 (坚强) 的固定。近来发现，在骨片血供很好的条件下，较不稳定的固定 (使用夹板接骨板、螺钉，或外固定器的弹性固定) 产生很好的结果。假如最大限度地保留骨片的活力，弹性固定引发快速和大量的骨痂形成。要强调的是：不稳定再加上骨折局部生物环境的破坏是有害的。参阅 biological internal fixation (生物学内固定)。

**flexion (屈曲)**：一种关节活动，使关节上方和关节下方两个部分之间的角度变得更大。

**flexor (屈曲的)**：名词 flexion (屈曲) 的形容词。使肢体某一部分产生屈曲活动的肌肉称屈肌。肌肉所在部位的表面有时称为屈面。

**floating knee (漂浮膝)**：同侧股骨和胫骨骨折，使膝关节与剩下的骨骼分离。

**fracture disease (骨折病)**：此病的特点为，与骨折不相称的疼痛、软组织肿胀、斑驳的骨质丢失及关节僵硬[8]。用最有可能恢复骨骼完整性又允许肢体早期活动的骨折处理方案能最好地避免骨折病[9]。

**fracture locus (injury zone, 骨折区)**：Locus 是从拉丁语“地区”一词衍生而来。本书用以描述由骨折片和紧密相连的软组织组成的生物学单位。所有这些共同作用引起骨折愈合。

**fracture (骨折)**：负荷所产生的内应力超过强度极限，导致骨结构的连续性丧失 (断裂)，常为突发性。骨折粉碎及移位的程度主要取决于骨折前蓄积在骨骼内的能量。骨折面的形状 (横行骨折，螺旋形骨折，撕脱骨折，压缩骨折等) 则与负荷的性质有关——压缩、弯曲、扭转、剪切，以及这些因素混合在一起。

**frontal (额状面的)**：在解剖位置时，有关身体的前侧。形成前额的那部分头盖骨称额骨。额状面与前方平行，和冠状面一样 (见前)。

**Galeazzi injury (盖氏损伤)**：合并下尺桡关节脱位的桡骨干骨折。最早由 Galeazzi[10] 描述。有时也称为“反蒙太奇”骨折。

**gap healing (缝隙愈合)**：发生在位置保持相对稳定，彼此又有一个小缝隙的两个骨片之间的愈合过程。缝隙愈合分两个阶段进行：①由排列方向凌乱不一的板层骨填充缝隙。②随后，填充的新骨塑形，由缝隙之内进入两边的骨片 (充填)，或者通过填充的新骨从一个骨片跨越到另一个骨片 (塑形)。

**gliding hole (滑动孔)**：用全螺纹螺钉作拉力螺钉时，螺钉头下的皮质不应与螺纹咬合。将皮质螺钉孔的外侧钻得大一些，至少和螺纹的外径一样大，就能做到这一点。

**gliding splint (滑动夹板)**：允许纵向缩短的夹板 (如不带锁的髓内钉)。骨片末端因骨表面吸收而短缩时，滑动夹板有可能使骨端重新对合。

**goal of fracture treatment (骨折治疗的目的)**：按照 Müller 等[11] 的意思，骨折治疗的目的是使肢体恢复最佳的活动和负重功能。此外，还有预防早期并发症 (如交感神经反射性萎缩、骨折病，或 Sudeck 萎缩)、多发性创伤时的多脏器衰竭，以及晚期后遗症 (例如创伤后关节病) 的目的。

**hematogenous (血源性的)**：由血液携带的。

**Haversian system (哈弗系统)**：皮质骨是由一系列直径 0.1mm 左右的小管 (骨单位) 组成的。这些小管内含有血管并在骨的血液供应障碍后被改建。通过连续不断的骨单位改建，哈弗系统自然更新。这个过程是骨骼动态和代谢性能的一部分。骨骼适应力学环境的改变而再塑形时也与此相关。

**healing (愈合)**：恢复原有的完整性。骨折以后的愈合过程要持续好多年，直到骨折内部停止改建。不过，出于实用的目的，当骨已经恢复正常的刚度和强度时，就可以认为骨折已完全愈合。

**heterograft (异种移植)**：参阅 allograft (同种异体移植) 及 xenograft (异种移植)。

**iomograft (同种移植)**：参阅 allograft (同种异体移植) 及 autograft (自体移植)。

**iorizontal (水平的)**：与地平线平行。

**iypovolemia (低容量)**：循环血容量减少的状态,能导致休克。

**iypoxia (低氧)**：动脉血或其他组织中氧含量病理性降低的状态。

**impacted fracture (嵌插性骨折)**：骨折时相对的骨面彼此互相嵌插，常常形成骨折的内在稳定性，往往有一定程度的成角。

**indirect healing (间接愈合)**：骨折用相对稳定的方法治疗或者未治疗时，所观察到的骨愈合。骨痂形成很突出，骨折端吸收。骨形成是纤维组织和 (或) 软骨组织转化成骨骼的结果。

**inferior (下方的)**：字面意思是在下面或少于。在解剖位置，如果 A 比 B 低，那么 A 就在 B 的下方。和它相反的是 superior (上方的)。

**inoculation (预防注射)**：不论是意外的或有目的将微生物注入到体内或培养基内。

**interfragmentary compression (骨片间加压)**：在骨折面上的静止加压使骨片高度稳定，因此减少微动和应变。而后不发生骨表面吸收。没有证据表明骨片间加压本身对皮质骨的内部改建有什么作用[12]。

**intramedullary nail——locked or unlocked (髓内钉——带锁或不带锁)**：髓内钉主要因为其 (抗扭曲的) 刚度而提供某种程度的稳定性。不带锁的髓内钉允许骨折片沿着钉子滑到一起；因此必须给骨折提供坚强的支撑以防止其短缩〔参阅滑动夹板 (gliding splint)〕。轴向不稳定 (担心塌陷而短缩) 的多骨片骨折，治疗时可在骨折的上方和下方把钉子锁住，以防止缩短并减少旋转移位。锁定时，螺栓经过钉子两侧的骨皮质，穿过髓内钉上预制的孔道。如果锁孔是圆的并和固定螺栓的大小一致，就可得到静态交锁。如果锁孔沿着钉子的纵轴拉长，就有可能作有限的纵向移动，但保留对旋转的控制——所谓动力交锁。

**ischemia (缺血)**：病理性血流缺失。

**kinetic energy (动能)**：参阅 energy transfer (能量传递)。运动的物体所储存的能量。因为能量不会消失，所以当一个运动的物体减速或停止时，其动能会转化为其他能量。如果一个运动着的物体碰到一个比它慢或者静止的物体，它将一些动能分给它撞击的物体。这可能使被撞击的物体 (或它的一部分) 加速，引起损伤，或者产生诸如发热一类其他能量转移效应——例如金属子弹击中石块时看到的火花。动能是根据公式 $E=mv^2/2$ 来计算的，其中 m 是运动物体的质量，v 是它的速度。

**lag screw technique（拉力螺钉技术）**：通过把螺丝钉头下面的骨片推向螺纹所紧紧抓住的骨片，形成骨片间的加压。这样拧进去的螺丝钉所形成的加压直接作用于骨折表面，因此非常有效。出于这个目的而特别设计的螺丝钉，只有一部分有螺纹，为拉力螺钉或骨干螺钉。用全螺纹螺钉时，近侧皮质的孔要钻得大一些（滑动孔），以防止螺纹咬住近侧骨片。严格地讲，这不是拉力螺钉，而是应用拉力技术的有螺纹的螺钉，但常常不严格地称之为拉力螺钉。如果螺丝钉的螺纹咬住滑动孔的壁，骨片间的加压就减弱。使用骨干螺钉能避免锚定在近侧骨片里。当螺丝钉斜形穿过接骨板越过骨折面时，也需要用这个技术来维持有效加压。

**lateral（外侧）**：字面意思是位于或朝着一侧。在解剖位置，身体的侧面为外侧部或外侧面。如果 A 比 B 更接近身体的侧面（离中线更远），那么 A 就在 B 的外侧。与它相反的是 medial（内侧）。

**lymphedema（淋巴水肿）**：由于淋巴引流不畅导致水肿液体积聚在组织中，其原因常为淋巴管功能不全或阻塞。

**malunion（畸形愈合）**：骨折在畸形的位置牢固结合。

**matrix（基质）**：字面意思是某种物质孵化、产生或发育的地方或介质。在软骨中，它是软骨细胞之间的物质。由点缀着水化黏多糖大分子（呈大分子链的复杂有机化合物）的胶原纤维网组成。

**medial（内侧）**：字面意思是在或者朝着中间或中心线。身体处在解剖位置时，某一部分的里侧就是内侧部分或表面。如果 A 比 B 更靠近中间或中心线，A 就在 B 的内侧。与它相反的是 lateral（外侧）。

**metaphysis（干骺端）**：长骨位于骨骺（epiphysis）与骨干（diaphysis）之间的节段。主要由松质骨组成，外壳为薄的皮质骨。

**methylmethacrylate（甲基丙烯酸甲酯）**：一种化学物质，其单体可被诱发聚合，产生坚固的可塑形物质。它能够以骨水泥（PMMA）的形式存在，而以另一种形式聚合时，生成有机玻璃。

**microvascular（微血管的）**：属于显微镜才可看到的血管。显微血管组织移植，在技术上需用手术显微镜做血管吻合。参阅 anastomosis（吻合）。

**midline（中线）**：在解剖位置时，身体的中心线。

**Monteggia injury（蒙太奇损伤）**：尺骨移位骨折合并桡骨头脱位。它是由意大利 Monteggia 医生于 19 世纪首先描述的[13]。

**Morse cone（莫氏锥）**：一种圆锥，其侧壁很陡，几乎平行。在相应的接骨板孔里拧入一枚头的下面很合适的螺丝钉，当医生开始拧紧时，螺钉卡住旋转及倾斜。它有三个作用：

(1) 连接是稳定的。

(2) 即使在很疏松的骨头，自动卡住也防止骨螺纹剥脱。

(3) 接骨板螺钉的轴性牵拉是轻微的，允许建立内固定的要素。

莫氏圆锥孔连接是点接触固定的基本组成部分。

**multifragmentary fracture（多块骨折）**：指中间有一个或几个分离骨片的骨折。也参阅 complex fracture（粉碎骨折）。

**muscle compartment（肌间室）**：一个四周由骨或深筋膜包绕的解剖腔隙，内含一块或几块肌腹。其壁相当没有弹性，肌肉组织一旦水肿，骨-筋膜包壳内的压力增加到一定程度，可阻断肌肉组织的血流，导致严重障碍或坏死，即所谓肌间室综合征。

**near cortex (近侧皮质)**：靠近手术者和放置内植物的这一侧骨皮质。有时亦称 cis cortex (在近侧的皮质)，这是个往往在做有关接骨板固定、骨片间螺钉及张力带钢丝固定时使用的术语。就抗弯而言，凹的近侧皮质对稳定性不起什么作用。当接骨板与近侧皮质间的距离增大时，例如，使用波浪形接骨板，骨与修复组织获得更好的杠杆作用。

**neutralization (中和作用)**：有人说靠刚度起作用的内植物使功能性载荷“中和”。内植物承担了大部分的功能载荷，因而从骨折处将负荷转移，并可保护固定复合体中比较容易受损的部分。例如，螺旋型骨折复位后用骨片间螺钉固定，再用一块接骨板保护，使原来的螺钉不承载具有潜在破坏性的功能负荷。使用这样一块保护性或“中和”接骨板，将允许比不做另外支持的螺钉固定更早进行术后康复。它实际上并不“中和”，但确实使力的作用减到最小。参阅 protection (保护)。

**opposition (对掌)**：一部分碰到另一部分的动作，如果令拇指的指腹与其他手指的指腹接触，拇指的这个运动或动作即称为对掌。

**ORIF**：一个广泛应用的表示切开复位和内固定 (osteos ynthesis 骨接合术) 的缩略语。

**osteoarthritis (骨关节炎)**：累及活动 (滑膜) 关节的一种病，其特点是：关节软骨丧失，反应性软骨下骨硬化 (有时有软骨下骨囊肿)。周围形成骨的赘疣 (骨赘)。初期病变为关节软骨变性，病因为感染、创伤、过度使用、先天性骨骼畸形，或者作为衰老过程的一部分。

**osteoblast (成骨细胞)**：形成新骨的细胞。

**osteoblastic (成骨细胞的)**：形成新骨的。

**osteoclast (破骨细胞)**：破坏骨的细胞。破骨细胞存在于 Howship 腔中 (骨表面的小陷窝)。典型地见于改建的 osteons (骨单位) 的顶端，但也见于生理过程正在清除骨质的各个部位。

**osteolytic (溶骨的)**：骨质的吸收、破坏和去除。

**osteomyelitis (骨髓炎)**：一种侵袭骨骼及其髓腔的炎性疾病，通常为骨骼感染的结果。这可以是血源性感染 (血源性骨髓炎)——常发生在儿童或免疫障碍者，或开放性骨折后 (创伤后骨髓炎)。急性者，早期诊断，积极治疗，可痊愈而无后遗症。如果诊断延误或治疗疏忽，感染及随后对局部血运的影响会导致死骨 (可分离而形成一块或几块死骨。参阅 seq uestrum 死骨)，由于缺乏血液通道，防御机制无法到达，死骨很长时间内仍然感染。慢性骨髓炎需外科治疗，包括切除所有坏死和感染组织，确定致病菌，局部及全身应用适当的抗生素

**osteon (骨单位)**：汇聚组成皮质骨哈弗系统的小管的名称。

**osteopenia (骨质稀少)**：不正常的骨量减少。它可以是全身性的，像在某些骨病一样，或是局限性的，作为对炎症、感染及废用等的反应。参阅 osteoporosis (骨质疏松)。

**osteoporosis (骨质疏松)**：骨量减少。这是自然老龄化的过程，但也可以是病理性的。它能导致病理性骨折 (老年人股骨颈骨折大多数是由骨质疏松加上轻微外伤而引起的)。参阅 osteopenia (骨质稀少) 及 pathological fracture (病理性骨折)。

**osteosynthesis (接骨术)**：由 Albin Lambotte [14] 创造的一个术语，用于描述通过外科手段用植入的物质将骨折“接合” (synthesis 源于希腊语，意思是使在一起，融合)。与“内固定”一词不同，它也包含外固定。

**osteotomy (截骨)**：有控制地用外科手段将骨骼切断。

**overbending (of plate) (过弯)**：参阅prebending (预弯)。

**palmar (掌侧的)**：属于手的掌面，例如掌侧筋膜，手指的掌侧。

**pathological fracture (病理性骨折)**：作为一个病理过程的结果，在一个异常的骨组织上发生骨折。引起病理性骨折的暴力比正常骨骼骨折所需要的暴力要小。

**periosteal (骨膜的)**：periosteum (骨膜)的形容词。

**periosteum (骨膜)**：一层没有弹性、包绕骨的外表面的膜。骨膜对骨骼的血液供应、骨折的修复，以及骨的改建方面起积极的作用。它与包绕长骨生长部周围的软骨膜相延续。

**pilot hole (预钻孔)**：如果用全螺纹螺钉作拉力螺钉，那末靠近顶端部位的螺钉必须固定在远侧骨片上已有螺纹的孔穴里。原先在骨骼上钻螺纹之前所钻的孔叫做预钻孔。在靠近螺钉头部的骨片里，螺纹不应当咬住，而应当让它滑动 (gli ding hole，滑动孔)。在插入Schanz钉或斯氏钉的时候，也要准备好预钻孔。

**pin loosening (钉松动)**：外固定支架的钉，使骨与支架连成一体，起稳定骨折的作用。钉与骨骼之间的接触 (钉-骨界面)是固定稳定性的决定因素之一。骨骼周期性过度负荷，在骨-钉界面上引起骨表面吸收，钉子出现松动。不过，钉松动使稳定性丧失的重要性还不及它助长钉道感染所起的破坏作用。

**plantar (跖面的)**：属于脚底的，即站立时脚与地面牢牢接触的表面。例如跖筋膜，足趾的跖面。跖屈是踝关节的活动，使脚向下、或向跖侧活动。

**plastic deformation (弹性变形)**：如果物体在一定范围内变形，外力一旦消失，就能恢复原来的形状，就说是这个物体发生了弹性变形。如外力增加到超过弹性变形的上限 (工程学称之为变形点)，就会产生永久性变形。此时去除外力，物体也不能恢复原来的形状。对年轻、正在生长的骨骼施加变形外力后会发生弹性变形，而没有骨折。这是由于骨骼受压已经超过弹性极限，但还没有达到引起骨折的程度，形状的改变不会“弹回”到原来的形态。

**polytrauma (多发性损伤)**：身体的一个或多个系统或脏器的多发损伤。通常损伤严重度指数 (ISS) 大于16表示多发性损伤。

**position screw (固定位置的螺钉)**：拧在两根骨头或两个骨片之间的螺钉。两部分骨骼都有螺纹咬合，拧入螺钉时，骨骼的相对位置得以维持。例如，下胫腓联合破裂后，有时置入一枚胫腓骨螺钉 (分离螺钉)，维持腓骨与胫骨正确的相对位置。固定位置的螺钉不把骨头压在一起，但维持它们的正常解剖关系。

**posterior (后面的)**：解剖位置时，身体的背部就是后面。在解剖位置，如果A比B更接近身体的背部，那么A就在B的后面。后面的等于背侧的 (dorsal)，但是脚例外，在解剖位置时，脚背在前侧。参阅dorsal (背侧的)。

**prebending of plate (接骨板预弯)**：用外加压装置或自动加压原则载荷时，在精确塑形的接骨板产生不对称的压缩，靠接骨板近的皮质的压力比离接骨板远的皮质的压力大。事实上，后者可能根本没有压缩，在某些情况下甚至可能分离。要获得对抗扭转和弯曲的稳定性，远侧皮质的加压甚至比近侧皮质的更重要。为了使骨的整个横截面，包括远侧皮质在内，都均匀加压，将接骨板塑形，在桥接骨折的那一段接骨板上形成一个附加弯曲，然后再安上去。接骨板是这样弯曲的：在固定到骨头并实施加压之前，接骨板的中段从复位好的骨折的表面稍稍抬高。对小的或骨质疏松的骨头，预弯是增加稳定性的重要手段。参阅osteopenia (骨质稀少)。

**precise reduction (精确复位)**：参阅 anatomical red uction (解剖复位)。

**preload (预负荷)**：通过骨片间加压保持骨片靠在一起，一直到施加超过加压的张力 (预负荷)。

**pronation (旋前)**：旋转前臂，使手掌从解剖位转向后面的运动。有时，脚从中线偏开的运动也描述为旋前，另称外翻，脚旋前之后，其内侧缘负重就比外侧缘多。

**prophylactic (预防的)**：防止发生。

**protection (保护)**：尽管接骨板螺丝钉固定已经常用"neutralization" (中和) 这个术语，但有时还是应当用"protection" (保护) 来替代。事实上，真正的中和是做不到的。用接骨板固定时，骨片间固定螺钉的载荷减少，因而得到保护，不会过度负载。参阅 neutralization (中和)。

**proximal (近侧的)**：解剖位置时，更接近身体的中心。和 distal (远侧的) 相反。这样，肘在腕的近侧。某些情况下，它表示与末端相比更靠近起始端，例如在消化系统，胃在回肠的近侧；而在泌尿道，肾在膀胱的近侧。

**pure depression (单纯压缩)**：仅有压缩而无关节面劈裂的关节骨折。参阅 impacted fracture (嵌插骨折) 及 pure split (单纯劈裂)。

**pure split (单纯劈裂)**：仅干骺端及关节面纵形劈裂而无其他骨软骨损伤的关节骨折。

**radial preload (径向预负荷)**：为防止外固定支架钉道松动 (pin loosening)，可 在骨与钉接触的区域 (界面) 加预负荷，即，施加静止性压力。到目前为止，预负荷都是通过在钉子弹性范围内给它施加一个持续的弯曲力矩而获得的。目前，钉子设计成有螺纹，有杆，自动产生径向预负荷——拧入的钉子比钻的孔略大，钉与骨匹配，压得很紧。径向前负荷的作用是使钉子松动的机会减到最小，使钉道封闭，潜在的感染就不能从外部进入髓腔。孔与钉直径差距不应超过 0.05~0.1mm。只有使用自攻切割钻头才能可靠地保证如此精细的几何差异。参阅 preload (预负荷)。

**radiotherapy (放射治疗)**：用电离放射治疗一些病理 (常为恶性) 情况。已经有人推荐用小剂量以阻止异位骨形成。

**reduction (复位)**：移位骨折的重新排列。

**Reflex sympathetic dystrophy (RSD，交感神经反射性营养不良)**：痛性营养不良的名称之一。参阅第 6.5 章及 fracture disease (骨折病)。

**refracture (再骨折)**：骨折牢固连接之后，承受正常骨能够耐受的负荷，再次发生骨折。所造成的骨折线可以和原来的骨折线恰好相合，或可位于远离原来骨折线的部位，但仍在骨骼已经因为骨折及其治疗而发生改变的区域内。

**relative stability (相对稳定性)**：参阅 stability of fixation (固定的稳定性)。

**remodeling (of bone) (改建)**：骨的外部形状 (外部改建) 及内部结构 (内部改建，或哈弗系统的改建) 的转化过程。

**resorption (of bone) (吸收)**：骨质丢失的过程，包括矿物质及基质的吸收及其被摄入细胞 (吞噬作用)。引起这个过程的细胞为破骨细胞 (osteoclasts)。

**rigid fixation (坚强固定)**：骨折的一种固定方式，在负荷下几乎不，或完全不允许发生变形。

**rigid implants (刚硬的内植物)**：一般认为金属制成的内植物是刚硬的。内植物的几何形状比材料的物理刚度更重要。大多数金属内植物比相应的骨头柔韧得多 (不刚硬)。

**rigidity (刚度)**：本术语常用做 stiffness (刚度) 的同义词。有些人，如 Timoshenko[15] 认为，其使用应限于考虑剪力 (如在接骨板和骨的界面)。

**sagittal (矢状面的)**：字面意思是有关箭的 (sagitta 拉丁语是箭)。之所以这样叫，是因为箭常从前方射中,并沿矢状方向通过身体。在矢状面上可将身体分割成左右两半。

**second look (二次观察)**：在开放性骨折治疗中，清创 48~72 小时后对受伤区域再次进行手术探查，以便对已经做过的组织切除部位重新进行评估，并在需要时进一步清创。

**segmental (节段性的)**：如果骨干在两个平面断裂，在两个骨折部位之间留下一段游离骨干，就称为“节段性骨折复合体”。

**sequestrum (死骨)**：一片没有生命的骨，位于原来骨骼的旁边，但与之分离。骨的一部分失去血液供应，就形成死骨，随着自然进程，死骨和活骨之间形成一条裂缝。死骨可以是无菌的，例如位于接骨板下面的骨，原来已经有广泛的骨膜剥离，以高度接触放置接骨板，把位于接骨板下面的骨杀死。如果在已经插入扩髓的髓内钉的同时，又在皮质骨上放置接骨板，这种特别容易见到。在慢性骨髓炎时形成感染性死骨。参阅 osteomyelitis (骨髓炎)。

**shear (剪力)**：剪力是可能引起物体的一段在另一段上滑动的力量，正好和张力相反，张力有使物体延长或缩短的趋势。

**shock (休克)**：一种由继发于低容量、严重菌血症 (革兰阴性休克，或“红”休克)、过敏反应的血管内压力下降所引起的一种组织灌流减少的状态。

**simple (single) fracture (简单骨折)**：只有两个主要骨片的 (骨干，关节外，关节) 骨断裂。

**splinting (夹板固定)**：把坚强的物体连接到主要骨片上，以减少骨折部位的活动度。夹板可以是外部的 (石膏、外固定支架)，也可以是内部的 (接骨板、髓内钉)。

**split depression (劈裂塌陷)**：关节骨折同时有劈裂和塌陷。参阅 pure split (单纯劈裂) 和 pure depression (单纯塌陷)。

**spontaneous frocture (自发性骨折)**：未经受明显的外界暴力而发生骨折，通常发生在异常的骨骼上。参阅 pathological fracture (病理性骨折)。

**spontaneous healing (自发愈合)**：没有治疗的骨折的愈合形式。大多数患者骨折能牢固连接，但最终常常畸形愈合。这就是野生条件下动物骨折愈合的情况。

**stability of fixation (固定的稳定性)**：其特征为固定后骨折处残留活动的程度 (即骨折片之间很少有或没有移位)。从技术学角度讲，稳定性是指朝低能量状态转化的趋势。但在骨折外科学的通用语中，定义不这么严格。

**stability, absolute (绝对稳定)**：施加功能载荷时，骨折的压缩面不发生移位。绝对稳定的定义只适用于特定的时间和特定的部位：骨折的某些部位彼此之间有移位，而同一骨折部位的其他区域可能就没有；不同的区域在不同的时间可以表现不同的移位。实践中，骨片间加压 (interfragmentary compression) 是获得绝对稳定的惟一途径。加压通过骨折界面的预负荷和摩擦力[16] 而产生稳定性。

**stability, relative (相对稳定)**：内固定后允许有少量活动，与所加负荷成比例。仅仅依靠内植物刚度的固定 (如钉子或接骨板固定有多个骨片的骨折段) 就是这样的。残留的移位和畸形与内植物的刚度成反比。用髓内钉固定，一般都有这种活动，但往往无害。根据 AO 的理念，如果要防止活动，接骨板固定更可靠，但从来不以牺牲骨折区的生物学环境作代价。(参阅 biological fixation (生物学固定)。

**stiffness (刚度)**：结构对抗变形的能力。在特定的负荷下，内植物的刚度越大，其变形越小，骨折片的移位越小，在修复组织内产生的应变就越低。过度的组织应变会影响愈合。结构的刚度用 Young 弹性模量示。

**stiffness and geometrical properties (刚度和几何学特征)**：结构的厚度对由其他力量所引起的变形性有影响。因此几何形状的改变要比材料学特性的改变重要得多——这是个常常为非工程技术人员所忽视的事实。稍稍改变内植物的厚度比使用“较不刚硬的”材料能更加有效地、以更好控制的方式达到弹性固定的目的。

**strain (应变)**：材料 (例如修复组织) 的相对变形。骨折部位的活动本身并不很重要，重要的是它所引起的相对变形，后者称为愈合组织的应变 (dl/L)。因为应变是一个比例 (骨片移位除以骨折间隙的宽度)，即使在移位不容易被察觉的情况下，在很小的骨折间隙内，也可以有很高的应变。

**strain induction (应变诱导)**：组织变形可以诱导骨痂。这可能是机械性诱导生物反应的例证。对那些由应变激发的反应，例如骨痂形成和骨吸收，需要考虑低限度应变，即最小应变的概念。

**strain tolerance (应变耐受力)**：这决定修复组织对力学环境的耐受力。在一定的应变水平，组织因为过度延长而断裂，在超过这个应变水平的环境里，组织就不能形成。超过这个临界水平，应变将使已经形成的组织断裂，或将阻止其形成。

**strength (强度)**：结构不破坏而耐受负荷的能力。材料的强度可用最大弹性强度、弯曲强度或扭转强度表示。骨或内植物断裂的局部标准是以每单位面积的力量单位来衡量的：每单位长度的压力，或 (相当) 变形 (应变)，或断裂时的延长长度。

**stress protection (应力保护)**：该词最初用于描述骨骼对功能性载荷减少的反应[17]，现在主要用来表示骨应力减少时的不良反应。基本的猜测是，机械性负荷减少使骨骼失去必要的功能刺激，骨骼变得比较稀疏和软弱 (Wolff 定律)。应力保护常被用作应力遮挡的同义词，即纯力学的意义。常常用应力保护来描述骨量丧失的特征，含有应力遮挡不良影响的意思。就皮质骨的内固定而言，应力保护的作用似乎不如血运重要〔参阅 stress shi elding (应力遮挡)〕。过去认为，发生在接骨板深面的早期骨丢失是应力保护的结果，但把它解释为由于接骨板压迫导致下面皮质的血液供应缺失可能更好。由此而产生的死骨被源自血运良好的邻近骨皮质的骨单位所改建。改建的过程伴有暂时性骨质疏松。用定量 CT 测定人体在临床内固定情况下的晚期骨丢失，结果表明，取出内固定时，残留骨丢失已很少[18]。总之，骨对去负荷有反应，但它在皮质骨骨折内固定中所起的作用很小。

**stress riser (应力上升点)**：在容易变形的材料内，都会产生应力。如果物体内有一部分比其他部分薄弱，那么在这个部位就会有应力集中 (平均应力增高)。如使用不当，在内植物上形成切迹，该区域就会成为应力上升点，承受周期性负荷时，就有发生疲劳断裂的危险。如果在骨头上钻一个孔又让它空着，平均应力将增高，并有骨折的危险。除了强度平均的 LC-DCP 以外，大多数接骨板有孔的地方比其他部位薄弱。在骨折区域内，用于固定的接骨板上要是有一个螺丝孔空着，它就起应力上升点的作用，有导致疲劳断裂或在功能性载荷很高的情况下发生弯曲的危险。

**stress shielding (应力遮挡)**：用接骨板和螺丝钉内固定时，结构的稳定性主要来自 拉力螺钉的骨片间加压。单独使用拉力螺钉固定很稳定，但在功能载荷状态下一般不提供什么安全性。因此，常常加块接骨板做保护 (或中和应力)。它的作用是降低拉力螺钉所传递的负载的峰值水平。接骨板的刚度效能是保护作用的基础。接骨板对骨折的螺钉固定起保护作用。参阅 neutralization (中和) 和 protection (保护)。

**Sudeck´ s atrophy (Sudeck 萎缩)**：痛性营养不良的名称之一。参阅第 6.5 章及 fracture disease (骨折病)。

**superior (上方的)**：字面意思是在上面或优于。在解剖位置上，如果 A 比 B 高或在 B 的上面，那么 A 就在 B 的上方。与其相对应的是 inferior (下方的)。

**supination (旋后)**：使手掌面向前方的前臂旋转运动，它使手回到解剖位置。有时也用旋后来描述脚向中线倾斜的运动，另称内翻。脚内翻时，外侧缘承受的体重比其内侧缘多。

**synovectomy (滑膜切除)**：滑膜的切除。

**systemic (全身的)**：胃肠道以外给予药物或液体的途径，常通过注射而非口服给药。

**tension band (张力带)**：依照张力带原则起作用的内植物 (钢丝或接骨板)：当骨受到弯曲负荷时，放在骨凸面的内植物对抗张力。而后骨骼，尤其是远侧的皮质有动力性加压。接骨板可以抵抗很大强度的张力，而骨对压力的抵抗力最强。因此，用这个骨-内植物复合体对抗弯曲的应力是理想和恰当的。

**threaded hole (螺纹孔)**：与预钻孔 (pilot hole) 一同讨论。

**tibial intercondylar eminence (胫骨髁间棘)**：胫骨近端位于内侧和外侧平台之间的区域，此区域非关节面，两侧半月板的角和前、后交叉韧带的胫骨端附着在胫骨棘的前侧和后侧。

**torque (扭矩)**：由旋转或扭转应力所产生的力矩。例如，开车和拧紧螺丝都要使用扭转力。力矩等于力臂 (米) 乘以引起围绕中轴的扭转和旋转的力 (牛顿) (扭距的单位是牛顿米)。

**torus (隆凸)**：横截面为圆形或椭圆形、外形呈坚固环状的几何体，如充气车胎的内胎。在建筑学中用以描述在传统圆柱的顶部及底部所看到的环状隆起。已经有人用它来描述年幼儿童成角骨折 (隆凸骨折) 时，骨皮质因压缩而呈现的“皱褶”及“隆起”的外形。

**toxins (毒素)**：毒性化学物质。有些致病微生物在其复制、有些在其死亡时释放出很强的毒素。

**trabecula (骨小梁)**：松质骨中坚固的支柱。字面意思是小束或杆。

**track (钉道)**：手术插入外固定器的钉子，穿过组织所形成的通道。在那种场合，应当用“track”这个词 (意思是物体穿过后留下的标记或痕迹——牛津大词典)。

**tract (道)**：字面意思是著作或文献 (常为宗教的)、圣歌、领地范围，或组成某一生理功能的混合组织的解剖结构 (脊髓丘脑束，泌尿道等)。在讨论外固定器的钉子时，它常被误用。参阅 track (钉道)。

**trans cortex**：参阅 far cortex (远侧皮质)。

**transverse (横切的)**：横穿。在解剖位置，把身体横向二等分，将分成上下两半。和表示与地平线平行的“水平的”不一样。如果背部着地平卧 (仰卧)，水平面就与冠状面相同，但是如果站着呈解剖位置，水平面就在横切面上。换句话讲，水平面总是与地平线有关，解剖面 (冠状、额状、矢状、横切) 总是与解剖位置有关。

**translation (平移)**：一个骨片相对于另一个骨片的移位，往往与骨的长轴成直角。参阅 displacement (移位)。

**union (连接)**：严格地讲，union 意为"成为一个"〔如联姻 (marital union)，工会 (worke r´ s union)，甚至国家集团，例如 United States〕。同样严格地讲，把骨折固定，使之作为一个单位发挥功能，骨折已经通过手术而"连接" (接骨术 osteosynthesis)，但骨折并没有愈合。骨折愈合是一个始于骨折，延续到改建，使之恢复原有状态的过程——这可能需要数年。我们大致讲骨折在愈合，但这不是个分离的进程。我们所说的是，愈合的骨折已经达到愈合过程的一个阶段，有经验的外科医生估计病人的骨头能够承受正常的功能负荷。因此，连接只是一个以暂时、临床和影象学的综合信息为基础的判断。这使人们对"连接时间"的确实性提出疑问，而许多外科文献报告都把它作为比较各种治疗有效性的参数。

**valgus (外翻)**：在解剖位置时，从中线偏离。膝外翻就是膝部的畸形，小腿偏离中线向外成角 (撞击膝)。按照惯例，任何畸形或偏移都是根据远侧部分的位移来描述的。

**varus (内翻)**：在解剖位置时，向中线偏移。膝内翻就是膝部的畸形，小腿朝着中线向内成角 (弓形腿)。按照惯例，任何畸形或偏移都是根据远侧部分的位移来描述的。

**vascularity (血管分布)**：反映一块组织有或没有血液供应的程度的特征。如果一块组织内部血管网与主循环系统相连，就说这个组织有血液供应。血管可以暂时从主循环系统切断。如果与主循环系统的连接被永久切断，或者存在的血管不能发挥功能，例如血栓阻塞，那么就说这个组织无血运或血液供应阻断。如果组织在正常情况下没有功能性血管，如透明软骨，我们就认为它是没有血管的。

**vertical (垂直的)**：直立的，与地平线垂直。从 verte x (顶端) 这个词衍生而来，如颅顶。

**wave plate (波浪形接骨板)**：如果将一块接骨板的中心部分塑形，使它离开邻近的皮质几个孔的距离，在接骨板和骨头之间留下一个缝隙。这个缝隙：(a) 使接骨板下骨的生物学环境得以保留，(b) 提供一个空间，以便放置骨移植物，(c) 由于接骨板的"波浪形"部分离骨干中轴有一段距离，其稳定性增加。这样的接骨板固定治疗骨不连很有用。

**wedge fracture (楔形骨折)**：具有第三个骨片的复杂骨折，复位后在两个主要的骨片之间有一些直接接触。参阅 butterfly fracture (蝶形骨折)。

**xenograft (异种移植)**：将一个种类个体的组织移植到另一种类的受体 (宿主) 上。

## 参考文献


［1］Mast J, Jakob R, Ganz R (1989) *Planning and reduction techniques in fracture surgery.* Berlin Heidelberg New York. Springer-Verlag.

［2］Pfister U (1980) Morphologische, histologische und biomecanische *Untesuchungen nach Marknagelung der Tibia.* AO Research Institute, Davos Platz.

［3］Schenk R (1987) Fracture healing. In: Lane JM, editor. *Cytodynamics and histodynamics of primary bone repair.* New York: Churchi ll Livingstone.

［4］Küntscher G (1970) . *Das Kallus Prob*

*lem*. Stuttgart: Enke.

[5] Hutzschenreuter P, Perren SM, Steinemann S, et al. (1969) Some effects of rigidity of internal fixation on the healing pattern of osteotomies. *Injury*; 1: 77–81.

[6] Salter RB, Simmonds DF, Malcolm BW, et al. (1980) The biological effect of continuous passive motion on the healing of full-thickness defects in articular cartilage. An experimental investigation in the rabbits. *J Bone Joint Surg [Am]*; 62 (8): 1232–1251.

[7] Mitchell N, Shepard N (1980) Healing of articular cartilage in intra-articular fractures in rabbits. *J Bone Joint Surg [Am]*; 62 (4): 628–634.

[8] Lucas-Championniére J (1907) Les dangers de l'immobilisation des membres–fagilité des os–altération de la nutrition du member–conclusions pratiques. *Rev Med Chir Pratiquesi*; 78: 81–87.

[9] Allgöwer M (1978) Cinderella of surgery fractures? *Surg Clin North Am;* 58: 1071–1093.

[10] Galeazzi R (1934) Über das besondere Syndrom bei Verletzungen im Bereich der Unterarmknochen. *Arch Orthop Unfallchir;* 35: 557–562.

[11] Müller ME, Allgöwer M, Willenegger H(1963). *Technik der operativen Frakturenbehandlung.* Berlin Heidelberg New York: Springer-Verlag.

[12] Matter P, Brennwald J, Perren SM (1974) Biologische Reaktion des Knochens auf Osteosyntheseplatten. *Helv Chir Acta;* 12 (suppl) (1).

[13] Monteggia GB (1814) *Instituzioni Chirurgiche*; 5: 130.

[14] Lambotte A (1907) *L' intervention opératoire dans les fractures recentes et anciennes.* Bruxelles: Lamertin.

[15] Timoshenko S (1941) *Strength of materials.* Princeton: Van Nostrand.

[16] Perren SM (1991) Basic Aspects. In: Müller ME, Allgöwer M, Schneider R, et al., editors. *Manual of Internal Fixation.* 3rd ed. Berlin Heidelberg New York: Springer-Verlag.

[17] Allgöwer M, Ehrsam R, Ganz R, et al. (1969) Clinical experience with a new compression plate "DCP". *Acta Orthop Scand;* 125 (suppl): 45–63.

[18] Cordey J, Schwyzer HK, Brun S, et al. (1985) Bone loss following plate fixation of fractures? *Helv Chir Acta;* 52:181–184.

## 新进展

本章节的新进展和附加参考资料可从网上获得：

http://www.aopublishing.org/PFxM/glossary.htm

# 8 索 引(Index)

## A

## B

## C

## D

## E

## F

## G



## H

## I

## J

## K

## L

## M

## N

## O

# P

## Q



## R

## S

## T

# W



# X



# Z